Publisher Anderson Cavalcante
Editora Simone Paulino
Coordenação Editorial Andrea T. H. Furushima e Lia Buratto
Projeto gráfico Andrea T. H. Furushima
Capa Vagner Coelho e Andrea T. H. Furushima
Diagramação Andrea T. H. Furushima e Eduardo Vargas Sales
Ilustrações Vagner Coelho (vagnercoelho.com)
Fotografia e tratamento de imagem Mika Dias, Sidnei Sanches e William Magri (Produto Clicado – produtoclicado.com.br)
Outras imagens Freepik
Revisão Mônica C. Galati, Lia Buratto e Diego Franco Gonçales
Adequação científica do texto Priscilla Vargas Azevedo de Lima
Contribuição Gilson Bentes
Modelo Ana Carolina Borba

Dados Internacionais de Catalogação na Publicação (CIP) de acordo com o ISBD

B726t   Borba, André.

         Técnicas de rejuvenescimento facial: toxina botulínica e MD Codes™ / André Borba, Suzana Matayoshi. – São Paulo: Buzz, 2018.
         504 p. ; 30cm x 30cm.

         ISBN 978-85-93156-77-9

         1. Medicina. 2. Saúde. 3. Rejuvenescimento facial. I. Matayoshi, Suzana. II. Título.

2018-1620   CDD 610
                                    CDU 613

Elaborado por: Vagner Rodolfo da Silva – CRB-8/9410

Índices para catálogo sistemático:
1. Medicina : Saúde   610
2. Medicina : Saúde   613

Todos os direitos reservados à:
Buzz Editora Ltda.
Av. Paulista, 726 – mezanino
CEP: 01310-000 São Paulo, SP

[55 11] 4171 2317
[55 11] 4171 2318
contato@buzzeditora.com.br
www.buzzeditora.com.br

André Borba — Suzana Matayoshi

Técnicas de Rejuvenescimento Facial

Toxina Botulínica e MD Codes™

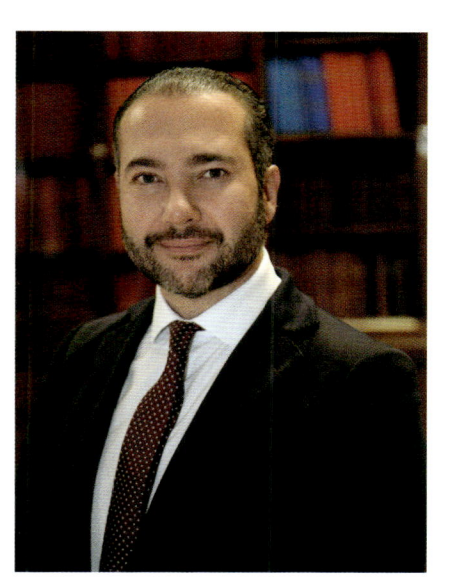

ANDRÉ BORBA

Doutor em Ciências Médicas pela Universidade de São Paulo (USP)

Fellowship em Oculoplástica no Jules Stein Eye Institute (UCLA), Los Angeles | Califórnia (EUA)

Pós-graduado em Medicina Estética pela Associação Internacional de Medicina Estética (ASIME)

Membro titular da Comissão Científica do Conselho Brasileiro de Oftalmologia (CBO)

Membro titular das Sociedades Brasileira e Pan-Americana de Cirurgia Plástica Ocular

Membro internacional da European Society of Ophthalmic Plastic and Reconstructive Surgery (ESOPRS) e American Society of Ophthalmic Plastic and Reconstructive Surgery (ASOPRS)

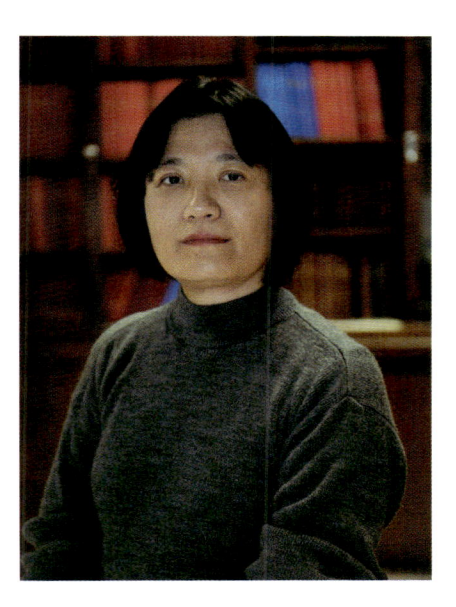

SUZANA MATAYOSHI

Professora-associada de Oftalmologia da Faculdade de Medicina da Universidade de São Paulo (FMUSP)

Titular do Conselho Brasileiro de Oftalmologia (CBO)

Titular do Colégio Brasileiro de Cirurgiões (CBC)

Titular e membro da Comissão Científica da Sociedade Brasileira de Cirurgia Plástica Ocular (SBCPO)

Membro internacional da American Society of Ophthalmic Plastic and Reconstructive Surgery (ASOPRS)

AGRADECIMENTOS

A Deus, pela inspiração e mágica da vida.

À minha família e meus pais, que renovam a cada reencontro a força do amor que existe em nós.

Aos meus filhos, Gabriel e Luísa, cúmplices em todos os momentos da vida, pelo apoio incondicional.

À minha irmã, Ana Carolina, que, com carinho, cedeu seu rosto para a concretização desta obra.

Aos pacientes que me estimulam a buscar respostas aos questionamentos e anseios.

Aos residentes e alunos, com quem compartilho o ensino e o aprendizado.

A todos que, de alguma forma, contribuíram para que este livro chegasse até você.

André Borba

Agradeço aos meus pais, que me incutiram o amor pelo estudo.

Aos professores que, por meio de seus exemplos, me mostraram que vale a pena praticar a Medicina com bom senso e dedicação.

Agradeço aos pacientes que me deram a confiança para que os examinasse e os tratasse, desde os bancos da Faculdade de Medicina. Aprendi e aprendo muito com eles.

Agradeço aos colegas, alunos e residentes, que muito contribuem em nossa labuta diária e nos encorajam a buscar a perfeição em nossa atividade profissional.

Por fim, agradeço a você, leitor, que é o estímulo oculto para que façamos o melhor sempre.

Suzana Matayoshi

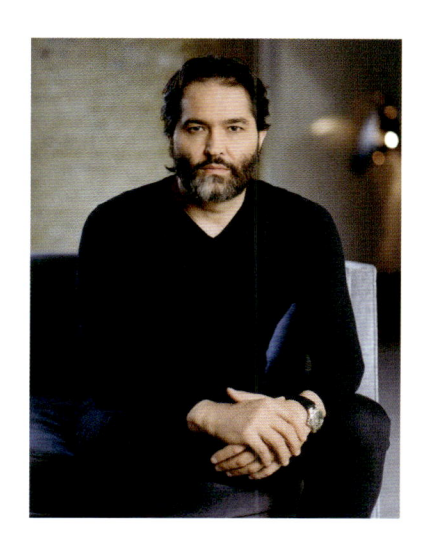

O livro *Técnicas de Rejuvenescimento Facial – Toxina Botulínica e MD Codes*™ demonstra o empenho do Dr. André Borba juntamente com a Dra. Suzana Matayoshi em fornecer ao leitor métodos seguros e eficazes utilizando a toxina botulínica e o ácido hialurônico, por meio de um material didático e bem ilustrado. Esta obra abrange desde anatomia até técnicas estruturadas e sistematizadas, sendo uma ótima forma de instruir e promover o avanço do leitor no campo de injetáveis, que tende a atrair cada vez mais profissionais.

Prefacio esta obra com prazer e admiração por conhecer a dificuldade de concretizar sonhos e projetos relacionados à educação em um mundo com velocidade exponencial. Tive a honra de saber que agreguei aos autores a inspiração e o interesse sobre o aprendizado com o MD Codes™ e os parabenizo por essa iniciativa.

Mauricio de Maio

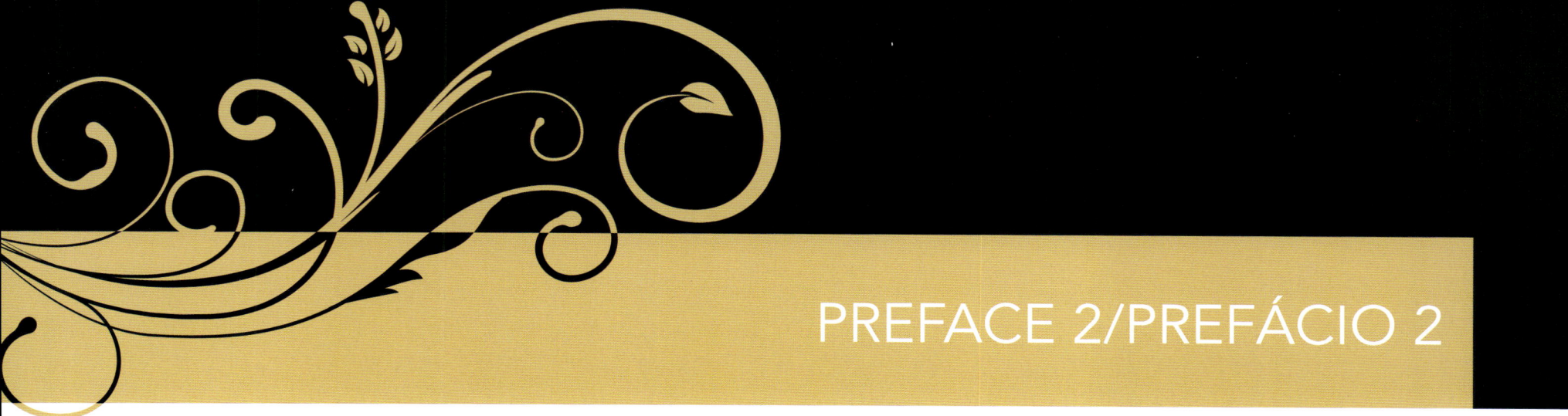

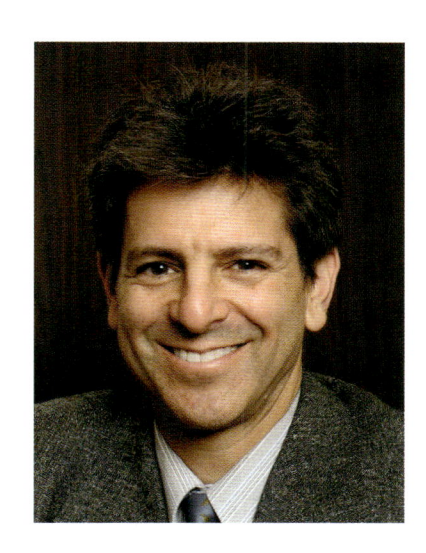

*A*rt and medicine. Pundits throughout history have opined about the overlap between these two esteemed disciplines. Medicine as Art: certainly, good physicians, and especially older good physicians, understand that to genuinely help our patients we need more than sophisticated medicines or technical skills. The art of medicine involves the subtle, personalized, perhaps unmeasurable nuanced interactions that allow the physician to touch the soul and heal the spirit. The Physician as Artist: it really does seem that there must be some overlap in the skill set, when we see so many physicians who are also accomplished and creative photographers, musicians, sculptors, painters and so on.

In the field of aesthetic medicine we see these relationships in full bloom. Taking care of the aesthetic patient, which involves sensitive discussions of the very intimate subject of personal appearance, requires consummate communication and empathic artistry. The experience that the patient has in their treatment journey can be as important, sometimes more important, than the technical outcome. Also, the physician as artist has the opportunity to express aesthetic judgment and creativity on the palate of the human body.

If you left André and Suzana's book on the coffee table, you would excuse a casual observer who picked it up thinking it was an art book. The illustrations not only capture the artistic nature of facial observation and facial injection, they are beautiful enough to qualify as art themselves. I hope that readers, on their own journey of art and medicine, can imbibe from this text not just the technical facets of facial injections (which are masterfully covered) but also inhale and internalize the passion and joy that the authors derive from the execution of their art.

Robert Alan Goldberg

Ao longo da história, muitos especialistas opinaram sobre a intrínseca relação entre Arte e Medicina. Certamente, bons médicos, de modo particular os experientes, entendem que, para ajudar genuinamente o paciente, são necessários mais do que medicamentos sofisticados ou habilidades técnicas, uma vez que a Medicina enquanto Arte envolve interações sutis e personalizadas (talvez imensuráveis), que permitem ao especialista tocar a alma e curar o espírito. De fato, os médicos, enquanto artistas, parecem fazer uso dessa relação e habilmente aplicá-la como se fossem criativos fotógrafos, músicos, escultores, pintores; por fim: artistas.

No campo da Medicina Estética, essas afinidades convergem para o ápice. Cuidar do paciente não apenas implica delicadas discussões sobre esse tema tão particular da aparência pessoal, bem como requer comunicação precisa e talentosa empatia. Para o paciente, o tratamento em si pode ser tão ou, por vezes, mais importante que o resultado técnico. Além disso, enquanto artista, o médico tem a oportunidade de expressar seu senso estético e sua criatividade no que tange o corpo humano.

Se você deixasse o livro do André e da Suzana numa mesa de cafeteria, certamente perdoaria o passante que o pegasse, confundindo-o com um livro de arte. Suas ilustrações, captadas com a natureza peculiar da observação e injeção faciais, são belas o suficiente para se autoqualificarem como arte. Espero que os leitores, em sua própria jornada entre Arte e Medicina, possam não apenas absorver desse texto as facetas técnicas das injeções faciais (configuradas com maestria), mas também se inspirar e internalizar a paixão e o prazer dos autores na execução de sua obra.

Robert Alan Goldberg

INTRODUÇÃO

Durante muitos anos, imaginei que ser oftalmologista poderia me fazer completo como médico e ser humano. No entanto, ainda durante a residência médica, apaixonei-me pela subespecialidade de oculoplástica, tornando-me mais interessado e estudioso na área das cirurgias reconstrutivas das pálpebras, da órbita e do sistema lacrimal. Sendo assim, tomei a decisão de realizar uma subespecialização fora do País. Aos 26 anos, realizei o *board* médico da Califórnia e fui aceito na University of California at Los Angeles (UCLA), em Los Angeles, no Jules Stein Eye Institute, sob a supervisão direta de um grande mestre que muito me inspirou: Dr. Robert Alan Goldberg.

Naquela ocasião, havia percebido que operar pálpebras, órbitas e estender aos supercílios poderia tornar minha prática na clínica e cirurgia mais completa: decidi então concentrar-me nesse campo. Eu vibrava com a melhora estética dos pacientes, desde a correção cirúrgica de um caso de uma criança que nasceu com ptose palpebral até a adaptação de uma prótese ocular em um olho cego e inestético. Durante a minha especialização, foi criado o Centro de Rejuvenescimento Oculofacial da UCLA, onde uma equipe multidisciplinar de cirurgiões plásticos, oculoplásticos, otorrinolaringologistas e dermatologistas compartilhavam os casos estéticos e trabalhavam em conjunto em prol do rejuvenescimento facial. Essa equipe espetacular me ensinou, além de técnicas e procedimentos do conteúdo didático da própria especialização, o *know-how* de examinar, entender as expectativas, fotodocumentar e conduzir o paciente que nos procura para realizar um procedimento estético.

Tive a oportunidade de aprender anatomia facial com o Dr. Jack Rootman e de operar juntamente com ícones da oculoplástica estética, como o Dr. Henry Baylis, em Beverly Hills, o qual está voltado para o mais alto nível de exigência em estética facial. Cada dia era uma novidade e, em alguns meses, aprendi a combinar a cirurgia plástica das pálpebras com cirurgias maiores, abrangendo os terços médio e inferior da face, como *face* e *neck-lift* e, também, a realizar procedimentos minimamente invasivos, que pudessem trazer bons resultados e melhorar a qualidade da pele e rugas, como *peelings* químicos, *resurfacing*, Botox® e ácido hialurônico. Dessa forma, o tratamento cirúrgico das pálpebras e dos supercílios já me deixava muito satisfeito, mas essa satisfação aumentava exponencialmente quando o paciente relatava que se sentia mais feliz, grato, confiante e realizado com abordagens complementares. Assim, recebendo a inspiração acadêmica do serviço, em alguns meses notei que a minha paixão transcendia a oculoplástica e pairava sobre a arte do rejuvenescimento facial.

Com esse espírito e essa motivação, voltei ao Brasil e, repleto de novidades, fiz meu doutoramento em Oftalmologia pela Universidade de São Paulo (USP) e continuei a especialização em Medicina Estética no Rio de Janeiro (RJ). Esse processo foi fundamental para a consolidação do arsenal de conceitos e técnicas de harmonização assimilados em Los Angeles. Nessa fase, no entanto, foi importante para o aprimoramento desses conhecimentos me especializar com outros tantos mestres brasileiros.

Desde essa época, a área dos injetáveis não parou de evoluir e ganhar espaço entre os médicos e pacientes em todo o mundo. A cada dia surgem mais artigos científicos na área e mais produtos seguros no mercado, levando a um maior número de ferramentas e de possibilidades para proporcionar o melhor tratamento facial ao paciente, com base na anatomia do envelhecimento e no estilo de vida do século XXI.

Ao longo desses 20 anos, mergulhei no estudo da anatomia facial e na educação continuada em procedimentos estéticos minimamente invasivos, buscando e disseminando conhecimento em oculoplástica funcional e estética em vários países do mundo.

A experiência dos anos em oculoplástica aliada às novas propostas de tratamento com preenchedores modernos proporciona resultados muito satisfatórios, efetivos e previsíveis no rejuvenescimento facial.

E foi assim que, há cinco anos, surgiu o curso de harmonização facial com toxina botulínica e preenchimento facial do Hospital das Clínicas da Universidade de São Paulo (HC-FMUSP) já em sua décima edição com mais de 300 médicos treinados e que leva o mesmo nome deste livro. A MD Codes™, conhecida mundialmente e licenciada pela Allergan, foi desenvolvida pelo cirurgião plástico brasileiro Dr. Mauricio de Maio, a quem agradeço pela oportunidade de aprendizado e ensino dessa técnica segura, eficaz e replicável de preenchimento com ácido hialurônico. Recentemente, criamos o curso de **Tecnologias em Blefaroplastia e Rejuvenescimento Periocular**, realizado semestralmente no HC-FMUSP, no qual também abordamos técnicas de aplicação da toxina botulínica e ácido hialurônico, que ao nosso ver, são excelentes para a otimização dos resultados em Oculoplástica.

Desde o início, tivemos a preocupação em produzir um material atualizado, didático e completo para dar suporte acadêmico ao curso que oferecemos. Portanto, este livro é o resultado da soma de todas essas histórias de inspiração, ensino e arte. Cada ilustração e cada parágrafo foram realizados com esse sentimento de academicismo, entrega e amor.

Espero que esta obra possa abrir a você, caro leitor, novas perspectivas na arte do tratamento estético facial, com base na saúde e no bem-estar integral de nosso bem maior: o ser humano.

André Borba

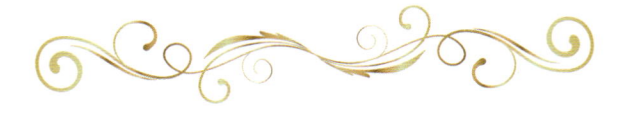

O setor de Plástica Ocular da Clínica Oftalmológica da Faculdade de Medicina da Universidade de São Paulo tem se empenhado desde sua fundação, em 1970, em difundir e educar estudantes, residentes e profissionais da saúde no diagnóstico e tratamento das afeções palpebrais, lacrimais e orbitárias.

Técnicas de Rejuvenescimento Facial – Toxina Botulínica e MD Codes™ mostra o passo a passo para a correta utilização da toxina botulínica e do ácido hialurônico para o rejuvenescimento da face. O diferencial deste livro, ricamente ilustrado, é possibilitar ao leitor a compreensão do assunto por observação dos planos anatômicos, desde o arcabouço ósseo, passando pela musculatura, até vascularização e inervação. Além disso, ele incorpora as boas práticas para aplicação médica, de forma segura e consciente, para o sucesso dos procedimentos estéticos.

O uso do ácido hialurônico na face tem se tornado uma das maiores ferramentas para o rejuvenescimento facial. O livro explicita o método MD Codes™, que revolucionou o tratamento estético facial no mundo.

Desde 1994, temos utilizado a toxina botulínica para tratamento de distonias faciais. Quanto ao ácido hialurônico, já vínhamos com experiência no seu uso em cirurgias oculares desde os anos 1990.

A organização e a realização de cursos práticos em Estética Oculofacial pelo nosso grupo demandavam a necessidade de um livro-texto que pudesse resumir de forma clara o que demonstrávamos nas aulas. Essa é a origem deste livro, cujo objetivo é aperfeiçoar o leitor nessa ciência e arte.

Suzana Matayoshi

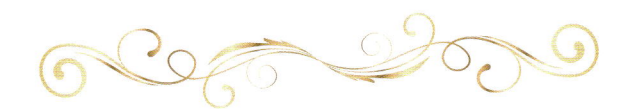

SUMÁRIO

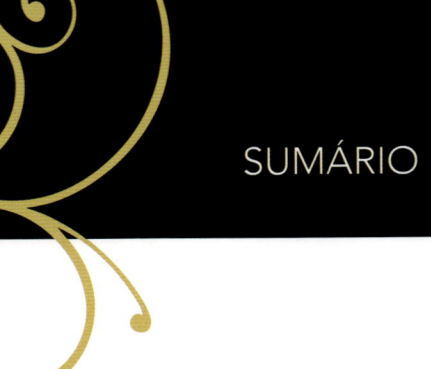

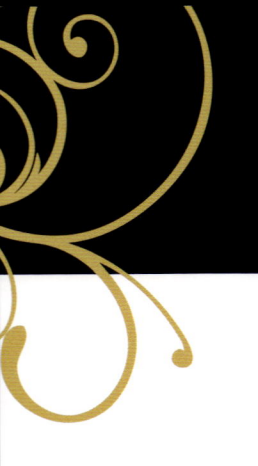

SUMÁRIO

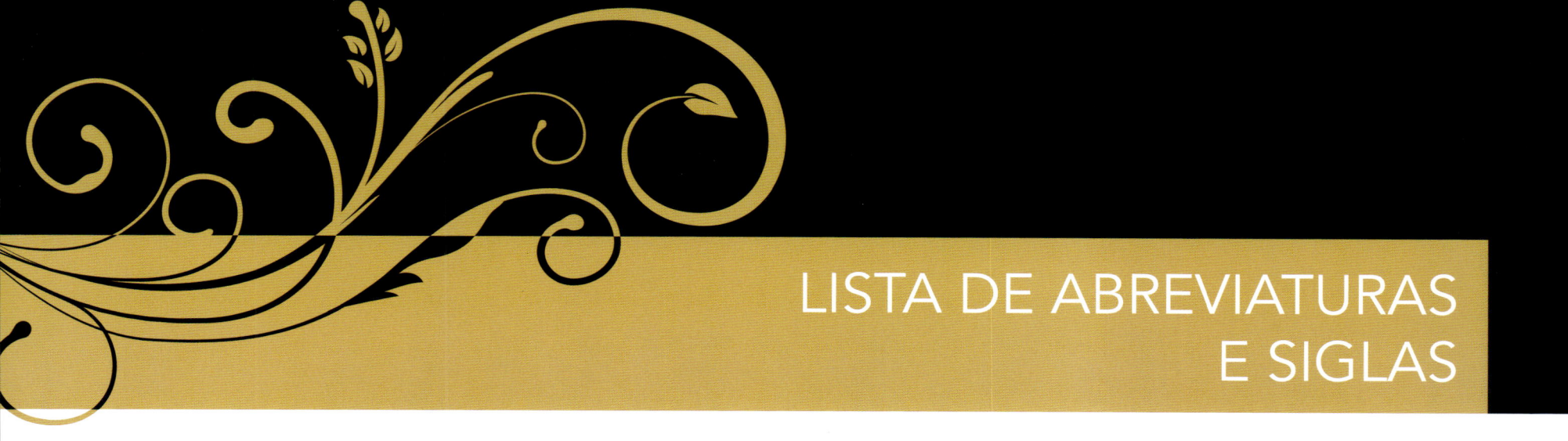

LISTA DE ABREVIATURAS E SIGLAS

ACh – Acetilcolina

AH – Ácido hialurônico

ASAPS – American Society for Aesthetic Plastic Surgery

BDDE – Butanodiol diglicidil éter

BoNTA – Toxina botulínica do tipo A

EUA – Estados Unidos da América

FDA – Food and Drug Administration

HIA – Hialuronidase

PMMA – Polimetilmetacrilato

RFNs – *RNA-guided Fokl Nucleases*

ROOF – *Retro-orbicularis oculi fat*

SMAS – Sistema musculoaponeurótico superficial

SNARE – *Soluble N-ethylmaleimide-sensitive factor attachment protein receptor* (receptor proteico de fixação de fator sensível à N-etilmaleimida solúvel)

SOOF – *Suborbicularis oculi fat*

TCSC – Tecido cutâneo subcutâneo

VAMP – *Vesicle-associated membrane proteins* (proteínas de membrana associadas a vesículas)

VO – Via oral

Técnicas de Rejuvenescimento Facial: Toxina Botulínica e MD Codes™ é uma obra alinhada às novas tecnologias e oferece uma experiência de aprendizado digital por meio do seguinte QR CODE:

O usuário obterá informações relevantes sobre o conteúdo do livro ao ser automaticamente direcionado ao site https://www.toxinabotulinicaemdcodes.com.br.

Nesta plataforma, o leitor terá acesso ao material didático com ilustrações e vídeos que oferecem fontes seletivas de informações complementares aos capítulos ampliando o conhecimento proposto pela obra.

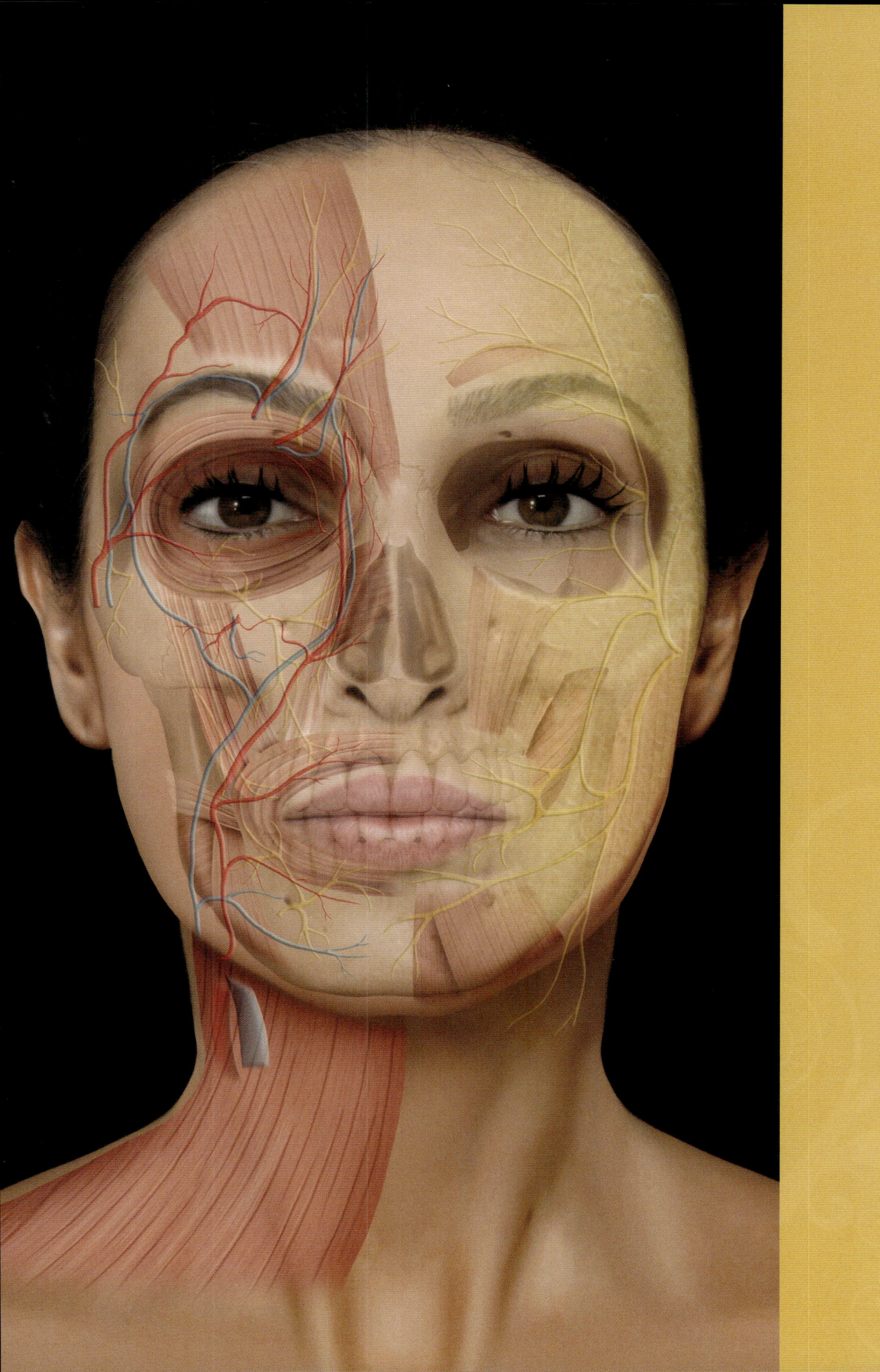

1

ATLAS ILUSTRADO DE ANATOMIA FACIAL

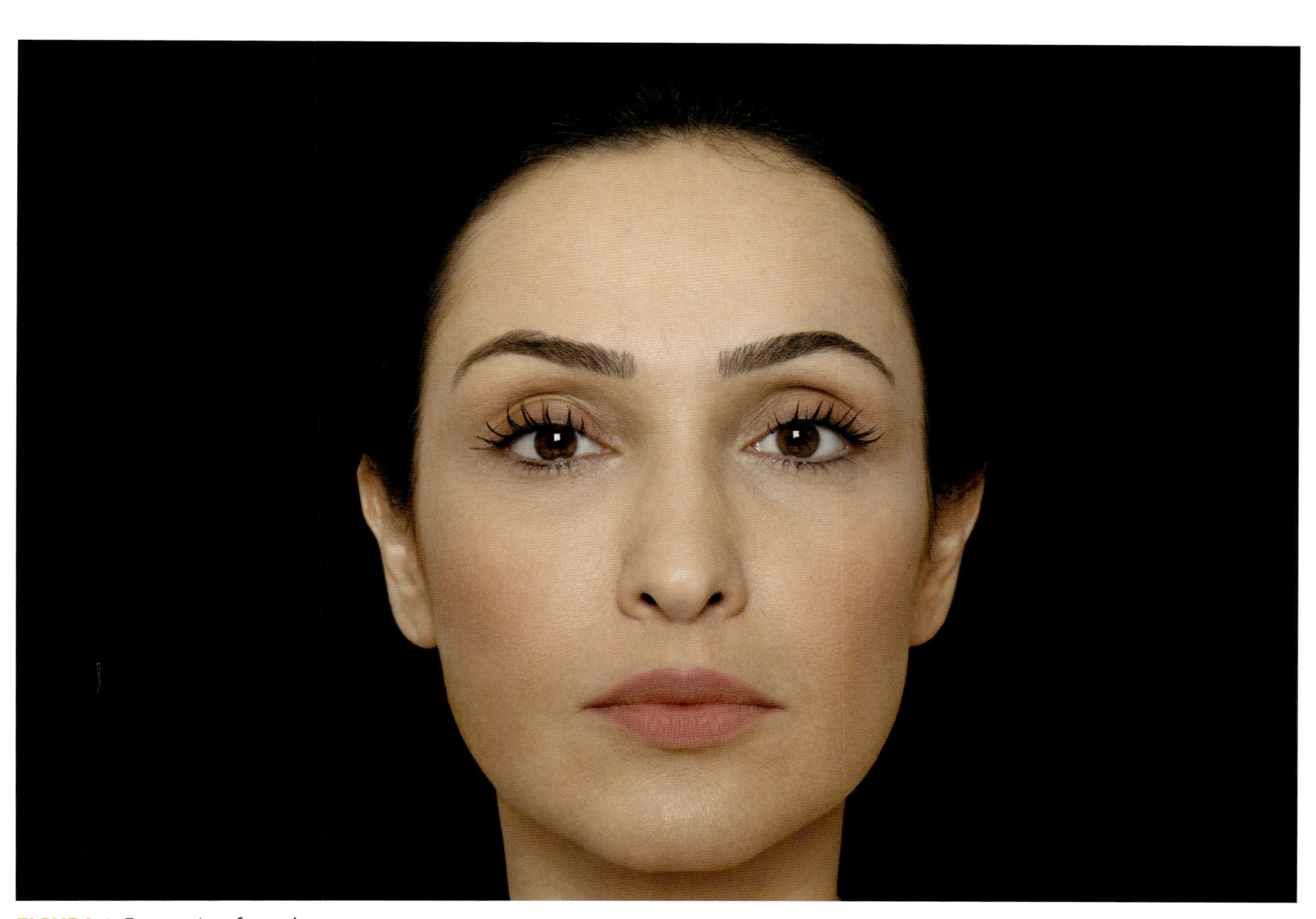

FIGURA 1. Face – vista frontal.

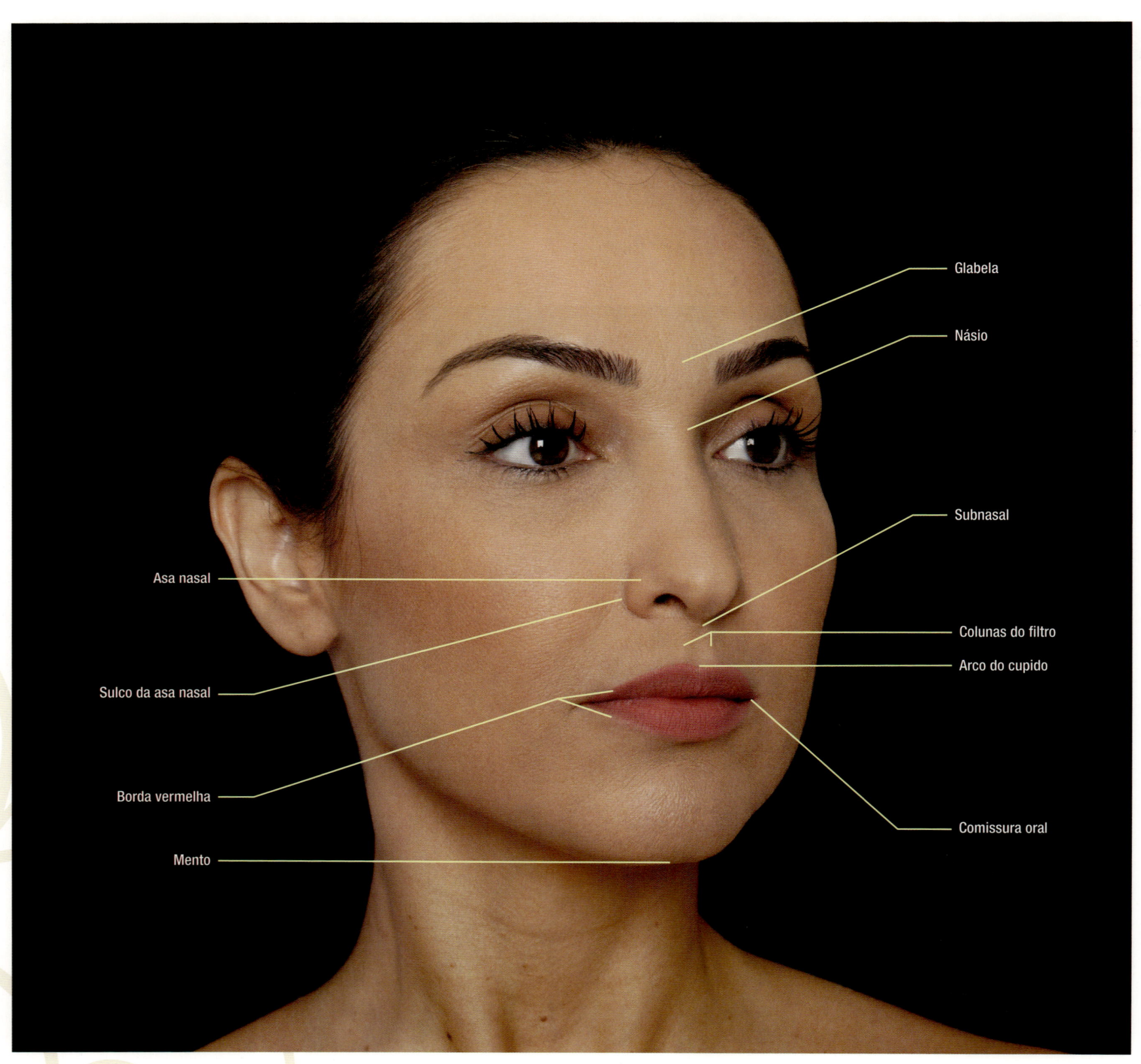

- Glabela
- Násio
- Subnasal
- Asa nasal
- Colunas do filtro
- Arco do cupido
- Sulco da asa nasal
- Borda vermelha
- Comissura oral
- Mento

FIGURA 2. Face – vista oblíqua direita.

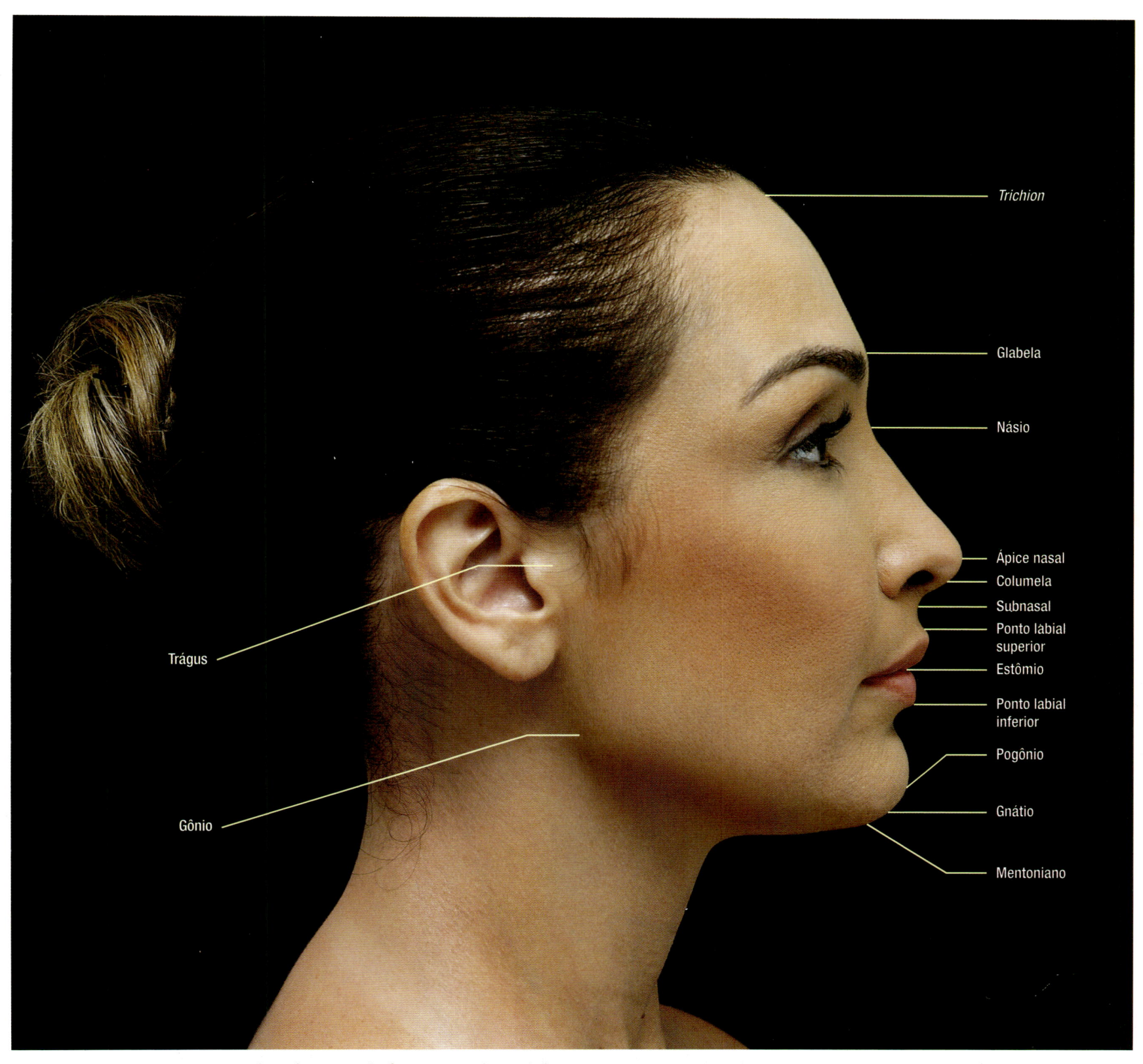

FIGURA 3. Principais pontos de referência da face – vista lateral direita.

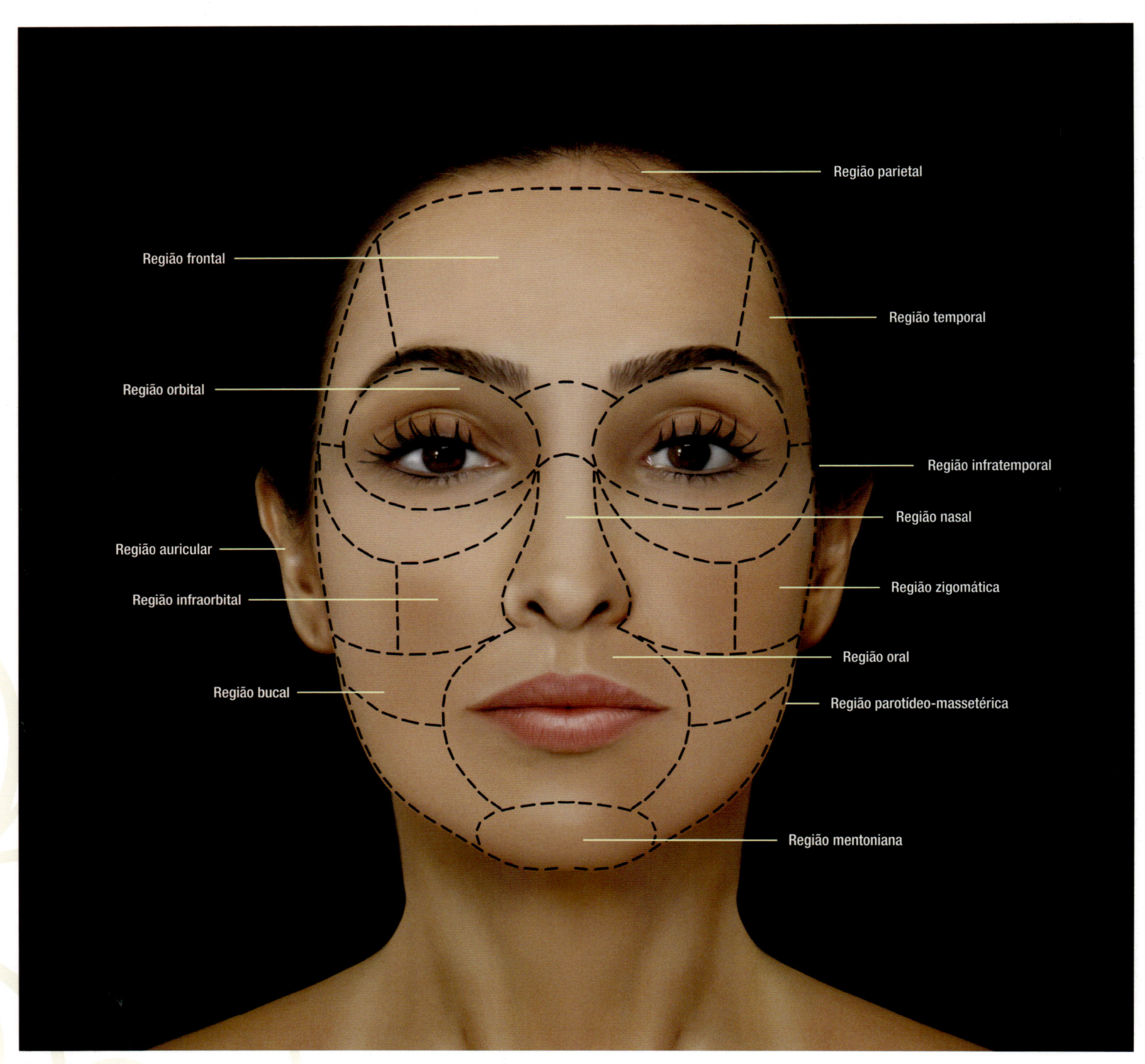

Região parietal

Região frontal

Região temporal

Região orbital

Região infratemporal

Região nasal

Região auricular

Região infraorbital

Região zigomática

Região oral

Região parotídeo-massetérica

Região bucal

Região mentoniana

FIGURA 4. Regiões da face – vista frontal.

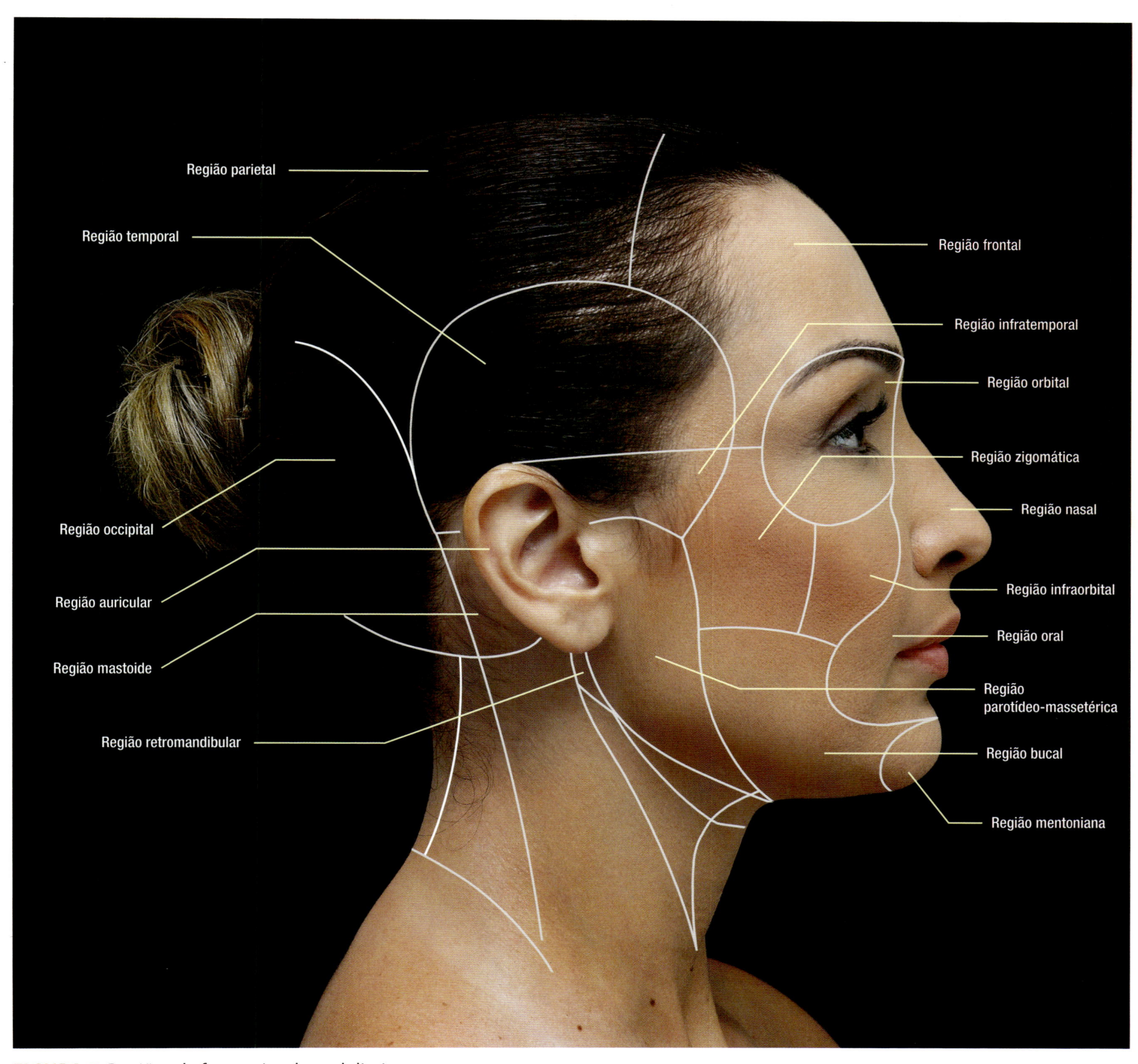

Região parietal

Região temporal

Região frontal

Região infratemporal

Região orbital

Região occipital

Região zigomática

Região nasal

Região auricular

Região infraorbital

Região oral

Região mastoide

Região parotídeo-massetérica

Região retromandibular

Região bucal

Região mentoniana

FIGURA 5. Regiões da face – vista lateral direita.

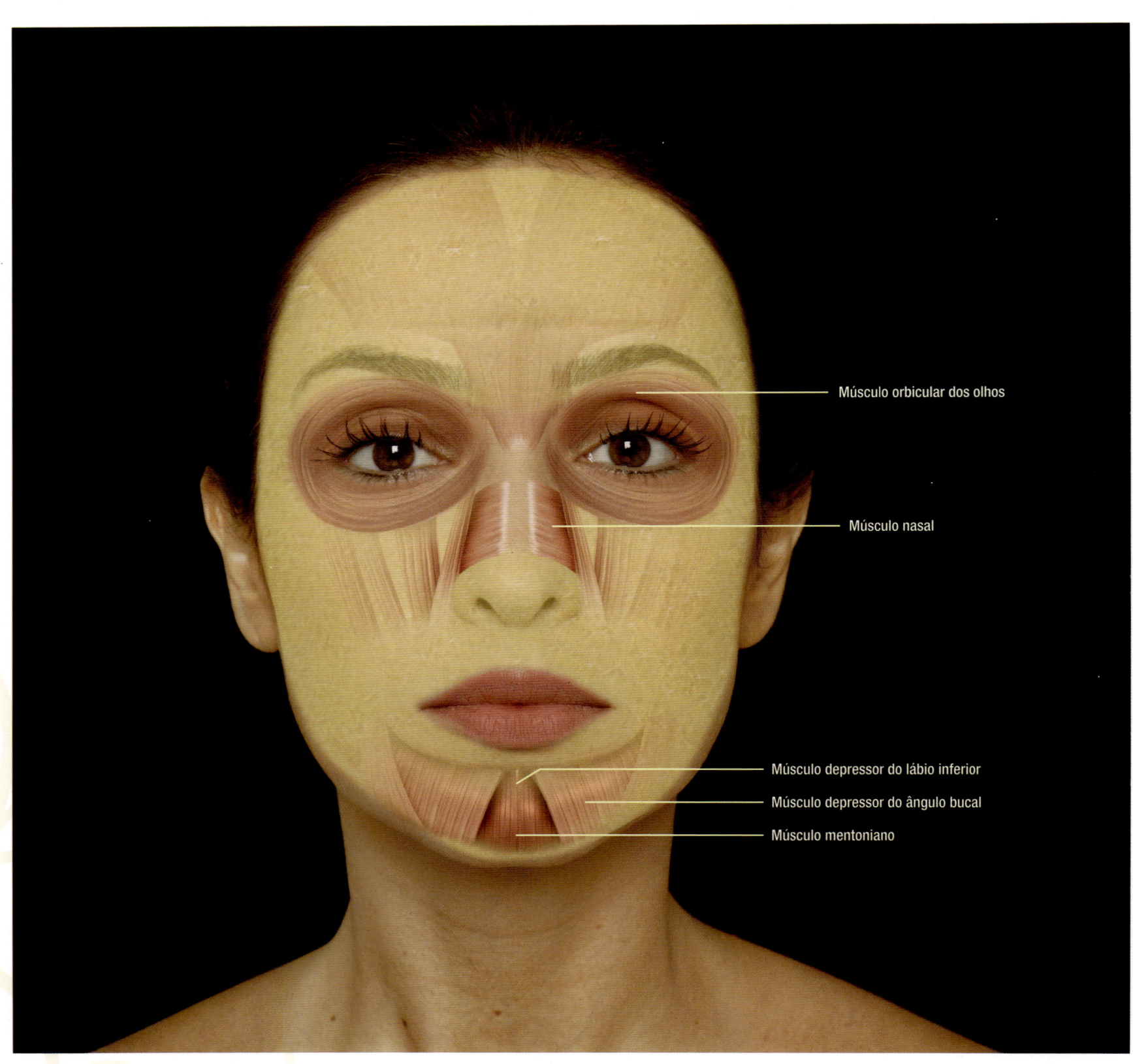

Músculo orbicular dos olhos

Músculo nasal

Músculo depressor do lábio inferior

Músculo depressor do ângulo bucal

Músculo mentoniano

FIGURA 6. Tecido subcutâneo da face – vista frontal.

1. Compartimento de gordura superficial frontal

2. Compartimento de gordura superficial temporolateral

3. Compartimento de gordura superficial nasolabial

4. Compartimento de gordura superficial malar medial

5. Compartimento de gordura superficial malar intermediário

6. Compartimento de gordura superficial bucal

7. Compartimento de gordura superficial perioral

8. Compartimento de gordura superficial do lábio

9. Compartimento de gordura jowl superficial

10. Compartimento de gordura superficial do mento

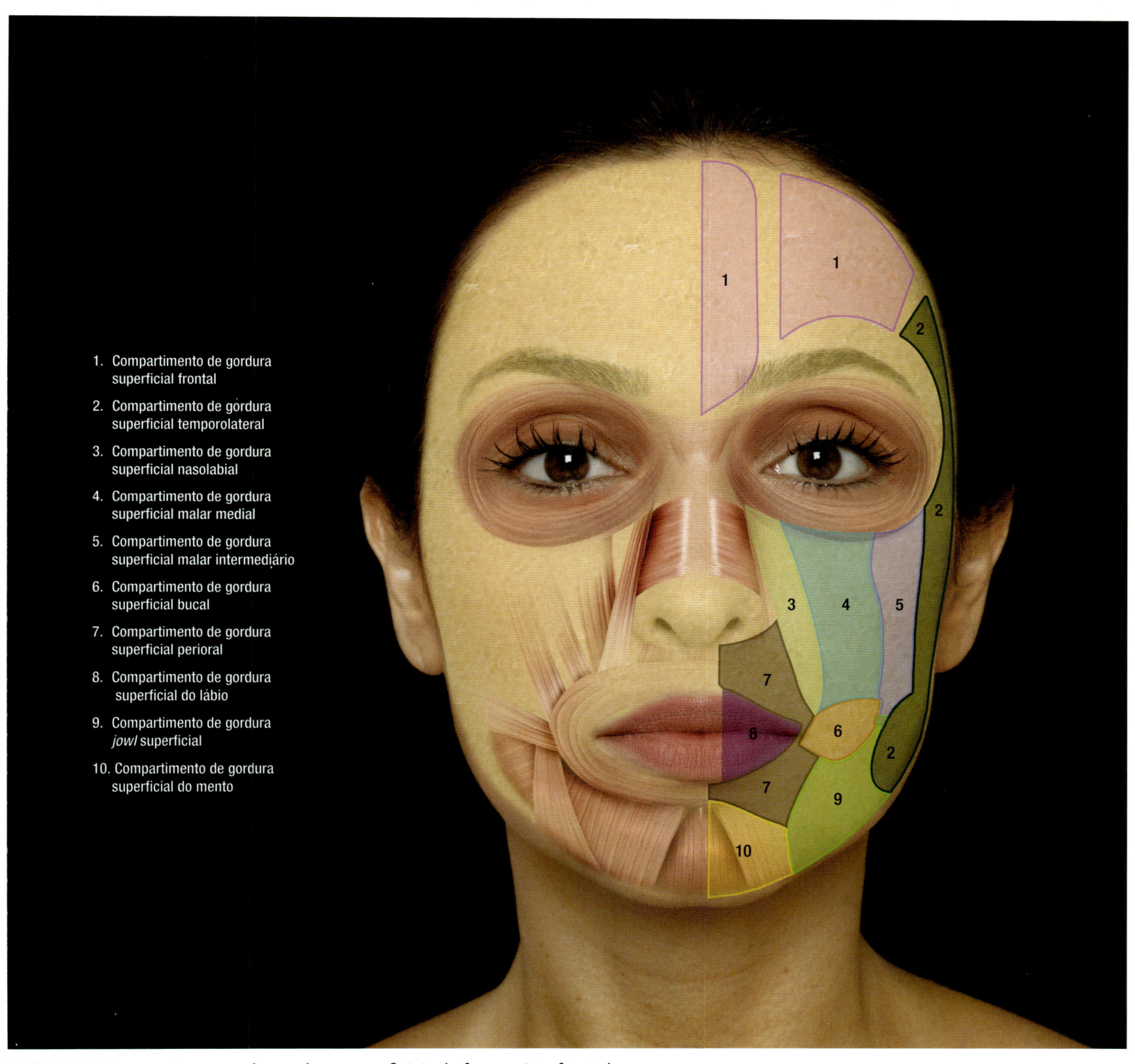

FIGURA 7. Compartimentos de gordura superficiais da face – vista frontal.

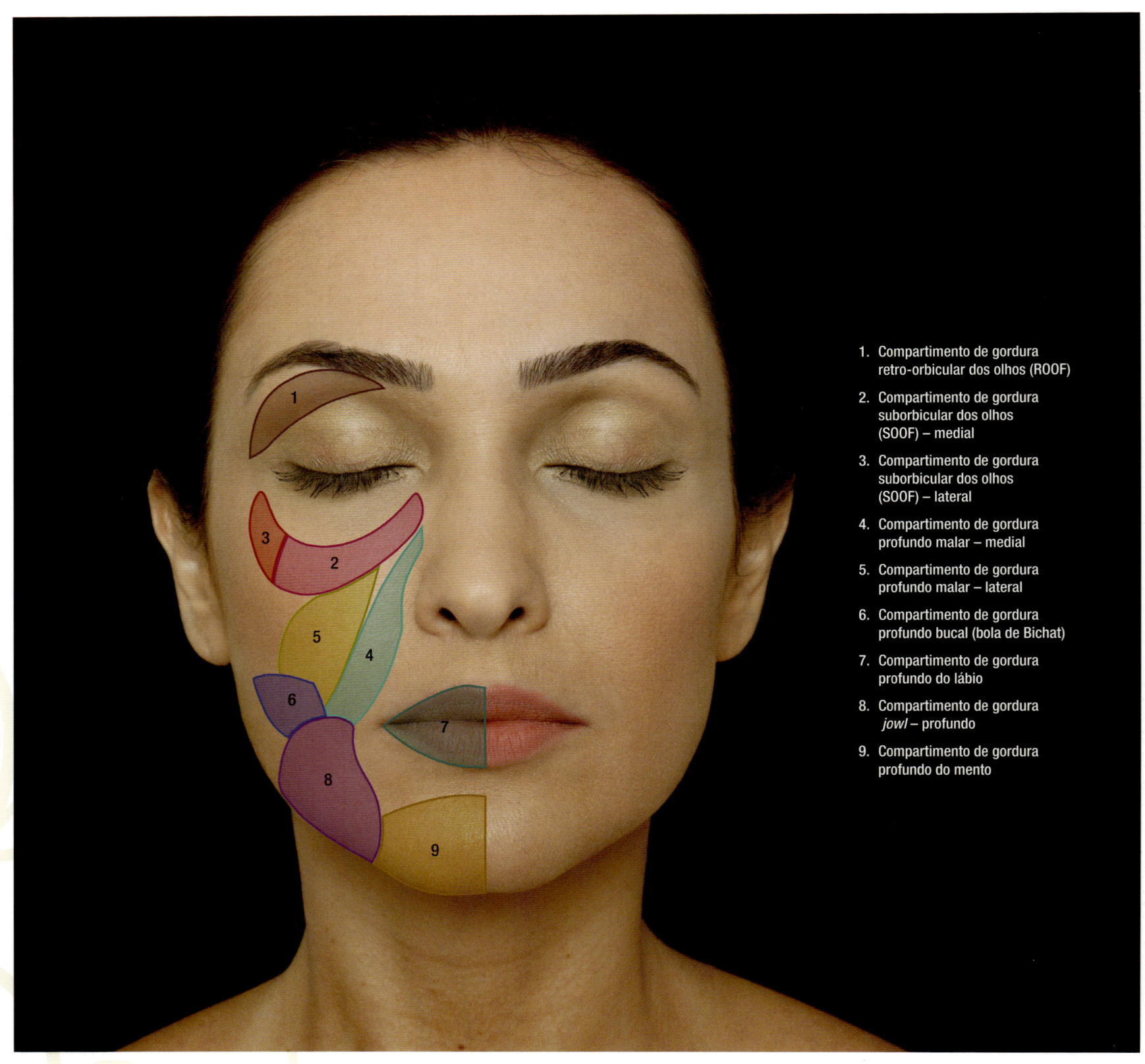

1. Compartimento de gordura retro-orbicular dos olhos (ROOF)
2. Compartimento de gordura suborbicular dos olhos (SOOF) – medial
3. Compartimento de gordura suborbicular dos olhos (SOOF) – lateral
4. Compartimento de gordura profundo malar – medial
5. Compartimento de gordura profundo malar – lateral
6. Compartimento de gordura profundo bucal (bola de Bichat)
7. Compartimento de gordura profundo do lábio
8. Compartimento de gordura *jowl* – profundo
9. Compartimento de gordura profundo do mento

FIGURA 8. Compartimentos de gordura profundos da face – vista frontal.

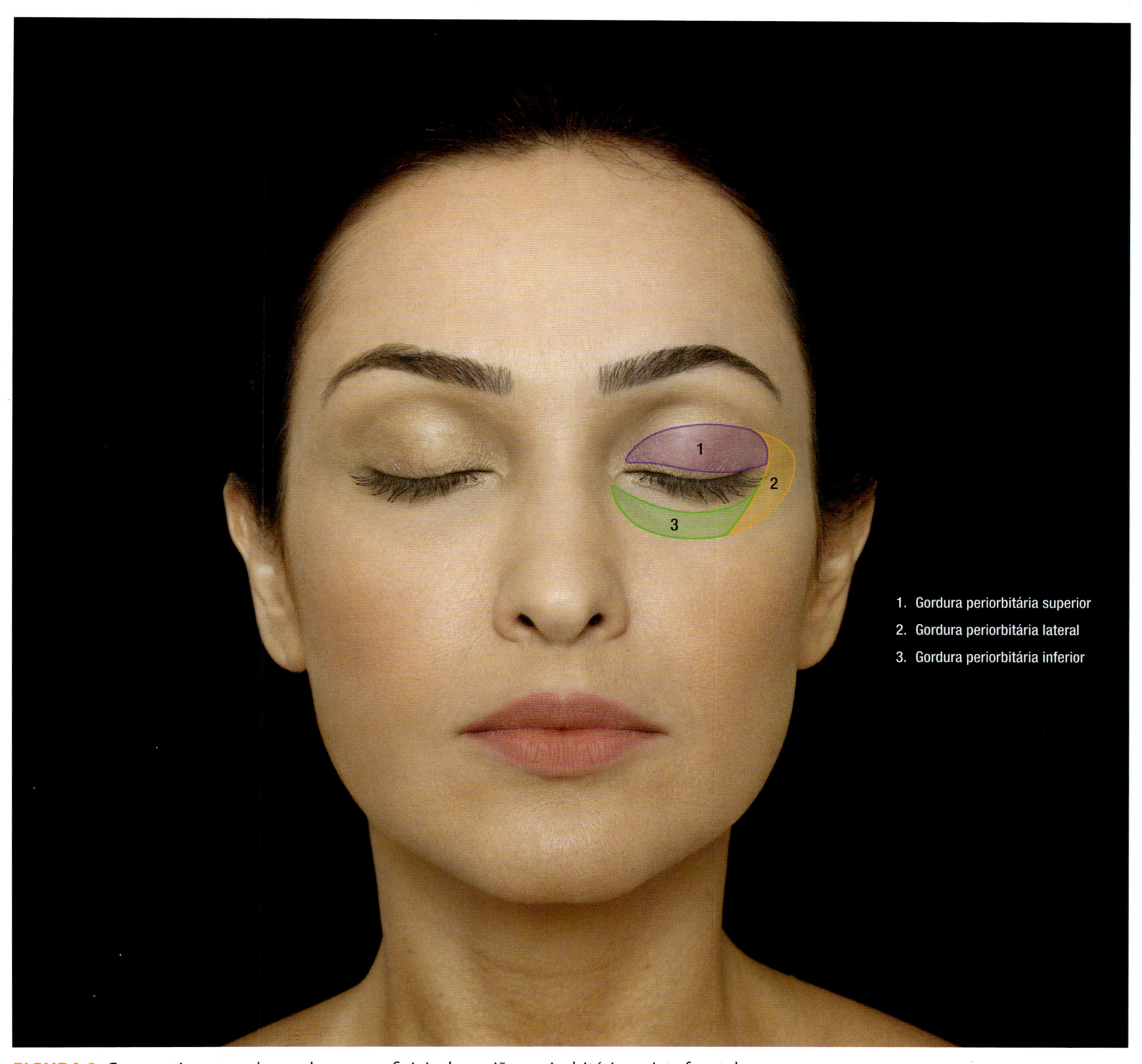

1. Gordura periorbitária superior
2. Gordura periorbitária lateral
3. Gordura periorbitária inferior

FIGURA 9. Compartimentos de gordura superficiais da região periorbitária – vista frontal.

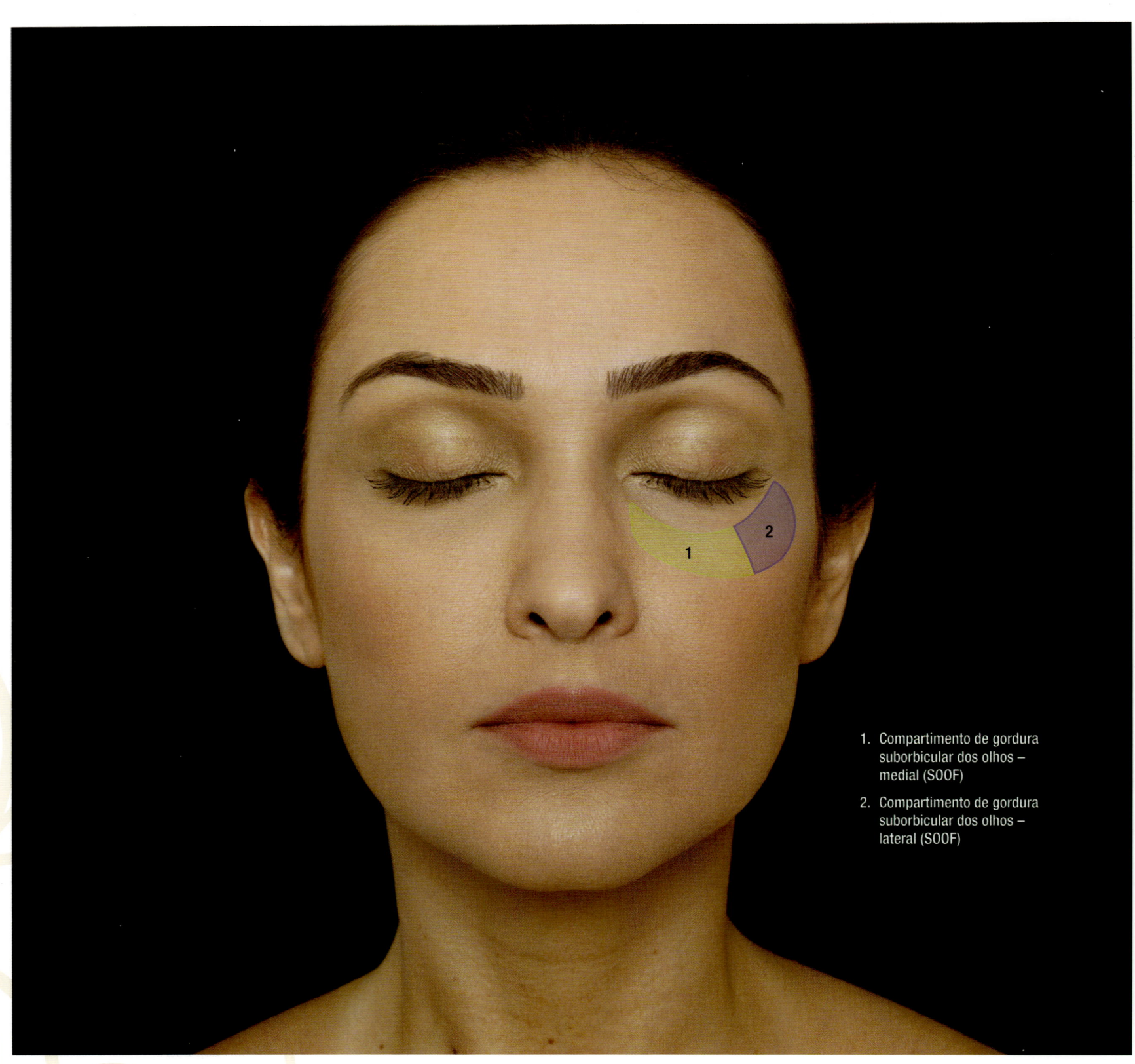

1. Compartimento de gordura suborbicular dos olhos – medial (SOOF)

2. Compartimento de gordura suborbicular dos olhos – lateral (SOOF)

FIGURA 10. Compartimentos de gordura profundos da região periorbitária – vista frontal.

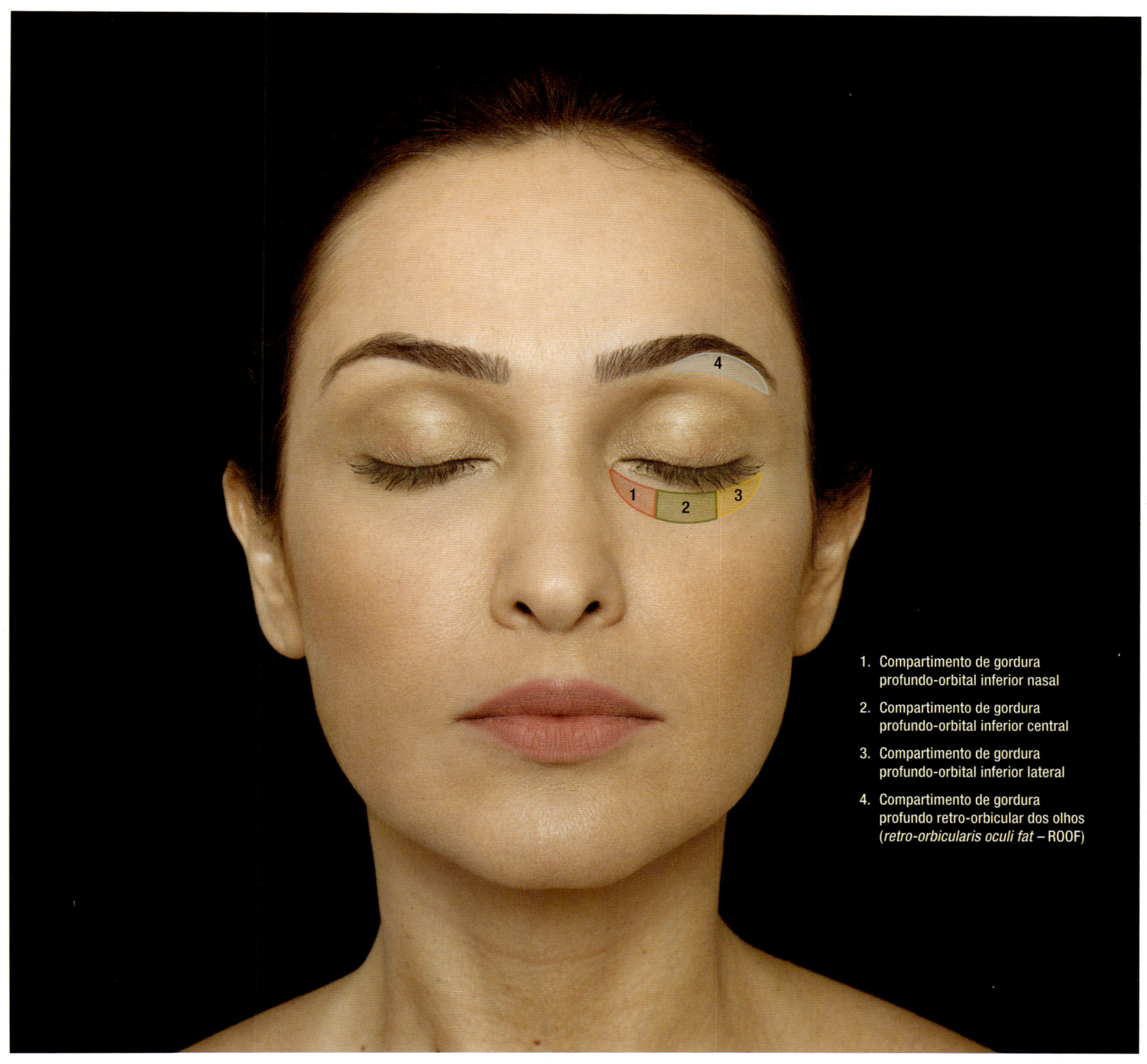

1. Compartimento de gordura
   profundo-orbital inferior nasal

2. Compartimento de gordura
   profundo-orbital inferior central

3. Compartimento de gordura
   profundo-orbital inferior lateral

4. Compartimento de gordura
   profundo retro-orbicular dos olhos
   (*retro-orbicularis oculi fat* – ROOF)

FIGURA 11. Compartimentos de gordura profundos do terço médio da face – vista frontal.

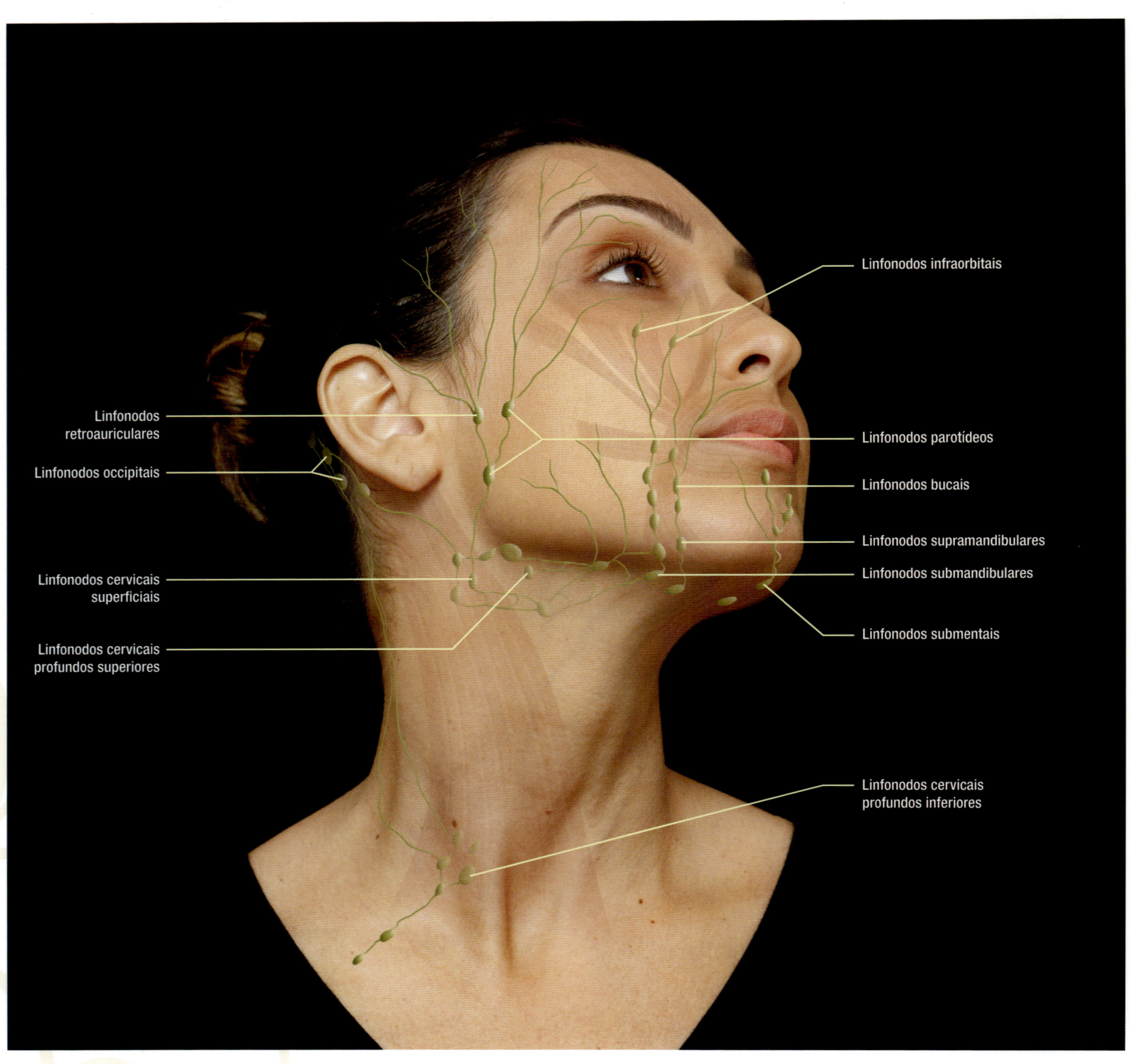

FIGURA 12. Sistema linfático da face e região cervical – vista oblíqua direita.

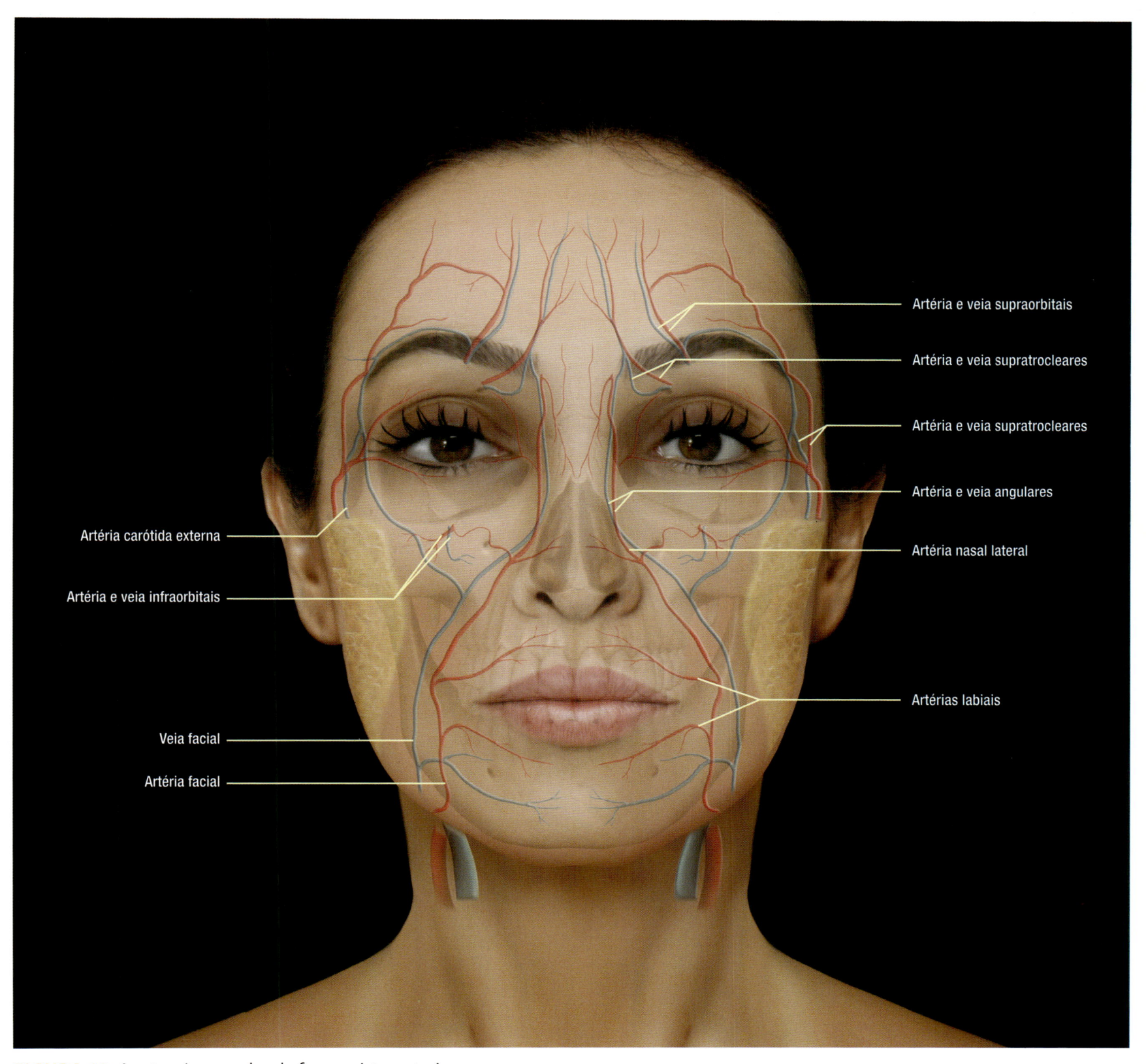

FIGURA 13. Anatomia vascular da face – vista anterior.

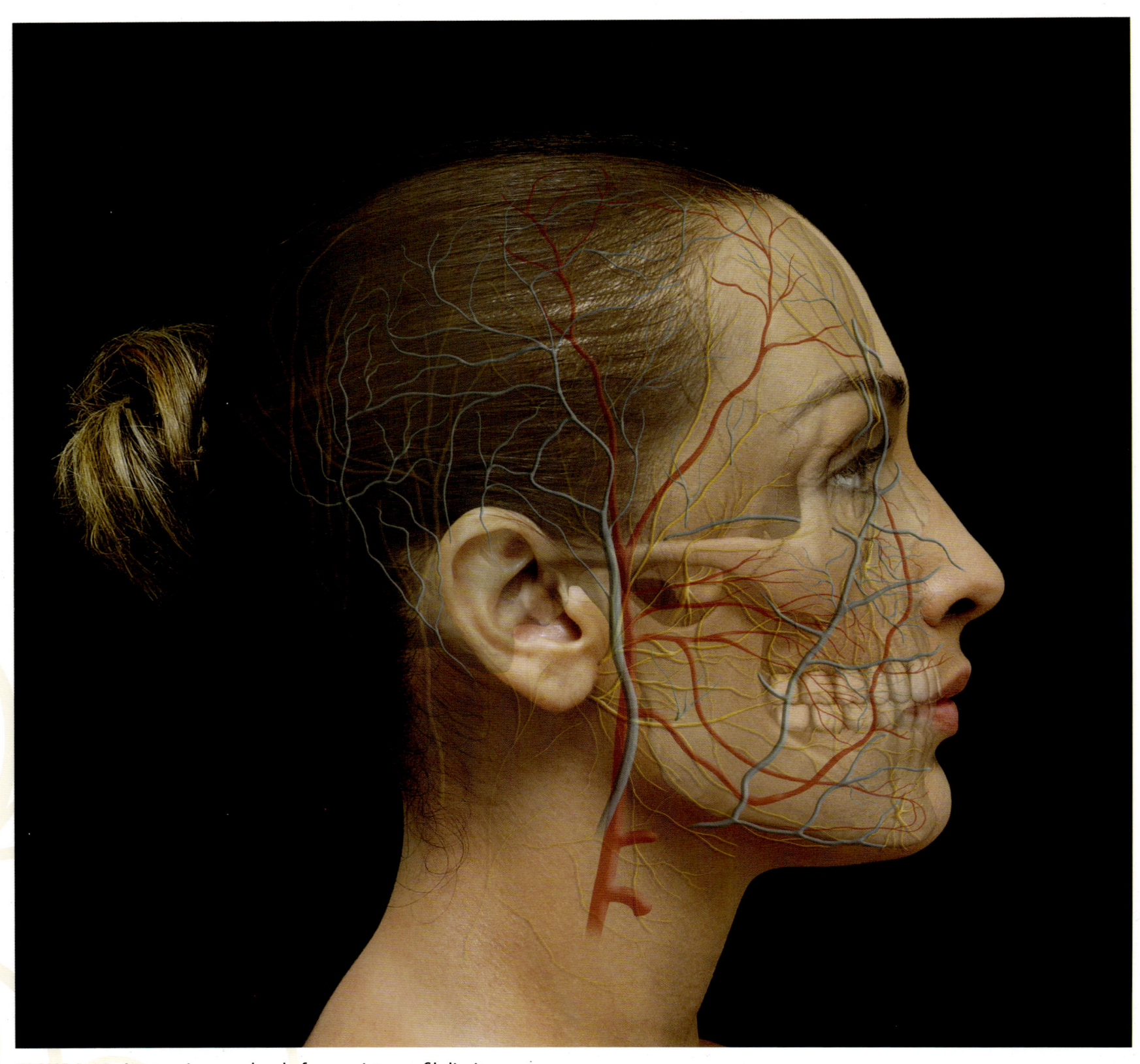

FIGURA 14. Anatomia vascular da face – vista perfil direito.

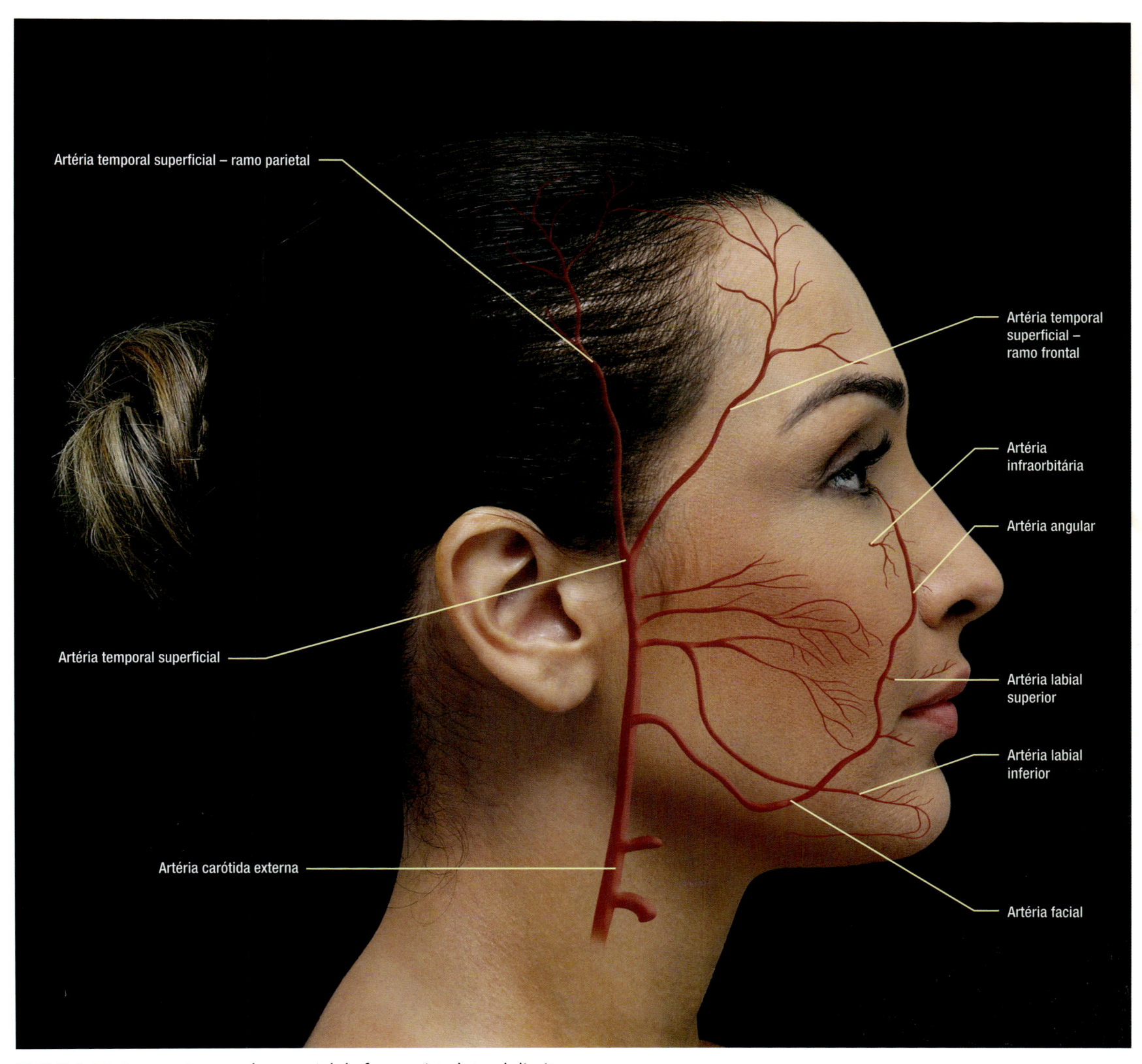

Artéria temporal superficial – ramo parietal

Artéria temporal superficial – ramo frontal

Artéria infraorbitária

Artéria angular

Artéria temporal superficial

Artéria labial superior

Artéria labial inferior

Artéria carótida externa

Artéria facial

FIGURA 15. Anatomia vascular arterial da face – vista lateral direita.

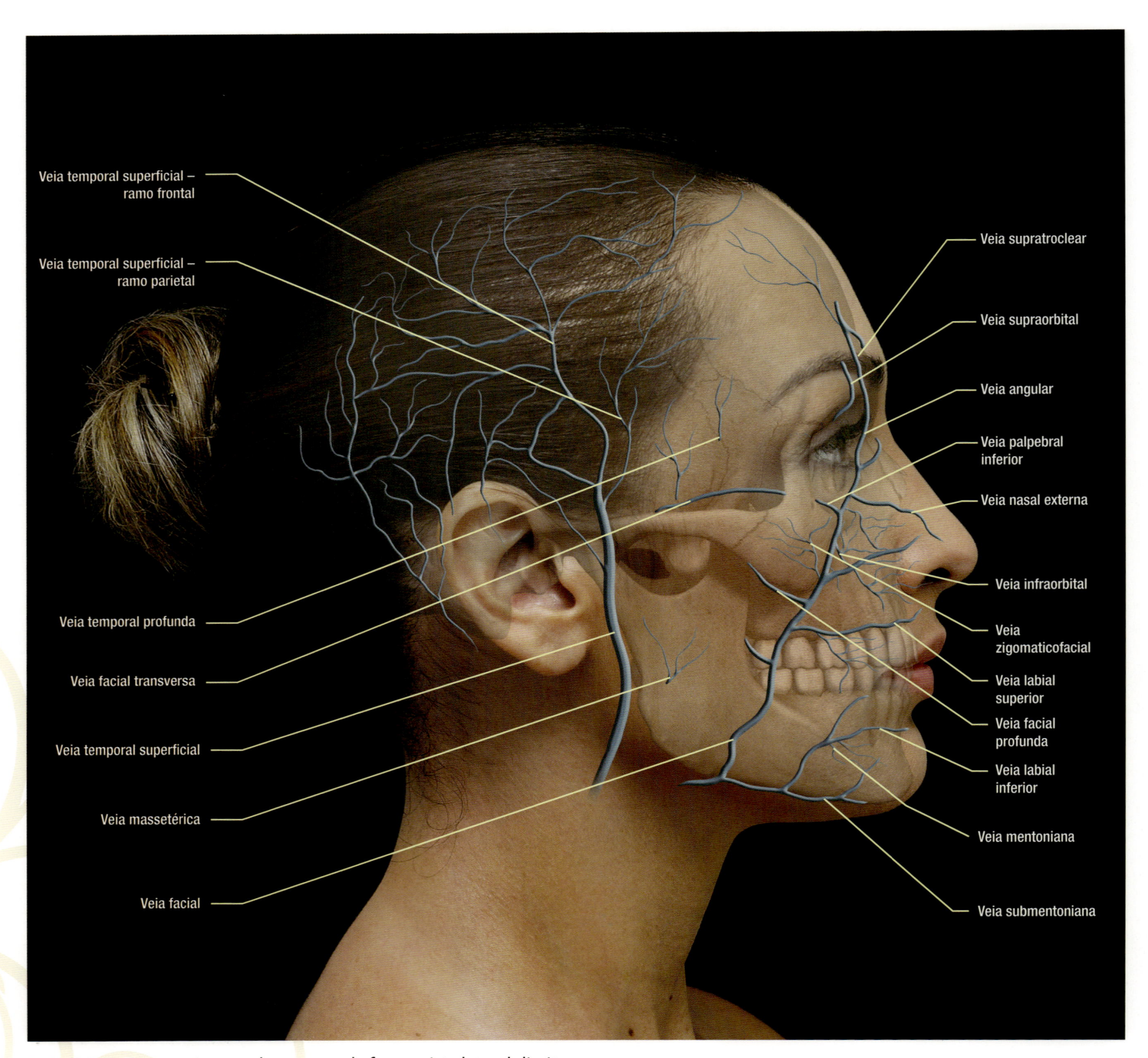

FIGURA 16. Anatomia vascular venosa da face – vista lateral direita.

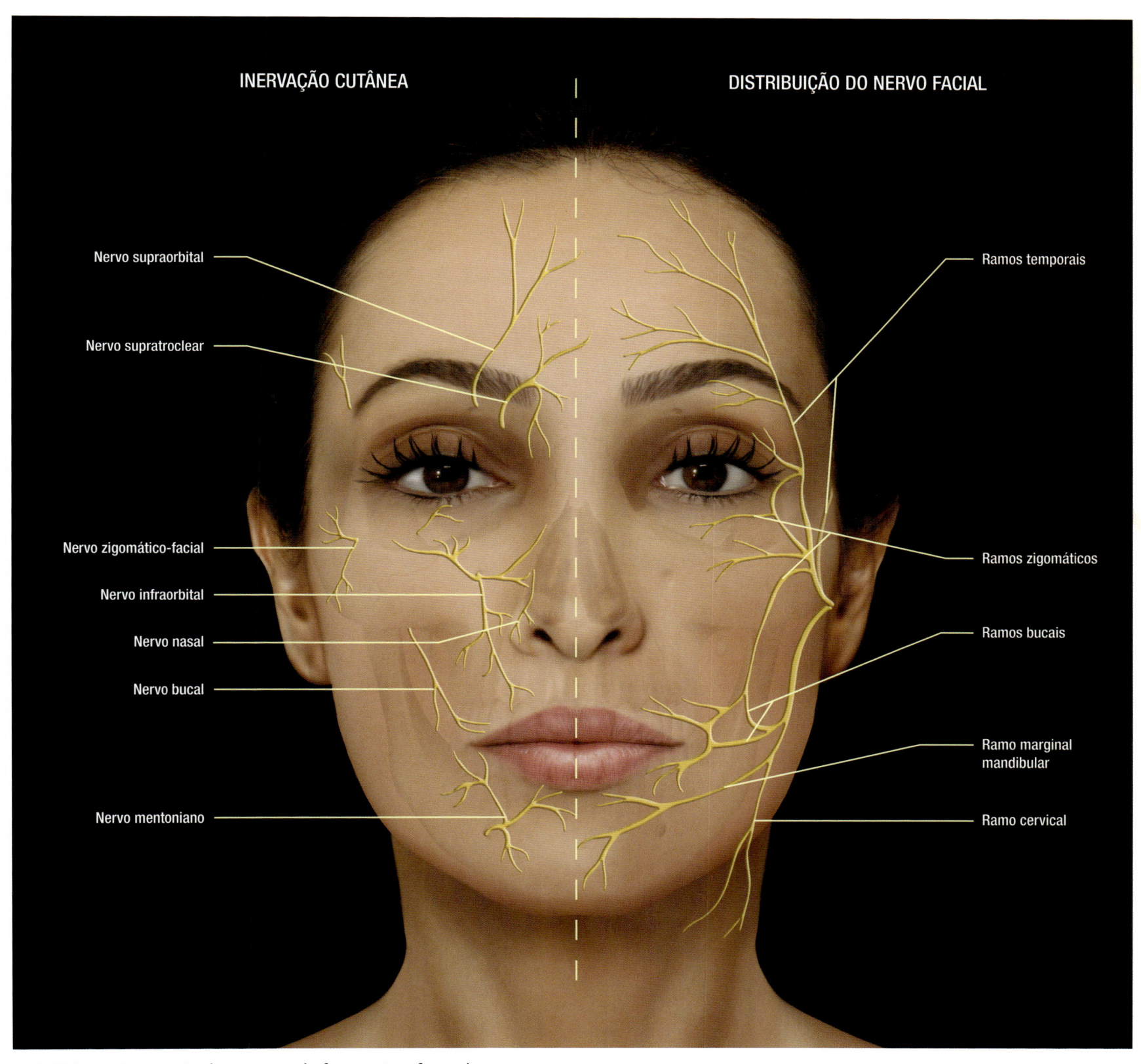

FIGURA 17. Anatomia dos nervos da face – vista frontal.

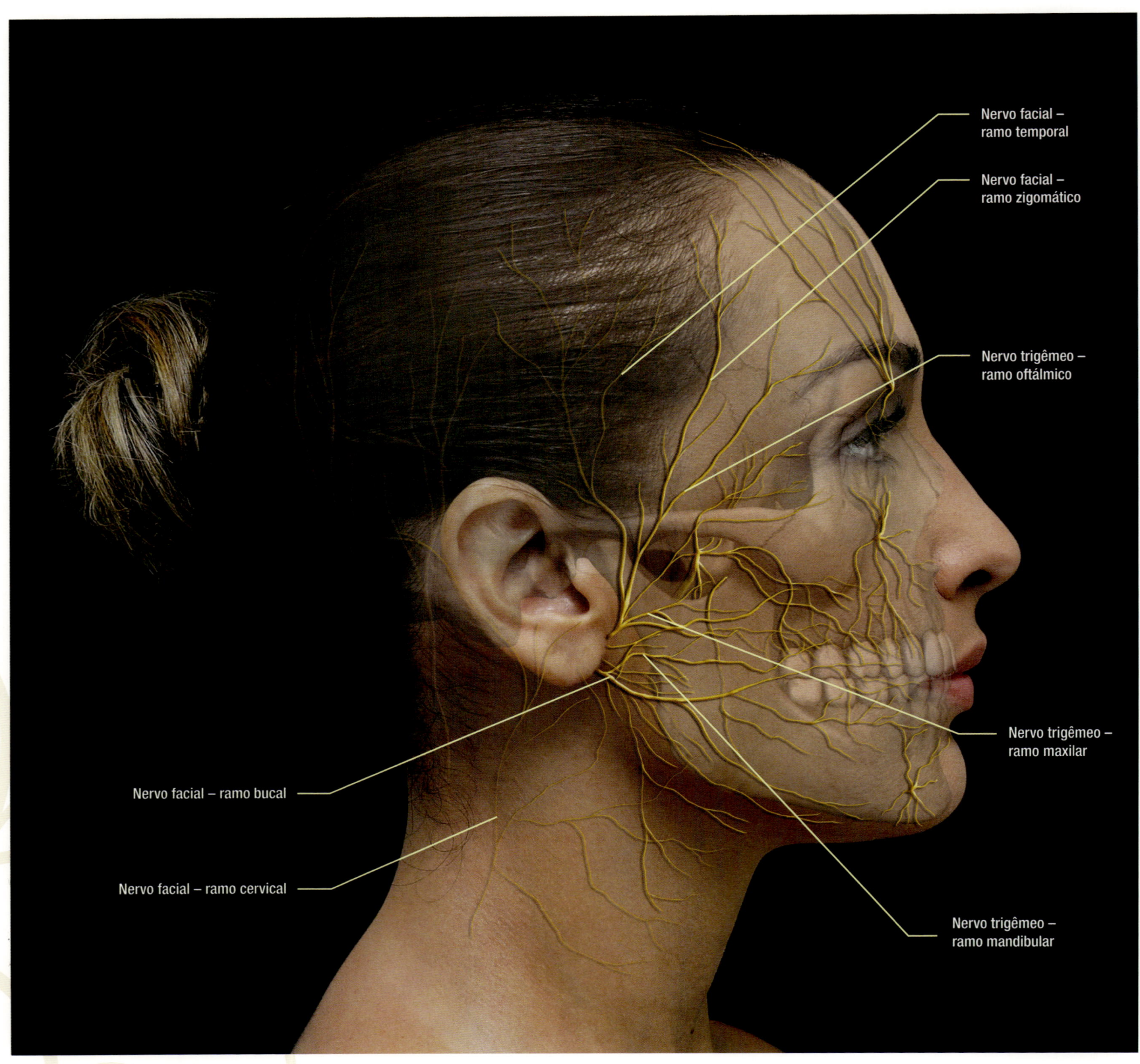

FIGURA 18. Anatomia dos nervos da face – vista lateral direita.

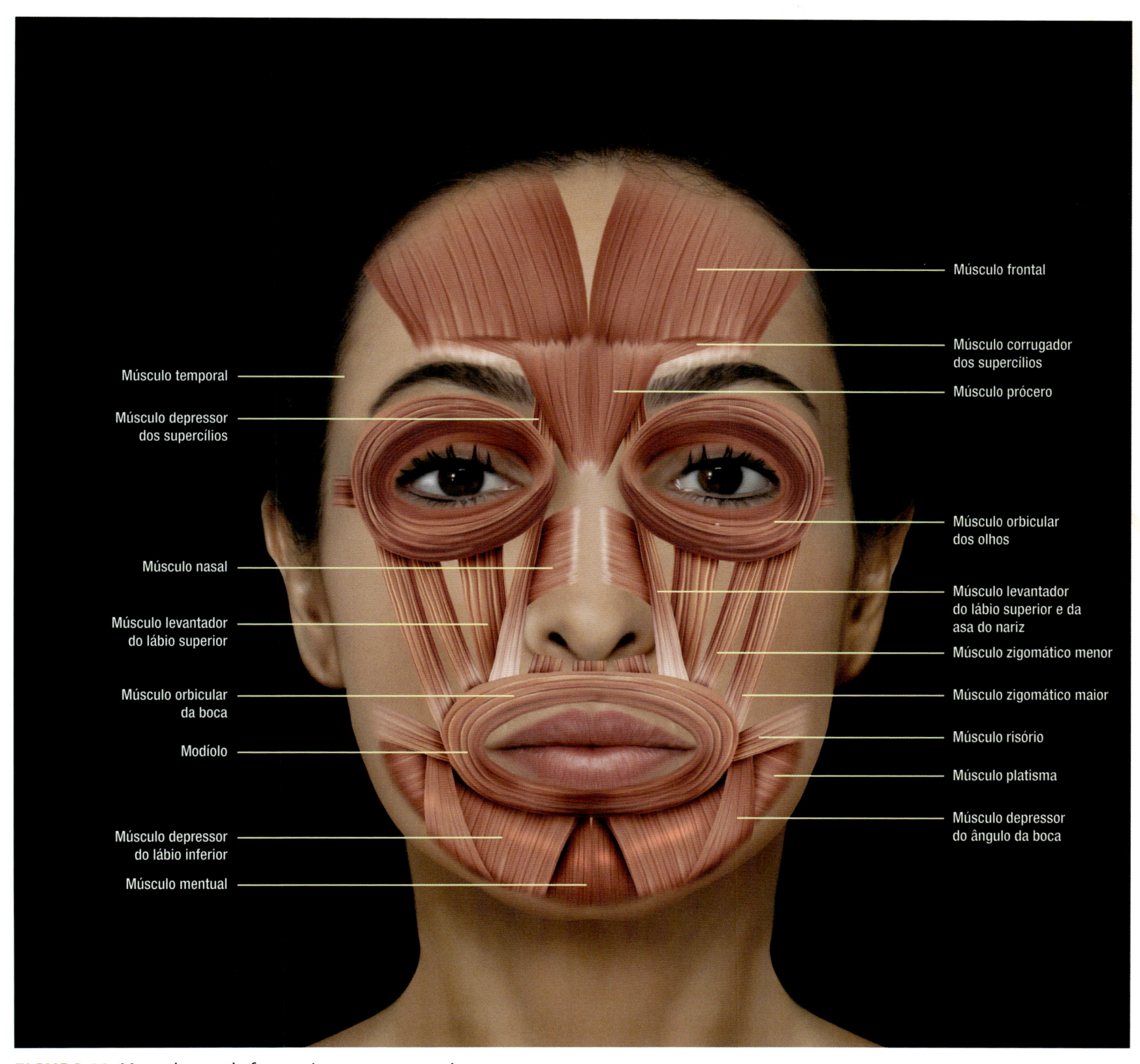

Músculo frontal

Músculo corrugador dos supercílios

Músculo temporal

Músculo prócero

Músculo depressor dos supercílios

Músculo orbicular dos olhos

Músculo nasal

Músculo levantador do lábio superior e da asa do nariz

Músculo levantador do lábio superior

Músculo zigomático menor

Músculo zigomático maior

Músculo orbicular da boca

Músculo risório

Modíolo

Músculo platisma

Músculo depressor do ângulo da boca

Músculo depressor do lábio inferior

Músculo mentual

FIGURA 19. Musculatura da face – vista anteroposterior.

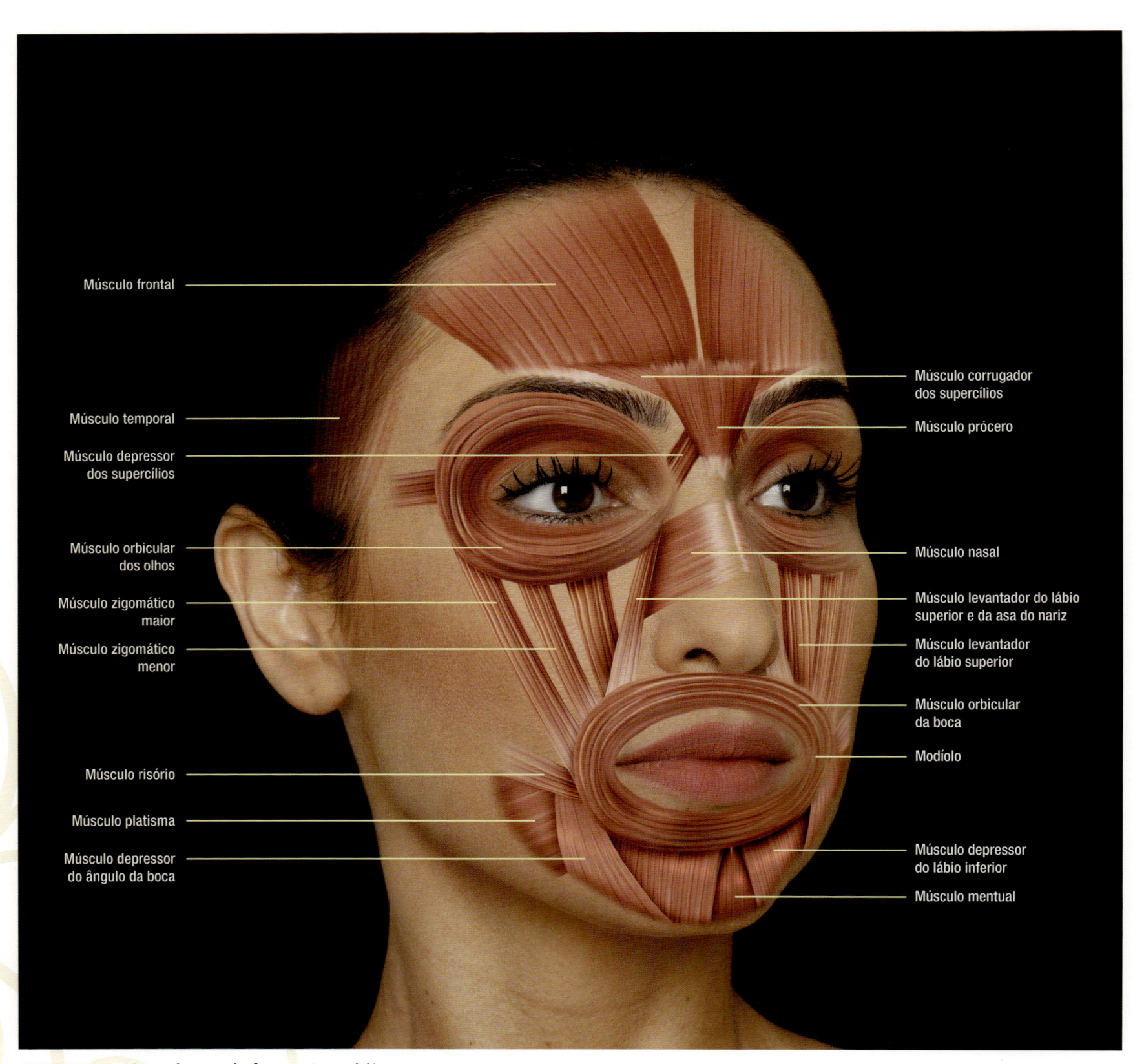

FIGURA 20. Musculatura da face – vista oblíqua.

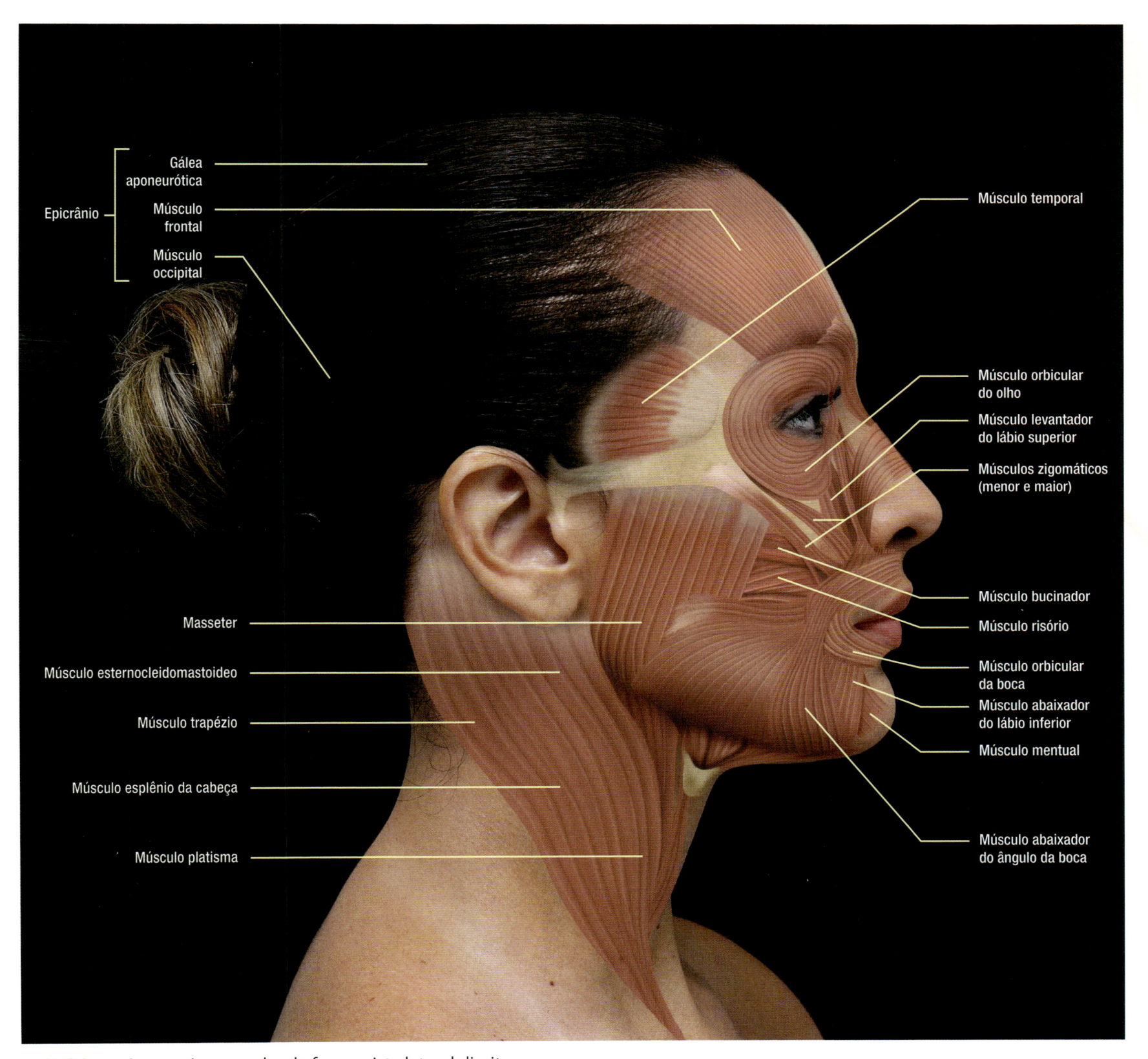

FIGURA 21. Anatomia muscular da face – vista lateral direita.

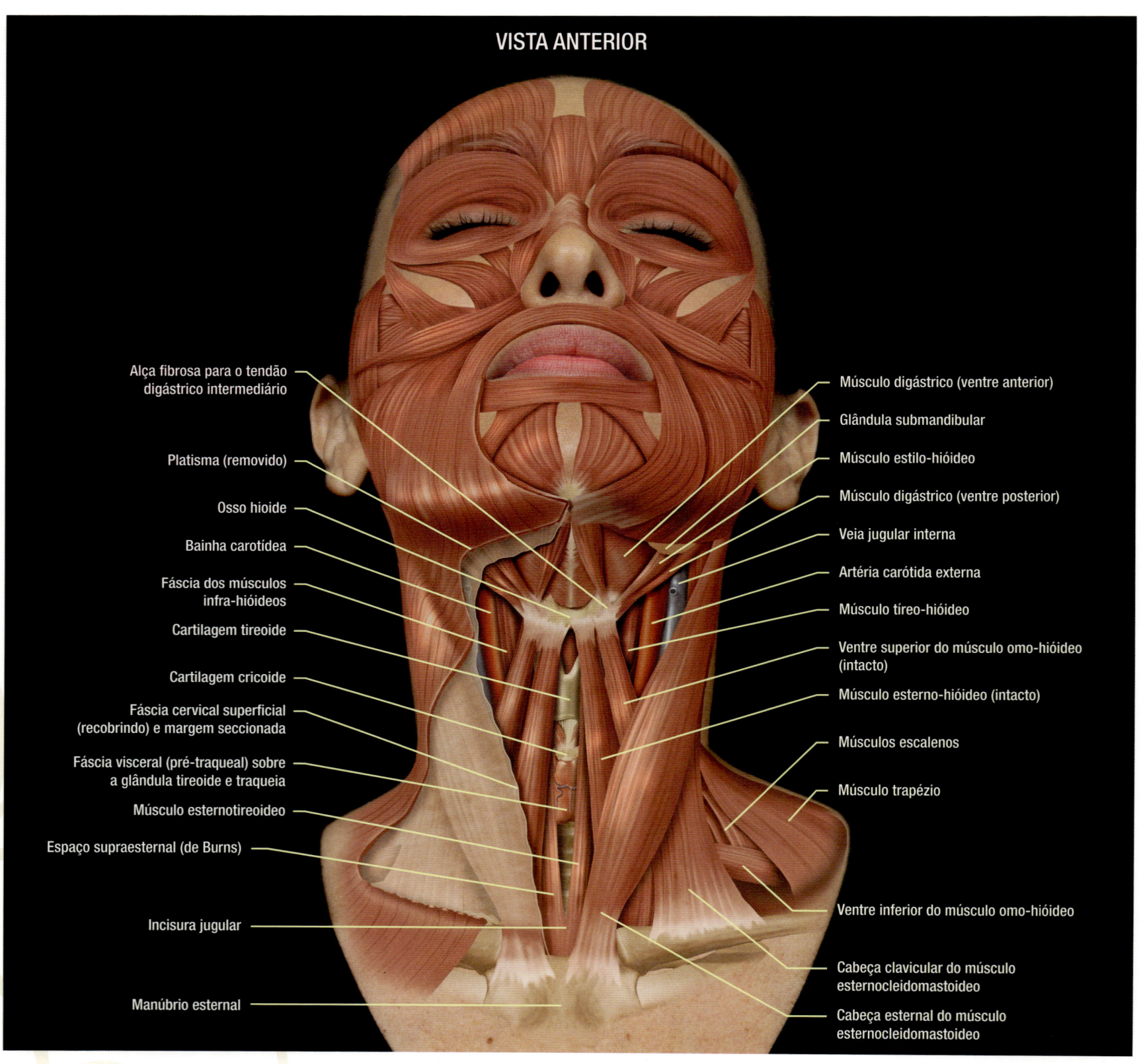

VISTA ANTERIOR

Alça fibrosa para o tendão digástrico intermediário

Platisma (removido)

Osso hioide

Bainha carotídea

Fáscia dos músculos infra-hióideos

Cartilagem tireoide

Cartilagem cricoide

Fáscia cervical superficial (recobrindo) e margem seccionada

Fáscia visceral (pré-traqueal) sobre a glândula tireoide e traqueia

Músculo esternotireoideo

Espaço supraesternal (de Burns)

Incisura jugular

Manúbrio esternal

Músculo digástrico (ventre anterior)

Glândula submandibular

Músculo estilo-hióideo

Músculo digástrico (ventre posterior)

Veia jugular interna

Artéria carótida externa

Músculo tíreo-hióideo

Ventre superior do músculo omo-hióideo (intacto)

Músculo esterno-hióideo (intacto)

Músculos escalenos

Músculo trapézio

Ventre inferior do músculo omo-hióideo

Cabeça clavicular do músculo esternocleidomastoideo

Cabeça esternal do músculo esternocleidomastoideo

FIGURA 22. Anatomia muscular da face e região cervical – vista anteroposterior.

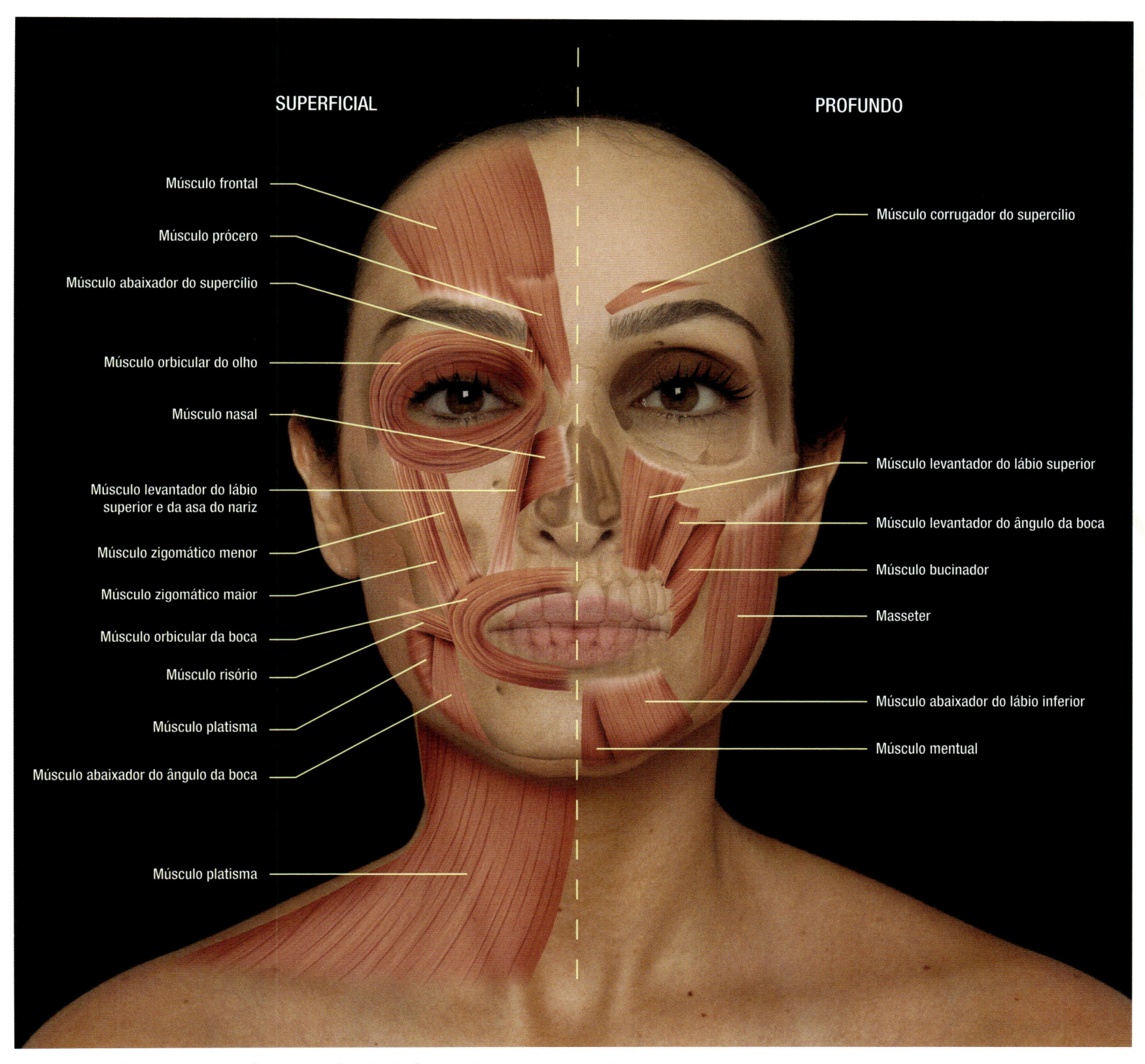

SUPERFICIAL

PROFUNDO

Músculo frontal

Músculo córrugador do supercílio

Músculo prócero

Músculo abaixador do supercílio

Músculo orbicular do olho

Músculo nasal

Músculo levantador do lábio superior

Músculo levantador do lábio superior e da asa do nariz

Músculo levantador do ângulo da boca

Músculo zigomático menor

Músculo bucinador

Músculo zigomático maior

Masseter

Músculo orbicular da boca

Músculo risório

Músculo abaixador do lábio inferior

Músculo platisma

Músculo mentual

Músculo abaixador do ângulo da boca

Músculo platisma

FIGURA 23. Anatomia superficial e profunda da face – vista anteroposterior.

25

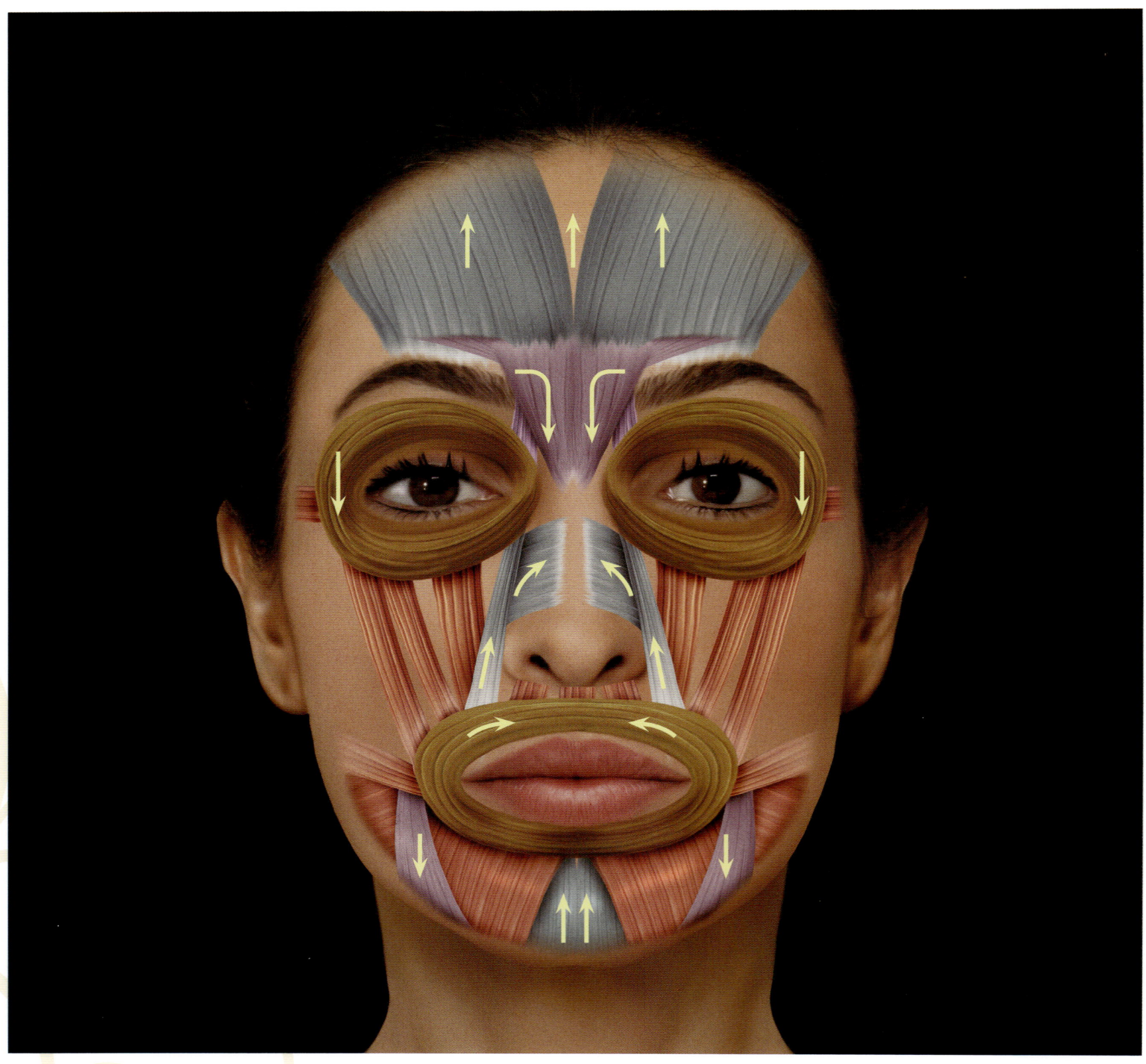

FIGURA 24. Anatomia funcional da face – vista anteroposterior.

Quadro 1. Anatomia funcional da face

Linhas de Expressão	Músculos	Ações
Linhas de franzimento	Músculo corrugador do supercílio	Contração do supercílio medialmente
	Músculo prócero e músculo abaixador do supercílio	Abaixamento medial do supercílio
Linhas horizontais na testa	Músculo frontal	Levantamento do supercílio
"Pés de galinha"	Músculo orbicular lateral do olho	Abaixamento do supercílio lateral
Elevação do supercílio	Músculo orbicular superior lateral do olho	Abaixamento do supercílio lateral superior
Linhas de expressão no nariz	Músculo nasal	Paredes nasais laterais postas medialmente
Linhas labiais radiais	Músculo orbicular da boca	Contração labial
"Linhas de marionete"	Músculo abaixador do ângulo da boca	Abaixamento do ângulo da boca
Sulcos nasolabiais	Músculo levantador do lábio superior e da asa do nariz	Levantamento do lábio central
Linhas do queixo	Músculo mentual	Contração do queixo e elevação do lábio inferior

■ Músculos depressores   ■ Músculos elevadores   ■ Músculos esfincterianos

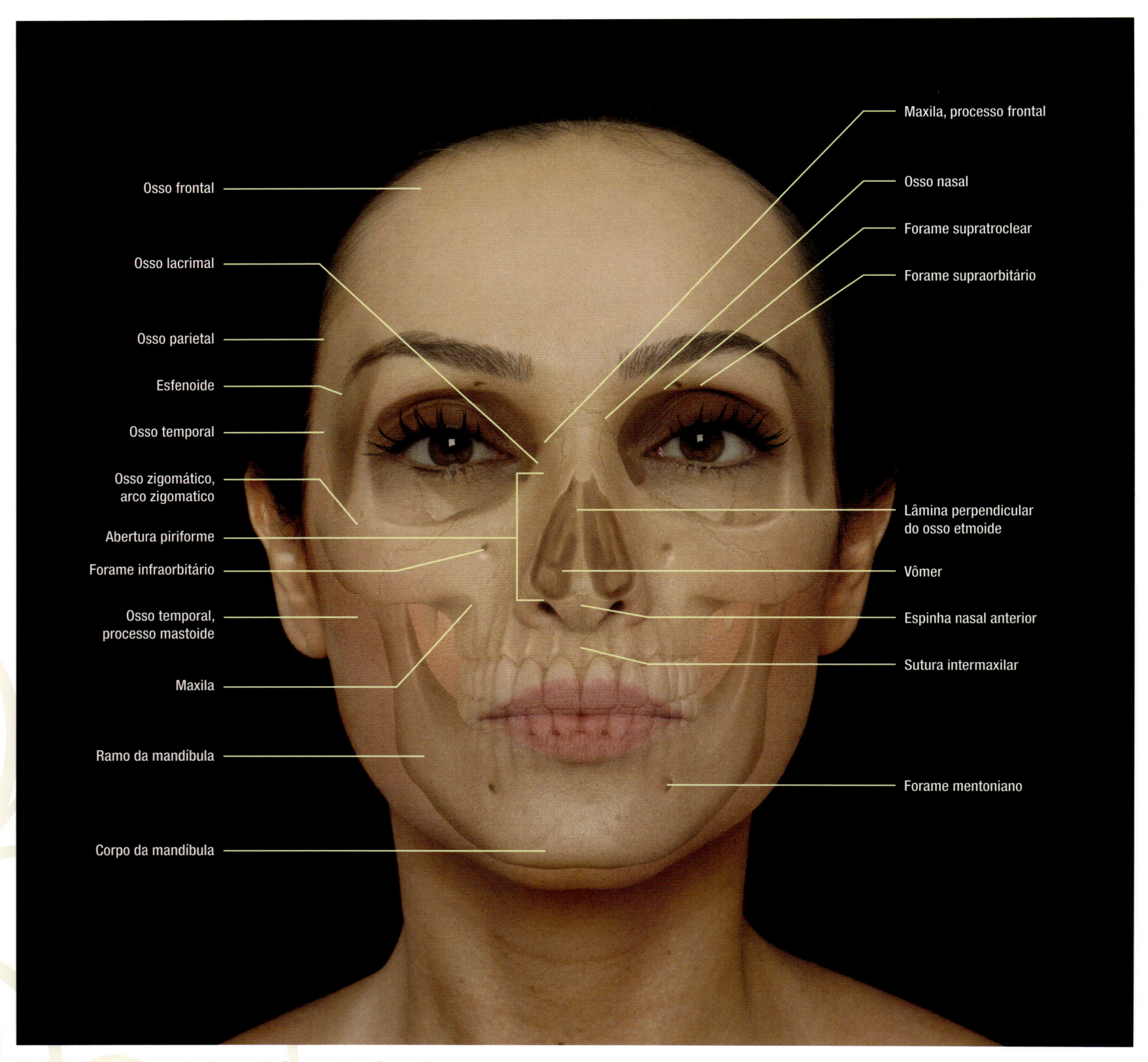

FIGURA 25. Anatomia óssea da face – vista frontal.

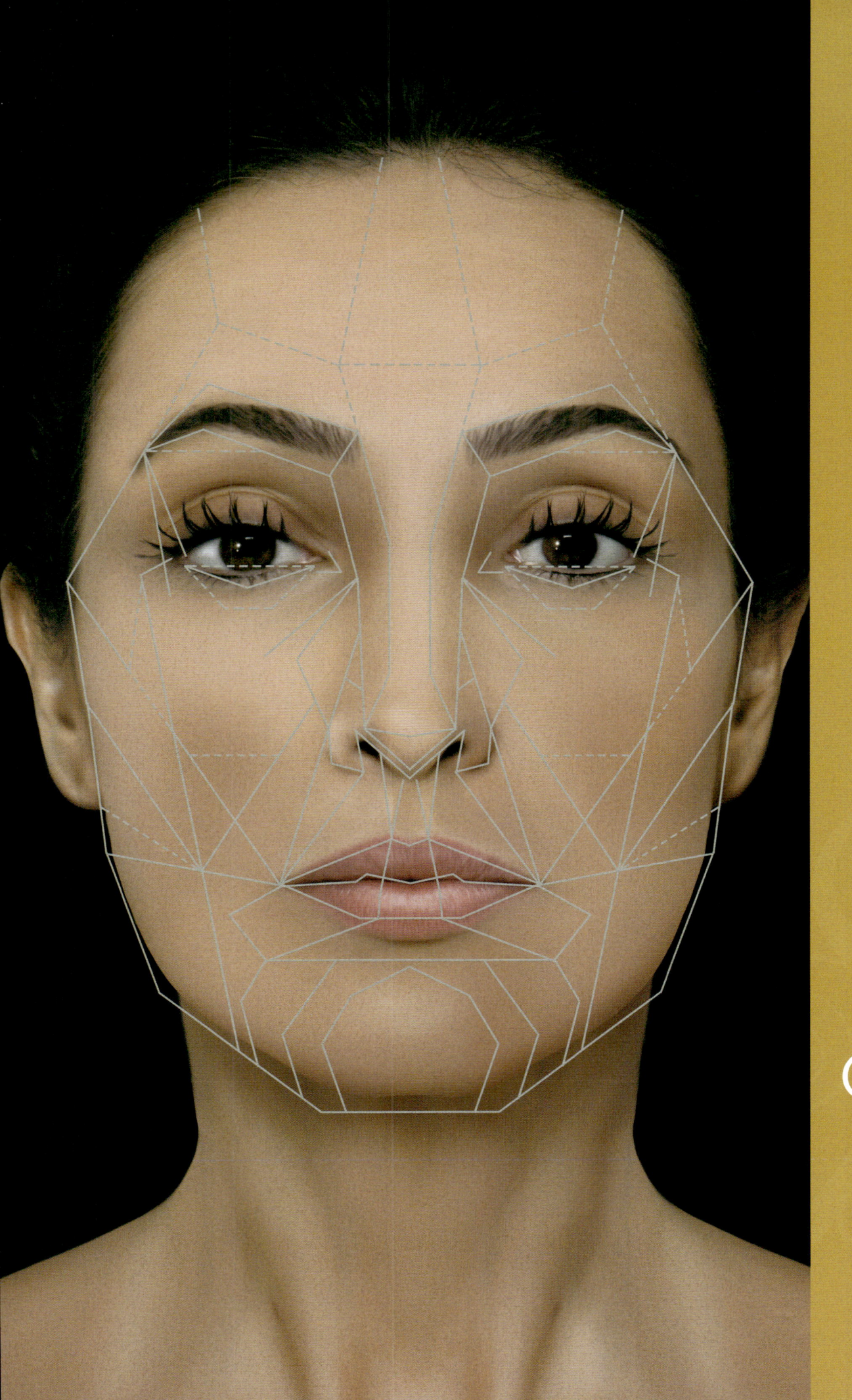

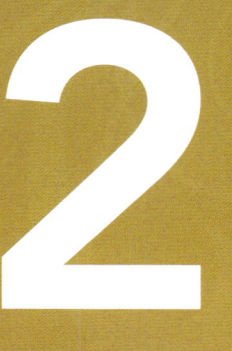
2

CONSIDERAÇÕES EM ESTÉTICA FACIAL

esde a Idade Antiga, a simetria é uma parte importante dos cânones da beleza, ainda que gregos e romanos tenham um conceito muito mais amplo sobre o tema do que a civilização contemporânea. O que se valorizava na época era a conjunção da simetria especular, da proporcionalidade e do traçado antropométrico, a qual compunha o conjunto visual da imagem esteticamente bela, o que se supunha importante para a atratividade do rosto (Figura 1).

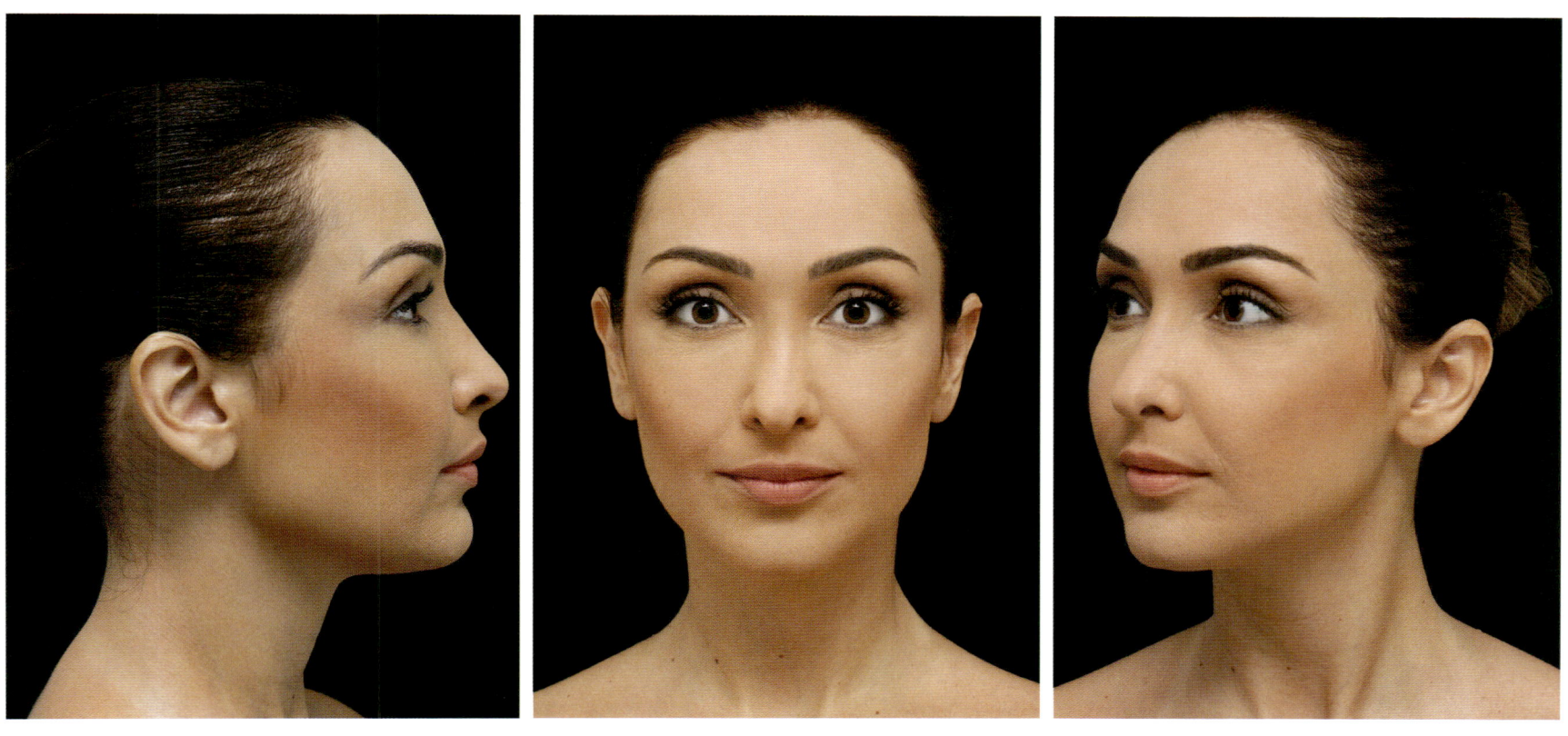

FIGURA 1. Face simétrica com proporções que se adequam aos padrões de beleza nas posições perfil direito, frente e oblíqua esquerda.

PROPORÇÕES FACIAIS

Do ponto de vista frontal, a face deve ser examinada para avaliação da simetria bilateral, das proporções de tamanho da linha mediana em relação às estruturas laterais e da proporcionalidade vertical. Para observar a simetria direita e esquerda, devemos traçar uma linha vertical imaginária que atravesse a parte central da glabela, da ponta do nariz e dos lábios, dividindo a face em duas partes (Figura 2). Certamente, não há face perfeitamente simétrica, mas pequenas assimetrias compõem uma boa estética facial. De modo global, o equilíbrio da face, considerando a largura e a altura da cabeça, está na proporção 3:4 (Figura 3).

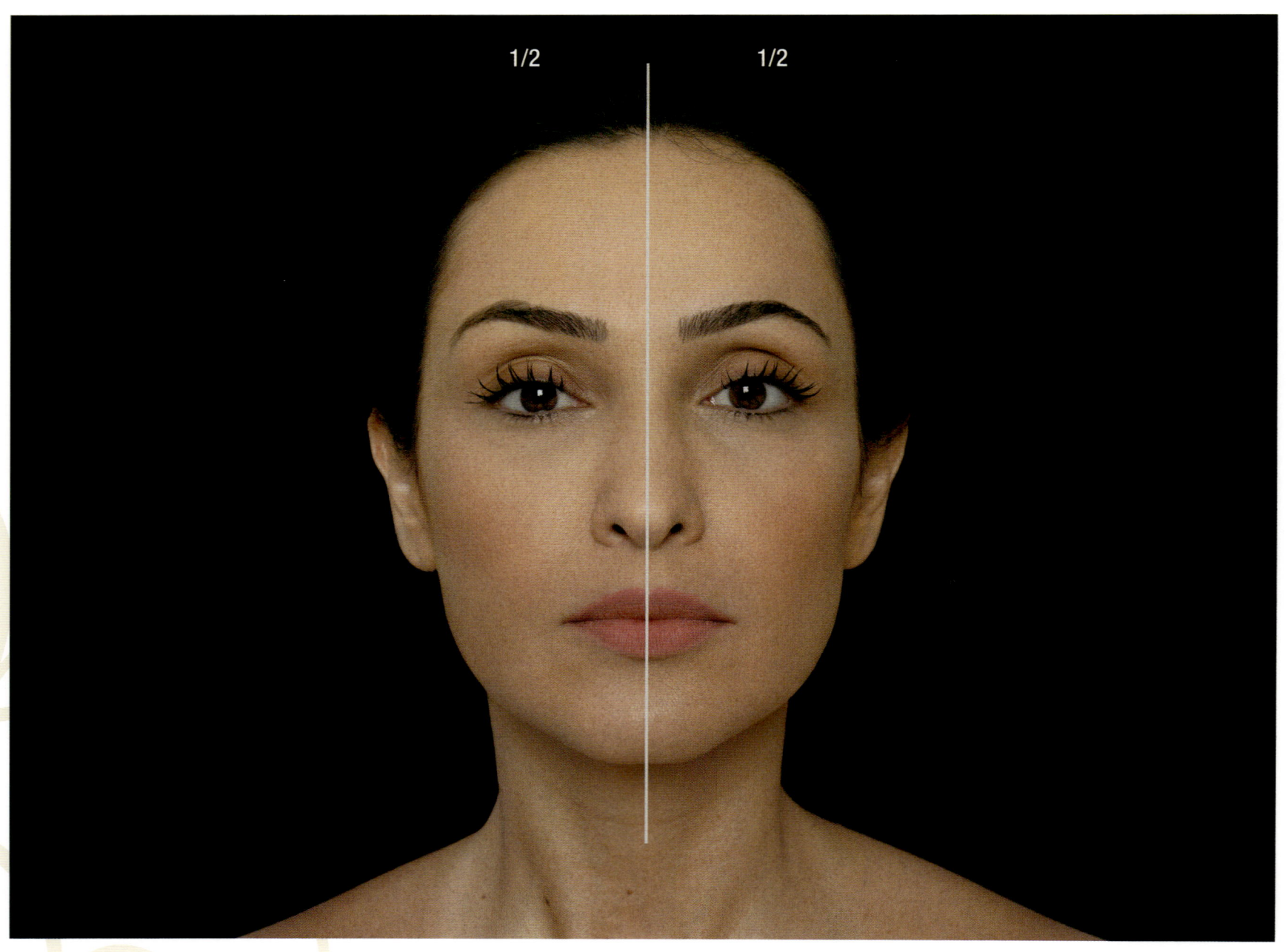

FIGURA 2. Análise da simetria entre os lados direito e esquerdo.

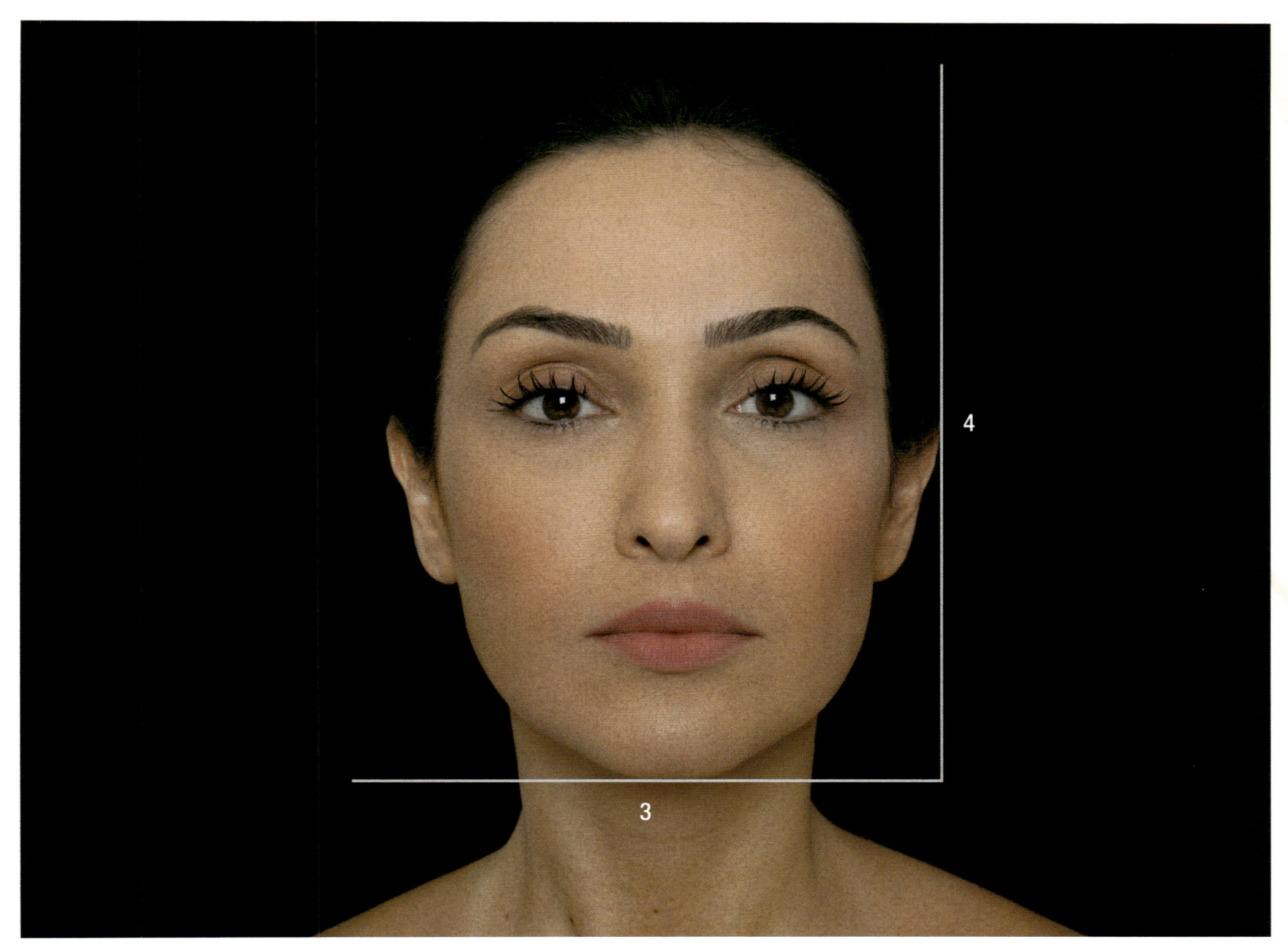

FIGURA 3. Análise da proporção entre a altura e largura da cabeça. Geralmente, essa proporção é de 3:4.

Segundo a teoria das proporções herdada do arquiteto romano Vitrúvio, o homem proporcional possui um rosto dividido horizontalmente em três partes simétricas: uma que vai desde o início do cabelo até as sobrancelhas, outra que vai desde as sobrancelhas até o acúleo do nariz e a terceira, que vai do acúleo do nariz até o queixo. Além disso, esse último terço pode ser novamente dividido em duas partes: um terço do subnasal ao estômio e dois terços do estômio ao mentoniano. Segundo essa proporção, a beleza relaciona-se diretamente ao equilíbrio dos terços superior, médio e inferior do rosto, sendo esses terços praticamente "iguais" na altura vertical (Figura 4).

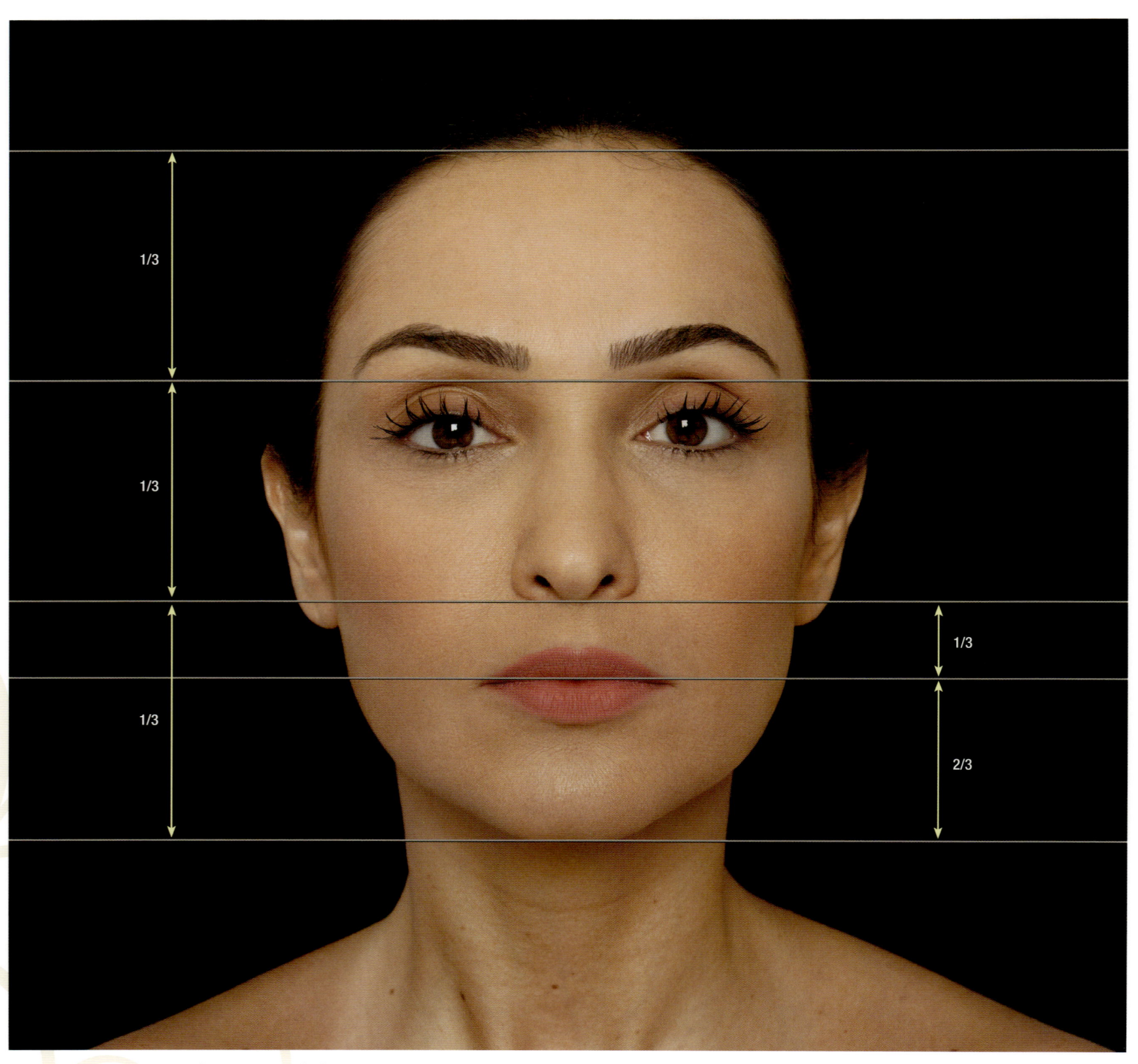

FIGURA 4. Proporções horizontais da face.

Para que haja harmonia facial, devemos estudar as proporções faciais verticais. Assim, a face pode ser dividida em cinco partes iguais, e a distância entre os olhos deve corresponder, no plano horizontal, exatamente à largura da base do nariz (Figura 5).

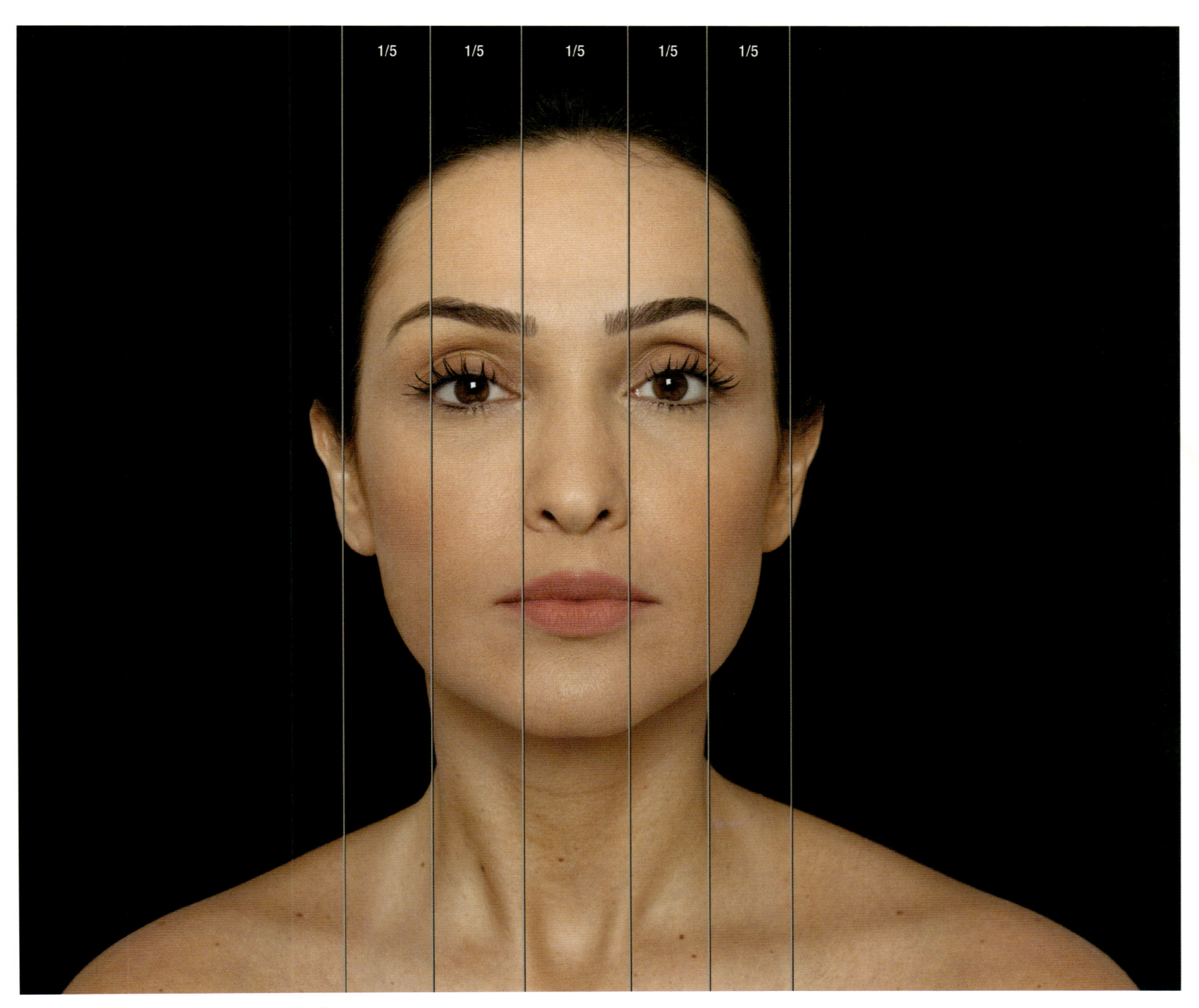

FIGURA 5. Proporções verticais da face.

Na literatura, há três biotipos faciais de acordo com a escala biométrica da face (Quadro 1).

QUADRO 1. Biotipos faciais (escala biométrica)

Os indivíduos braquifaciais são reconhecidos pela altura facial reduzida e por uma face mais larga (Figura 6)

Os indivíduos mesofaciais possuem dimensões horizontais e verticais correspondentemente proporcionais (Figura 7)

Os indivíduos dolicofaciais apresentam altura facial alongada e face mais estreita (Figura 8)

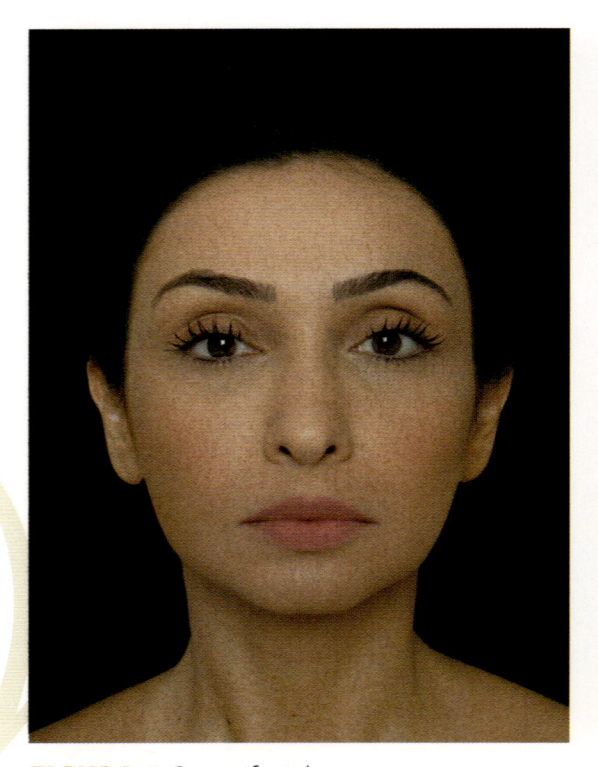

FIGURA 6. Braquifacial.

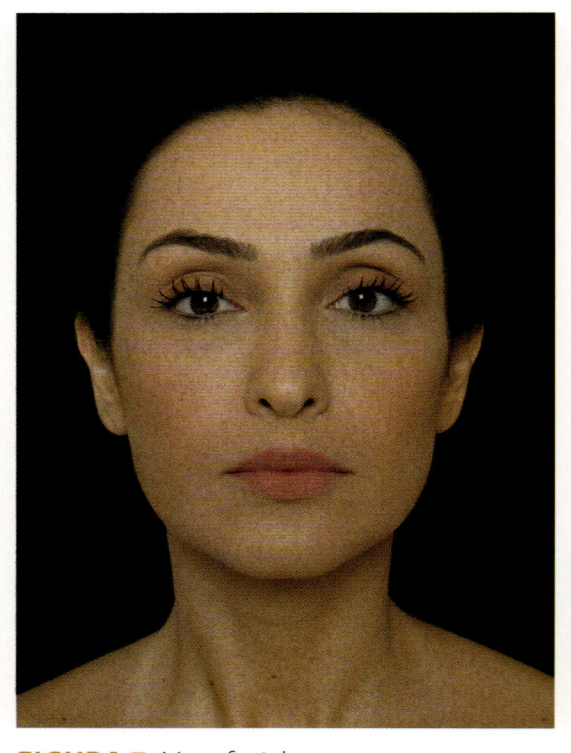

FIGURA 7. Mesofacial.

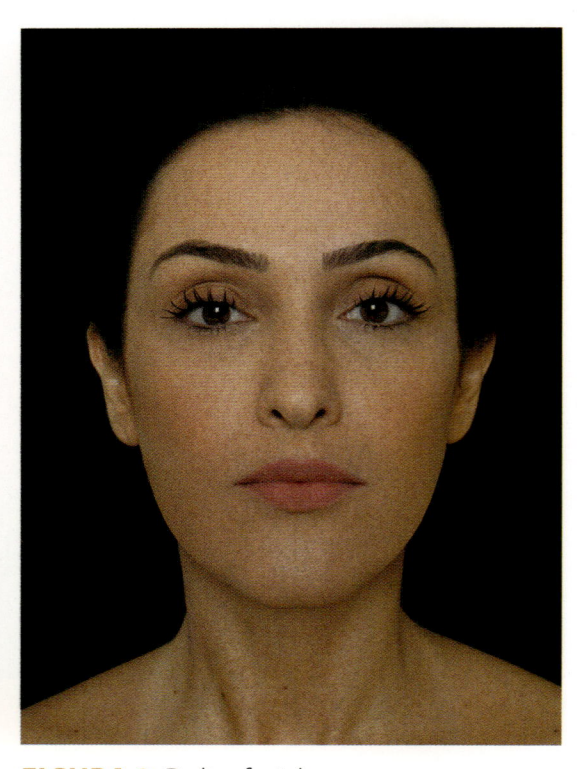

FIGURA 8. Dolicofacial.

O biótipo facial pode estar diretamente relacionado à mecânica ortodôntica ou ao perfil mandibular, sendo classificado como: ortognata (mandíbula normal), retrognata (mandíbula retrusa) ou prognata (mandíbula protrusa) (Figuras 9, 10 e 11).

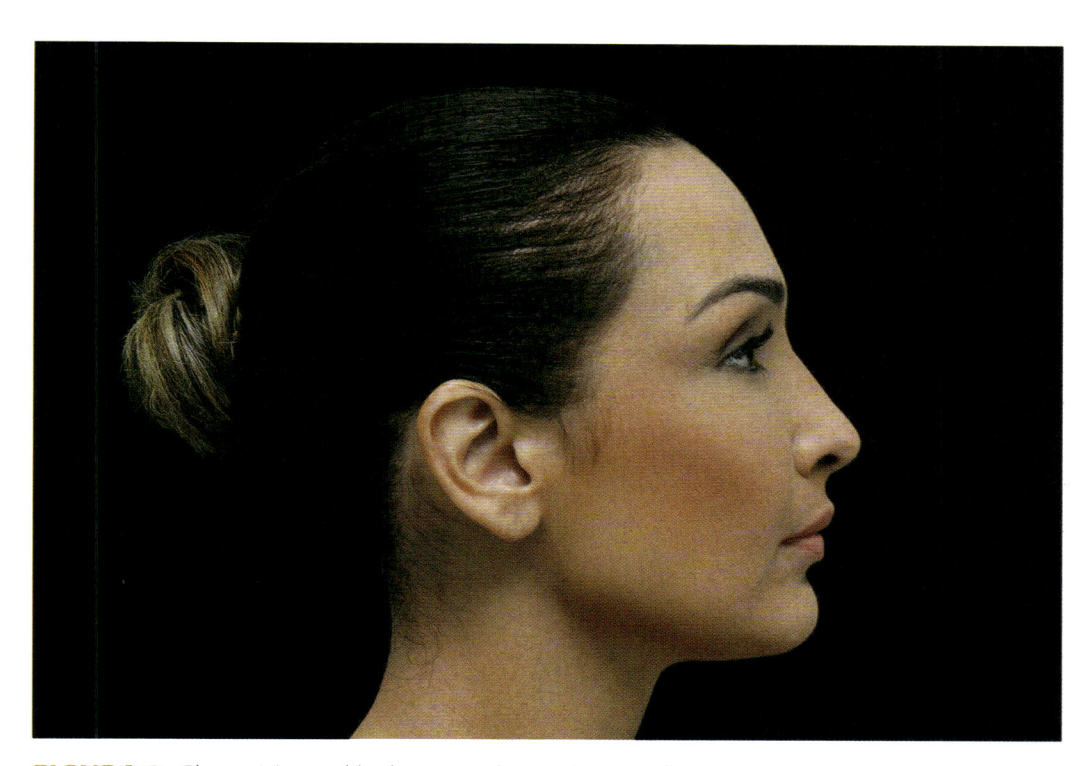

FIGURA 9. Classe I (mandíbula normal ou ortognata).

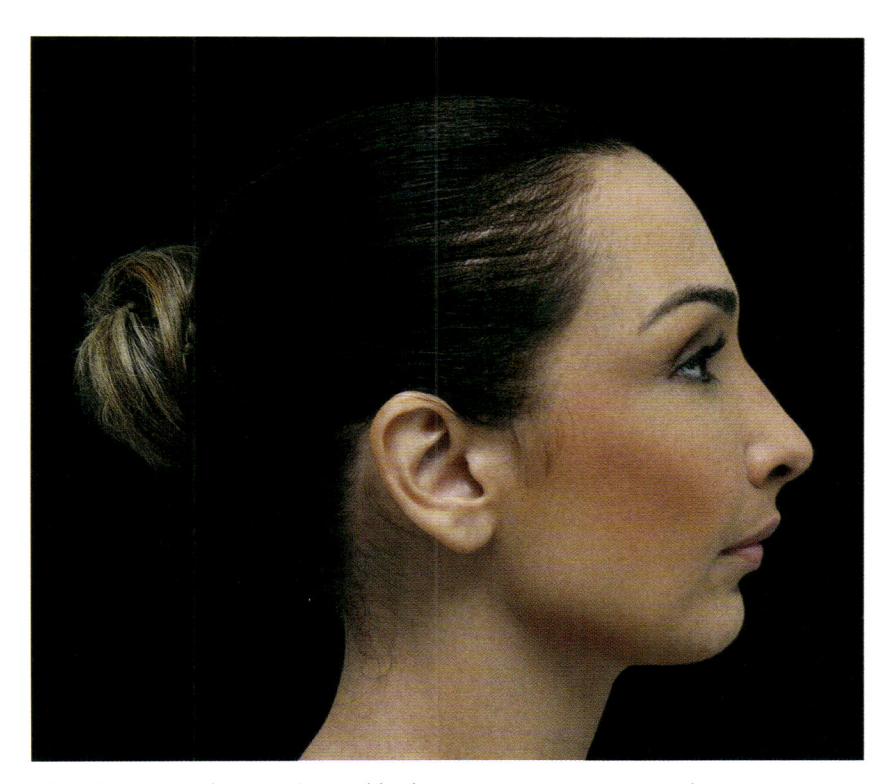

FIGURA 10. Classe II (mandíbula retrusa ou retrognata).

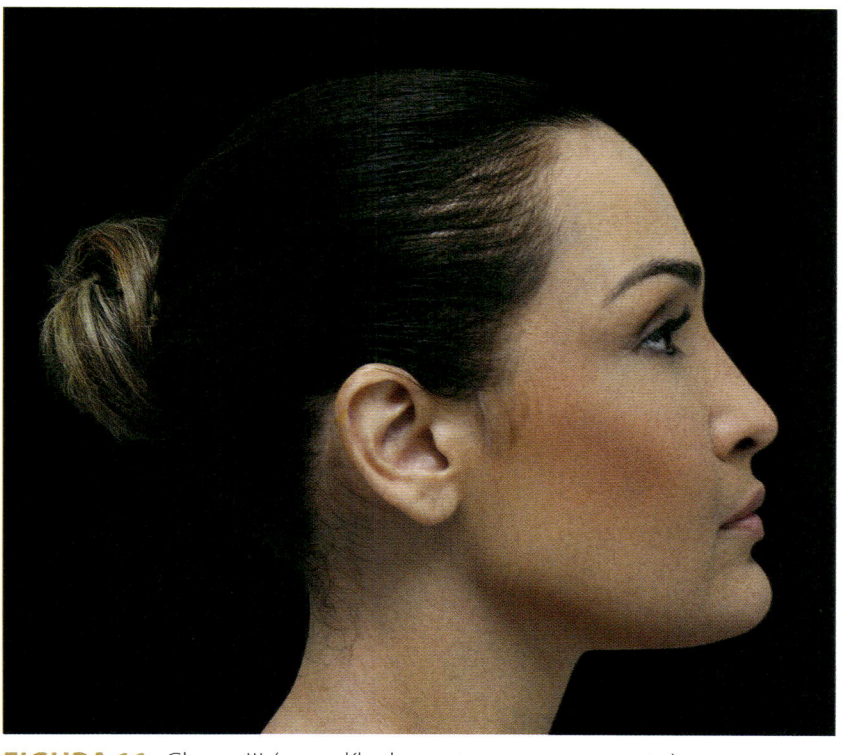

FIGURA 11. Classe III (mandíbula protrusa ou prognata).

37

No entanto, de maneira menos acadêmica, também podemos caracterizar as formas faciais por meio do contorno e da proporção entre as dimensões horizontais e verticais (Figuras 12 a 19).

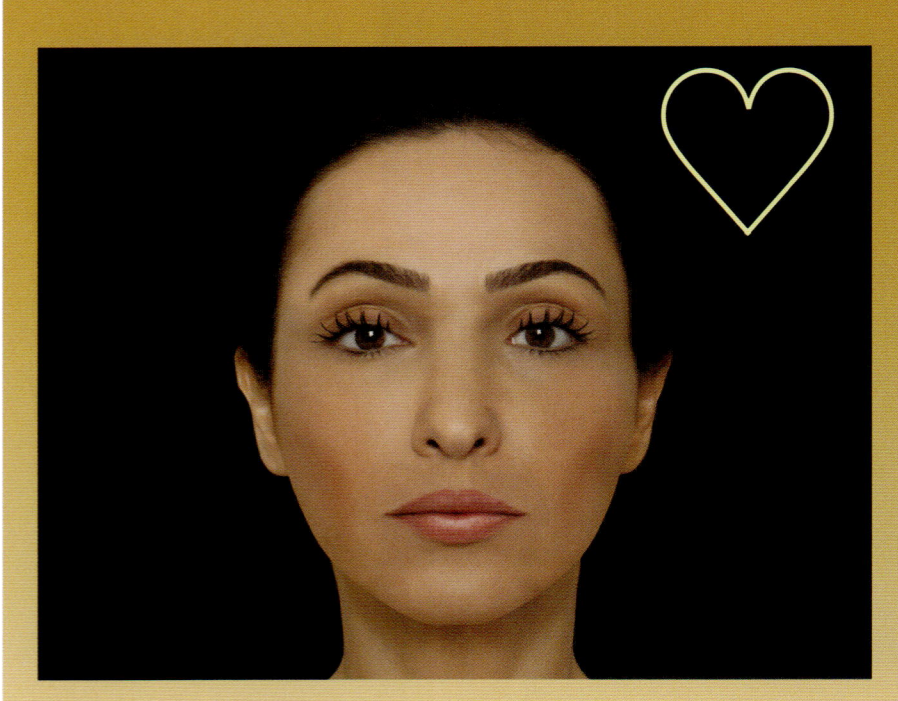

FIGURA 12. Coração.

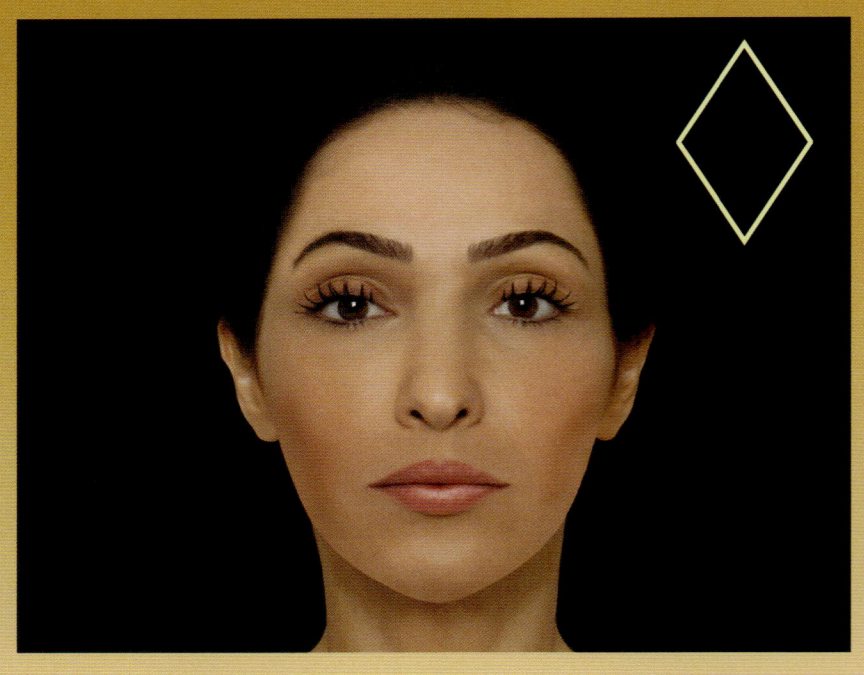

FIGURA 13. Losango.

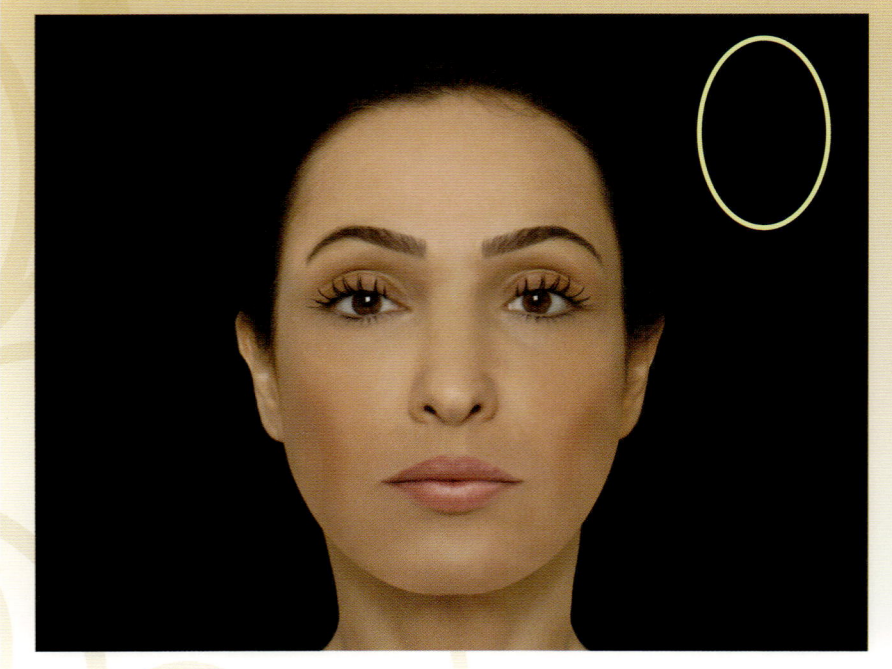

FIGURA 14. Oval.

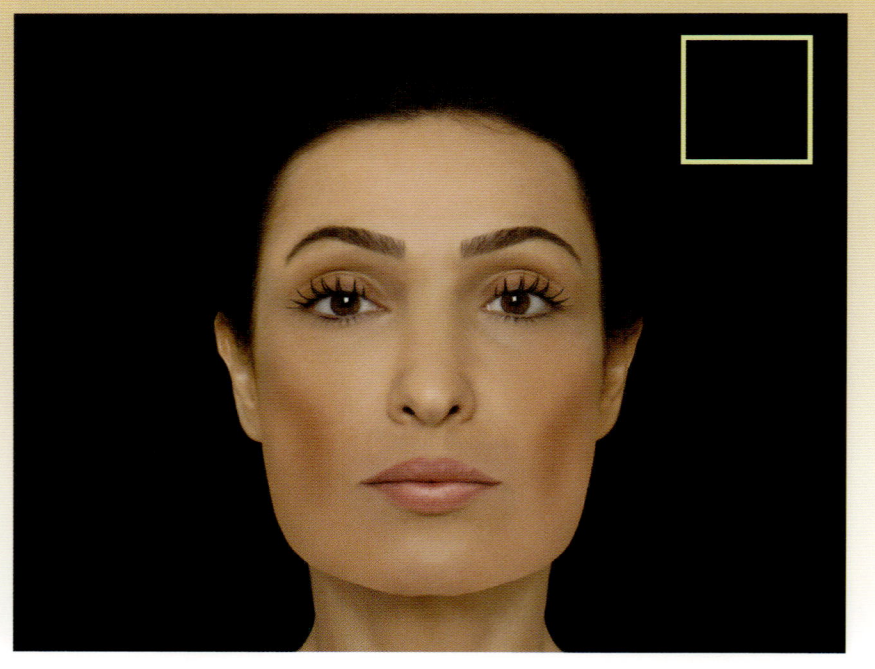

FIGURA 15. Quadrada.

TIPOS DE FACE

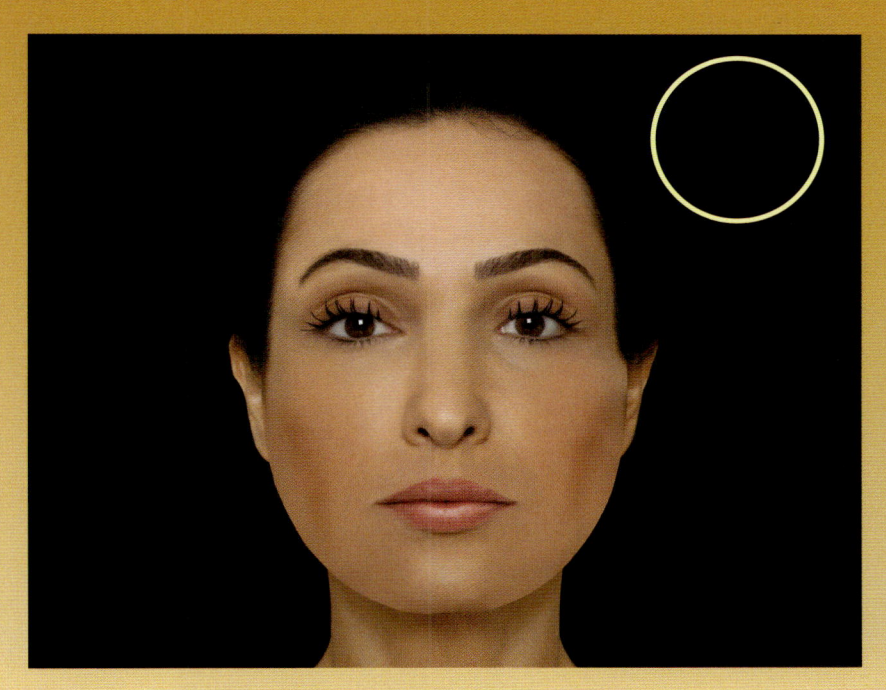

FIGURA 16. Redonda.

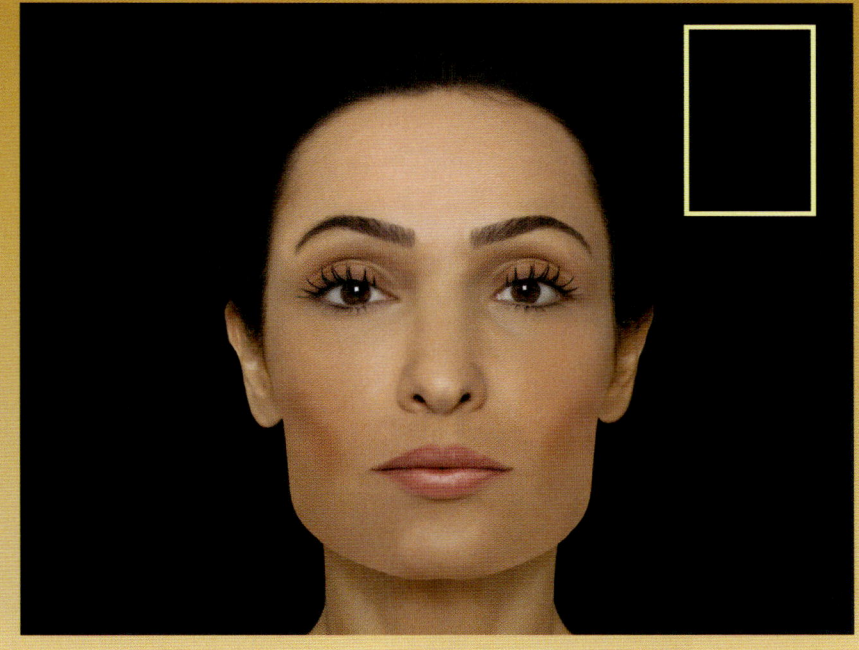

FIGURA 17. Retangular.

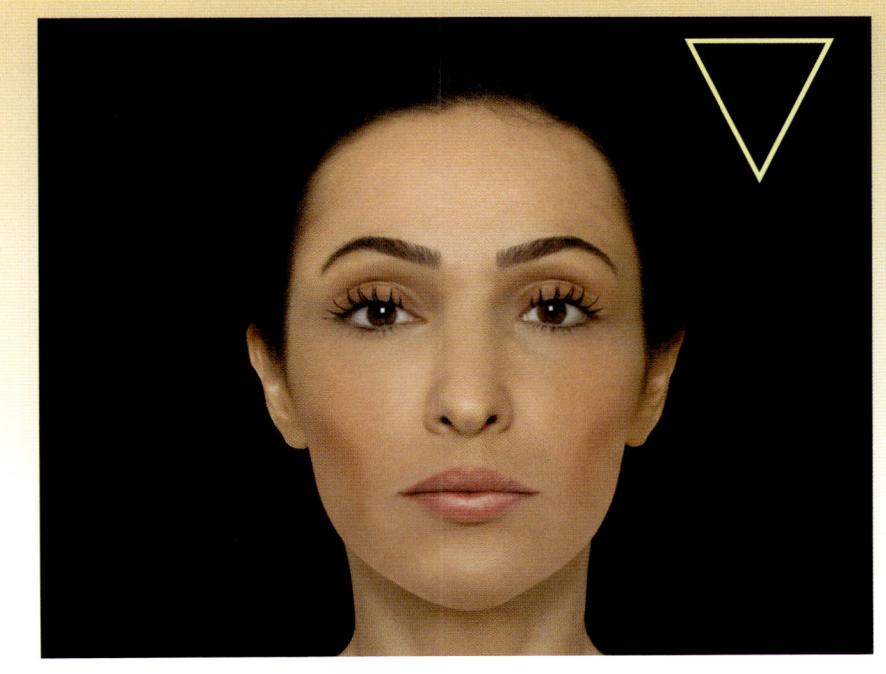

FIGURA 18. Triangular.

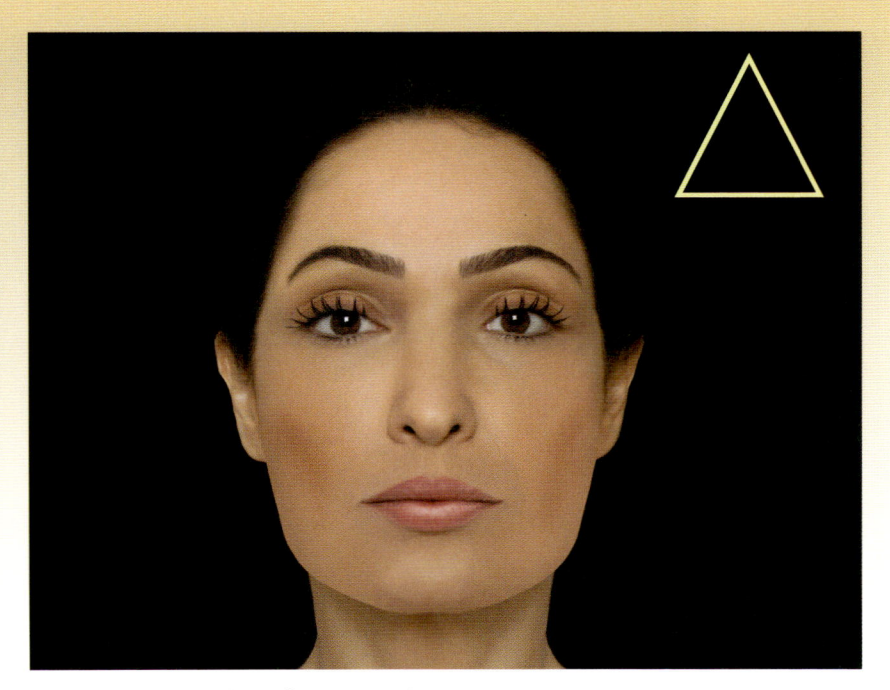

FIGURA 19. Triângulo invertido.

AVALIAÇÃO DOS LÁBIOS E DO ESPAÇO INTERLABIAL

Os lábios devem ser avaliados em repouso e durante o sorriso. No repouso, observa-se a simetria. Se houver assimetria, esta poderá ser decorrente de pequenas deformidades intrínsecas do lábio, vistas em muitos pacientes no dia a dia.

Os lábios são avaliados independentemente, em uma posição relaxada. Em repouso, a exposição do vermelhão do lábio inferior deve ser cerca de 25% maior do que o do lábio superior (Figura 20). Essa proporção de exposição do vermelhão é mais importante do que valores absolutos. Quando existe uma boa estética, haverá espaço interbucal de 1 a 5 milímetros (mm) na posição de repouso. As mulheres apresentam espaço maior dentro da variação normal. Essa medida também depende dos comprimentos labiais e da altura dentoesquelética vertical. A largura entre as comissuras labiais normalmente iguala-se à distância interpupilar.

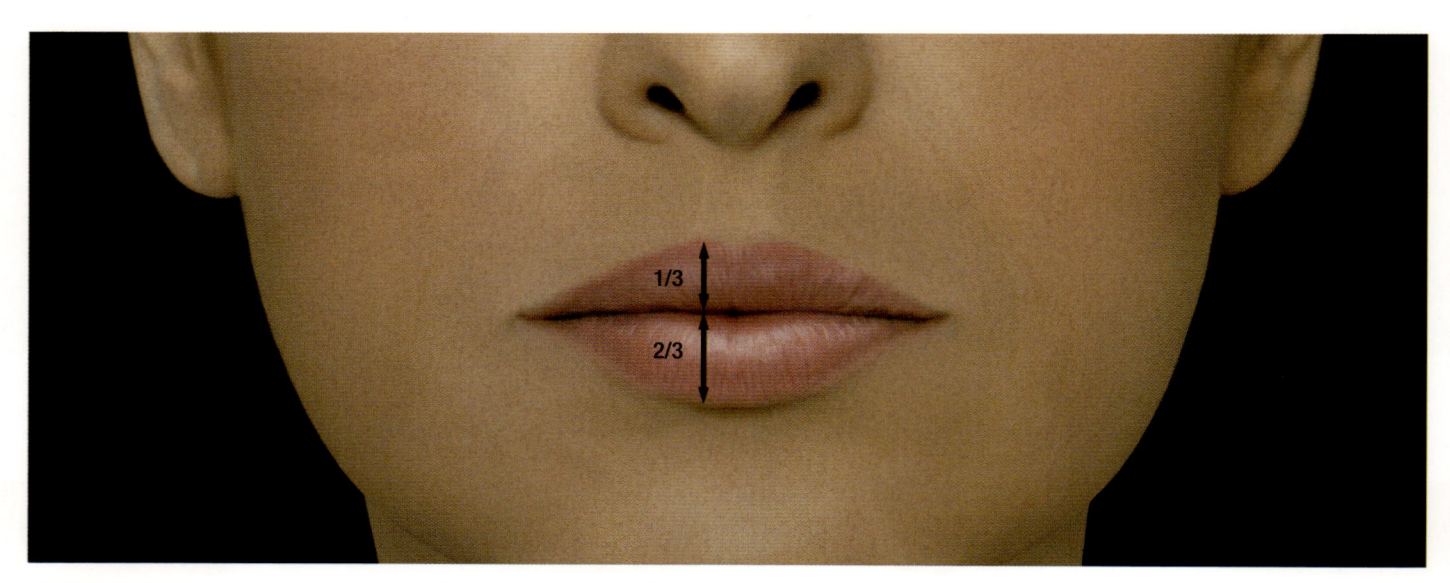

FIGURA 20. Proporção entre o lábio superior e inferior.

VARIAÇÃO DA ANATOMIA FACIAL RELACIONADA AO SEXO

O rosto masculino tem a tendência de ser mais quadrado, enquanto o feminino, mais arredondado (Figuras 21). O supercílio feminino tende a ser mais arqueado do que o masculino, e o ponto mais alto normalmente está entre o limbo lateral e o canto lateral. O supercílio masculino é mais horizontal. Essas características devem ser preservadas durante o tratamento para que a beleza alcançada seja mais natural.

As diferenças tornam-se mais evidentes durante a puberdade. Nos homens, a testosterona estimula o crescimento do osso mandibular, do osso zigomático, dos rebordos supraorbitais e dos pelos faciais. Em geral, eles apresentam sobrancelhas espessas e lábios mais finos.

Nas mulheres, o estímulo estrogênico faz com que apresentem compartimentos de gordura mais pronunciados, resultando em região malar mais arredondada e lábios mais volumosos (Figura 22).

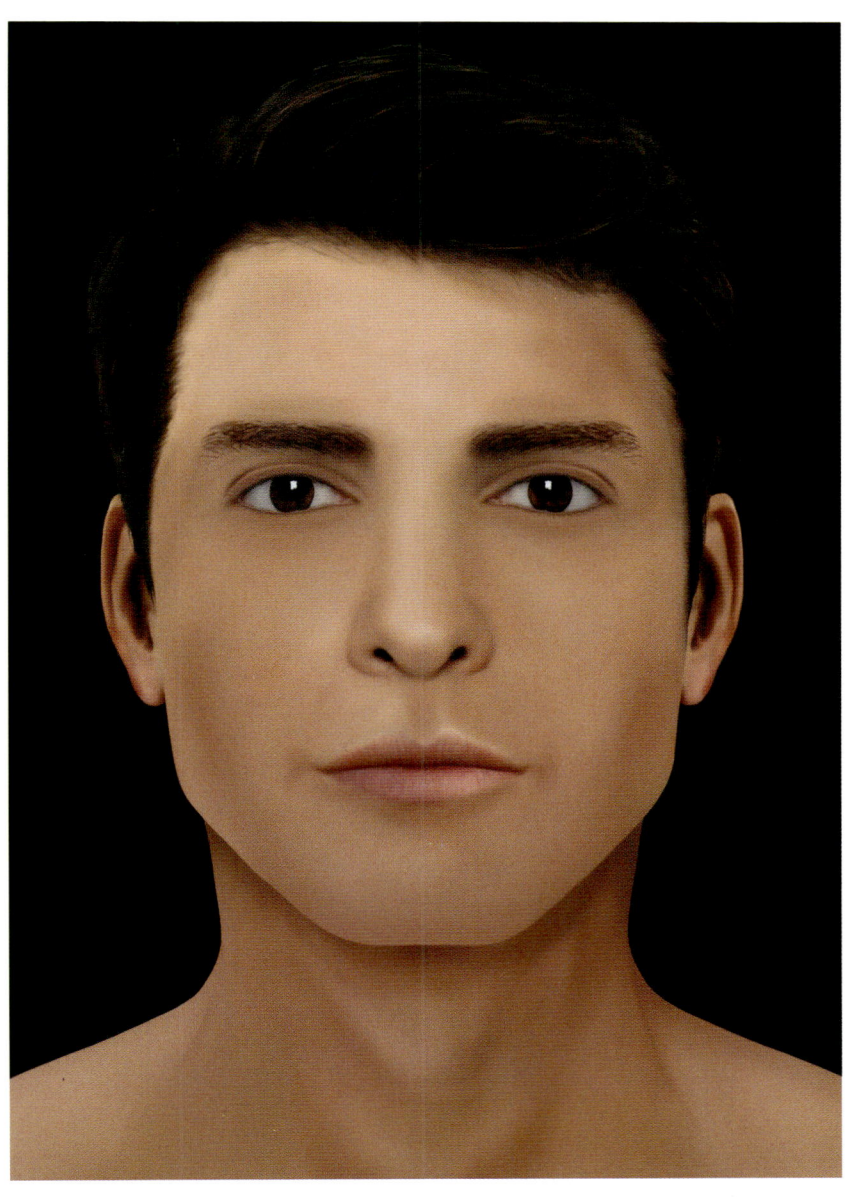

FIGURA 21. Face masculina: supercílios na mesma altura ou 0,5 cm acima do rebordo orbitário, zigoma e mandíbula mais projetados.

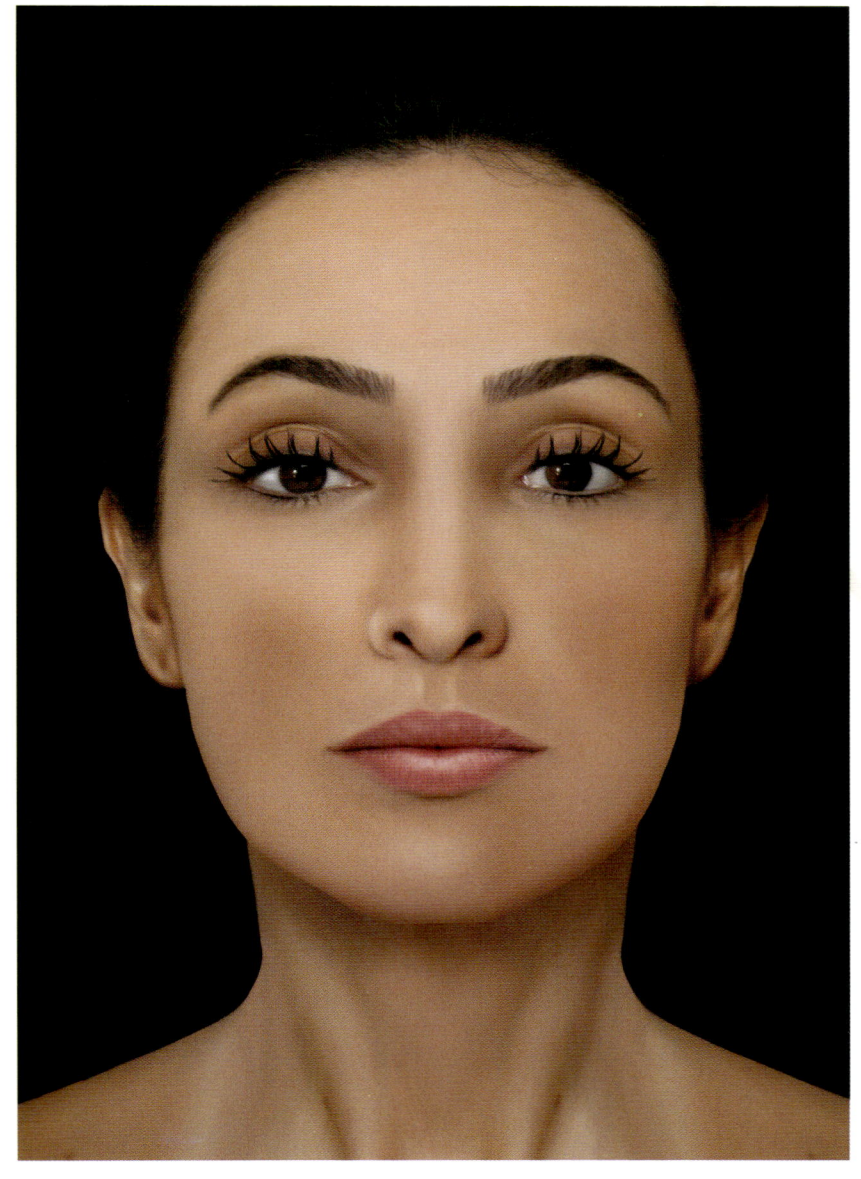

FIGURA 22. Face feminina: supercílios entre 1,0 cm e 1,5 cm acima do rebordo orbitário, região malar mais arredondada e lábios mais volumosos.

VARIAÇÃO DA ANATOMIA FACIAL RELACIONADA À ETNIA

Na propedêutica cosmética, é fundamental o reconhecimento das feições étnicas. Embora a maioria dos estudos e sistemas de cefalometria tenha sido desenvolvida na Europa Ocidental e nos Estados Unidos da América (EUA) e de os valores médios dessas avaliações refletirem as medidas da população caucasiana, as variações étnicas são muito grandes e importantes e devem ser identificadas antes de qualquer intervenção.

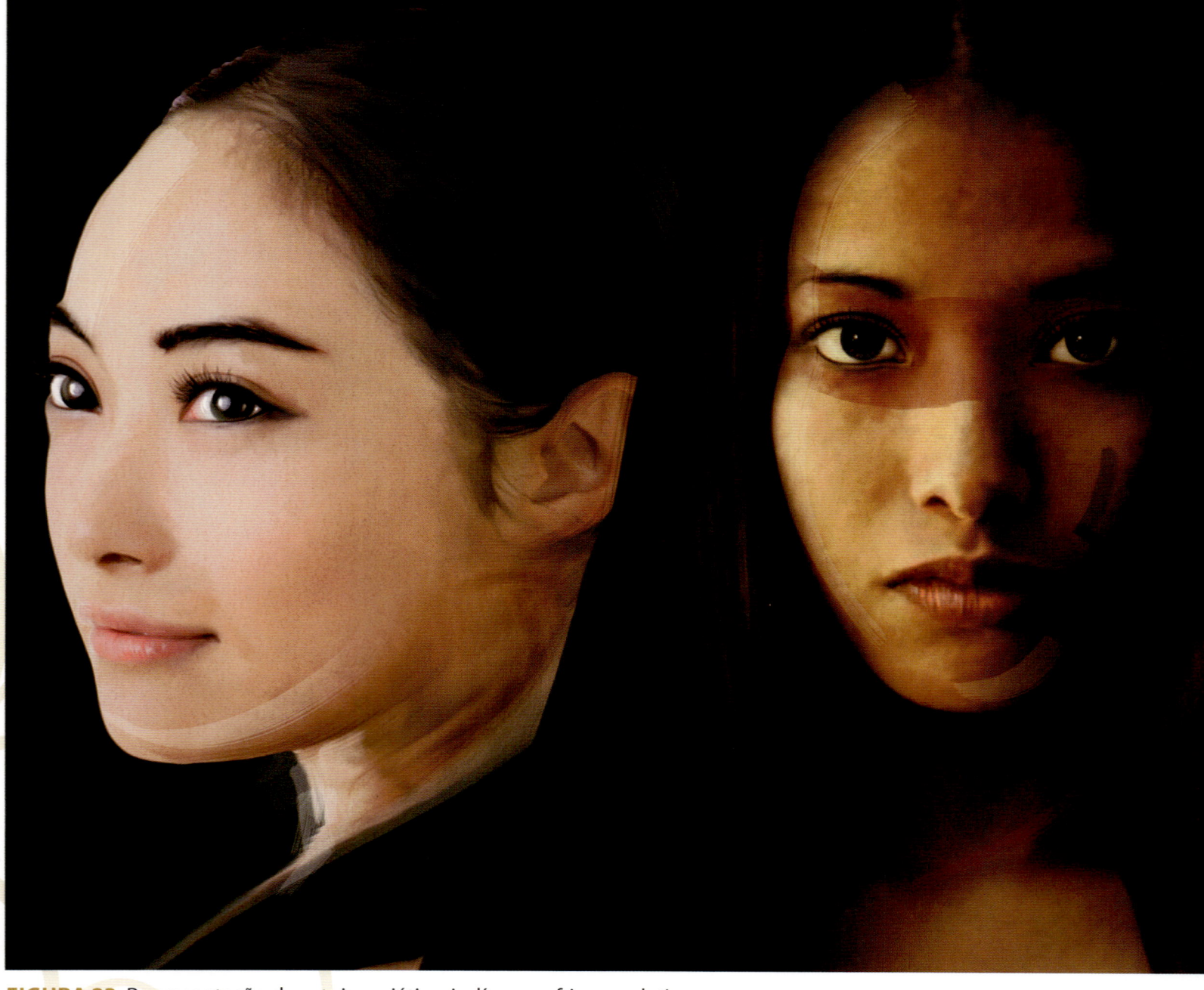

FIGURA 23. Representação das etnias asiática, indígena, africana e latina.

Apenas como finalidade didática, podemos classificar a etnia de acordo com o predomínio de característi-cas da descendência do indivíduo, em caucasianos, latinos, africanos, asiáticos e indígenas (Figura 23).

A literatura descreve três tipos básicos de narizes, que também auxiliam na definição da origem étnica: caucasoide (leptorrino: alto e fino), negroide (platirrino: largo e plano) e mongoloide (intermediário). Se com-parado ao caucasoide, o negroide apresenta comprimento menor, dorso largo e deprimido, ponta larga e bulbosa e asas espessas e largas.

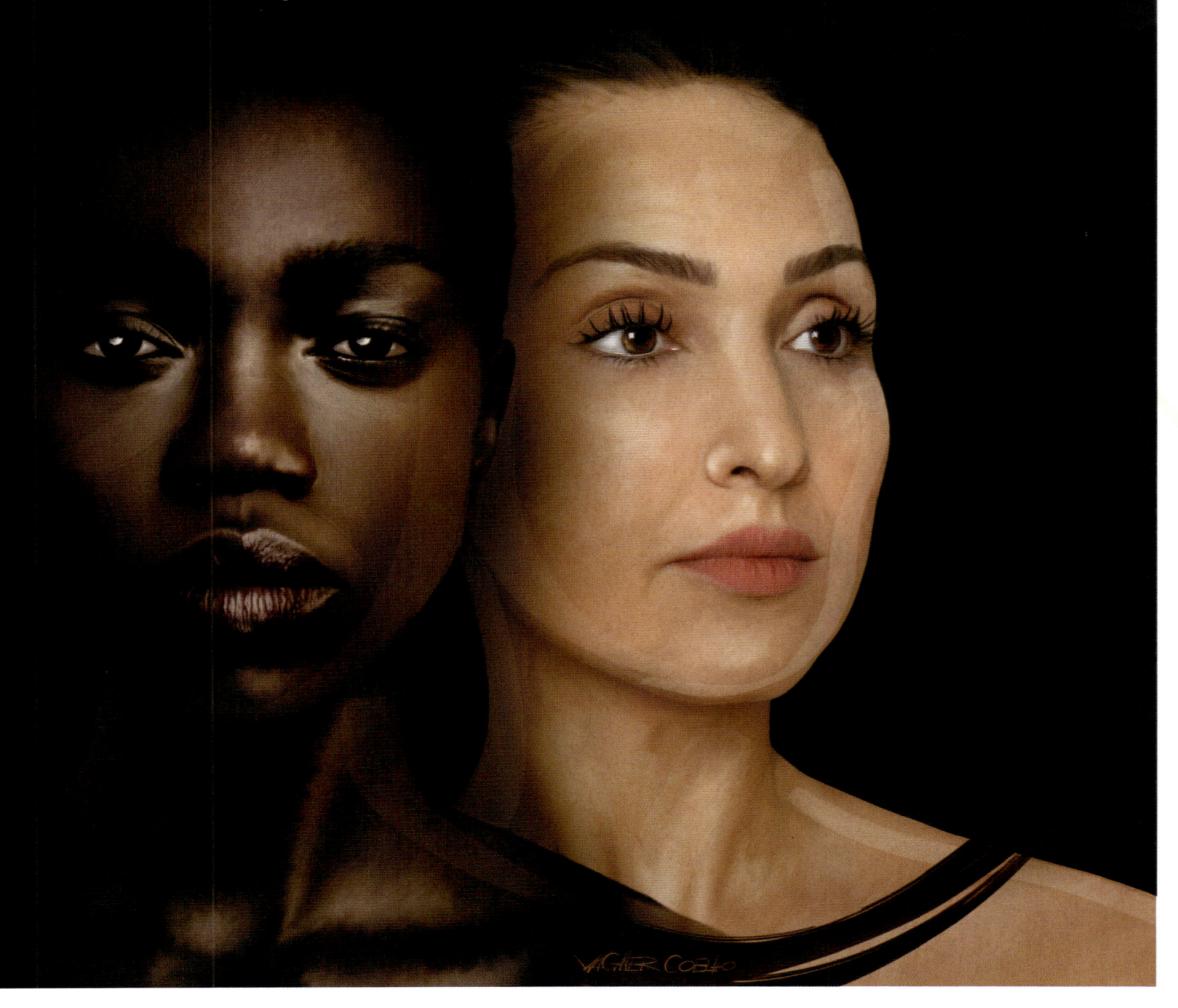

VARIAÇÃO DA ANATOMIA FACIAL RELACIONADA À IDADE

As alterações faciais, durante o processo de envelhecimento, são dinâmicas, constantes e influenciadas por inúmeros fatores. Didaticamente, citaremos as modificações mais frequentes em determinadas faixas etárias.

Aproximadamente aos 35 anos, a flacidez da pele facial torna-se aparente na região periorbitária. As linhas decorrentes da expressão facial ficam mais evidentes e o sulco nasolabial adquire aspecto mais marcado.

Com cerca de 45 anos, as rugas frontais, glabelares e periorbitais começam a ser visíveis. Nota-se a ondulação na linha mandibular, com apagamento dos contornos mandibulares. É possível observar as áreas faciais com absorção de gordura na região malar e projeção das bolsas de gordura nas pálpebras inferiores. As linhas perilabiais aprofundam-se e o sulco nasolabial fica marcado.

Por volta dos 55 anos, o canto lateral da boca começa a curvar-se para baixo, a ponta nasal começa a descer e as rugas marcam a região perioral e o pescoço. Torna-se evidente a reabsorção do tecido adiposo nas áreas temporais, malares e submalares.

O excesso de pele acima dos olhos, combinado com o enfraquecimento do septo orbitário, permite que a gordura periorbitária se projete anteriormente, dando aspecto mais volumoso às bolsas palpebrais.

Aos 65 anos, a ilusão de tamanho menor dos olhos torna-se pronunciada, a pele fica mais fina (decorrente do fotoenvelhecimento) e a reabsorção de gordura nas áreas temporal, zigomática e malar é acentuada, enfatizando os sulcos nasolabiais e labiomentonianos.

Aos 75 anos, todas essas alterações se combinam com a absorção progressiva da gordura subcutânea. A representação artística dessas transformações pode ser contemplada na Figura 24.

A aparência do pescoço com o envelhecimento decorre de uma combinação de alterações na pele, na distribuição de gordura, no músculo platisma e no arcabouço ósseo e cartilaginoso subjacente. As margens anteriores do platisma separam-se e perdem o tônus, criando as bandas anteriores. A gordura frequentemente é depositada na área submentoniana e, combinada com a frouxidão da pele, gera perda de ângulo cervicomentoniano.

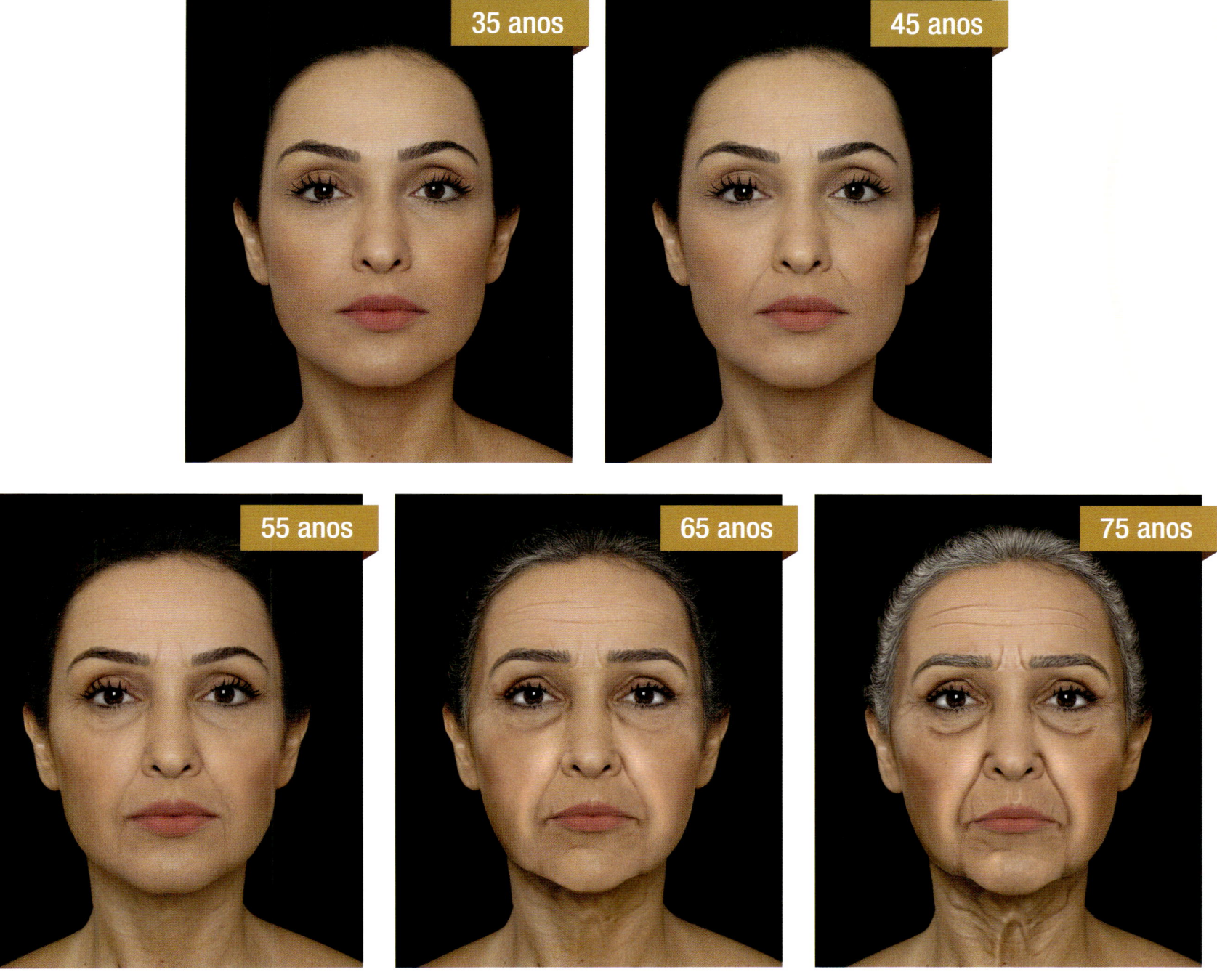

FIGURA 24. Representação ilustrativa das principais alterações durante o processo de envelhecimento facial.

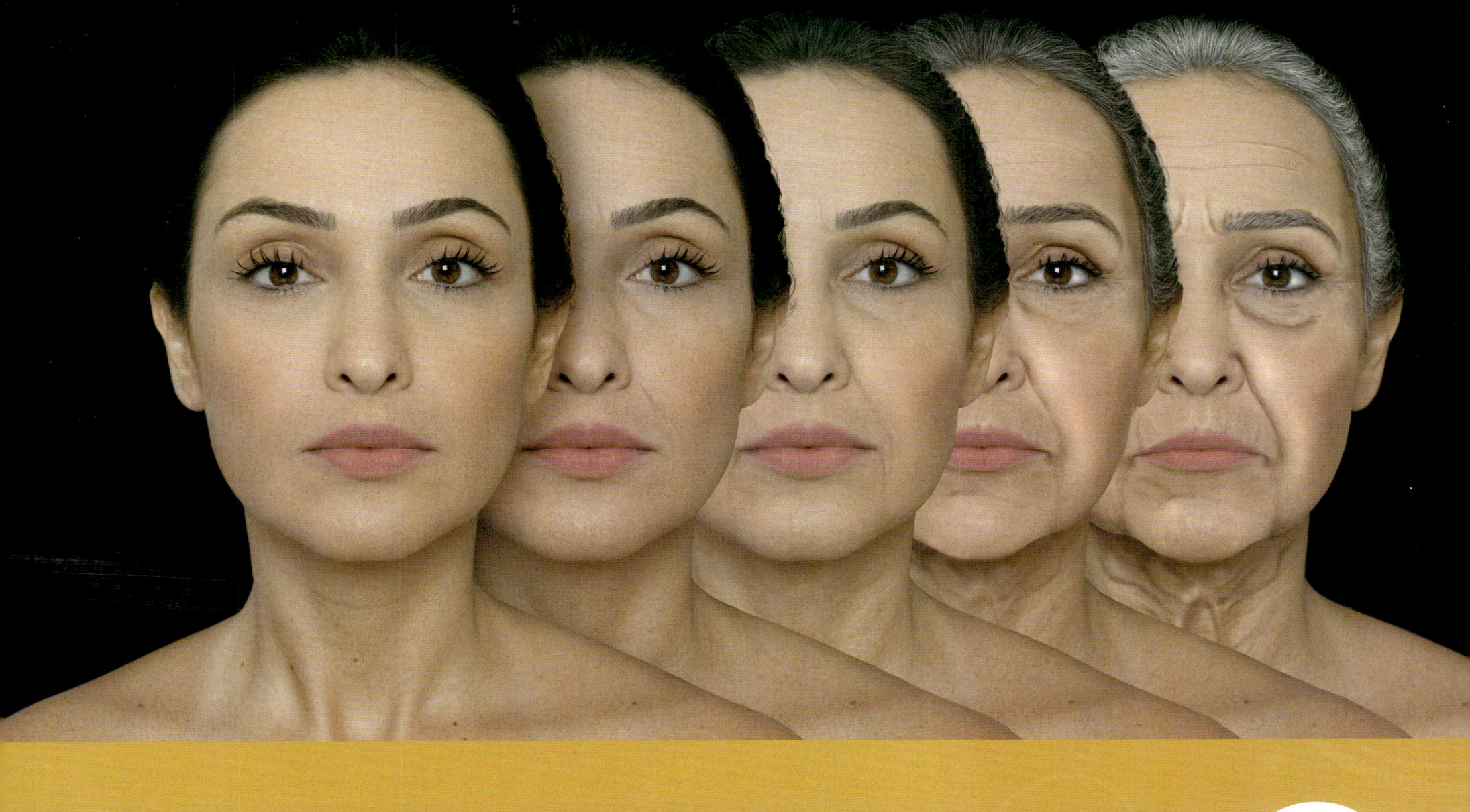

3

DINÂMICA DO PROCESSO DE ENVELHECIMENTO

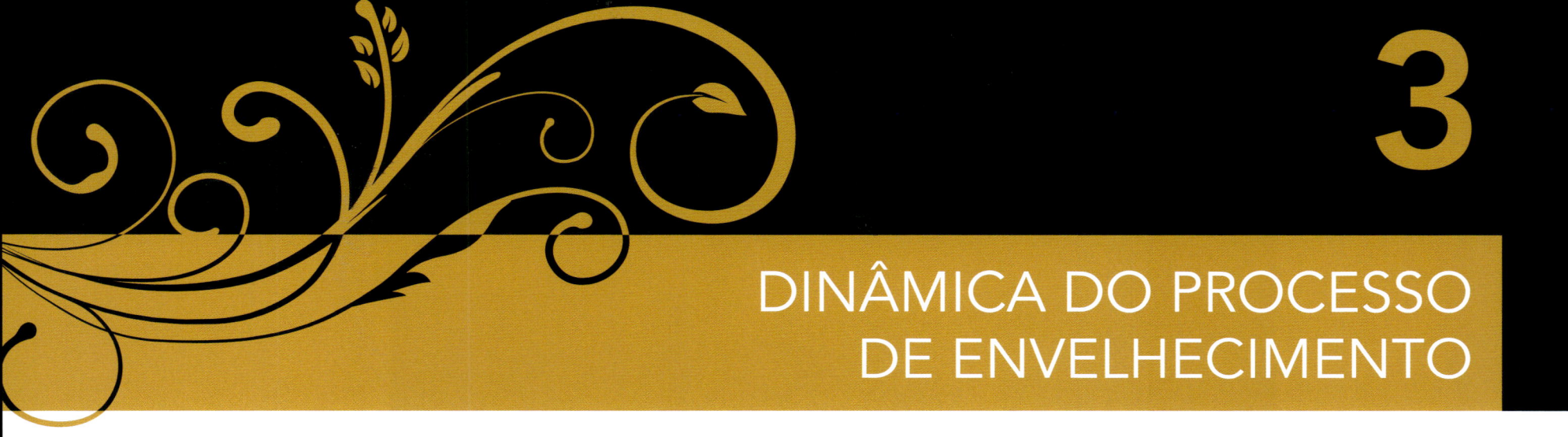

A modernidade contribuiu para o aumento da longevidade da população, e o conhecimento da anatomia do envelhecimento permite-nos avaliar a face de forma integral, determinando o tratamento mais adequado e oferecendo melhores resultados ao paciente.

Atualmente, os padrões de beleza exigem que homens e mulheres busquem tratamentos para rejuvenescer; no entanto, é preciso compreender como funciona a dinâmica do envelhecimento e suas consequências nas estruturas faciais.

Durante esse processo, observamos perda de volume subcutâneo, reabsorção óssea, flacidez cutânea, frouxidão ligamentar e alterações gravitacionais.

Clinicamente, essas alterações manifestam-se com a redução do volume da região temporal, ptose das sobrancelhas, afundamento da região orbitária, aumento do sulco lacrimal, redução e deslocamento inferior da gordura de Bichat, acentuação do sulco nasogeniano, ptose da comissura labial, acentuação do sulco labiomentoniano ("linhas de marionete"), diminuição da concavidade entre a mandíbula e o pescoço e formação de bandas platismais mais evidentes (Figura 1).

A mandíbula sofre redução de sua dimensão vertical, perdendo a proporção entre o apoio ósseo e os tecidos moles que, agravada pela ação gravitacional, contribui para o deslocamento inferior da gordura de Bichat. O platisma, assim como o depressor do ângulo da boca, exerce uma força vetorial para baixo, diminuindo a concavidade entre a mandíbula e o pescoço, além de tracionar o ângulo da boca e o lábio inferior para baixo. O músculo mentoniano eleva os tecidos do mento e do sulco mentolabial, formando rugas na pele do queixo.

Além dessas observações, a tomografia computadorizada tridimensional, a ressonância magnética e a fotografia digital 3D são exames que nos permitem entender que linhas e sulcos formados com o envelhecimento, por exemplo, o "bigode chinês",

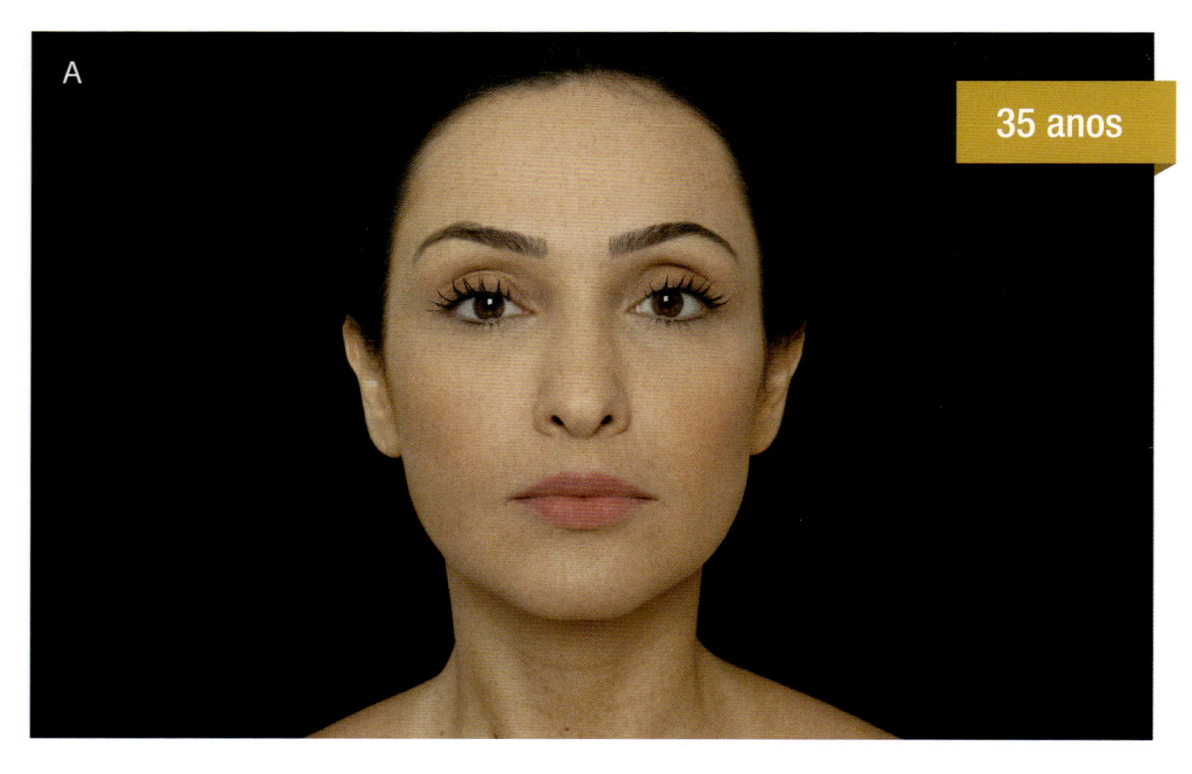

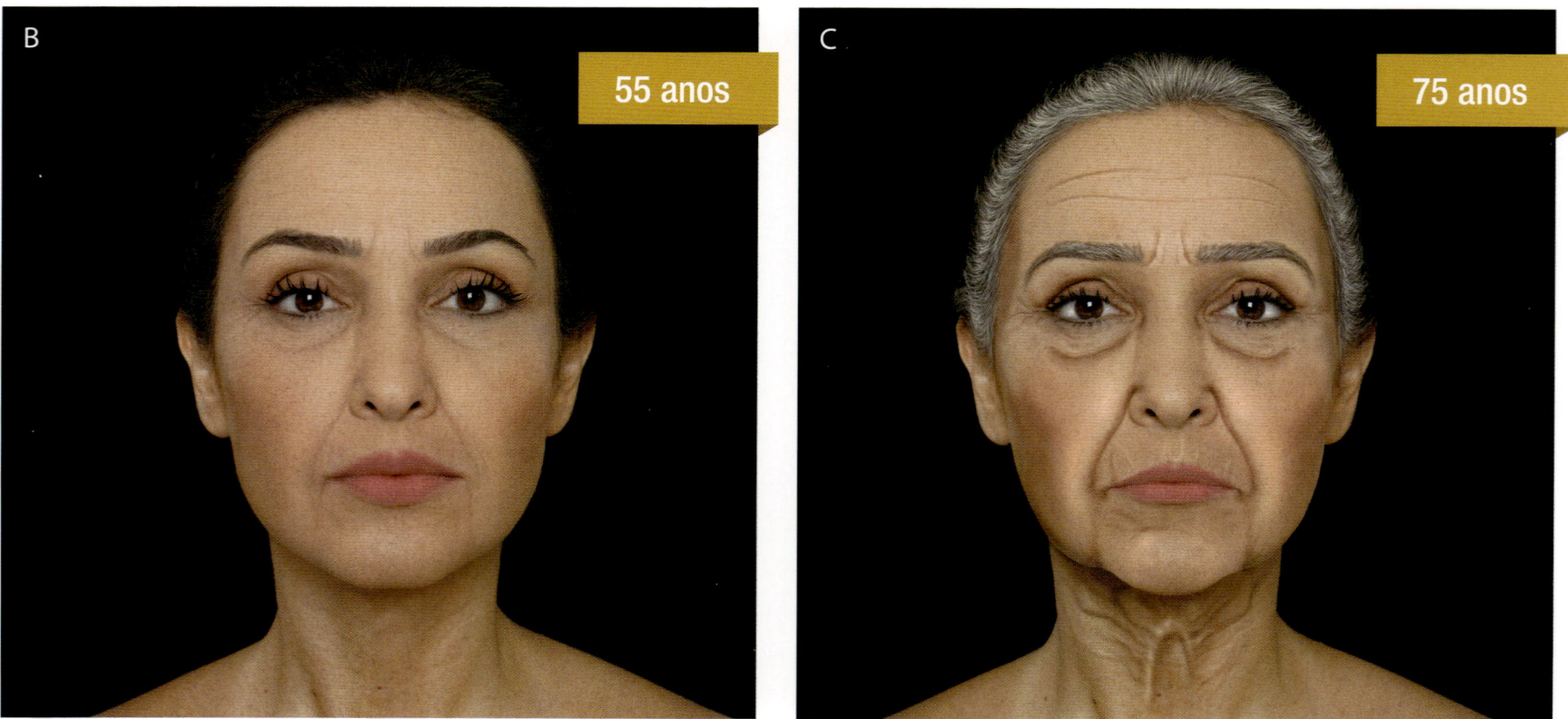

FIGURA 1. Representação das alterações do envelhecimento aos (A) 35, (B) 55 e (C) 75 anos: acentuação dos sulcos nasojugal e labiomentoniano, diminuição da concavidade entre a mandíbula e o pescoço e formação das bandas platismais.

representam apenas os marcadores finais de um processo que envolve as estruturas da face como um todo: a parte óssea, os compartimentos de gordura, os músculos e a pele.

ALTERAÇÕES ÓSSEAS

O esqueleto craniano é fundamental para o contorno tridimensional da face, pois é o responsável pela arquitetura e pelo suporte no qual os demais tecidos repousam.

Com o envelhecimento, ocorrem alterações morfológicas, em geral por reabsorção óssea, e os tecidos moles sobrejacentes consequentemente expressam essas alterações nos compartimentos de gordura e pele, que os revestem (Figura 2).

O envelhecimento ósseo inicia-se ao redor dos 22 anos de idade na mulher e aos 25 anos no homem, ocorrendo principalmente na região maxilar superior, na mandíbula e nas órbitas (Quadro 1).

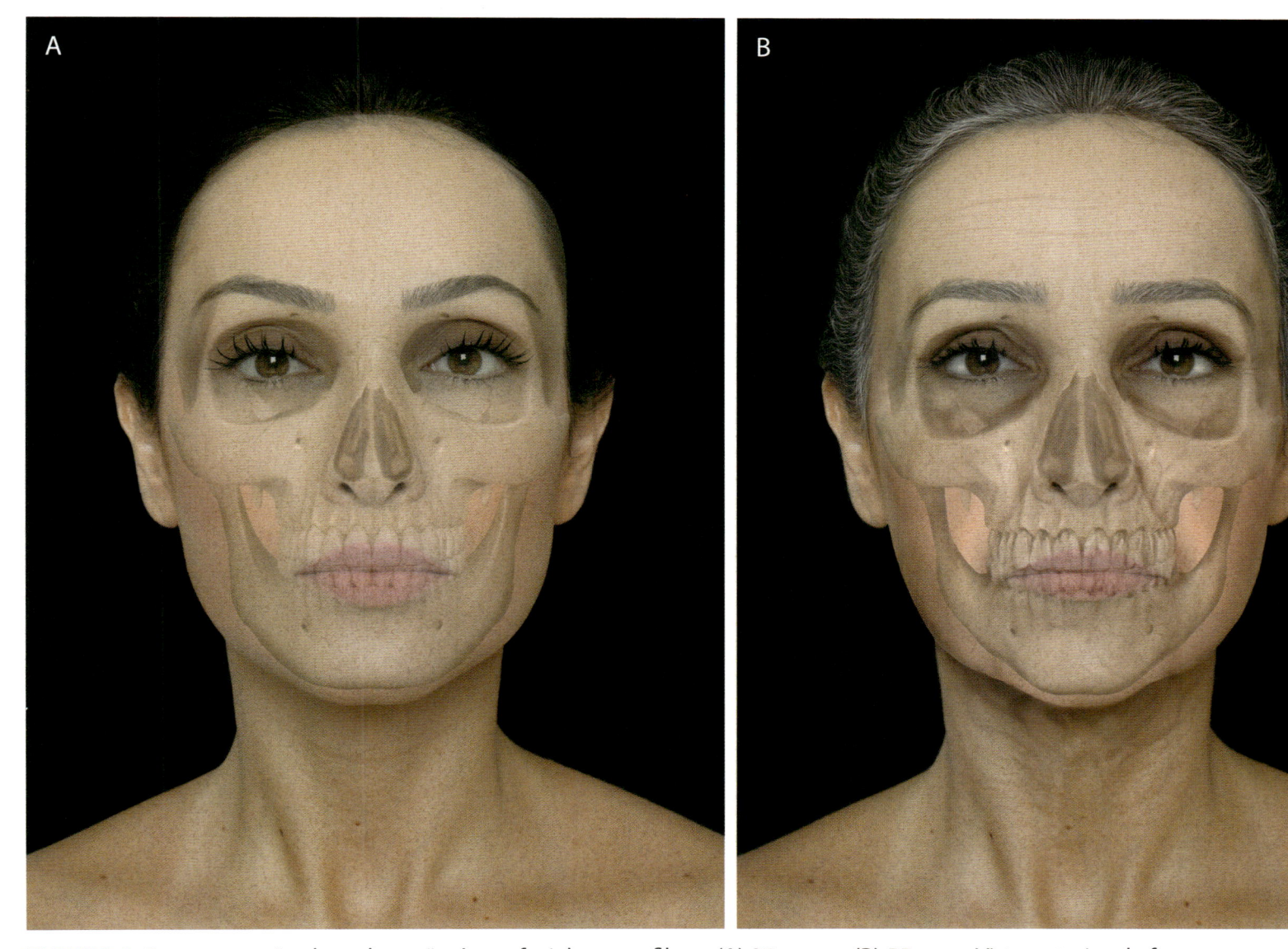

FIGURA 2. Representação da reabsorção óssea facial em perfil aos (A) 35 anos e (B) 55 anos. Vista anterior da face.

Quadro 1. Alterações ósseas faciais no envelhecimento (Figura 3)

Cavidade orbitária	Aumenta com a idade, tanto em área quanto em largura, de forma irregular, com maior intensidade nas porções superomedial e inferolateral do rebordo orbitário
Maxila	Osso facial que sofre maior reabsorção óssea ao longo da vida
Abertura piriforme	Aumenta de tamanho com o envelhecimento. Clinicamente, manifesta-se com o deslocamento posterior da asa do nariz e o aprofundamento do sulco nasogeniano
Espinha nasal anterior	Sofre alterações e, por consequência, proporciona menor suporte à columela, com rotação da ponta do nariz para baixo e aparente alongamento nasal
Mandíbula	Com o envelhecimento, altera o contorno facial. As maiores mudanças manifestam-se clinicamente com a retração do mento e a perda da definição do ângulo mandibular

Essas alterações causam importante impacto visual, não apenas pela perda da projeção dessas áreas, mas também pela perda da tridimensionalidade dos tecidos adiposo e muscular, para os quais o osso serve de apoio.

As alterações estruturais sofridas pelo envelhecimento ósseo promovem o comprometimento dos dentes, no tocante à dependência da qualidade da oclusão e ao padrão de mastigação.

A perda de densidade óssea da maxila e as consequentes mudanças sofridas no ângulo maxilodental produzem alterações funcionais e promovem importantes alterações estéticas, observadas principalmente na região perioral.

A maioria das queixas estéticas, como rugas periorais, "linhas de marionete" e sulcos nasogenianos evidentes, está intimamente relacionada a essas alterações.

ALTERAÇÕES GORDUROSAS

O tecido subcutâneo da face é altamente compartimentalizado em unidades de gordura independentes, separadas umas das outras por septos fibrosos.

Nos indivíduos jovens, esse plano anatômico encontra-se estruturado de maneira equilibrada, com a presença de adipócitos em número e volume considerados adequados.

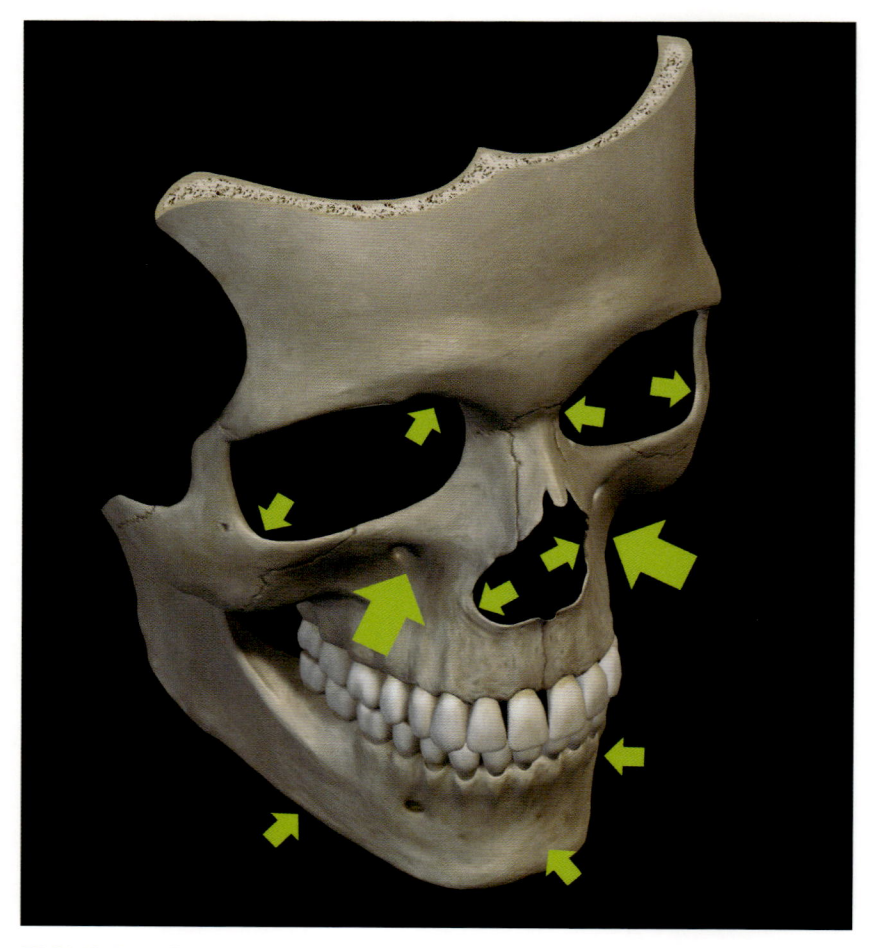

FIGURA 3. Representação esquemática do envelhecimento ósseo facial. As flechas representam a proporção das alterações que ocorrem com o passar do tempo na região maxilar, na abertura piriforme, nas órbitas e na mandíbula.

Com o processo de envelhecimento, há a migração caudal dos compartimentos do terço médio da face e, também, a inversão de seu volume, com diminuição em suas porções superiores e aumento em suas porções inferiores, conferindo a inversão do triângulo da juventude (Figura 4).

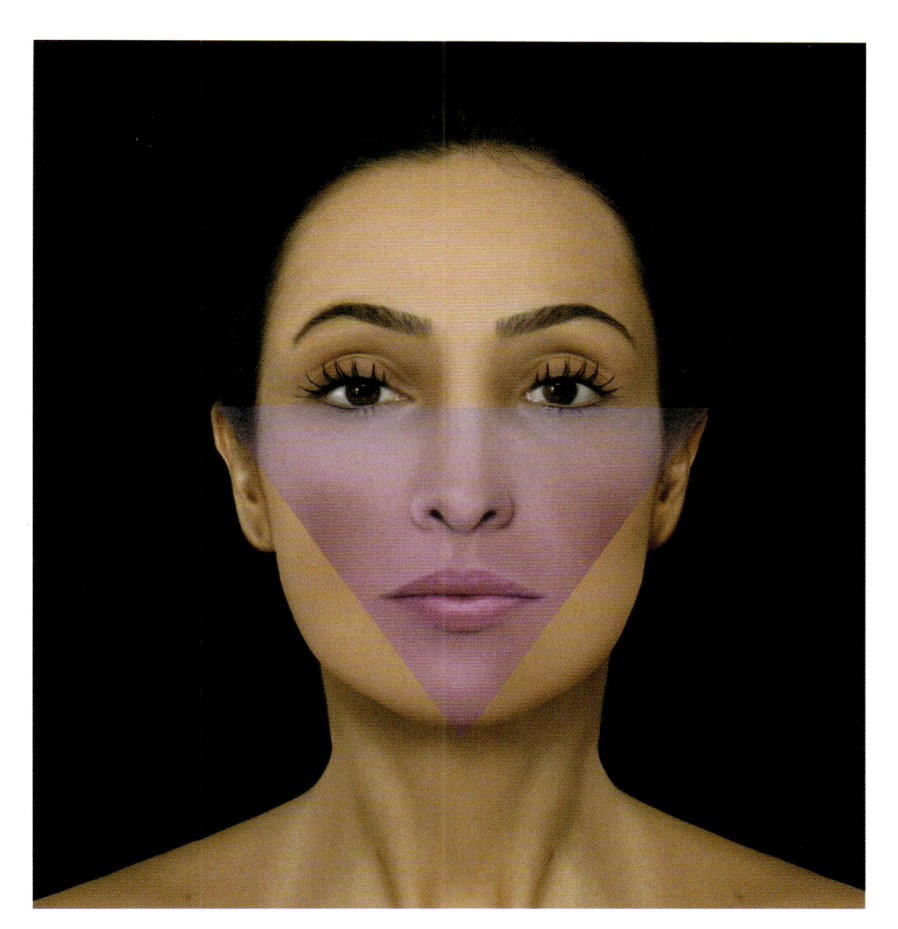 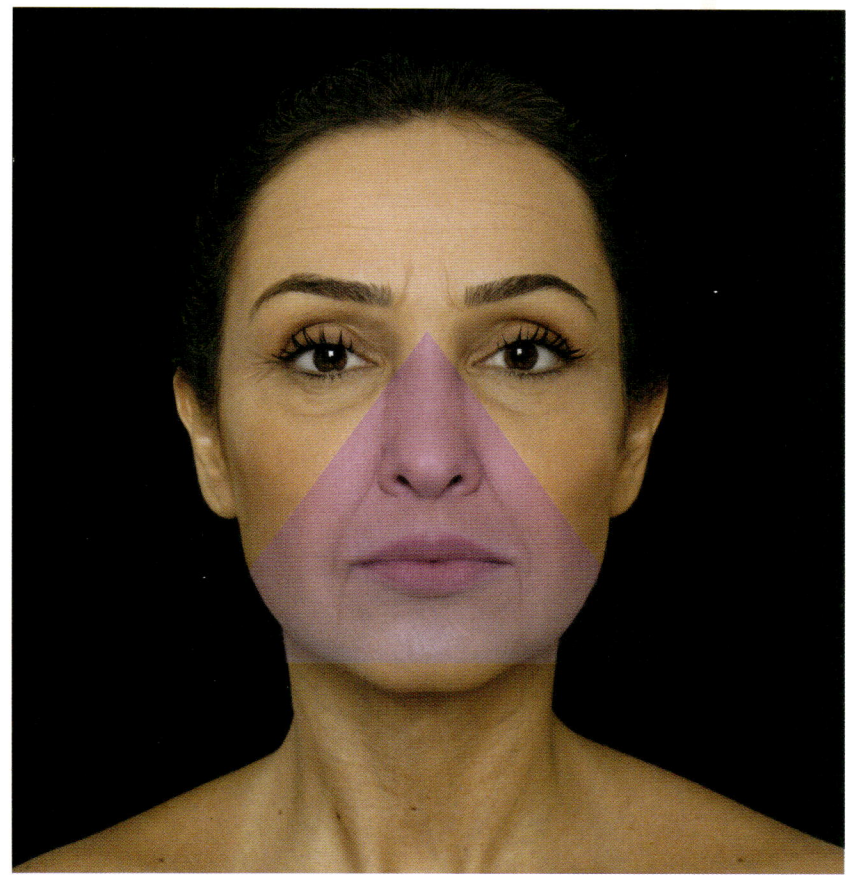

FIGURA 4. Representação da inversão do triângulo da juventude aos 35 anos (esquerda) e 55 anos (direita). Vista frontal.

O envelhecimento do tecido subcutâneo compromete contorno e preenchimento faciais, favorecendo a instalação de um aspecto mais esqueletizado ao rosto, com maior contraste entre as saliências e as depressões faciais. Notam-se ainda alterações no sistema musculoaponeurótico superficial (SMAS), cuja função é proporcionar suporte aos compartimentos de gordura (Figuras 5 e 6).

A migração dos compartimentos de gordura malar medial e intermediária, bem como a do compartimento de gordura suborbicular dos olhos (*suborbicularis oculi fat* [SOOF]), agrava-se com a atrofia da gordura bucal (bola de Bichat).

A perda de volume da porção superior dos compartimentos nasolabial e malar medial aumenta a profundidade dos sulcos nasojugal e palpebromalar, ao passo que o aumento de volume na porção inferior do compartimento nasolabial pronuncia o sulco nasolabial (Figuras 7 e 8).

Com o envelhecimento, há perda do tecido conjuntivo, que sofre um desequilíbrio entre sua síntese e degradação. Assim, inicia-se o processo de perda de gordura, com comprometimento do contorno facial, em geral, também alterado pela flacidez cutânea.

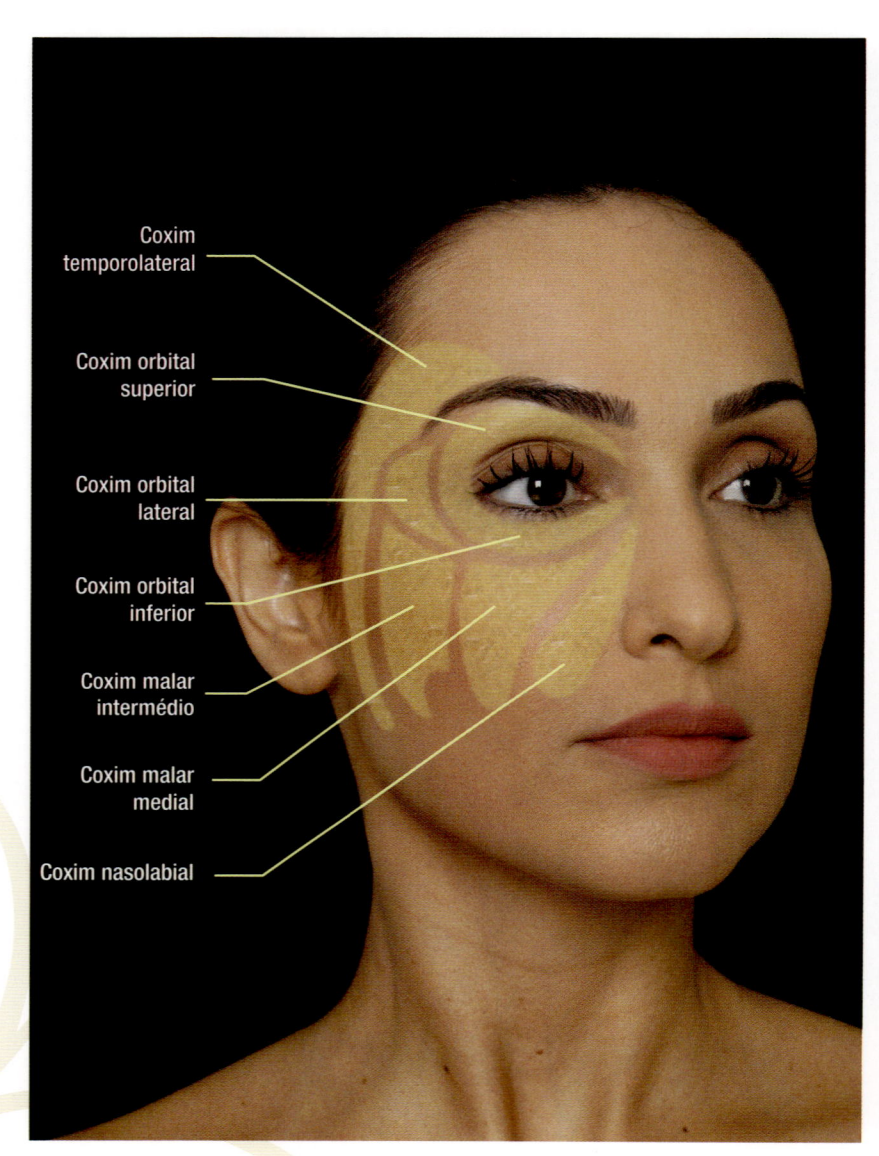

Coxim
temporolateral

Coxim orbital
superior

Coxim orbital
lateral

Coxim orbital
inferior

Coxim malar
intermédio

Coxim malar
medial

Coxim nasolabial

FIGURA 5. Compartimentos de gordura superficial da face aos 35 anos.

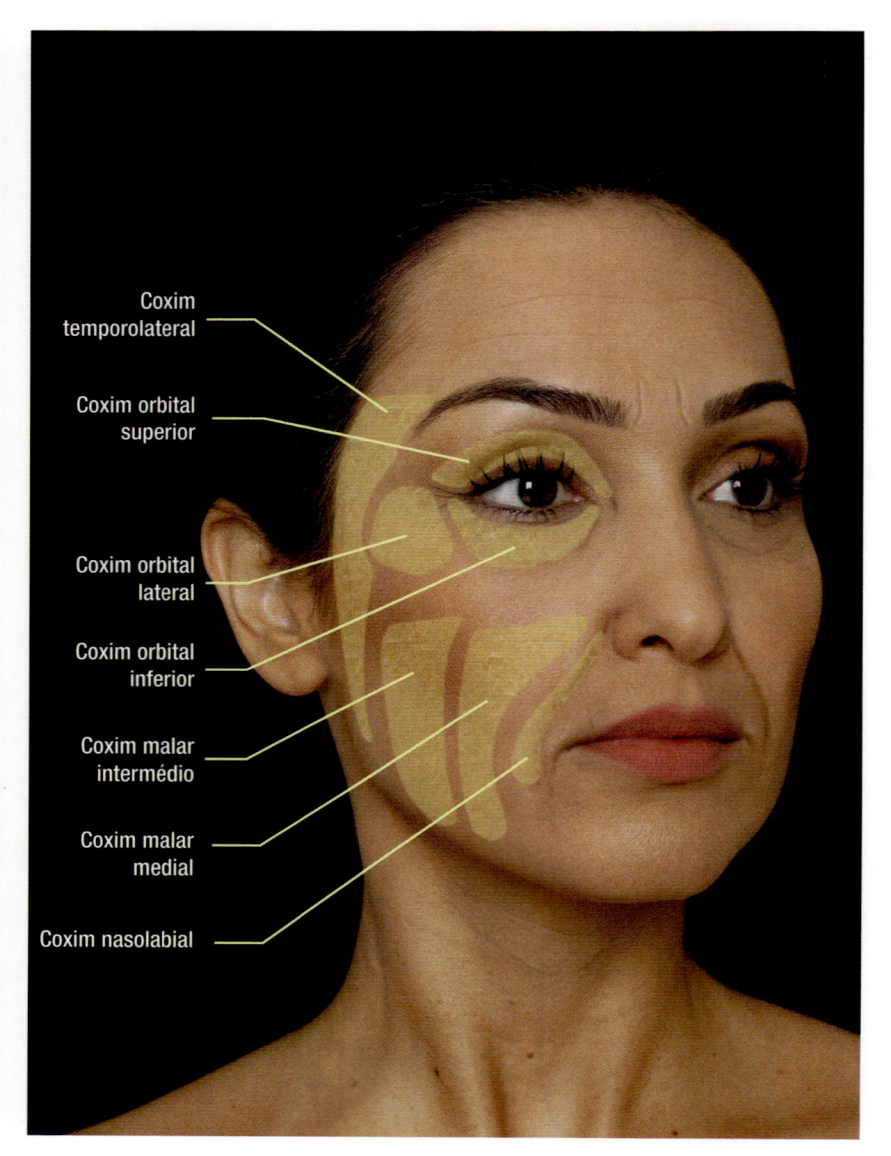

Coxim
temporolateral

Coxim orbital
superior

Coxim orbital
lateral

Coxim orbital
inferior

Coxim malar
intermédio

Coxim malar
medial

Coxim nasolabial

FIGURA 6. Compartimentos de gordura superficial da face aos 55 anos.

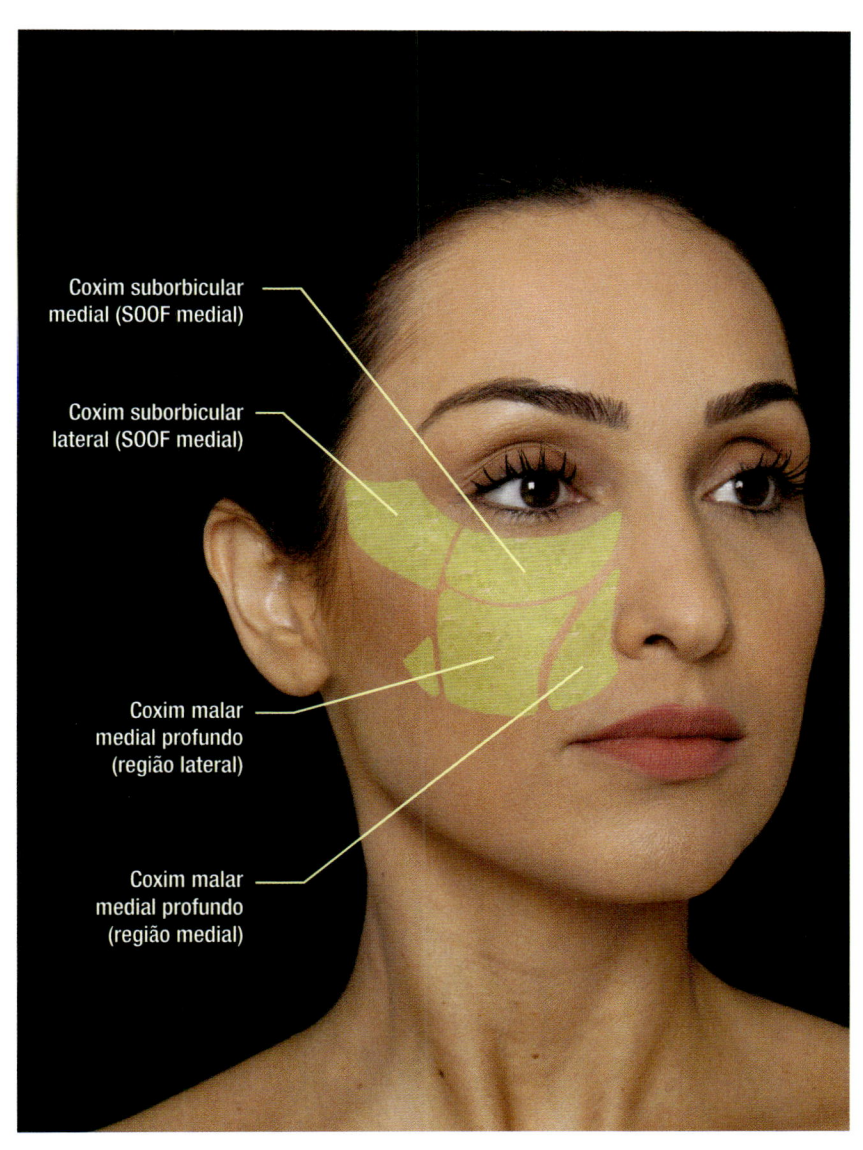

FIGURA 7. Compartimentos de gordura superficial da face aos 35 anos.

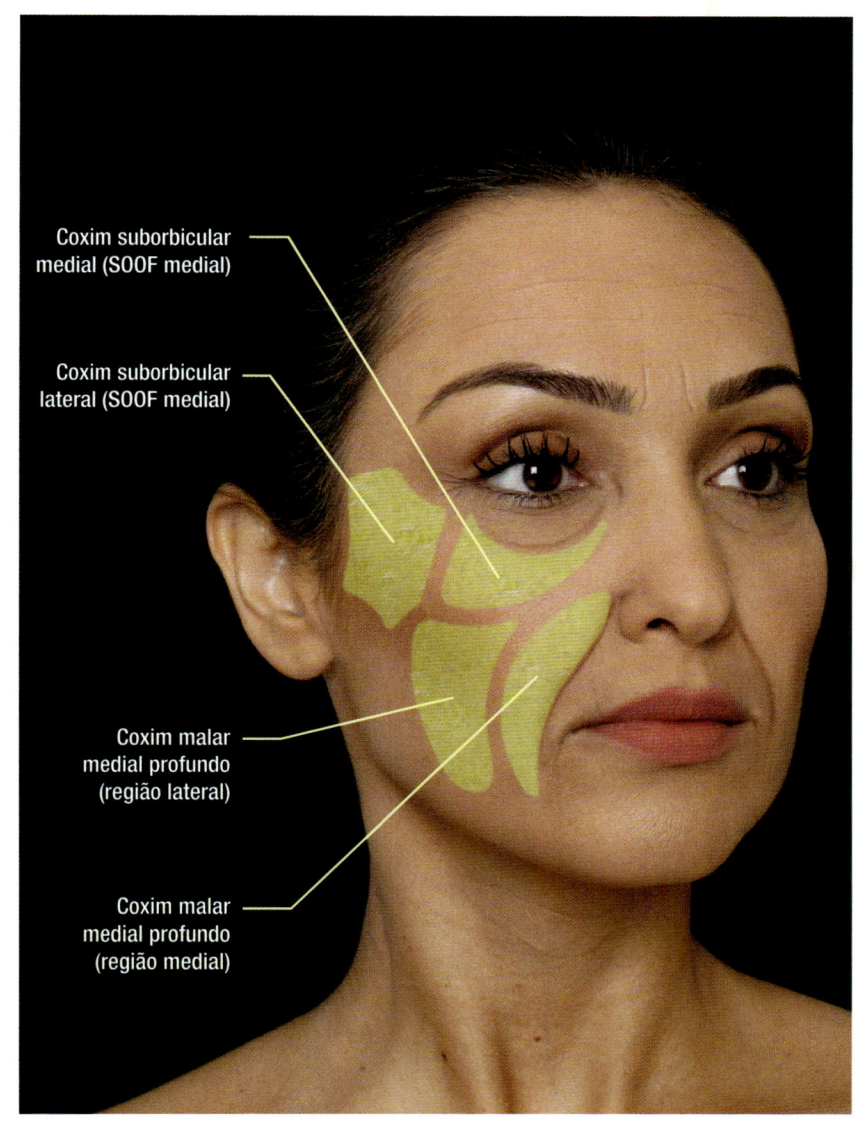

FIGURA 8. Compartimentos de gordura superficial da face aos 55 anos.

ALTERAÇÕES MUSCULARES

Importantes alterações musculares ocorrem na face ao longo do envelhecimento. A exemplo do que acontece com outros grupamentos musculares, como bíceps, retos abdominais, musculatura glútea e quadríceps, os músculos da face também passam por comprometimento de tônus, trofismo e função. Com a perda do tônus muscular, também há a instalação de flacidez facial de origem muscular.

O tônus dos músculos elevadores sofre descenso a favor dos vetores de tração impostos pelos músculos depressores e pela ação gravitacional.

A musculatura eutrófica no jovem é capaz de cobrir as proeminências ósseas, bem como as áreas de depressão, colaborando com o tecido cutâneo e subcutâneo (TCSC) no acolchoamento facial. Com a atrofia muscular, esse efeito é minimizado e o rosto tende a assumir um aspecto com mais realce das sombras.

O envelhecimento provoca a diminuição numérica das unidades motoras na junção neuromuscular. Com o tempo, há alterações na biologia dos miócitos e, consequentemente, da função muscular, ocorrendo comprometimento do metabolismo locorregional, com redução do fluxo sanguíneo dos planos profundos para a superfície, o que também favorece o sofrimento dos planos suprajacentes.

Durante o processo de envelhecimento, o senso lógico seria pensar que ocorre alongamento e frouxidão dos músculos faciais. No entanto, atualmente, uma das controvérsias é a de que os músculos da face respondem ao processo de envelhecimento com aumento do tônus e diminuição da amplitude de movimento. Estudos apontam que, em repouso, o tônus fica próximo ao de uma contratura máxima.

Acredita-se que esse fato ocorra por conta de uma adaptação reacional à reabsorção óssea e diminuição da massa muscular, possivelmente levando ao aumento do tônus da musculatura remanescente.

ALTERAÇÕES CUTÂNEAS

Os sinais clínicos característicos do processo de envelhecimento cutâneo são: aparecimento de rugas (Quadro 2), ressecamento, alterações no padrão de pigmentação (Quadro 3) e perda de resistência e elasticidade da pele (Figuras 9 e 10) .

Quadro 2. Classificação de Fitzpatrick (dermato-heliose)

Nível	Comentário
1	Os sinais devem-se à alteração apenas na epiderme. A maioria das anormalidades é de pigmentação e textura, inclusive efélides (sardas), lentigos e uma textura cutânea áspera, grosseira, decorrente do aumento da espessura do estrato córneo.
2	Os sinais clínicos devem-se a alterações na edipderme e na derme papilar, também estando, muitas vezes, relacionados à pigmentação anormal. Os pacientes com lesão de nível 2 podem apresentar todos os mesmos sinais clínicos daqueles com lesão nível 1. No entanto, as alterações texturais e pigmentares são mais acentuadas. Além disso, esses pacientes podem ter ceratoses actínicas, manchas (lentigos senis ou ceratoses seborreicas planas) e um definido aumento de rugas. Esse maior enrugamento costuma ser observado na região lateral ao sulco nasolabial, onde a pele pode parecer atrófica e ondulada.
3	Os sinais clínicos devem-se a alterações na epiderme, na derme papilar e na derme reticular. Neste nível a forma de dermato-heliose é mais grave, estando associada a muitas das alterações clínicas nos níveis 1 e 2. Entretanto, esses pacientes também apresentam acentuado enrugamento, em geral associado a uma pele espessada, com textura e aparência de couro, assim como, muitas vezes, de coloração amarelada. Além disso, a pele de alguns pacientes tem textura granular e comedões abertos e dispersos.

Quadro 3. Classificação de Glogau

Lesão	Descrição	Características
Tipo I (discreta)	"Sem rugas"	Fotoenvelhecimento precoce: • discretas alterações na pigmentação • sem ceratoses • rugas mínimas Idade do paciente – 20 ou 30 anos • maquiagem mínima ou nenhuma • cicatrização mínima de acne
Tipo II (moderada)	"Rugas ao movimento"	Fotoenvelhecimento precoce a moderado: • lentigos senis precoces visíveis • ceratoses palpáveis, mas não visíveis • linha paralela ao sorriso começando a aparecer Idade do paciente – 30 ou 40 anos • em geral, aspecto cansado • cicatrização discreta de acne
Tipo III (avançada)	"Rugas em repouso"	Fotoenvelhecimento avançado: • discromia óbvia • ceratoses visíveis • rugas presentes mesmo sem movimentos Idade do paciente – 50 anos ou mais • aspecto abatido, sempre cansado • cicatriz de acne que a maquiagem não encobre
Tipo IV (grave)	"Apenas rugas"	Fotoenvelhecimento grave: • pele amarelo-acinzentada • lesões malignas cutâneas anteriores • rugas por toda parte, sem pele normal Idade do paciente – 60 ou 70 anos • a maquiagem não pode ser usada – ela endurece e quebra • cicatriz de acne grave

Quadro 4. Fatores de envelhecimento intrínsecos e extrínsecos da pele

	Intrínsecos	Extrínsecos
Rítides	Finas	Profundas
Camada córnea	Inalterada	Afinada
Fibras elásticas	Reorganizadas	Diminuição da produção e aumento da degeneração
Fibras de colágeno	Pouca alteração em número e espessura	Grande alteração em número e espessura
Folículo capilar	Diminuição do número e afinamento	Diminuição do número e da estrutura; alopecia associada
Melanócitos	Normal	Diminuição do número e da produção de melanina
Glândulas sudoríparas	Diminuição do número, sem comprometer a função	Diminuição do número, com comprometimento da função
Glândulas sebáceas	Diminuição do número, com pouca alteração da função	Diminuição do número, com comprometimento da função
Junção dermoepidérmica	Leve achatamento	Grande achatamento
Microvascularização	Redução do número e da arborização dos vasos	Redução do número, com presença de telangiectasias e processo inflamatório ao redor dos vasos

O envelhecimento facial cutâneo denota uma série de alterações clinicamente observadas com o passar do tempo. Segundo El-Domyati (2002), o envelhecimento pode ser classificado em extrínseco e intrínseco (Quadro 4).

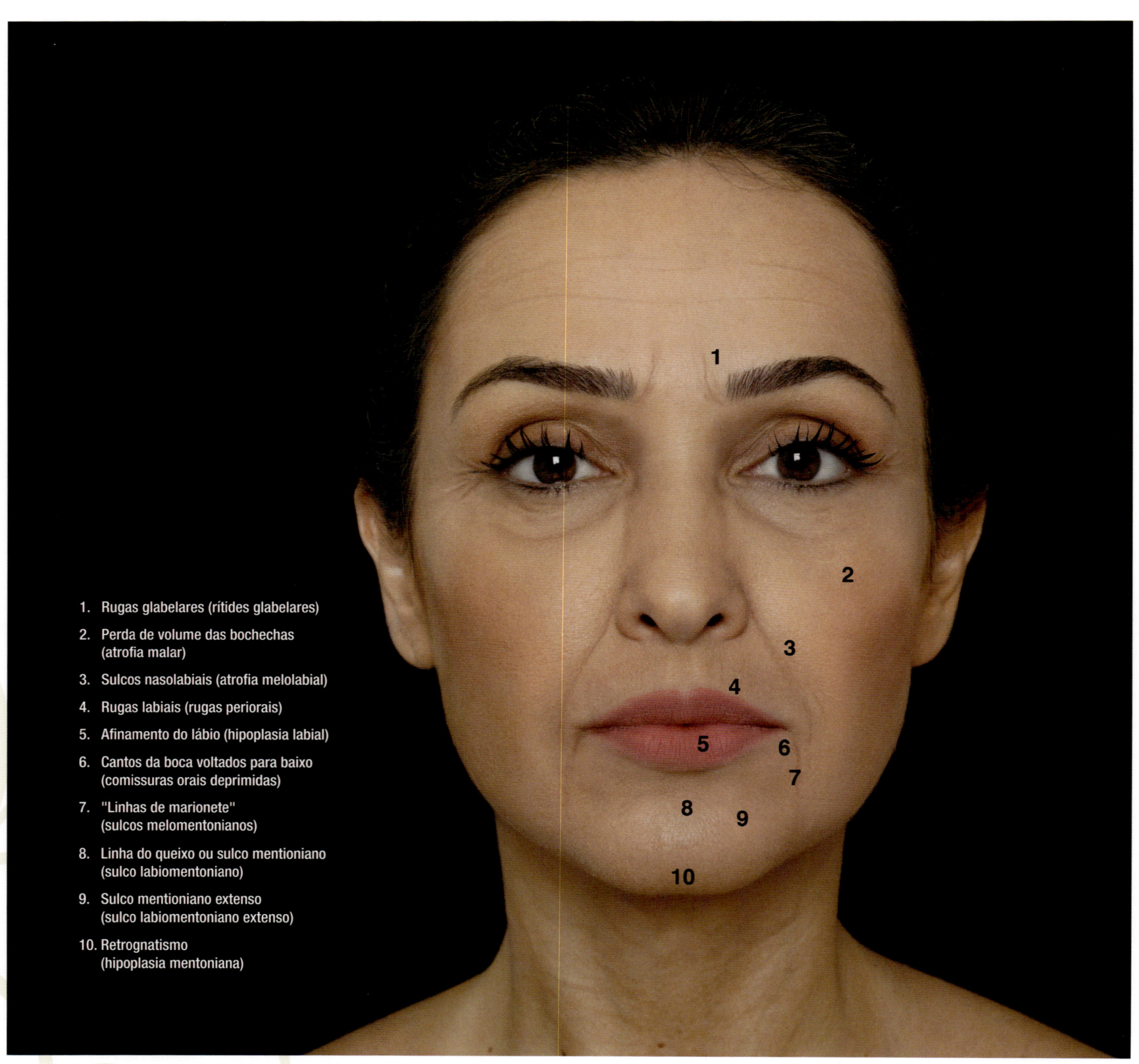

1. Rugas glabelares (rítides glabelares)

2. Perda de volume das bochechas (atrofia malar)

3. Sulcos nasolabiais (atrofia melolabial)

4. Rugas labiais (rugas periorais)

5. Afinamento do lábio (hipoplasia labial)

6. Cantos da boca voltados para baixo (comissuras orais deprimidas)

7. "Linhas de marionete" (sulcos melomentonianos)

8. Linha do queixo ou sulco mentioniano (sulco labiomentoniano)

9. Sulco mentioniano extenso (sulco labiomentoniano extenso)

10. Retrognatismo (hipoplasia mentoniana)

FIGURA 9. Alterações faciais clinicamente observadas na posição de frente.

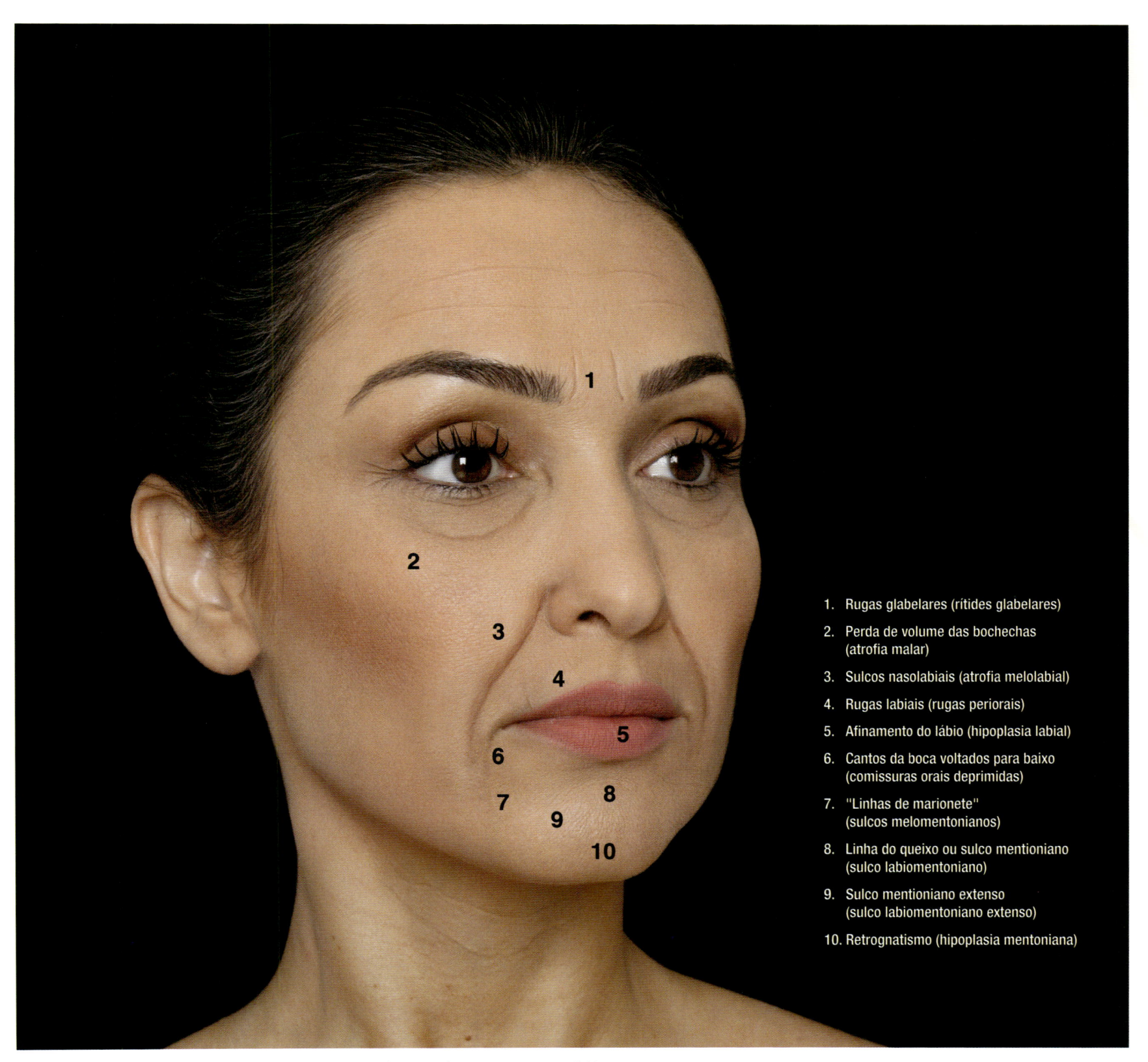

1. Rugas glabelares (rítides glabelares)
2. Perda de volume das bochechas (atrofia malar)
3. Sulcos nasolabiais (atrofia melolabial)
4. Rugas labiais (rugas periorais)
5. Afinamento do lábio (hipoplasia labial)
6. Cantos da boca voltados para baixo (comissuras orais deprimidas)
7. "Linhas de marionete" (sulcos melomentonianos)
8. Linha do queixo ou sulco mentioniano (sulco labiomentoniano)
9. Sulco mentioniano extenso (sulco labiomentoniano extenso)
10. Retrognatismo (hipoplasia mentoniana)

FIGURA 10. Alterações faciais clinicamente observadas na posição oblíqua.

Sendo assim, a pele sofre mais com o envelhecimento extrínseco, mas também está sujeita a alterações celulares inatas ao envelhecimento intrínseco.

Na pele jovem, a epiderme projeta-se para a derme, formando estruturas conhecidas por cristas epidérmicas e, em contrapartida, a derme projeta-se em direção à epiderme, formando as papilas dérmicas. Essa organização aumenta muito a superfície de contato, favorecendo a conexão epiderme-derme e aumentando a disponibilidade de nutrientes para a epiderme, assim como a sua firmeza. Durante o processo de envelhecimento, ocorre o aplainamento da junção epiderme-derme, com consequentes déficits metabólicos e aumento da fragilidade cutânea.

Ao longo desse processo, o tempo médio de renovação da epiderme torna-se mais longo, há a diminuição da espessura total da epiderme, e os queratinócitos e melanócitos passam por importantes alterações fisiológicas, predispondo ao aparecimento de manchas. Além disso, as células de Langerhans diminuem em número e em função, prejudicando os mecanismos de defesa, e as células de Merkel passam por alterações fisiológicas que comprometem o mecanismo de sensibilidade da derme que, por sua vez, sofre uma drástica diminuição do leito capilar, prejudicando a capacidade de termorregulação, de oxigenação, de hidratação e de disponibilidade de nutrientes. Dessa forma, a pele torna-se mais pálida, e as células sofrem mudanças morfológicas e funcionais. O fibroblasto, principal célula da derme, responsável por produzir e manter a matriz extracelular, também sofre grande redução em número e importante prejuízo na função, predispondo à diminuição significativa na síntese de colágeno e fibras elásticas, o que gera atrofia e flacidez cutânea. Outra alteração importante sofrida pela derme ao longo do processo de envelhecimento refere-se à redução da concentração de glicosaminoglicanos, polissacarídeos altamente higroscópicos, cuja função é atrair água para a matriz extracelular, garantindo a hidratação da derme.

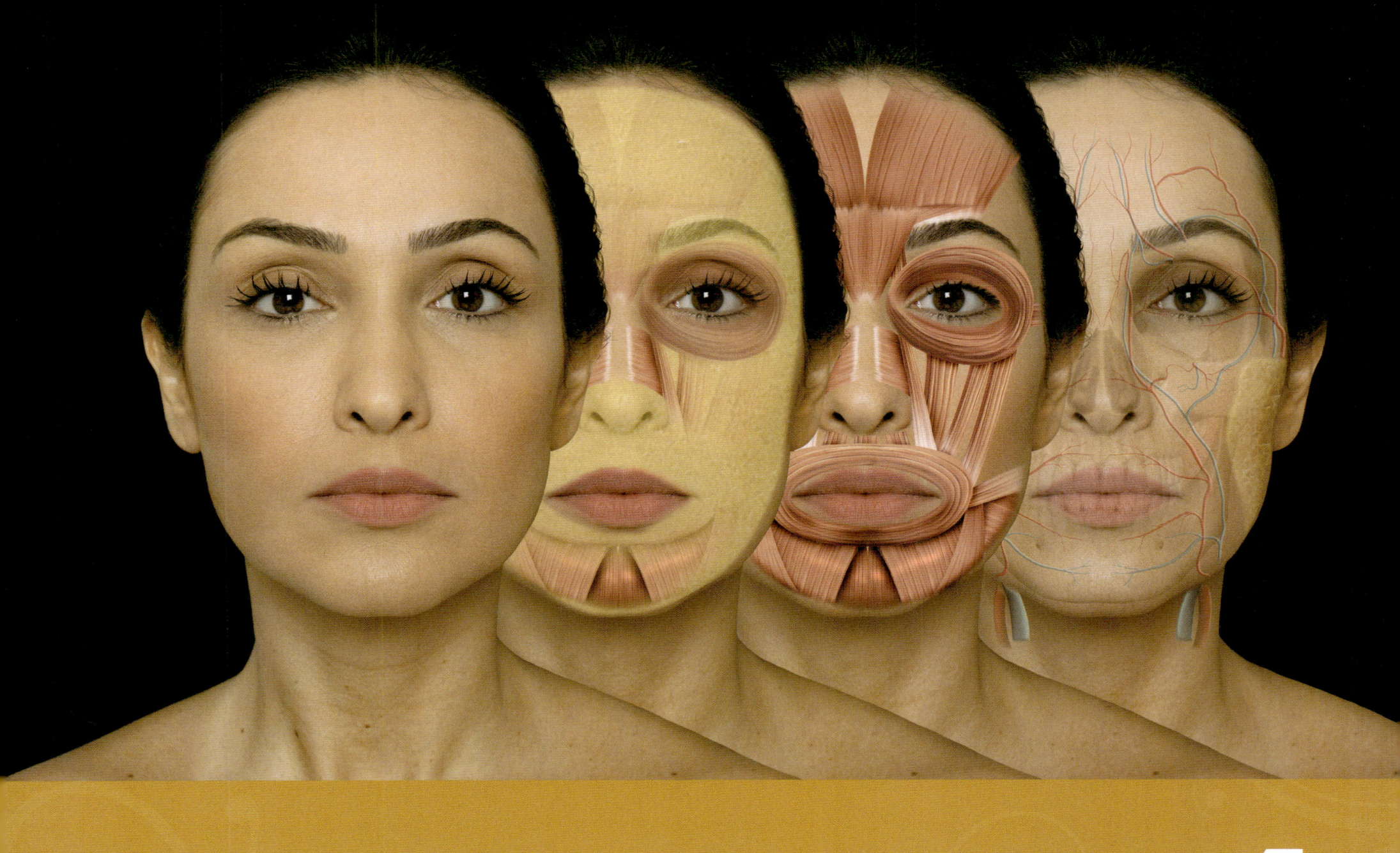

4

SEMIOLOGIA

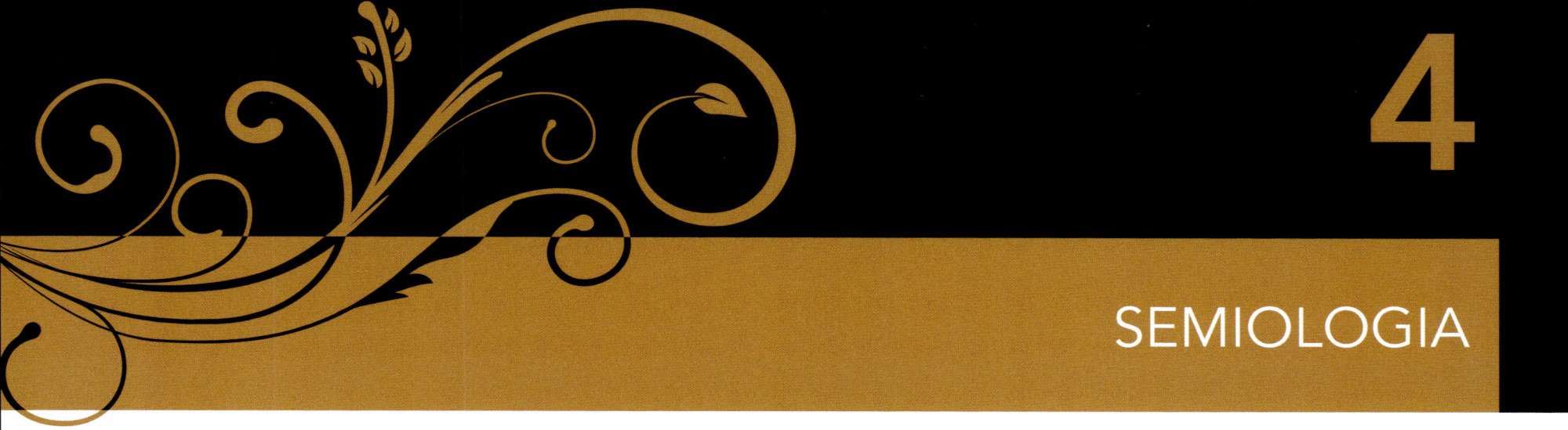

A semiologia médica para um tratamento estético facial deve seguir o mesmo rigor de uma consulta médica não estética. É fundamental estar atento para motivação ou queixa, anamnese e história clínica. Além disso, é fundamental entender claramente as expectativas do paciente, as experiências anteriores e o que espera como resultado.

MOTIVAÇÃO DO PACIENTE

O conceito da beleza vai além do que aquela que se mostra, pois incorpora outros desejos mais profundos, como capacitação, força, inteligência e emoção. Por esse motivo, ao recebermos um paciente que busca o rejuvenescimento facial com procedimentos minimamente invasivos, como a toxina botulínica do tipo A (BoNTA) e/ou o preenchimento facial, devemos entender a motivação que o trouxe à consulta.

De acordo com dados de um estudo realizado pela American Society for Aesthetic Plastic Surgery (ASAPS), em 2016, houve elevação significativa do número de pacientes que buscam procedimentos estéticos/cosméticos. Esse aumento levou à diversificação dos tipos de pacientes que procuram por procedimentos estéticos e à necessidade crescente de o profissional entender melhor seu paciente, bem como suas expectativas e necessidades.

De 2014 a 2017, em uma pesquisa multicêntrica feita em 27 países, 54 mil entrevistas foram realizadas no intuito não apenas de explorar os fatores conscientes e inconscientes pelos quais os pacientes buscam os tratamentos estéticos, mas também de conhecer as potenciais barreiras, a fim de entender a necessidade do paciente como um todo e não apenas o procedimento propriamente dito. A pesquisa, conhecida como *Going Beyond Beauty*, foi liderada pela empresa farmacêutica Allergan e mostrou que, em geral, os pacientes podem ser classificados em uma das quatro categorias que serão discutidas a seguir.

Embelezamento ou *beautification*

Motivados pela cultura da celebridade e em busca de um determinado *look* para ser notado, esses pacientes querem melhorar suas características para alcançar a aparência desejável e se tornar a melhor versão de si mesmos.

Nesse perfil, destacam-se os seguintes aspectos:
- A cultura da *selfie*.
- Um *look* ideal inspirado em celebridades e tendências populares da moda.
- A importância do tratamento perante o círculo social, para o início de um novo emprego e o desejo de passar uma boa impressão.

As barreiras principais desse perfil são o medo de resultados insatisfatórios, o custo e os efeitos adversos.

Envelhecimento saudável ou *positive aging*

Esse paciente está satisfeito com o estágio de vida que alcançou e sente uma incompatibilidade entre a idade que tem e a idade que sente ter. Alguns desses pacientes querem suavizar os sinais do envelhecimento, enquanto outros querem manter ou simplesmente melhorar sua aparência de maneira discreta.

Os pontos principais nesse perfil são os seguintes:
- Alinhamento interno e externo ("momento do espelho").
- Tratamento dos sinais de envelhecimento, como rugas e sulcos marcados.
- Bem-estar em eventos sociais, como festas familiares, encontros e reuniões.
- Impacto na carreira: diferença de idade crescente em relação aos colegas mais jovens.

As barreiras principais nesse perfil são: a procura por tratamento estético é vista por muitos como algo "fútil", o medo do procedimento (dor e agulhas), o receio de apresentar efeitos adversos ou de os resultados não serem naturais e o custo.

Correção ou *correction*

Continuamente incomodado por uma característica ou área de seu corpo muitas vezes notada por outros, o paciente com esse perfil vê os procedimentos estéticos como uma maneira de se sentir confortável com a aparência.

Os pontos principais são a dependência de mecanismos de defesa, por exemplo, cabelos longos ou uso de artifícios como óculos escuros, cachecóis e outros recursos para camuflar o defeito, e sentimento de constrangimento, solidão, história de deformidade pós-traumática e limitação em situações sociais. Esses pacientes costumam ler e pesquisar sobre histórias de sucesso e veem como barreiras: o custo, o medo de "ficar pior", a preocupação sobre o que as pessoas vão pensar, além do receio em relação à dor, ao tempo de recuperação, e à falta no trabalho, às complicações e à percepção de que, para o seu caso especificamente, deverá ser um procedimento "grande".

Transformação ou *transformation*

Em conformidade com um ideal cultural de beleza, o paciente do perfil *transformation* deseja mudar a aparência, pois acredita que lhe trará vantagem, melhor percepção de seus pares, imagem de sucesso e adequação a seu conjunto social.

Nesse perfil, poderemos considerar como pontos principais:
- Pressão de uma cultura embasada na imagem.
- Desejo de aceitação e admiração.
- Busca de vantagem competitiva para ser aceito em empregos, promoções e casamento.

O paciente desse perfil acredita que, com o procedimento realizado, haverá uma mudança também em seu *status* social e na sua qualidade de vida em geral.

As barreiras principais desse perfil são: o custo e os efeitos adversos do tratamento.

Dessa maneira, para tratar nossos pacientes de acordo com as categorias descritas é necessário ter em mente os seguintes pontos:

- Diagnosticar as motivações do paciente a ser tratado, para evitar frustrações em relação ao tratamento proposto.
- Perceber que há uma grande variedade de motivações e expectativas profundamente enraizadas, tanto conscientes quanto inconscientes para o tratamento, reforçando a necessidade de individualização do procedimento a ser realizado.
- Entender as questões físicas e emocionais que podem ter evoluído ao longo do tempo e, portanto, explicar que podem levar algum tempo para serem tratadas por um plano de tratamento de longo prazo.
- O médico deve equilibrar seu julgamento com um entendimento das motivações e orientá-lo de acordo com essa percepção, considerando os principais impulsionadores e aspirações do paciente.

EXAME FÍSICO

O exame físico inicia-se com a inspeção, observando-se cada uma das estruturas faciais de maneira cuidadosa e detalhada. O médico deve analisar a face com a finalidade de procurar alterações que impactam direta ou indiretamente no envelhecimento em cada camada: pele, tecido subcutâneo, camada muscular e parte óssea. Além disso, deve estar atento para forma da face, proporções faciais, déficit ou falta de volume em algumas áreas faciais e presença de rugas estáticas e dinâmicas (Figura 1). Em especial, nesse último item, o médico deve excluir a possibilidade de as rugas frontais acentuadas existirem pela elevação compensatória do músculo frontal, por conta da dermatocálase ou da ptose palpebral.

O auxílio de um espelho melhora a comunicação visual entre o paciente e o médico para que conversem a respeito das queixas e dos possíveis tratamentos (Figura 2).

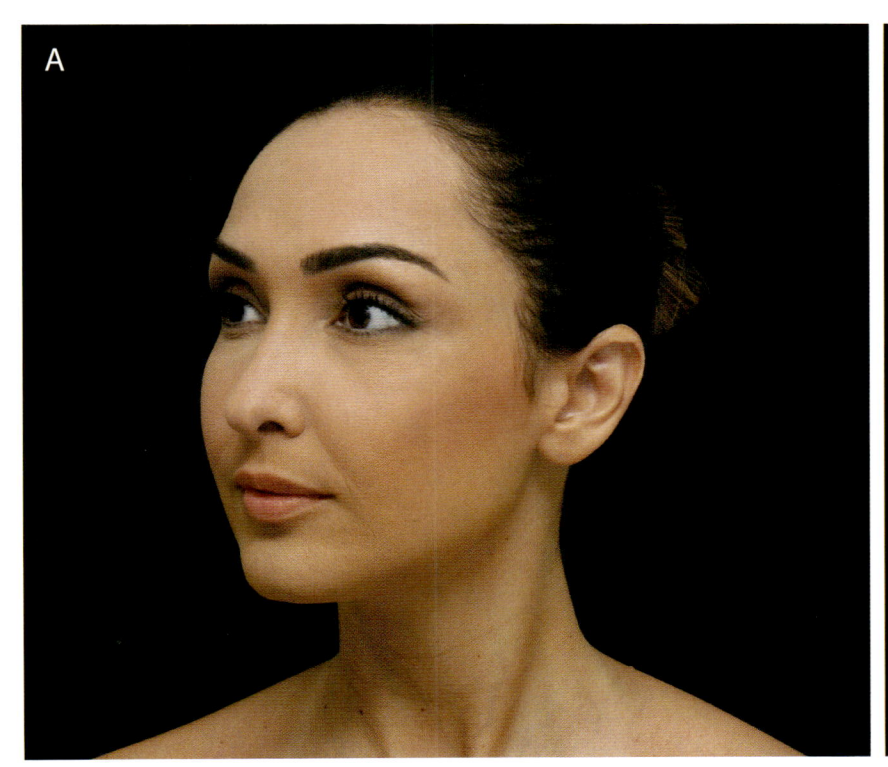
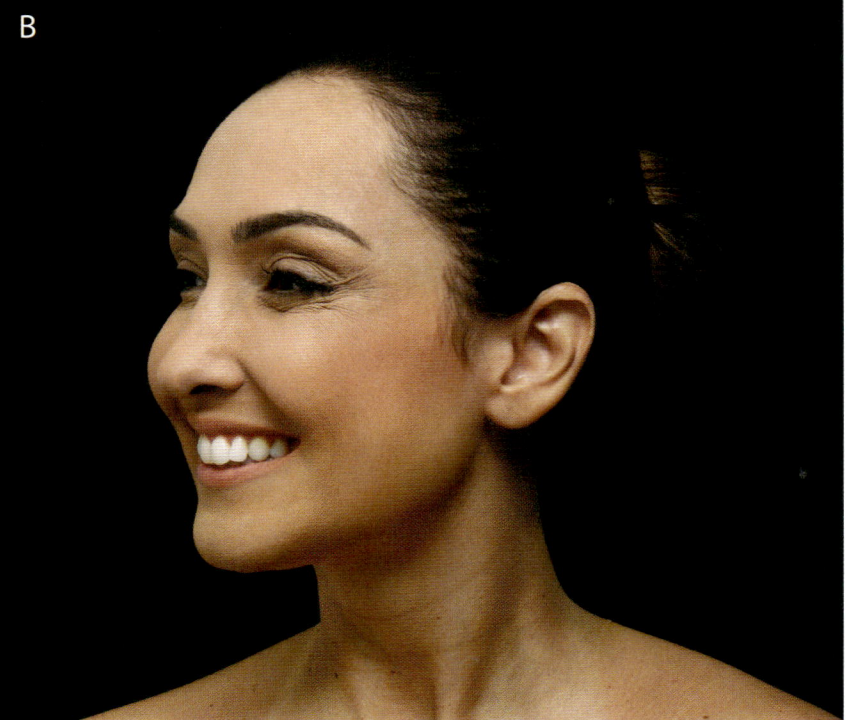

FIGURA 1. Análise da presença de (A) rugas estáticas e (B) de movimento, durante o sorriso.

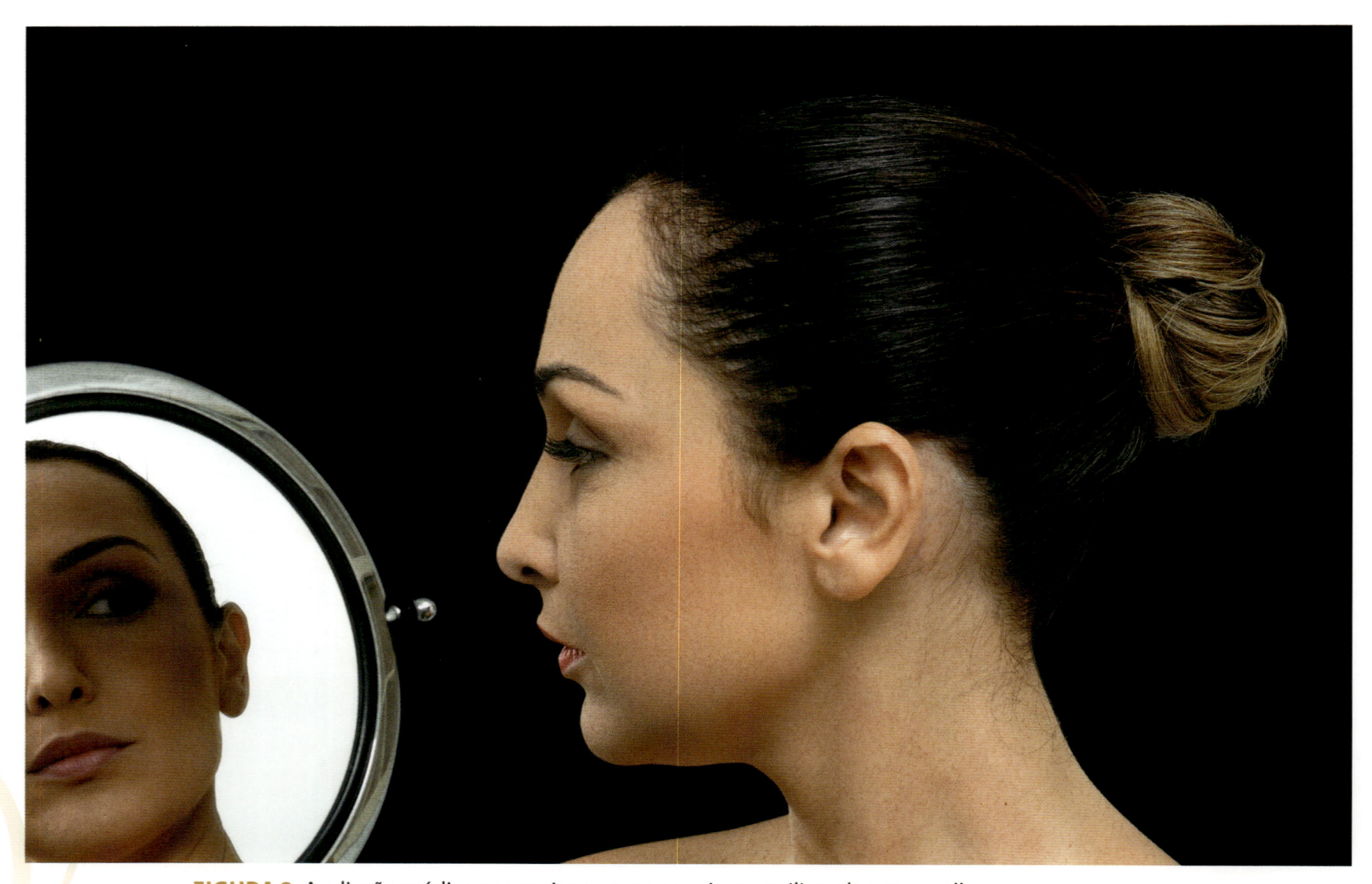

FIGURA 2. Avaliação médica em conjunto com o paciente, utilizando um espelho.

Durante o exame, o médico deverá observar a presença das rugas de movimento e das rugas estáticas, a fim de avaliar suas características em cada região da face: distribuição, extensão e profundidade. Pensando no tratamento das rugas dinâmicas, o médico deve realizar a palpação dos músculos responsáveis pela formação das rugas em cada uma das regiões-alvo. Deve-se avaliar o trofismo do músculo, o tônus e a força de contração (Figuras 3).

A observação das possíveis assimetrias faciais e a organização dos vetores da tração também são chaves para a indicação do tratamento adequado. A análise criteriosa da posição da cauda dos supercílios, do terço médio da face e das comissuras labiais podem indicar o grau de envelhecimento facial.

Em relação às rugas estáticas e ao possível tratamento com preenchedores, deve-se examinar a face como um todo, mapeando as áreas em envelhecimento responsáveis pela forma-

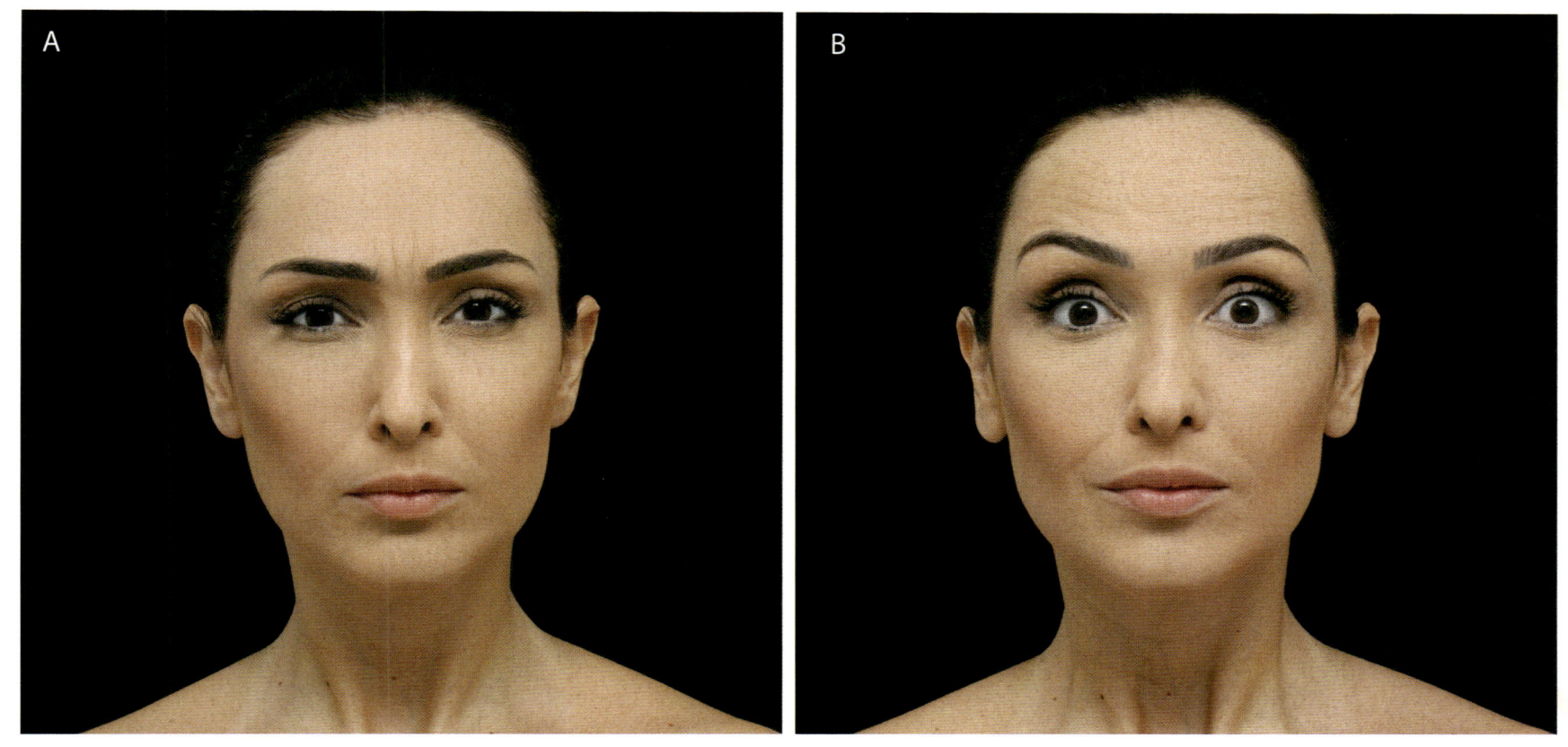

FIGURA 3. Avaliação da força de contração das rugas dinâmicas durante a contração dos músculos corrugadores, por meio da expressão de brava ou zangada (A) e do músculo frontal, por meio da expressão facial de surpresa (B).

ção dos sulcos, queixa frequente dos pacientes que buscam esse tipo de tratamento. Assim, o médico deve examinar desde o grau de reabsorção óssea, passando por perda de volume subcutâneo, frouxidão ligamentar, alterações gravitacionais, até chegar à flacidez cutânea.

DOCUMENTAÇÃO FOTOGRÁFICA

O sucesso dos tratamentos não invasivos só pode ser documentado de forma convincente por meio de fotografias.

É por isso que as imagens profissionais e padronizadas dos pacientes adquiriram um papel importante em cirurgias plástica e oculoplástica, bem como em dermatologia e medicina estética.

A fotodocumentação de um tratamento não é apenas um meio de comunicação durante a etapa de orientação, mas também contribui para a fidelidade dos pacientes no caso de tratamentos prolongados.

As imagens sequenciais do tratamento registradas de forma profissional fazem parte da qualidade do serviço e são úteis no caso de litígio, circunstância que não deve ser desconsiderada.

A fotografia como método simples e objetivo desempenha uma função muito importante na estética facial.

Seguem os fatores a serem considerados durante a tomada fotográfica:

- **Local:** recomenda-se definir um ambiente, ou pelo menos parte dele, livre de iluminação solar direta.

- **Fundo:** o ideal é instalar um local fixo para documentação, com fundo neutro e uniforme, que pode ser, por exemplo, uma porta, uma parede ou um separador de ambientes.
- **Primeira tomada:** deve ser realizada de forma muito minuciosa e pontual, pois servirá de referência com a qual serão comparadas todas as imagens que forem capturadas ao longo do processo de rejuvenescimento.
- **Padronização:** para que a fotodocumentação seja efetiva, deve-se padronizar a distância, o ajuste de luz, a localização e o ângulo selecionado.

As câmeras e fontes de luz devem ser posicionadas para que, em todo momento, seja possível garantir um ângulo apropriado e uma distância correta em relação ao objeto que será fotografado.

Para realizar a tomada de fotografias pré e pós-tratamentos faciais, é preciso levar em consideração as seguintes condições:

- A pele do paciente deve estar seca, limpa e livre de produtos cosméticos e filtro solar.
- A face não pode estar coberta pelo cabelo.
- A incidência de luz direta de alta intensidade, como a da luz solar, deve ser evitada.
- O paciente deve ser colocado em uma posição confortável para a tomada fotográfica, para minimizar os movimentos durante o procedimento.

Recomenda-se que o paciente tenha expressão neutra e relaxada durante as tomadas fotográficas. As expressões como sorriso, testa enrugada ou caretas resultam em distorções pouco reproduzíveis nas fotografias de tecnologia 3D e, preferencialmente, devem ser realizadas com câmeras digitais convencionais.

Inicialmente, o paciente deve ser fotografado com expressão facial neutra em posição anteroposterior, e esse enquadramento deve incluir toda a circunferência do segmento cefálico, desde o vértice do crânio até a fúrcula esternal, direcionando a câmera com o maior eixo do fotograma na posição vertical (Figura 4). A partir desse ponto, complementa-se o registro fotográfico com fotos da face nas posições de perfil e oblíquas direita e esquerda (Figuras 5 e 6). O fotógrafo poderá também registrar áreas de tratamento específicas que preferir com maior *zoom* – por exemplo, a região perioral, a área dos olhos ou a do nariz.

Posteriormente, pensando no tratamento com toxina botulínica, solicita-se que o paciente realize contrações musculares variadas de cada um dos músculos-alvo em questão.

Os primeiros músculos a serem registrados devem ser os ventres frontais do músculo occipitofrontal. A documentação fotográfica deve ser realizada com o músculo em contração máxima, solicitando que o paciente contraia a fronte e a mantenha contraída por alguns segundos. Nessa foto, é importante registrar o padrão de distribuição das rugas, assim como o posicionamento dos supercílios e possíveis assimetrias. Na sequência, solicita-se que o paciente contraia os músculos corrugadores para caracterização das rugas hipercinéticas da região glabelar. Com a contração do prócero, é possível registrar a capacidade do músculo de deprimir o terço superior e a porção medial dos supercílios, assim como a sua influência na produção de rugas no dorso e lateral do nariz (Figura 7).

Com o paciente em posição oblíqua com perfil direito e esquerdo, faz-se o registro das rugas peripalpebrais laterais produzidas pela contração do músculo orbicular do olho.

Com o paciente novamente em posição anteroposterior, faz-se o enquadramento da região delimitada pela ponta nasal, superiormente, e pelo mento, inferiormente. Registros seriados são realizados para documentar o padrão de contração dos músculos do terço inferior da face. Além disso, dependendo da necessidade, outras expressões faciais podem ser registradas, como sorrir, soprar, contrair os músculos do pescoço e outras, dependendo da área a ser tratada (Figuras 8, 9 e 10).

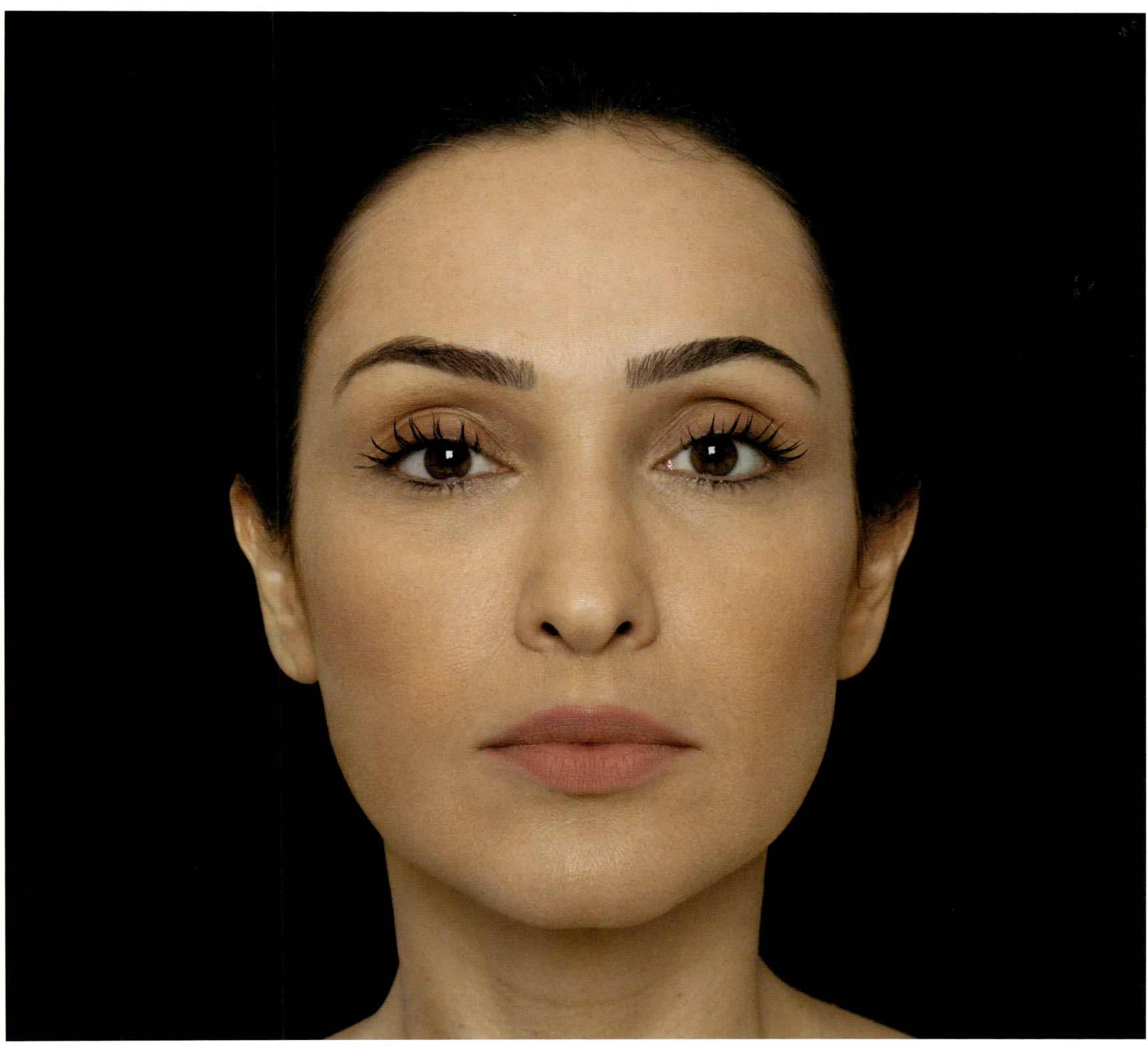

FIGURA 4. Enquadramento fotográfico do segmento cefálico, desde o vértice do crânio até a fúrcula esternal, com expressão facial neutra anteroposterior.

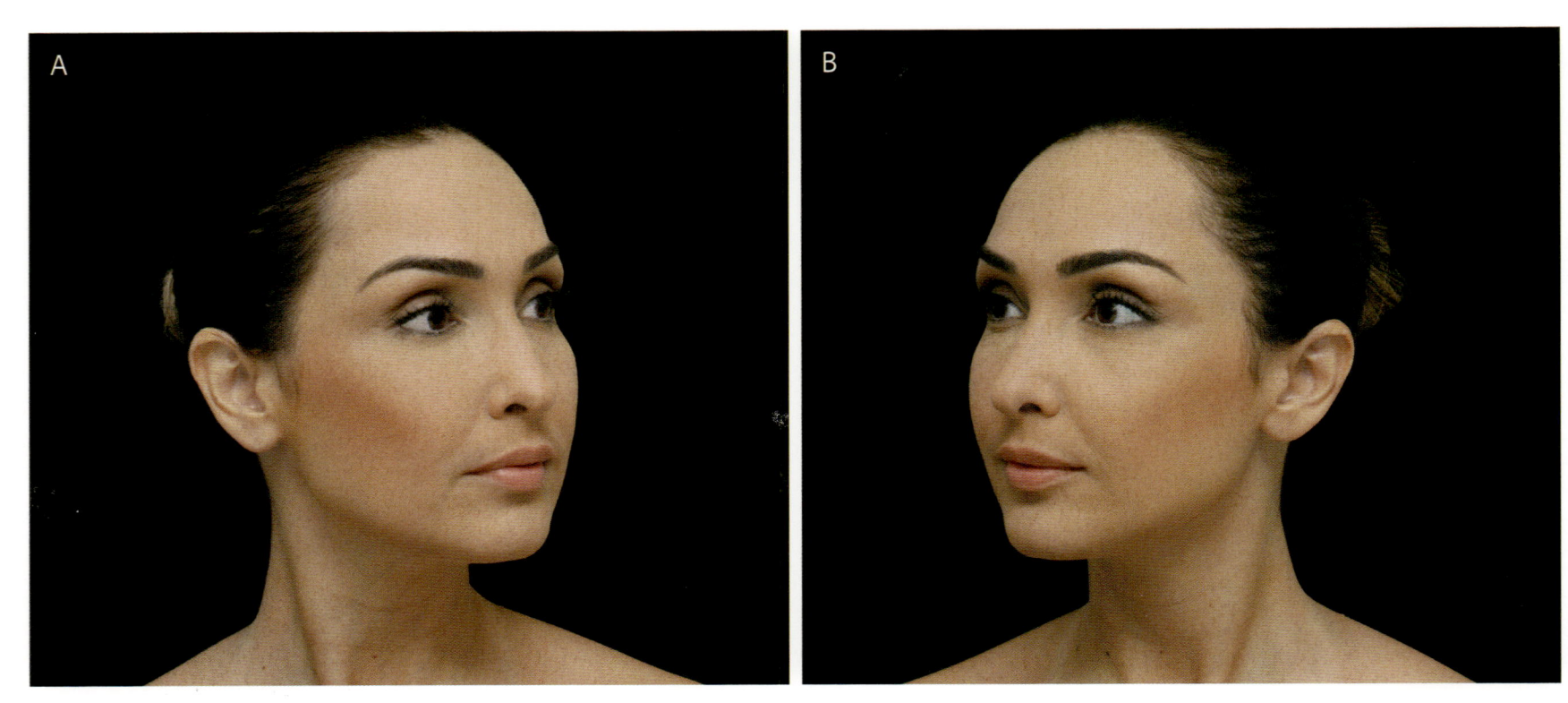

FIGURA 5. Fotodocumentação da face em posição oblíqua direita e esquerda.

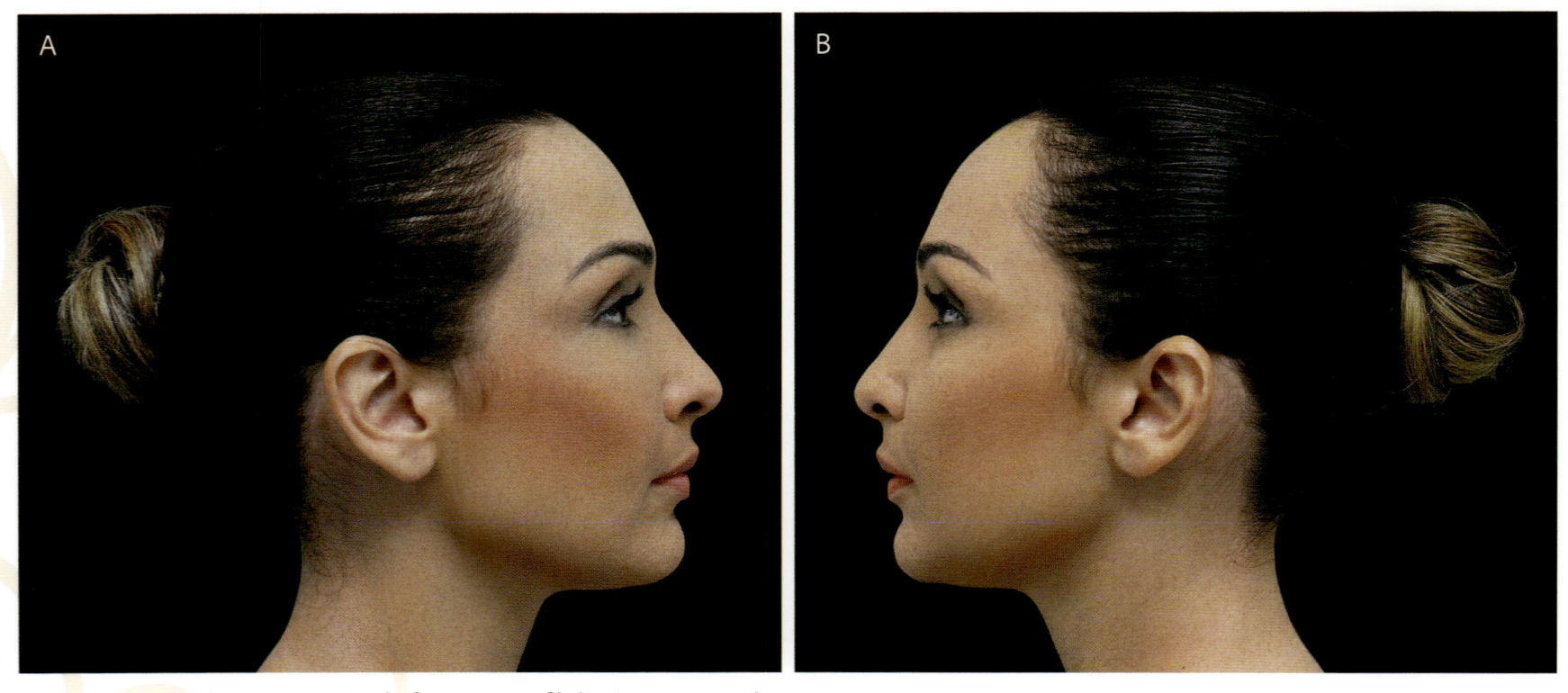

FIGURA 6. Fotodocumentação da face em perfil direito e esquerdo.

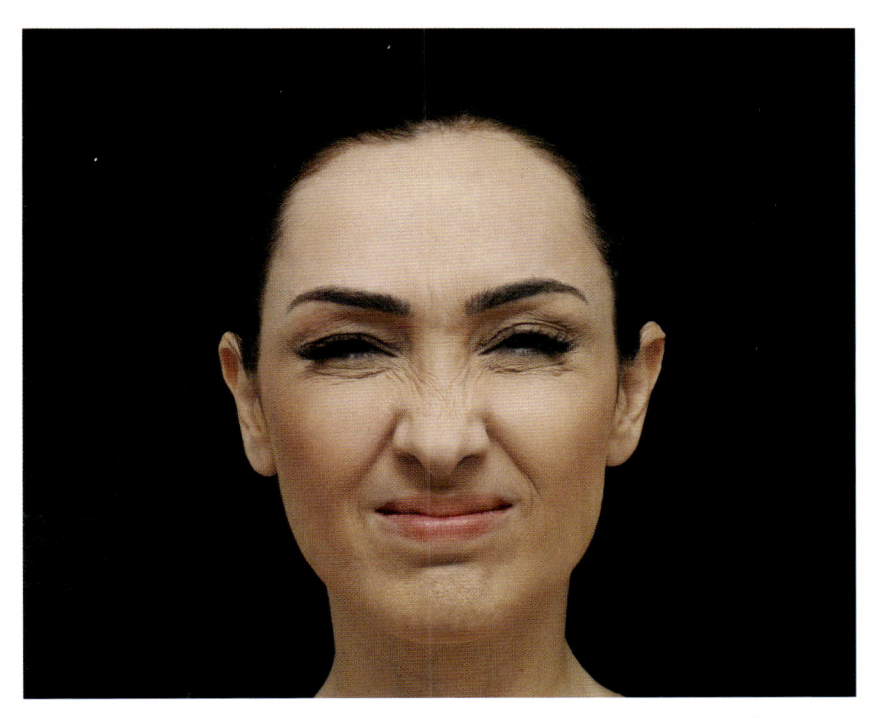

FIGURA 7. Contração dos músculos transverso do nariz e levantador do lábio superior e asa do nariz, por meio da expressão facial de "cheiro ruim", com formação das "linhas de coelho" ou *bunny lines*.

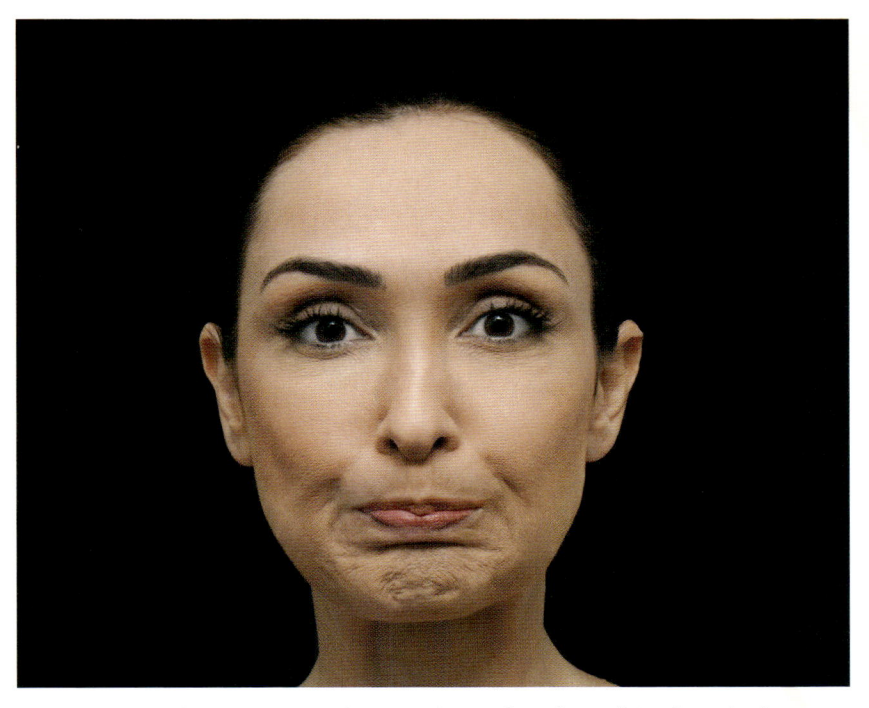

FIGURA 8. Contração máxima do músculo orbicular da boca e acionamento do músculo mentoniano, com formação das rugas do mento ou "queixo em casca de laranja".

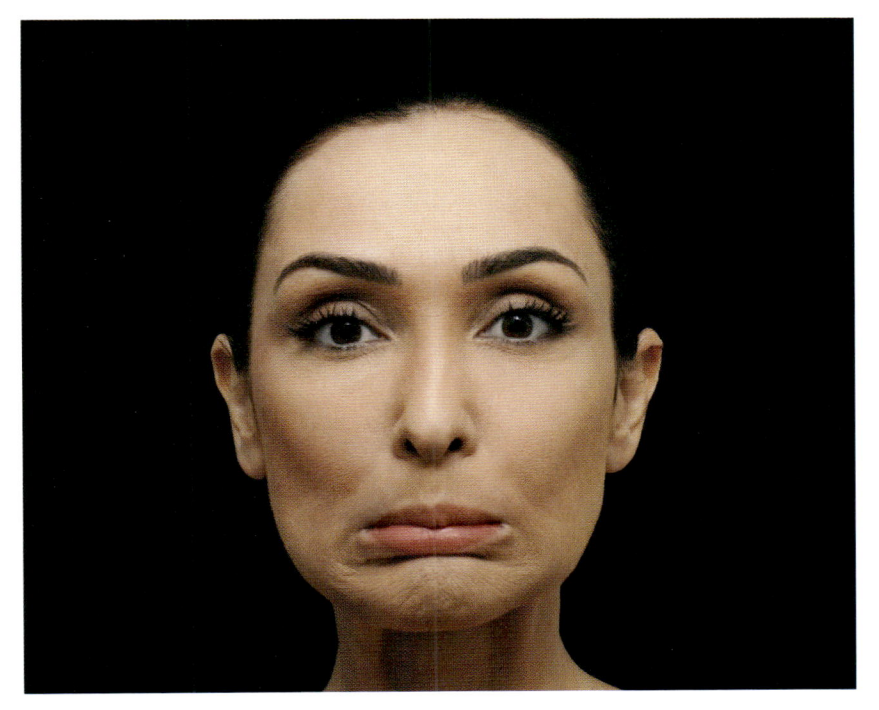

FIGURA 9. Contração do músculo depressor do ângulo da boca, na tentativa de expressão facial de "boca triste", com acionamento leve das bandas platismais.

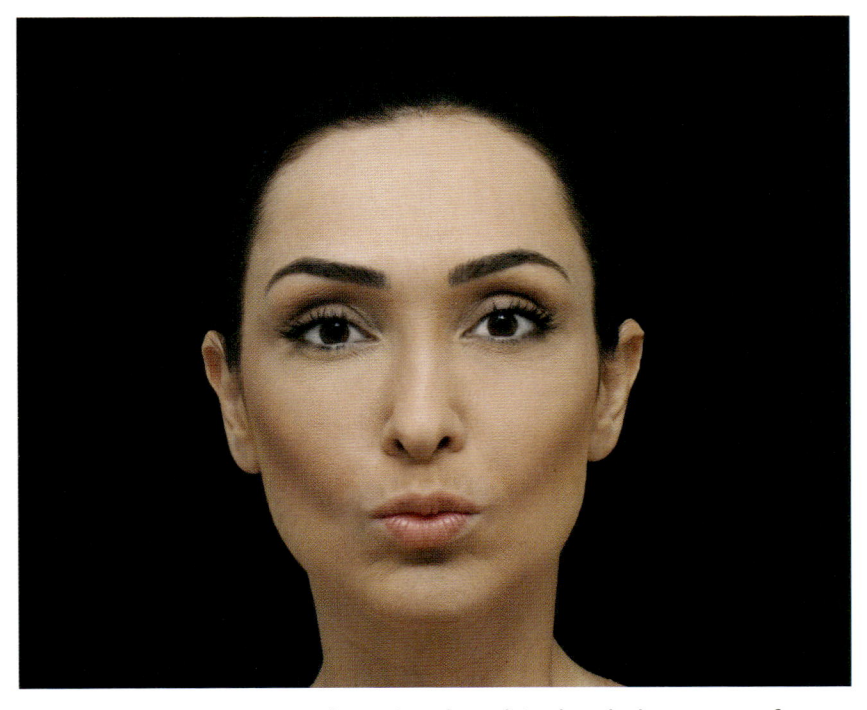

FIGURA 10. Contração do músculo orbicular da boca para frente, com formação das linhas periorais ou "código de barras".

71

Considerando-se que a fotografia é o um registro do momento estático, o profissional poderá complementar a documentação da cinética muscular por meio da filmagem da ação muscular.

As câmeras com sistema 3D são úteis para diversos fins: elas definem a geometria de um objeto por meio do posicionamento e registram todos os detalhes superficiais da pele relativos à cor e à estrutura. O *software* transforma as imagens obtidas com câmeras digitais em modelos virtuais 3D. São muito úteis em casos de preenchimento facial.

Neste livro, todas as fotografias foram realizadas utilizando as câmeras fotográficas digitais Nikon D7000 e D850, com lentes 50 mm e 24 mm-70 mm (Figura 11). As fotografias de casos clínicos pré e pós-preenchimento facial com a técnica de MD Codes™ foram realizadas com o sistema VECTRA® H1 (*Canfield Imaging Systems*) (Figura 12).

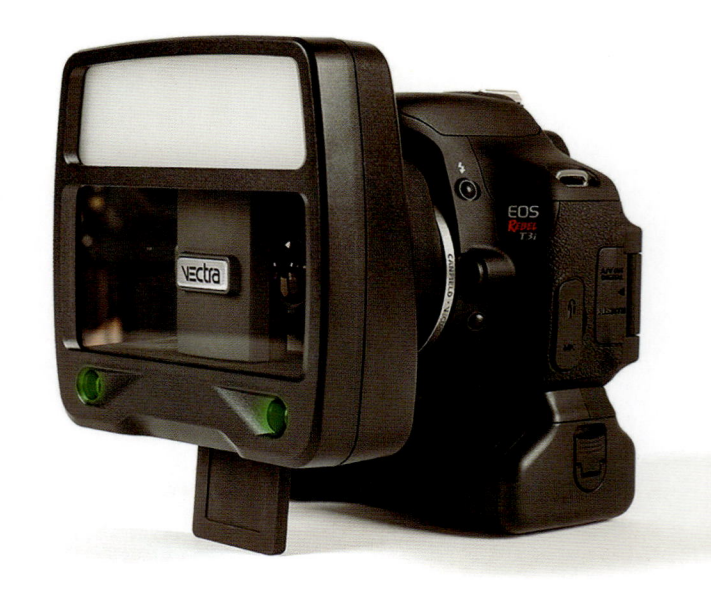

FIGURA 12. Máquina fotográfica digital 3D – VECTRA® H1 (*Canfield Imaging Systems*), utilizada para registro das expressões faciais em repouso e com recursos de avaliação do pré e pós-preenchimento facial.

ESCLARECIMENTOS IMPORTANTES AO PACIENTE

O médico deve educar seu paciente em relação às diferenças entre rugas dinâmicas e estáticas, bem como a diferença entre seus tratamentos. Apesar de vivermos na era das redes sociais nas quais o acesso às informações em saúde parecem abundantes, nem sempre há o entendimento claro e completo sobre as possíveis abordagens e os tratamentos estéticos da face.

Devemos explicar ao paciente, por exemplo, que nem todas as linhas de expressão ou rugas são tratadas da mesma maneira. Atualmente, há várias opções de procedimentos estéticos que, isolada ou associadamente, são capazes de tratar o processo de envelhecimento, harmonizando e rejuvenescendo a face.

Os candidatos a esses tratamentos devem estar cientes da proposta de tratamento, da ação do produto no local injetado, do efeito e de sua duração.

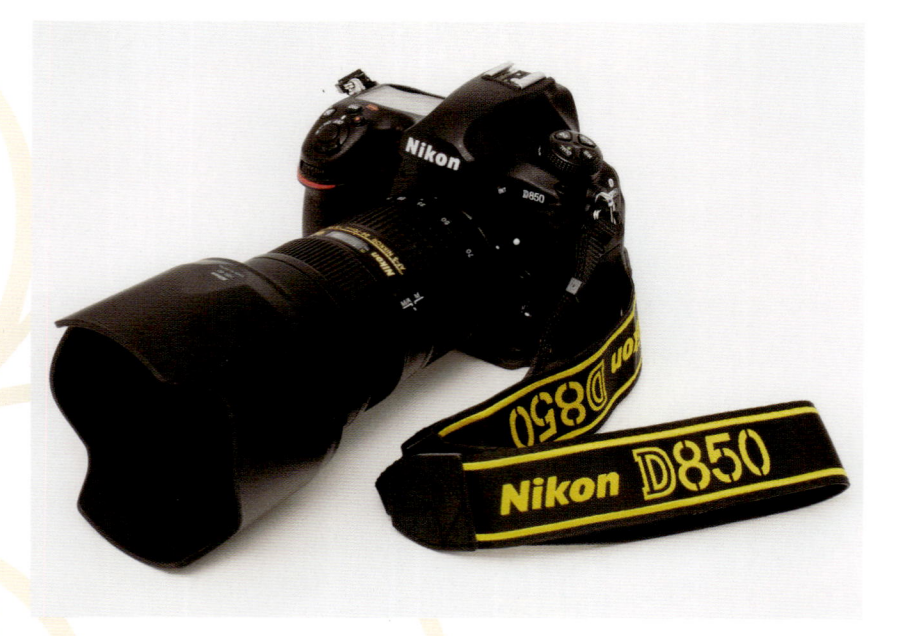

FIGURA 11. Máquina fotográfica digital profissional utilizada para registro das expressões faciais em repouso (rugas estáticas) e em movimento (rugas dinâmicas).

Na abordagem cosmética, a aplicação da toxina botulínica do tipo A é mais utilizada no tratamento das linhas de expressão, com duração temporária de três a seis meses, e aplicações periódicas.

O ácido hialurônico (AH), por sua vez, é comumente utilizado para as rugas estáticas. Atualmente, com a tecnologia que envolve a fabricação desse produto, é possível estruturar, preencher e refinar a perda de volume faciais que ocorrem durante o processo de envelhecimento. Esse produto apresenta duração de 12 meses a 24 meses e confere resultados no curto, médio e longo prazos.

Termo de consentimento

O consentimento por escrito não substitui a informação oral prestada pelo médico. É de fundamental importância que objetivos, benefícios e alternativas do tratamento estejam claros e que todas as orientações e esclarecimentos necessários sejam realizados durante a consulta médica. O paciente deve estar orientado em relação às expectativas, ao planejamento do tratamento completo e ideal para seu caso, às sessões de tratamento e as aplicações e cuidados pós-aplicação.

Além disso, o paciente deverá estar ciente das reações adversas e complicações do tratamento indicado, das chances de sucesso e dos riscos relevantes e específicos para o tratamento.

É interessante mostrar o produto ou medicamento e, até mesmo, revisar as informações contidas na embalagem antes do tratamento. Sugerimos que o paciente também receba um informativo impresso com as devidas orientações a respeito do procedimento que será realizado. Após certificar-se de que todas as informações foram prestadas e de que não há dúvidas sobre o procedimento, o paciente é convidado a assinar o termo de consentimento e de responsabilidade. O médico, por sua vez, deverá registrar no prontuário a descrição detalhada do procedimento realizado, o produto utilizado, o local aplicado, a dose e outras informações consideradas relevantes.

PLANO DE TRATAMENTO

Depois de executar o exame físico, elabora-se, em conjunto com o paciente, o plano de tratamento completo, com o auxílio de uma figura anatômica, contemplando as áreas que serão tratadas com a toxina botulínica e com ácido hialurônico, por meio da técnica de MD Codes™.

Toxina botulínica do tipo A

É necessário identificar os músculos a serem tratados, considerar as zonas de risco e marcar os pontos de aplicação, assim como o número de unidades de BoNTA a ser aplicado em cada um desses pontos. Recomenda-se, também, documentar a profundidade de cada injeção, se intramuscular, subcutânea ou intradérmica.

Ácido hialurônico

Para esse tratamento, deve-se considerar as estruturas anatômicas que perderam volume ósseo e/ou gordura facial. Sendo assim, o médico deve sempre identificar a causa principal que levou à formação do sulco ou à deformidade durante o processo de envelhecimento da face em questão.

Faz parte do planejamento escolher cuidadosamente quais seriam os produtos (concentrações) e a quantidade de seringas a serem utilizadas para se atingir o resultado pretendido, de maneira simétrica, e o número de sessões.

Esse planejamento é de fundamental importância para que o paciente entenda o resultado que se pode obter com 2, 4, 8 ou 20 seringas, dependendo da necessidade específica do rosto em tratamento, visando ao melhor resultado final possível e considerando que cada produto apresenta 1 mililitro (mL) por seringa.

TERMO DE CONSENTIMENTO

Data: _____ / _____ / _____

Nome completo: _____

Idade: _____ Telefone: _____ Celular: _____

Endereço: _____

Pelo presente termo, eu _____ , brasileiro, maior, portador da cédula de identidade

RG nº _____ , inscrito no CPF/MF sob o nº _____ , declaro estar informado e autorizo

_____ a realizar o procedimento conhecido como:

☐ Tratamento cosmético para rugas de expressão mediante aplicação da Toxina Botulínica A.

☐ Preenchimento facial com ácido hialurônico mediante a aplicação de Juvéderm®.

O(s) procedimento(s) mencionado(s) foi(ram) explicado(s) pelo médico acima referido e eu entendi a natureza e consequência do(s) mesmo(s). Os seguintes pontos me foram especialmente esclarecidos:

- Apesar da segurança e longa experiência com o uso da Toxina Botulínica A, alguns efeitos adversos podem ocorrer após a aplicação, como edema, hematoma, inflamação ou ainda outros efeitos descritos em bula. Estes são geralmente transitórios e totalmente reversíveis.
- Apesar da segurança e da longa experiência com o uso de preenchedores à base de ácido hialurônico, algumas reações adversas podem ocorrer após a aplicação, tais como: eritema (vermelhidão), edema (inchaço), que podem ser associadas a prurido (coceira) ou dor localizada. Estas reações são geralmente transitórias e reversíveis. Alguns eventos relatados podem durar mais tempo como: hematomas (equimoses), endurecimento (o que pode gerar uma sensação de produto palpável), nódulos e discromias (alterações da cor) no local da injeção.
- Na literatura também estão descritas as seguintes reações adversas após aplicações de ácido hialurônico: abscesso granuloma, reação imunológica imediata ou tardia e injeção acidental intravascular (dentro do vaso sanguíneo), podendo obstruir o vaso e causar danos nos tecidos.
- Pacientes com tendência a desenvolver cicatrizes hipertróficas (ou queloides), com hipersensibilidade (alergia) ao ácido hialurônico, como infecções ou inflamações da pele (acnes, herpes),

com associação imediata de tratamento a *laser*, *peeling* químico ou dermoabrasão, mulheres grávidas ou lactantes e crianças, não devem se submeter ao procedimento com JUVÉDERM®.
- Atletas devem estar cientes de que JUVÉDERM® contém substâncias que podem produzir resultados positivos em teste antidoping.
- Pacientes com histórico de alergia ou hipersensibilidade à lidocaína ou a qualquer outro anestésico local do tipo amida, portadores de epilepsia não tratada ou de porfiria não devem ser submetidos ao procedimento com JUVÉDERM®.
- O uso de JUVÉDERM® não é recomendado para pacientes em vigência de tratamento com medicações que diminuem ou inibem o metabolismo hepático (por exemplo, cimetidina e betabloqueadores).
- Pacientes em tratamento com antibióticos do tipo aminoglicosídeos ou quaisquer drogas que interfiram na transmissão neuromuscular e aqueles com enfermidades neuromusculares devem ser avaliados com extrema precaução para o tratamento com Botox®. Mulheres grávidas ou em fase de amamentação e pacientes com sinal de infecção nos locais de aplicação não devem ser submetidos a tratamento com Botox®.

Entendi que a duração dos resultados dos procedimentos com Botox® e JUVÉDERM® é variável, dependendo de metabolismo e hábitos de cada paciente. No caso de JUVÉDERM®, esta duração também pode ser impactada pela apresentação do produto utilizado, sendo em média de 6 a 18 meses. No caso de Botox®, entendi que os efeitos iniciais são observados em aproximadamente 24-48 horas e que a duração total também pode ser impactada pela dosagem utilizada e área tratada, sendo em média de 4 a 6 meses.

Estou ciente de que a prática da medicina não é uma ciência exata e reconheço que, apesar de o médico haver me informado adequadamente sobre as possibilidades de atingir os objetivos do procedimento, não se pode afirmar que os resultados sejam garantidos. Dou meu consentimento para ser fotografado antes, durante e depois do procedimento, autorizando o profissional interventor a utilizar minha imagem pessoal de forma gratuita em:

☐ Prontuário clínico ☐ Revistas científicas ☐ Apresentações em congressos médicos

Dou fé de não haver omitido ou alterado dados ao expor meus antecedentes médicos.

Li detalhadamente esse Termo de Consentimento e o entendi totalmente, autorizando o profissional nomeado a realizar em mim o(s) procedimento(s) previamente explicado(s). Em prova da conformidade com todo o exposto, assino o presente termo na presença de _____

e _____ , testemunhas deste ato.

Assinatura _____ Nome do paciente _____

Assinatura _____ Nome do paciente _____

Testemunhas (assinatura/RG) 1. _____ 2. _____

INDICAÇÕES: BOTOX® (Toxina Botulínica A) é indicado para tratamento de linhas faciais de linhas hipercinéticas. **REAÇÕES ADVERSAS:** Conforme esperado para qualquer procedimento injetável, dor no local da aplicação, inflamação, parestesia, hipoestesia, sensibilidade anormal à compressão, intumescimento/edema, eritema, infecção localizada, hemorragia e/ou ardor foram associados com a injeção. Linhas faciais hipercinéticas: Linhas glabelares: *Comuns:* cefaleia, parestesia, ptose palpebral, náusea, eritema, tensão na pele, fraqueza muscular, dor facial, edema no local da injeção, equimose, dor no local da injeção, irritação no local da injeção. Linhas frontais: *Muito comuns:* cefaleia, edema palpebral, ardor no local da injeção, prurido no local da injeção e dor facial. Rugas periorbitais: *Muito comuns:* ardor no local da injeção. **ADVERTÊNCIAS E PRECAUÇÕES:** A eficácia e a segurança de BOTOX® dependem de armazenamento adequado, seleção correta das doses e técnica correta da reconstituição e administração. Extrema precaução deve ser tomada em pacientes com doenças neurológicas preexistentes. Podem ocorrer efeitos adversos a distância do ponto de injeção e reações de hipersensibilidade. Convulsões podem ser reportadas em pacientes predispostos, predominantemente em crianças com paralisia cerebral. Raros eventos adversos podem ocorrer no sistema cardiovascular, como arritmia e infarto do miocárdio. A formação de anticorpos neutralizantes pode comprometer a eficácia de BOTOX®. O potencial de formação de anticorpos pode ser minimizado pela injeção da menor dose efetiva com o intervalo mais longo possível entre as injeções. BOTOX® contém albumina humana. **POSOLOGIA:** as doses recomendadas para BOTOX® (Toxina Botulínica A) não são apropriadas para uso com outras preparações/marcas comerciais de toxina botulínica. O método de administração depende das características individuais do paciente, da indicação, da localização e da extensão do comprometimento dos grupos musculares envolvidos. **MODO DE USAR:** DEVE SER APLICADO SOMENTE POR MÉDICO PREVIAMENTE TREINADO PARA USO CORRETO DO PRODUTO. BOTOX® deve ser administrado dentro de 3 dias (72 horas) após a reconstituição. Para informações completas para prescrição, consultar a bula do produto ou a Allergan Produtos Farmacêuticos Ltda. VENDA SOB PRESCRIÇÃO MÉDICA. Reg. ANVISA/MS – 1.0147.0045.

CONTRAINDICAÇÕES: ESTE MEDICAMENTO É CONTRAINDICADO EM PESSOA COM ANTECEDENTES DE HIPERSENSIBILIDADE A QUALQUER DOS INGREDIENTES CONTIDOS NA FORMULAÇÃO E NA PRESENÇA DE INFECÇÃO NO LOCAL DA APLICAÇÃO. ESTE MEDICAMENTO É CONTRAINDICADO PARA MENORES DE 2 ANOS. **INTERAÇÕES MEDICAMENTOSAS:** O EFEITO DA TOXINA BOTULÍNICA PODE SER POTENCIALIZADO POR ANTIBIÓTICOS AMINOGLICOSÍDICOS OU QUAISQUER OUTRAS DROGAS QUE INTERFIRAM COM A TRANSMISSÃO NEUROMUSCULAR.

Os produtos da linha JUVÉDERM® estão registrados na ANVISA sob os números 80143600081, 80143600089 e 80143600090. "MATERIAL DESTINADO A MÉDICOS".

CUIDADOS PÓS-APLICAÇÃO

1) Evite massagear ou manipular as áreas tratadas.

2) Evite ambientes muito quentes, exposição solar logo após a aplicação e atividades físicas, salvo quando devidamente autorizadas pelo médico.

3) Desconforto local leve ou discreta vermelhidão nas áreas tratadas podem ocorrer em procedimentos injetáveis. Qualquer outra alteração deve ser imediatamente comunicada ao seu médico.

4) Qualquer dúvida sobre o tratamento realizado (resultados, alterações, sintomas etc.) deve ser prontamente esclarecida junto ao médico que realizou o procedimento.

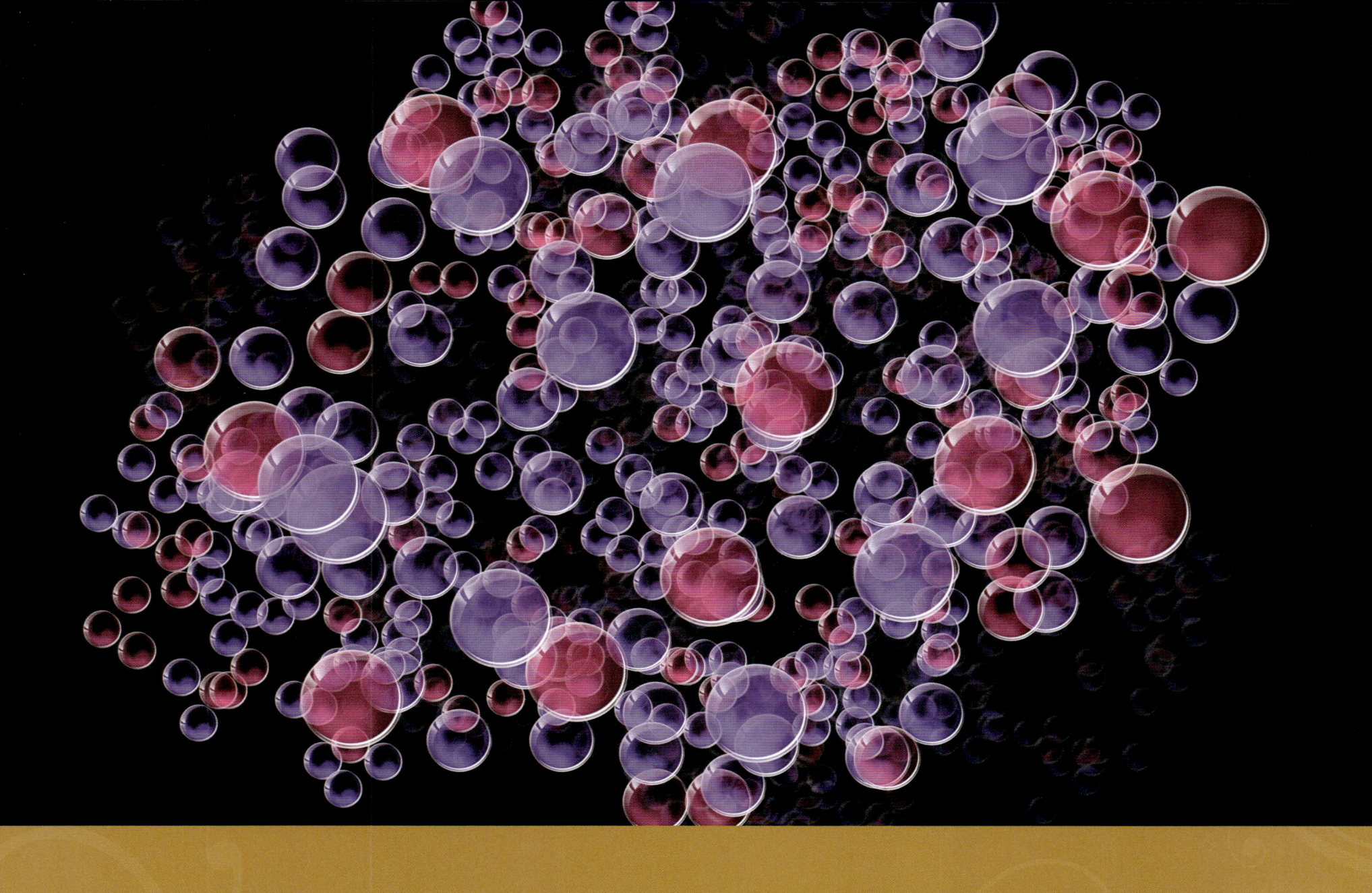

5

TOXINA BOTULÍNICA

TOXINA BOTULÍNICA

HISTÓRICO DA TOXINA BOTULÍNICA

As aplicações cosméticas e clínicas da toxina botulínica tipo A são o resultado da observação das condições clínicas feita por vários indivíduos, que puderam traduzir essas descobertas em grandes progressos médicos.

A bactéria *Clostridium botulinum* (*C. botulinum*) foi originalmente isolada pelo professor E. van Ermengem, em 1895, após membros de uma casa noturna em Ellezelles, Bélgica, sofrerem paralisia depois do consumo de presunto salgado e malpassado, o que ocasionou a morte de três integrantes do grupo.

Nos 20 anos que se seguiram da descoberta inicial de *C. botulinum*, diferentes cepas do organismo foram identificadas, e acreditava-se que produziam diversas formas de toxina botulínica. Tentativas iniciais de purificar o agente causador do organismo que induzia a paralisia muscular não obtiveram sucesso. Dr. Herman Sommer, da Fundação Hooper, da Universidade da Califórnia, nos Estados Unidos da América (EUA), não conseguiu produzir uma versão purificada da toxina botulínica, porém foi o primeiro pesquisador a extrair um precipitado capaz de induzir paralisia em animais de laboratório.

Em 1946, Dr. Edward Schantz e seus colegas em Camp Detrick, Maryland (EUA), purificaram com sucesso a toxina botulínica tipo A em forma cristalizada, incentivando o início de pesquisas sobre seu mecanismo de ação, descrito, a princípio, por Dr. Vernon Brooks, que determinou que a paralisia muscular era causada por um bloqueio na liberação de acetilcolina da placa motora terminal ao fim da junção neuromuscular.

O Botox® foi aprovado pela Food and Drug Administration (FDA), agência reguladora norte-americana que administra alimentos e medicamentos, em dezembro de 1989, para tratar uma série de distúrbios funcionais, incluindo estrabismo, espasmo hemifacial e blefaroespasmo; no entanto, apenas recentemente essa toxina recebeu a aprovação da FDA para a redução estética das linhas de "franzimento" entre as sobrancelhas.

No início da década de 1990, a Dra. Jean Carruthers, oftalmologista, observou que pacientes que receberam múltiplos tratamentos de Botox® para blefaroespasmo também obtiveram redução do aparecimento de suas linhas de franzimento, ou sulcos glabelares, quando o Botox® foi usado para inativar os músculos depressores da região central da testa. Essa observação inicial levou tanto ela quanto seu marido, Dr. Alastair Carruthers, dermatologista, a realizar injeções de Botox® na região glabelar de seus pacientes para indicações exclusivamente cosméticas. Os dois descreveram seus resultados, em 1992, na reunião anual da Academia Americana de Dermatologia e publicaram o primeiro artigo sobre o tema no mesmo ano. Suas descobertas iniciais levaram outros pesquisadores a tratar grupos musculares adicionais para, da mesma maneira, reduzir o desenvolvimento de linhas ativas de expressão facial. Essas regiões adicionais incluíam o músculo orbicular lateral do olho para reduzir "pés de galinha" e o músculo frontal para reduzir as linhas transversais da testa, bem como diversos músculos da parte inferior da face e do pescoço.

O êxito clínico do Botox® na redução de rugas resultou em um aumento drástico da utilização da substância para fins cosméticos nos Estados Unidos e em outros países. Desde seu uso original para redução de rugas em 1992 até 2002, quando foi aprovado pela FDA para o tratamento de sulcos glabelares, o Botox® era usado sem indicação formal, por médicos, para fins cosméticos. Ao longo desse período, uma ampla gama de especialistas, incluindo oftalmologistas, dermatologistas e cirurgiões plásticos faciais, integrou o uso da toxina botulínica em seu arsenal cosmético. Médicos em todas essas áreas frequentemente usam toxina botulínica do tipo A isoladamente como procedimento minimamente invasivo para reduzir a aparência de linhas e rugas ativas ou em conjunto com outros procedimentos estéticos, como preenchimentos, *peelings* químicos, rejuvenescimento de pele a *laser*, cirurgia de blefaroplastia e *lifting* da testa e facial.

O QUE É A TOXINA BOTULÍNICA E COMO ELA FUNCIONA?

Propriedades físicas

Clostridium botulinum é uma bactéria anaeróbica Gram-positiva formadora de esporos que se originam naturalmente no solo. Sete diferentes cepas de *C. botulinum* já foram identificadas. Cada uma delas é caracterizada pelo tipo de neurotoxina botulínica que é capaz de produzir, sendo classificadas por tipos de A a G. Embora todas essas neurotoxinas inibam a liberação de acetilcolina (ACh) na junção neuromuscular, todas variam em sua estrutura química e tamanho, bem como no mecanismo de ação no próprio terminal nervoso. Cinco desses subtipos (A, B, E, F e G) afetam o sistema nervoso humano, enquanto dois subtipos (C e D) não o afetam. Os tipos A e B são os dois subtipos mais relevantes clinicamente, sendo, portanto, comercialmente produzidos. Acredita-se que a toxina botulínica tipo A exerça o bloqueio neuromuscular mais potente, além de ter esse efeito com maior duração. As toxinas botulínicas dos tipos E e F, por outro lado, são capazes de bloquear a transmissão mioneural, porém têm ação mais curta em comparação com os tipos A e B, não sendo, portanto, comercializadas.

Toxinas botulínicas dos tipos A e B são compostas de um polipeptídio de 150 quilodáltons (kDa), consistindo em uma cadeia leve e uma cadeia pesada ligadas por uma ponte dissulfeto. As moléculas ligadas por dissulfeto são associadas a outras proteínas não tóxicas durante sua síntese para a formação de um complexo de neurotoxina, cujo tamanho é de aproximadamente 400 kDa (Figura 1). Essas proteínas acessórias são neurotoxinas que podem ter um papel benéfico na estabilização da frágil molécula de toxina botulínica quando reconstituídas para uso.

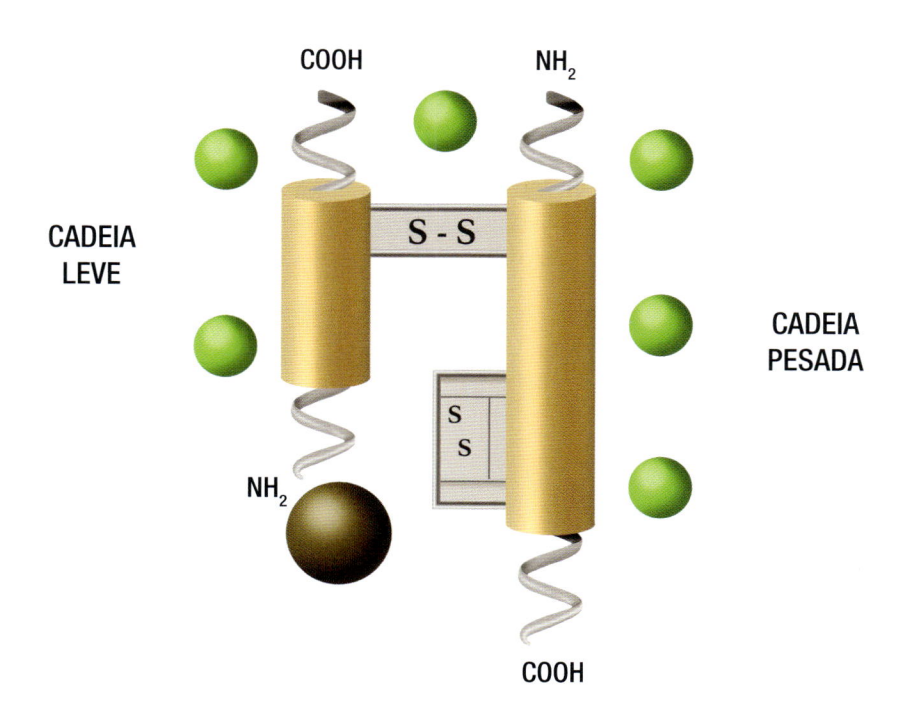

FIGURA 1. A molécula da toxina botulínica é formada por uma cadeia leve e uma cadeia pesada, unidas por uma única ligação dissulfeto. Enquanto a cadeia pesada é responsável pela ligação aos receptores nos terminais nervosos, a cadeia leve exerce seu efeito, impedindo a liberação de ACh da terminação nervosa.

Mecanismo de ação

Na junção neuromuscular, o terminal do nervo motor está justaposto à fibra muscular adjacente, induzindo o acoplamento excitação-contração. O neurônio motor produz um potencial de ação que percorre o axônio até o terminal nervoso. Com a chegada do potencial de ação, canais de cálcio voltagem-dependentes abrem-se, promovendo um influxo de íons de cálcio. Esse influxo resulta na fusão de vesículas pré-sinápticas, contendo ACh, com o terminal nervoso. Essa fusão é mediada pelo complexo *soluble N-ethylmaleimide-sensitive factor attachment protein receptor* (SNARE); em português, receptor proteico de fixação de fator sensível à N-etilmaleimida solúvel, isto é, um complexo neural exocítico que regula a acoplagem de membrana e a fusão de vesículas sinápticas e liberação de ACh. As proteínas dentro do complexo SNARE incluem a sinática neu-

ral-associada SNAP-25, a sintaxina e as proteínas de membrana associadas a vesículas (*vesicle-associated membrane proteins* [VAMP]). A toxina botulínica tem como alvo essas proteínas.

Quando a toxina botulínica é administrada, a cadeia pesada (100 kDa) liga-se seletivamente aos receptores da membrana celular na superfície externa do terminal nervoso pré-sináptico (Figura 2). Todo o complexo de neurotoxina (cadeias leves e pesadas) é, então, internalizado no terminal nervoso por meio de endocitose mediada por receptor (Figura 3). As vesículas contendo a toxina botulínica fundem-se com vacúolos digestivos, que clivam a molécula da toxina botulínica em cadeias leves e pesadas separadamente. A cadeia leve (50 kDa) exerce o efeito de paralisia da toxina botulínica ao inativar o complexo *RNA-guided FokI Nucleases* (RFNs), bloqueando, assim, a liberação de ACh na junção neuromuscular. Cada sorotipo de toxina

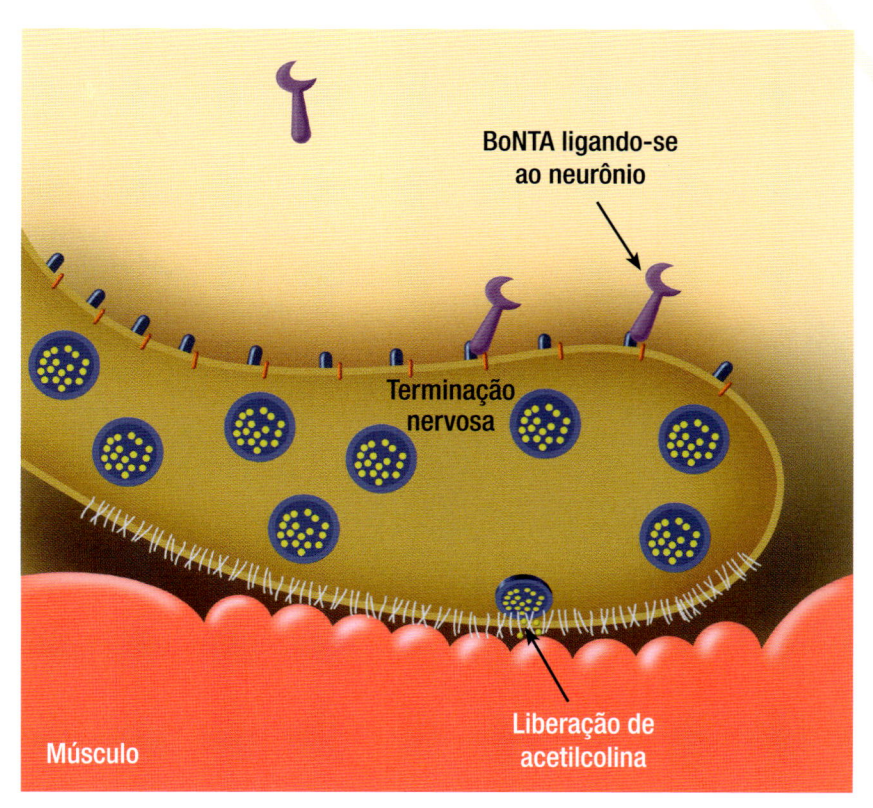

FIGURA 2. A cadeia pesada da molécula da toxina botulínica liga-se seletivamente aos receptores da membrana celular via cadeia pesada na superfície externa da terminação nervosa.

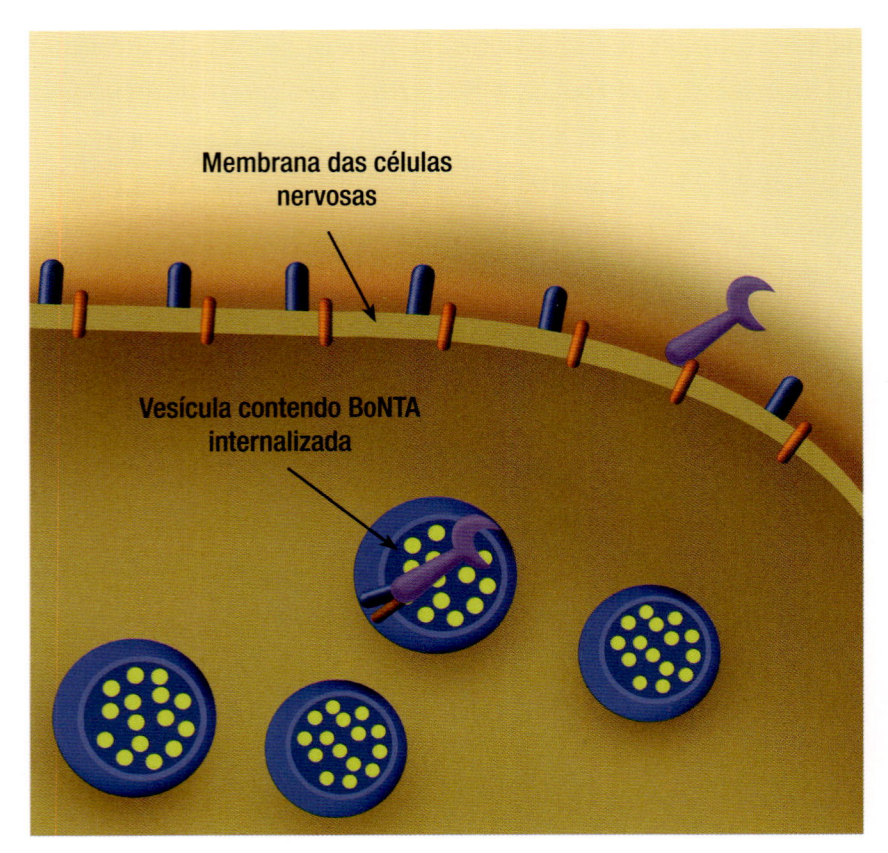

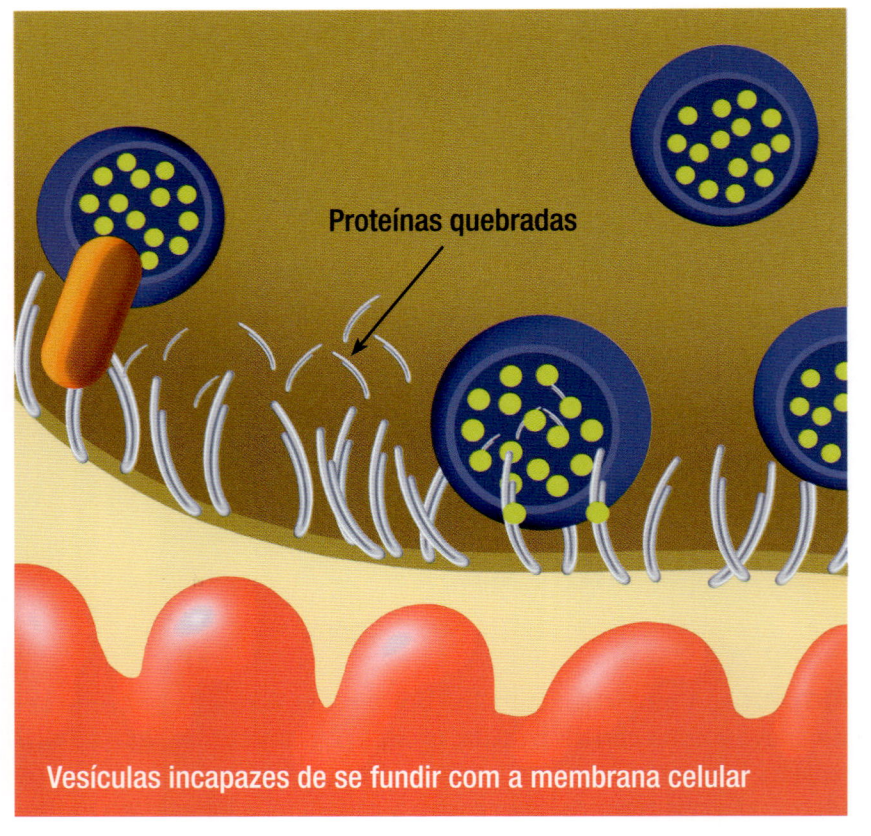

FIGURA 3. Todo o complexo de neurotoxina é internalizado no terminal nervoso motor através de endocitose mediada por receptor. A toxina botulínica do tipo A é, então, clarificada em cadeias leves e pesadas separadas. A cadeia leve exerce o efeito paralítico ao inativar as proteínas do complexo SNARE, bloqueando a liberação de ACh.

FIGURA 4. A cadeia leve dos sorotipos A, C e E exerce seu efeito, quebrando a proteína sináptica associada ao neurônio (SNAP-25), que é responsável pela fusão das vesículas contendo ACh com a membrana celular da terminação nervosa.

botulínica liga-se a uma região específica do terminal nervoso pré-sináptico, e cada um deles cliva proteínas exclusivas dentro do próprio terminal. Todos os sorotipos de toxina botulínica atuam no complexo SNARE. Os sorotipos A, C e E clivam a molécula SNAP-25, enquanto os sorotipos B, D, F e G clivam a sinaptobrevina ou o VAMP, cada um em um local distinto (Figura 4). Em todas as situações, a toxina botulínica inativa enzimaticamente uma proteína específica e necessária para o ancoramento e a fusão de vesículas contendo ACh na junção neuromuscular. A inibição da liberação de ACh resulta em fraqueza muscular localizada (paralisia), a qual é gradualmente revertida ao longo do tempo. O mecanismo pelo qual a fraqueza muscular induzida pela toxina botulínica é revertida ainda

é desconhecido, mas pode envolver o *turnover* intraneural das proteínas de ancoragem afetadas, responsáveis pela liberação de ACh na junção neuromuscular e pelo surgimento de novos terminais nervosos ou uma combinação de ambos mecanismos.

Dois meses após a administração da toxina botulínica, o axônio começa a se expandir, e novos brotos terminais nervosos emergem e se estendem em direção à superfície muscular. A unidade nervosa motora é restabelecida quando um novo broto forma uma conexão sináptica física com a junção neuromuscular anterior. Os novos brotos nervosos que não estabelecem uma conexão com a placa terminal motora, no entanto, posteriormente regridem e são eliminados espontaneamente, enquanto o terminal do nervo genitor, ou antigo, é restabelecido (Figura 5).

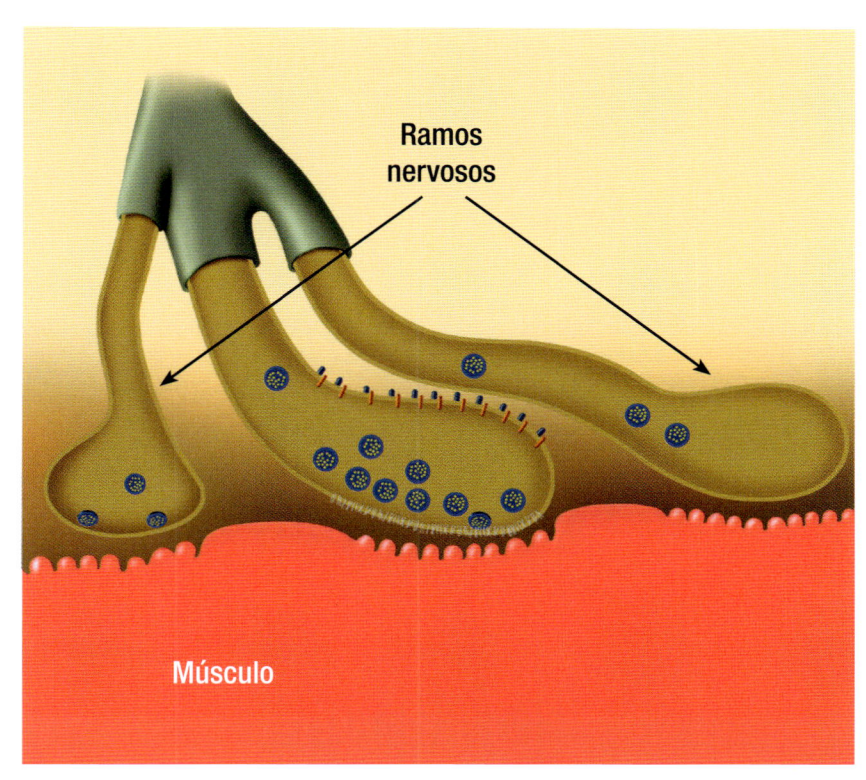

FIGURA 5. Aproximadamente dois meses após a injeção, o nervo terminal começa a expandir-se e novos ramos surgem e estendem-se até a superfície muscular. Ramos nervosos adicionais redundantes também são produzidos. A unidade nervosa motora é reestabelecida assim que um novo ramo formar uma conexão sináptica com a junção neuromuscular anterior.

O entendimento do mecanismo de ação da toxina botulínica permite-nos compreender o tempo necessário para o início da paralisia, bem como a duração do efeito clínico. Uma vez injetada, a toxina botulínica leva aproximadamente de três a quatro dias para que seu efeito se torne visível clinicamente. Isso corresponde ao tempo necessário para a molécula de toxina botulínica se ligar ao terminal nervoso motor, sofrer internalização via endocitose mediada por receptor e bloquear a libertação de ACh por meio da inativação das proteínas dos complexos SNAP-25 ou VAMP SNARE.

Em contrapartida, a duração clínica do efeito, que é de aproximadamente de três a quatro meses, corresponde ao tempo necessário para que novos brotos nervosos não mielinizados cresçam a partir da raiz nervosa para restabelecer a placa motora,

iniciando-se 28 dias após a injeção. A conclusão desse processo ocorre aproximadamente 90 dias após a injeção. Portanto, a duração do efeito independe da presença continuada de toxina botulínica no terminal nervoso, mas reflete o tempo necessário para que os nervos de um indivíduo em particular possam se regenerar e desenvolver uma conexão funcional na junção mioneural.

APLICAÇÕES CLÍNICAS

O primeiro pesquisador a estudar a aplicação clínica da toxina botulínica foi Dr. Alan Scott, da Fundação de Pesquisa Oftálmica Smith-Kettlewell, em São Francisco (Califórnia), nos Estados Unidos. No fim dos anos 1960 e início da década de 1970, Dr. Scott conduziu um estudo com o objetivo de enfraquecer os músculos extraoculares de macacos com toxina botulínica tipo A e outros agentes químicos, na esperança de que esses compostos pudessem um dia ser utilizados no tratamento não cirúrgico do estrabismo em humanos. Seu interesse na descoberta de compostos para esse estudo o levou a contatar o Dr. Schantz, que o concedeu a toxina botulínica tipo A para pesquisas iniciais e posteriores na área. Os resultados de seus primeiros estudos com primatas, publicados em 1973, confirmaram que a toxina botulínica tipo A foi o mais eficaz dos agentes que havia investigado para o enfraquecimento dos músculos extraoculares. Na discussão do mesmo artigo, Dr. Scott postulou que a toxina botulínica tipo A poderia também ser útil na correção não cirúrgica de uma gama de distúrbios musculoesqueléticos, bem como no tratamento de espasticidade. Ressalta-se que essas previsões iniciais foram geradas antes mesmo de a toxina botulínica ser injetada em humanos para fins experimentais ou clínicos.

Dr. Scott foi também o primeiro indivíduo a demonstrar a eficiência clínica da toxina botulínica tipo A no tratamento de estrabismo em humanos em um artigo referência publicado em 1980. Durante esse período, Dr. Scott fundou uma empresa, a Oculinum Inc., para o desenvolvimento e teste da toxina botulínica tipo A.

Além do tratamento não cirúrgico do estrabismo, em dezembro de 1989 a toxina botulínica foi posteriormente aprovada para tratar inúmeros distúrbios de espasticidade, incluindo blefaroespasmo, espasmo hemifacial e síndrome de Meige. Suas indicações clínicas foram mais tarde ampliadas para a inclusão do tratamento de distonia cervical e torcicolo espasmódico. Depois de comprar a Oculinum, em 1991, a Allergan rebatizou a toxina botulínica tipo A como Botox®. A eficácia clínica da toxina botulínica por fim levou à aprovação mundial do Botox® para as indicações mencionadas previamente e, nos últimos anos, seu uso tem sido ampliado para a inclusão da profilaxia da cefaleia e incontinência urinária.

Em 2001, o uso da toxina botulínica tipo B, Myoloc® (Solstice Neurosciences, LLC.), nos Estados Unidos, foi aprovado pela FDA para o tratamento de distonia cervical. Embora tenha sido desenvolvido dez anos anteriormente ao Myobloc®, uma preparação diferente de toxina botulínica tipo A, chamada Dysport® (Galderma Laboratories), foi aprovada para o tratamento de distonia cervical e distúrbios locomotores na Europa e na Ásia e aprovada nos Estados Unidos pela FDA para uso no tratamento de distonia cervical e rugas glabelares em abril de 2009. Por fim, em 2010, a FDA aprovou uma nova toxina botulínica conhecida como incobotulinumtoxinA (Xeomin, Merz Pharma), livre de proteínas acessórias, para o tratamento de distonia cervical e blefaroespasmo (Quadros 1 e 2).

Quadro 1. Terminologia estabelecida pela FDA para toxina botulínica

Marca	Terminologia FDA	Terminologia Anvisa
Botox® (Allergan)	OnabotulinumtoxinA	Toxina botulínica A
Toxina botulínica A (Ipsen)	AbobotulinumtoxinA	Toxina botulínica A
Toxina botulínica A (Merz)	IncobotulinumtoxinA	Toxina botulínica A

Quadro 2. Formulações de distintas marcas comerciais – toxina botulínica

	Botox®	Dysport®	Xeomin®
Nomenclatura (Estados Unidos)	OnabotulinumtoxinA	AbobotulinumtoxinA	IncobotulinumtoxinA
Primeira aprovação	1989 (Estados Unidos)	1991 (Reino Unido)	2005 (Alemanha)
Sorotipo	A	A	A
Cepa	Hall (Allergan)	Hall¥	Hall
Receptor/target	SV2/SNAP-25	SV2/SNAP-25	SV2/SNAP-25
Peso e uniformidade molecular	~900 kDa Homogêneo	400-900 kDa Heterogêneo	150 kDa Homogêneo
Excipientes	HSA: 500 µg (100 U) Cloreto de sódio	HSA:125 µg (300, 500 U) Lactose	HSA: 1 mg (50, 100 U) Sucrose
Estabilização solúvel com	Secagem à vácuo e solução salina	Liofilização e solução salina	Liofilização e solução salina
Apresentação (U/frasco)	50, 100, 200	300, 500	50, 100
Proteína (ng/frasco)	4,8 (100 U frasco)	4,35 (500 U frasco)	0,6 (100 U frasco)

APLICAÇÕES COSMÉTICAS

O primeiro resumo científico e publicação a discutir os usos cosméticos da toxina botulínica foram publicados por Alastair e Jean Carruthers, em 1992. No entanto, esses autores enfatizaram que suas investigações iniciais sobre as aplicações cosméticas da toxina botulínica foram embasadas em discussões por eles feitas em meados dos anos 1980 com Dr. Scott, que os relatou ter tratado um paciente com toxina botulínica para a redução da aparência de linhas faciais. A Dra. Jean Carruthers havia igualmente observado que os pacientes com blefaroespasmo que ela havia atendido demonstravam redução na aparência de sulcos glabelares, atribuída à desativação química dos músculos depressores da testa. Com base nessas observações, a Dra. Carruthers obteve animadores resultados ao administrar uma única injeção de toxina botulínica tipo A na testa de sua secretária. Seus experimentos posteriores revelaram que 16 dos 17 pacientes apresentaram uma diminuição clínica em suas linhas glabelares por períodos de 3 a 11 meses. Aproximadamente na mesma época, um grupo da Universidade de Columbia (EUA) descreveu sobre a redução na aparência de linhas dinâmicas de expressão facial em indivíduos que haviam recebido tratamentos com Botox® para distonia facial. O grupo também realizou o primeiro estudo duplo-cego controlado por placebo para o tratamento de linhas faciais hipercinéticas. Mais tarde, uma série de pesquisadores iniciou investigações sobre potenciais aplicações cosméticas da toxina botulínica para a inclusão do tratamento de "pés de galinha", linhas transversais na testa e bandas platismais. Desde então, modificações mais sutis têm sido descritas para o tratamento de rugas ao redor da boca e para a correção de hiper-hidrose. Nenhum dos tratamentos foi inicialmente aprovado pela FDA, pois eram considerados indicação informal para o uso da toxina botulínica; contudo, em 15 de abril de 2002, o Botox® recebeu aprovação da FDA para a redução não cirúrgica de sulcos glabelares, ou "linhas de expressão", com base em um estudo duplo-cego randomizado com 553 pacientes recrutados em ensaio multicêntrico.

De maneira semelhante, Dysport® e Xeomin® foram aprovados para a redução não cirúrgica de rugas glabelares. Nos últimos 15 anos, tem havido um gigante crescimento no interesse por essa área por parte do público, bem como por médicos. Apesar da reação inicial do público direcionada ao uso cosmético da toxina botulínica por conta de seus potenciais efeitos colaterais, atualmente, a toxina botulínica para fins estéticos é comumente descrita na imprensa popular. É um tratamento cosmético seguro para rugas dinâmicas e estáticas, com expressiva demanda por milhões de pacientes em todo o mundo.

Avaliação clínica

Ao avaliarmos o candidato ao tratamento com toxina botulínica, devemos ter como objetivos conquistar um efeito estético preciso, obter resultados naturais e minimizar o potencial de possíveis efeitos adversos.

A aplicação da toxina pode ser considerada uma arte, pois depende da combinação dos seguintes fatores: a análise e o diagnóstico do paciente, o conhecimento anatômico, o gerenciamento das expectativas e a individualização do tratamento.

Desse modo, o exame facial deve ser criterioso, levando-se em consideração essas premissas. O método mais fácil e direto de avaliar um paciente com rugas faciais é oferecer um espelho de mão e pedir para que ele identifique as linhas consideradas não atraentes. Dessa forma, o médico terá a oportunidade de analisar as linhas ativas, ou de movimento, e aquelas presentes em repouso, permitindo o desenvolvimento de uma estratégia de tratamento que melhor atenda às preocupações do paciente.

O médico deve palpar os músculos responsáveis pela formação das rugas em cada uma das regiões-alvo do tratamento, examinando o trofismo, o tônus e a força de contração muscular. É muito importante avaliar os músculos antagonistas e agonistas aos músculos-alvo da BoNTA, a fim de prever o efeito do tratamento sobre a reorganização dos vetores de tração facial (Figura 24, capítulo 1).

83

Linhas ativas ou de movimento versus linhas em repouso

É importante distinguir a diferença entre as linhas ativas, ou de movimento, a expressão facial e as linhas passivas, que estão presentes em repouso. As linhas de movimento desenvolvem-se por meio da contração repetida dos músculos faciais. Elas são usadas durante expressão facial dinâmica. Alguns exemplos são dobras glabelares ou "linhas de franzimento", rugas laterais orbiculares do olho ou "linhas do sorriso" e linhas transversais da testa, que se desenvolvem a partir da contração do músculo frontal quando levantamos as sobrancelhas. A toxina botulínica exerce seu efeito redutor de rugas ao inativar os músculos da expressão facial responsáveis pela formação dessas linhas dinâ-micas ou de movimento. Expressões faciais repetitivas ao longo de vários anos acabam resultando na formação de linhas que estão presentes em repouso por conta da quebra e remodelação do colágeno na derme profunda e no tecido subcutâneo. Essas linhas também se tornam rugas estáticas. Nesses indivíduos, a inativação dos músculos da expressão facial dada pela toxina botulínica não surtirá um efeito tão marcante, já que as linhas de expressão facial estão aparentes mesmo quando os músculos estão em repouso. Por isso, injeções de toxina botulínica para a redução de rugas cosméticas são muito adequadas em pacientes jovens, que estão começando a desenvolver linhas ativas de expressão facial e gostariam de evitar que elas se tornassem presentes também em repouso. A faixa etária típica para esse subgrupo de pacientes é de 30 a 50 anos de idade (Figura 6).

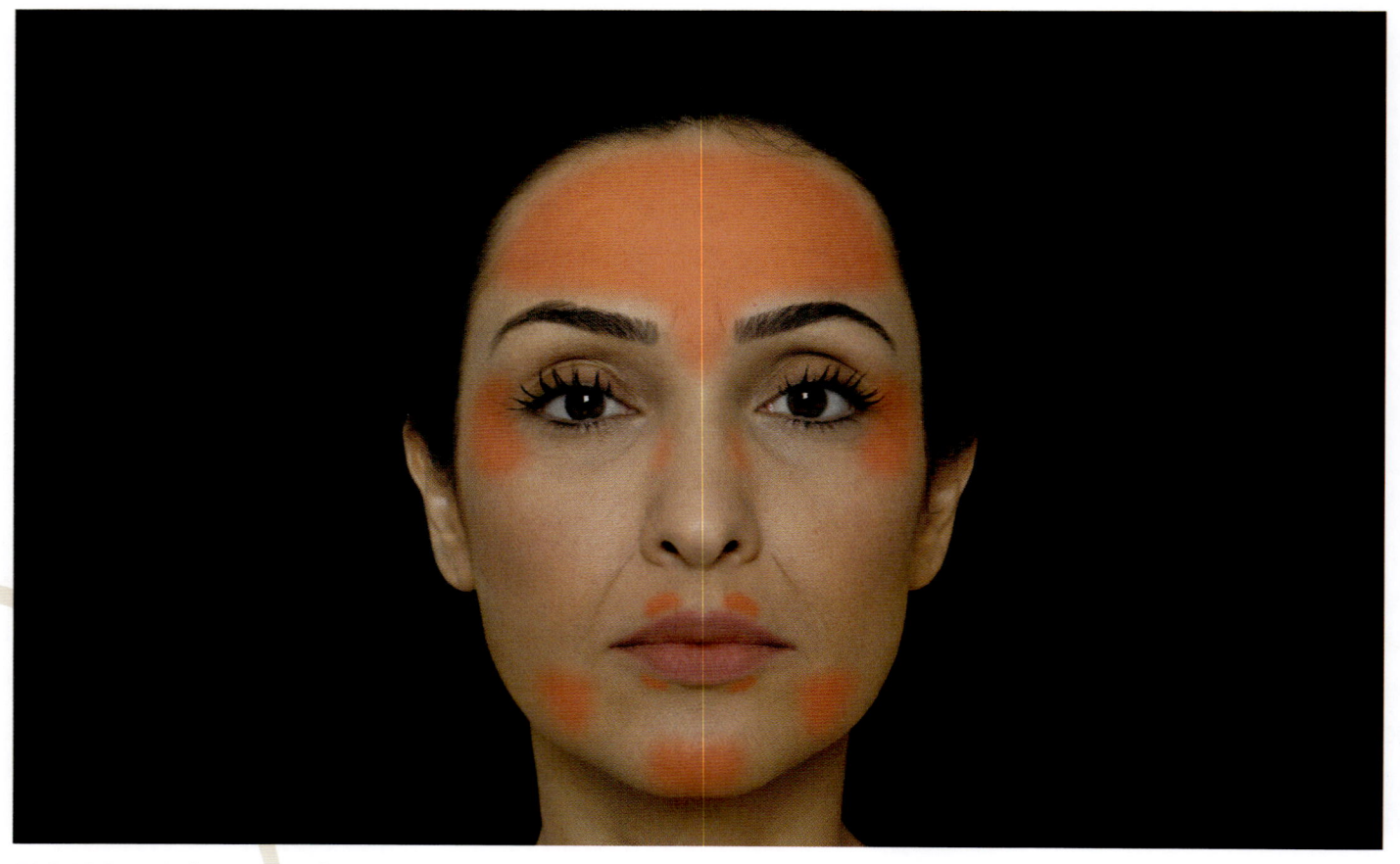

FIGURA 6. A ilustração demonstra as possíveis áreas de tratamento cosmético com a toxina botulínica com o objetivo de amenizar ou suavizar as linhas e os sulcos da face.

Para indivíduos que possuam linhas aparentes quando seus músculos faciais estão relaxados, tratamentos alternativos podem ser considerados. Se as linhas são finas e resultam principalmente da perda da elasticidade da pele, *peelings* químicos e rejuvenescimento da pele a *laser* podem ser as melhores opções, pois promovem a renovação da epiderme e fortalecem e suavizam a derme subjacente. Os agentes de preenchimento são ótimas opções para reduzir a aparência de linhas mais profundas presentes em repouso. Esses compostos exercem seu efeito ao preencher e dar volume à derme subjacente, elevando a superfície da pele e reduzindo a profundidade da ruga ou linha.

FATORES QUE IMPACTAM NA EFICÁCIA

O tratamento com a toxina botulínica do tipo A é dose-dependente, tanto em intensidade quanto em duração do efeito terapêutico.

Além disso, o método de administração deve levar em consideração as características individuais do paciente, da indicação, da localização e da extensão do comprometimento dos grupos musculares envolvidos.

Os melhores resultados ocorrerão a partir da individualização da dosagem e dos pontos de aplicação de acordo com as necessidades individuais de cada paciente e com os objetivos de cada tratamento.

É fundamental a individualização do tratamento. O médico não deverá tomar como padrão pontos fixos e iguais para todos os pacientes; alguns não terão resultados plenamente satisfatórios e necessitarão de complementos. Esse procedimento poderá provocar dúvidas quanto à eficácia da toxina e até a insatisfação dos pacientes (Quadro 3).

Como cada paciente tem um desejo específico e características físicas individuais, são necessários planos de tratamentos distintos com dosagem exclusiva.

Quadro 3. Variáveis que impactam no plano de tratamento com a toxina botulínica do tipo A

Variáveis	Impacto
Objetivos do tratamento	• Desenvolver o plano de aplicação
Seleção das regiões a serem tratadas	• Estimar a dose total, o número de pontos de aplicação e o intervalo de tratamento
Sexo	• Avaliar os objetivos do tratamento • Usualmente, considerar doses mais altas para homens ou para músculos com padrão masculino
Massa muscular	• Doses maiores para músculos com maior massa muscular
Etnia	• Plano de aplicação, considerando o ideal estético, a espessura de pele e a anatomia funcional
Espessura da pele	• Para peles mais espessas, utilizar agulhas mais longas para certificar-se de que a toxina foi injetada no músculo ou doses mais altas que garantam difusão para musculatura
Variações anatômicas	• Adequar pontos de aplicação e dosagem de tratamento
Mímica facial	• Ilustra a anatomia facial e direciona os pontos de aplicação

PROTOCOLOS DE RECONSTITUIÇÃO RECOMENDADOS

O volume de diluição é uma escolha médica que deve levar em consideração a maior comodidade para manipulação da seringa e das dosagens de tratamento. As doses mencionadas neste capítulo referem-se a um frasco de 100 unidades da toxina botulínica do tipo A. Apesar de haver variação descrita na literatura, a potência clínica de 1 unidade de Botox® parece corresponder a 1 unidade de Xeomin®, 1 unidade de Prosigne® e cerca de 3 unidades de Dysport® (Quadros 4 e 5).

A BoNTA pode ser reconstituída com solução salina estéril não preservada para produzir uma concentração adequada para o tratamento proposto (Quadro 6).

Quadro 4. Diluição para Botox®

Volume de diluição	Botox® 50 U	Botox® 100 U	Botox® 200 U
	Dose resultante Unidades por 0,1 mL	Dose resultante Unidades por 0,1 mL	Dose resultante Unidades por 0,1 mL
0,5 mL	10	20	40
1 mL	2	10	20
2 mL	2,5	5	10
4 mL	1,25	2,5	5

Quadro 5. Diluição para Dysport®

Volume de diluição	Dysport® 300 U	Dysport® 500 U
	Dose resultante Unidades por 0,1 mL	Dose resultante Unidades por 0,1 mL
0,5 mL	10	20
1 mL	2	10
2 mL	2,5	5
4 mL	1,25	2,5

Quadro 6. Reconstituição da toxina botulínica do tipo A®

1	Primeiramente, remova a tampa plástica do frasco.
2	Faça a diluição apenas com solução salina 0,9%, sem conservantes.
3	Use uma seringa adequada para a reconstituição e retire a quantidade adequada de diluente (de acordo com o volume de diluição selecionado pelo médico). Recomenda-se o uso de uma seringa de 3 mL ou 5 mL para reconstituição do produto (Figura 7).
4	Insira a agulha no frasco, atravessando toda a borracha e introduza a solução salina lentamente. Lembre-se de segurar firmemente o êmbolo da seringa, pois o vácuo existente sugará o diluente para dentro do frasco (Figura 8).
5	Após injetar a quantidade desejada de diluente no frasco, gire-o suavemente para ocorrer a homogeneização do conteúdo sem agitar o frasco (Figura 9). O produto já está pronto para ser aplicado e poderá ser aspirado para injeção (Figura 10).

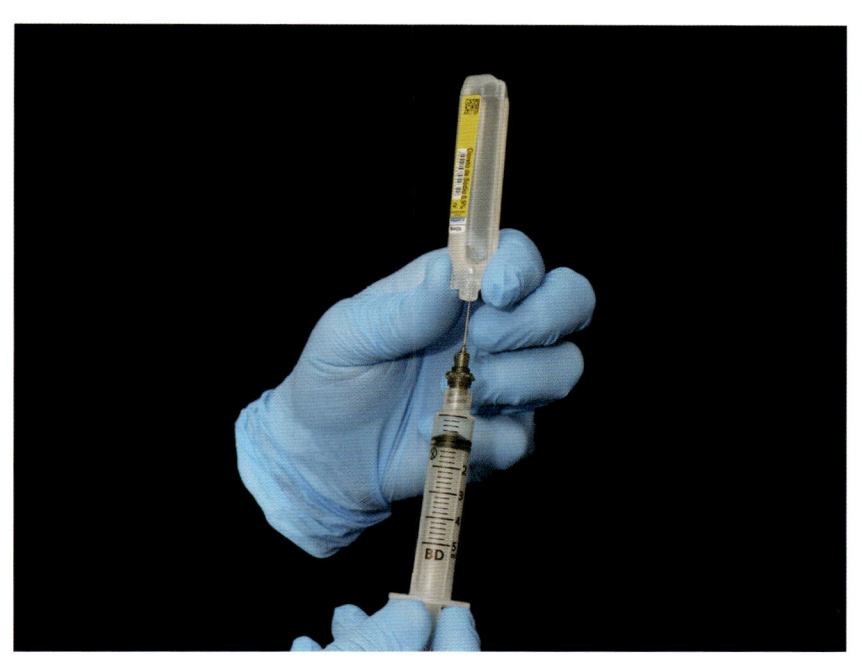

FIGURA 7. Aspiração de 1 mL de solução salina injetável 0,9% em seringa de 3 mL com agulha 22G x 1 1/4 para reconstituição do Botox®.

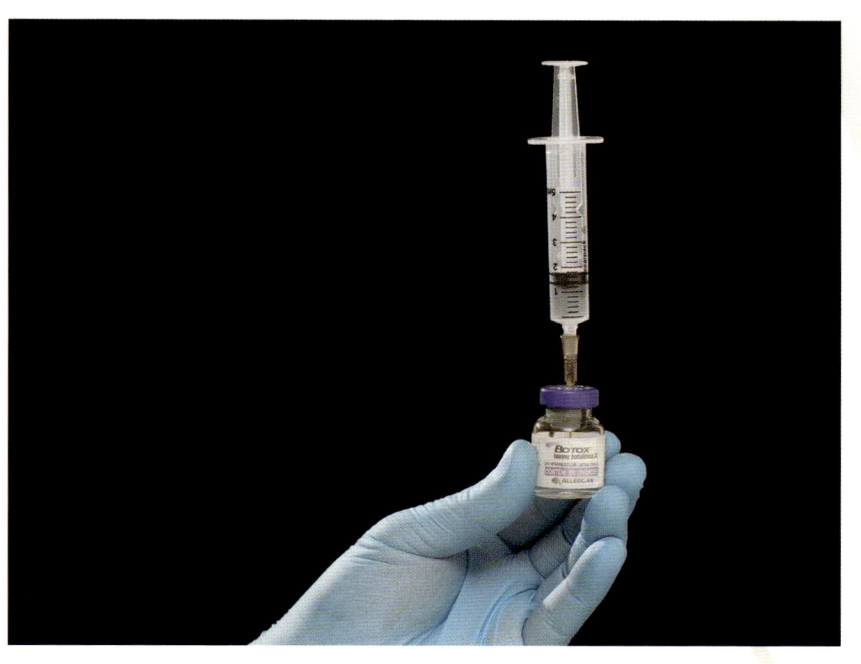

FIGURA 8. Reconstituição da toxina botulínica com solução salina normal estéril. Como o pó liofilizado é mantido em vácuo, é importante que, durante a reconstituição, a adição do soro seja realizada lentamente, para evitar inativação parcial da toxina.

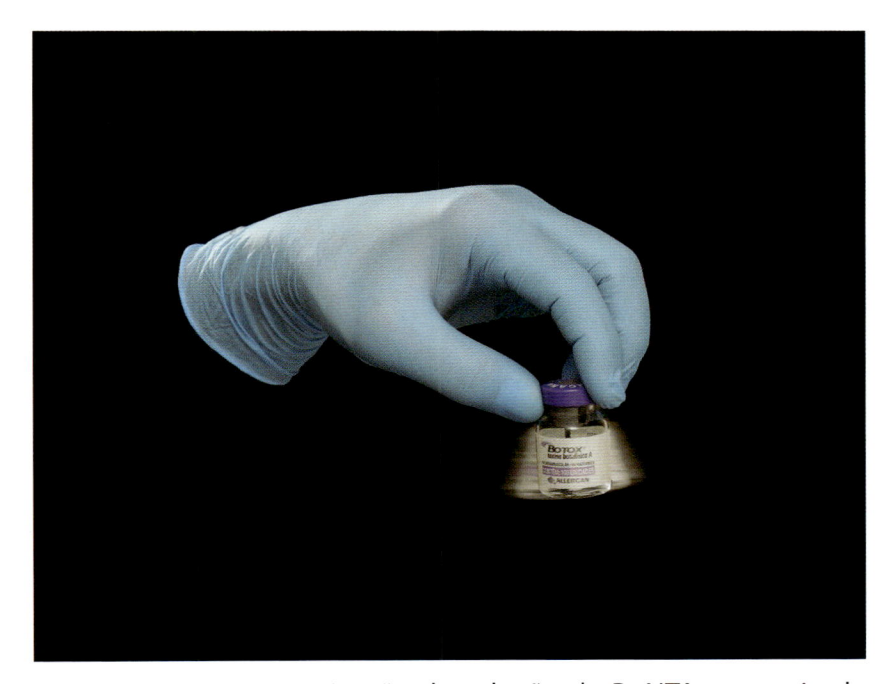

FIGURA 9. Homogeneização da solução de BoNTA por meio de suave movimento giratório do frasco.

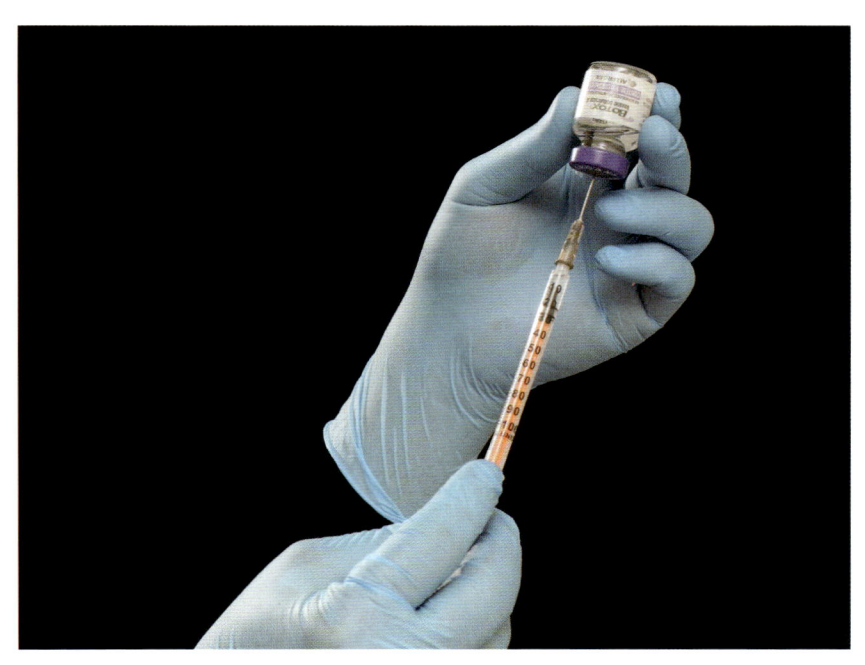

FIGURA 10. Aspiração do conteúdo a ser injetado em seringa de tuberculina ou insulina. Na foto, note que está sendo utilizada uma seringa sem agulha fixa, o que permite a aspiração por meio de agulha grossa, a qual atravessa a borracha do lacre do frasco.

A solução salina normal estéril e não preservada deve ser lentamente adicionada ao frasco, na reconstituição da toxina botulínica. Deve-se tomar cuidado para segurar o êmbolo da seringa ao entrar no frasco, pois o pó liofilizado é mantido em vácuo para evitar a desnaturação da neurotoxina. Se a solução salina normal entrar rapidamente no frasco, criará uma enorme turbulência, desassociando as cadeias leves e pesadas e tornando a toxina botulínica menos ativa.

Para fins funcionais e cosméticos, preferimos utilizar uma seringa de 3 ou 5 mililitros para reconstituir o Botox® liofilizado com solução salina normal para obter uma concentração final de aproximadamente 5 unidades/0,1 mililitro.

Neste livro, utilizaremos as unidades do Botox® de 100 U como referência, de maneira que, após a reconstituição para 2,0 mililitros, geramos de 2,5 a 5 unidades, tornando mais fácil trabalhar com a seringa de 1 cc. (Quadros 7, 8, 9 e 10).

Quadro 7. Guia de diluição: unidades para aplicação de Botox® 100 U – seringa de 1 mL: graduação de 0,01 mL em 0,01 mL

Diluída em	1 mL	2 mL	2,5 mL	3 mL	4 mL
Seringa cheia (1 mL)	100 U	50 U	40 U	33,33 U	25 U
Parcial maior (0,1 mL)	10 U	5 U	4 U	3,33 U	2,5 U
Parcial menor (0,01 mL)	1 U	0,5 U	0,4 U	0,33 U	0,25 U

Concentração da toxina botulínica em unidades; diluente: solução fisiológica 0,9% sem conservante.

Quadro 8. Guia de diluição: unidades para aplicação de Botox® 100 U – seringa de 1 mL: graduação de 0,02 mL em 0,02 mL

Diluída em	1 mL	2 mL	2,5 mL	3 mL	4 mL
Seringa cheia (1 mL)	100 U	50 U	40 U	33,33 U	25 U
Parcial maior (0,1 mL)	10 U	5 U	4 U	3,33 U	2,5 U
Parcial menor (0,01 mL)	2 U	1 U	0,8 U	0,67 U	0,5 U

Concentração da toxina botulínica em unidades; diluente: solução fisiológica 0,9% sem conservante; ao utilizar o frasco de Botox® 50 U, divida os valores acima por 2; Botox® 50 U e 100 U podem ser utilizados em até 72 horas após a reconstituição.

Quadro 9. Guia de diluição: unidades para aplicação de Botox® 100 U – seringa de 0,5 mL: graduação de 0,01 mL em 0,01 mL

Diluída em	1 mL	2 mL	2,5 mL	3 mL	4 mL
Seringa cheia (1 mL)	50 U	25 U	20 U	16,67 U	12,5 U
Parcial maior (0,1 mL)	5 U	2,5 U	2 U	1,67 U	1,25 U
Parcial menor (0,01 mL)	1 U	0,5 U	0,4 U	0,33 U	0,25 U

Concentração da toxina botulínica em unidades; diluente: solução fisiológica 0,9% sem conservante; ao utilizar o frasco de Botox® 50 U, divida os valores acima por 2; Botox® 50 U e 100 U podem ser utilizados em até 72 horas após a reconstituição.

Quadro 10. Guia de diluição: unidades para aplicação de Botox® 100 U – seringa de 0,3 mL: graduação de 0,01 mL em 0,01 mL

Diluída em	1 mL	2 mL	2,5 mL	3 mL	4 mL
Seringa cheia (1 mL)	30 U	15 U	12 U	10 U	7,5 U
Parcial maior (0,1 mL)	5 U	2,5 U	2 U	1,67 U	1,25 U
Parcial menor (0,01 mL)	1 U	0,5 U	0,4 U	0,33 U	0,25 U

Concentração da toxina botulínica em unidades; diluente: solução fisiológica 0,9% sem conservante; ao utilizar o frasco de Botox® 50 U, divida os valores acima por 2; Botox® 50 U e 100 U podem ser utilizados em até 72 horas após a reconstituição.

ARMAZENAMENTO

Todas as toxinas botulínicas necessitam ser armazenadas em geladeira antes da reconstituição, com exceção do Xeomin®, que pode permanecer em temperatura ambiente antes da reconstituição.

Recomenda-se utilizar o medicamento reconstituído em até três dias, devendo permanecer armazenado em refrigerador sob temperatura entre 2 graus Celsius e 8 graus Celsius. O medicamento diluído não deve ser congelado, devendo ser armazenado somente em refrigerador sob temperatura entre 2 graus Celsius e 8 graus Celsius (Quadro 11).

Quadro 11. Armazenamento da toxina botulínica

Armazenamento pré-reconstituição	• Em geladeira: 2 °C - 8 °C • Em freezer: -5 °C ou inferior
Armazenamento pós-reconstituição	• Em geladeira: 2 °C - 8 °C
Deve ser utilizado em até 3 dias	• Após diluído, não congelar

CONTRAINDICAÇÕES

Não existe contraindicação absoluta para a utilização da toxina botulínica do tipo A (Quadro 12). As contraindicações relativas são: precauções com gravidez e lactação, uso de antibióticos, doenças neuromusculares e hipersensibilidade à BoNTA. A única contraindicação para a administração de toxina botulínica envolve doenças neuromusculares, como miastenia grave e síndrome de Eaton-Lambert ou neuropatias motoras periféricas, que podem potencializar de forma semelhante os efeitos da toxina botulínica. Da mesma forma, a toxina botulínica não deve ser administrada em indivíduos com infecção cutânea no local proposto da injeção.

Quadro 12. Contraindicações do uso da BoNTA

Gravidez ou amamentação.
Infecção ativa na área de tratamento (por exemplo, *herpes simplex*, acne pústula e celulite).
Cicatrização hipertrófica ou queloidiana.
Atrofia cutânea (por exemplo, uso de esteroides orais crônicos, síndromes genéticas, como síndrome de Ehlers-Danlos).
Dermatoses ativas na área de tratamento (por exemplo, psoríase, eczema).
Sensibilidade ou alergia a constituintes da toxina botulínica (incluindo toxinas botulínicas A, albumina humana, lactose ou succinato de sódio).
Fraqueza motora na área de tratamento (por exemplo, por conta de pólio e paralisia de Bell).
Transtorno neuromuscular, incluindo, mas não se limitando a, esclerose lateral amiotrófica, miastenia grave, síndrome de Lambert-Eaton e miopatias.
Incapacidade de contrair ativamente os músculos na área tratada antes do tratamento.
Medicamentos que inibem a sinalização neuromuscular e podem potenciar os efeitos de toxina (por exemplo, aminoglicosídeos, penicilamina, quinina, bloqueadores de canal de cálcio).
Condição sistêmica não controlada.
Ocupação que exige expressão facial descompromissada (por exemplo, atores, cantores).
Expectativas irrealistas ou transtorno dismórfico corporal.

Como os efeitos da toxina botulínica na gravidez em seres humanos são desconhecidos, a administração durante a gravidez ou durante a amamentação não é recomendada.

Da mesma maneira, a toxina botulínica não é aprovada pela FDA para uso na população pediátrica. Por fim, ambos os compostos contêm albumina humana para estabilizar o ingrediente ativo; portanto, indivíduos com alergia a ovos não devem receber toxina botulínica, já que pode haver um risco aumentado de reação anafilática às proteínas da albumina. Epinefrina deve estar sempre ao alcance em caso de reação anafilática.

O médico deve obter uma lista completa dos medicamentos atuais de pacientes submetidos a injeções de toxina botulínica. Podem ocorrer interações medicamentosas com a toxina botulínica, potencializando o efeito da toxina e produzindo uma síndrome clínica do tipo botulismo. Em contrapartida, as aminoquinolinas, utilizadas no tratamento da malária, podem retardar o início da ação da toxina botulínica.

MATERIAIS PARA APLICAÇÃO

O médico injetor deve ter os seguintes materiais para realizar a aplicação da toxina botulínica:

- Seringa de 3 mL ou 5 mL e uma agulha de 25 G para aspiração da solução salina.
- Solução salina 0,9% – 10 mL.
- Gaze, touca cirúrgica e luvas.
- Caneta cirúrgica ou lápis para marcação dos pontos.
- Agulhas de 30 G ou 32 G para a aplicação.
- Seringas de insulina ou tuberculina.
- Anestesia tópica.
- Álcool 70% ou solução de clorexidina degermante, aquosa ou alcoólica.
- Abridor de lacre do frasco, a fim de facilitar a aspiração direta de 0,1 mL a 0,2 mL de toxina botulínica.

Tipo de seringas

A escolha da seringa deve ser feita de acordo com a dose (quantidade) de insulina recomendada pelo médico:

- Seringas com capacidade para 100 unidades: para quem utiliza quantidades superiores a 50 unidades por aplicação.
- Seringas com capacidade para até 50 unidades: são as mais adequadas para quem utiliza quantidades inferiores a 50 unidades por aplicação.
- Seringas com capacidade para até 30 unidades: é a melhor opção para quem utiliza quantidades inferiores a 30 unidades por aplicação.

As seringas de tuberculina podem ser com agulha fixa ou removível.

A) Agulha fixa (fixa no corpo da seringa): tem apresentação com capacidade diferenciada, isto é, 30 unidades, 50 unidades e 100 unidades para prescrição de até 30, 50 e 100 unidades por aplicação, respectivamente (Figura 11). Lembrando que, nas duas primeiras, a graduação da escala é de 1 em 1 unidade e que, na última, é de 2 em 2 unidades. Nessas apresentações, aumentam as opções de tamanho de agulhas: 12,7 mm x 0,33 mm, 8 mm x 0,30 mm e 6 mm x 0,25 mm.

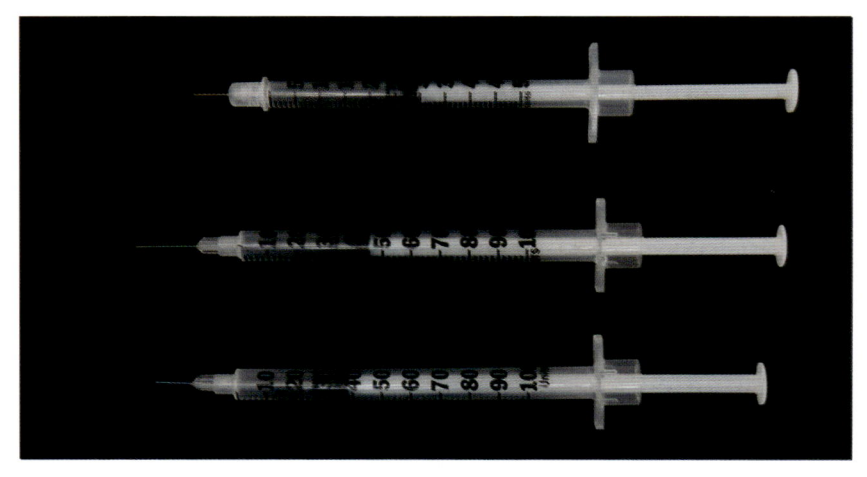

FIGURA 11. Exemplos de seringas de tuberculina com agulha fixa. Apresentações de 30 unidades, 50 unidades e 100 unidades com variadas opções de tamanho de agulha.

As seringas têm escala de graduação em unidades, acompanhando a concentração da insulina, que também é em unidades (U-100) (Figura 11):

- Seringas com graduação de 2 em 2 unidades, ou seja, cada traço (linha) corresponde a 2 unidades.
- Seringas com graduação de 1 em 1 unidade, ou seja, cada traço corresponde a 1 unidade.

B) **Agulha removível (não fixa no corpo da seringa):** apresenta um espaço morto, podendo reter até 5 unidades de BoNTA, que não são computadas na escala numérica nem administradas ao paciente, ocorrendo, a cada aplicação, desperdício dessas unidades. Apresentação em tamanho de 26 G, 12,7 mm x 0,45 mm ou 13 mm x 0,45 mm, que não são confortáveis para múltiplas aplicações. Caso opte por essa seringa, recomenda-se a substituição da agulha por uma mais adequada, de 30 G ou 32 G.

A seringa resíduo zero é uma boa opção para não ter desperdício da toxina botulínica (Figura 12). Essa seringa apresenta as graduações de 0,01 ou 0,02 mililitro.

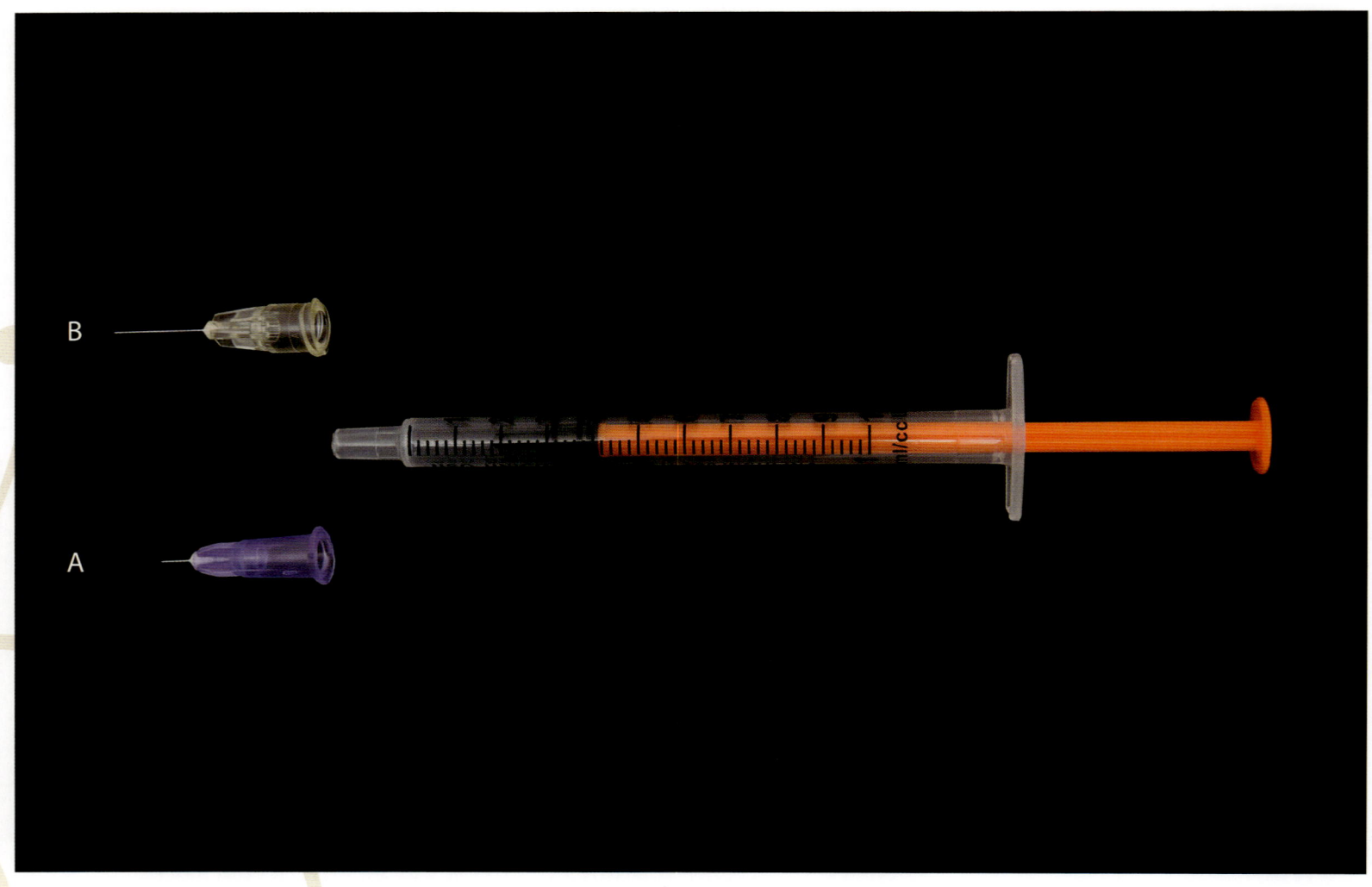

FIGURA 12. Seringa resíduo zero sem agulha fixa com graduação de 0,02 mililitro. Opções de agulhas acopláveis: (A) agulha de 30 G 4 mm e (B) agulha hipodérmica 26 G 12,7 mm.

Tipos de agulha

- Agulha de Lebel, utilizada em mesoterapia, tem duas apresentações: 30 G 4 mm e 32 G 4 mm (Figura 13). Essa agulha tem o bisel trifacetado, sendo capaz de realizar diversas penetrações sem perder o corte. O tratamento com essa agulha é bem tolerante e, dependendo da angulação na penetração do tecido, atingem-se os planos intradérmico, subcutâneo e intramuscular (Figura 14).

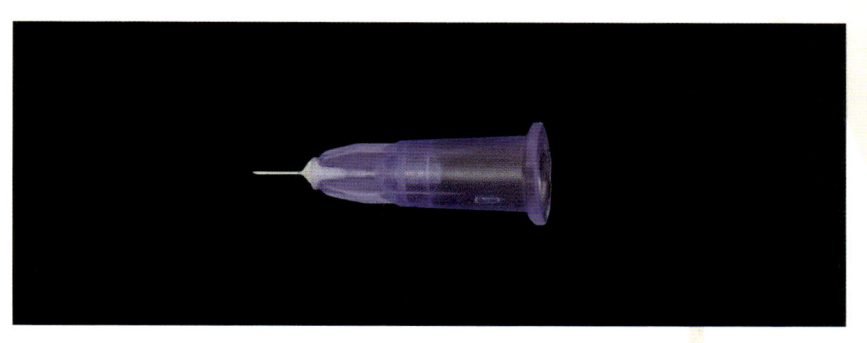

FIGURA 13. Agulha de Lebel. Apresentações de 30 G 4 mm e 32 G 4 mm.

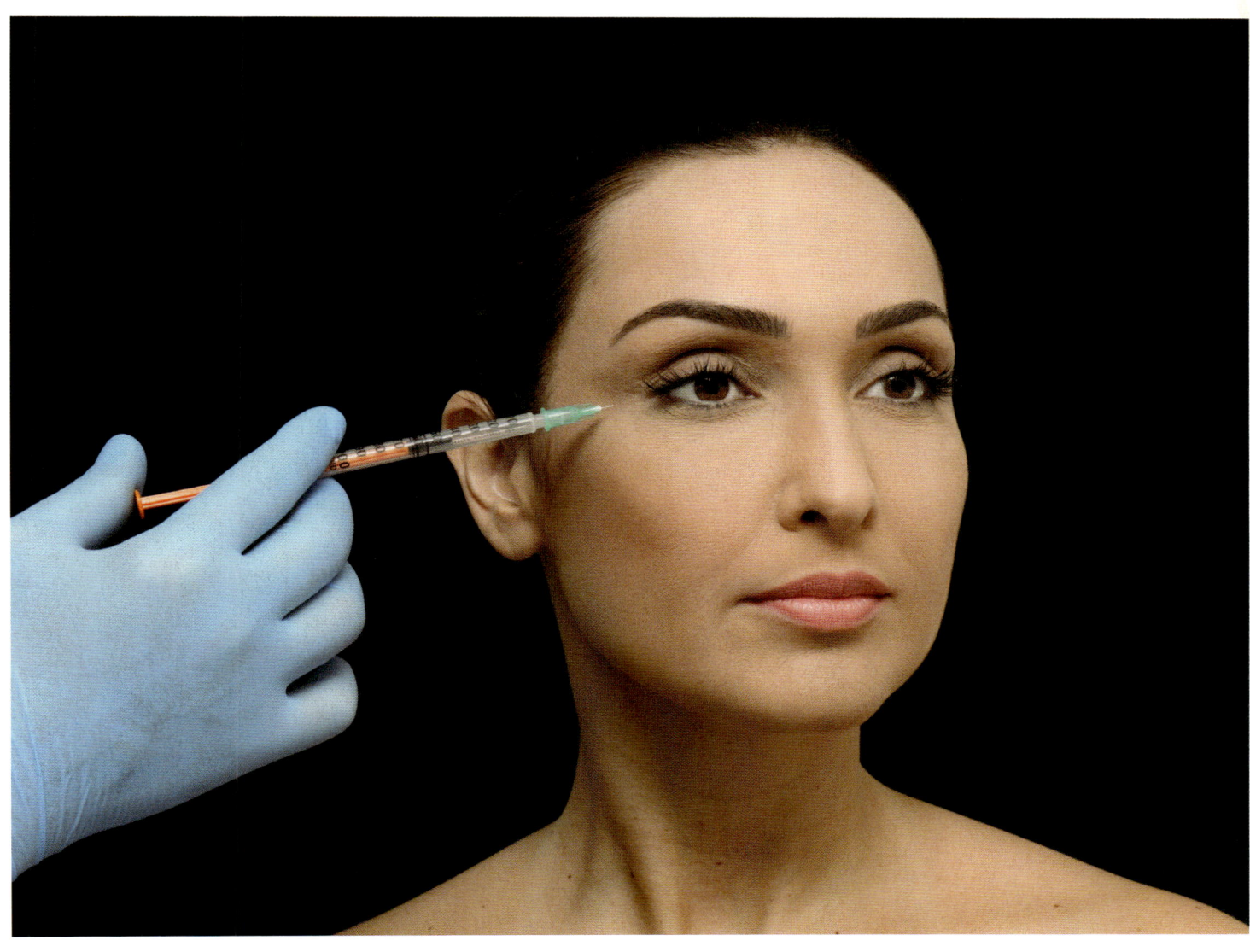

FIGURA 14. Simulação da aplicação da toxina botulínica do tipo A com seringa resíduo zero e com agulha de Lebel, podendo atingir os planos: intradérmico, subcutâneo ou muscular, dependendo da angulação da agulha.

93

- Agulhas hipodérmicas de 30 G e 32 G diminuem o desconforto do paciente (Figuras 15 e 16).

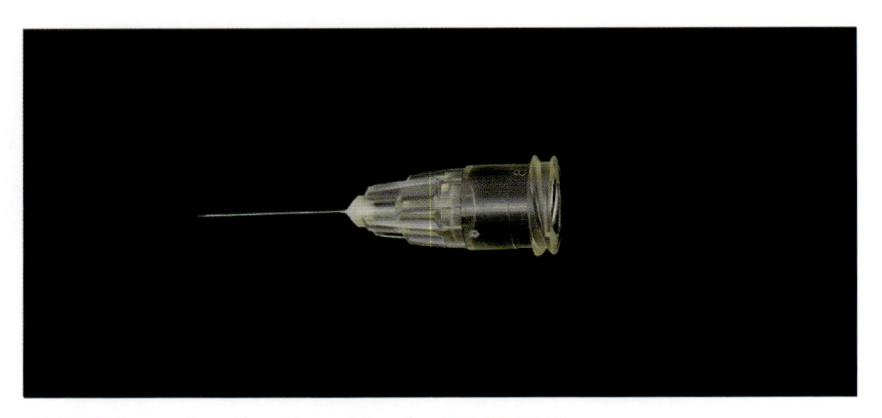

FIGURA 15. Agulha hipodérmica 26 G 12,7 mm.

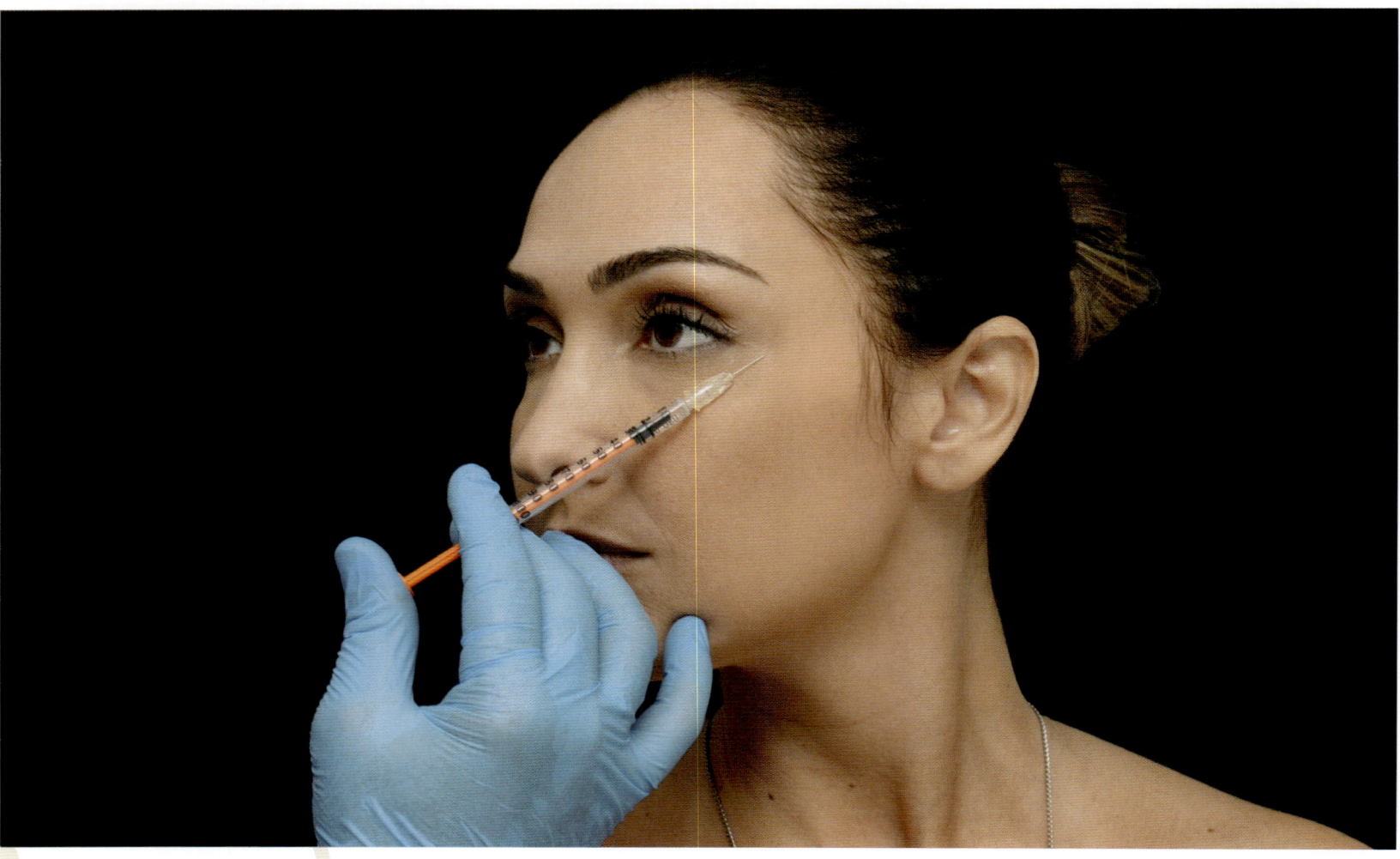

FIGURA 16. Simulação da aplicação da toxina botulínica do tipo A com seringa resíduo zero e com agulha hipodérmica, podendo atingir os planos: intradérmico, subcutâneo ou muscular, dependendo da angulação e profundidade da agulha.

PREPARAÇÃO DO PACIENTE

Depois de ter sido completamente orientado sobre a aplicação da toxina botulínica do tipo A, o paciente deve ser encaminhado à sala de procedimento. A remoção de maquiagem e de protetor solar deve ser realizada de maneira rigorosa antes da aplicação.

O paciente deve usar touca cirúrgica ou faixa para contenção dos cabelos e ser posicionado na mesa ou cadeira de procedimento com cabeceira elevada entre 30 e 45 graus. O uso de anestésicos tópicos, bem como de compressas geladas ou de outros métodos de analgesia, é interessante e pode ser considerado por 30 a 40 minutos antes do início da aplicação (Figura 17).

Uma rigorosa antissepsia deve ser realizada em toda a face, com a utilização de álcool a 70% ou clorexidina aquosa ou alcoólica (Figura 18). Deve-se manter o paciente relaxado e orientá-lo passo a passo durante a execução da aplicação, tornando o procedimento mais tranquilo e menos doloroso.

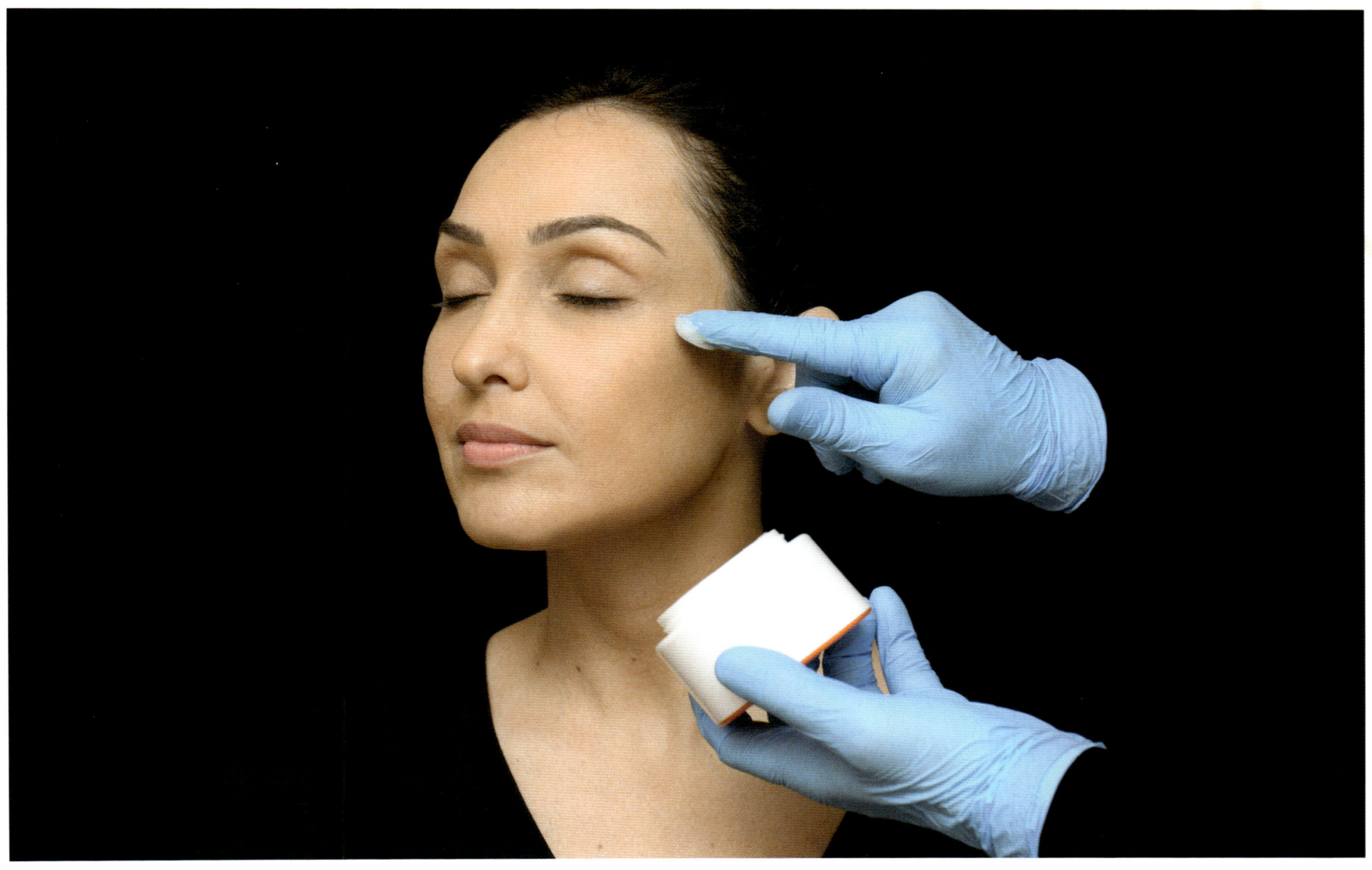

FIGURA 17. Distribuição de anestésico tópico nas regiões a serem tratadas 30 a 40 minutos antes do procedimento, após a face já ter sido previamente higienizada e a maquiagem removida.

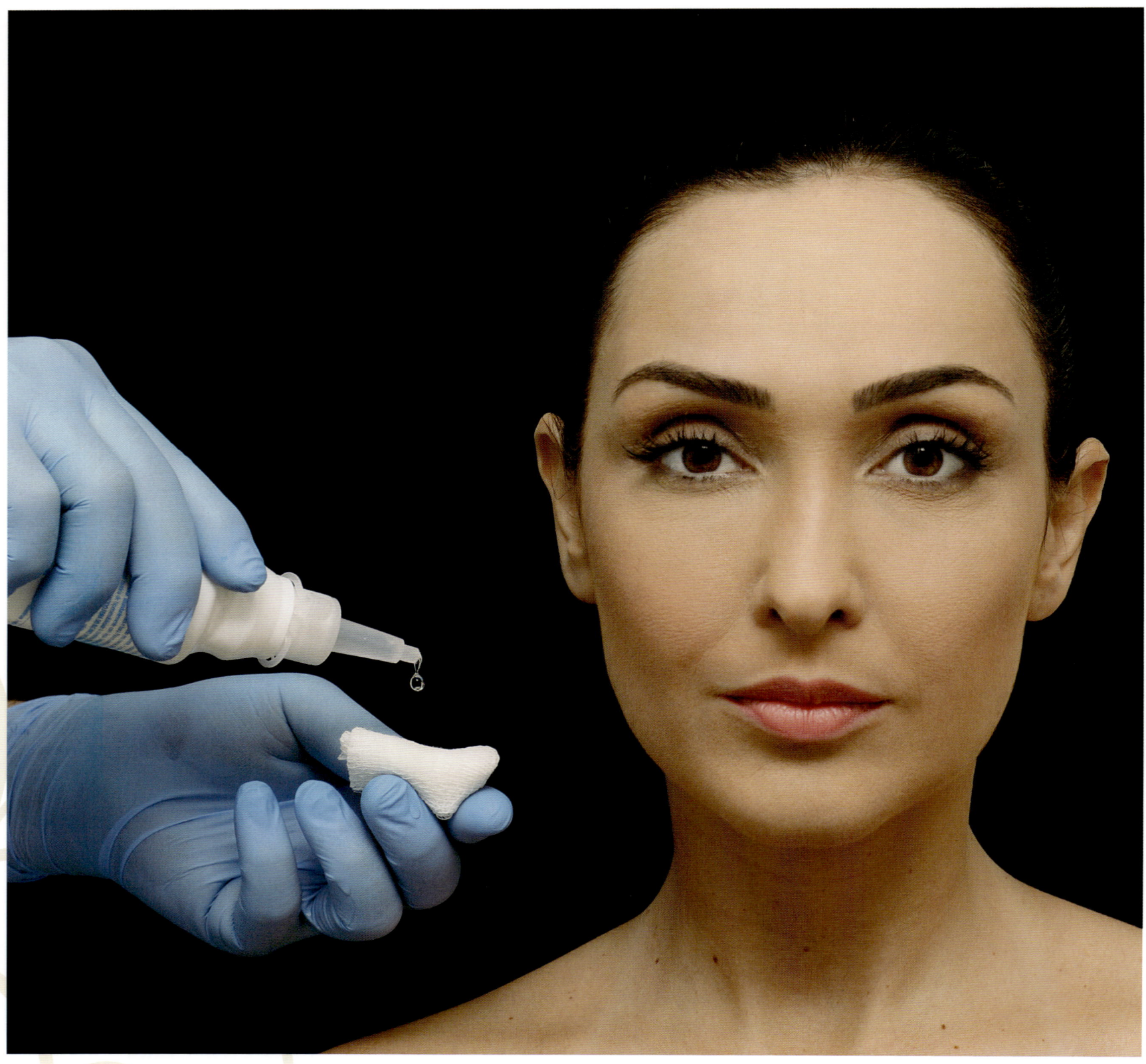

FIGURA 18. Rigorosa antissepsia deve ser realizada em toda a face, com a utilização de álcool a 70% ou clorexidina aquosa ou alcoólica.

CUIDADOS PRÉ-APLICAÇÃO

- Certifique-se de que o paciente não esteja utilizando aspirina, anti-inflamatórios, *ginkgo biloba*, vitamina E, óleo de prímula, alho e *ginseng* por pelo menos sete dias que antecedem o tratamento com BoNTA.
- Recomenda-se que o paciente esteja sentado ou ligeiramente recostado.
- Permanecer com o anestésico tópico de 30 minutos a 40 minutos (Quadro 13).
- A marcação dos pontos de aplicação da toxina botulínica do tipo A é uma etapa fundamental para o sucesso do tratamento. Deve-se considerar ainda, na marcação dos pontos, os halos de ação da toxina botulínica. Sinalizar o plano de aplicação, se intramuscular, subcutâneo ou intradérmico, bem como estabelecer o número de unidades por ponto é uma boa prática nesse momento.
- Para a marcação dos pontos na face do paciente, deve-se utilizar caneta apropriada, que possa ser removida após o tratamento sem a necessidade de massagem local (Figura 19).
- Após a assepsia da pele com soluções alcoólicas, aguarde a evaporação do álcool para iniciar a aplicação.

Quadro 13. Tipos de anestesias locais

Procedimento	Material	Modo de aplicação	Nome comercial
Tópico	Mistura eutética de anestésicos (lidocaína a 2,5% + prilocaína a 2,5%)	Manter sob oclusão 60 minutos antes	EMLA®, medicaína
	Lidocaína a 4% lipossomada	Manter sem oclusão 30 a 40 minutos antes ou sob oclusão: 15 a 30 minutos.	Dermomax®
	Lidocaína a 7% + tetracaína a 7%	Aplicar no local e deixar por 30 minutos; formará um filme flexível que deve ser removido.	Pliaglis®
Injetável	Lidocaína a 2% com epinefrina	Injetar e aguardar de 30 segundos a 3 minutos.	Xylestesin®
	Lidocaína a 2% sem epinefrina	Injetar e aguardar de 1 minuto a 5 minutos.	Xylestesin®
Outros agentes locais	Gelo	Aplicar imediatamente antes da injeção por 1 minuto a 2 minutos, até a pele ficar eritematosa, mas não branca.	–
	Spray (cloridrato de etil)	Aplicar imediatamente antes da injeção *spray* contínuo por 5 segundos, 5 centímetros a 8 centímetros de distância do local.	Pain Easy®
	Refrigerador	Vários equipamentos disponíveis. Verificar as especificações do fabricante para calcular o tempo.	Siberian®, Freedor®

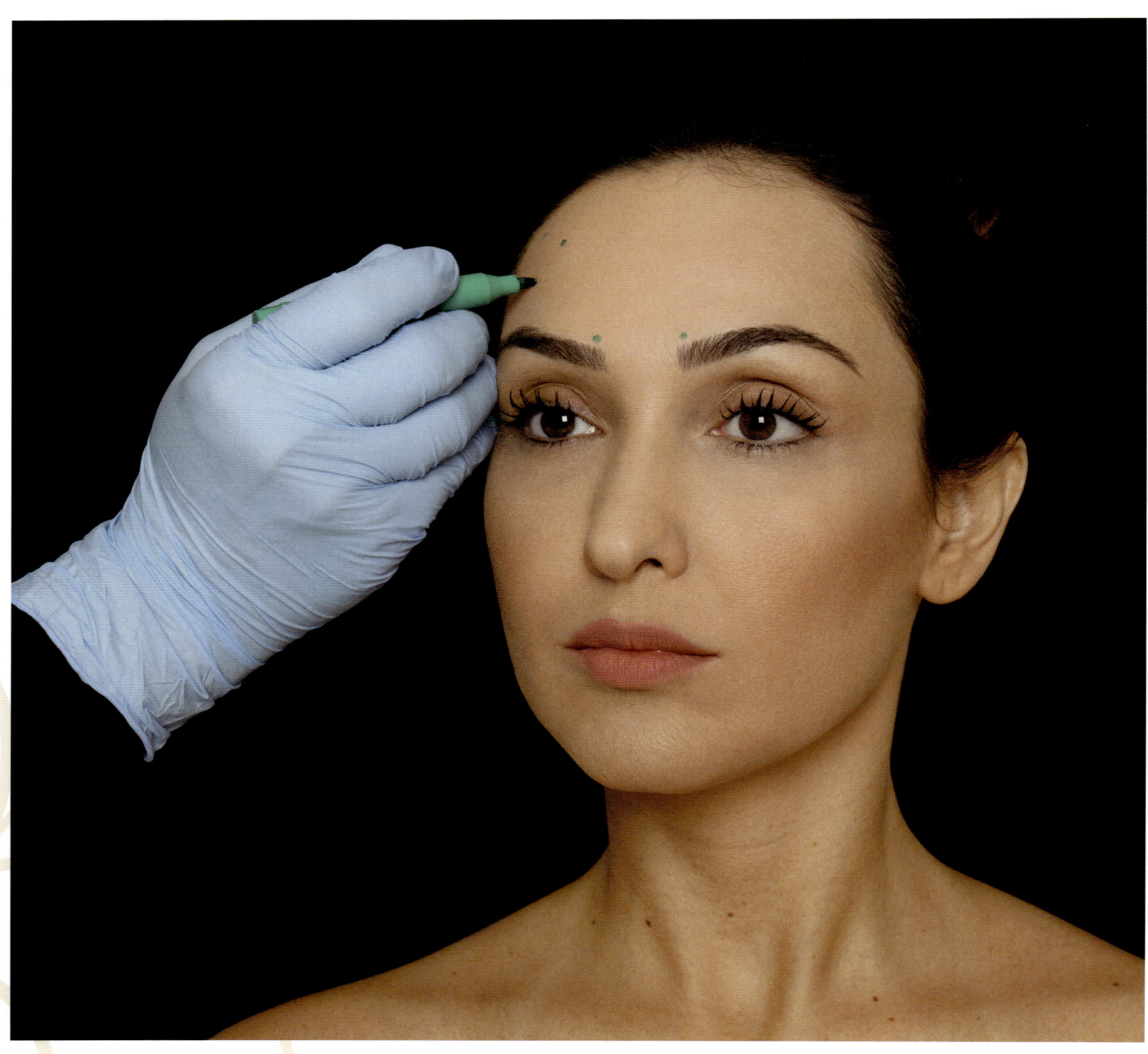

FIGURA 19. Demonstração de marcação dos pontos na face para a aplicação de BoNTA. Uso de caneta apropriada, que possa ser removida facilmente após o tratamento, sem a necessidade de massagem local.

CUIDADOS DURANTE A APLICAÇÃO

- Mantenha seu paciente relaxado durante o procedimento. Procure conversar durante a aplicação.
- Durante a aplicação, podem ser utilizados dispositivos gelados, que tendem a amenizar e diminuir a dor da penetração da agulha (Figura 20).
- Mantenha gaze ou algodão em sua outra mão para que possa pressionar ligeiramente qualquer ponto de sangramento e minimizar o surgimento de áreas de equimose e hematomas.

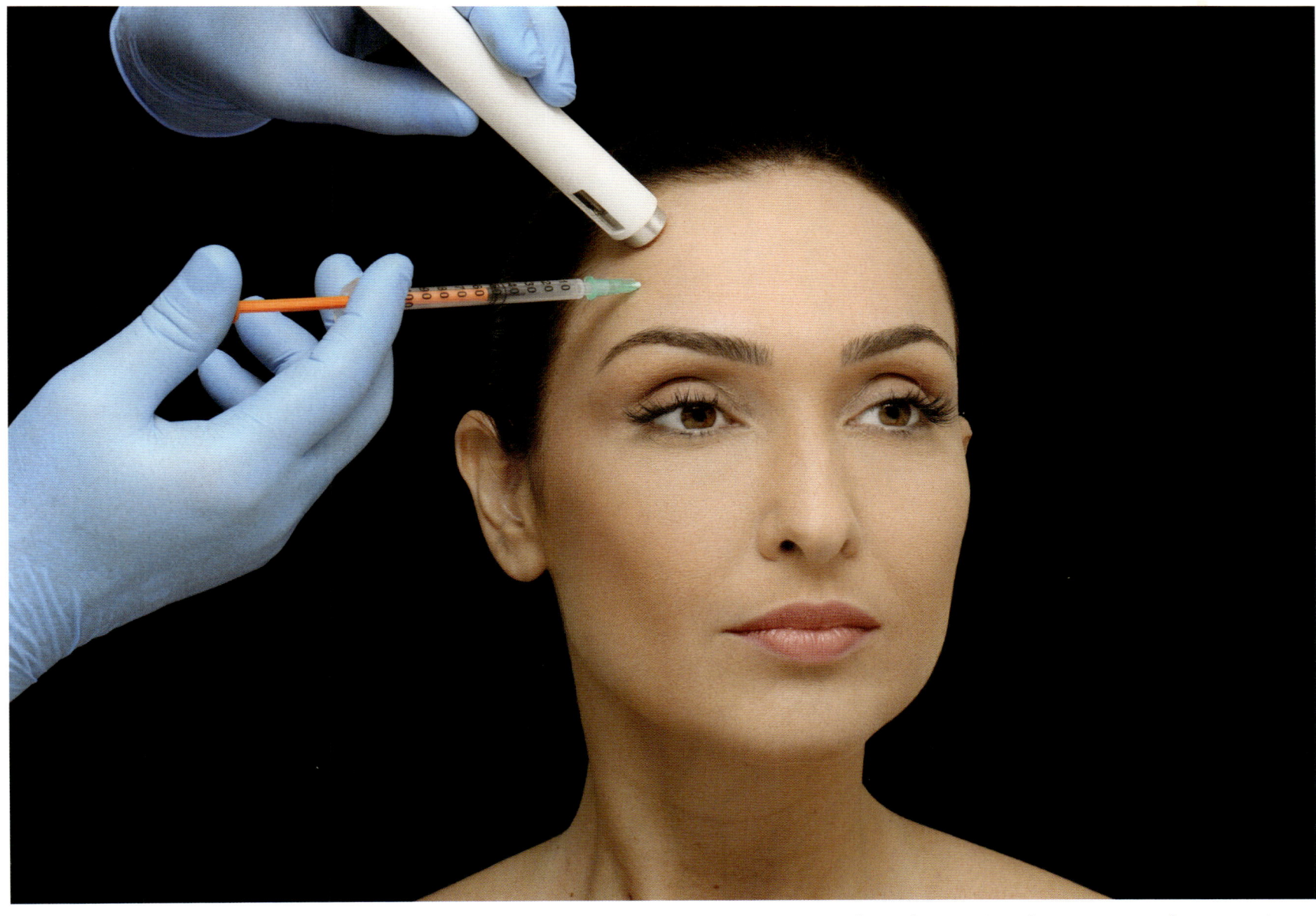

FIGURA 20. Utilização de dispositivo gelado durante a aplicação de BoNTA na região frontal. Esse tipo de recurso tende a amenizar e diminuir a dor da penetração da agulha durante o procedimento.

CUIDADOS PÓS-APLICAÇÃO

Após as aplicações, o injetor deverá orientar o paciente de maneira a esclarecer as possíveis dúvidas e a melhor condução dos cuidados nesta fase do tratamento. Sendo assim, recomenda-se que:

- Aplique delicadamente uma compressa fria ou gelo envolto em uma gaze sobre as áreas tratadas por 15 minutos em intervalos de duas horas, conforme necessário, para reduzir desconforto, inchaço ou hematomas até alguns dias após o tratamento (Figura 21). Se houver hematomas, estes normalmente desaparecerão dentro de sete a dez dias.
- Use água termal após a aplicação e/ou máscaras calmantes.
- Aplique filtro solar com cor, se necessário.
- Não massageie as áreas tratadas no dia da aplicação.
- Não deite nas primeiras quatro horas após o procedimento.
- Evite calor ao redor da área tratada no dia da aplicação.
- Não faça atividades que causem rubor no dia do procedimento, incluindo consumo de álcool, hidromassagem, saunas e exercícios físicos.
- A toxina botulínica leva aproximadamente até dez dias para manifestar seu efeito completo, que dura cerca de três a seis meses.
- Retorne de 15 a 30 dias após a aplicação para exame de possível complemento e registro fotográfico.

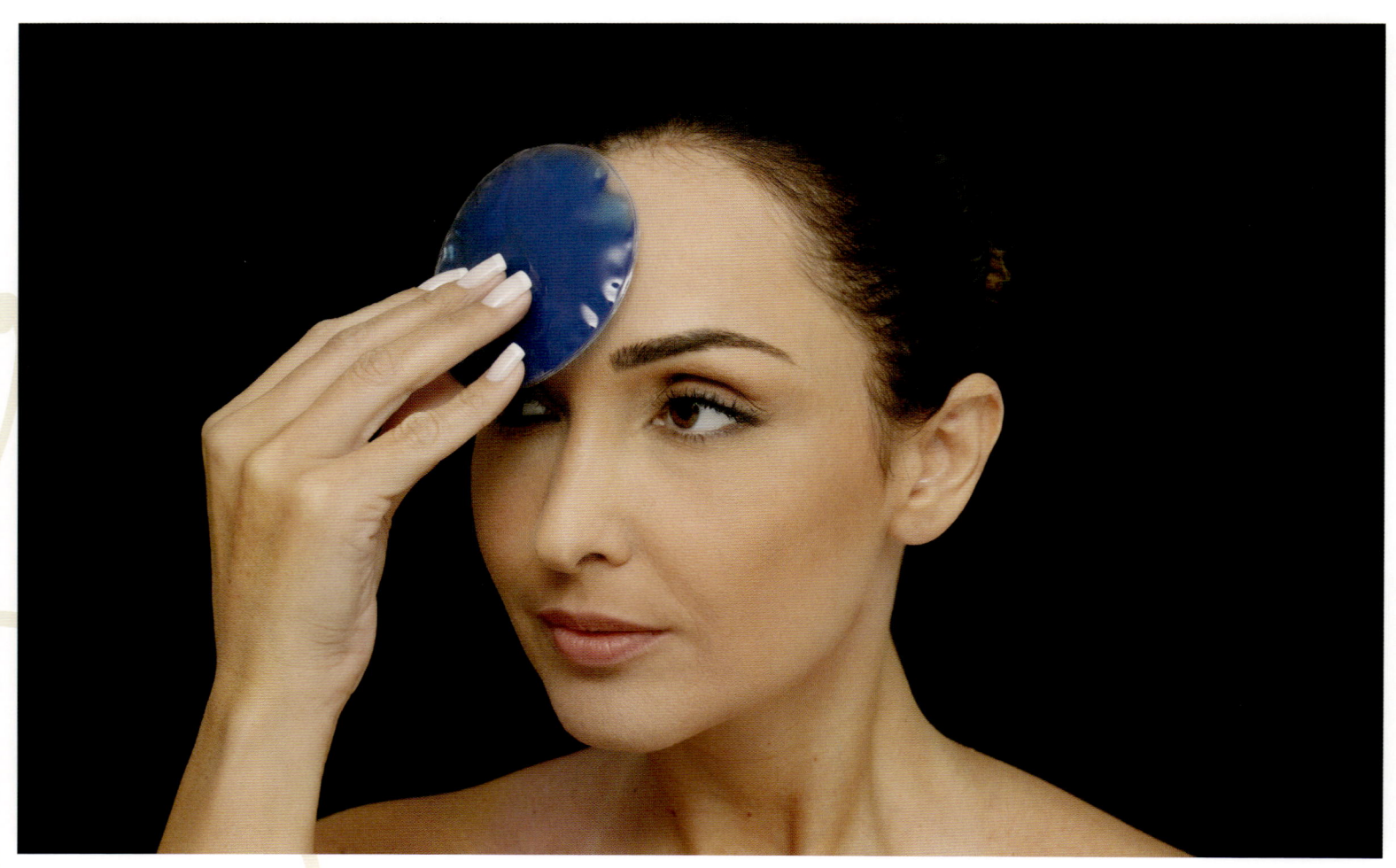

FIGURA 21. Uso de gel frio sobre a área tratada com BoNTA. Recomenda-se a aplicação de compressas frias ou gelo envolto em uma gaze sobre as áreas tratadas por 15 minutos, a cada hora durante as três ou quatro primeiras horas.

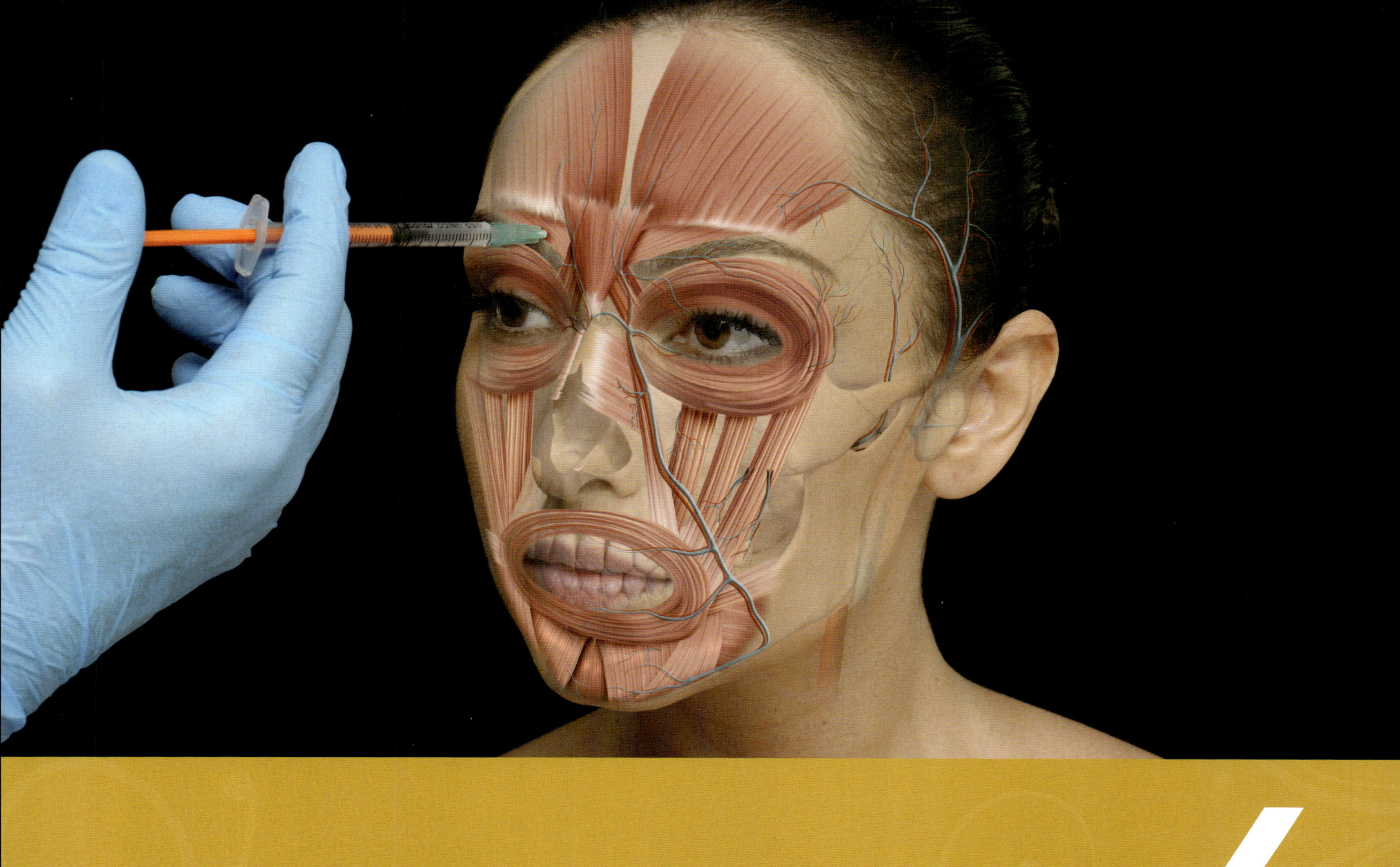

6

APLICAÇÕES TERAPÊUTICAS DA TOXINA BOTULÍNICA

APLICAÇÕES TERAPÊUTICAS DA TOXINA BOTULÍNICA

ÁREAS DE TRATAMENTO COM A TOXINA BOTULÍNICA

Um rosto alegre ou zangado, surpreso ou decepcionado, demonstra percepções universais sem qualquer necessidade de tradução.

A musculatura facial apresenta um mecanismo único que permite essas alterações expressivas, sendo absolutamente diferente de todos os outros tipos de músculos do corpo humano.

Os músculos da mímica facial criam toda variedade de expressões faciais, permitindo que o ser humano se comunique de maneira efetiva por meio de emoções, sem a necessidade de usar palavras.

Antes de começar a dissertar sobre cada músculo, gostaríamos de lembrar os principais sentimentos que podemos expressar com nossa face: alegria, suspeita, raiva, desgosto, surpresa, medo e, entre esses, há inumeráveis atitudes intermediárias.

É fundamental que possamos entender as expectativas do paciente, se é expressivo ou não, e como determinado grupo muscular facial reagiria com o tratamento de maneira individualizada, levando esses sentimentos em consideração.

Deste modo, para o auxílio no raciocínio do tratamento estético da toxina botulínica, as ilustrações a seguir permitem ao leitor recordar os vetores de força dos músculos faciais (Figura 1), os músculos faciais com indicações para terapia cosmética com a toxina botulínica (Figura 2) e, ainda, a área de segurança para tratamento estético de cada músculo facial (Figuras 3 e 4).

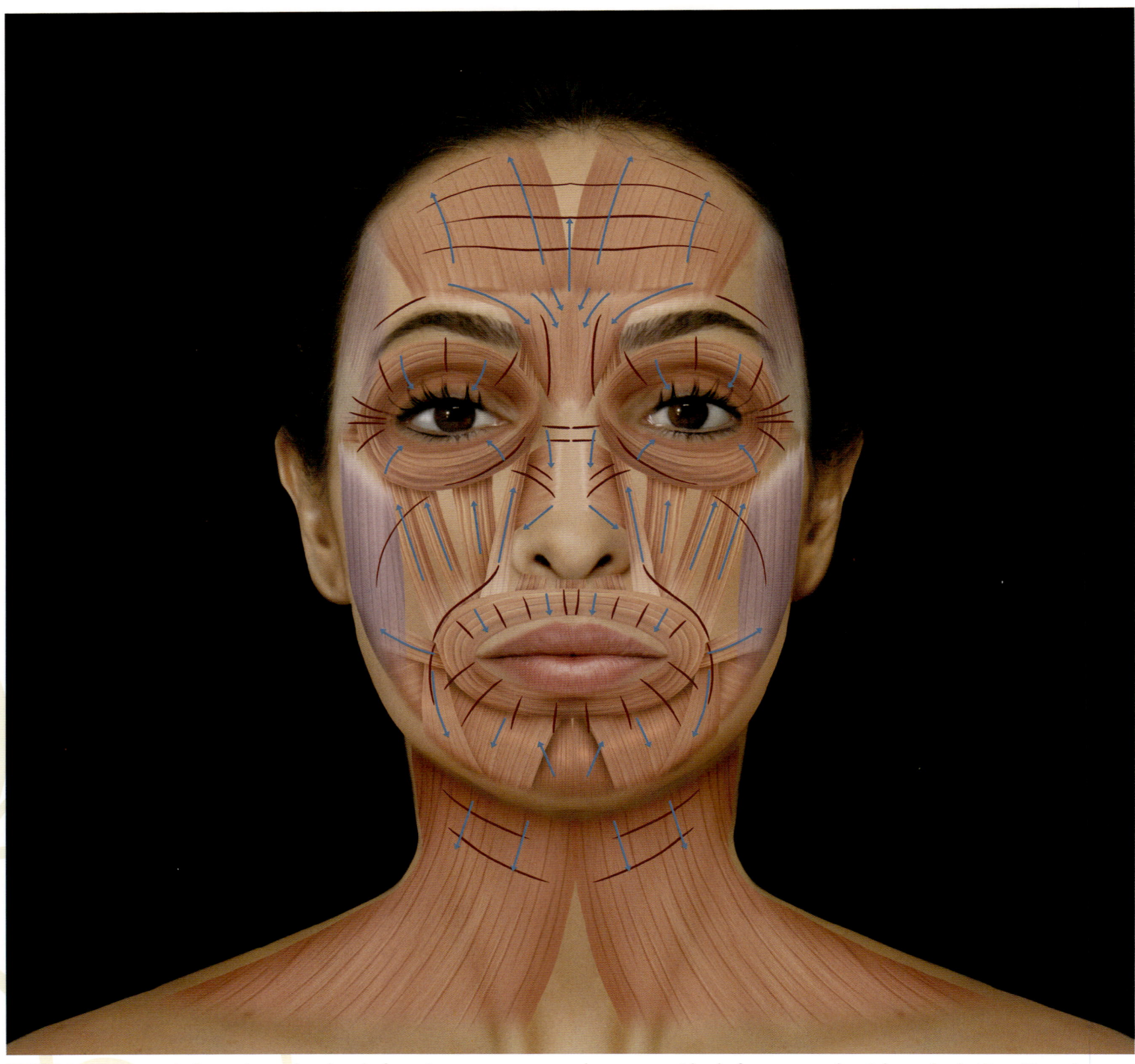

FIGURA 1. Vetores de força dos músculos da face. As setas correspondem ao sentido da força muscular. Adaptado de Kim, JH *et al*.

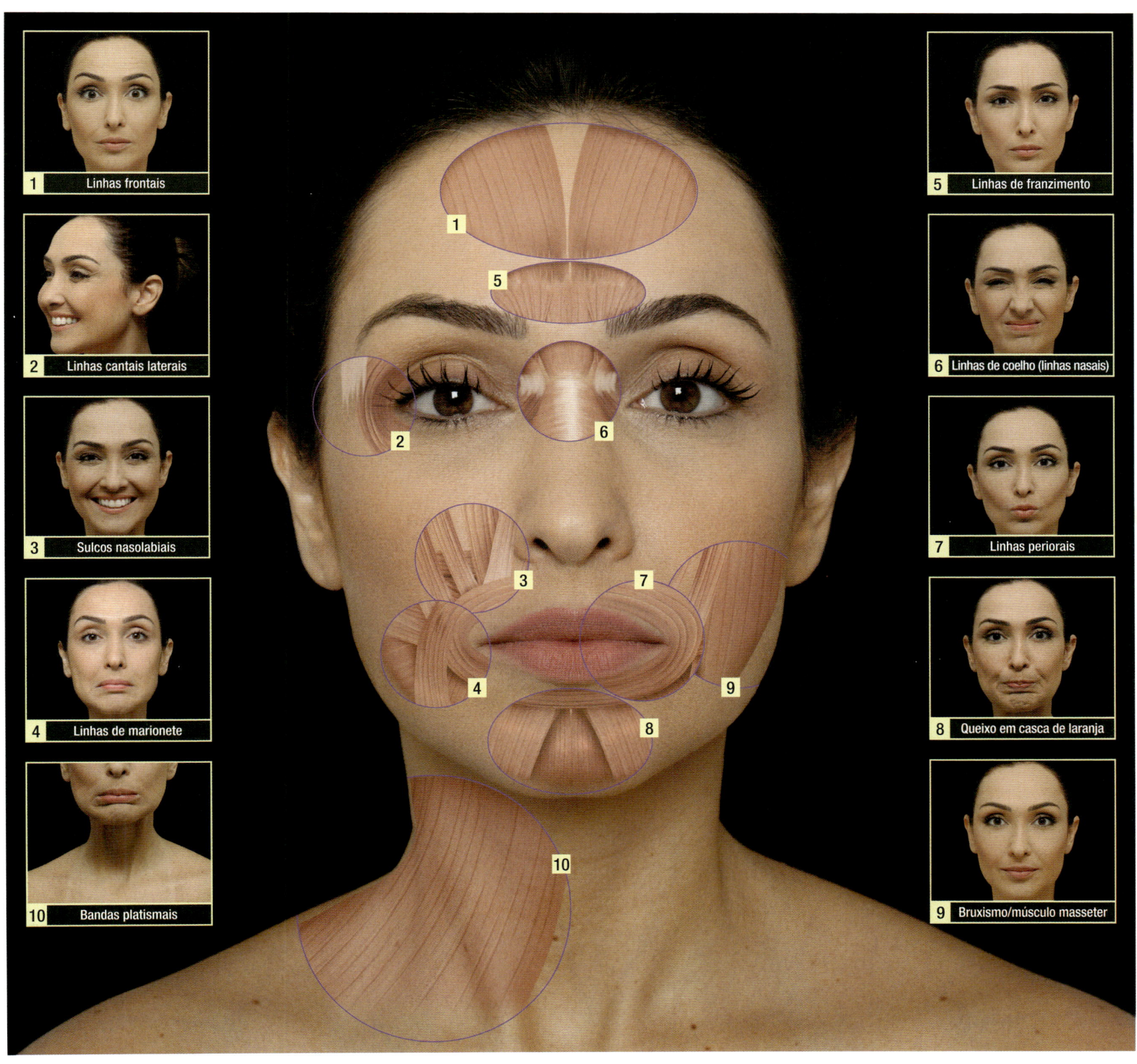

FIGURA 2. Anatomia das expressões faciais e possibilidades de tratamento cosmético com BoNTA.

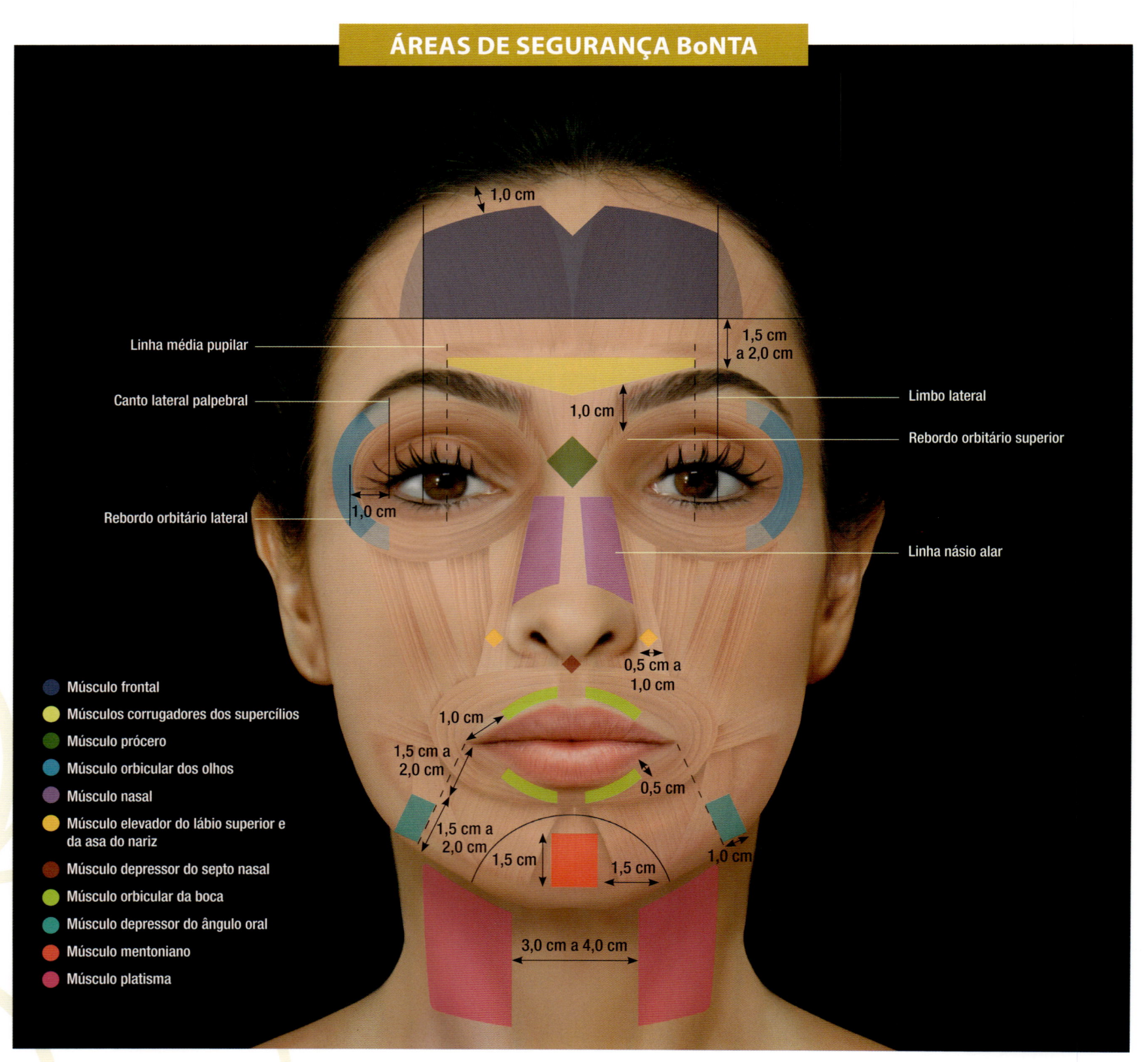

FIGURA 3. Anatomia muscular da face e zonas de segurança para a aplicação de BoNTA. Delimitação das áreas seguras de tratamento dos músculos faciais – vista frontal.

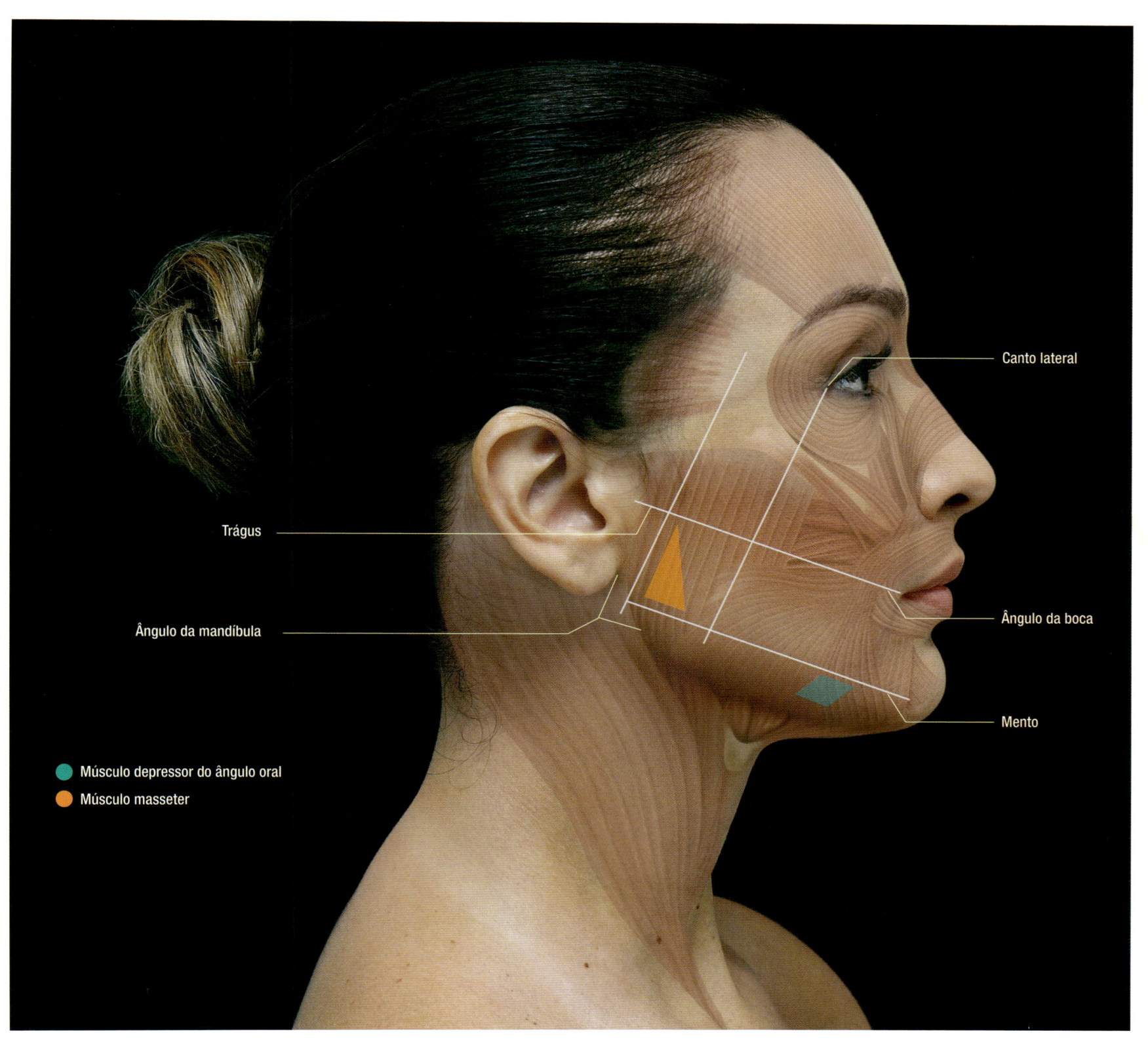

Canto lateral

Trágus

Ângulo da mandíbula

Ângulo da boca

Mento

● Músculo depressor do ângulo oral
● Músculo masseter

FIGURA 4. Anatomia muscular da face e zonas de segurança para a aplicação de BoNTA. Delimitação das áreas seguras de tratamento dos músculos masseter e depressor do ângulo da boca – vista perfil.

TRATAMENTO DO TERÇO SUPERIOR

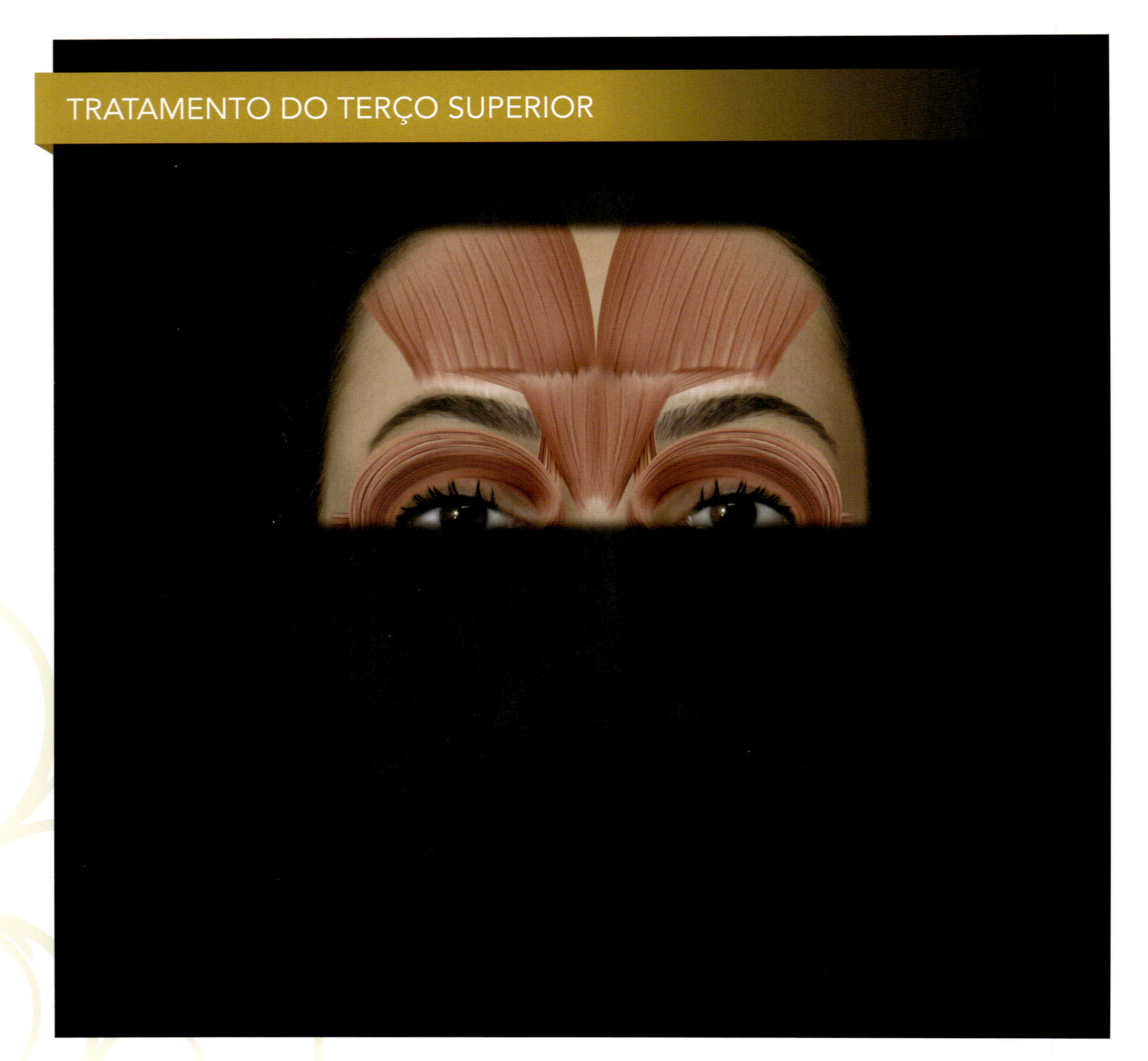

A maioria das aplicações cosméticas de BoNTA envolve o terço superior e, em geral, é a motivação para o tratamento estético facial. Nessa área, ocorrem as manifestações de envelhecimento mais comuns do terço superior da face: linhas de expressão da glabela, linhas horizontais da fronte e rugas perioculares ("pés de galinha") (Quadros 1 e 2) (Figura 5).

Quadro 1. Área de tratamento e músculos-alvo do terço superior da face

Áreas de tratamento	Músculos-alvo
Linhas frontais	Frontal
Reposicionamento dos supercílios	Frontal, orbicular do olho, corrugadores e prócero
Glabela	Corrugadores e prócero
"Pés de galinha"	Orbiculares dos olhos
Bunny lines	Nasal

Quadro 2. Áreas de tratamento e vetores de força do terço superior da face

Áreas de tratamento	Músculo tratado	O que considerar nesse tratamento?
Linhas frontais	Frontal	• Suavização das linhas horizontais da fronte e enfraquecimento do único levantador das sobrancelhas
Reposicionamento dos supercílios	Frontal e orbiculares, principalmente corrugadores e prócero secundariamente	• Frontal: seu movimento deve ser mantido conforme a necessidade de elevar as sobrancelhas • Orbiculares: seu tratamento permite a elevação das caudas das sobrancelhas Prócero e corrugadores: o tratamento permite a elevação da porção medial das sobrancelhas
Glabela	Corrugadores e prócero	• Corrugadores: suavização das linhas verticais e distanciamento das sobrancelhas • Prócero: suavização das linhas horizontais
"Pés de galinha"	Orbiculares dos olhos	• Suavização das linhas periorbitais e elevação das caudas das sobrancelhas
Bunny lines	Nasal	• Suaviza as linhas do dorso nasal (sempre avaliar ação de outros músculos nessa região)

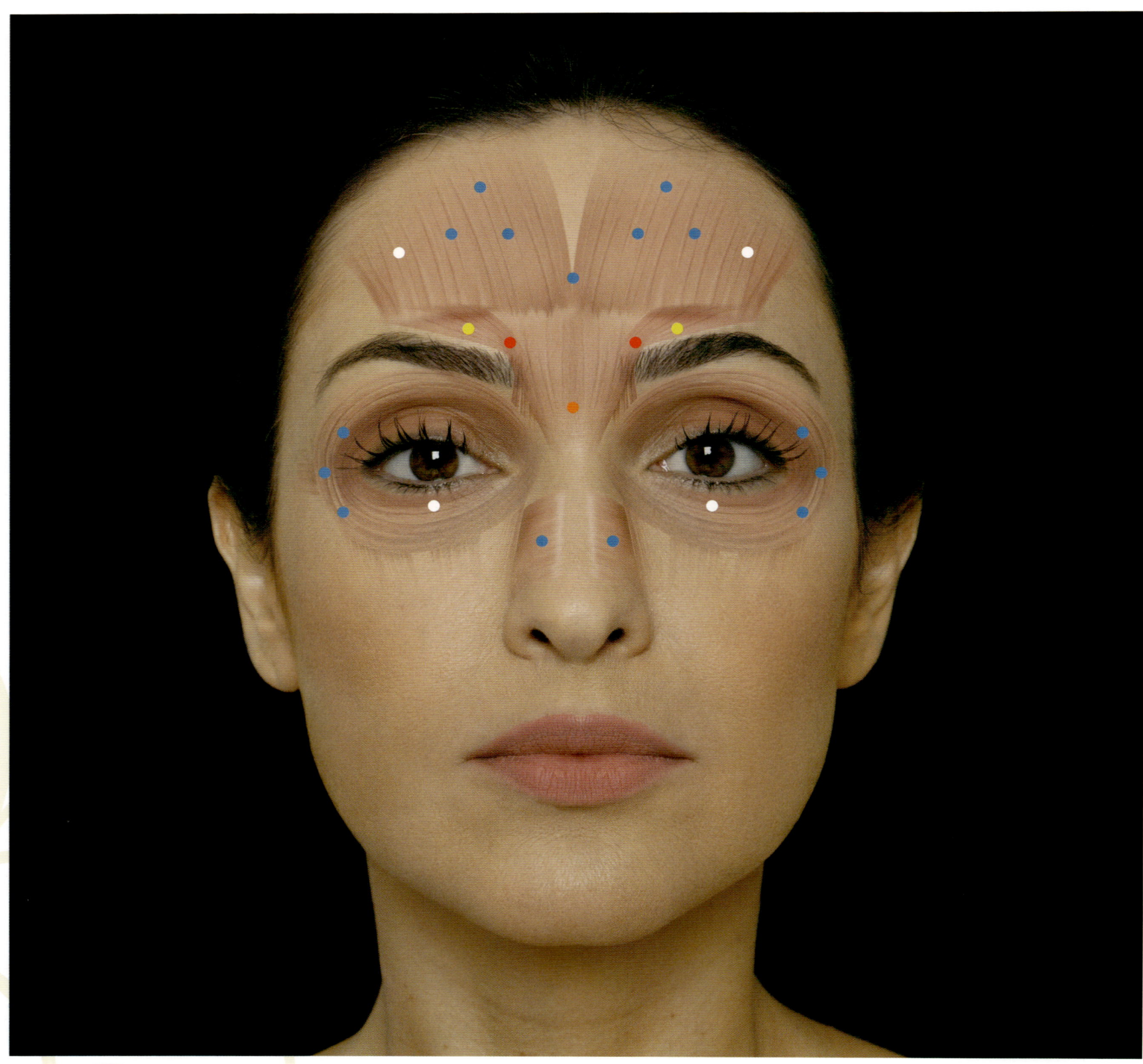

FIGURA 5. Tratamento do terço superior da face com BoNTA – sugestão-padrão de distribuição de pontos.

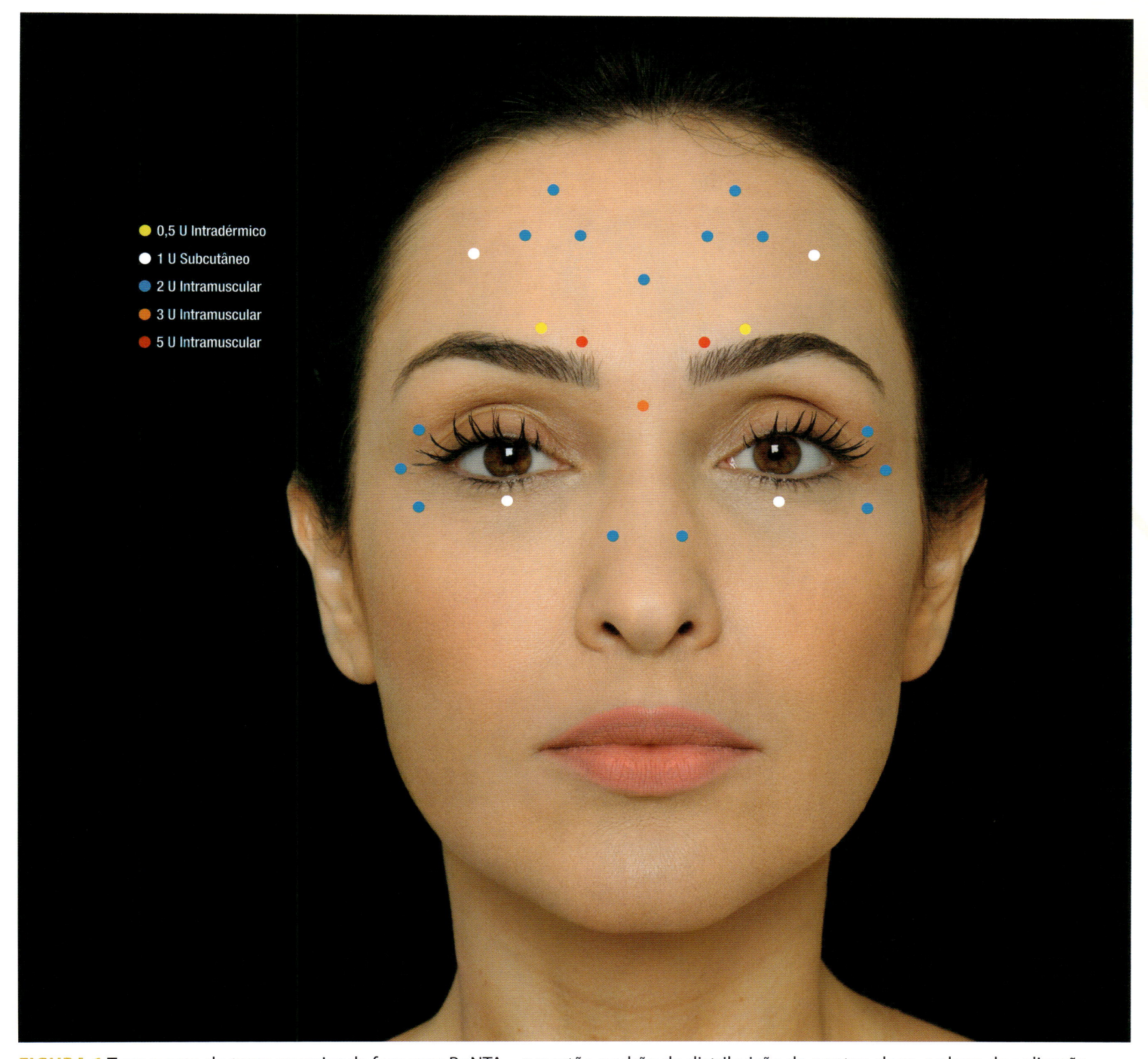

FIGURA 6. Tratamento do terço superior da face com BoNTA – sugestão-padrão de distribuição de pontos, dose e plano de aplicação.

Apesar de as quantidades de pontos e unidades serem variáveis de acordo com as necessidades de cada paciente, recentes estudos com o Botox® consideram que, para maior duração e alta satisfação dos pacientes em relação aos resultados para o tratamento do terço superior, o plano de aplicação-padrão e ideal de toxina botulínica seria, como mostra a Figura 7, um total de 64 unidades de Botox®, combinando: tratamento da glabela padrão em "U" (variando de 12 U a 40 U), tratamento do músculo frontal – padrão total (variando de 8 U a 25 U) e as linhas periorbitais (variando de 6 U a 15 U por lado).

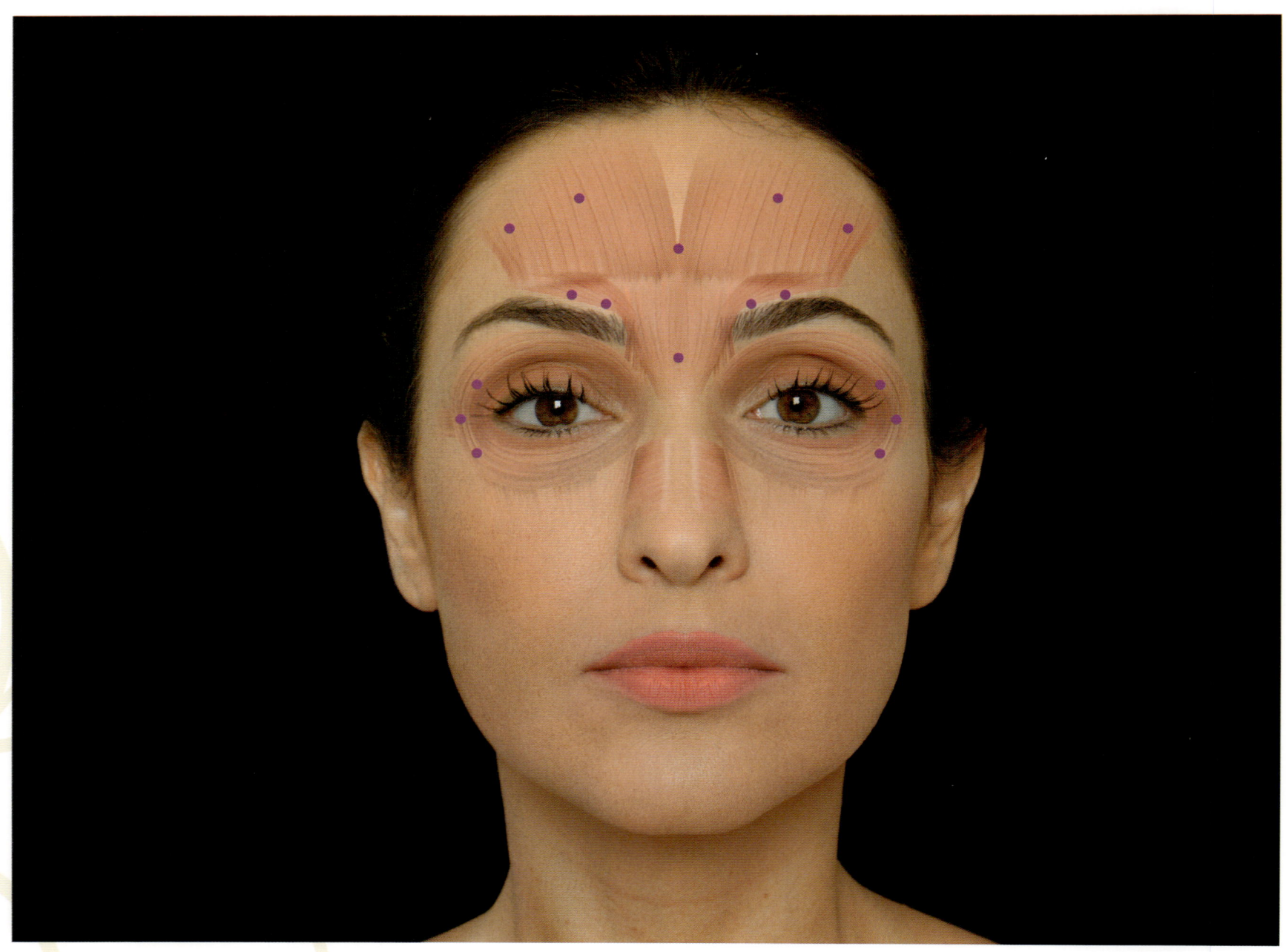

FIGURA 7. Plano de tratamento do terço superior da face. Ilustração demonstra o plano de aplicação-padrão, utilizando um total de 64 unidades de Botox®.

Quadro 3. Guia de orientação para pontos de injeção de doses do terço superior da face (Figura 8)

Tipo de ruga	Músculo(s)-alvo de tratamento	Número médio de pontos de aplicação	Variação de dose média por lado
Linhas frontais	Músculo frontal, porém considerar sua interação com prócero, corrugador e orbicular dos olhos	4-8 pontos de aplicação (mais ou menos pontos podem ser necessários com base na avaliação da anatomia facial e na avaliação estética)	8 U a 25 U
Linhas glabelares	Corrugadores, prócero, depressor do supercílio, porém considerar interação com frontal e orbicular dos olhos	3-8 pontos de aplicação (usualmente homens requerem mais pontos e maiores doses)	12 U a 40 U
"Pés de galinha"	Porção lateral e inferior do músculo orbicular dos olhos	2-5 pontos de aplicação	8 U a 18 U
Bunny lines	Músculo nasal e prócero (na junção com o transverso nasal)	1 ponto por lado para o músculo nasal e 1 ponto na linha média da junção do prócero com o transverso nasal	2 U a 6 U

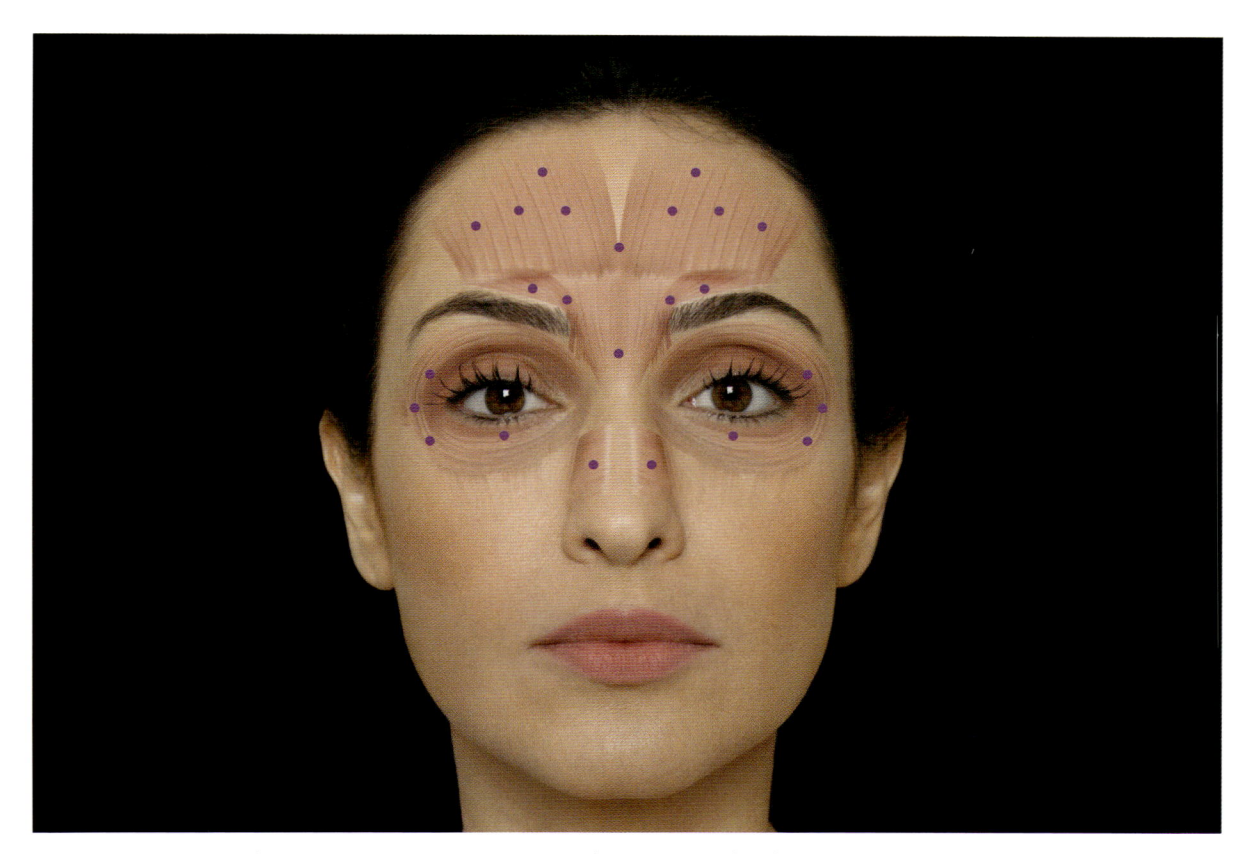

FIGURA 8. Guia de orientação para pontos de injeção de doses do terço superior da face. Ilustração demonstra um plano de aplicação mais completo utilizando Botox®, incluindo a porção inferior do músculo orbicular dos olhos e *bunny lines*. A distribuição dos pontos e doses são variáveis e individualizadas.

113

Músculo frontal (Figura 9)

O músculo frontal, localizado no terço superior da face, em função de sua dinâmica de contração, é o responsável pela geração de rugas transversais na região frontal (Quadro 4) (Figura 10). O frontal exerce importante influência sobre o formato e a posição dos supercílios, uma vez que os traciona cranialmente, em contraposição aos músculos depressores (prócero, corrugador, depressor do supercílio e orbicular do olho).

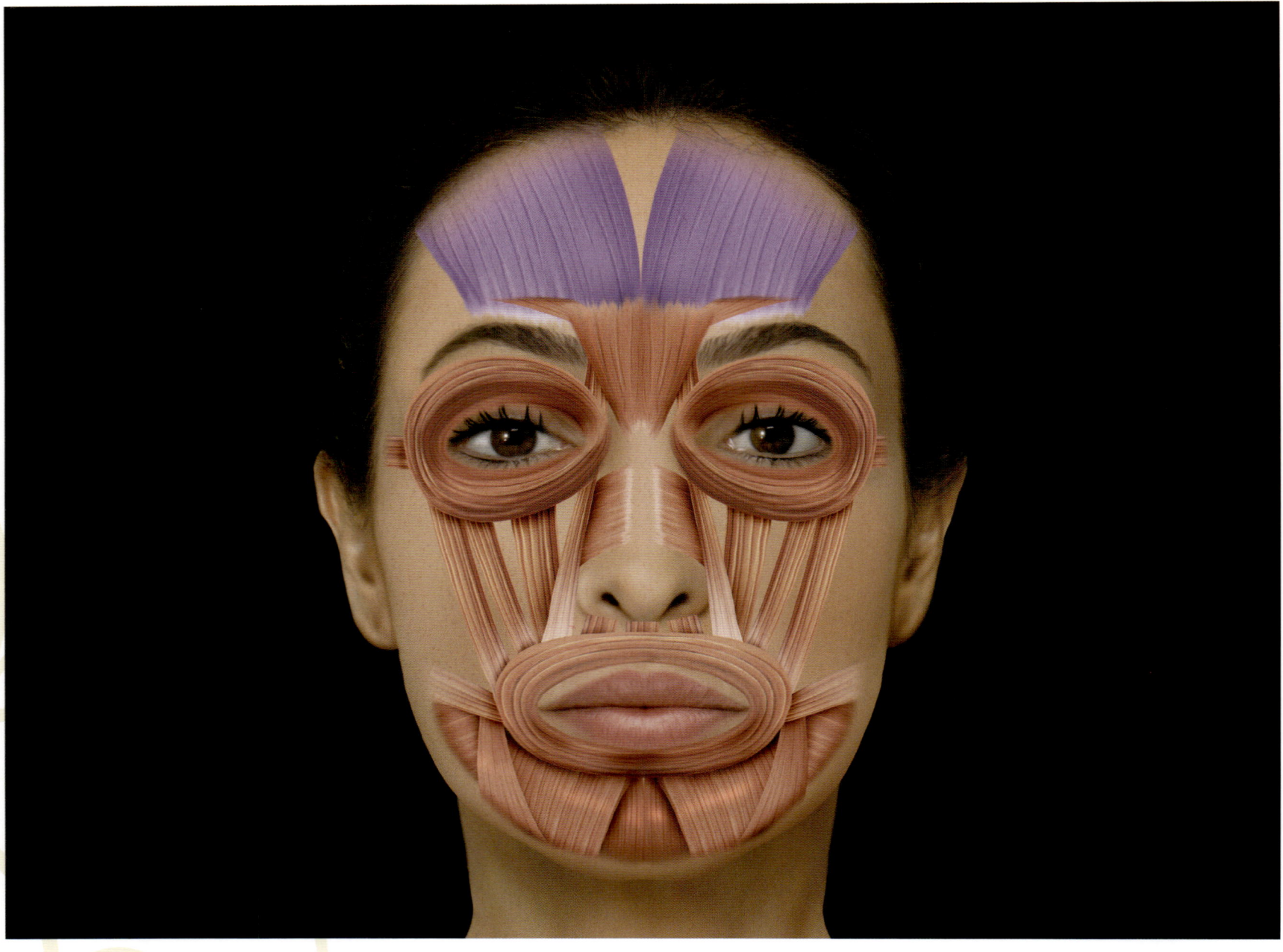

FIGURA 9. Tratamento do músculo frontal.

Quadro 4. Músculo frontal

Origem	• **Músculo occipitofrontal, ventre occipital:** fibras tendíneas curtas com origem na linha nucal suprema do osso occipital • **Músculo occipitofrontal, ventre frontal:** as fibras mediais são projetadas do músculo prócero, as fibras laterais unem-se com aquelas dos corrugadores do supercílio e do orbicular do olho • **Músculo temporoparietal:** a pele da têmpora, fáscia temporal
Inserção	• **Músculo occipitofrontal, ventre occipital:** aponeurose epicrânica (gálea aponeurótica) • **Músculo occipitofrontal, ventre frontal:** aponeurose epicrânica, em plano ventral à sutura coronal • **Músculo temporoparietal:** aponeurose epicrânica
Função	• Elevação dos supercílios
Sinérgicos	• Músculo occipitofrontal, ventre occipital
Antagonistas	• Músculo corrugador do supercílio • Músculo prócero • Músculo abaixador do supercílio • Músculo orbicular do olho
Inervação	• **Músculo apicrânico, ventre occipital:** nervo auricular posterior, ramo do facial (VII par craniano) • **Músculo occipitofrontal, ventre frontal:** ramos temporais do nervo facial (VII par craniano) • **Músculo temporoparietal:** ramo temporal do nervo facial (VII par craniano)
Drenagem linfática	• Linfonodos auriculares, linfonodos cervicais superficiais, linfonodos submandibulares e linfonodos cervicais superiores
Vascularização	• Ramos supraorbitais da artéria oftálmica (ramo da artéria carótida interna) e ramos frontais da artéria temporal superficial (ramos da artéria carótida externa). A drenagem venosa é realizada pela veia angular, que continua como veia facial

Por se tratar de um músculo plano e largo, que cobre praticamente toda a extensão do terço superior da face, para uma boa abrangência da área de hipercinesia, é importante levar em consideração que 2 unidades de Botox®, quando injetadas em plano intramuscular, na diluição 100 U/2 mL de soro fisiológico 0,9%, produzem um halo de ação da ordem de 1,5 cm (Almeida, 2007). Dessa maneira, ao planejar o tratamento, os pontos de aplicação devem estar distanciados, respeitando-se esse halo, produzindo, assim, um relaxamento muscular efetivo e duradouro (Figuras 11, 12 e 13).

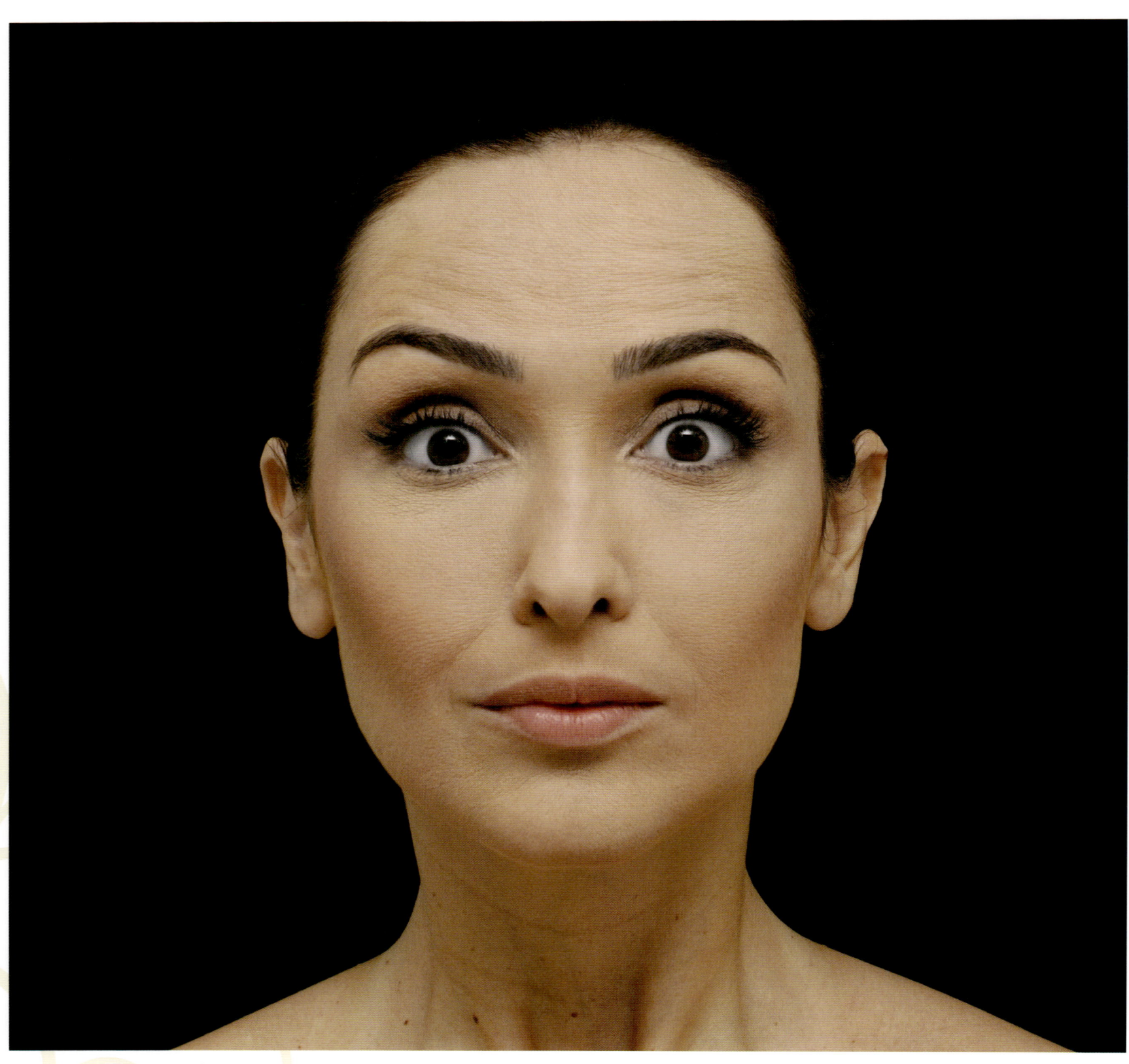

FIGURA 10. Expressão facial de surpresa e ação do músculo frontal.

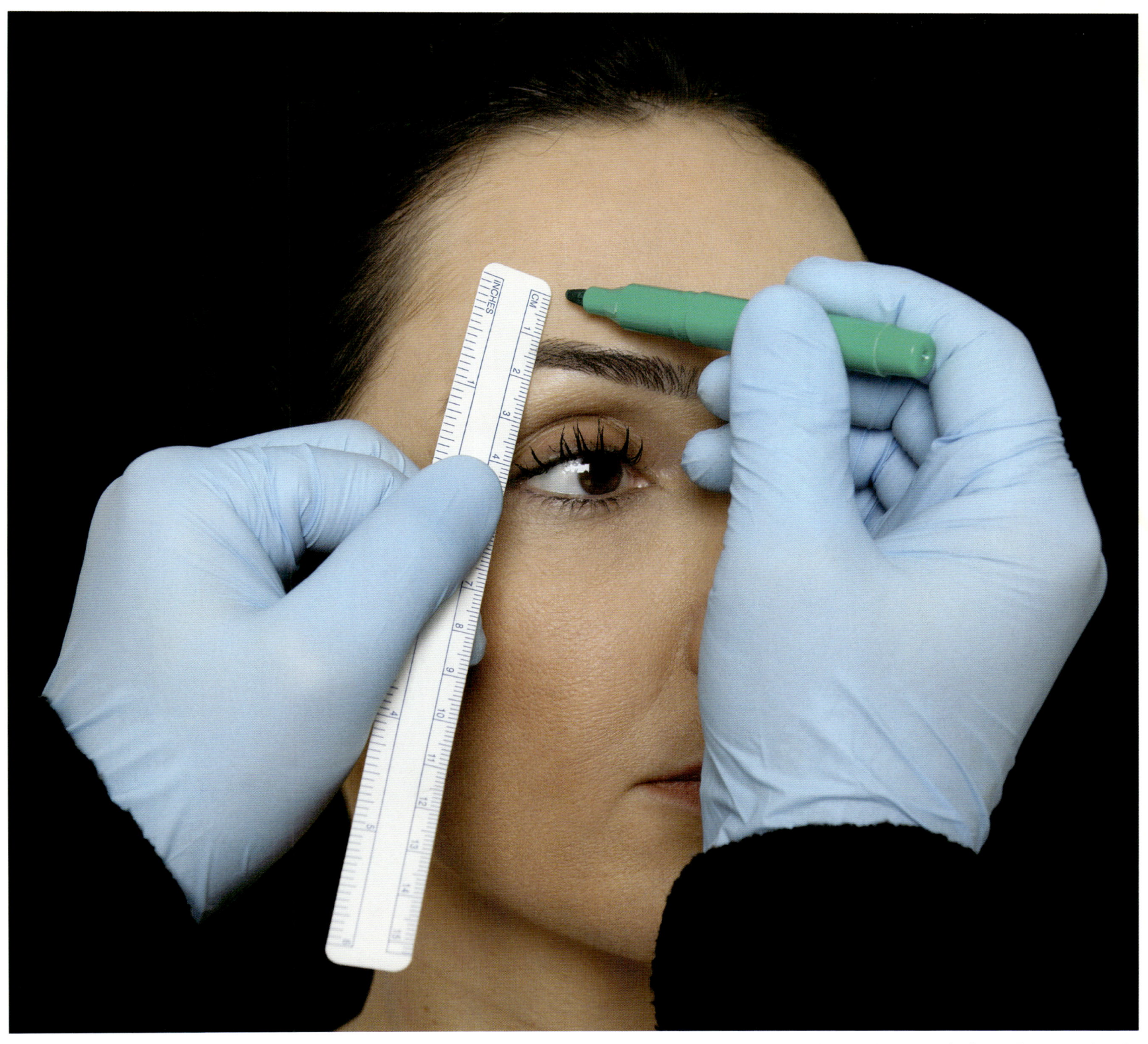

FIGURA 11. Demonstração da marcação de segurança do ponto mais inferior permitido do ventre direito do músculo frontal. Dependendo da altura dos supercílios, respeita-se de 1 a 2 cm acima da linha superior do supercílio.

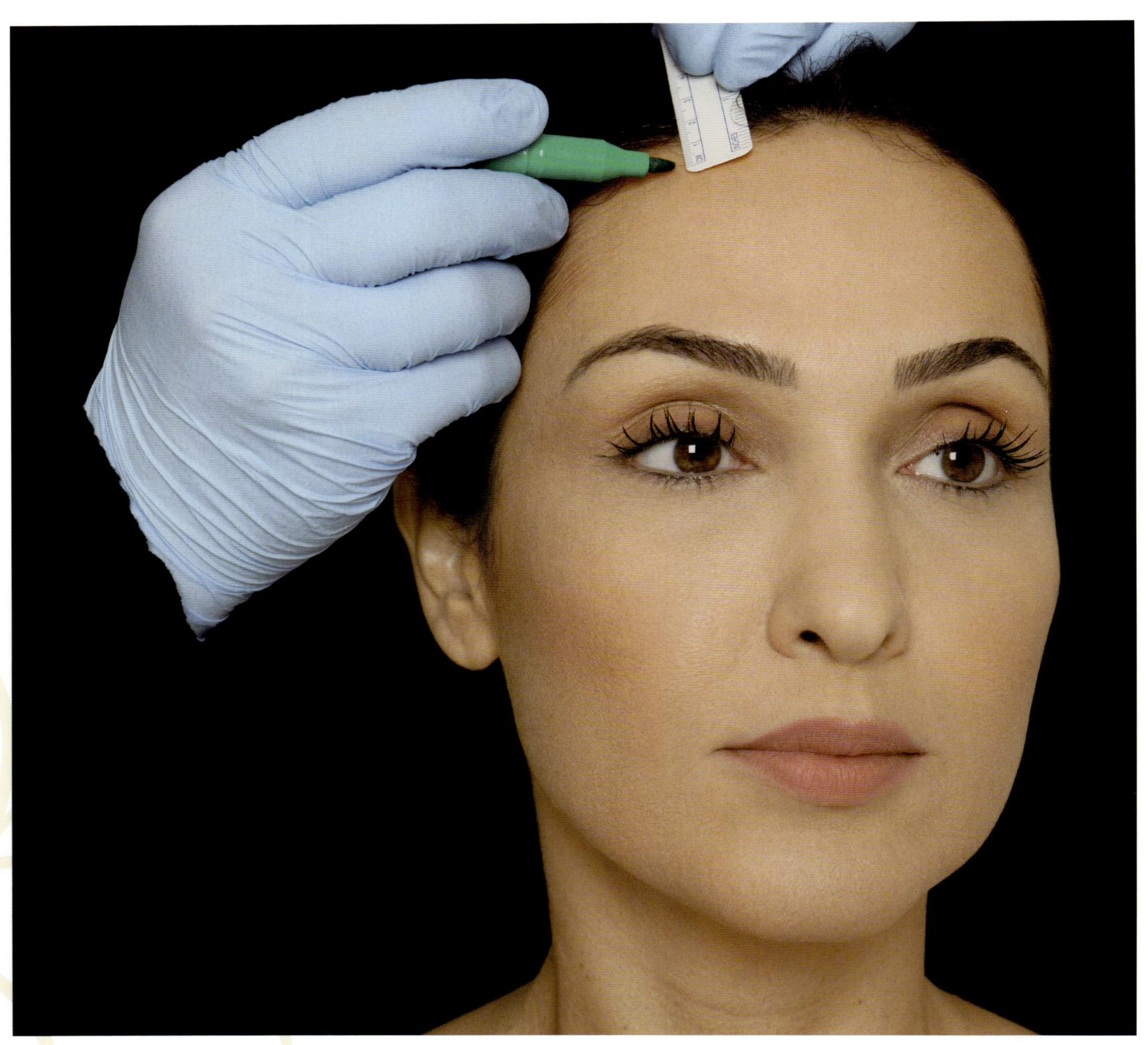

FIGURA 12. Demonstração da marcação de segurança do ponto mais superior do ventre direito do músculo frontal. Respeita-se 1 cm a partir da região da linha de implantação do início do couro cabelo (*Trichion*).

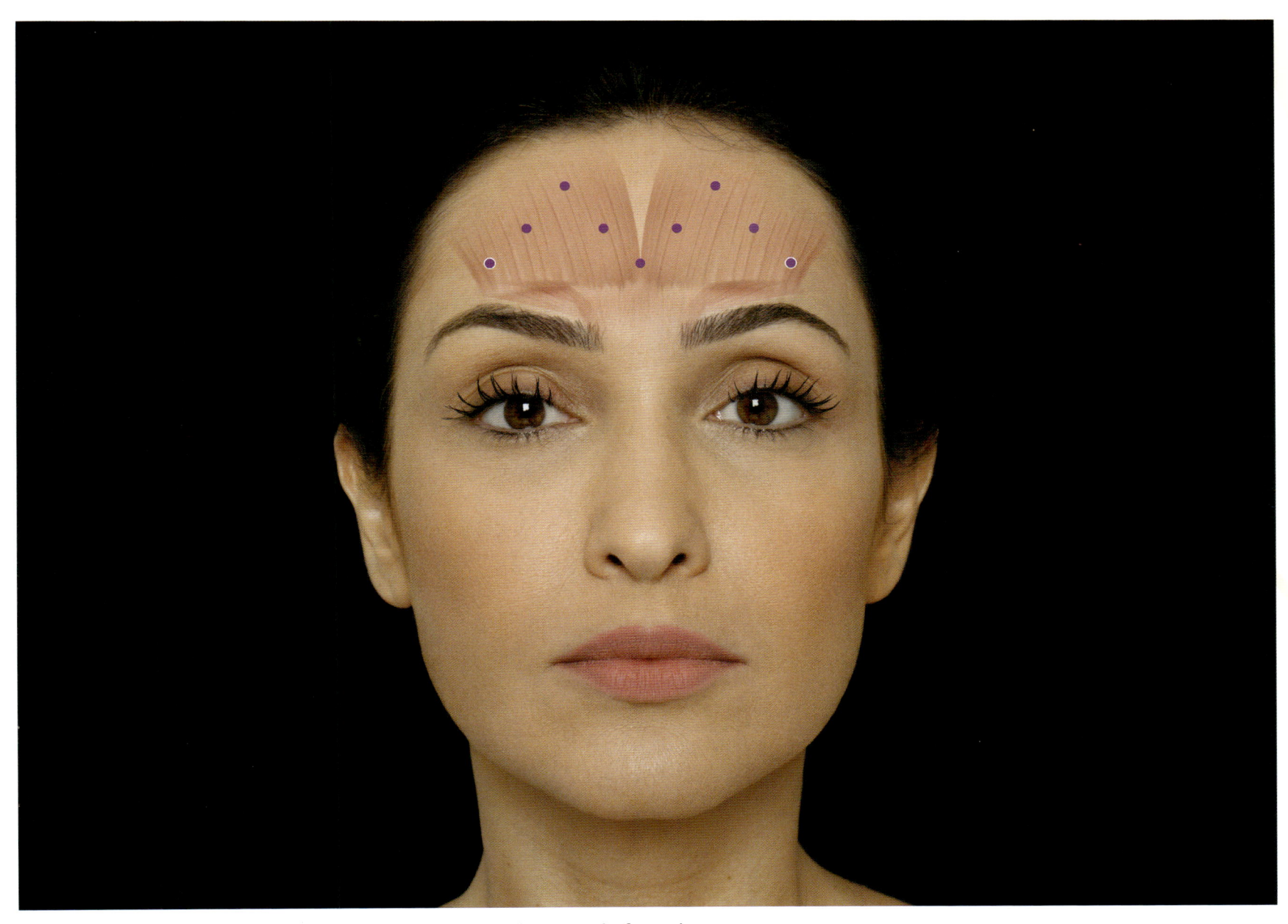

FIGURA 13. Distribuição dos pontos para tratamento do músculo frontal.

A remodelagem e o reposicionamento do supercílio podem ser realizados a partir da redução da capacidade de contração dos músculos depressores do terço superior, bem como por meio de mudanças nos vetores de tração do músculo frontal. O tratamento da porção central do músculo frontal, com preservação da capacidade de contração de sua porção lateral, favorece a ascensão da cauda do supercílio,

condição esta procurada por muitas mulheres. Em homens, a realização de um ponto lateral, bloqueando a porção lateral do músculo frontal, normalmente é necessária para impedir a subida de cauda do supercílio e a feminilização do olhar. Esse ponto pode ser intradérmico, subcutâneo ou intramuscular e, quanto mais superficial, menor será o bloqueio produzido (Figura 14).

119

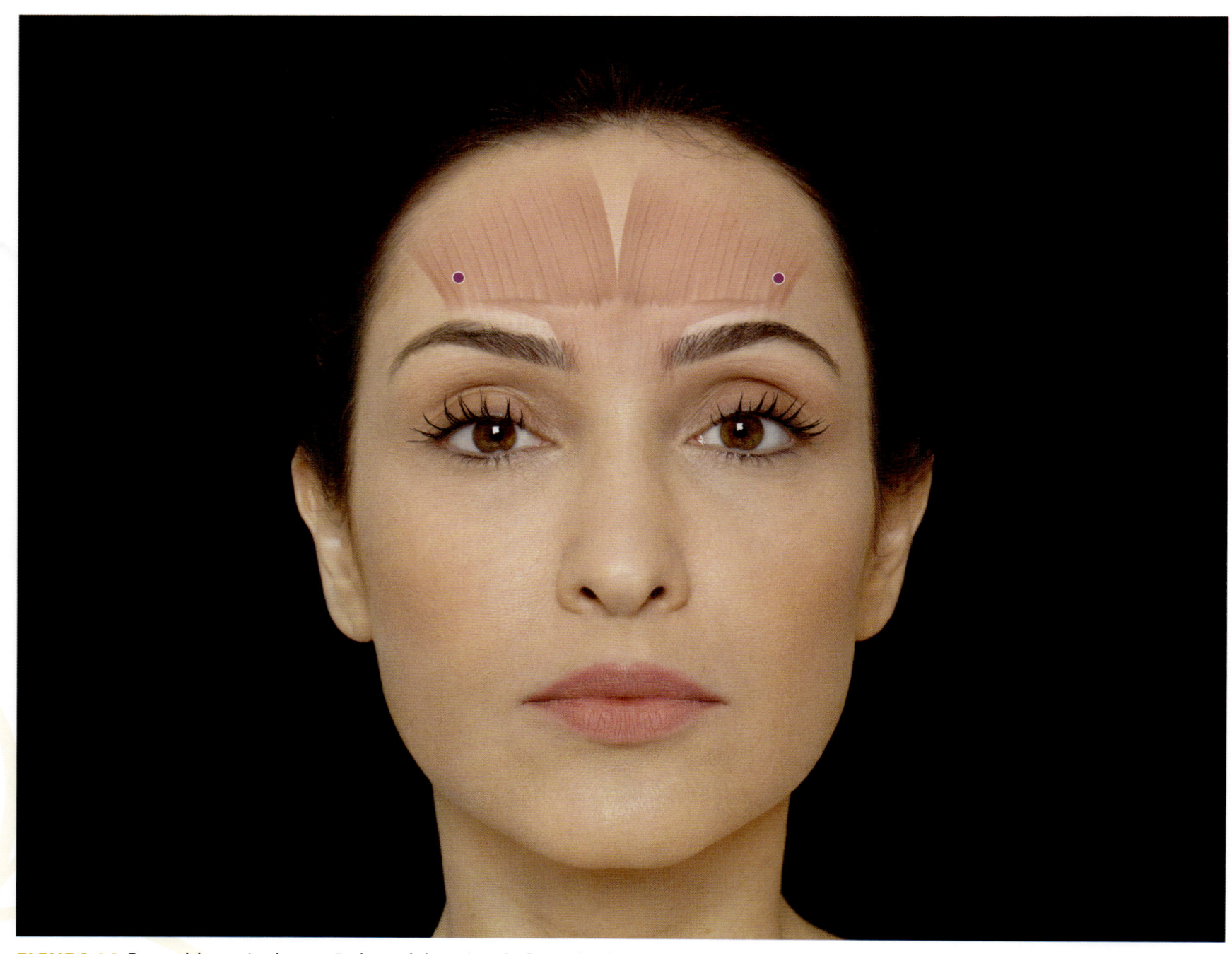

FIGURA 14. Para o bloqueio da porção lateral do músculo frontal, a fim de controlar a subida do supercílio, 1 unidade de Botox® aplicada na forma intramuscular, subcutânea ou intradérmica pode ser suficiente.

Para mulheres que praticam muita atividade física e para homens, devido ao fato de o frontal ser normalmente mais potente, deve-se considerar maior número de unidades por ponto, assim como um intervalo mais curto entre reaplicações.

É sempre importante lembrar que a distribuição dos pontos e o número de unidades variam de indivíduo para indivíduo (Quadro 5) (Figura 15).

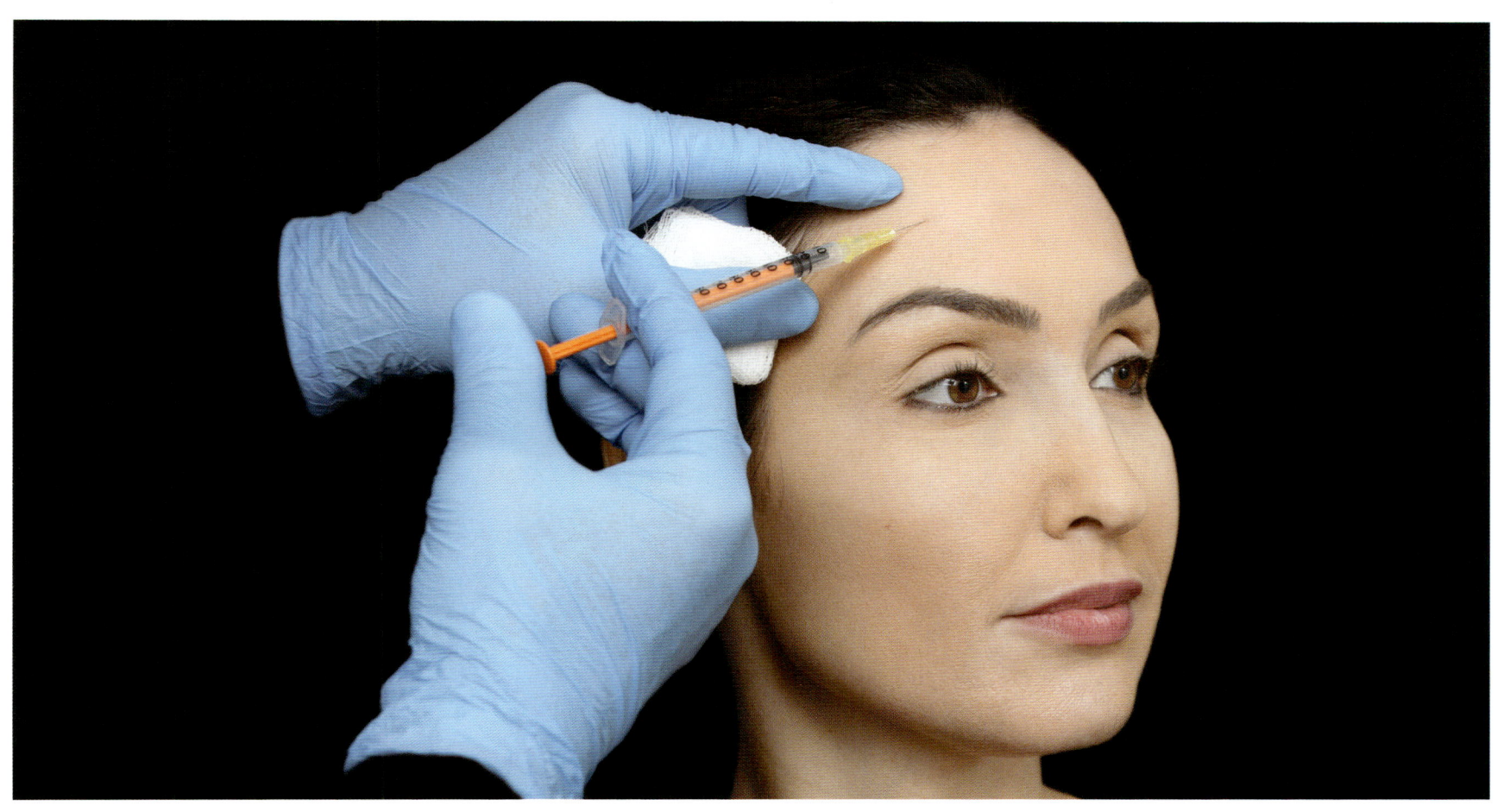

FIGURA 15. Aplicação no músculo frontal com agulha hipodérmica em plano intramuscular. Em geral, no tratamento do músculo frontal, a seringa deve ser posicionada perpendicularmente à pele. Via de regra, são realizados de quatro a oito pontos de aplicação, sendo injetadas de 2 a 4 unidades de Botox® por ponto, totalizando de 8 a 25 unidades. Aplicações intradérmicas também podem ser utilizadas com agulha posicionada a 45º ao plano cutâneo.

Quadro 5. Linhas frontais: propostas de classificação publicadas por Braz e Sakuma (2010)

Padrão total	Tipo mais frequente, observado em 42 (50,6%) casos. As rítides horizontais presentes no centro da fronte avançam lateralmente além da linha mediopupilar até o final da cauda das sobrancelhas (Figura 16)
Padrão medial	Segundo tipo mais frequente, observado em 21 (25,3%) casos. As rítides horizontais concentram-se na região central da fronte, geralmente contidas entre as linhas mediopupilares. Por conta dessa conformação, também é denominado "padrão em persiana" (Figura 17)
Padrão lateral	Tipo menos frequente, observado em 20 (24%) casos. As rítides horizontais predominam nas laterais da fronte, a maioria após a linha mediopupilar (Figura 18)
Assimetria	Assimetria em 4,7% dos casos do padrão medial e em 5% do padrão lateral, com predominância das rítides na hemifronte esquerda ou direita (Figuras 19, 20 e 21)

PADRÕES DAS LINHAS FRONTAIS (BRAZ E SAKUNA, 2010)

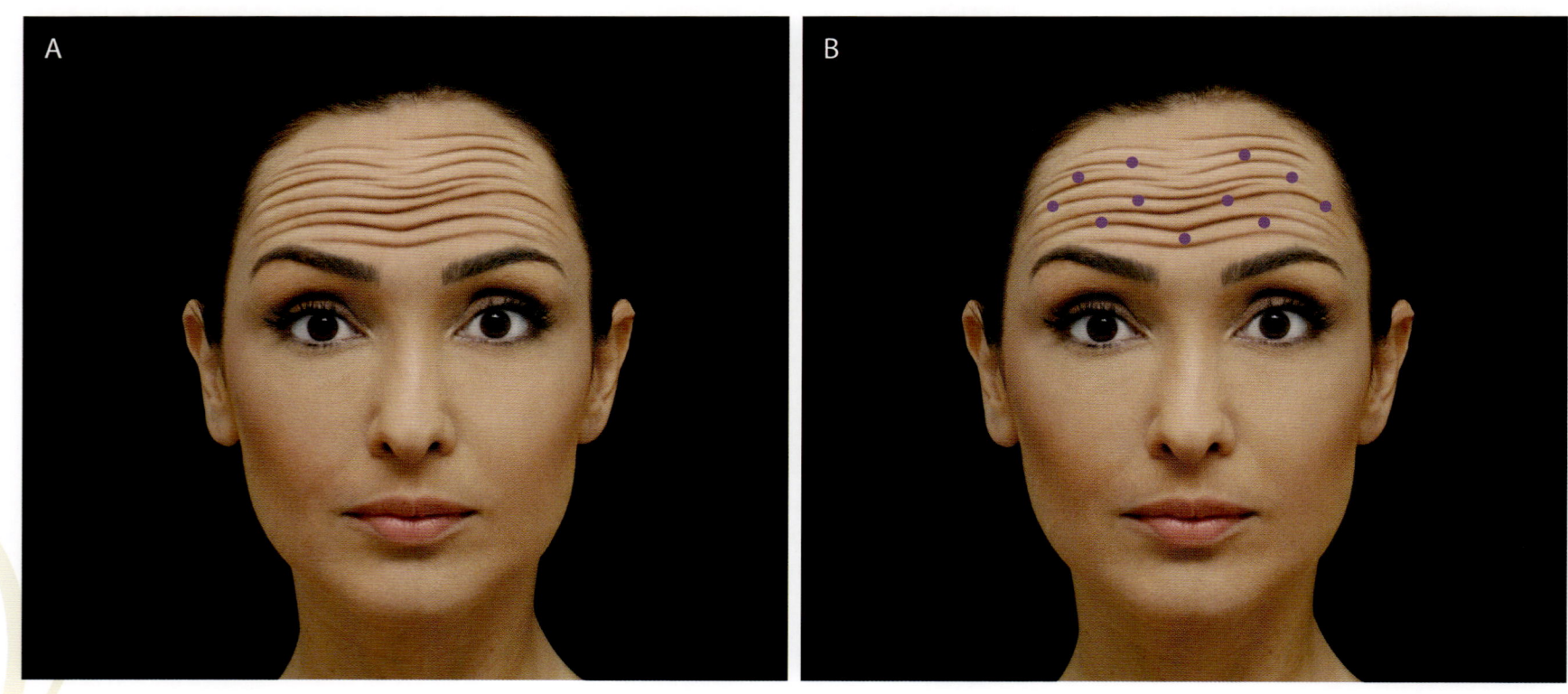

FIGURA 16. (A) Padrão total das linhas frontais e (B) distribuição dos pontos.

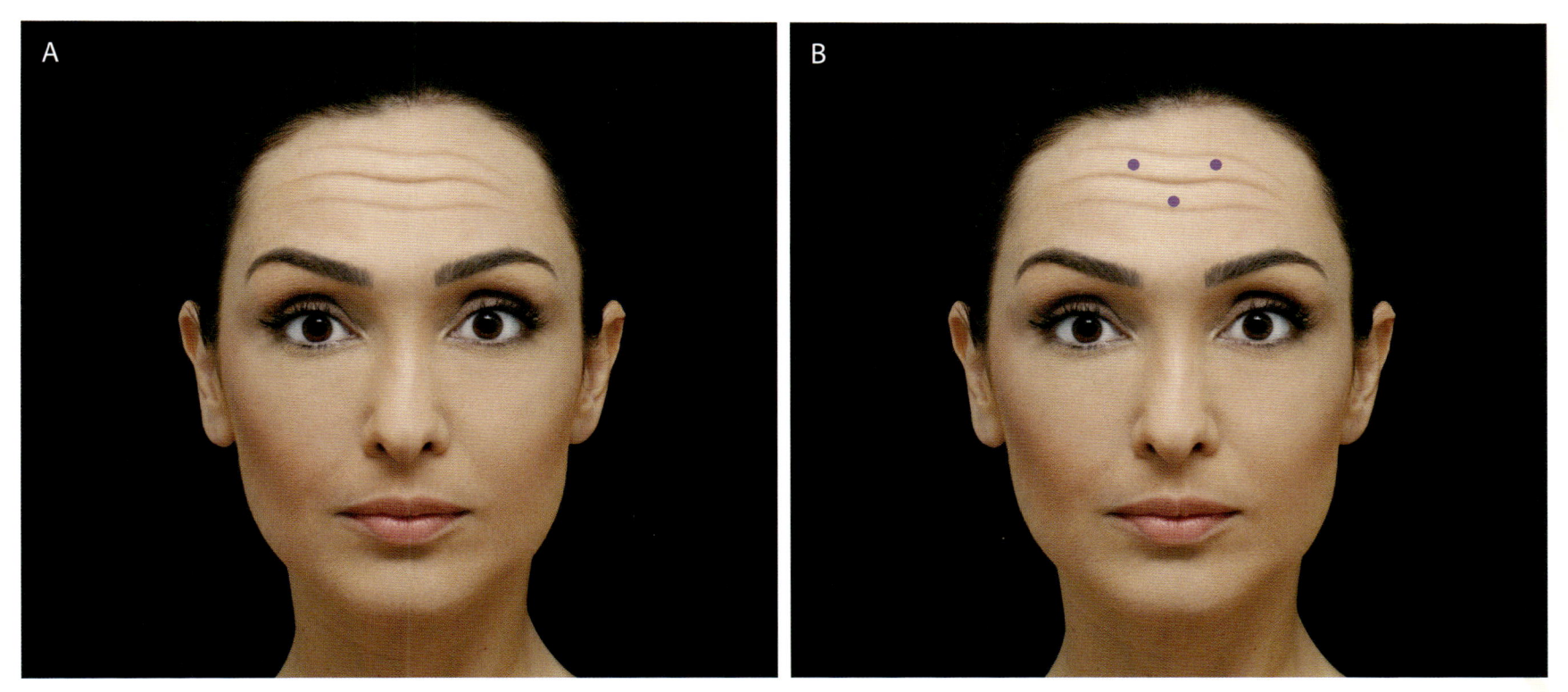

FIGURA 17. (A) Padrão medial das linhas frontais e (B) distribuição dos pontos.

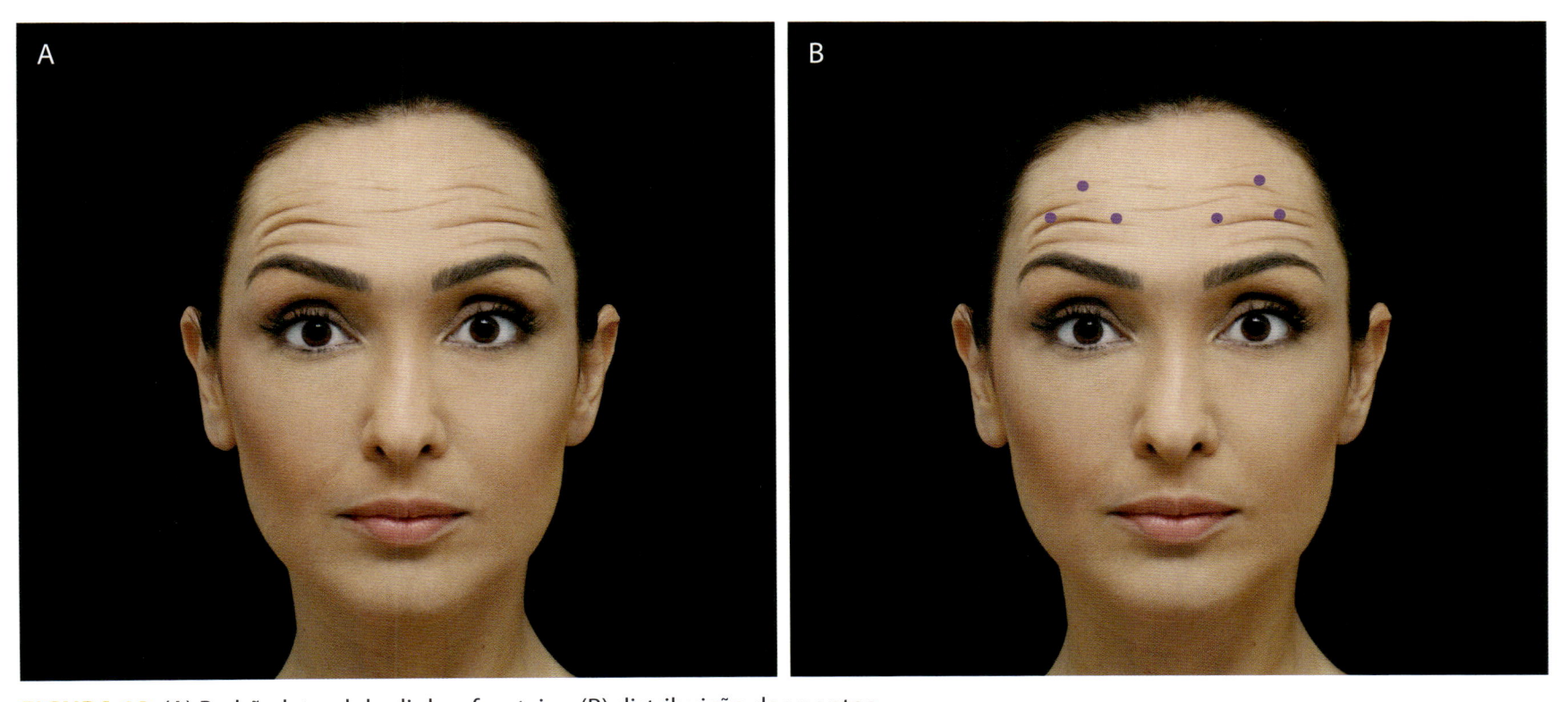

FIGURA 18. (A) Padrão lateral das linhas frontais e (B) distribuição dos pontos.

ASSIMETRIAS DAS LINHAS FRONTAIS E DISTRIBUIÇÃO DOS PONTOS

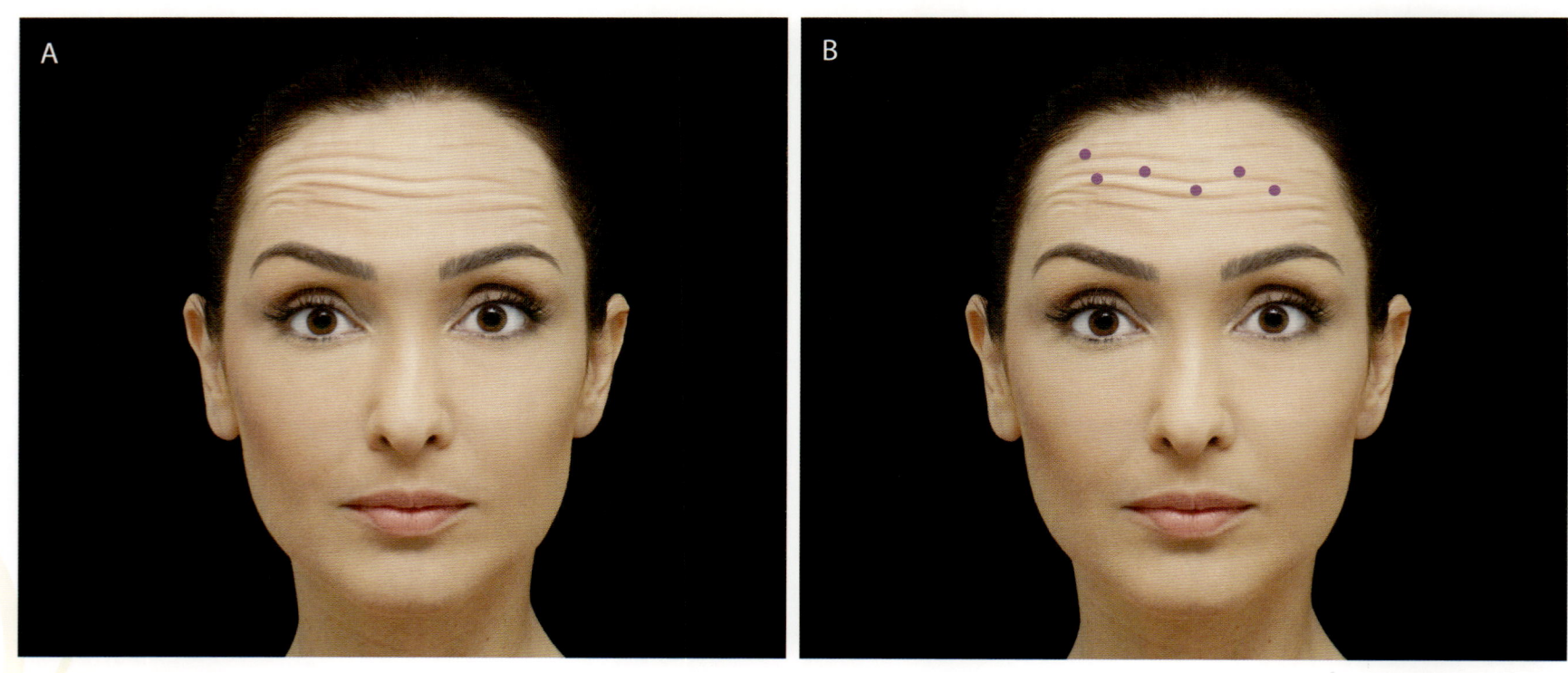

FIGURA 19. Predomínio de rítides na parte superior e na hemifronte direita C. Padrão lateral com predomínio de rítides na hemifronte direita.

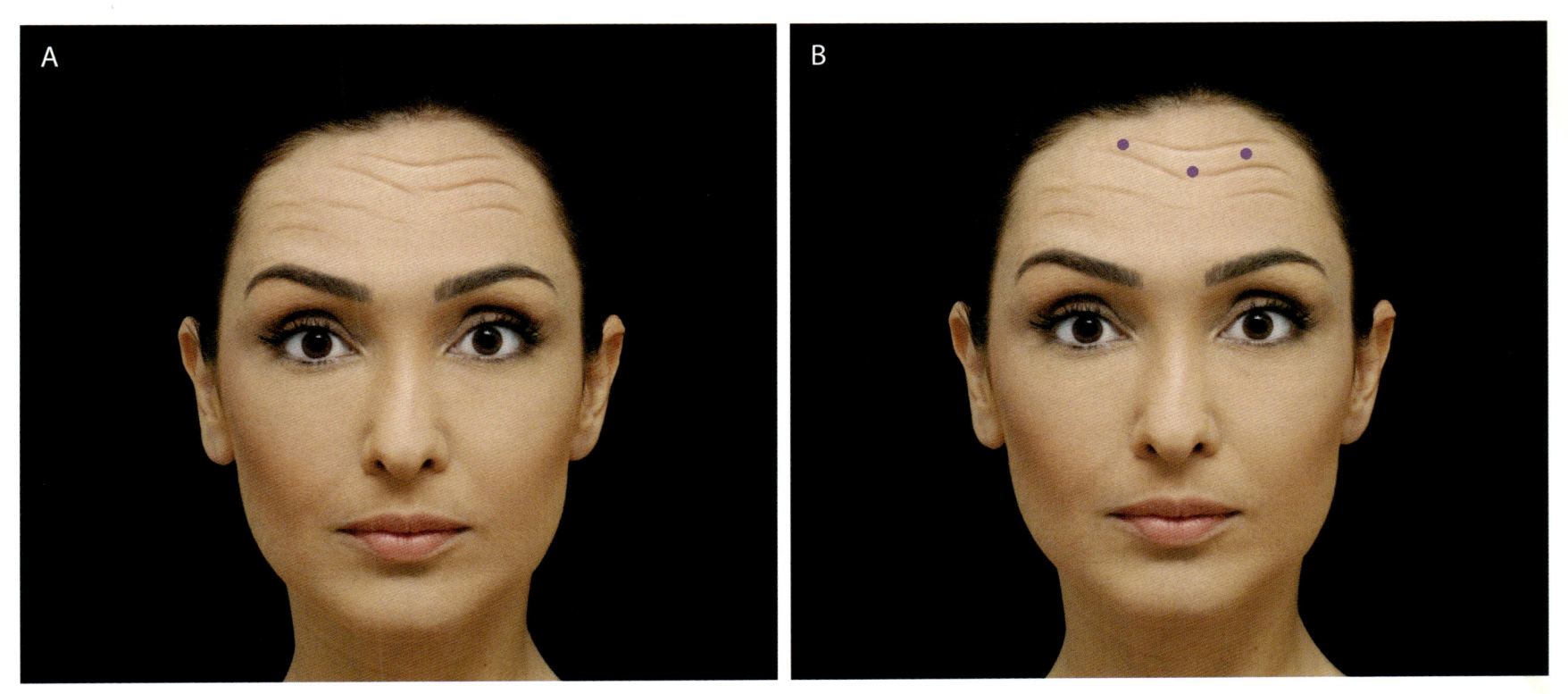

FIGURA 20. Padrão medial com predomínio de rítides na hemifronte esquerda.

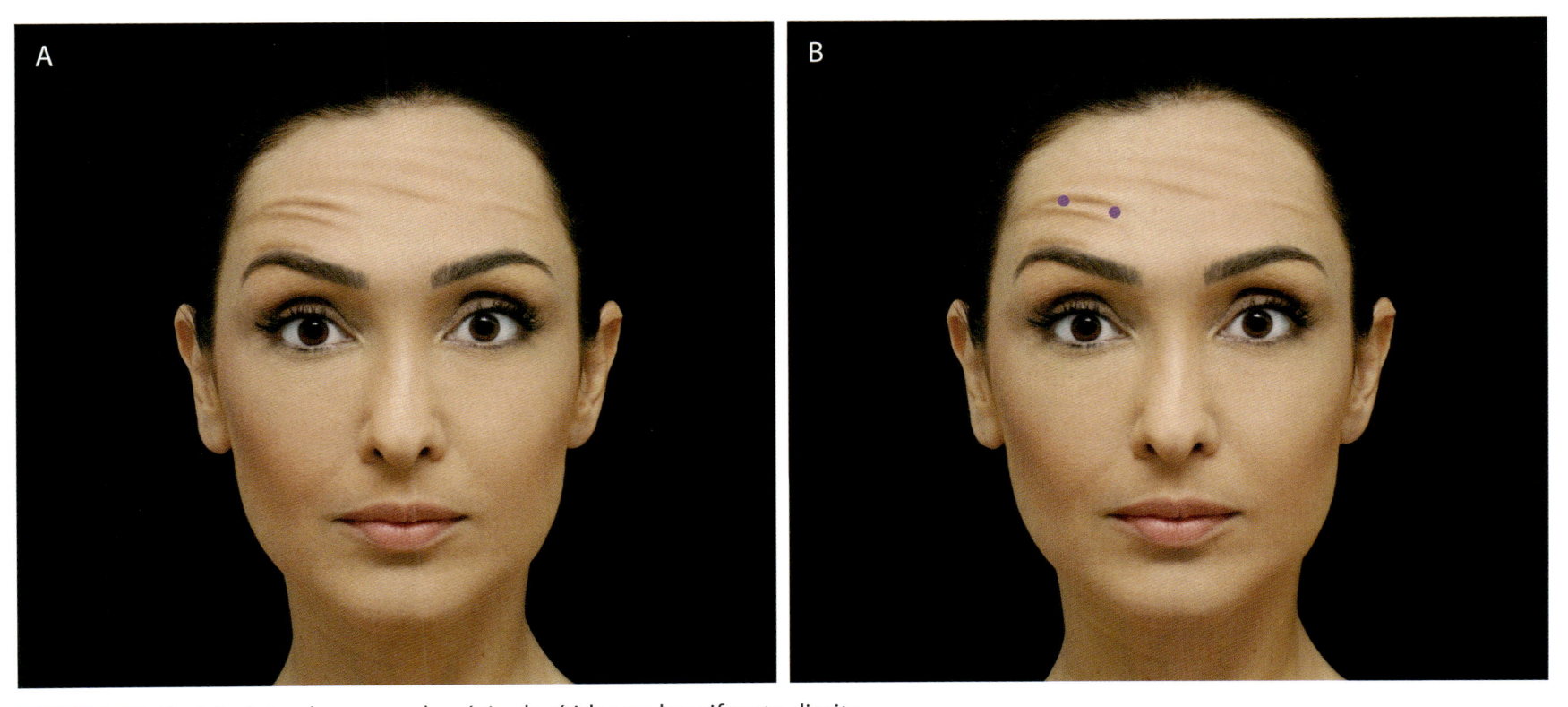

FIGURA 21. Padrão lateral com predomínio de rítides na hemifronte direita.

Músculo corrugador dos supercílios (Figura 22)

Habitualmente, na prática diária, a glabela é a região mais tratada pela toxina botulínica (Figura 23). O corrugador pode apresentar-se como um músculo estreito, curto e oblíquo, localizado na extremidade medial da borda supraorbital ou como um músculo longo e em "leque", espalhando-se lateralmente por cima do rebordo orbitário superior (Quadro 6). Segundo Almeida *et al.* (2012), as rugas glabelares podem apresentar diferentes padrões de contração (Quadro 7).

O músculo depressor do supercílio é, para muitos, parte do músculo corrugador, estendendo-se da porção nasal do osso frontal à pele da porção medial do supercílio, estando seu ventre posicionado cerca de 1 centímetro acima do ligamento cantal medial (Figura 24 e 25).

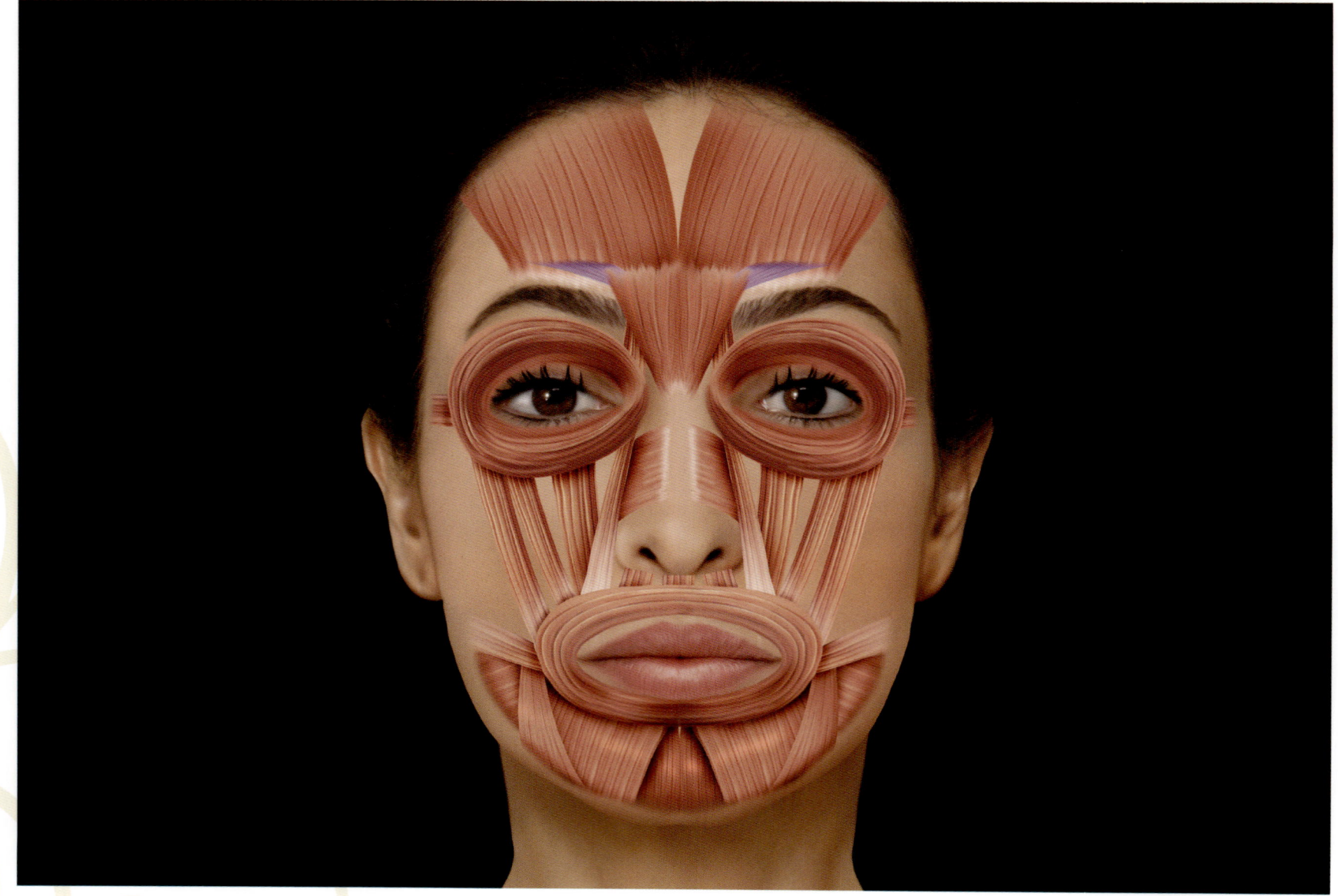

FIGURA 22. Músculo corrugador.

126

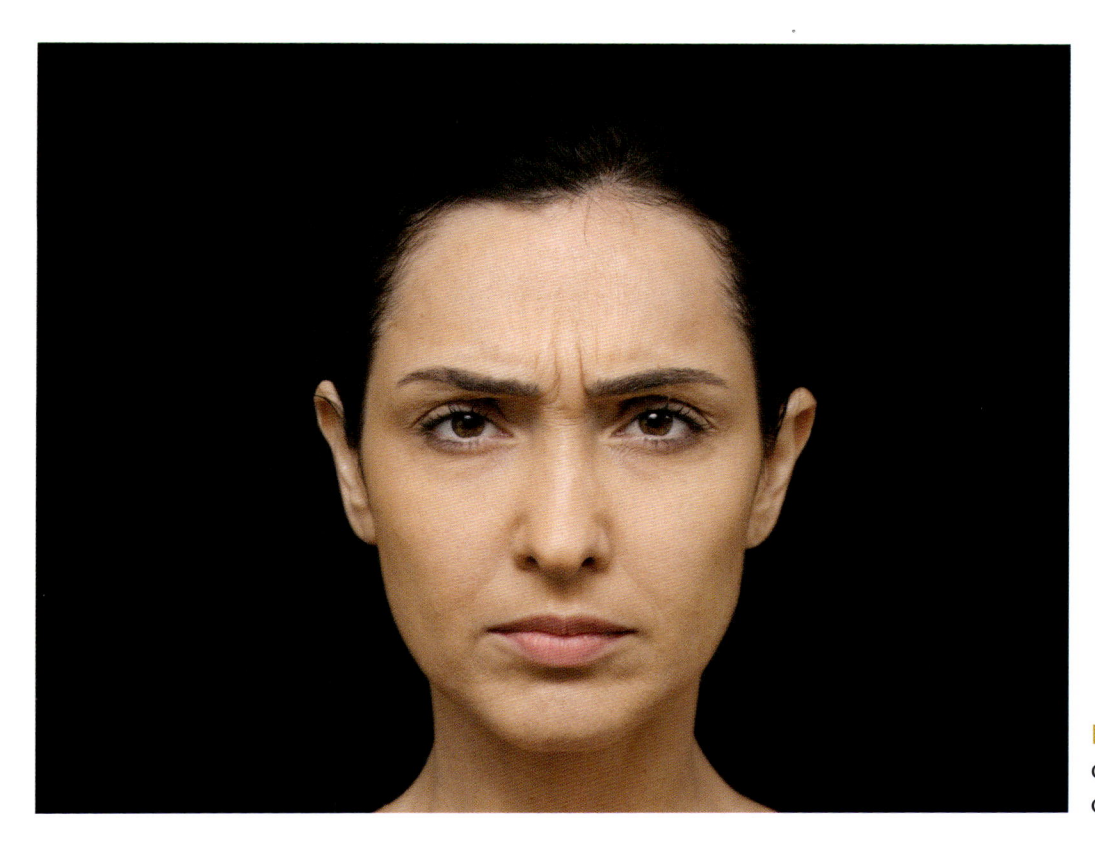

FIGURA 23. Expressão facial de bravo e ação dos músculos corrugadores dos supercílios.

Quadro 6. Músculo corrugador

Origem	• Parte nasal do osso frontal
Inserção	• Aponeurose epicrânica; pele acima da seção medial dos supercílios
Função	• Salienta e aprofunda o supercílio, tracionando-o para baixo e medialmente. Formação de linhas glabelares verticais entre os supercílios
Sinérgicos	• Músculo abaixador do supercílio • Músculo orbicular do olho • Músculo prócero
Antagonistas	• Músculo epicrânico, ventre frontal
Inervação	• Ramo temporal do nervo facial (VII par craniano)
Drenagem linfática	• Linfonodos submandibulares
Vascularização	• O suprimento arterial é proporcionado por ramos das artérias angular, supraorbital e supratroclear. A drenagem venosa é realizada pela veia angular, por meio das veias supraorbital e supratroclear

127

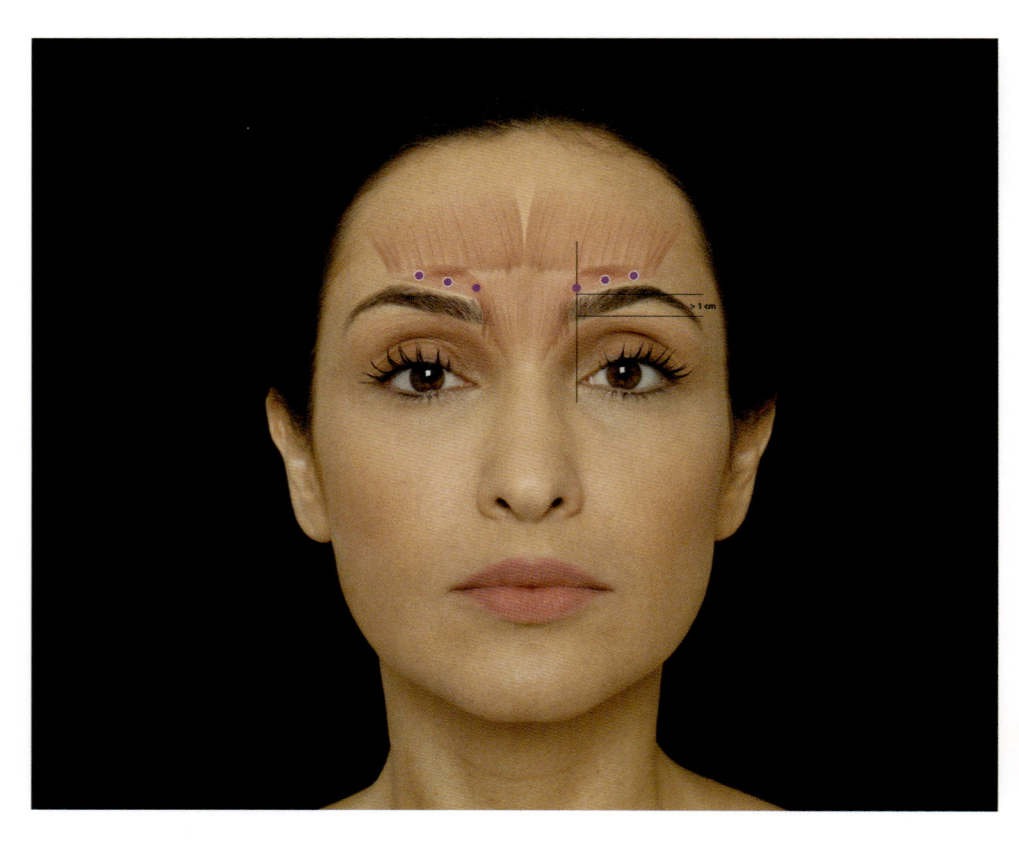

FIGURA 24. Distribuição dos pontos da região da glabela. Os pontos devem respeitar 1 cm acima do rebordo orbitário superior.

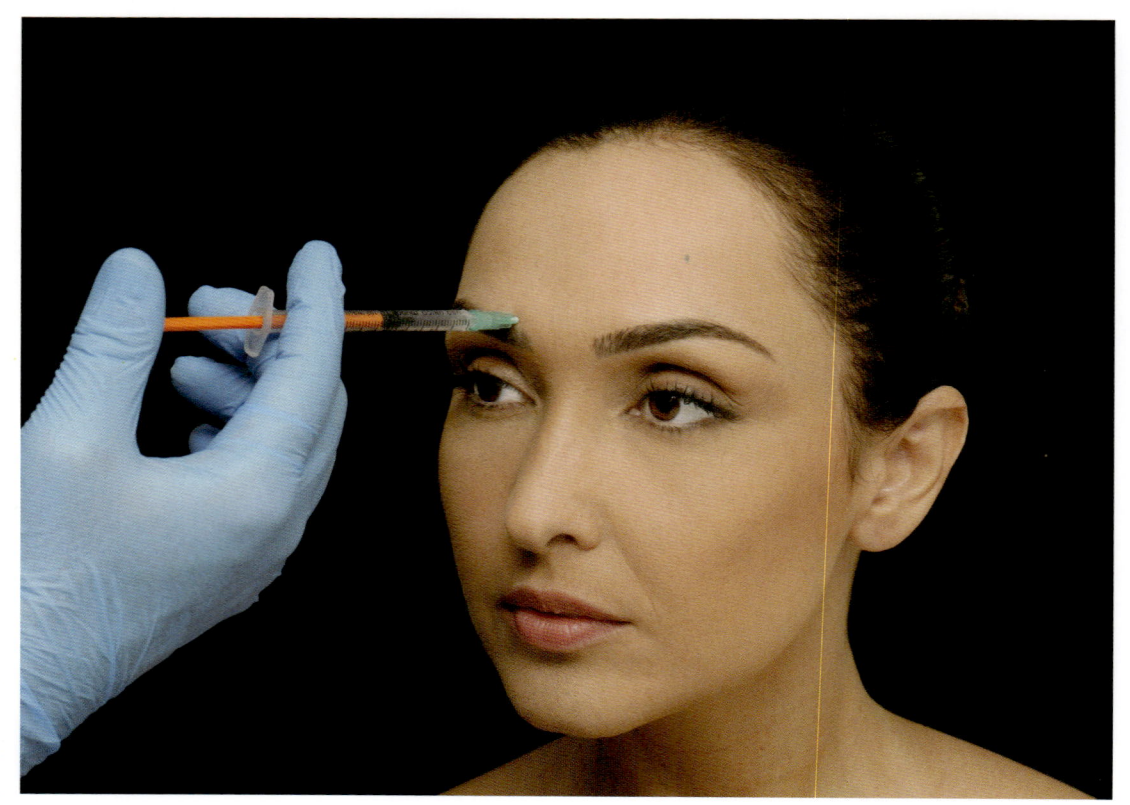

FIGURA 25. Demonstração da aplicação de 5 U de Botox® no músculo corrugador direito com agulha de Lebel. Inserção total da agulha de 4 mm a 90 graus do plano da pele.

Quadro 7. Linhas glabelares: propostas de classificação publicadas por Almeida *et al.* (2010)

Padrão "V"	É o tipo mais frequente, visto em 37% dos casos. Observam-se aproximação e depressão, que variam de moderadas a severas, da parte medial dos supercílios, em intensidade muito superior à do grupo anterior (Figura 26)
Padrão "U"	Padrão "U" (27%) – ao contrair, notam-se aproximação e depressão discretas da glabela, em intensidade inferior ao padrão anterior, com elevação simultânea da cauda dos supercílios (Figura 27)
Padrão ômega	Nesse estudo, correspondeu a 10% dos pacientes. No grupo, os movimentos predominantes são de aproximação e elevação medial da glabela, formando a letra grega ômega (Figura 28)
Padrão setas convergentes	Ocorre principalmente aproximação das sobrancelhas, com pouca ou nenhuma depressão ou elevação medial ou lateral. O movimento final resultante é de aproximação horizontal. Parece existir nesse grupo equilíbrio de forças entre prócero e frontal. Foi encontrado em 20% dos casos (Figura 29)
Padrão ômega invertido	É o menos frequente, observado em apenas 6% dos indivíduos. O movimento predominante é o de depressão, mais do que de aproximação, lembrando uma letra ômega invertida. Os músculos envolvidos são principalmente o prócero, o depressor do supercílio, a parte interna dos orbiculares das pálpebras e, talvez, também o nasal, apesar de não se configurar músculo glabelar (Figura 30)

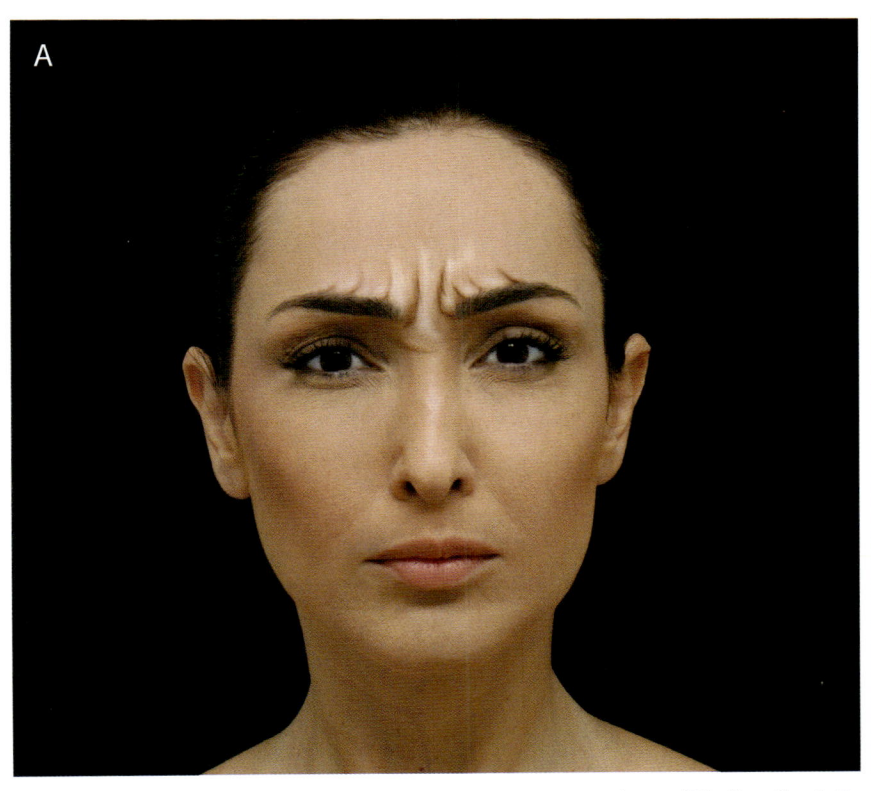
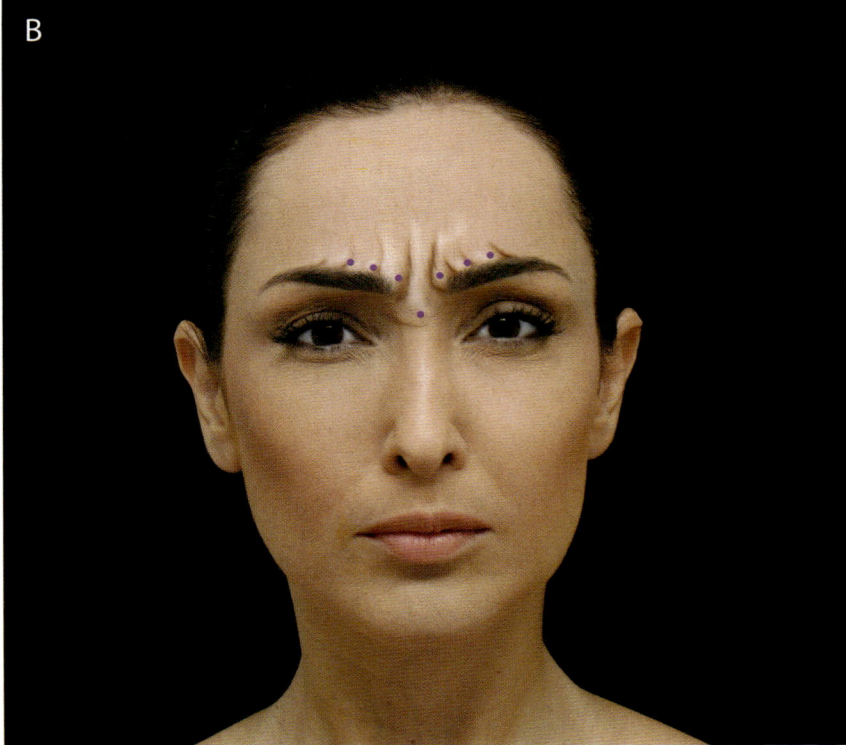

FIGURA 26. (A) Padrão em "V". Contração muscular e (B) distribuição dos pontos para tratamento.

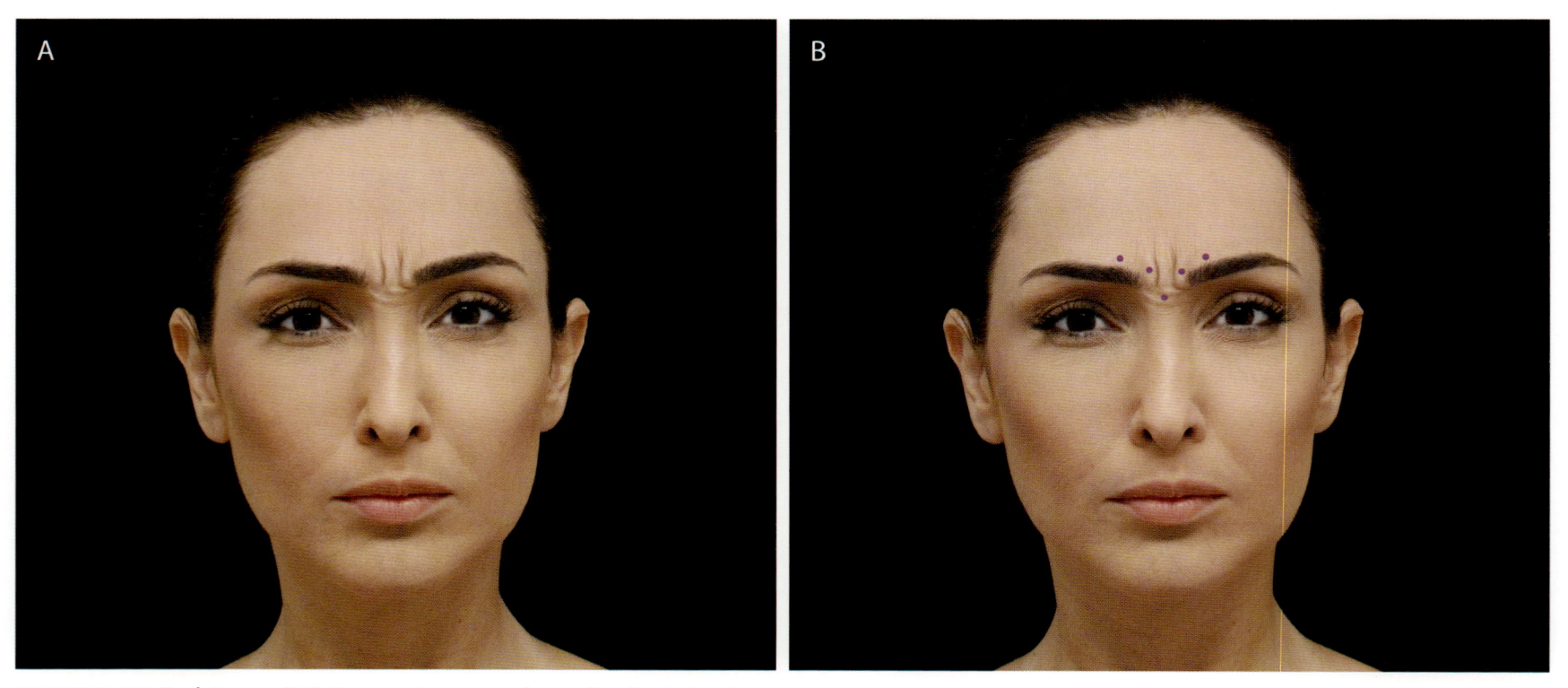

FIGURA 27. Padrão em "U". Contração muscular e distribuição dos pontos para tratamento.

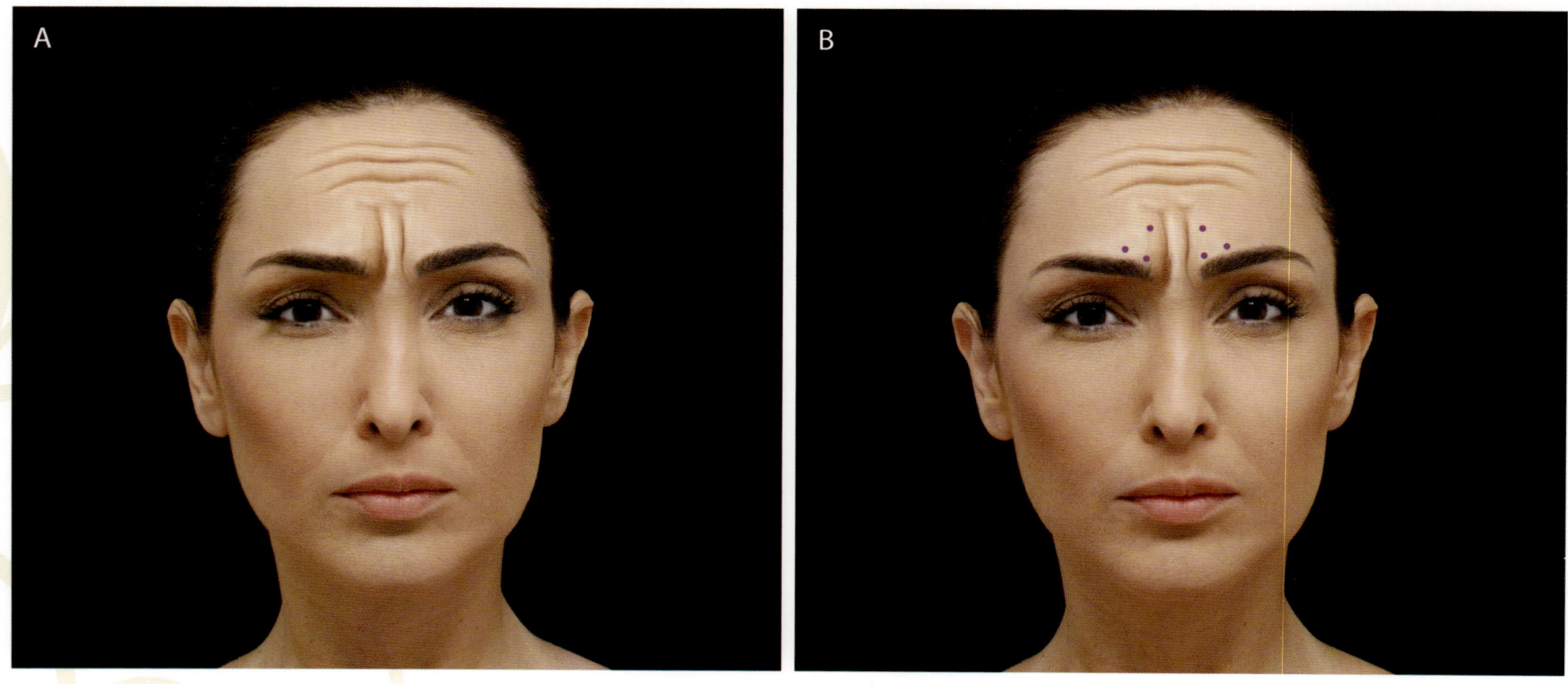

FIGURA 28. Padrão em "ômega". Contração muscular e distribuição dos pontos para tratamento.

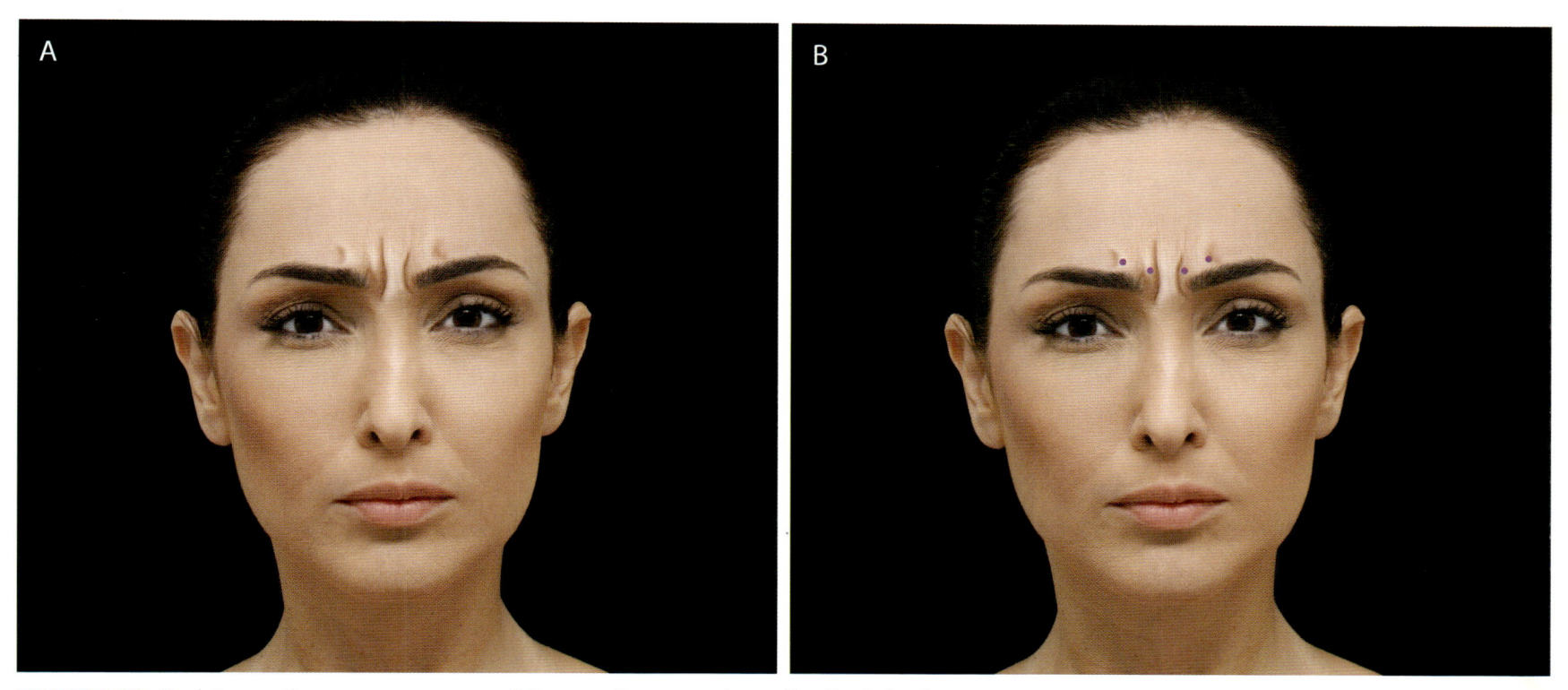

FIGURA 29. Padrão em "setas convergentes". Contração muscular e distribuição dos pontos para tratamento.

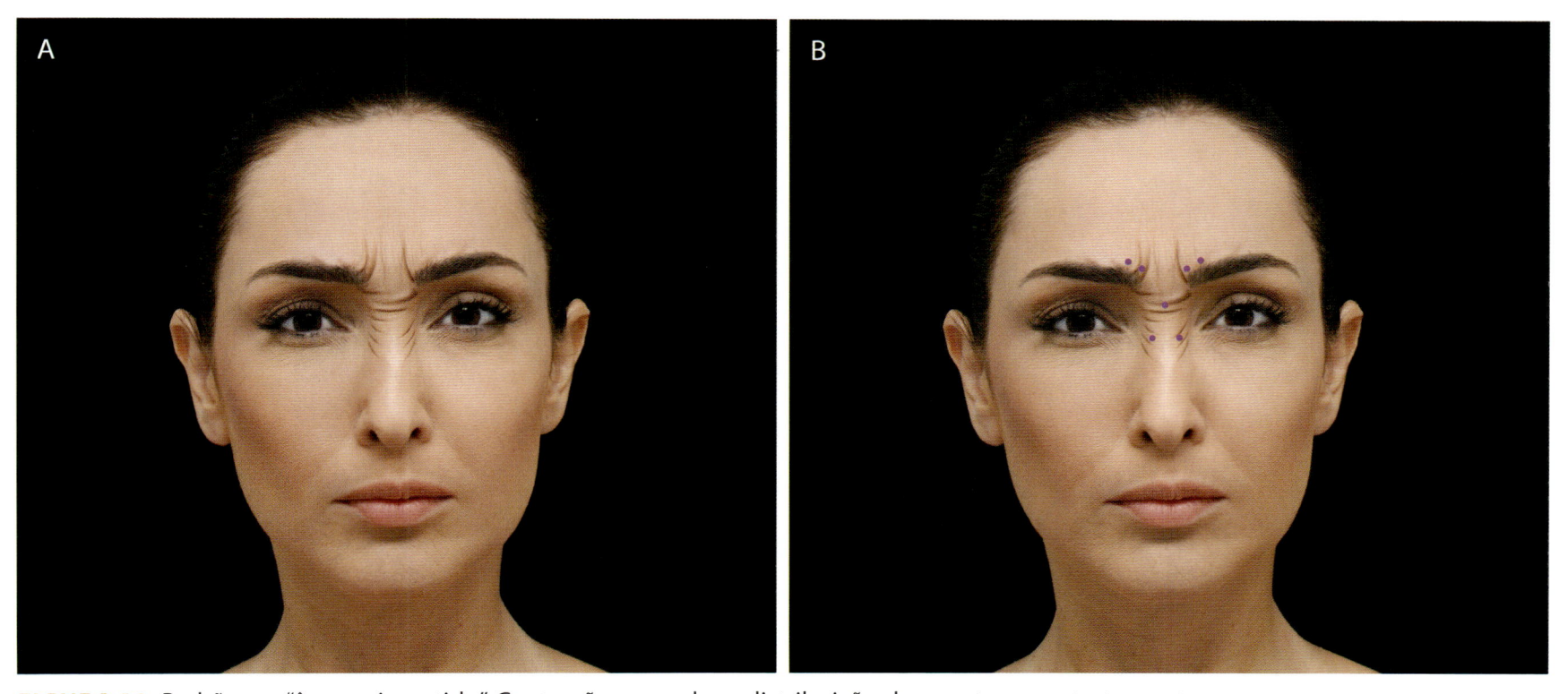

FIGURA 30. Padrão em "ômega invertido". Contração muscular e distribuição dos pontos para tratamento.

TRATAMENTO DAS LINHAS GLABELARES PROPOSTAS POR ALMEIDA *ET AL.* (2010) ILUSTRAÇÕES DEMONSTRAM A DISTRIBUIÇÃO DOS PONTOS SEM CONTRAÇÃO MUSCULAR

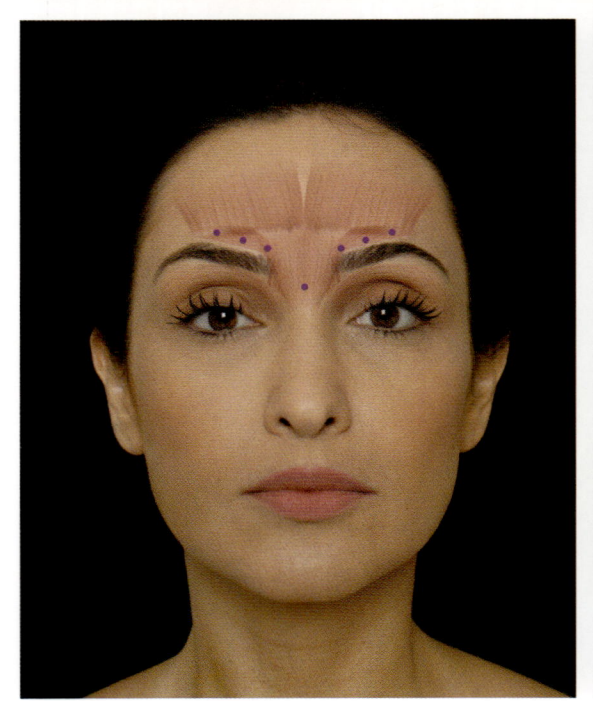

FIGURA 31. Padrão em "V".

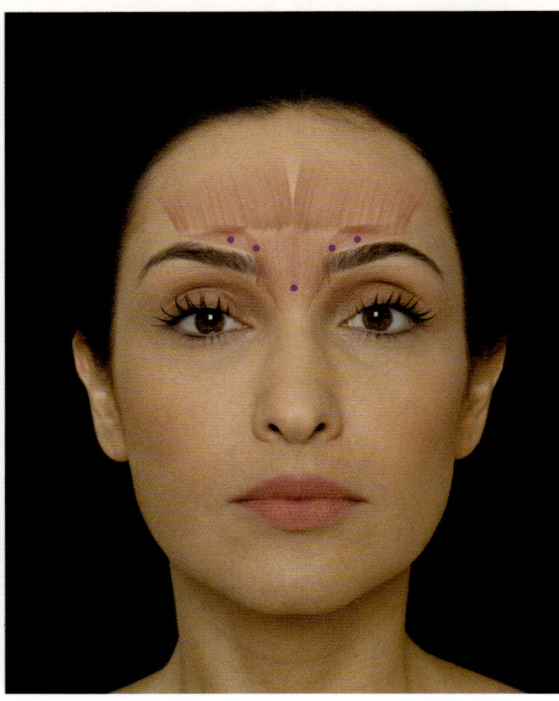

FIGURA 32. Padrão em "U".

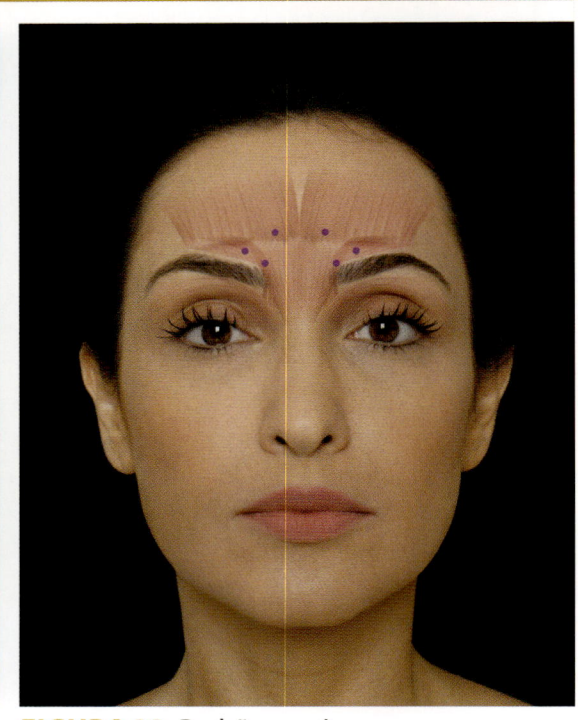

FIGURA 33. Padrão em ômega.

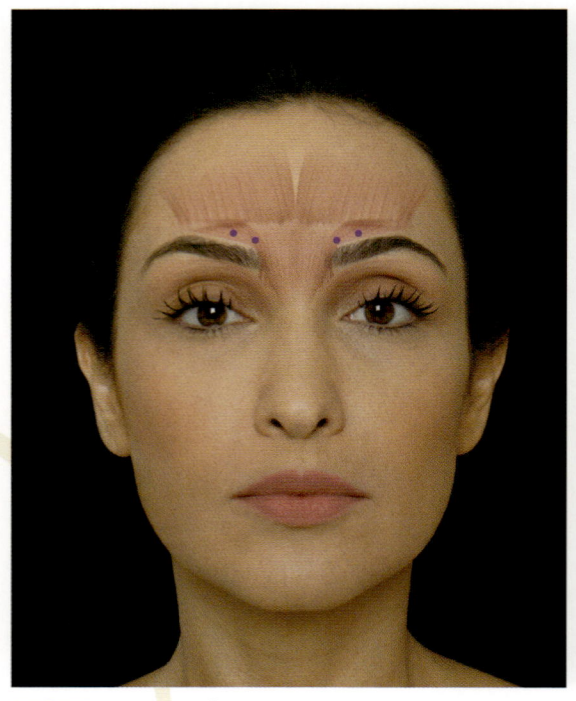

FIGURA 34. Padrão em setas convergentes.

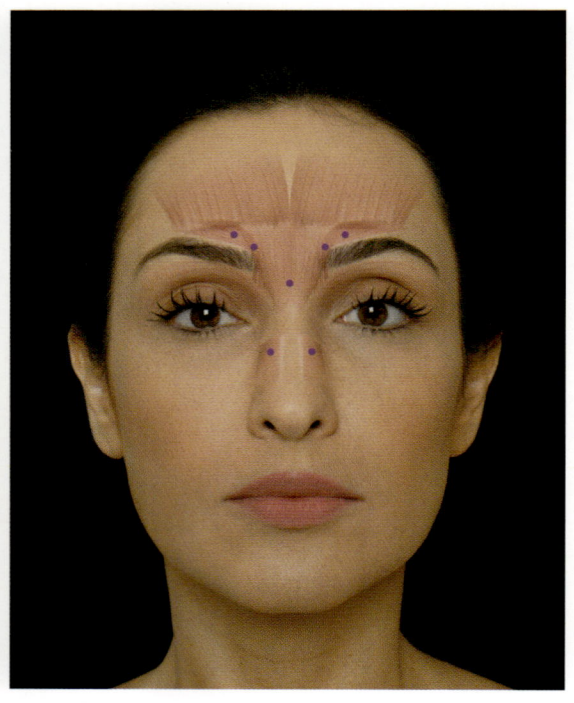

FIGURA 35. Padrão em ômega invertido.

O cálculo do número de unidades entre homens e mulheres é normalmente diferente, uma vez que a musculatura masculina tende a ser mais hipertrófica e mais hipertônica (Figura 36).

Pacientes que praticam atividades físicas normalmente exigem altas doses de toxina em comparação aos que não praticam esportes, assim como também existe diferença de dose entre pacientes jovens e idosos.

O cuidado técnico na confecção desse ponto é de grande importância. A latinização da injeção, depositando toxina na pálpebra superior, pode produzir efeitos adversos graves, como ptose palpebral.

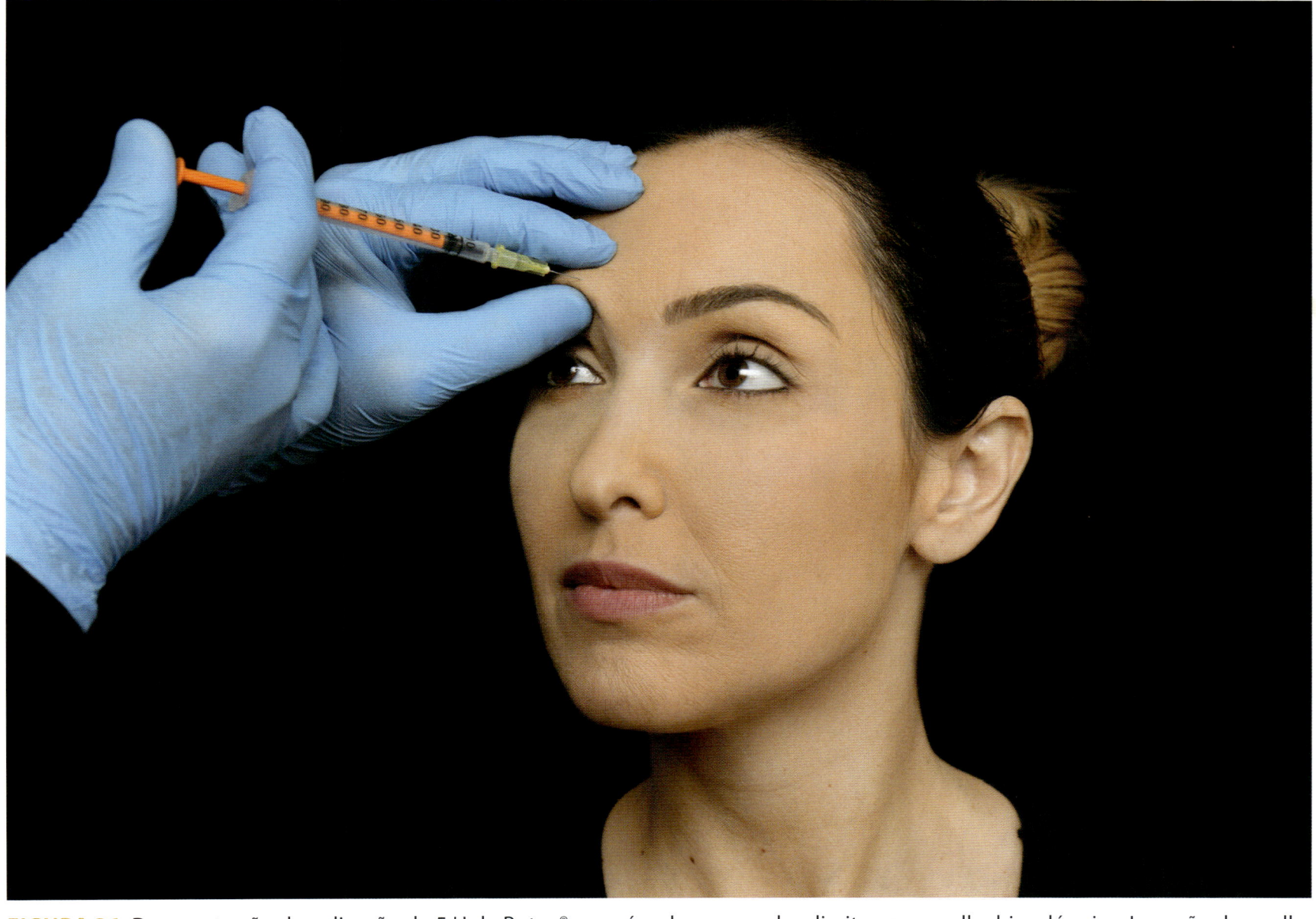

FIGURA 36. Demonstração da aplicação de 5 U de Botox® no músculo corrugador direito com agulha hipodérmica. Inserção da agulha a 45 graus do plano da pele enquanto o injetor segura e delimita digitalmente a região a ser tratada.

Músculo prócero (Figura 37)

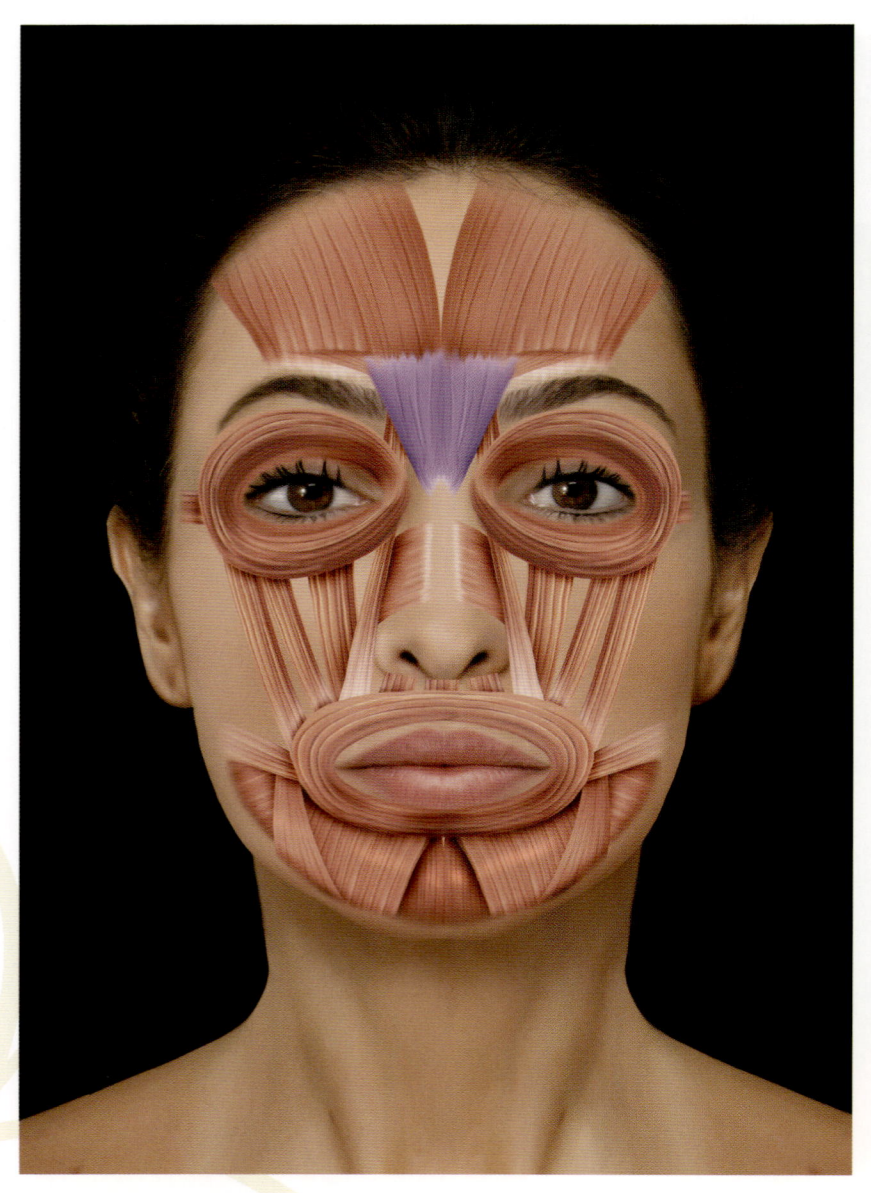

FIGURA 37. Músculo prócero.

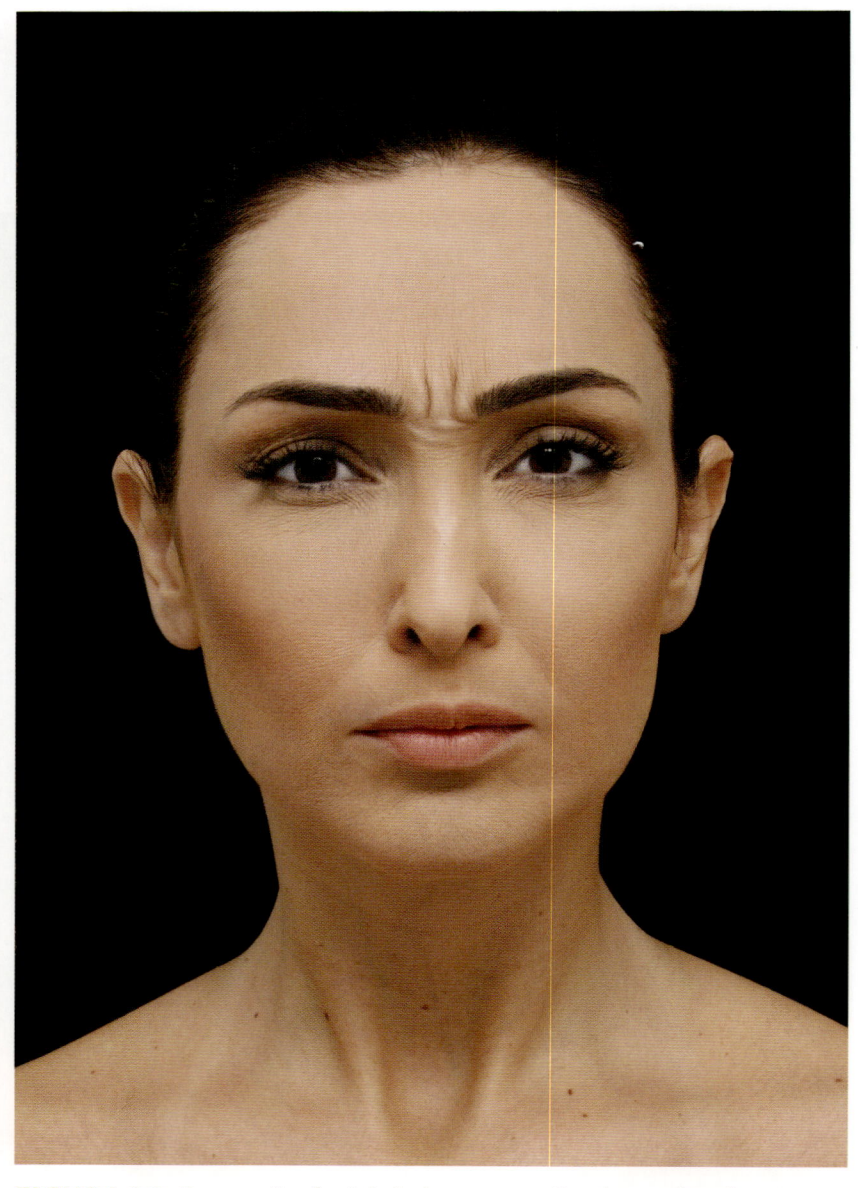

FIGURA 38. Expressão facial de bravo e ação dos músculos corrugadores dos supercílios.

Quadro 8. Músculo prócero (Figura 39 e 40)

Origem	• Parte inferior do osso nasal; parte superior da cartilagem nasal
Inserção	• Pele da fronte, entre os supercílios
Função	• Traciona a porção medial dos supercílios e a pele da fronte para baixo, produzindo rugas transversais sobre a raiz e o dorso nasal
Sinérgicos	• Músculo abaixador do supercílio • Músculo corrugador do supercílio • Músculo orbicular do olho
Antagonistas	• Músculo epicrânico, ventre frontal
Inervação	• Ramos temporal e zigomático do nervo facial (VII par craniano)
Drenagem linfática	• Gânglios auriculares. Os vasos linfáticos seguem para veia facial e atingem os gânglios submandibulares e os gânglios cervicais superiores
Vascularização	• Artérias supraorbitais e supratrocleares, ramos da artéria oftálmica, que é ramo da carótida interna. Drenagem venosa: veia angular através das veias supraorbitais e supratrocleares

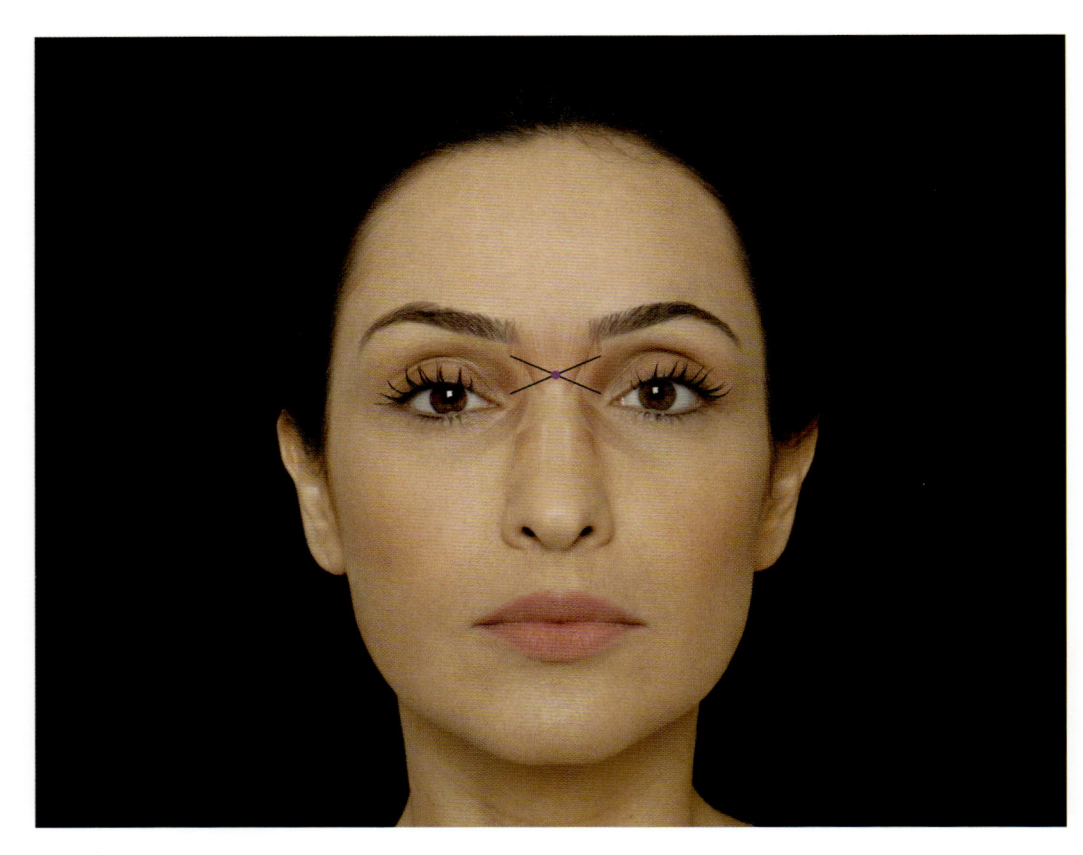

FIGURA 39. Marcação do músculo prócero. Classicamente, o ponto de injeção no prócero encontra-se na linha média, em um local logo abaixo do "X", determinado pelo cruzamento de duas linhas que se estendem da porção medial do supercílio ao epicanto medial do olho contralateral.

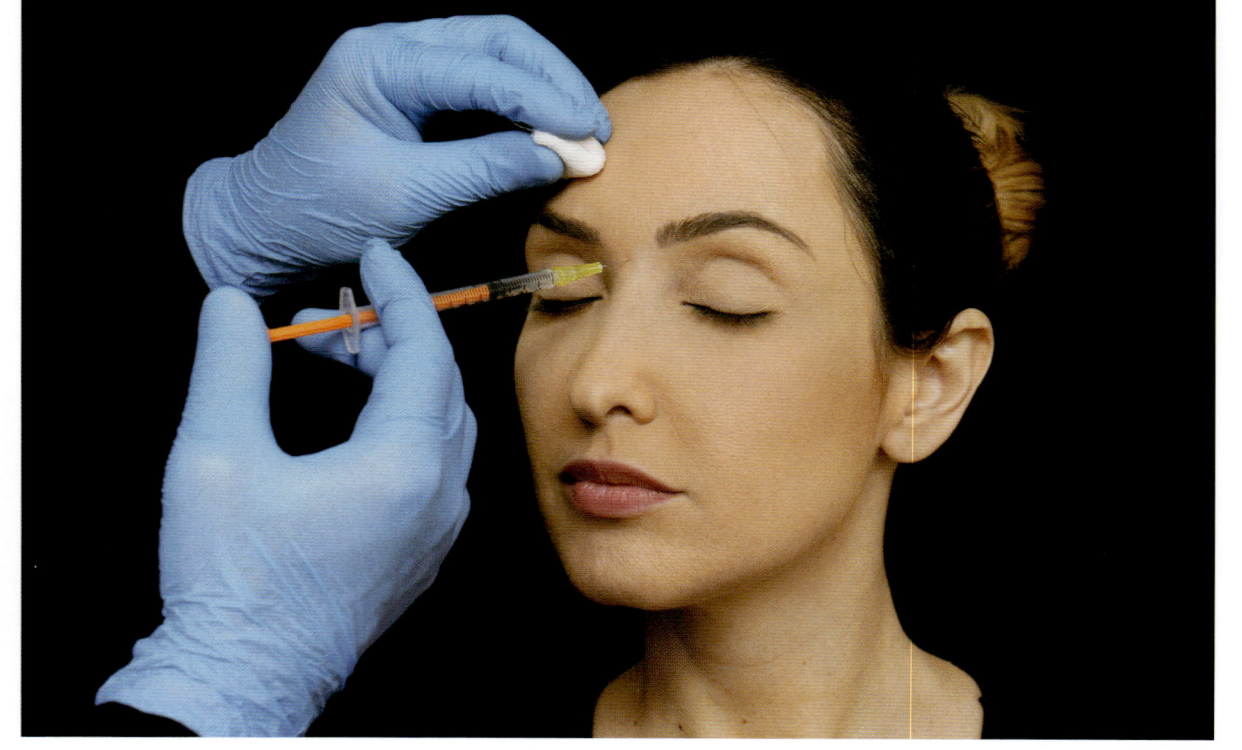

FIGURA 40. Tratamento do músculo prócero. É muito importante avaliar a massa muscular e a força de contração do músculo, a fim de determinar o número de unidades e o ponto exato da aplicação de Botox®. Posicionada a 90° em relação à pele, introduz-se a agulha de tal modo que o bisel se posicione no plano intramuscular, injetando-se em torno de 3 unidades.

Músculo orbicular dos olhos (Figura 41)

O músculo orbicular do olho é responsável pela formação das linhas peripalpebrais ou "pés de galinha" (Figura 41). Trata-se de músculo plano, largo e esfinctérico. Seus feixes principais são: porções palpebral, orbital e lacrimal (Quadro 9).

A toxina botulínica-A, quando aplicada na região peripalpebral lateral, produz o relaxamento da porção lateral do músculo orbicular do olho e, consequentemente, o controle das rugas hipercinéticas da região ("pés de galinha") (Figuras 42, 43 e 44). Para determinar a distribuição dos pontos, solicita-se que o paciente faça um sorriso forçado (Kane, 2013).

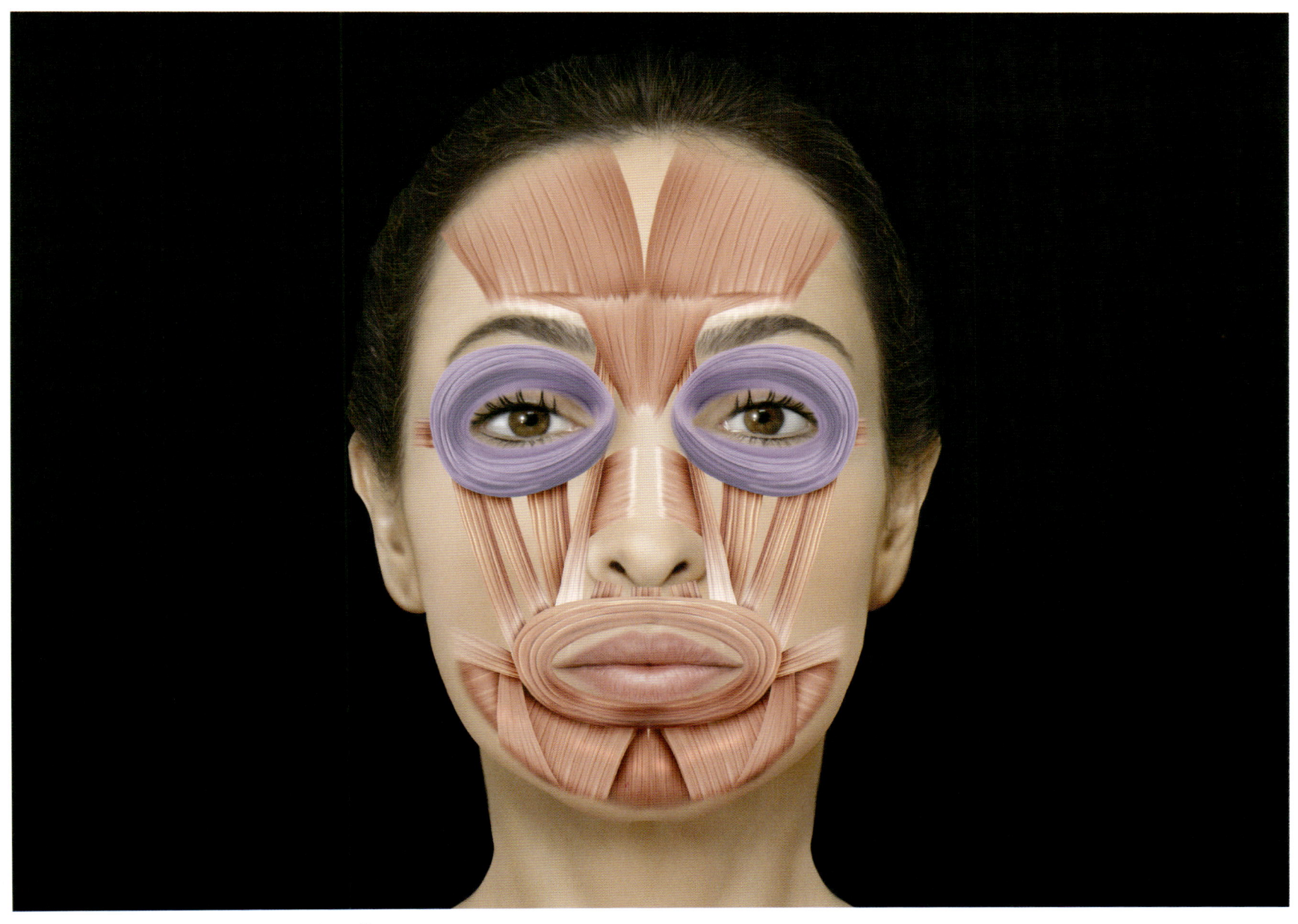

FIGURA 41. Músculo orbicular dos olhos.

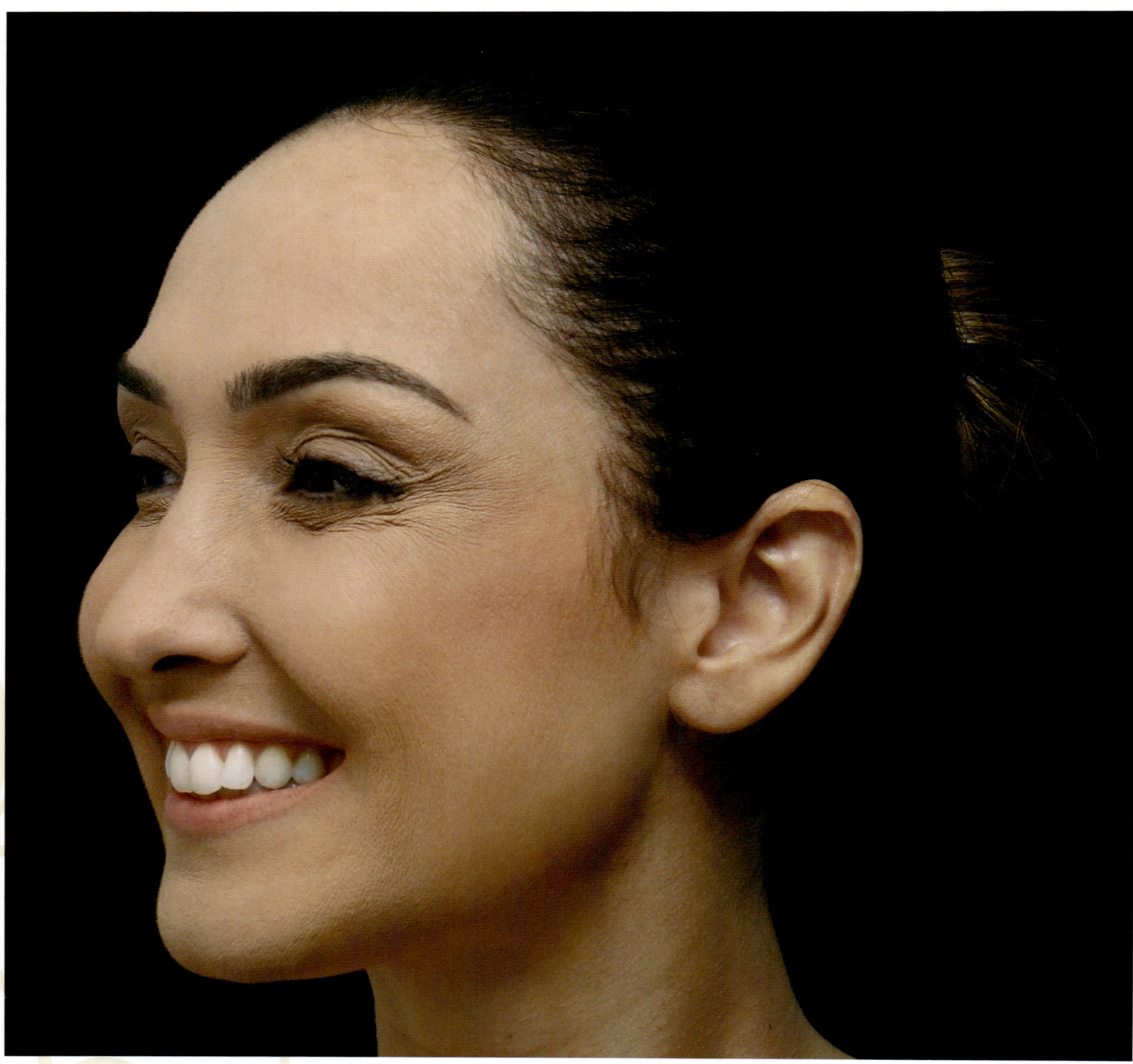

138 **FIGURA 42.** Expressão facial com ação dos músculos orbiculares dos olhos durante o sorriso.

Quadro 9. Músculo orbicular do olho – linhas peripalpebrais

Origem	• Parte medial da órbita (parte nasal do processo frontal do maxilar, crista lacrimal anterior e ligamento palpebral medial) • Margem orbital medial próxima do osso lacrimal, ligamento palpebral medial
Inserção	• Parte palpebral: pele das pálpebras superior e inferior • Parte orbital: espalha-se amplamente para fixar-se à pele de órbita, fronte e bochechas • Corre em frente ao músculo corrugador do supercílio com irradiação em direção medial e para a pele da fronte
Função	• Porção superomedial: depressão do segmento medial do supercílio. Porção superior: adução do supercílio • Porção superolateral: depressão da cauda do supercílio • Porção lateral: formação das rugas peripalpebrais laterais (Figuras 47 a 49) • Porção inferolateral: elevação acessória do terço médio da face • Porção inferior: sustentação da pálpebra inferior • Porção inferomedial: traciona a região ao sorrir e favorece o aparecimento de uma ruga angular medial inferior • Linhas finas nas pálpebras inferiores devem-se a um estreitamento da fissura palpebral com as partes palpebral e orbital
Sinérgicos	• Músculo corrugador do supercílio e prócero
Antagonistas	• Levantador da pálpebra superior • Tarsos superior e inferior • Músculo epicrânio, ventre frontal
Inervação	• Ramos temporal e zigomático do nervo facial (VII par craniano)
Drenagem linfática	• Linfonodos submandibulares e linfonodos cervicais superiores
Vascularização	• Ramos da artéria angular, que é ramo da artéria facial, ramo da carótida externa, anastomosando com arteríolas, ramos da artéria infraorbital, proveniente da artéria maxilar da carótida externa. A artéria temporal superficial envia o ramo transverso da face que pode estabelecer anastomoses, como os ramos da artéria facial. Drenagem venosa: veia angular (veia facial). A veia angular pode comunicar-se com o seio cavernoso por meio das anastomoses, como os ramos das veias oftálmicas

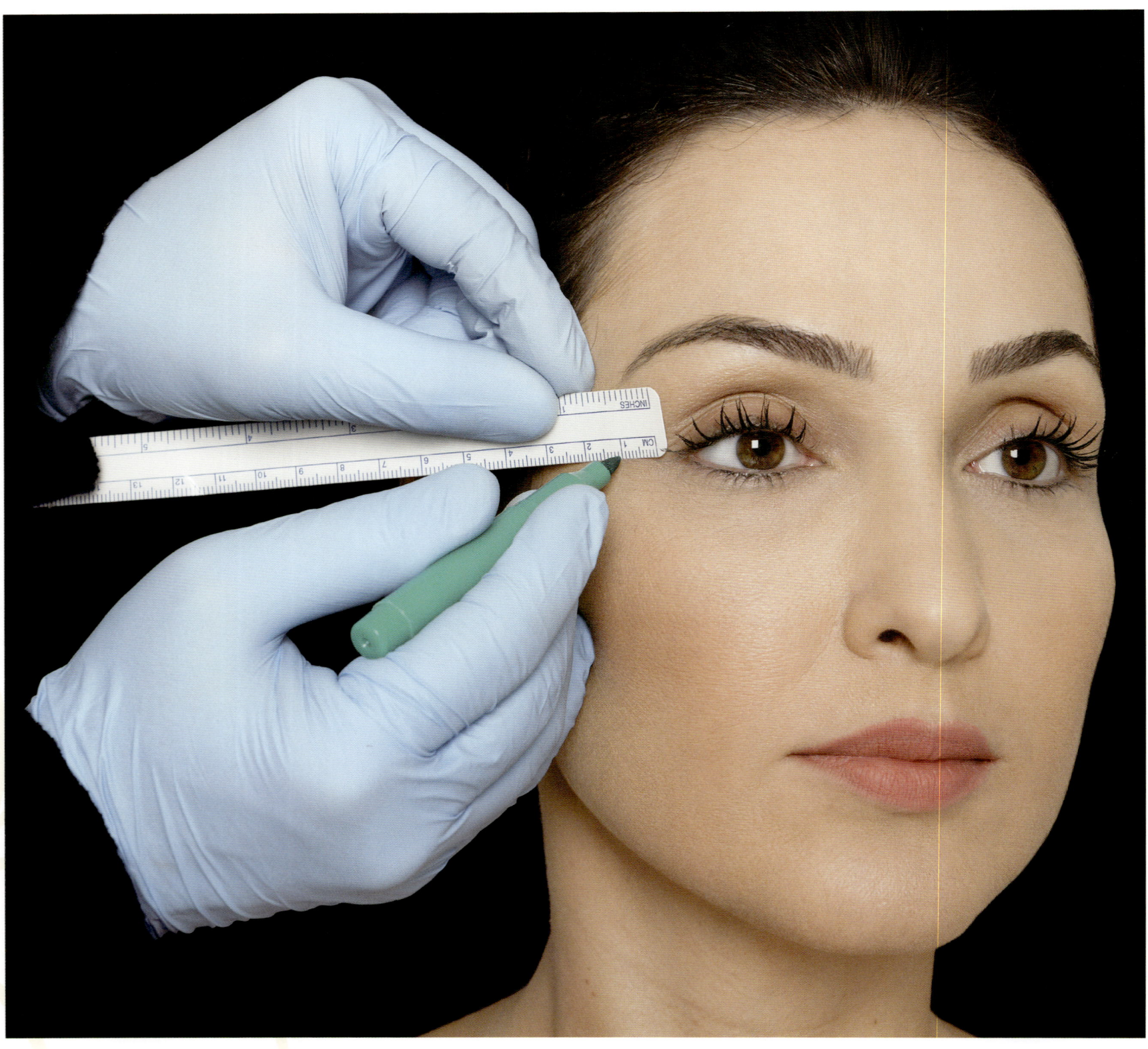

FIGURA 43. Marcação da área de segurança para tratamento do músculo orbicular direito com BoNTA. Respeita-se o limite de 1 a 1,5 cm a partir do rebordo orbitário lateral.

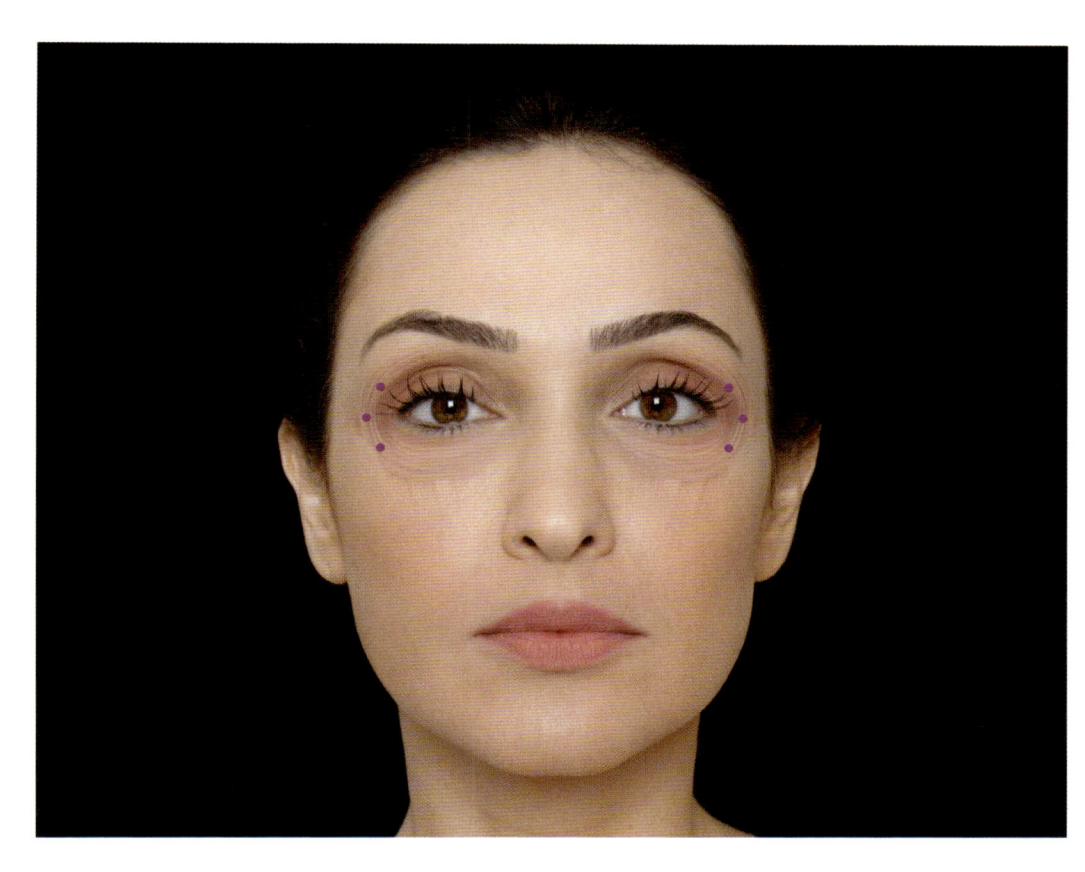

FIGURA 44. Marcação dos pontos de tratamento do músculo orbicular dos olhos. O primeiro ponto a ser injetado deve coincidir com o centro da área, com maior força de contração muscular. O segundo e o terceiro pontos devem ser realizados de 1 a 1,5 cm acima e abaixo do ponto central. Nos casos em que o músculo orbicular apresenta uma área de hipercinesia mais ampla, estendendo-se lateralmente em direção à região temporal, pode-se realizar uma ou duas linhas de aplicação paralelas à primeira.

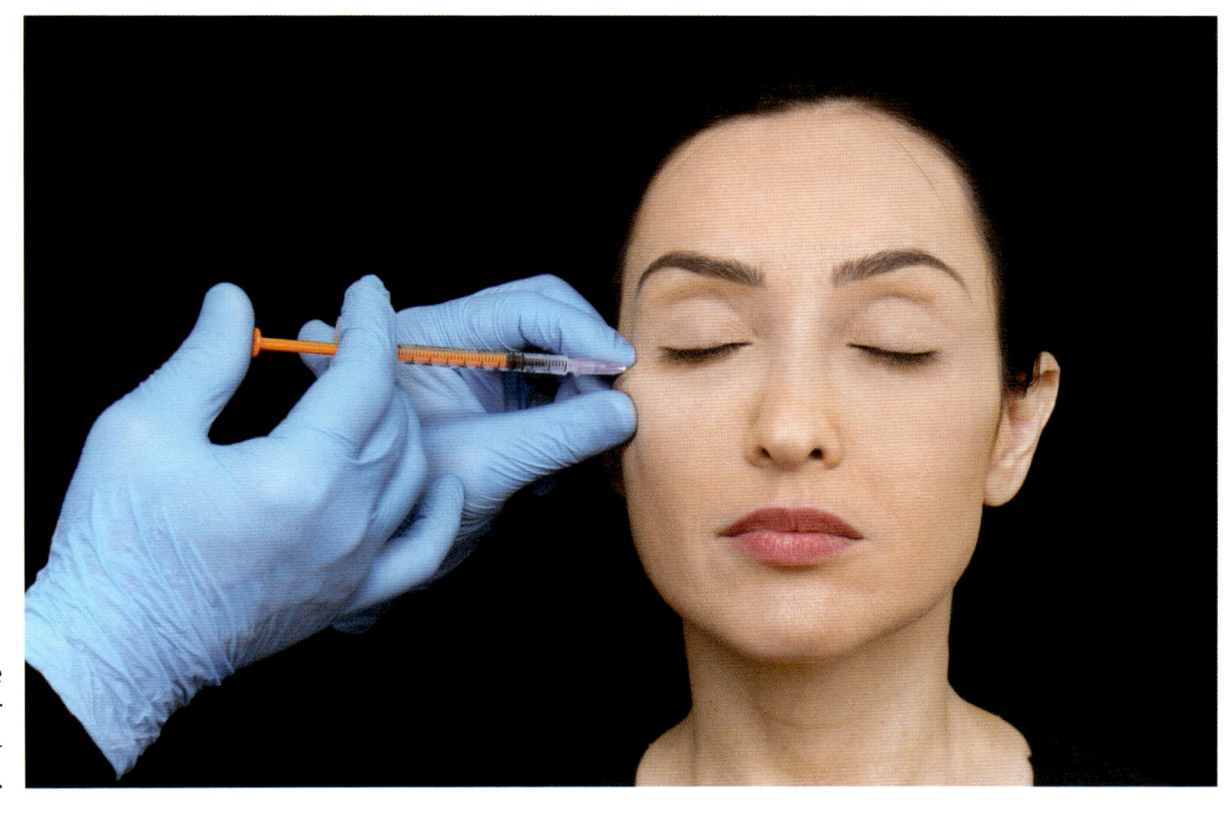

FIGURA 45. Demonstração de tratamento do músculo orbicular à direita com agulha de Lebel – perpendicular ao plano cutâneo.

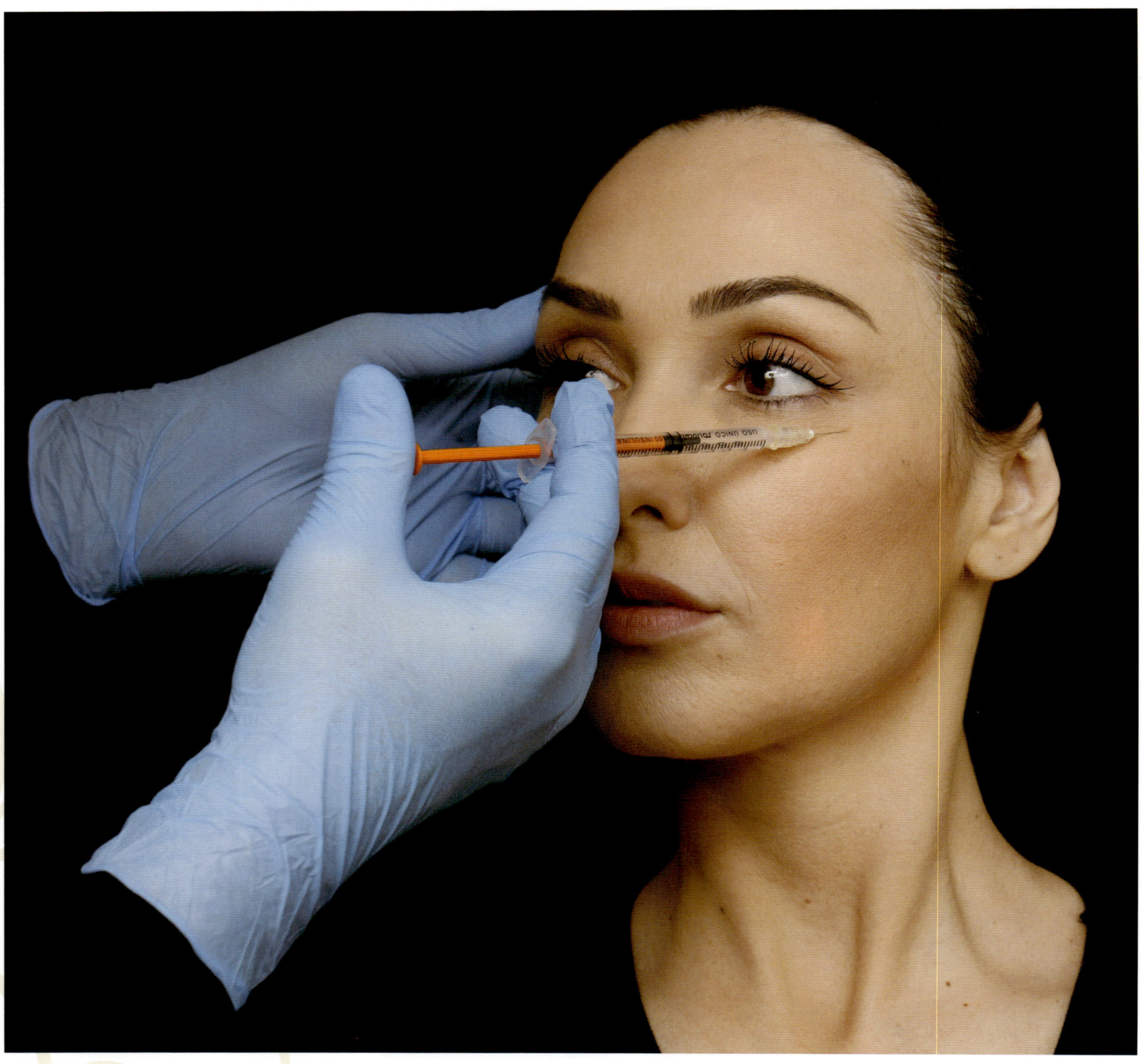

FIGURA 46. Demonstração de tratamento do músculo orbicular à esquerda com agulha hipodérmica – 45 graus do plano cutâneo.

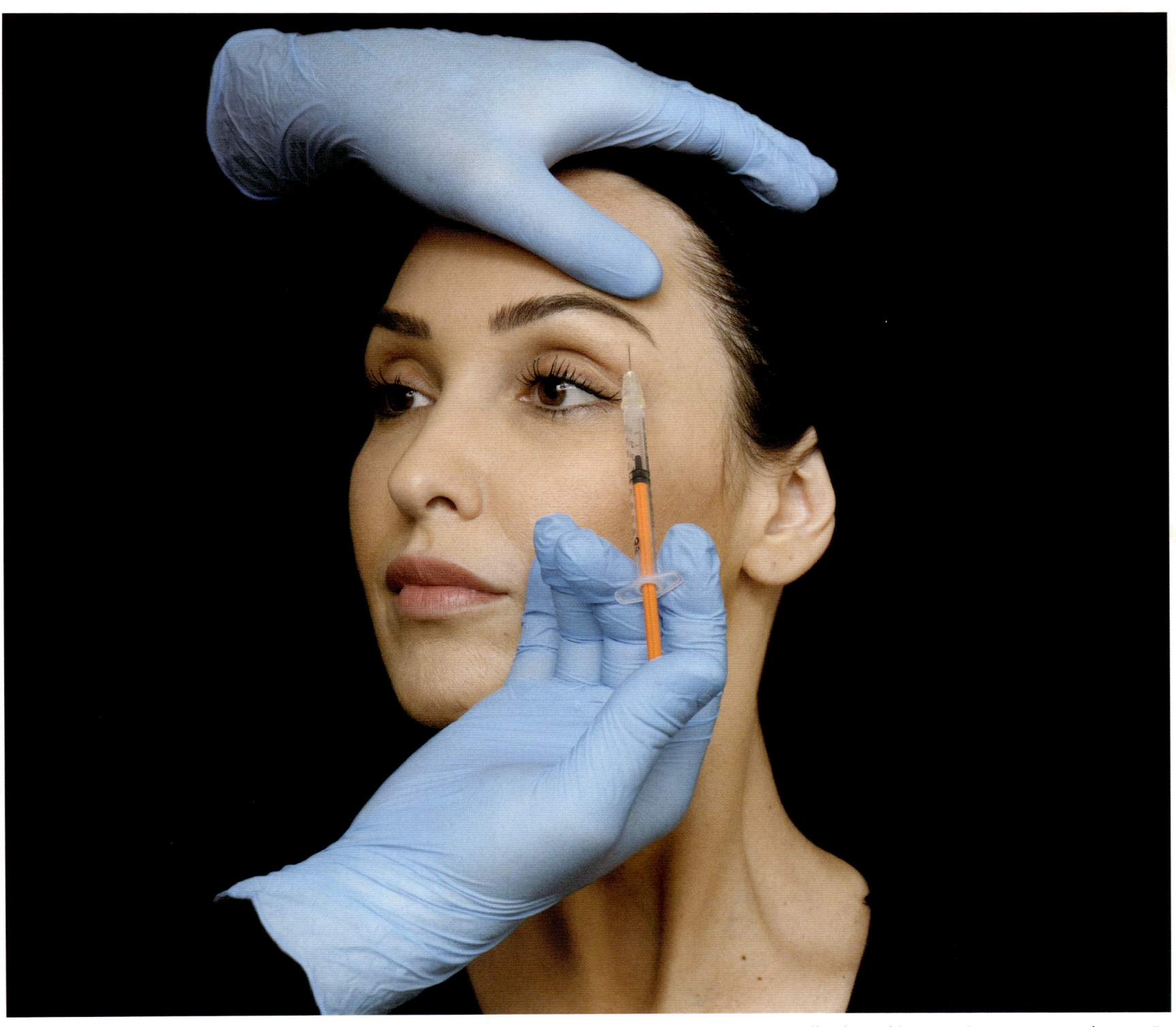

FIGURA 47. Tratamento da porção superolateral com Botox® do músculo orbicular com agulha hipodérmica. O tratamento da porção superolateral do músculo orbicular do olho favorece a ascensão da cauda, a favor de um vetor de tração craniana, determinado pela contração da porção lateral do músculo frontal. Esse ponto deve ser realizado sobre o rebordo orbitário superior, na intersecção com uma linha vertical virtual que passa pelo epicanto lateral.

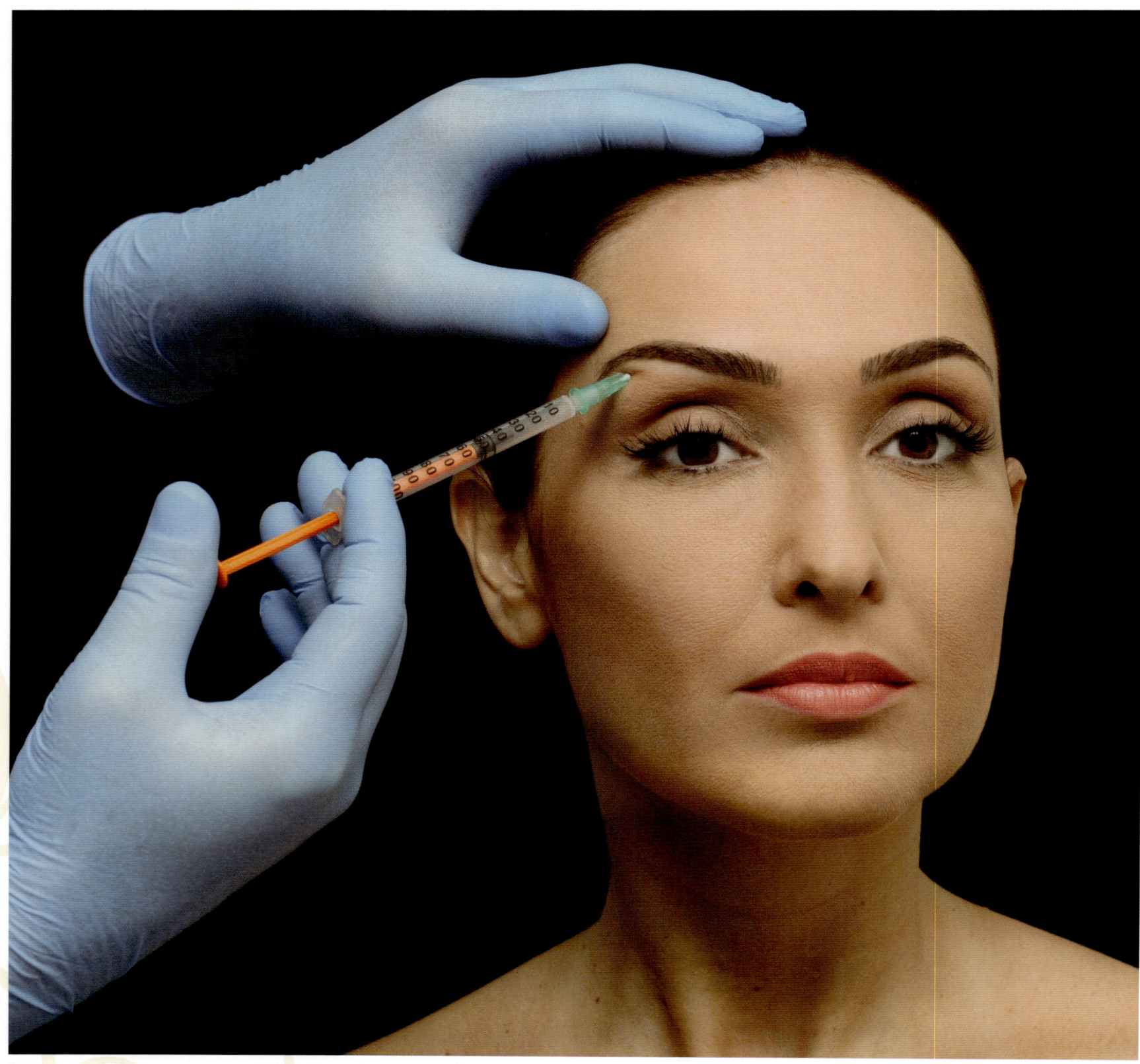

FIGURA 48. Tratamento com 2 U de Botox® na porção lateral e superior do músculo orbicular direito.

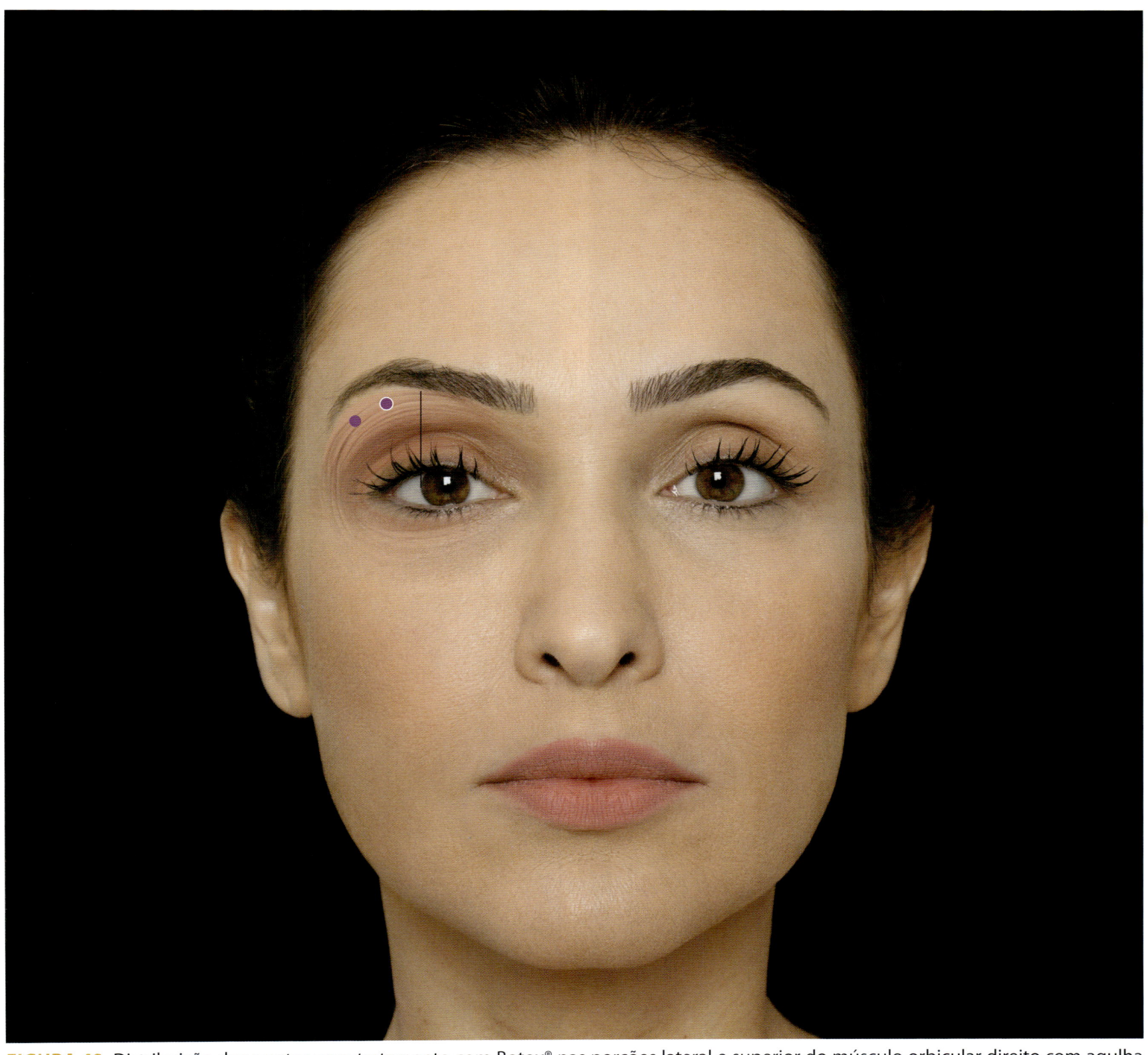

FIGURA 49. Distribuição dos pontos para tratamento com Botox® nas porções lateral e superior do músculo orbicular direito com agulha de Lebel.

TIPOS DE LINHAS PERIOCULARES OU "PÉS DE GALINHA"

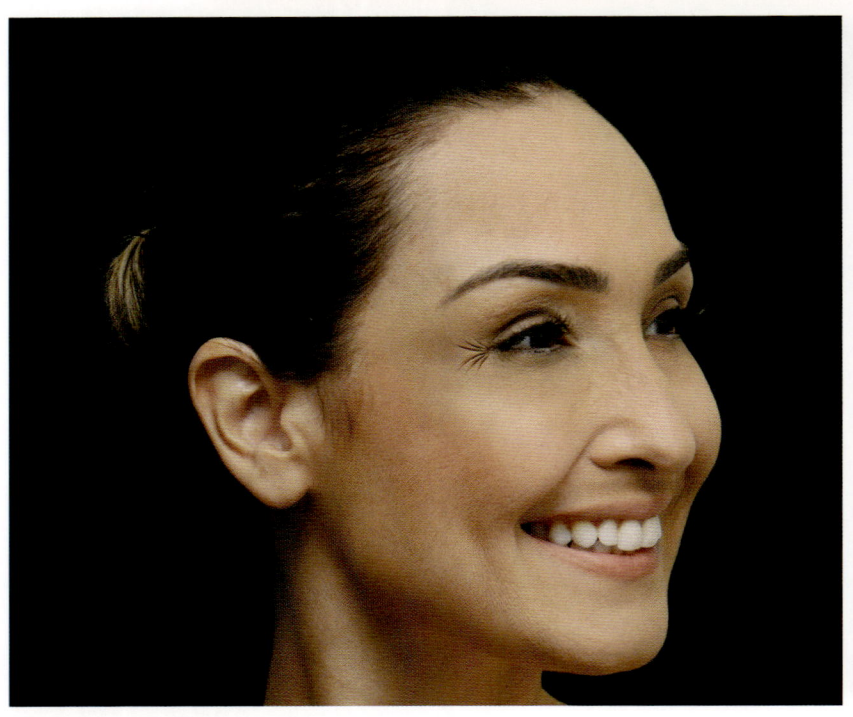

FIGURA 50. Padrão completo.

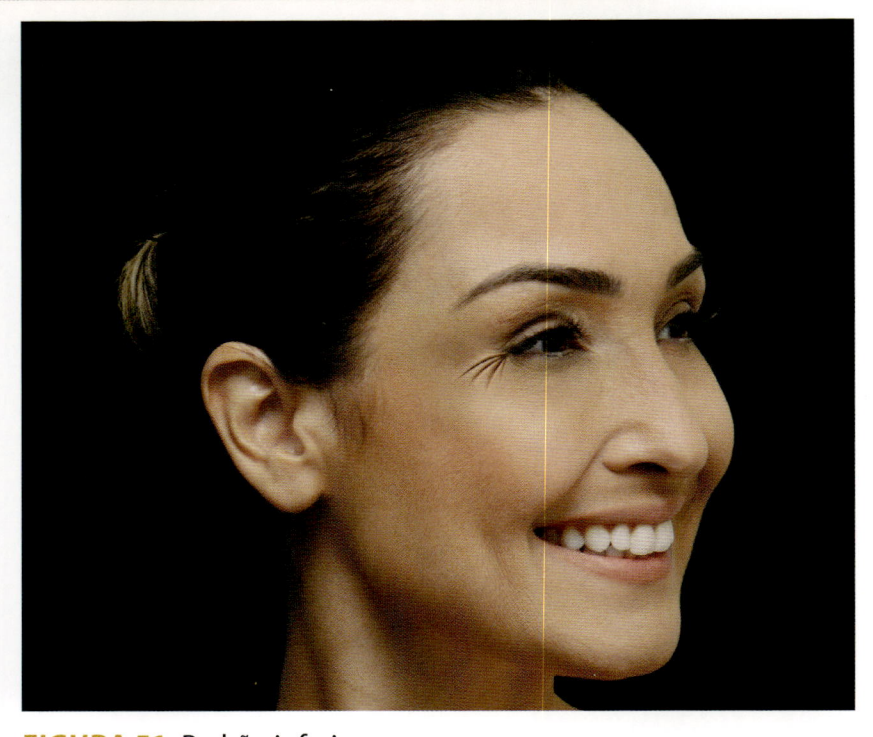

FIGURA 51. Padrão inferior.

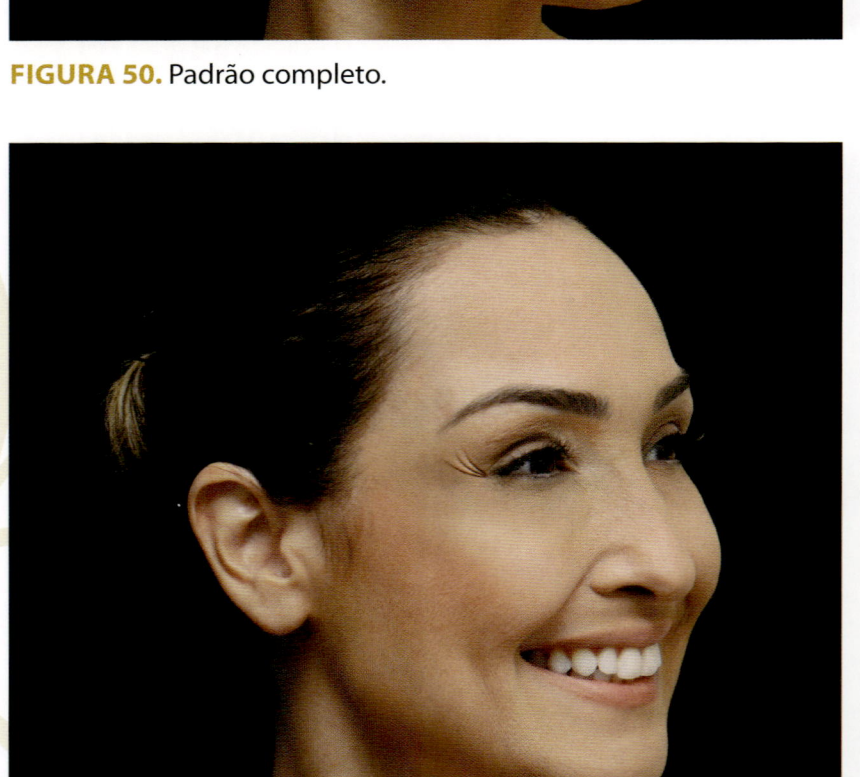

FIGURA 52. Padrão superior.

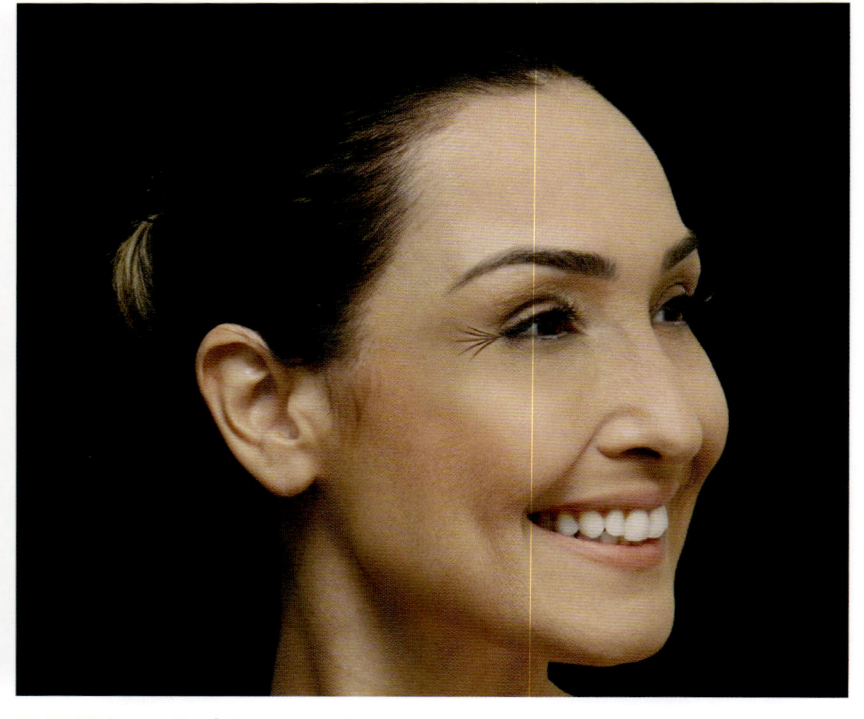

FIGURA 53. Padrão central.

TRATAMENTO DO TERÇO MÉDIO

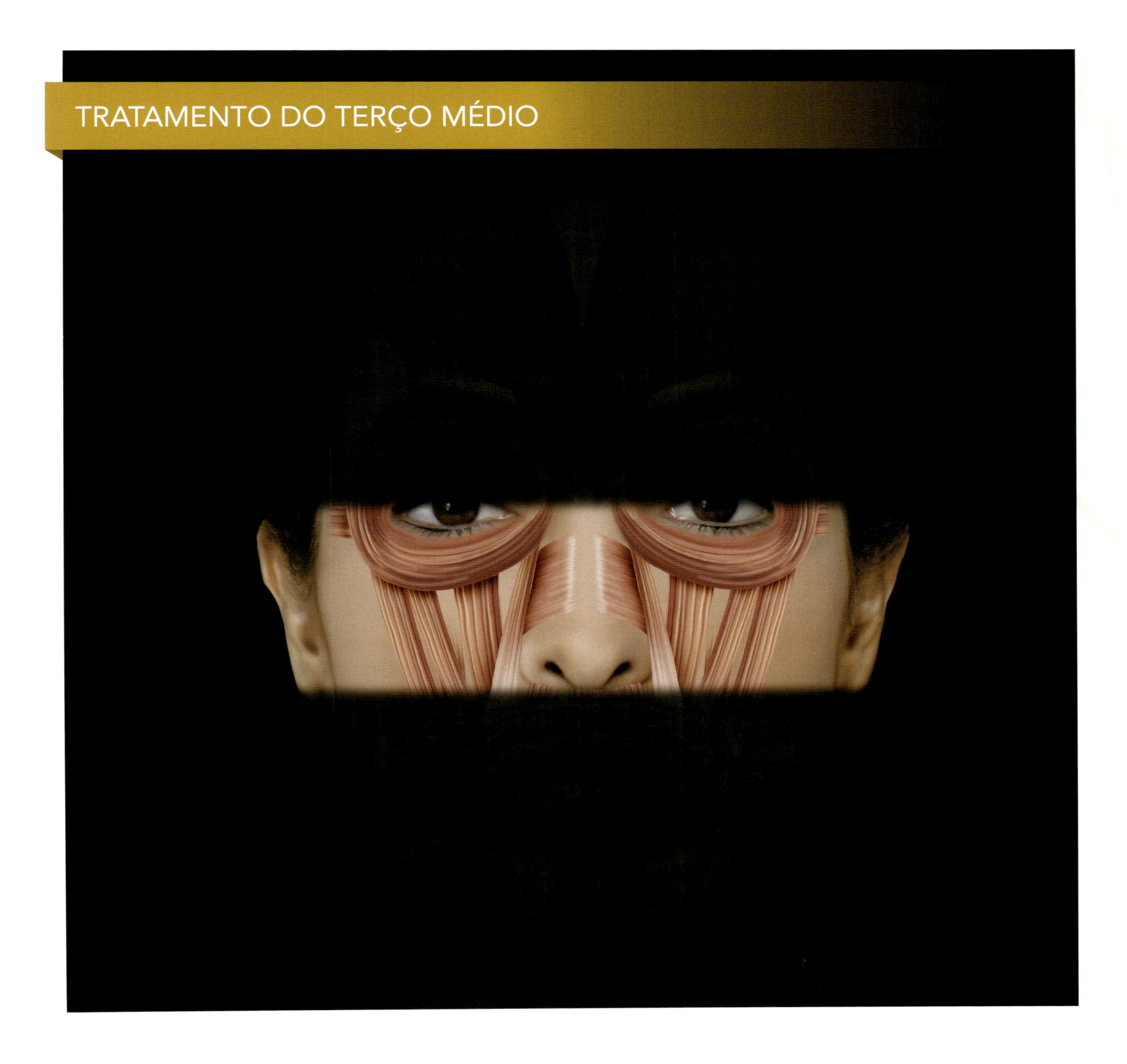

Músculo transverso do nariz (Figura 54)

O músculo transverso do nariz ou nasal é o músculo-alvo para o tratamento das linhas nasais indesejadas, "linhas de coelho" ou *bunny lines*.

Para o adequado tratamento das rugas nasais, é muito importante identificar o principal responsável pela hipercinesia na região (Quadro 10). Apesar da participação do orbicular do olho e do levantador do lábio superior e da asa do nariz, o músculo transverso do nariz é geralmente o principal responsável pela formação das *bunny lines* (Quadro 11).

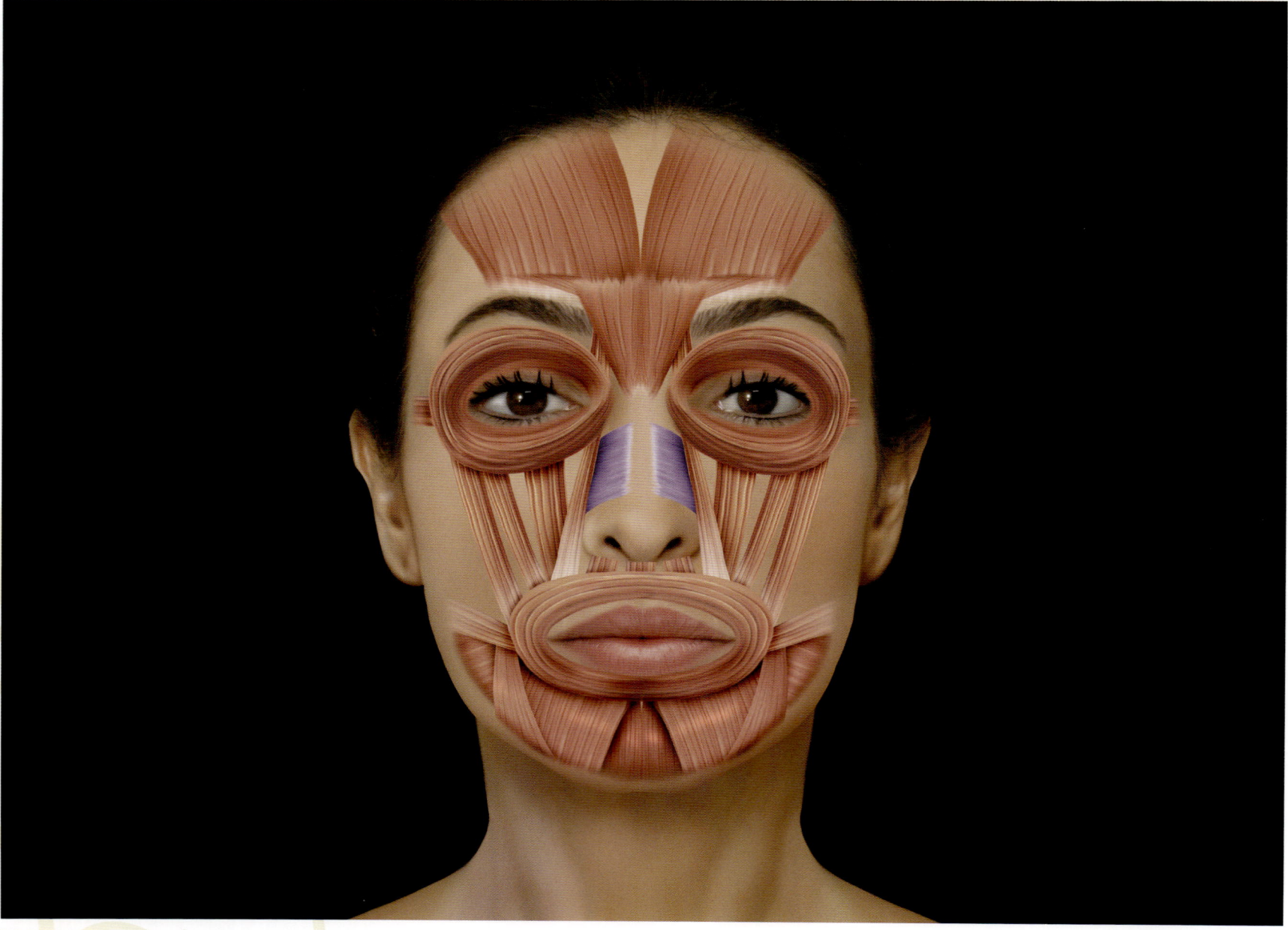

FIGURA 54. Músculo transverso do nariz.

Quadro 10. Músculo transverso do nariz – *bunny lines* – linhas de coelho ou linhas nasais

Origem	• Porções transversa e alar. As fibras da porção transversa originam-se na maxila, acima e lateralmente à fosseta incisiva e à saliência alveolar do canino, enquanto as fibras da porção alar se originam na asa do nariz
Inserção	• Asa do nariz • Cartilagem nasal lateral • Aponeurose do dorso do nariz
Função	• Parte superior (alar): dilatação da narina • Parte inferior, transversal do músculo: compressão das narinas e tração da ponta do nariz ligeiramente para baixo
Sinérgicos	• Levantador do lábio superior e da asa do nariz • Abaixador do septo nasal
Antagonistas	• Nenhum
Inervação	• Ramos bucais do nervo facial (VII par craniano)
Drenagem linfática	• A linfa é drenada para os gânglios submandibulares
Vascularização	• Artéria nasal, último ramo da artéria oftálmica, proveniente da artéria carótida interna. Se anastomosa-se com ramos da artéria infraorbital e com a artéria angular, ramo terminal da artéria facial. O sangue venoso é drenado para a aveia facial por meio de pequenos vasos

Quadro 11. *Bunny lines*: propostas de classificação publicadas por Kane (2003)

Tipo I	Rugas nasais: rugas predominantemente no dorso nasal (Figura 55)
Tipo II	Rugas nasais associadas às da região da asa nasal com participação do ramo elevador dos lábios do músculo elevador da asa nasal e do ângulo da boca (Figura 56)
Tipo III	Rugas nasais associadas às da musculatura periorbicular dos olhos entre os cantos dos olhos (Figura 57)
Tipo IV	Rugas que abrangem a região do dorso nasal até as sobrancelhas com participação de toda a porção medial do músculo periorbicular dos olhos (Figura 58)

BUNNY LINES: PROPOSTAS DE CLASSIFICAÇÃO PUBLICADAS POR KANE (2003)

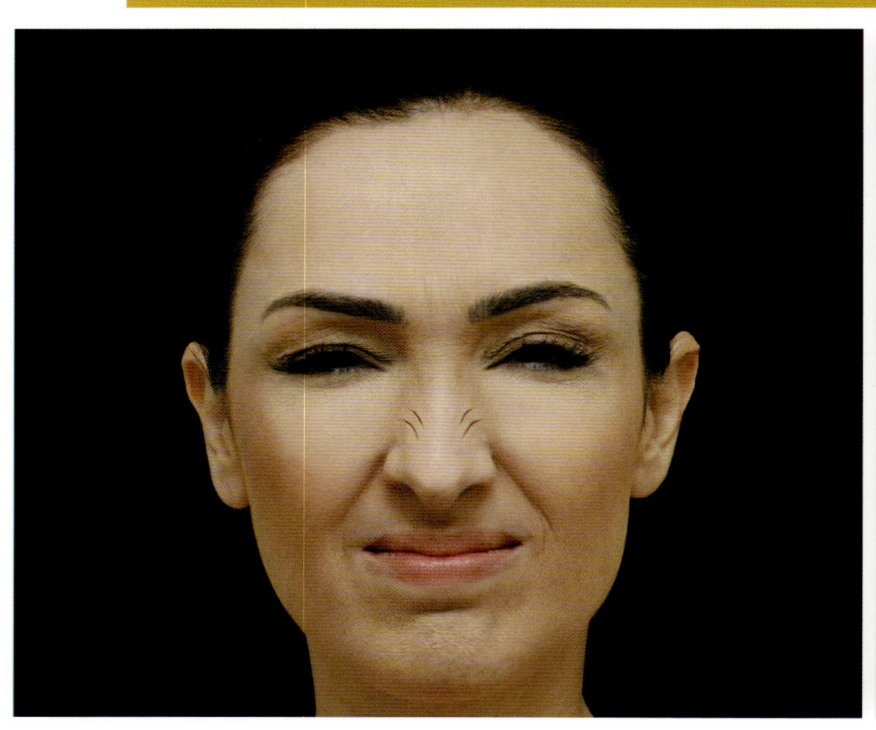
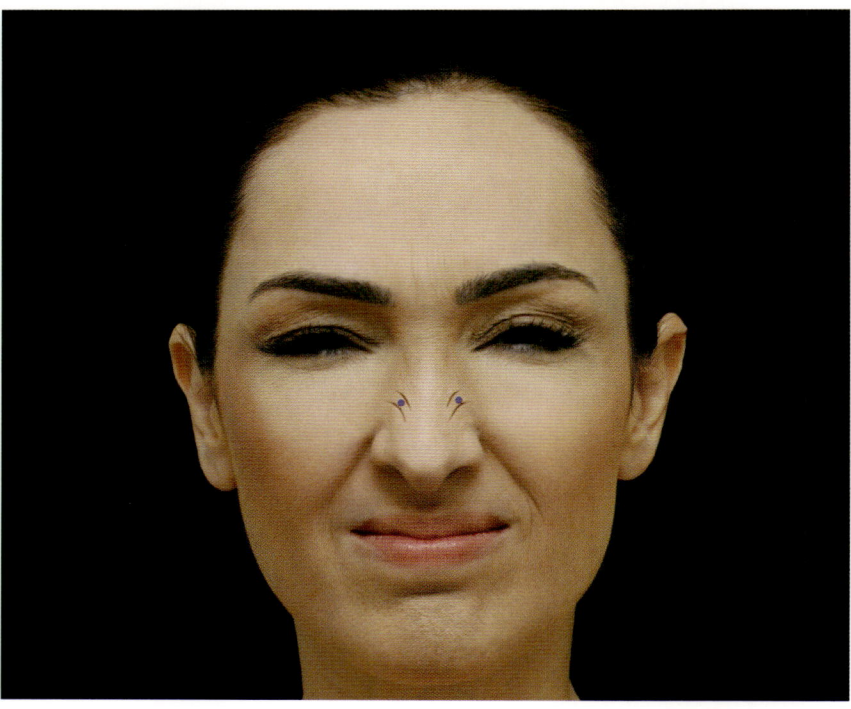

FIGURA 55. Tipo I.

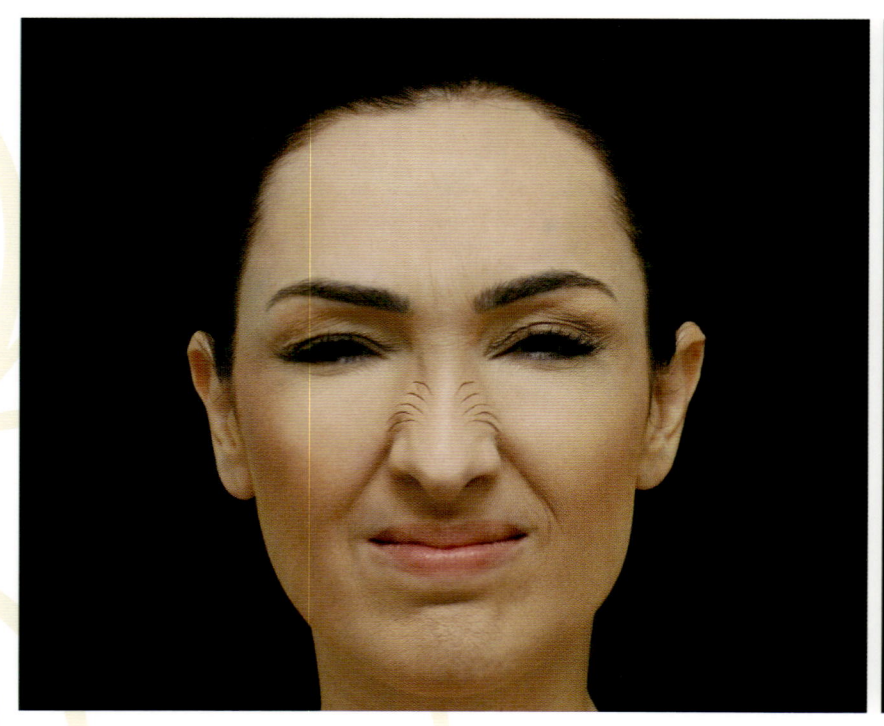
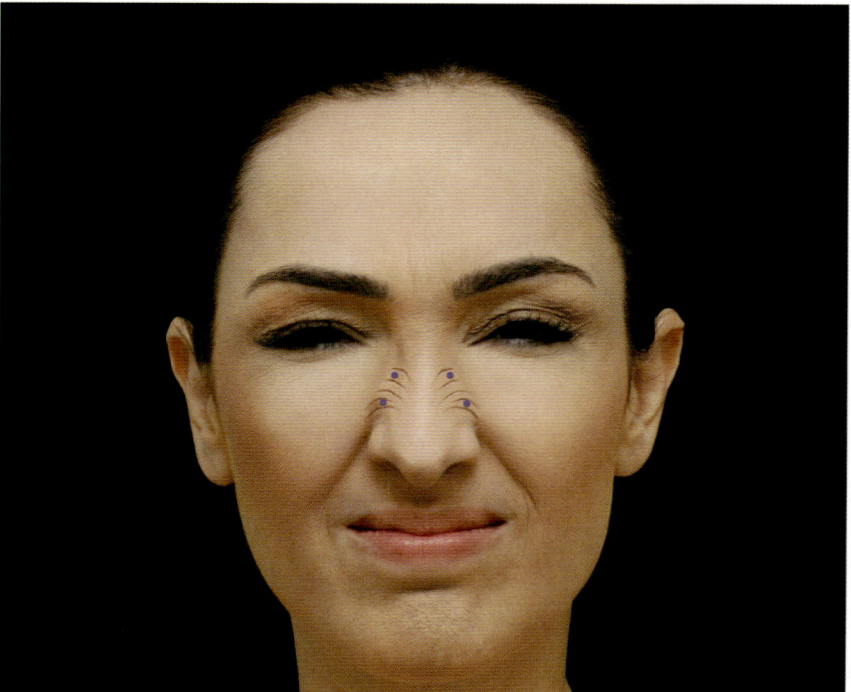

FIGURA 56. Tipo II.

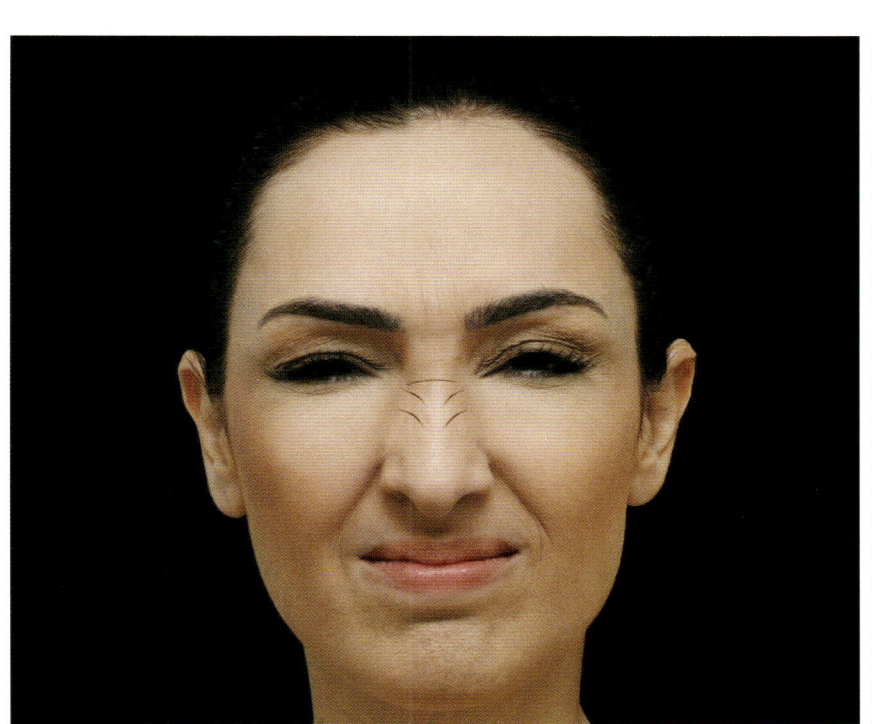
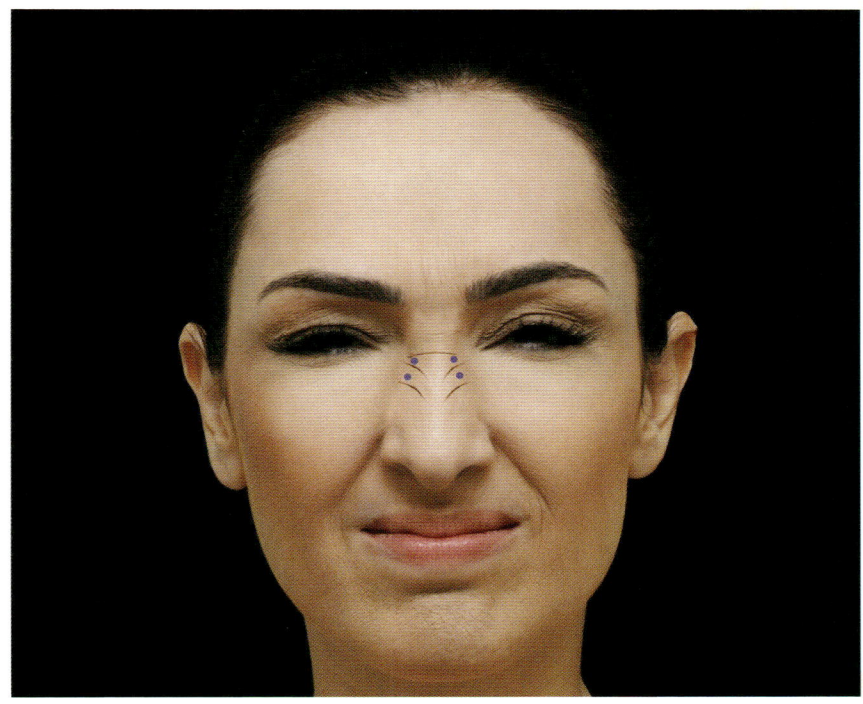

FIGURA 57. Tipo III.

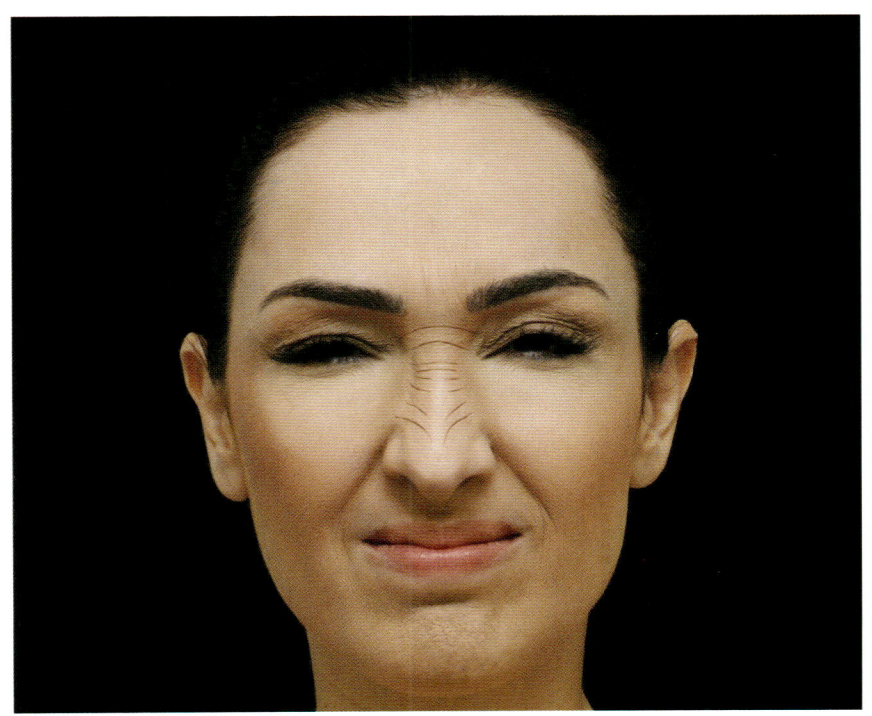
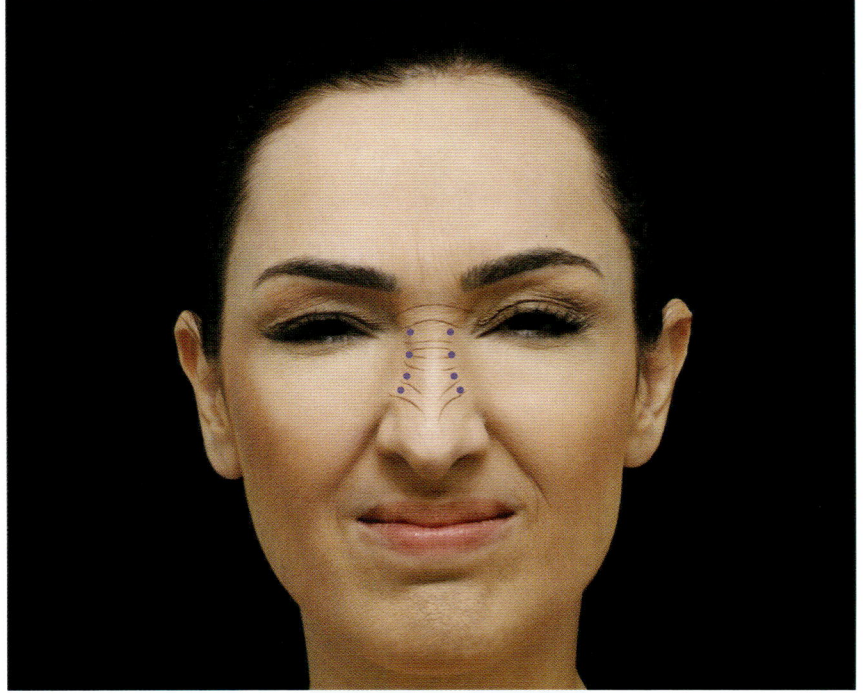

FIGURA 58. Tipo IV.

TRATAMENTO DAS *BUNNY LINES* PROPOSTAS POR KANE (2003)
ILUSTRAÇÕES DEMONSTRAM A DISTRIBUIÇÃO DOS PONTOS SEM CONTRAÇÃO MUSCULAR

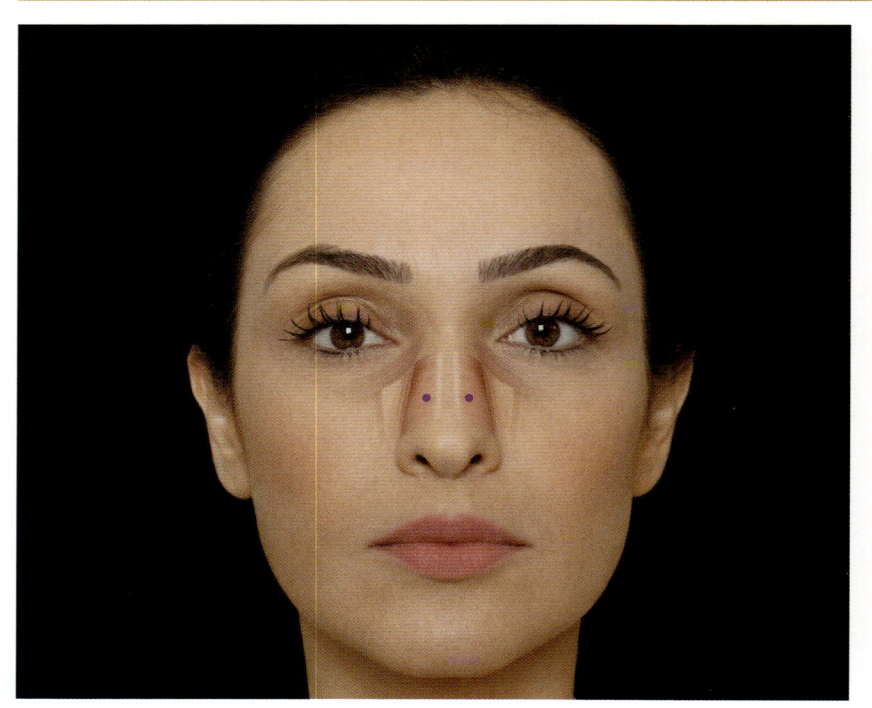

FIGURA 59. Tipo I.

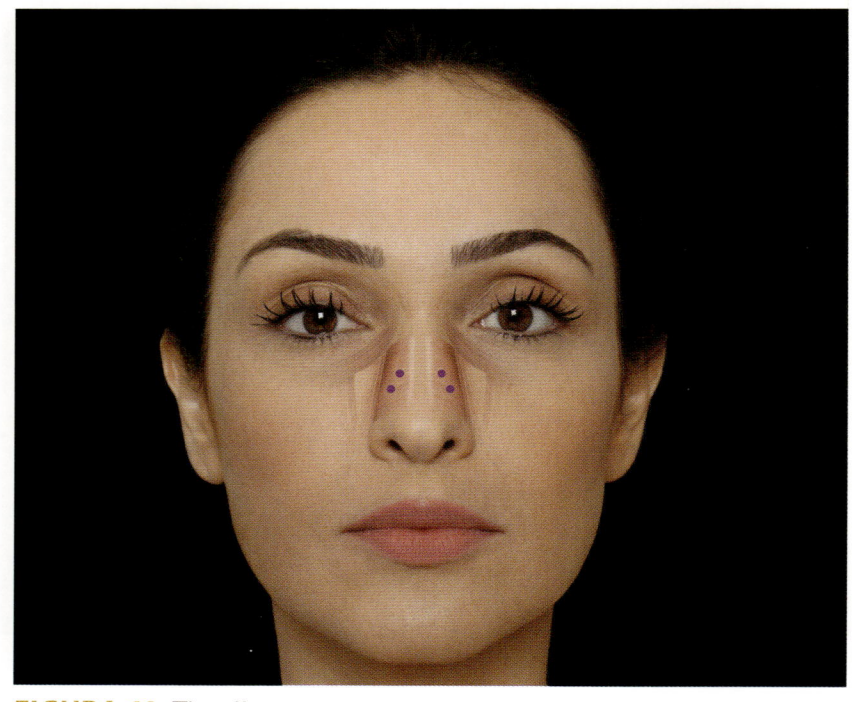

FIGURA 60. Tipo II.

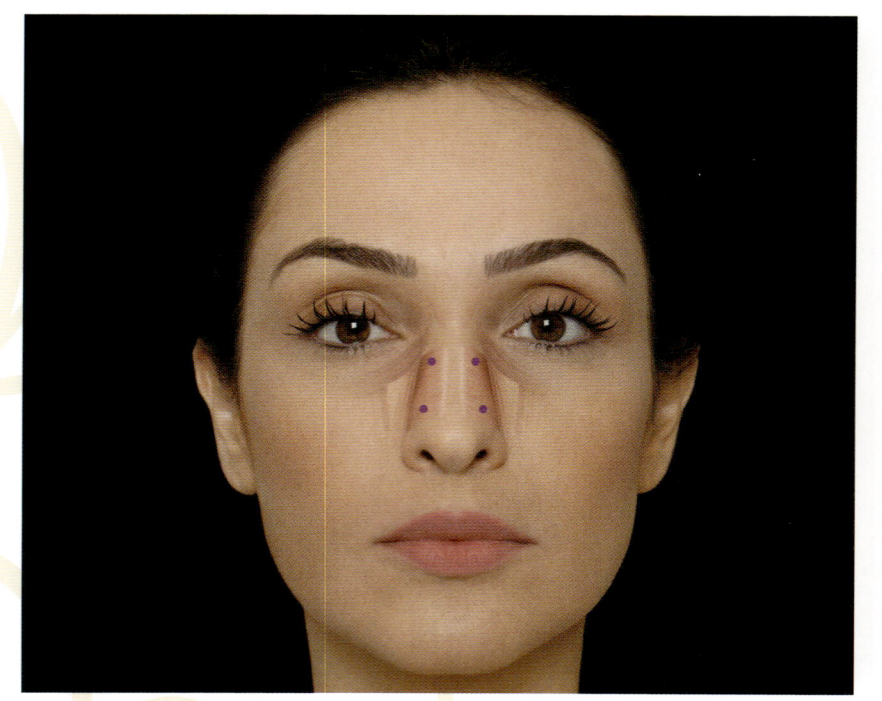

FIGURA 61. Tipo III.

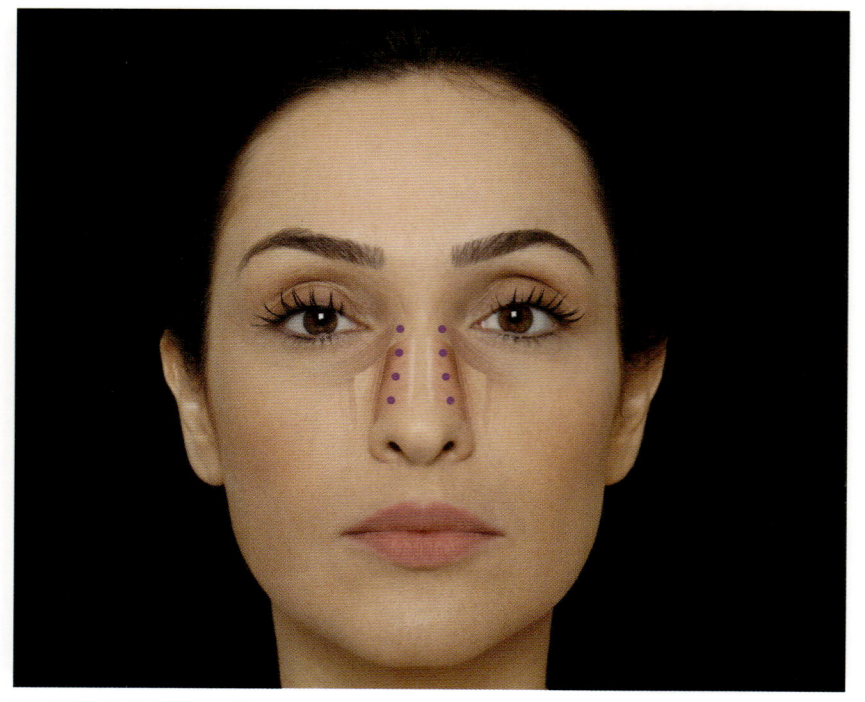

FIGURA 62. Tipo IV.

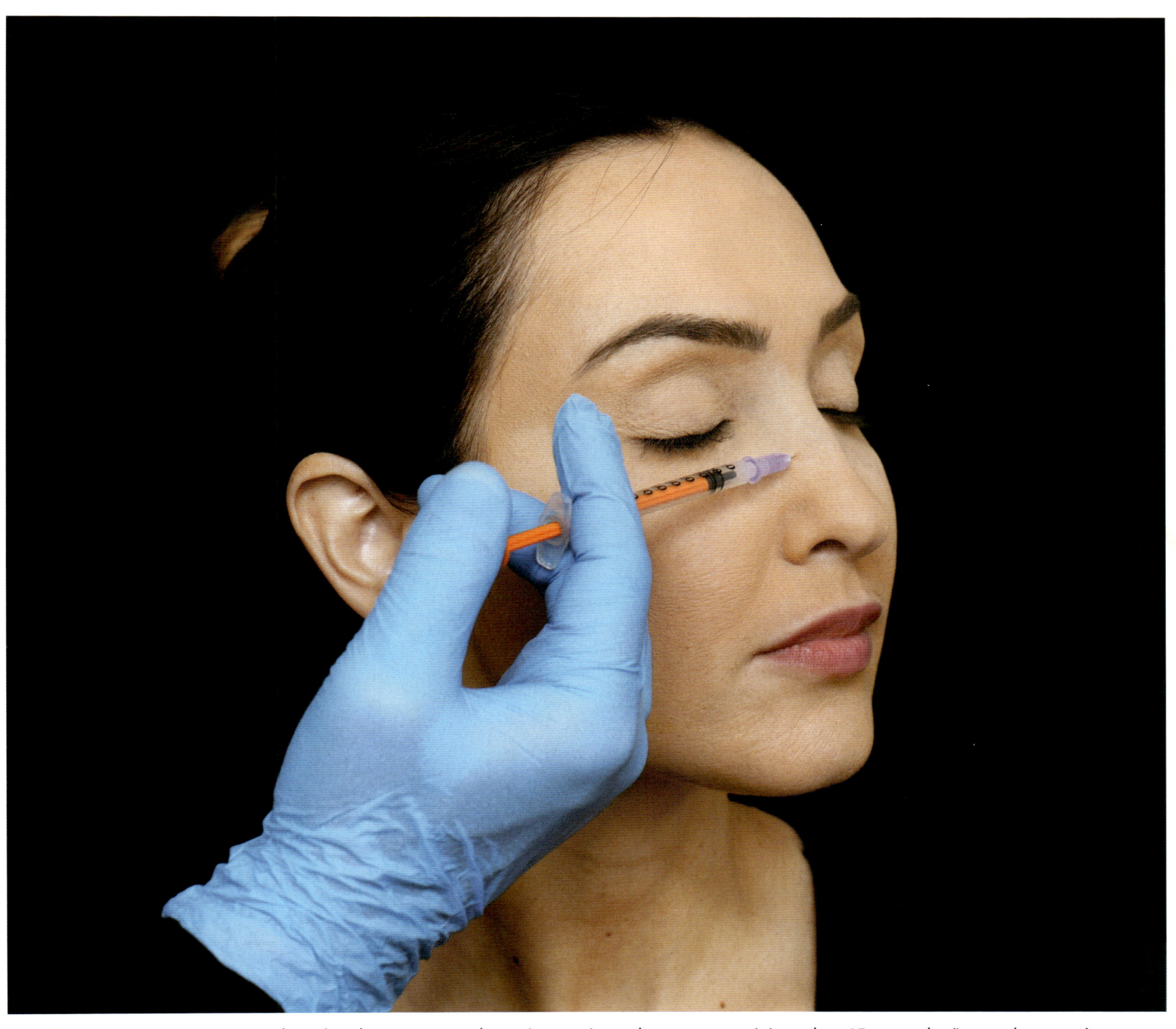

FIGURA 63. Para o tratamento do músculo transverso do nariz, a seringa deve estar posicionada a 45° em relação ao plano cutâneo com a agulha hipodérmica ou, se utilizada agulha de Lebel, perpendicular ao plano cutâneo. O Botox® deve ser injetado preferencialmente no plano intramuscular, 2 unidades de Botox® em cada um dos lados. Nos casos de maior contração muscular, um a três pontos a mais podem ser necessários, injetando-se cerca de 1 unidade de Botox® por ponto.

Músculo zigomático maior (Figura 64)

Esse músculo não contribui significativamente para a formação do sulco nasogeniano (Figura 65) (Quadro 12). Em 34% das pessoas, esse músculo pode ser bífido, apresentando uma inserção na pele antes da comissura labial, proporcionando o aparecimento de um pequeno sulco lateral, popularmente conhecido como "covinha". O uso da BoNTA no músculo zigomático maior para o tratamento do sulco nasolabial é bastante controverso. Além de não ser clara a real influência do músculo sobre a gênese do sulco nasolabial, existe ainda a grande preocupação de não produzir um sorriso desfigurado ao tratar o zigomático. O músculo zigomático maior ocupa uma posição de destaque na mímica facial do terço médio da face. Um bloqueio excessivo de sua função pode produzir assimetrias faciais e até mesmo aspecto de paralisia facial.

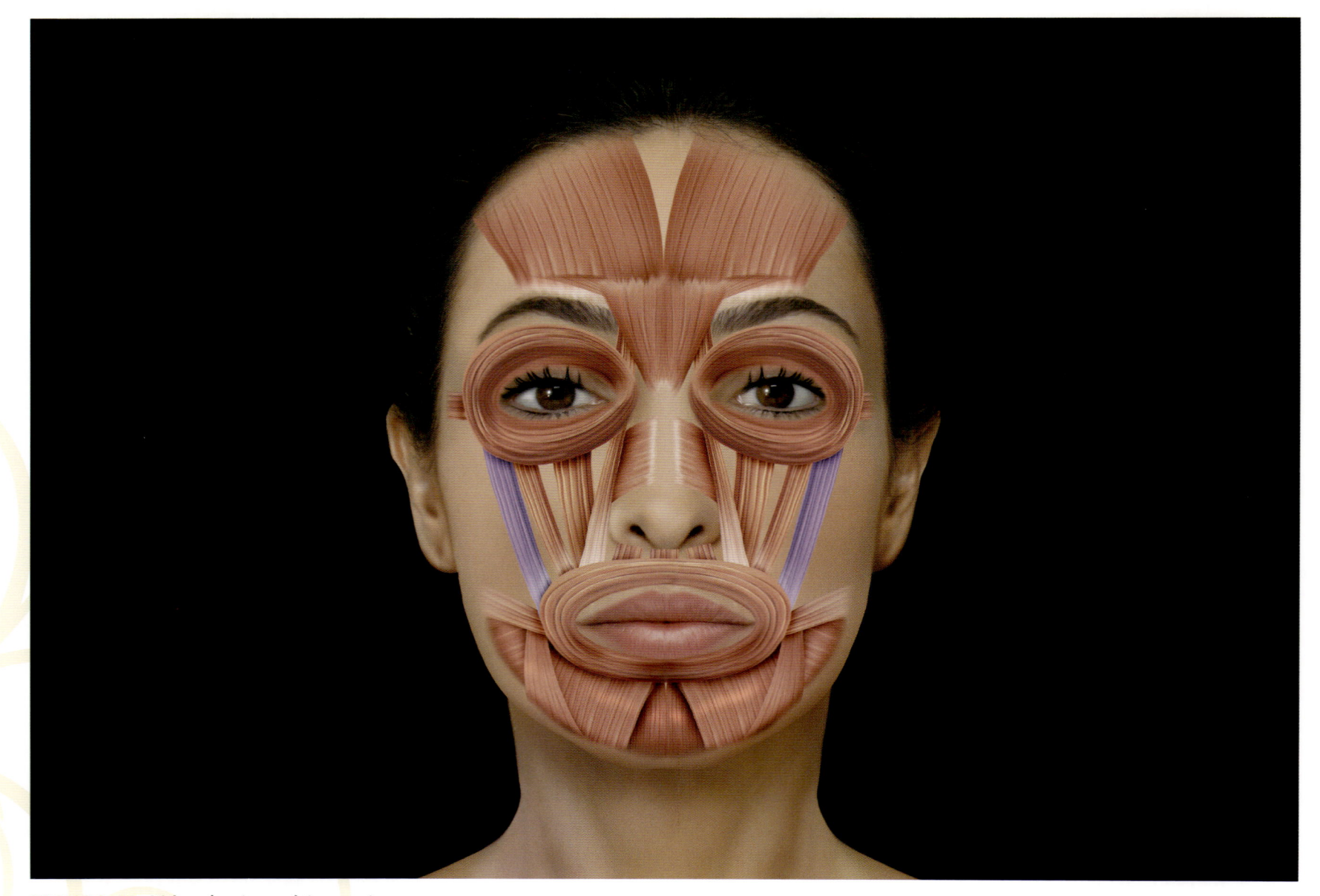

FIGURA 64. Músculo zigomático maior.

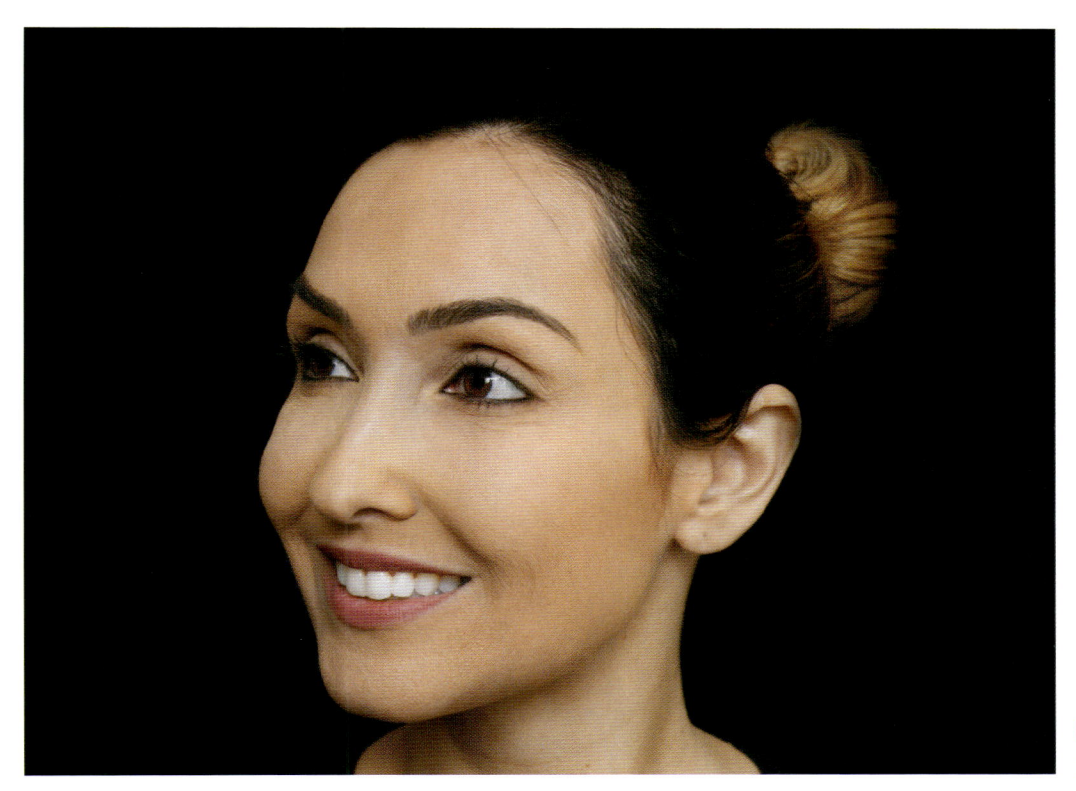

FIGURA 65. Expressão facial com ação do músculo zigomático maior.

Quadro 12. Músculo zigomático maior

Origem	Superfície do processo temporal do osso zigomático na região lateral da face, posteriormente ao músculo orbicular dos olhos
Inserção	Feixes de fibras do músculo levantador do ângulo da boca e músculo levantador do lábio superior
Função	Levantamento do ângulo da boca para cima e lateralmente
Sinérgicos	Músculos zigomático menor e risório
Antagonistas	Músculos depressor do lábio e ângulo da boca
Inervação	Motora pelas fibras nervosas mielínicas provenientes do ramo zigomático do nervo facial, sensitiva nervo auriculotemporal, ramo do nervo mandibular e ramos palpebrais inferiores do nervo maxilar (nervo trigêmeo)
Drenagem linfática	A linfa dessa região é conduzida para os linfonodos submandibulares
Vascularização	Ramos das artérias labiais superiores, ramos colaterais da artéria facial, ramos terminais descendentes da artéria infraorbital, ramo terminal da artéria maxilar e ramo da carótida externa. A artéria infraorbital emerge do forame de mesmo nome e estabelece anastomoses com os ramos da artéria transversa da face e ramos da artéria facial. A drenagem venosa é realizada pelos ramos da veia labial superior que confluem para a veia facial

Tendo ciência de sua anatomia, faz-se a aplicação de 0,5 unidade de Botox® por ponto, em plano intradérmico ou subcutâneo, ao longo de toda a extensão do músculo. Manter a seringa angulada a 45 graus e a agulha com o bisel voltado para baixo facilita a confecção dos pontos intradérmicos, proporcionando precisão ao tratamento (Figuras 66 e 67).

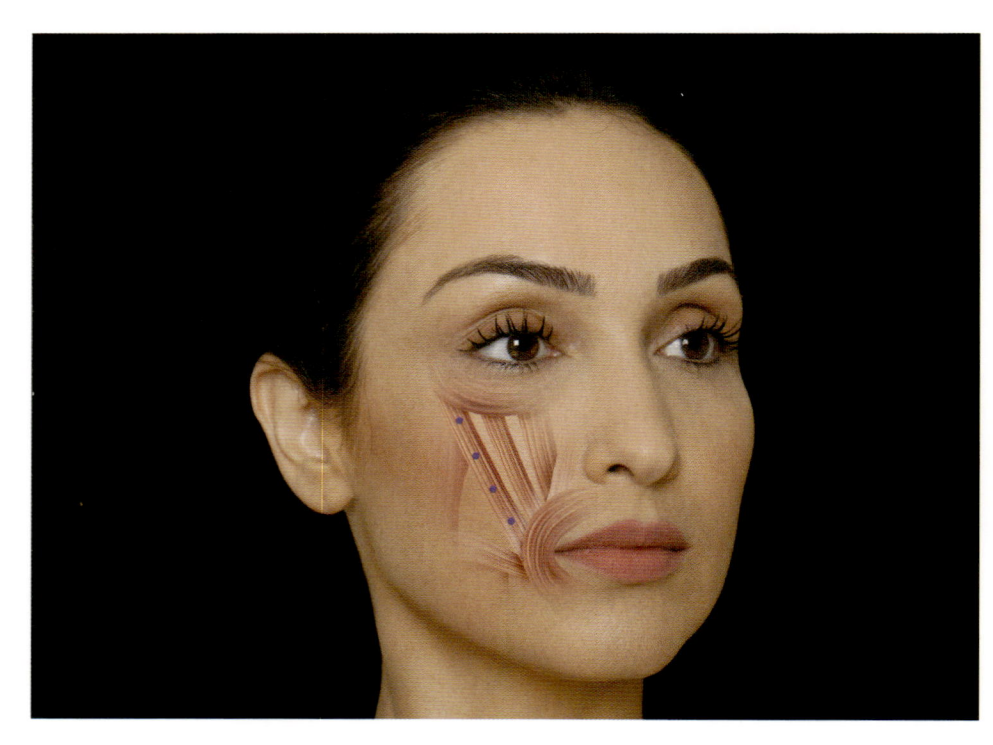

FIGURA 66. Marcação dos pontos de tratamento do músculo zigomático maior.

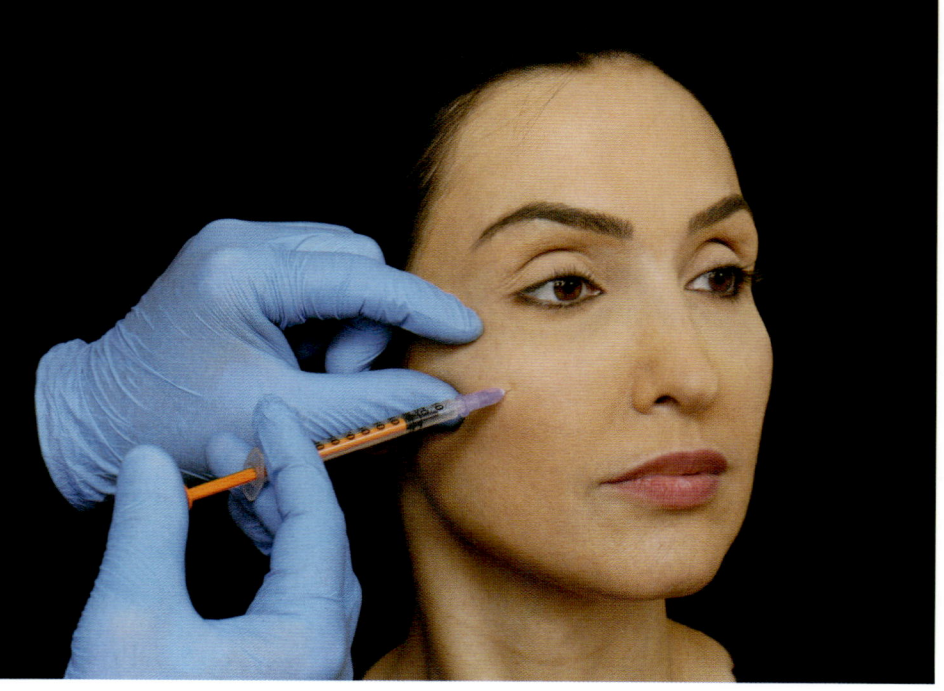

FIGURA 67. Para o tratamento do músculo zigomático maior, a seringa deve estar posicionada a 45º em relação ao plano cutâneo com a agulha hipodérmica ou, se utilizada agulha de Lebel, perpendicular ao plano cutâneo. O Botox® deve ser injetado preferencialmente em plano intradérmico ou subcutâneo, 0,5 unidade de Botox® por ponto, ao longo de toda a extensão do músculo.

Músculo zigomático menor (Figura 68)

O uso da toxina botulínica-A no tratamento do músculo zigomático menor é bastante controverso. Acredita-se que o zigomático menor possa colaborar com a gênese do sulco nasolabial (Figura 69) (Quadro 13); no entanto, sua participação é relativamente menor que a do zigomático maior.

A aplicação da toxina botulínica-A no músculo zigomático menor, com o objetivo de tratar o sulco nasolabial, é raramente indicada (Figura 70).

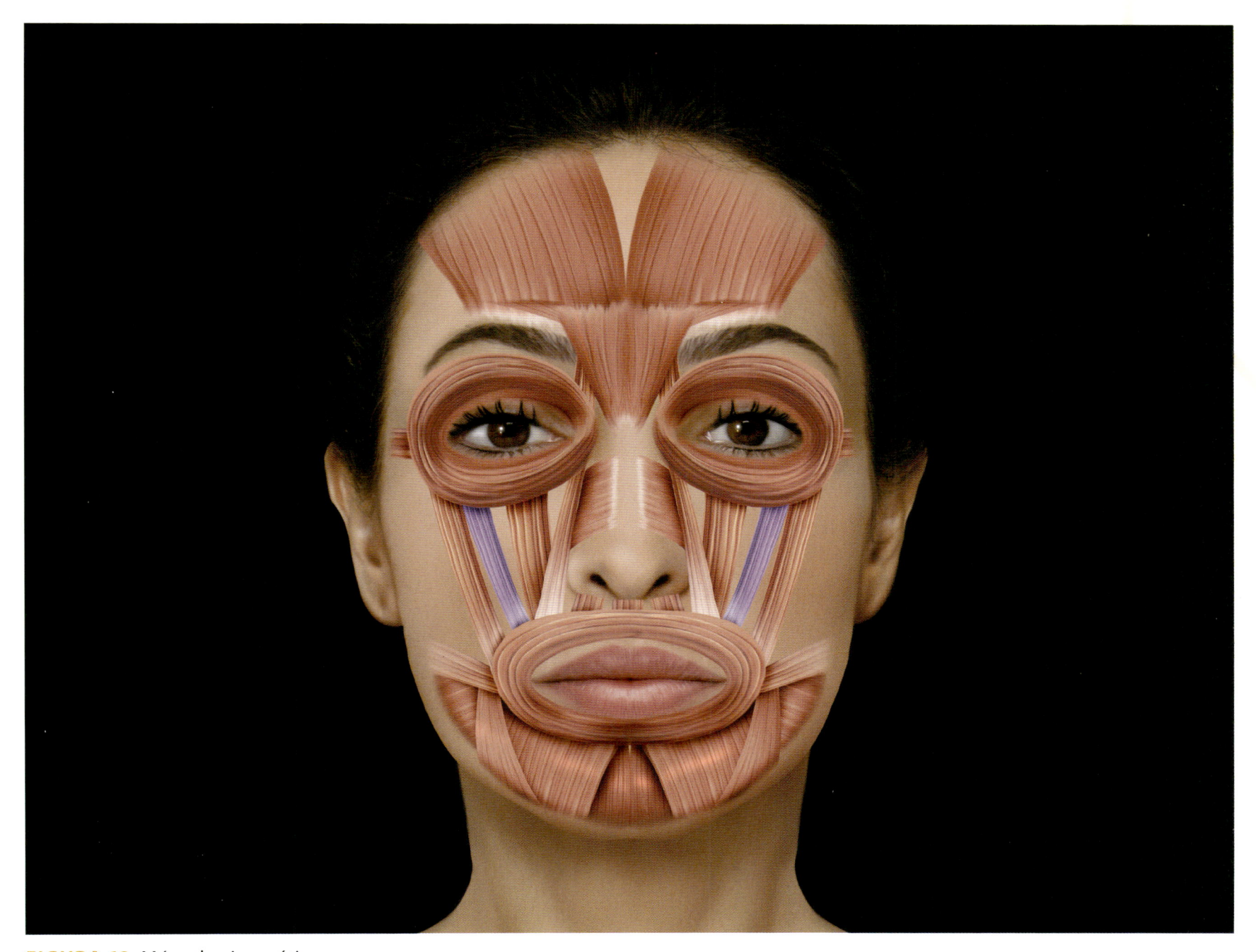

FIGURA 68. Músculo zigomático menor.

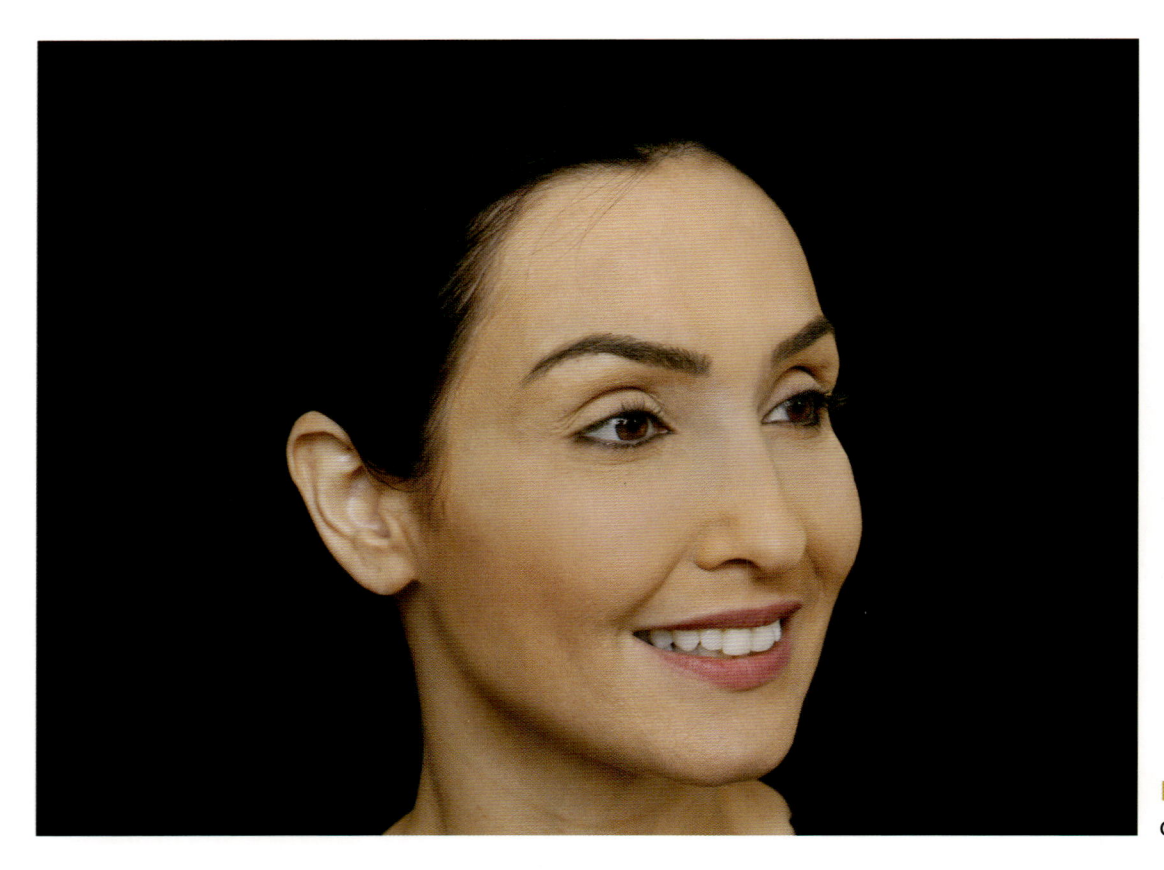

FIGURA 69. Expressão facial com ação do músculo zigomático menor.

Quadro 13. Músculo zigomático menor

Origem	Superfície do osso zigomático, à frente da origem das fibras do músculo zigomático maior
Inserção	Porção subcutânea da pele do lábio superior, juntamente à comissura oral, entre o elevador do ângulo da boca e o zigomático maior
Função	Auxilia na elevação do ângulo da boca e na acentuação do sulco nasogeniano, colaborando para a formação de rugas oblíquas no terço médio facial
Sinérgicos	Músculos zigomático maior e risório
Antagonistas	Músculos zigomático menor e risório
Inervação	Filetes nervosos dos ramos zigomáticos e bucais superiores do nervo facial
Drenagem linfática	Linfonodos submandibulares e, posteriormente, aos linfonodos cervicais profundos
Vascularização	Ramos da artéria labial superior e ramo da artéria facial, ramo da carótida externa. A drenagem venosa é realizada pela veia facial

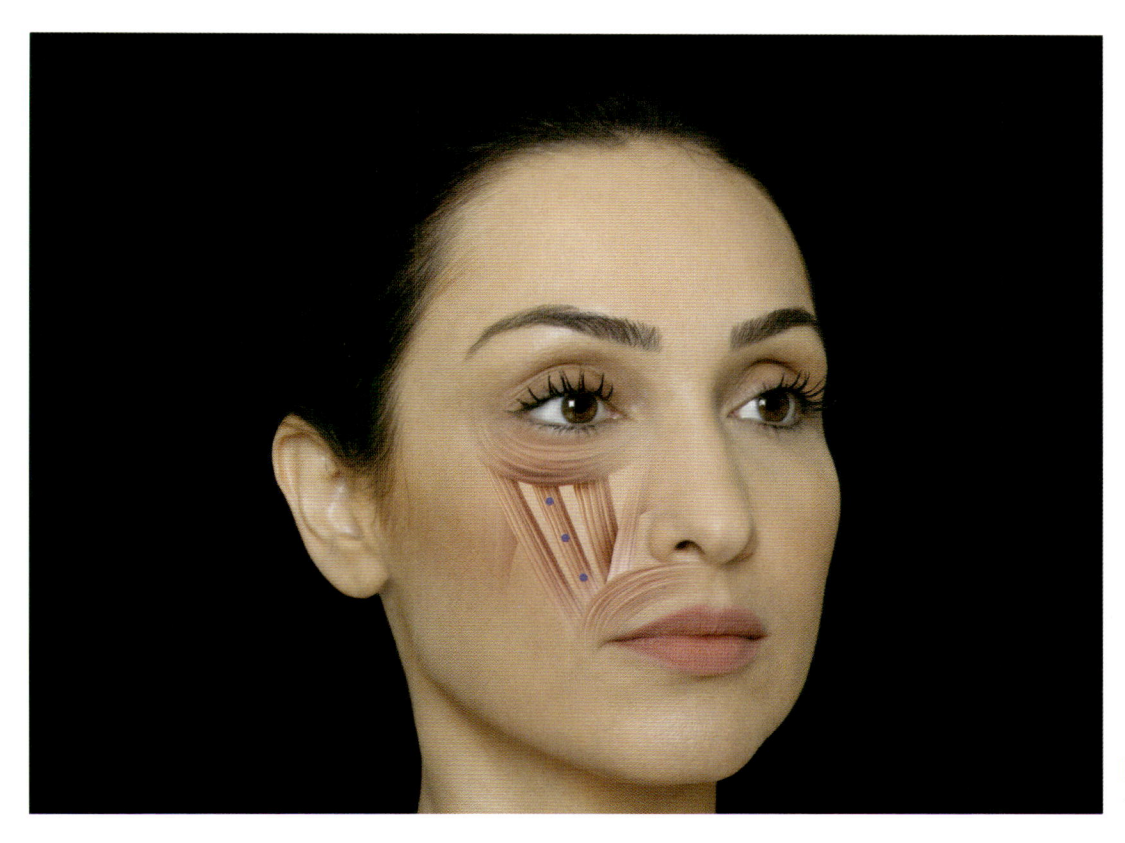

FIGURA 70. Marcação dos pontos de tratamento do músculo zigomático menor.

Quando o tratamento individualizado do músculo zigomático menor estiver indicado, este deve ser feito por meio de injeções intradérmicas ou subcutâneas, ao longo de toda a extensão muscular, introduzindo-se 0,5 unidade de Botox® por ponto, em um total de até 4 pontos (Figura 71). Manter a seringa angulada a 45 graus e a agulha com o bisel voltado para baixo facilita a confecção dos pontos intradérmicos e, em especial, proporciona precisão ao tratamento.

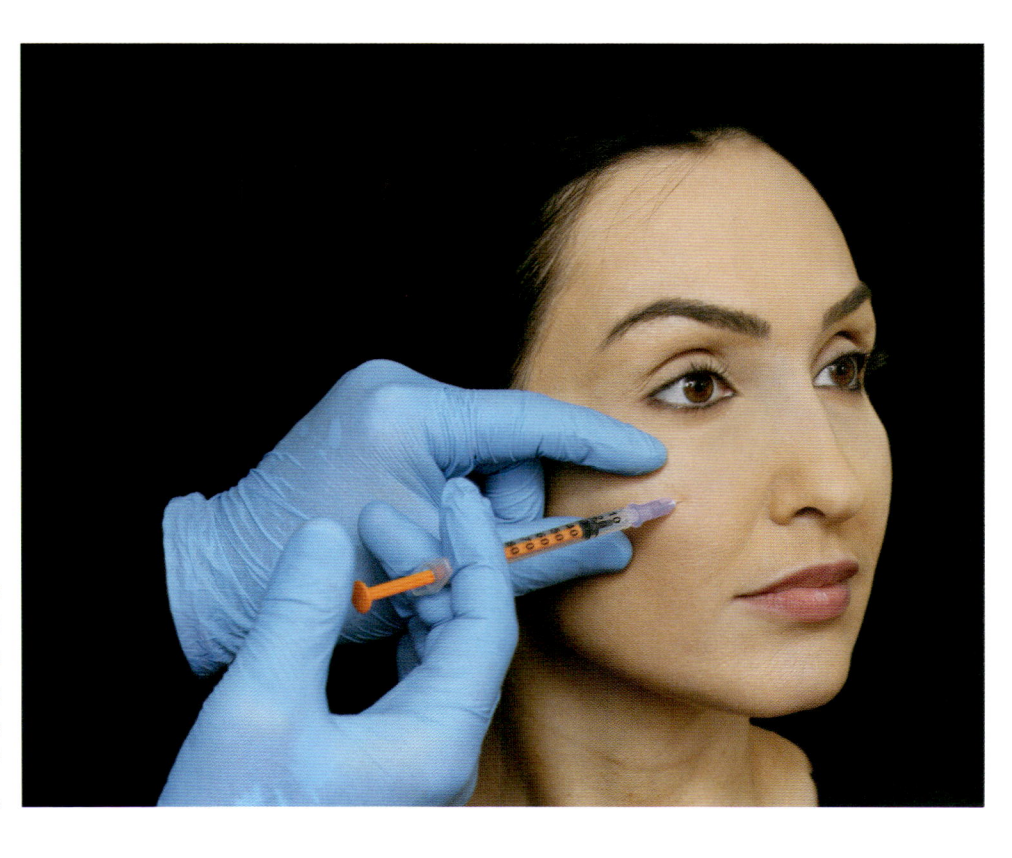

FIGURA 71. Para o tratamento do músculo zigomático menor, a seringa deve estar posicionada a 45° em relação ao plano cutâneo. O Botox® deve ser injetado preferencialmente nos planos intradérmico ou subcutâneo, ao longo de toda a extensão muscular, introduzindo-se 0,5 unidade de Botox® por ponto, em um total de até 4 pontos.

159

Músculo levantador do lábio superior (Figura 72)

O músculo levantador do lábio superior, além de elevar o lábio, exerce influência sobre o segmento intermediário do sulco nasolabial (Figura 73) (Quadro 14).

O seu tratamento tem o objetivo de promover a suavização do sulco nasolabial, assim como de controlar a elevação excessiva do lábio superior e, consequentemente, o sorriso gengival.

O levantador do lábio superior é um músculo profundo, que se posiciona posteriormente ao músculo orbicular dos olhos e ao SOOF (*suborbicularis oculi fat*) e, anteriormente, ao músculo levantador do ângulo da boca. O uso da toxina botulínica-A no músculo levantador do lábio superior está mais indicado nas assimetrias e paralisias faciais.

O tratamento do sorriso gengival é normalmente realizado por meio de aplicações de toxina botulínica-A no músculo levantador do lábio superior e da asa do nariz .

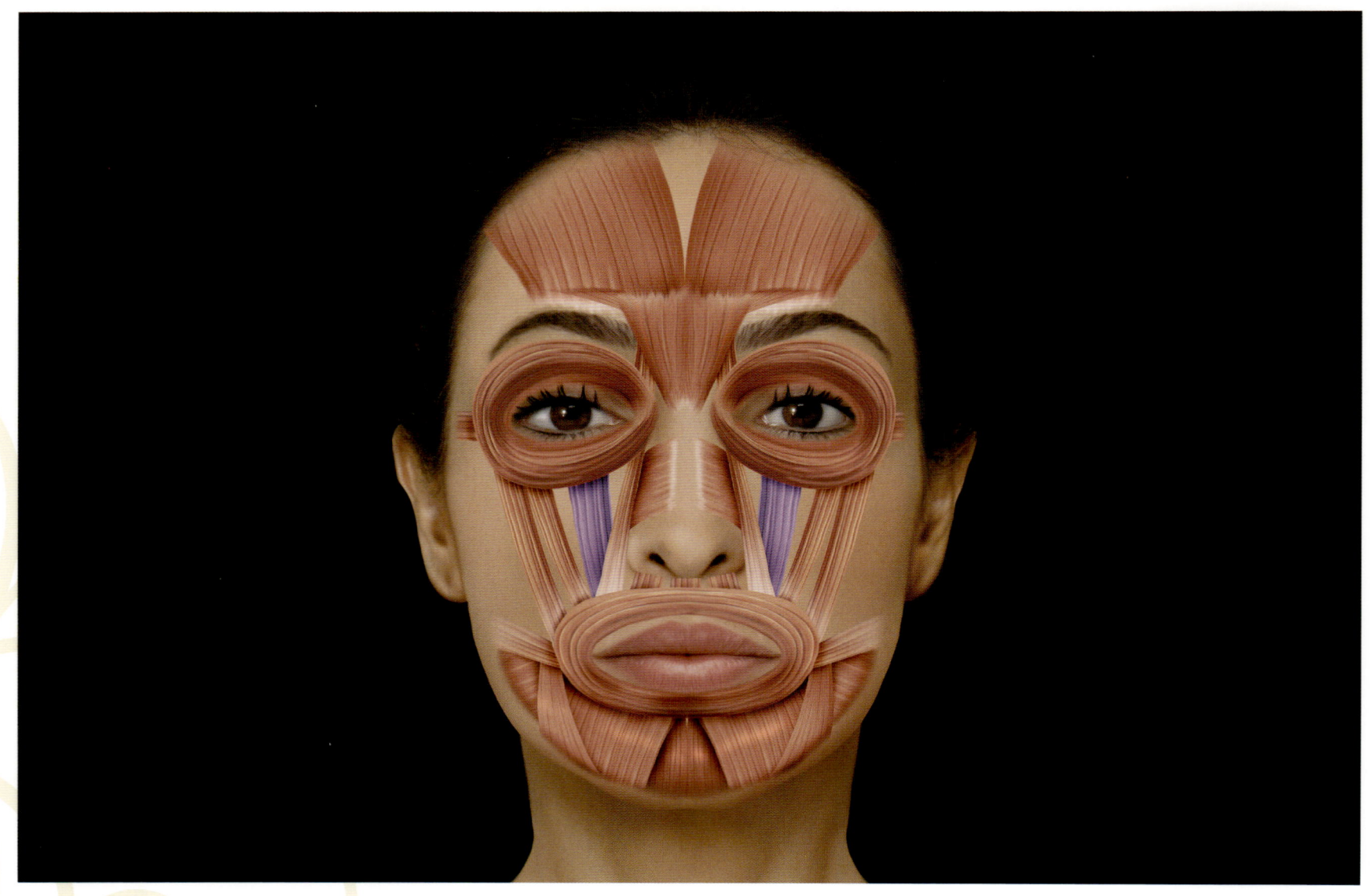

FIGURA 72. Músculo levantador do lábio superior.

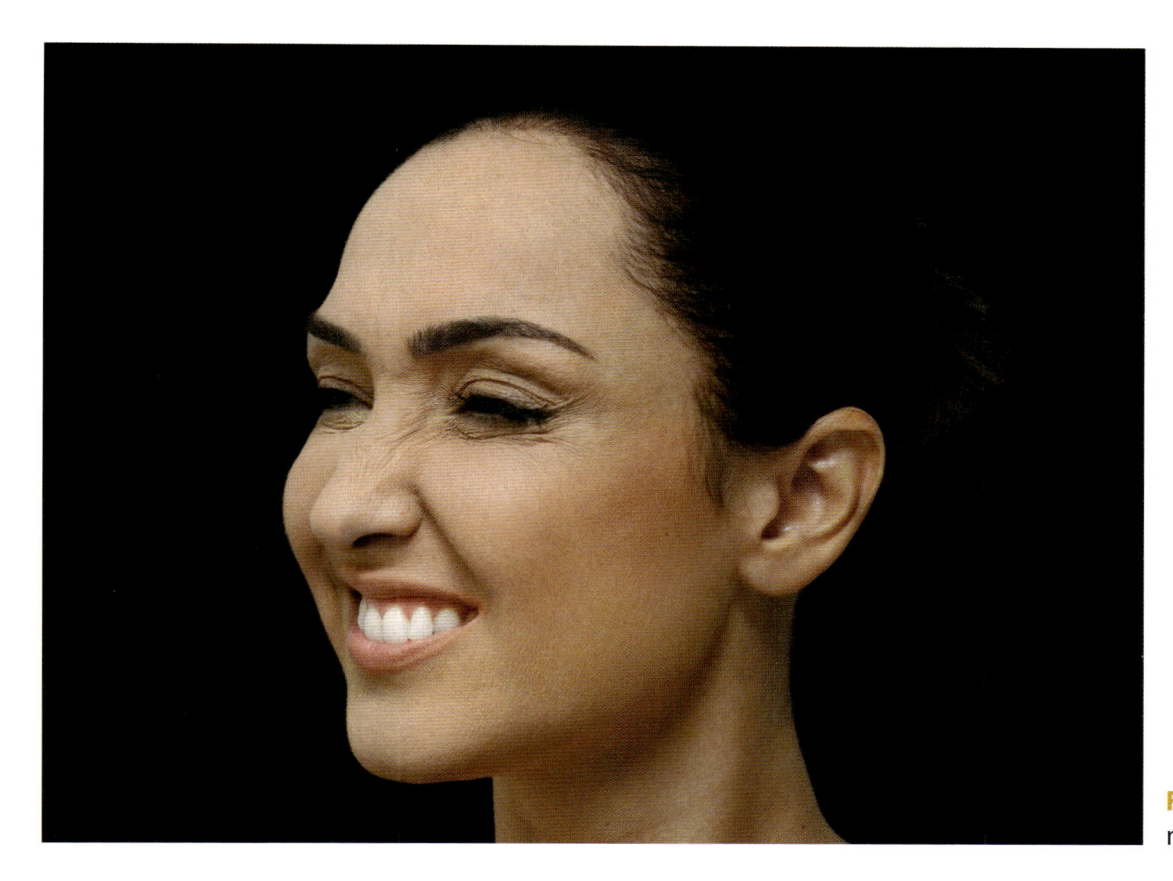

FIGURA 73. Expressão facial com ação do músculo levantador do lábio superior.

Quadro 14. Músculo levantador do lábio superior

Origem	Margem inferior da órbita, posteriormente ao músculo orbicular do olho e à SOOF e acima do forame infraorbital
Inserção	Lábio superior, predominantemente, e asa do nariz, posteriormente ao músculo elevador do lábio superior e da asa do nariz
Função	Eleva o lábio superior e o projeta levemente para a frente
Sinérgicos	Levantador do lábio superior e da asa do nariz
Antagonistas	Abaixador do ângulo da boca. Orbicular da boca
Inervação	Fibras nervosas mielínicas expressas provenientes dos ramos temporais e bucais superiores do nervo facial (VII par craniano). A sensibilidade é proporcionada pelos ramos terminais dos nervos infraorbital e bucal, ramos do nervo maxilar e mandibular e ramos do nervo trigêmeo
Drenagem linfática	Linfonodos submandibulares
Vascularização	Ramos labiais superiores, provenientes da artéria facial de ambos os lados. Artéria facial, ramificações das artérias oftálmicas e da artéria infraorbital. A drenagem venosa é realizada pela veia facial, que recebe os ramos de veias labiais superiores e inferiores

A aplicação da toxina botulínica-A para o tratamento do músculo levantador do lábio superior deve ser realizada em um ponto ligeiramente medial ao vértice do triângulo que caracteriza a fossa incisiva, próximo à inserção do músculo do lábio superior (Figuras 74 e 75).

Quando necessário, um segundo ponto de aplicação pode ser realizado na origem do músculo, introduzindo-se cerca de dois terços da agulha de 13 mm, em plano intramuscular, injetando-se de 1 a 2 unidades de Botox®.

A sensibilidade é proporcionada pelos ramos terminais dos nervos infraorbital e bucal, ramos do nervo maxilar e mandibular e ramos do nervo trigêmeo.

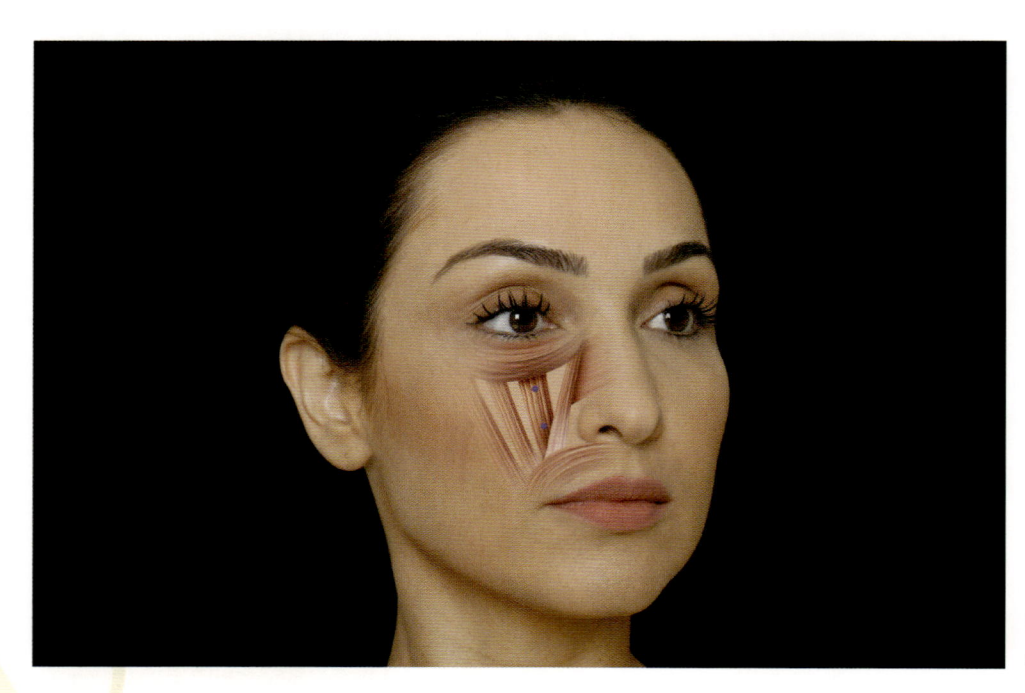

FIGURA 74. Marcação dos pontos de tratamento do músculo levantador do lábio superior.

FIGURA 75. Para o tratamento do músculo levantador do lábio superior, a seringa deve estar posicionada a 45 ou 90 graus em relação ao plano cutâneo. O tratamento deve ser realizado por meio de um ponto único, na inserção do músculo do lábio superior, medialmente ao vértice do triângulo que caracteriza a fossa incisiva, sendo injetadas 1 ou 2 unidades de Botox® em plano intramuscular.

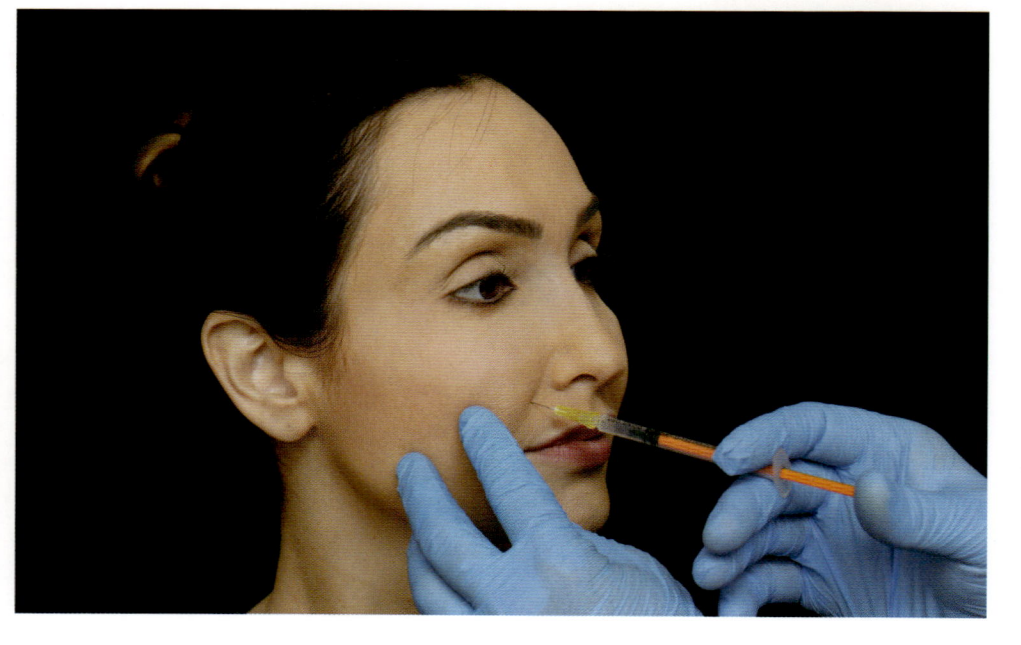

Músculo levantador do lábio superior e da asa do nariz (Figura 76)

O tratamento do músculo levantador do lábio superior e da asa do nariz está indicado na atenuação do sulco nasolabial (Figura 77) (Quadro 15). Com maior influência sobre seu terço superior e no tratamento do sorriso gengival, atua predominantemente sobre o segmento central do lábio, bem como atenua as *bunny lines* e eleva a asa do nariz, diminuindo a impressão de ptose da ponta nasal ao sorrir, pelo deslocamento craniano da cruz lateral da cartilagem alar.

O tratamento é realizado com a introdução da agulha perpendicularmente ao plano cutâneo, posicionando o bisel cerca de 6 mm de profundidade, de tal forma que a toxina possa ser injetada no interior do músculo. A injeção de 2 a 4 unidades de Botox® é normalmente suficiente (Figuras 78 e 79). Nos casos de sorrisos gengivais severos, assimetrias faciais importantes e paralisias faciais, doses maiores podem ser necessárias.

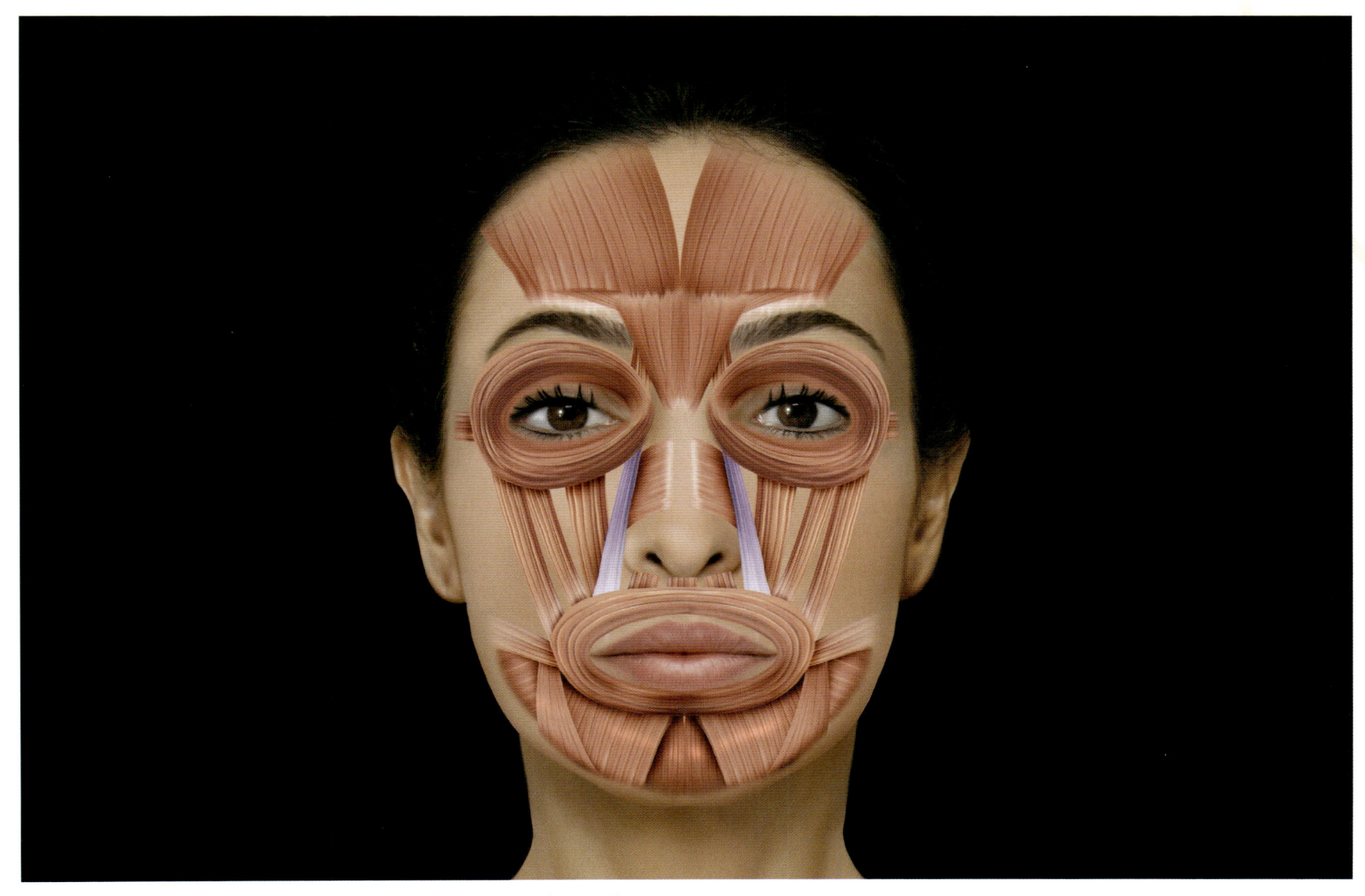

FIGURA 76. Músculo levantador do lábio superior e da asa do nariz.

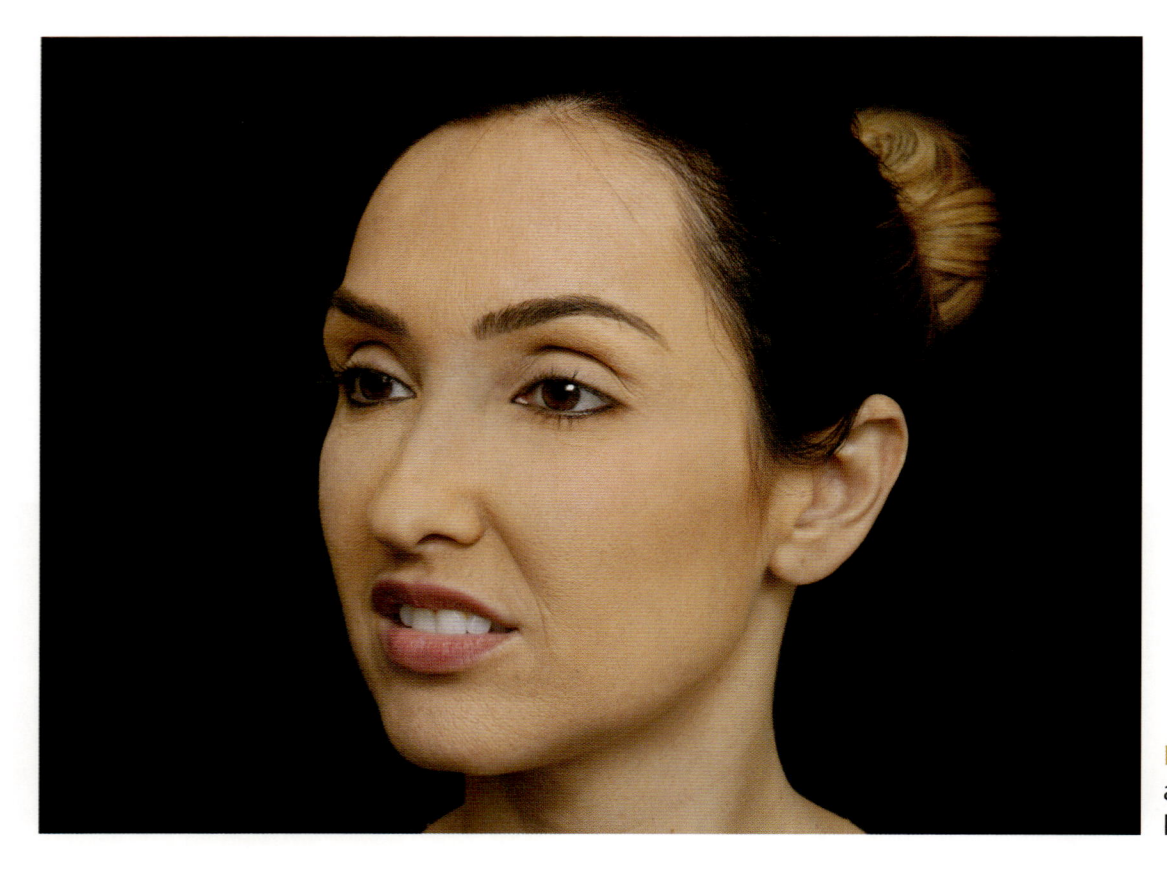

FIGURA 77. Expressão facial com ação do músculo levantador do lábio superior e da asa do nariz.

Quadro 15. Músculo levantador do lábio superior e da asa do nariz

Origem	• Processo frontal da maxila • Massa muscular do orbicular do olho
Inserção	• Divide-se em dois fascículos: o primeiro insere-se na cartilagem alar e na pele do nariz, e o segundo insere-se no lábio superior
Função	• Dilatação das narinas e elevação do lábio superior, sendo o principal contribuinte para a formação do sulco nasogeniano
Sinérgicos	• Partes nasais do levantador do lábio superior • Músculos zigomáticos maior e menor • Levantador do ângulo da boca
Antagonistas	• Abaixador do ângulo da boca • Orbicular da boca
Inervação	• Ramos bucais superiores. Sensitiva: nervos infraorbitais e por ramos do nervo bucal (nervo mandibular, ramo do nervo trigêmeo)
Drenagem linfática	• Linfonodos submandibulares
Vascularização	• Ramos da artéria labial superior, ramo da artéria facial. Drenagem venosa: veia facial

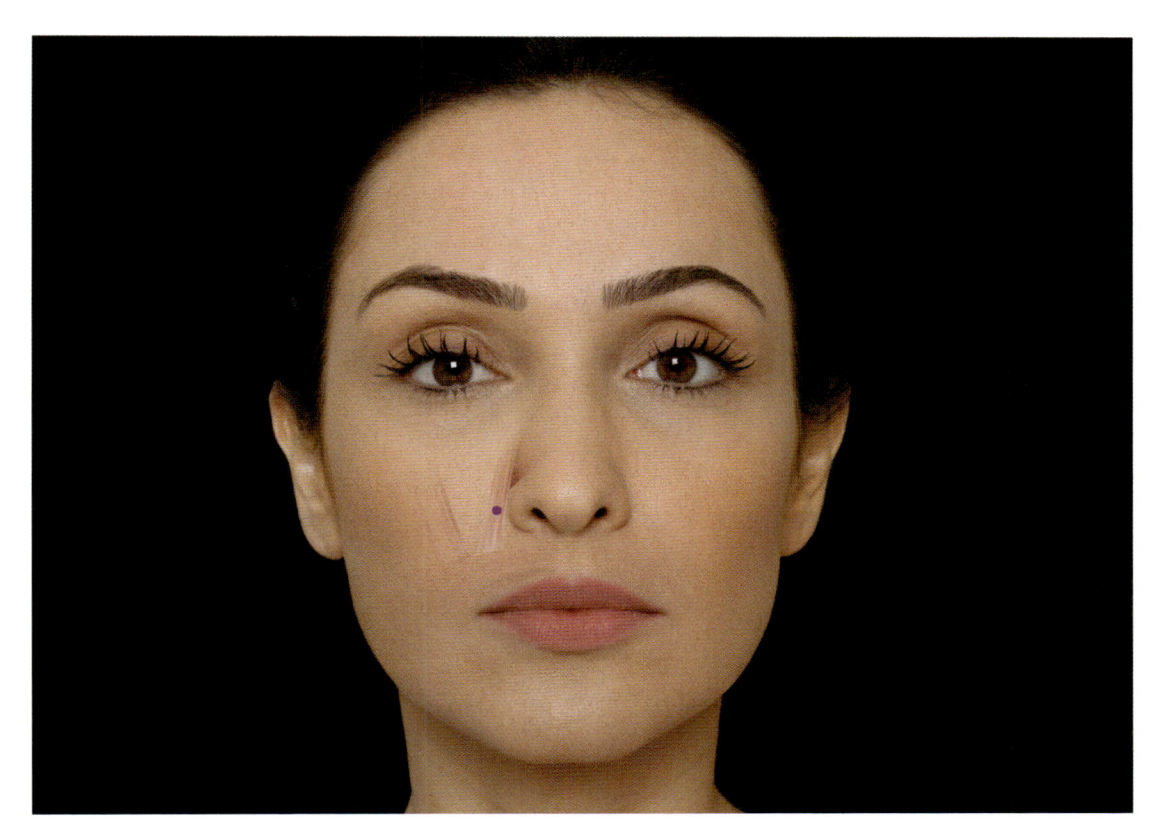

FIGURA 78. Marcação dos pontos de tratamento do músculo levantador do lábio superior e da asa do nariz.

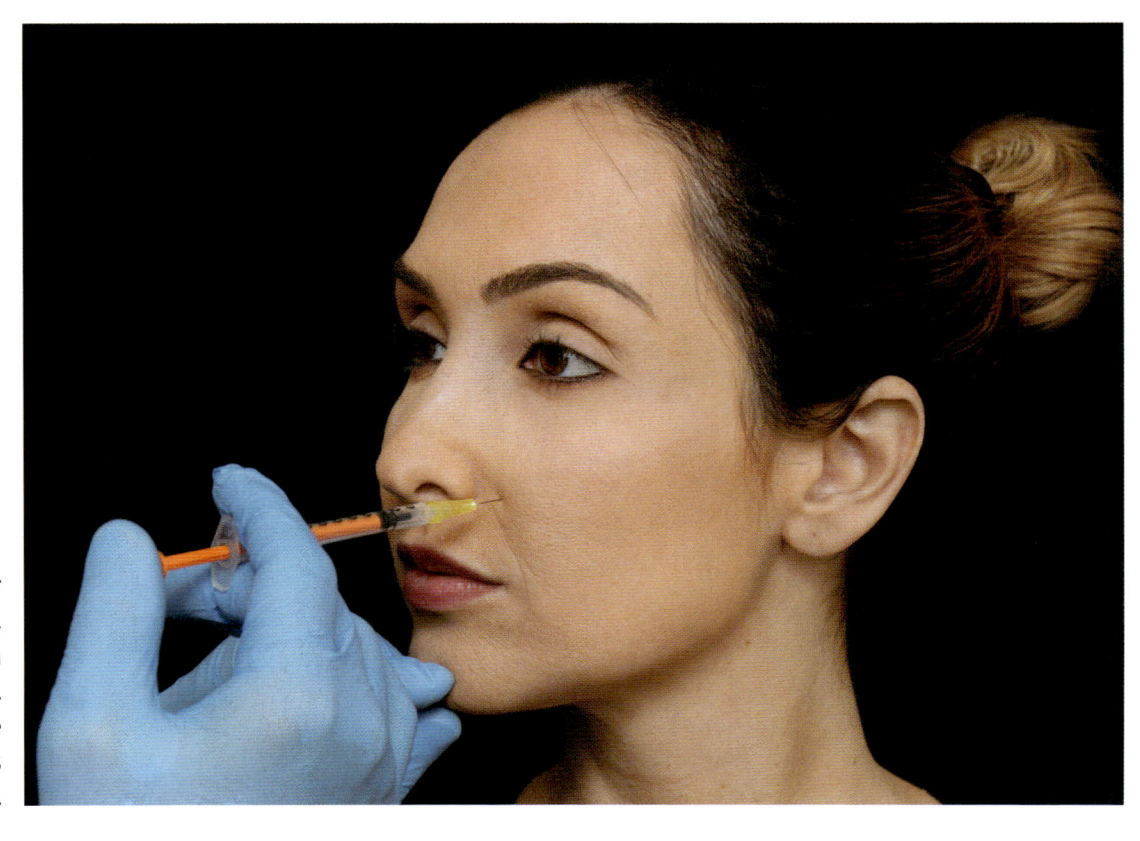

FIGURA 79. Para o tratamento do levantador do lábio superior e da asa do nariz, a seringa deve estar posicionada perpendicularmente ao plano cutâneo. O Botox® deve ser injetado preferencialmente em plano intramuscular, sendo introduzidas de 2 a 4 unidades por ponto.

Músculo levantador do ângulo da boca (Figura 80)

O tratamento estético do músculo levantador do ângulo da boca é raramente indicado (Figura 81) (Quadro 16).

Nas assimetrias e paralisias faciais, o seu tratamento pode ser realizado em conjunto aos demais músculos do terço médio facial.

Normalmente, o tratamento do levantador do ângulo da boca é realizado por meio de ponto único, juntamente ao vér-tice do triângulo que caracteriza a fossa canina, em um plano mais profundo e discretamente mais lateral que o utilizado no tratamento do músculo levantador do lábio superior (Figura 82).

Com a seringa posicionada perpendicularmente ao plano cutâneo, no vértice do triângulo que caracteriza a fossa canina, introduz-se totalmente a agulha de 13 mm, até se encontrar o periósteo. Após tocar o periósteo, a agulha deve ser recuada de 1 a 2 mm, injetando-se de uma a duas unidades de Botox® em plano intramuscular (Figura 83).

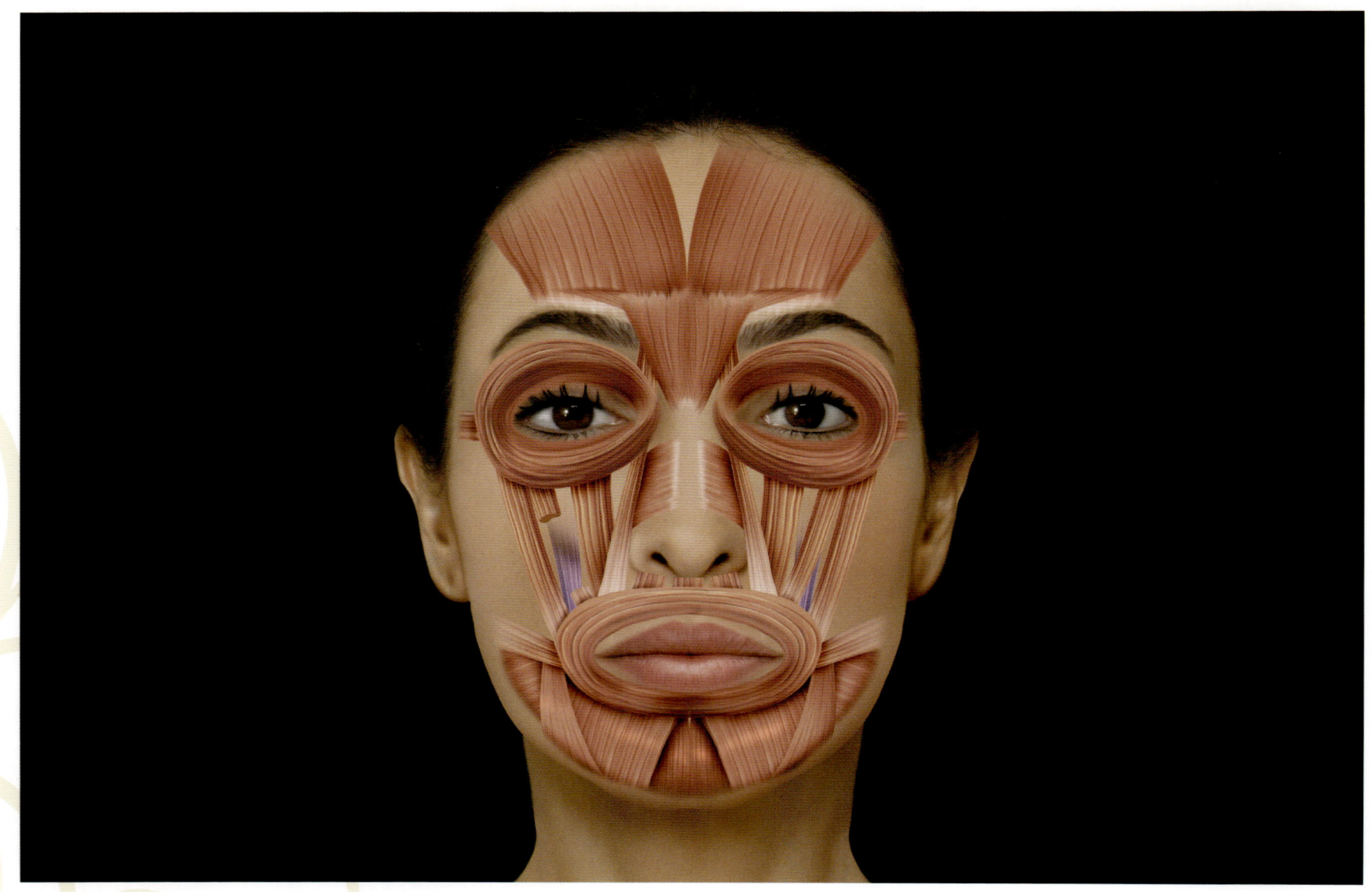

FIGURA 80. Músculo levantador do ângulo da boca.

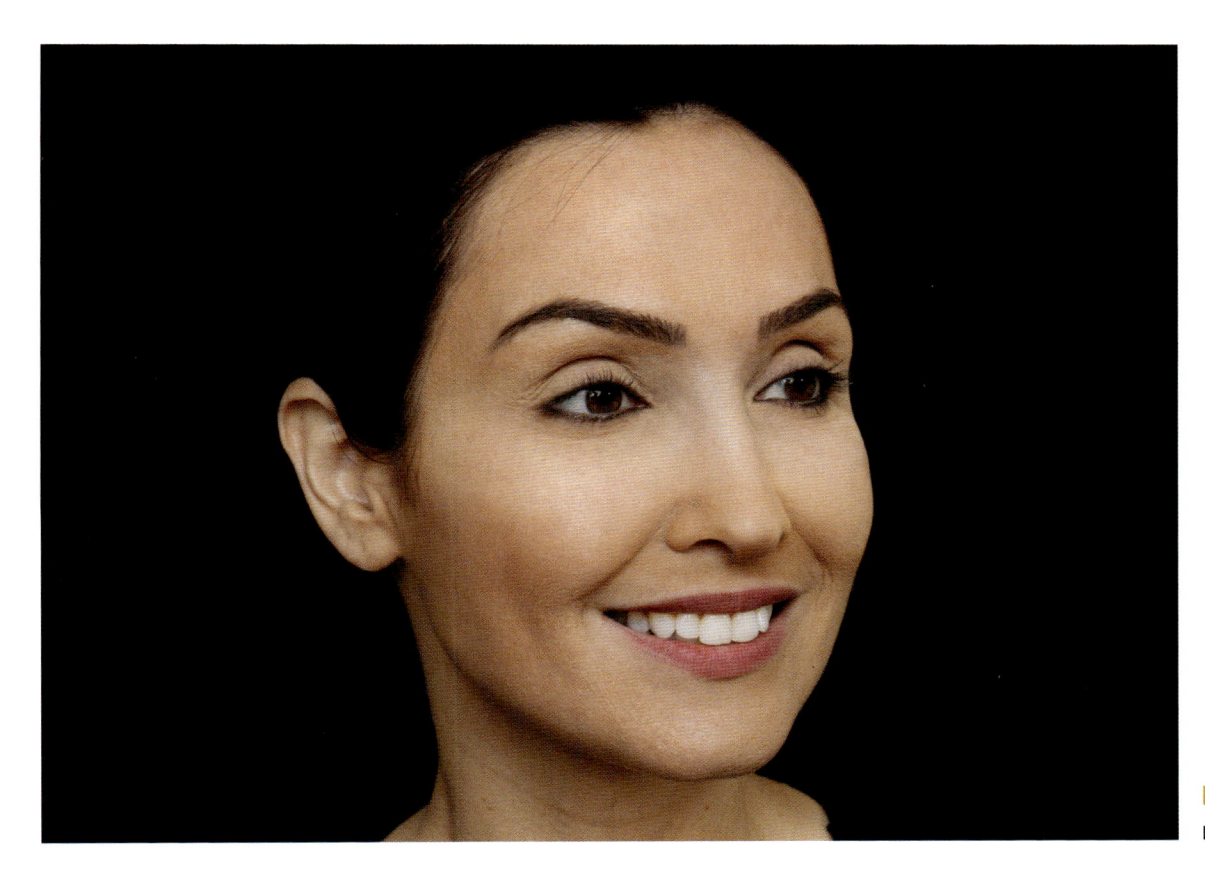

FIGURA 81. Expressão facial com ação do músculo levantador do ângulo da boca.

Quadro 16. Músculo levantador do ângulo da boca

Origem	• Superfície anterior da maxila, abaixo do forame infraorbital
Inserção	• Suas fibras dirigem-se para baixo, e o músculo sofre um ligeiro estreitamento à medida que se estende ao ângulo da boca • Suas fibras entrecruzam-se com as fibras musculares de todos os músculos que se inserem no ângulo da boca
Função	• Elevação do ângulo da boca
Sinérgicos	• Levantador do lábio superior e da asa do nariz
Antagonistas	• Abaixador do ângulo da boca. Orbicular da boca
Inervação	• Fibras motoras mielínicas dos ramos bucais do nervo facial
Drenagem linfática	• Linfonodos submandibulares, submentonianos e linfonodos cervicais profundos
Vascularização	• Ramos da artéria labial superior. A drenagem venosa é feita pelos ramos venosos para a veia facial

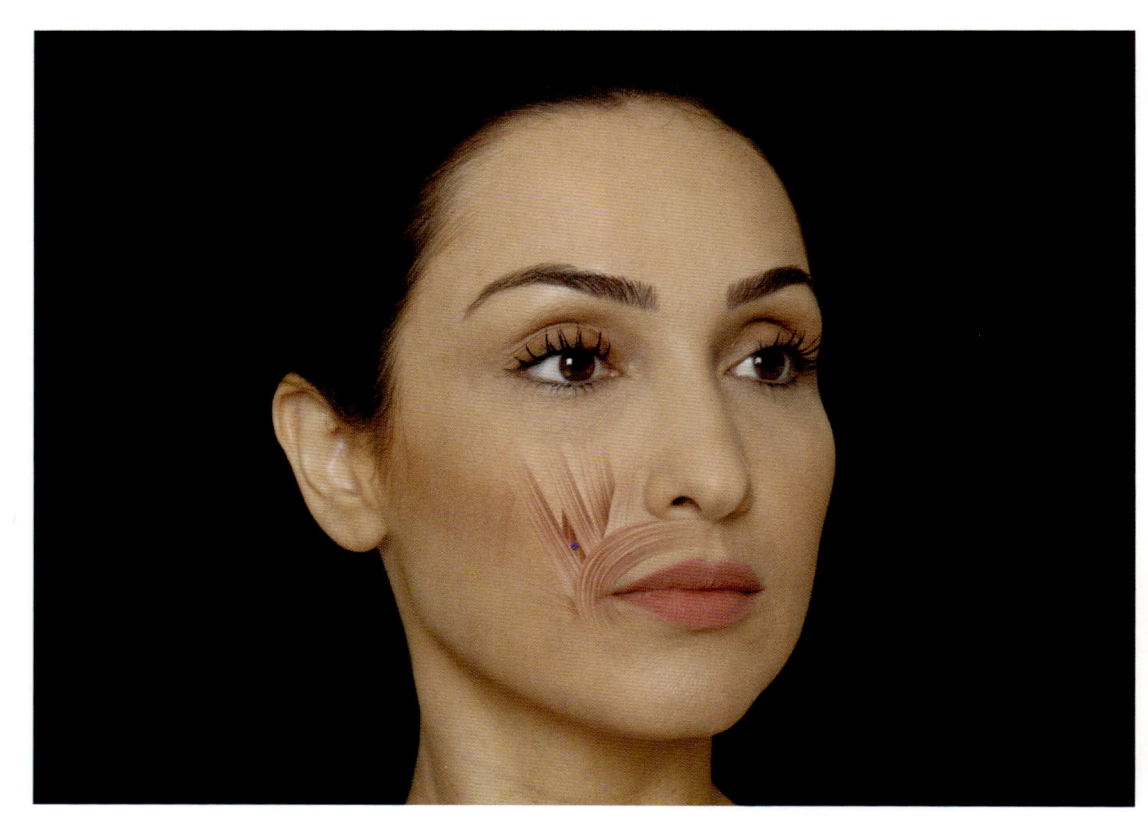

FIGURA 82. Marcação dos pontos de tratamento do músculo levantador do ângulo da boca. Realizado único ponto, no vértice do triângulo que caracteriza a fossa canina, em um plano profundo e discretamente mais lateral que o ponto utilizado para o tratamento do músculo levantador do lábio superior.

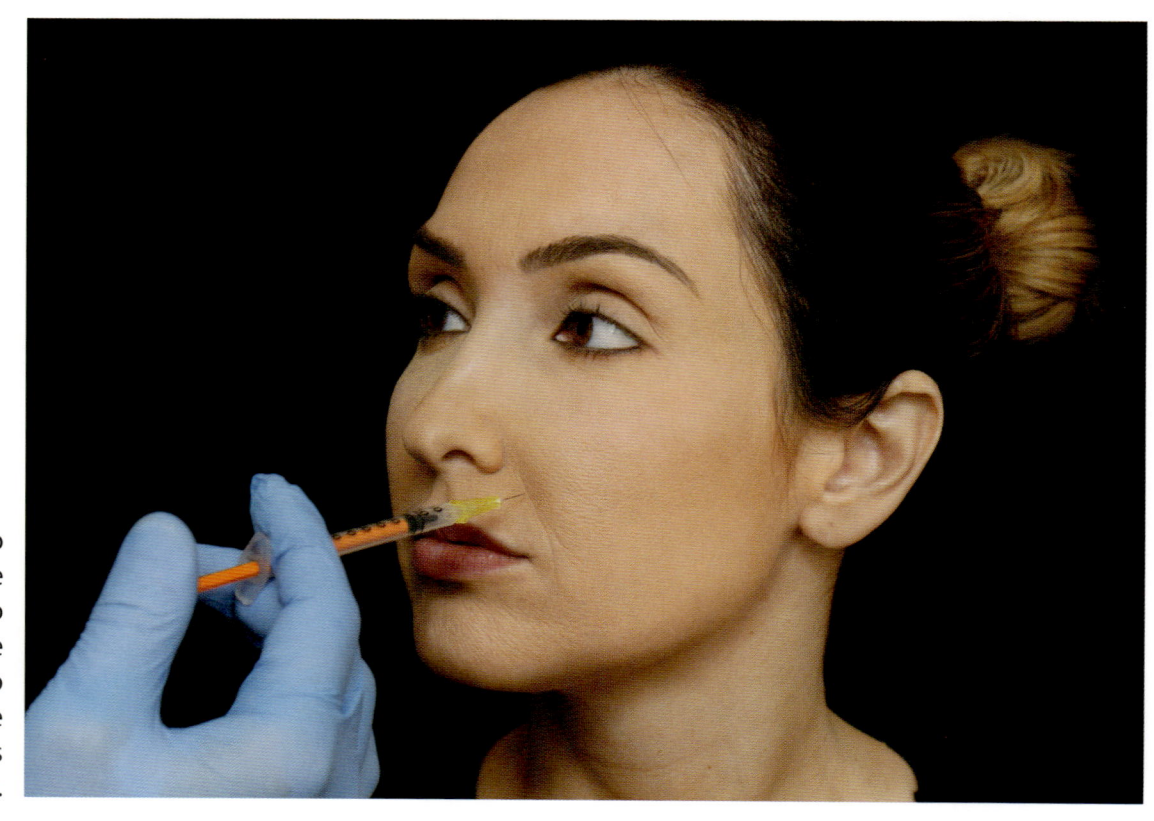

FIGURA 83. Para o tratamento do músculo levantador do lábio superior, a seringa deve estar posicionada perpendicularmente ao plano cutâneo, no vértice do triângulo que caracteriza a fossa canina. Após tocar o periósteo, a agulha deve ser recuada de 1 mm a 2 mm, injetando-se de 1 a 2 unidades de Botox® em plano intramuscular.

Músculo depressor do septo nasal (Figura 84)

esse músculo é tratado nos casos em que a ponta do nariz é baixa e quando existe um importante movimento de báscula da ponta nasal durante a fala e o sorriso (Figura 85) (Quadro 17).

Habitualmente, para o tratamento do músculo depressor do septo nasal, utiliza-se um ponto localizado na base da columela, mais precisamente no ângulo formado entre a columela e o lábio superior (Figuras 86 e 87).

Pacientes com tendência a um lábio superior alongado devem ter a indicação desse ponto de aplicação bem avaliada, evitando que se alongue ainda mais o lábio e fique comprometida a harmonia estética da região.

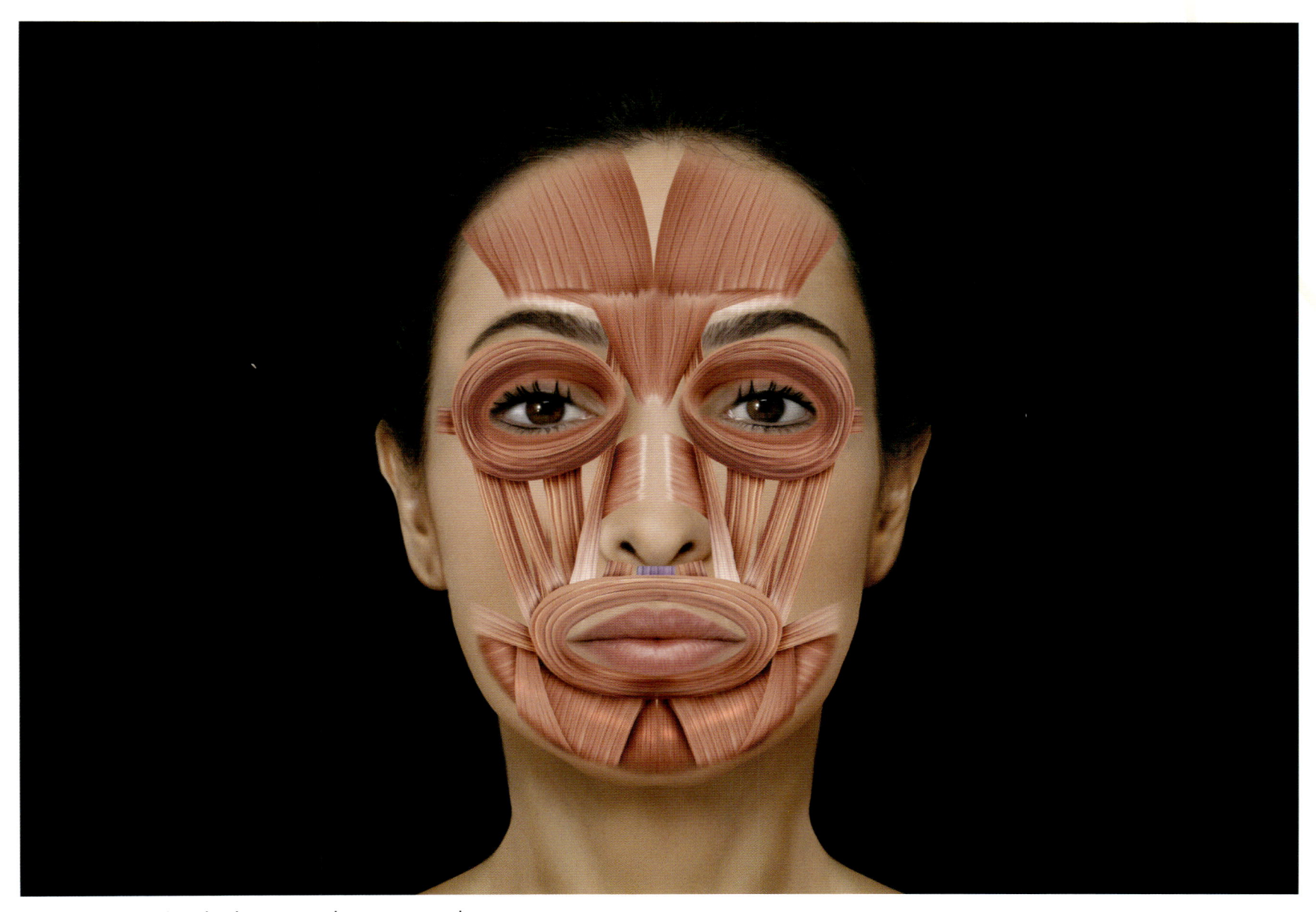

FIGURA 84. Músculo depressor do septo nasal.

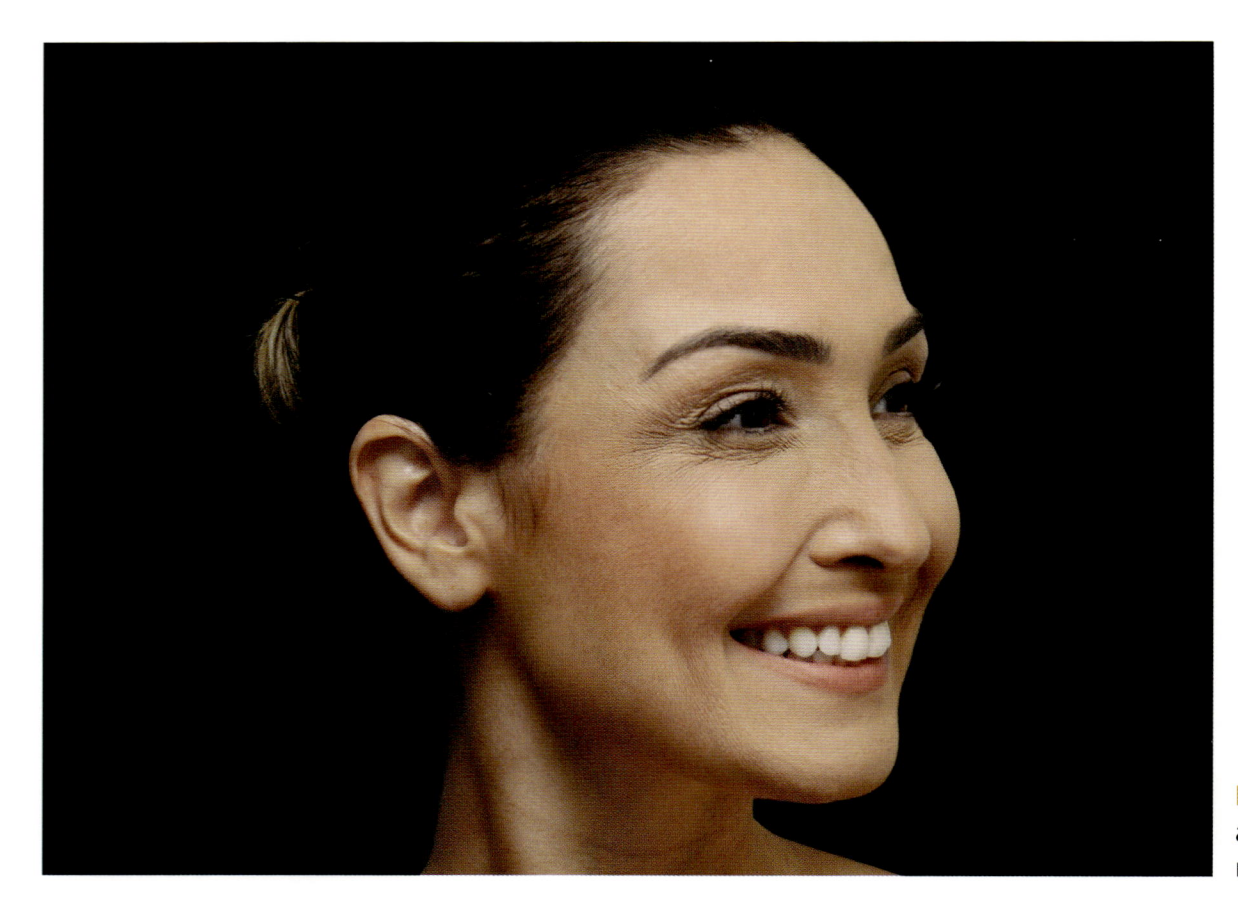

FIGURA 85. Expressão facial com ação do músculo depressor do septo nasal durante a fala ou sorriso.

Quadro 17. Músculo depressor do septo nasal

Origem	Saliência alveolar do incisivo da maxila
Inserção	Ramos mediais das cartilagens alares e septo móvel do nariz
Função	Abaixador da extremidade anterior do septo e do ápice do nariz, além de estreitar as narinas
Sinérgicos	Músculo risório e elevador do lábio superior
Inervação	Ramos bucais do nervo facial
Drenagem linfática	Linfonodos submandibulares e submentonianos e linfonodos cervicais profundos
Vascularização	Ramos da artéria facial, ramos septais e alares. O ramo nasal lateral supre a asa e o dorso do nariz. A drenagem venosa segue para a veia facial

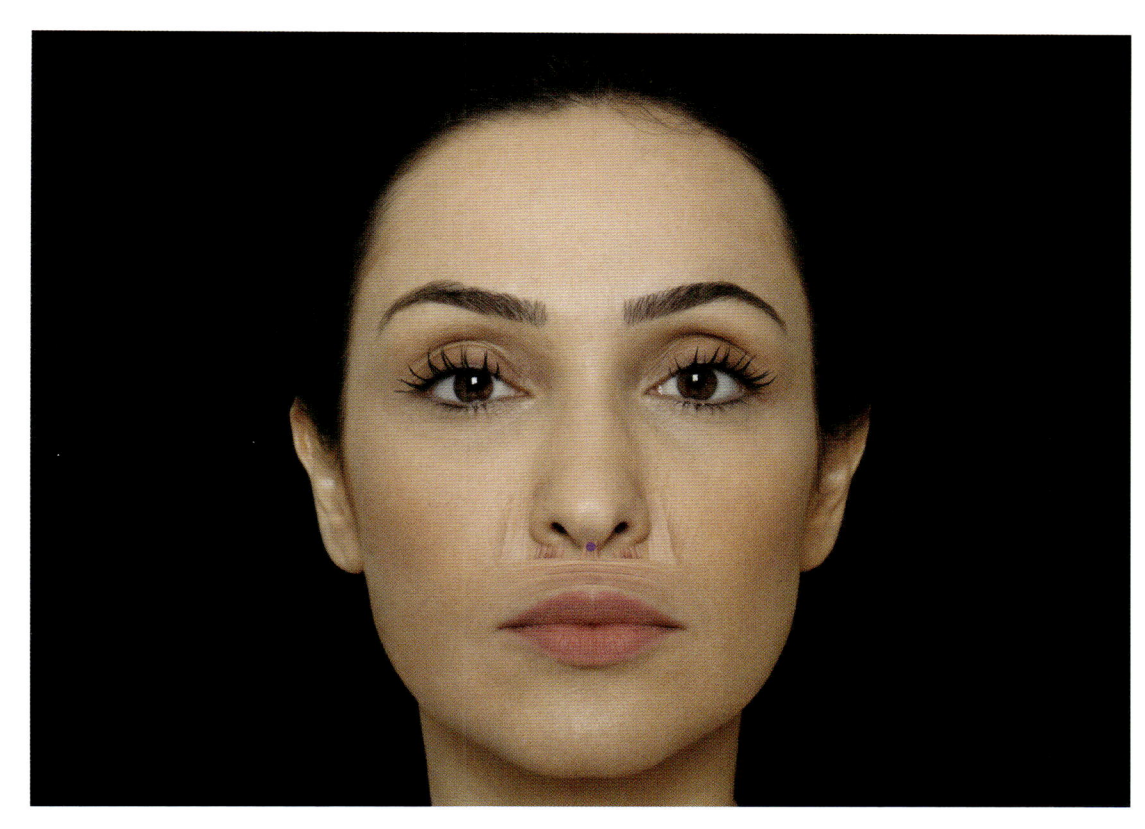

FIGURA 86. Marcação do ponto para tratamento do músculo depressor do septo nasal.

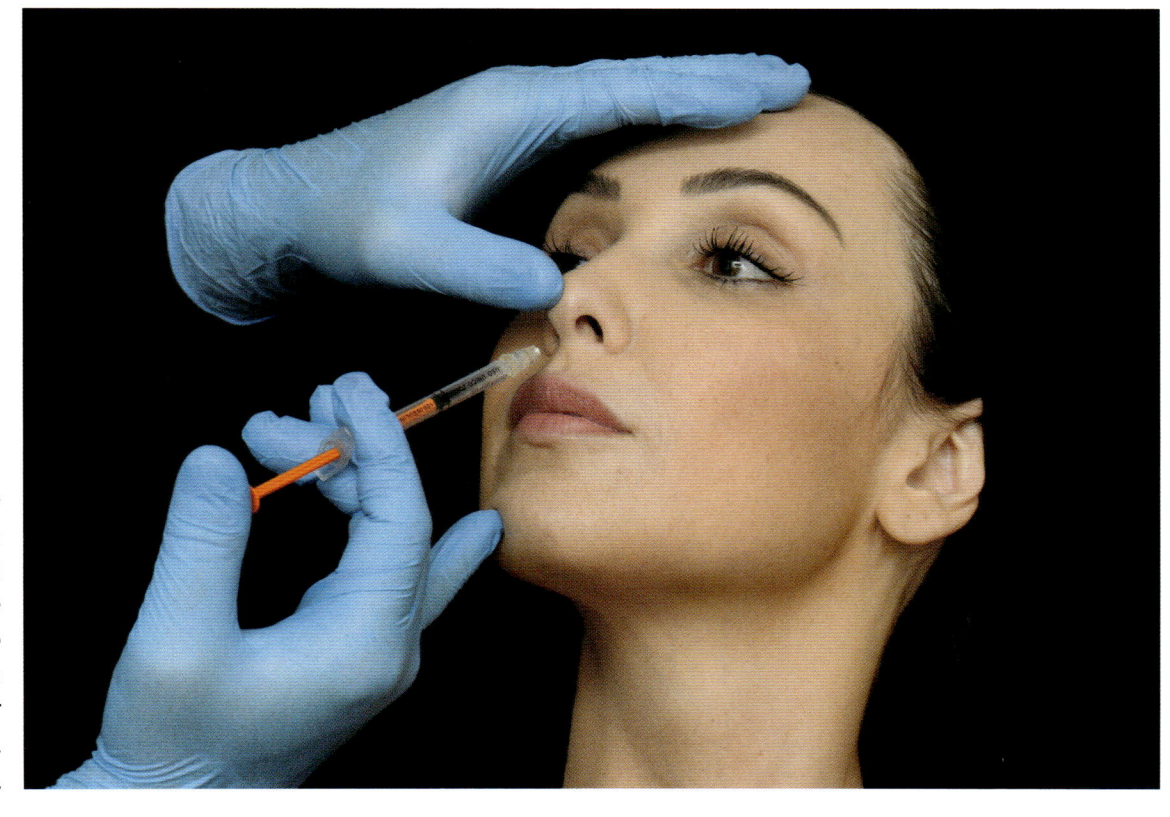

FIGURA 87. Tratamento do músculo depressor do septo nasal com Botox® em plano intramuscular, utilizando agulha hipodérmica de 13 mm. A seringa é posicionada a 45º, entre a columela e o lábio superior. Introduz-se dois terços da agulha para que o bisel se posicione no interior do músculo depressor do septo nasal, injetando-se de 2 a 6 unidades de Botox®.

171

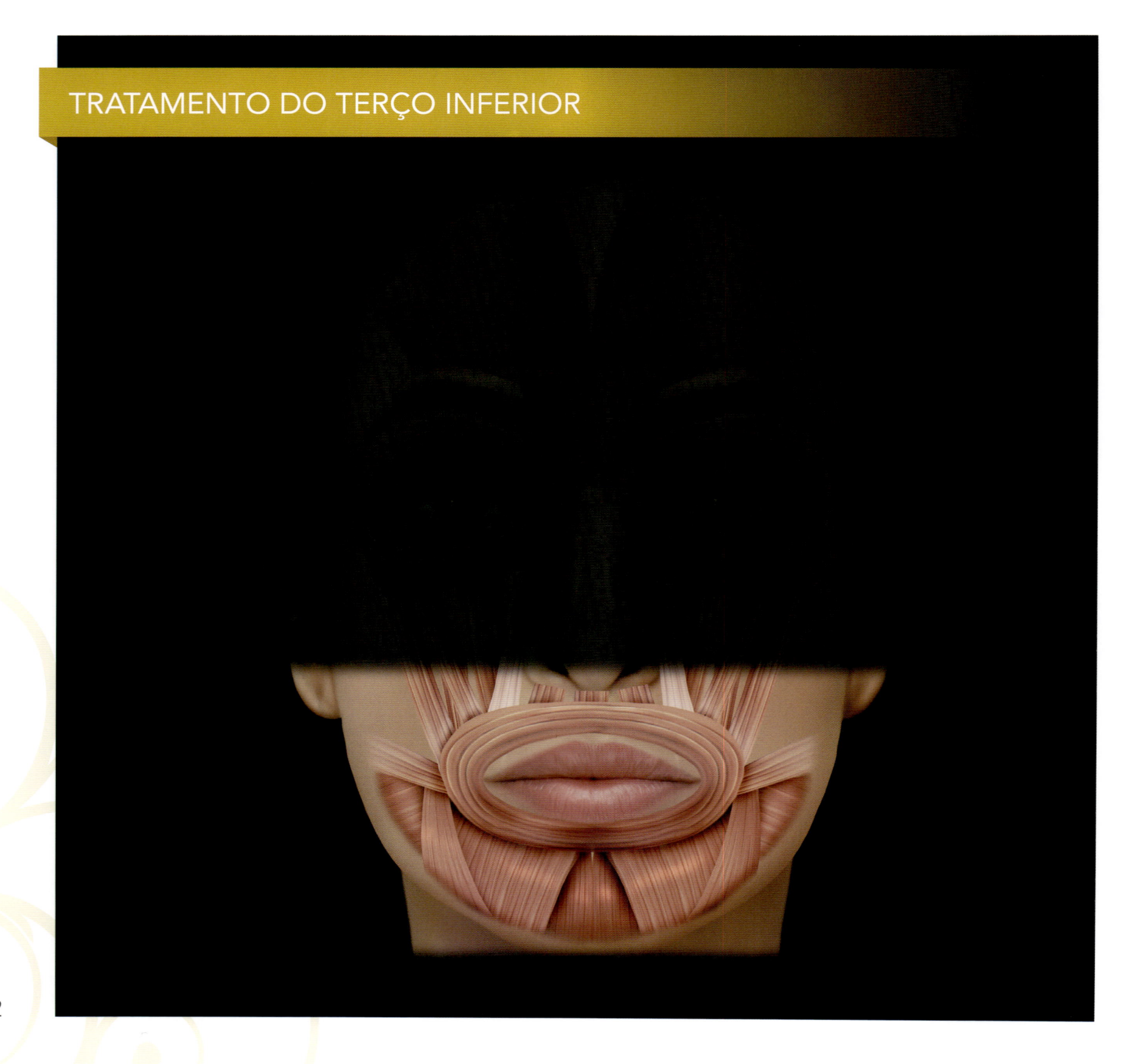

TRATAMENTO DO TERÇO INFERIOR

Músculo orbicular da boca (Figura 88)

O orbicular da boca é um músculo amplo, que envolve a boca como um esfíncter. Forma a estrutura dos lábios superior e inferior, estendendo-se desde a base do nariz, superiormente, ao sulco mentolabial, inferiormente (Figura 89)

(Quadro 18). O seu tratamento deve ser realizado com bastante parcimônia em virtude da importância das funções que desempenha. Doses pequenas, aplicações em planos superficiais e a distribuição simétrica dos pontos são fundamentais na construção de resultados equilibrados e sem danos funcionais (Figura 90).

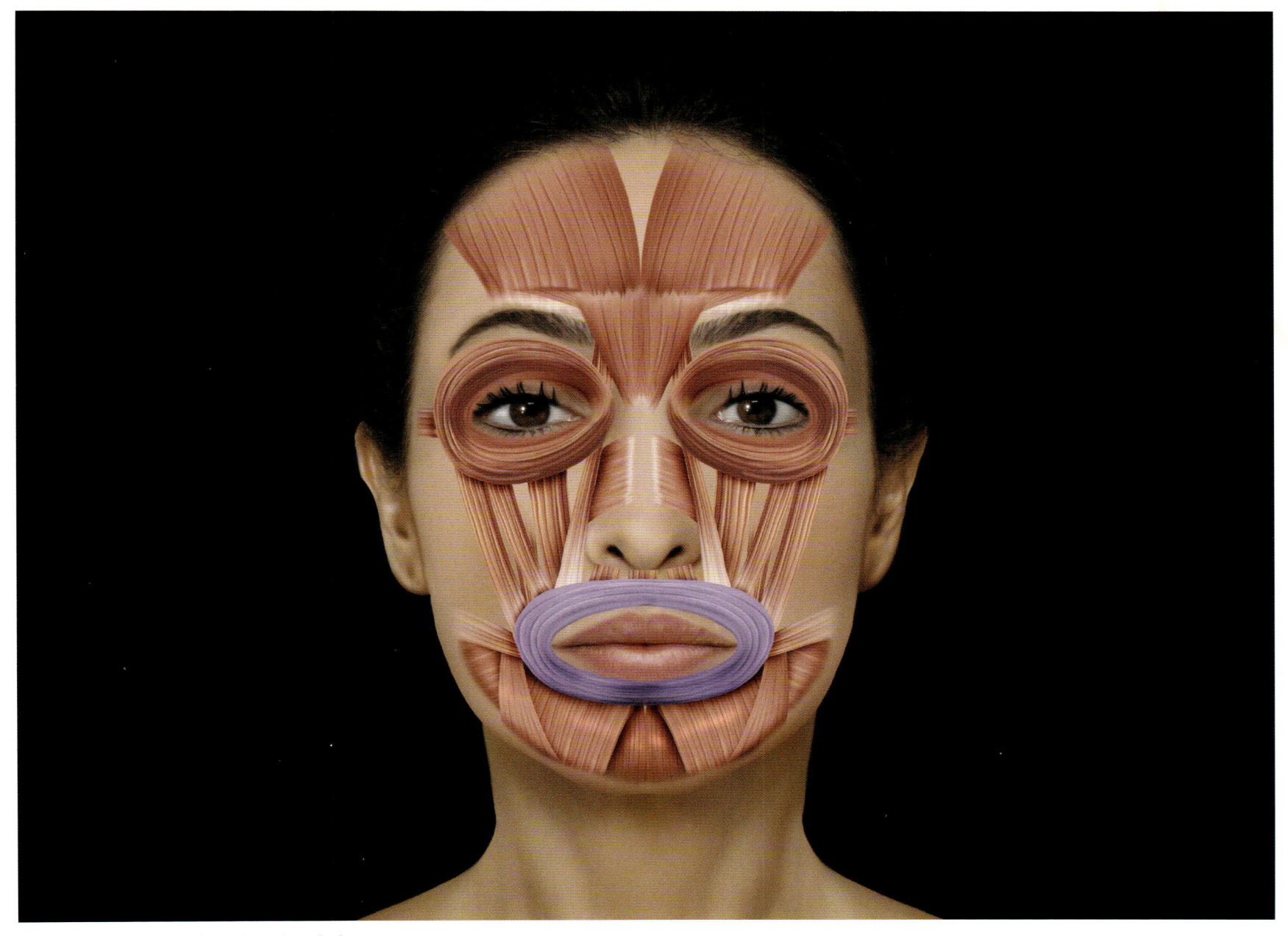

FIGURA 88. Músculo orbicular da boca.

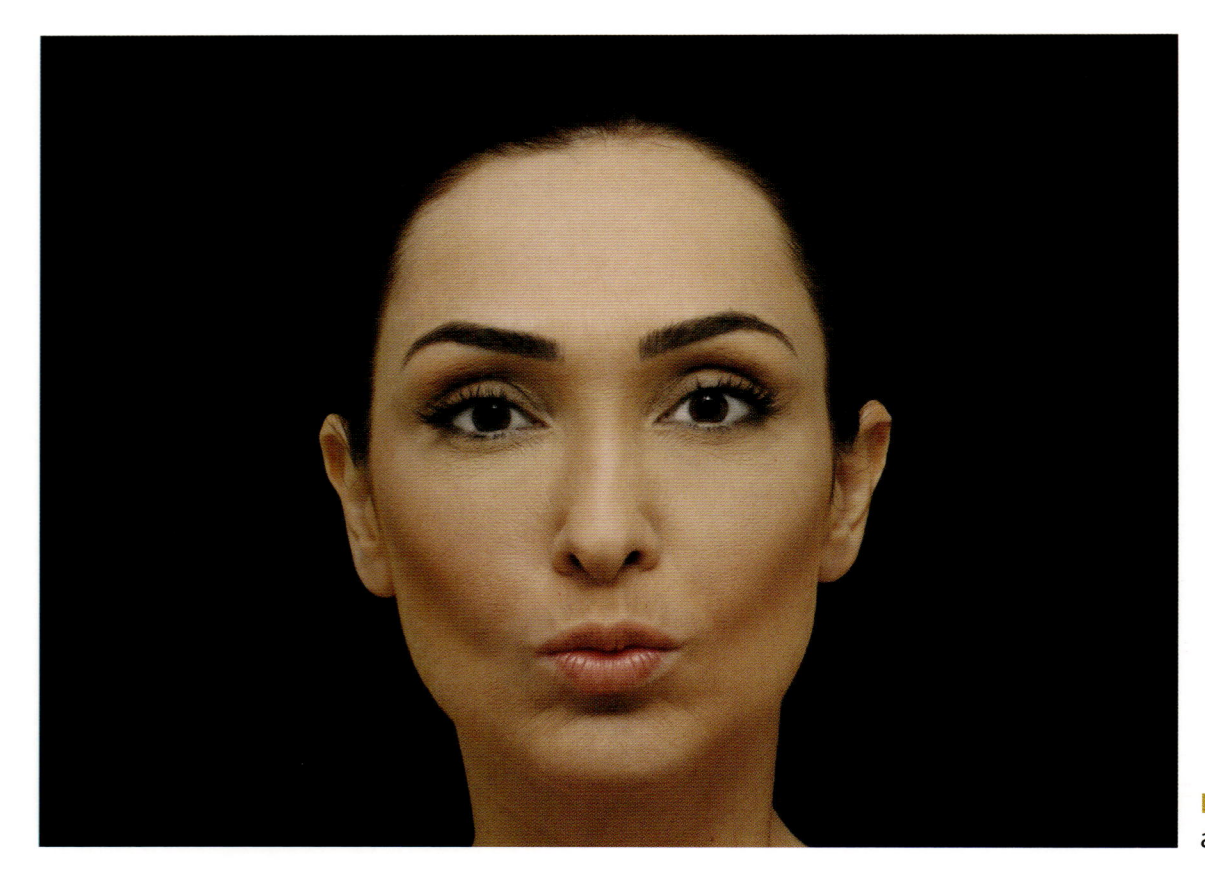

FIGURA 89. Expressão facial com ação do músculo orbicular da boca.

Quadro 18. Músculo orbicular da boca – linhas periorais ou "código de barras".

Origem	• Mandíbula • Maxila
Inserção	• Lábios superior e inferior
Função	• Atua como um esfíncter, promovendo o fechamento da boca, além de projetar os lábios para frente ou comprimi-los contra os dentes • Franzimento dos lábios, como ao beijar ou assobiar
Sinérgicos	• Músculo bucinador
Antagonistas	• Todos os músculos da expressão facial que tracionam os lábios ou o ângulo da boca em direção lateral, para cima ou para baixo, ampliando, assim, a abertura da boca, atuam como antagonistas
Inervação	• Ramos bucal e marginal da mandíbula do nervo facial (VII par craniano)
Drenagem linfática	• Linfonodos submandibulares e linfonodos cervicais profundos
Vascularização	• Ramos das artérias labiais superiores e inferiores, ramos da artéria facial. Os ramos labiais anastomosam-se com os ramos provenientes da artéria mental

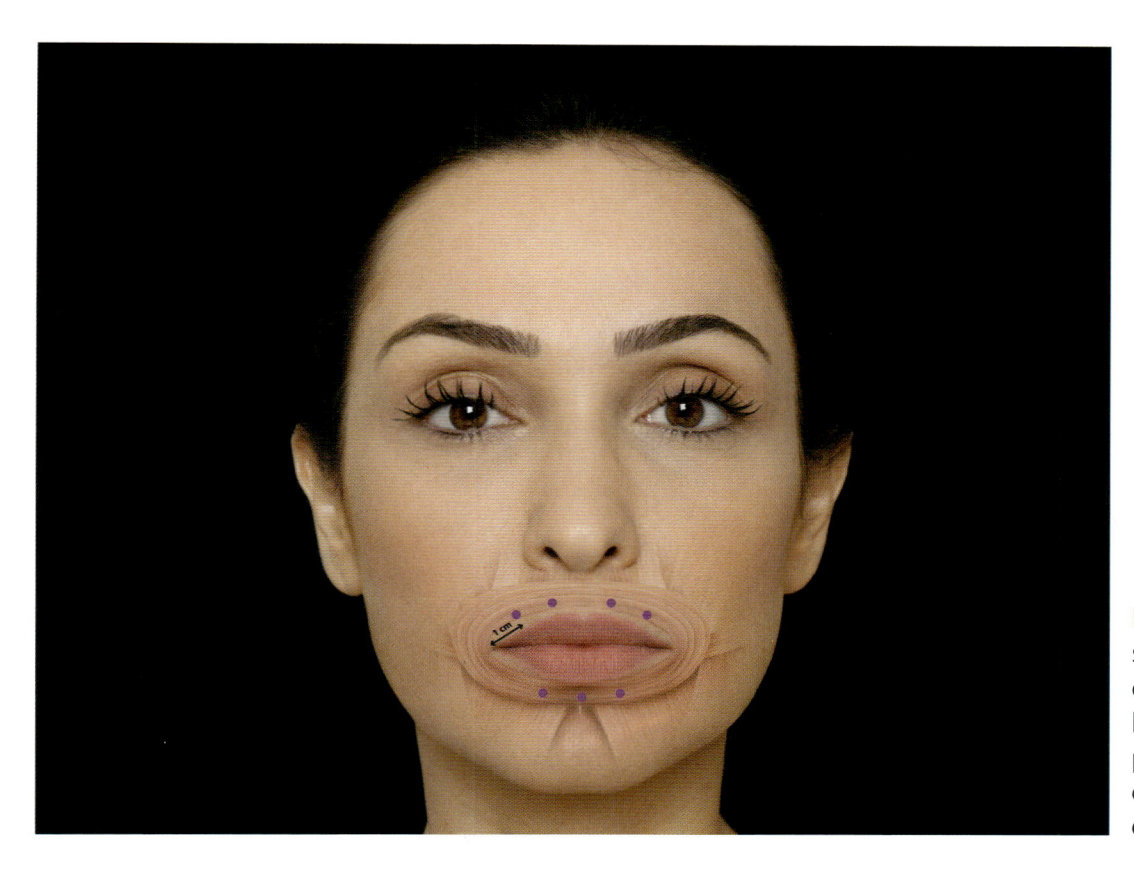

FIGURA 90. No tratamento do lábio superior, habitualmente são utilizados dois pontos em cada hemilábio junto à linha cutaneomucosa. No lábio inferior, um ponto em cada hemilábio. Como medida de segurança, os pontos devem ser cerca de 1 cm medialmente à comissura labial.

O uso da toxina botulínica-A no músculo orbicular da boca tem como principal objetivo a atenuação das linhas verticais presentes nos lábios superior e inferior, popularmente conhecidas como "códigos de barra" (Figura 91).

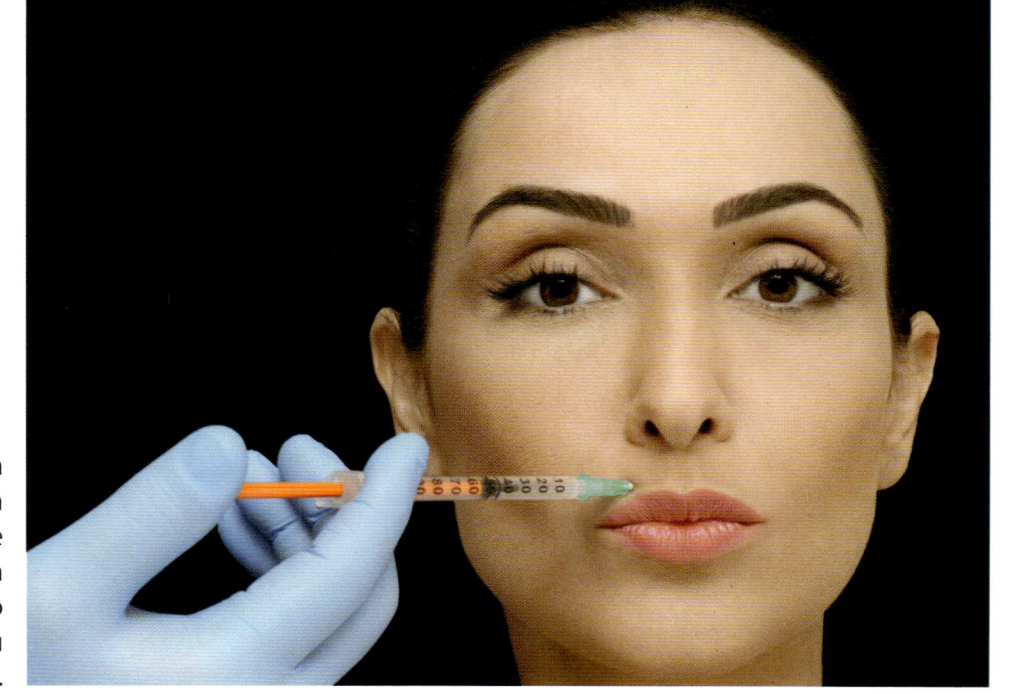

FIGURA 91. O tratamento do músculo orbicular da boca é realizado com a seringa posicionada a 45º em relação ao plano cutâneo e injeta-se de 0,5 a 1 unidade de Botox® sobre a linha cutaneomucosa. De maneira delicada, a agulha é introduzida até atingir o plano programado, que pode ser intradérmico, subcutâneo ou intramuscular de acordo com a necessidade de cada caso.

175

Músculo risório (Figura 92)

O risório atua promovendo a tração lateral do canto da boca e, daí, provém o nome risório (Figura 93) (Quadro 19).

Apesar de ser um músculo raramente tratado, quando indicada, a aplicação da toxina botulínica-A no risório é habitualmente realizada em linha única, sobre o eixo longitudinal do músculo, sendo os pontos distribuídos a cada 1 cm ou 1,5 cm desde sua origem juntamente à fáscia do masseter até sua inserção no ângulo da boca (Figuras 94 e 95).

O conhecimento anatômico, aplicado no tratamento do terço médio da face, é extremamente importante, evitando-se, assim, o comprometimento inadvertido da dinâmica muscular do segmento.

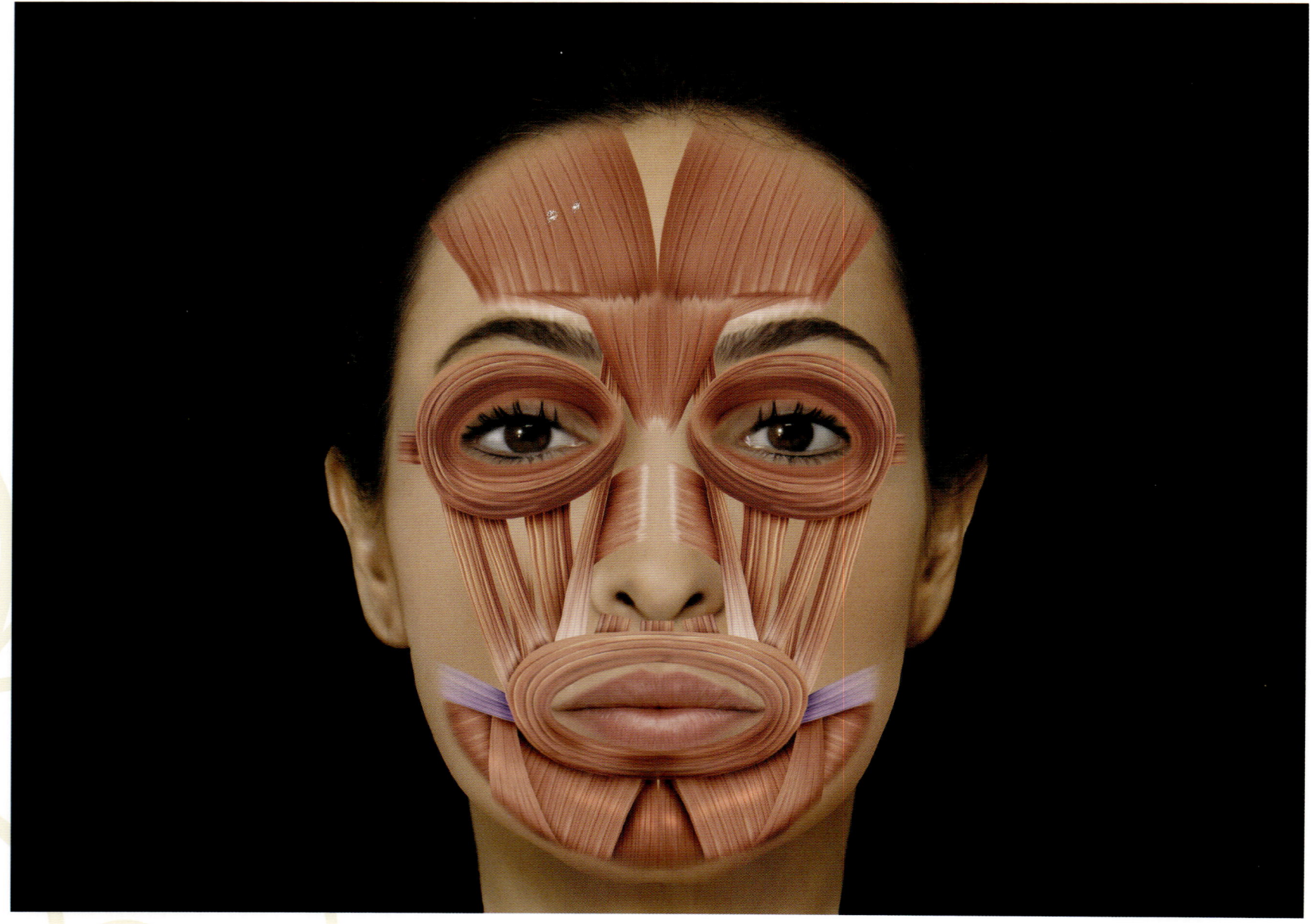

FIGURA 92. Músculo risório.

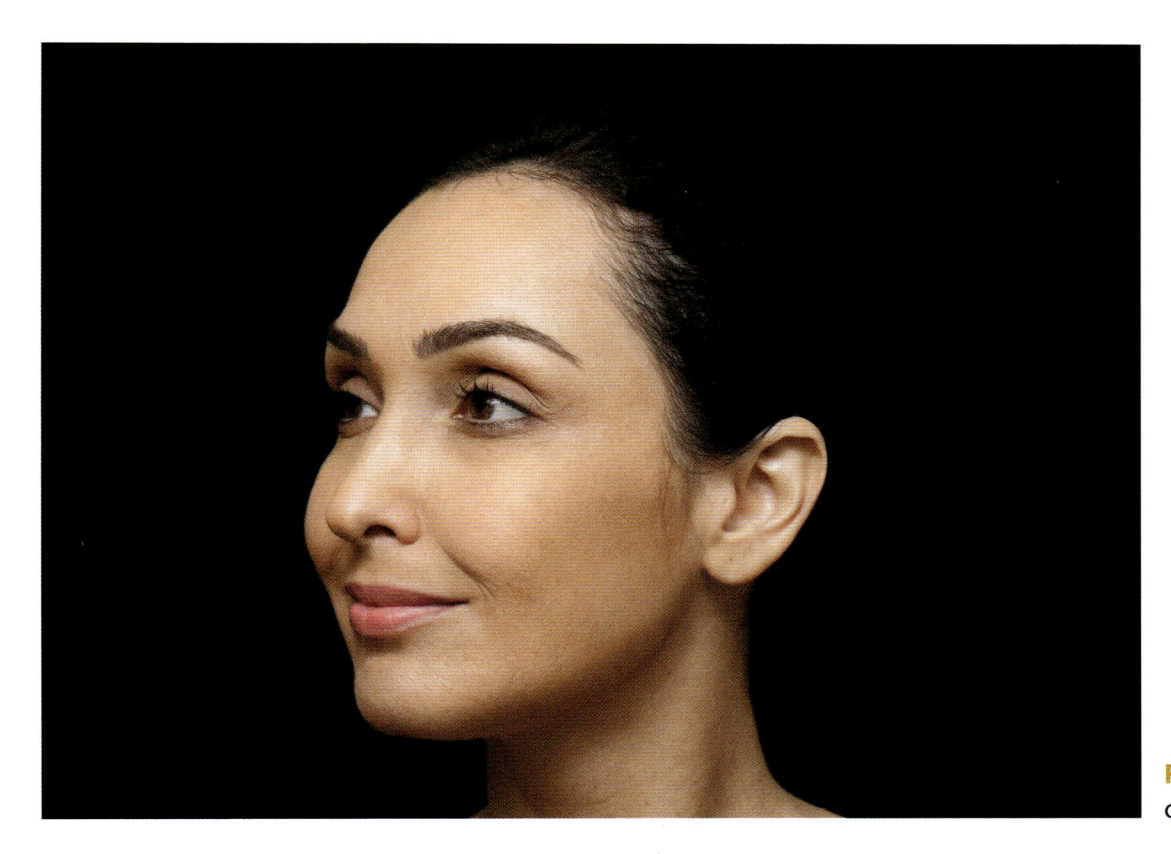

FIGURA 93. Expressão facial com ação do músculo risório.

Quadro 19. Músculo risório

Origem	• Fáscia do músculo masseter
Inserção	• Insere-se no ângulo da boca, passando pelo nódulo tendinoso, no qual suas fibras se entrelaçam com as de outros músculos que se inserem no ângulo da boca
Função	• Atua promovendo a tração lateral do canto da boca e, daí, provém o nome risório
Sinérgicos	• Músculos zigomáticos maior e menor
Antagonistas	• Feixes do músculo platisma
Inervação	• Inervação motora: ramos bucais inferiores do nervo facial • Inervação sensitiva: ramos maxilar e mandibular do nervo trigêmeo
Drenagem linfática	• Linfonodos submandibulares
Vascularização	• O suprimento arterial é proporcionado pelos ramos das artérias labiais superiores, ramos da artéria facial e ramos da artéria transversa da face. Drenagem venosa: ramos venosos para a veia labial superior, indo em direção à veia facial na base da mandíbula

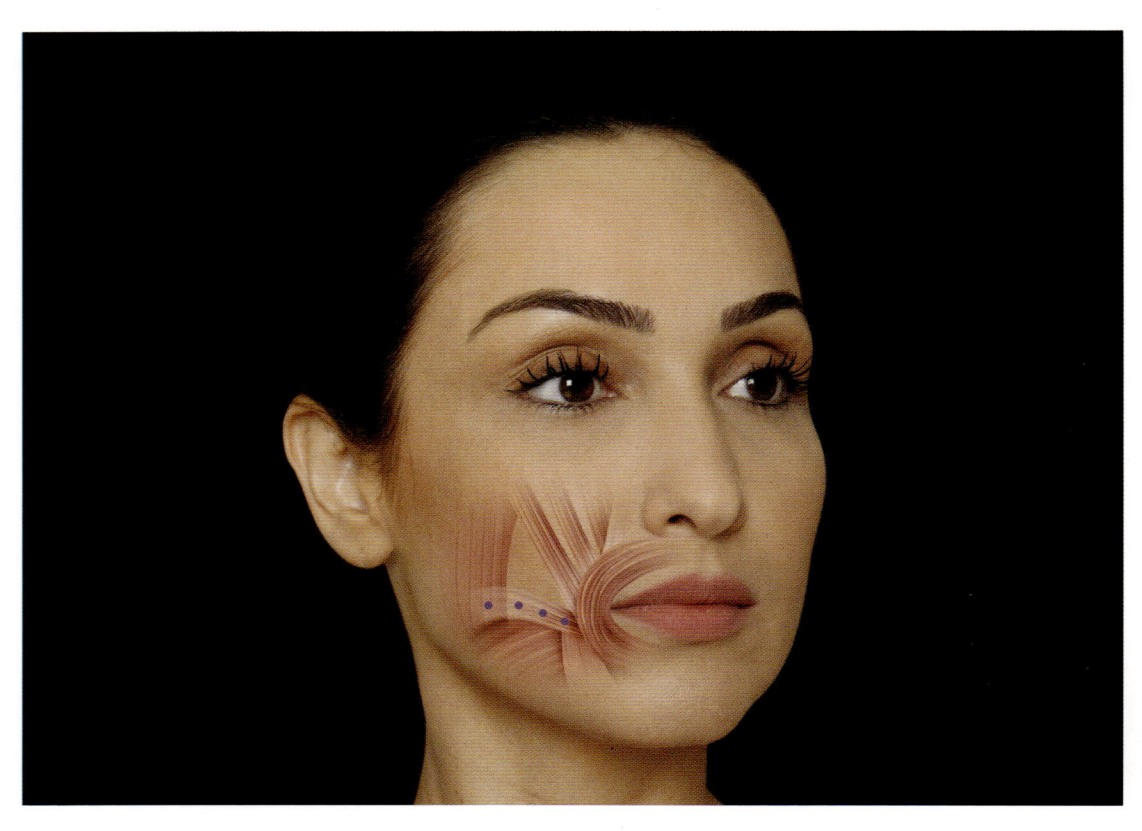

FIGURA 94. A marcação dos pontos de tratamento do músculo risório é realizada em linha única, sobre o eixo longitudinal do músculo, sendo os pontos distribuídos a cada 1 cm.

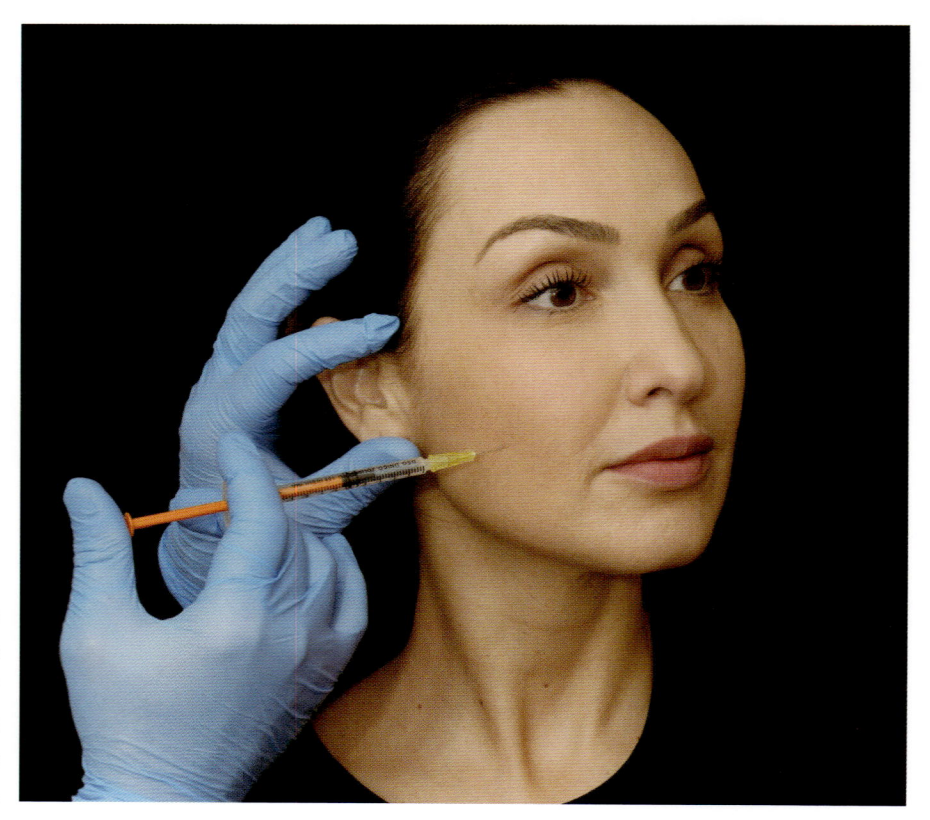

FIGURA 95. Para o tratamento do músculo risório, a seringa deve estar posicionada a 45º em relação ao plano cutâneo. O Botox® deve ser injetado preferencialmente em plano infradérmico ou subcutâneo, sendo introduzido de 0,5 a 1 unidade por ponto.

Músculo depressor do lábio inferior (Figura 96)

O músculo depressor do lábio inferior é o principal depressor da porção central do lábio (Figura 97) (Quadro 20). Esse músculo é raramente abordado em tratamentos estéticos. A sua paresia faz com que o lábio inferior no lado afetado eleve-se de forma anormal durante o sorriso.

A toxina botulínica-A, quando indicada, é aplicada no músculo depressor do lábio inferior para o restabelecimento da simetria facial nos casos de disfunções do nervo facial. Pacientes com sorrisos assimétricos podem ser tratados com a injeção de toxina botulínica-A no músculo depressor do lábio inferior. A realização de um ponto no terço médio do músculo é, habitualmente, suficiente para produzir bons resultados (Figura 98).

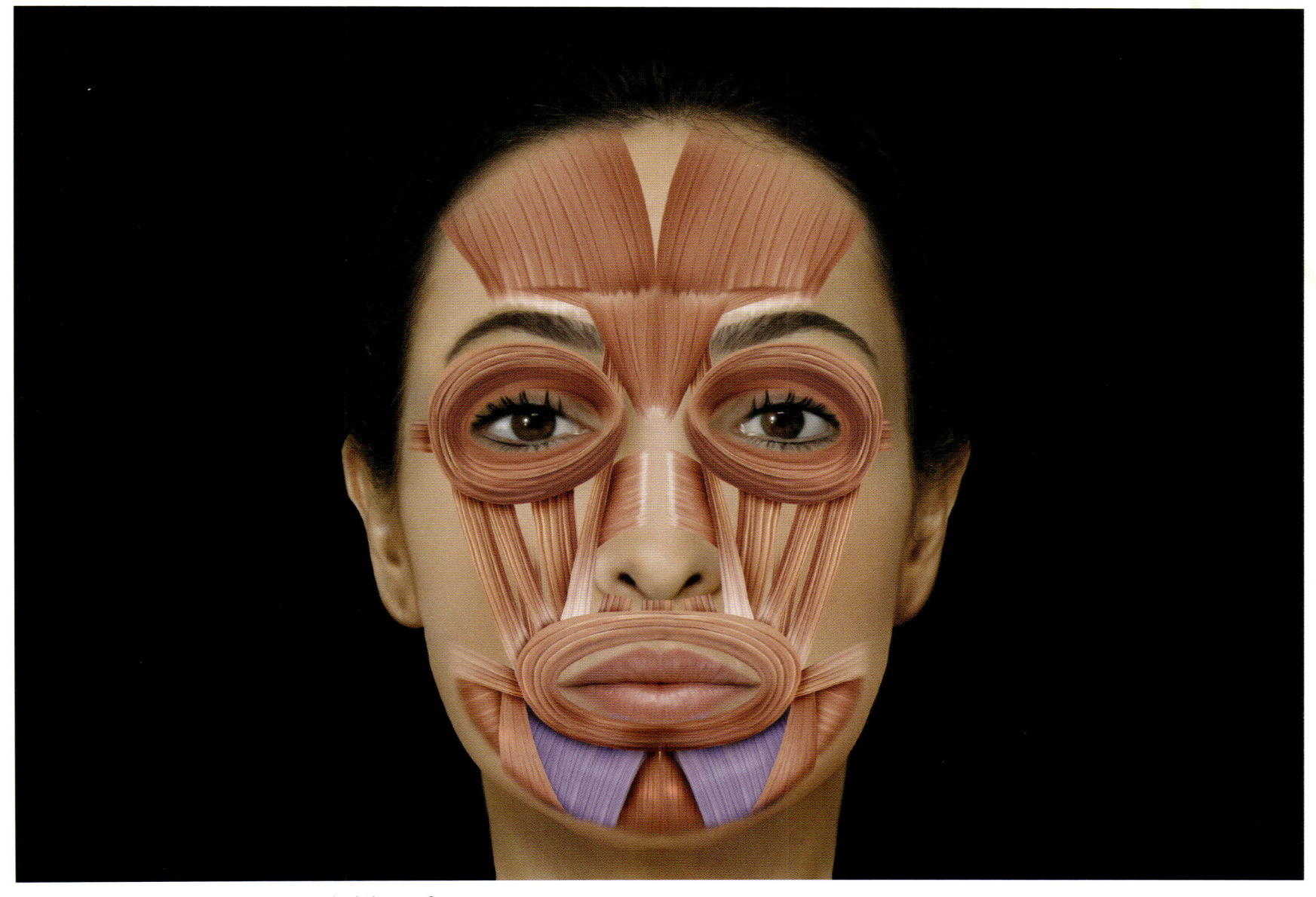

FIGURA 96. Músculo depressor do lábio inferior.

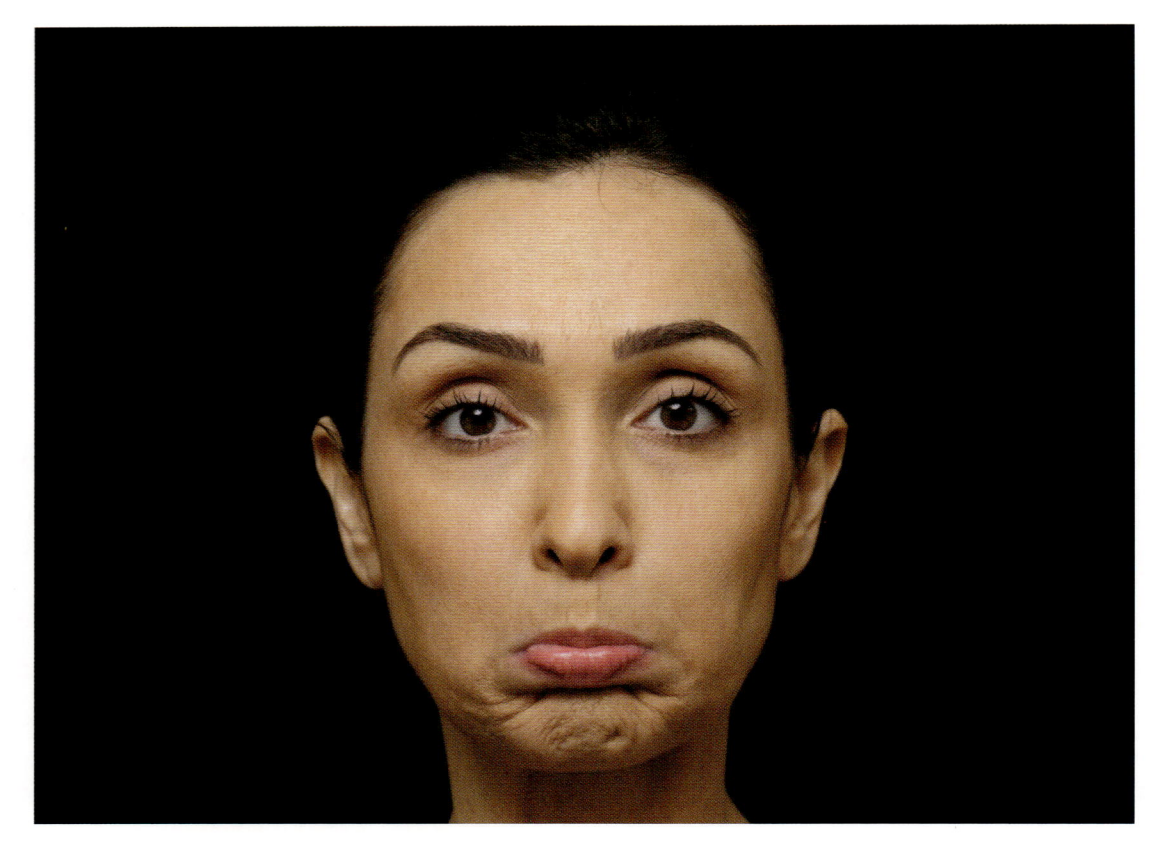

FIGURA 97. Expressão facial de triste. Ação do músculo depressor do lábio inferior.

Quadro 20. Músculo depressor do lábio inferior

Origem	Músculo quadrilátero, de forma larga e achatada. Suas fibras originam-se da área superior da linha rugosa de inserção do músculo platisma na mandíbula, medialmente à origem do músculo depressor do ângulo oral
Inserção	Tegumento do lábio inferior
Função	Promove a depressão da porção central do lábio inferior
Sinérgicos	Músculo depressor do ângulo da boca
Antagonistas	Elevador do lábio superior
Inervação	Fibras mielínicas motoras dos ramos do nervo marginal da mandíbula, ramo do nervo facial, fibras sensitivas do nervo mental, ramo terminal do nervo alveolar inferior, ramo do nervo mandibular, ramo do nervo trigêmeo (V par craniano)
Drenagem linfática	Linfonodos submandibulares, submentonianos e linfonodos cervicais profundos
Vascularização	Ramos colaterais da artéria labial inferior, ramo colateral da artéria facial e da artéria mental, ramo da artéria alveolar inferior. Drenagem: a veia facial através de pequenos vasos

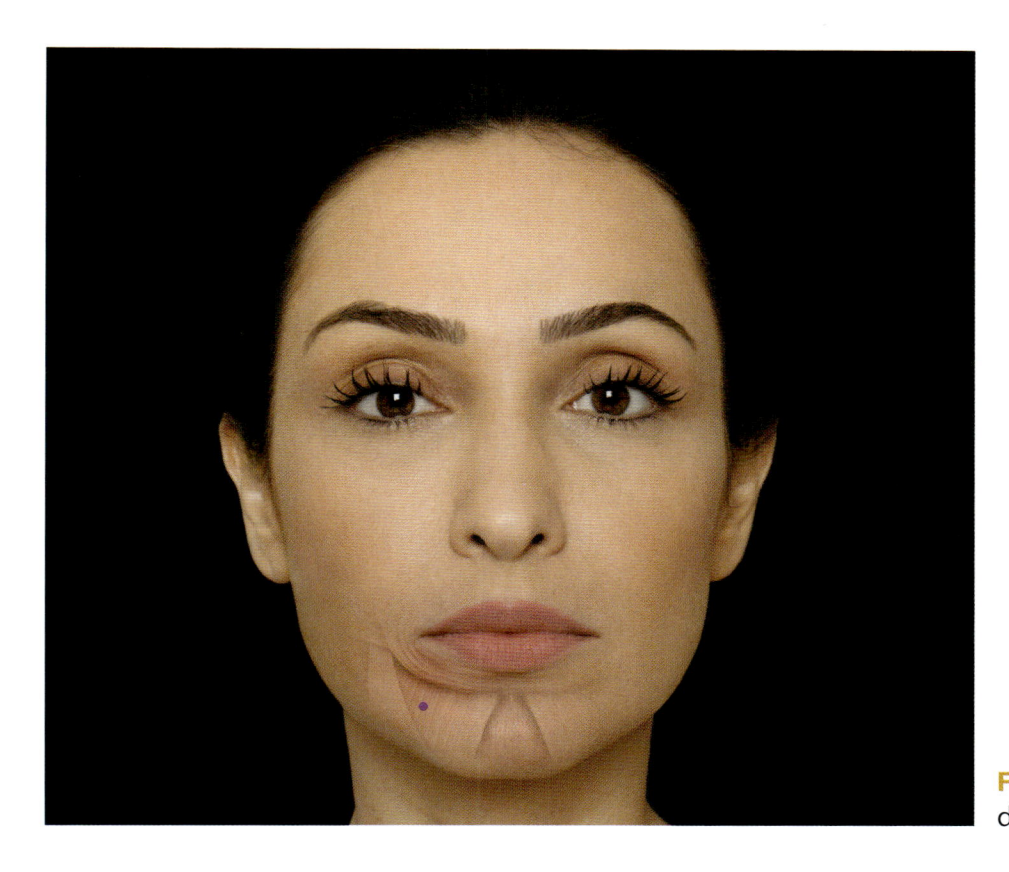

FIGURA 98. Marcação do ponto de tratamento do músculo depressor do lábio inferior.

A natureza altamente funcional do segmento exige uma abordagem conservadora no tratamento do músculo depressor do lábio inferior.

Deve-se ter o cuidado de não lateralizar a aplicação para não bloquear o músculo depressor do ângulo da boca, assim como o cuidado de não medializar para não bloquear o músculo mentoniano. Com a seringa posicionada perpendicularmente à pele, introduz-se agulha até o plano intramuscular para injetar de 1 a 2 unidades de Botox® no músculo depressor do lábio inferior (Figura 99).

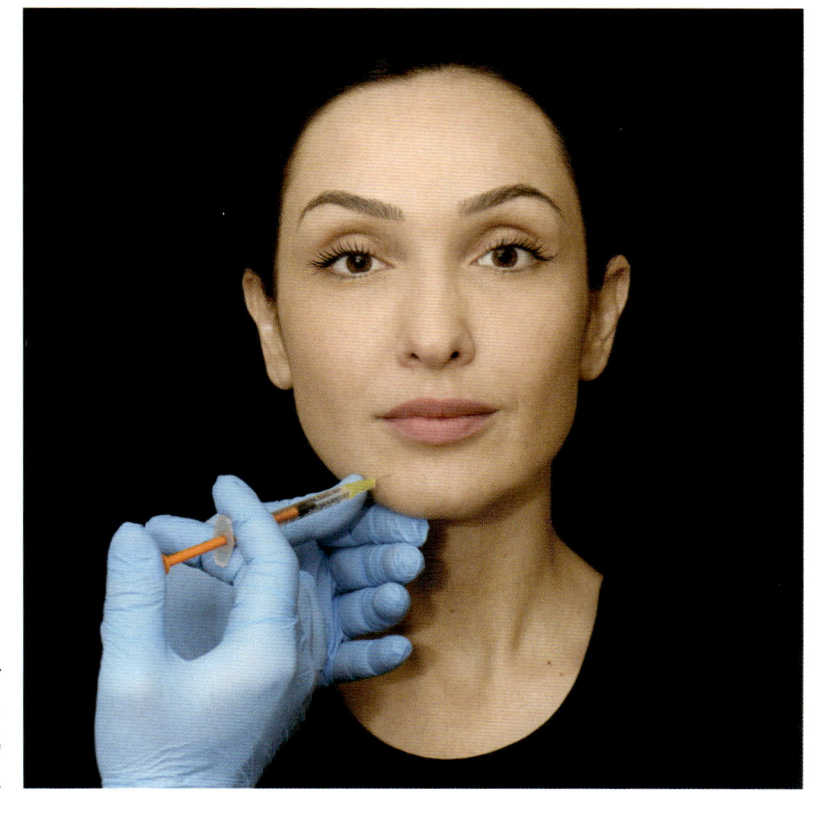

FIGURA 99. Para o tratamento do músculo depressor do lábio inferior, a seringa deve estar posicionada perpendicularmente à pele e introduz-se agulha até o plano intramuscular para injetar de 1 a 2 unidades de Botox®.

Músculo depressor do ângulo oral – "linhas de marionete" (Figura 100)

Anatomicamente, possui uma forma triangular, sendo um músculo plano e delgado, que se localiza sobre o músculo abaixador do lábio inferior (Quadro 21).

Constituindo-se em uma ligação fibrosa entre a comissura labial e a derme da borda da mandíbula, apresenta inúmeras inserções na pele, sendo responsável pela formação do sulco mentolabial, também conhecido como "linhas de marionete" (Figura 101).

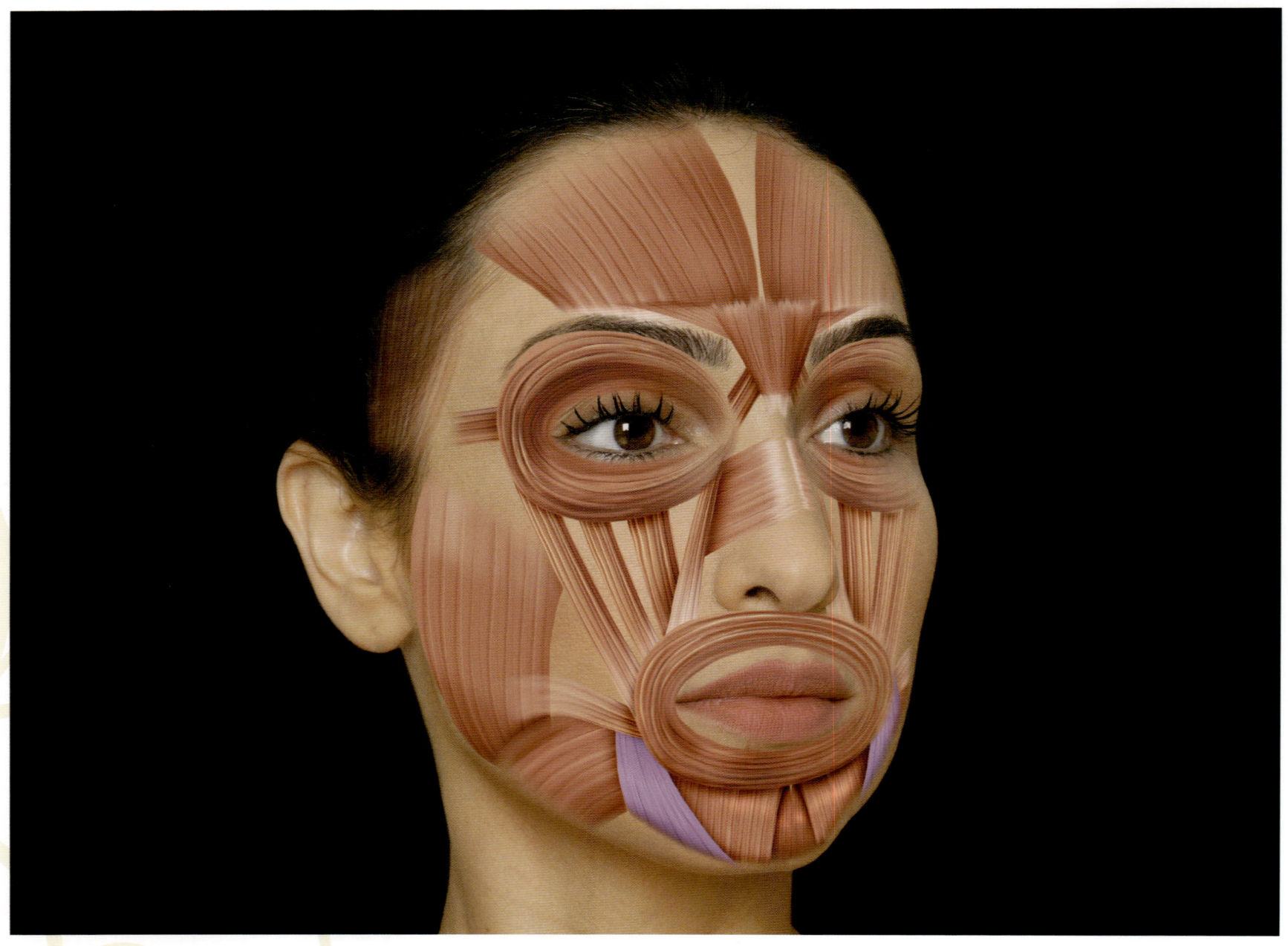

FIGURA 100. Músculo depressor do ângulo oral – "linhas de marionete".

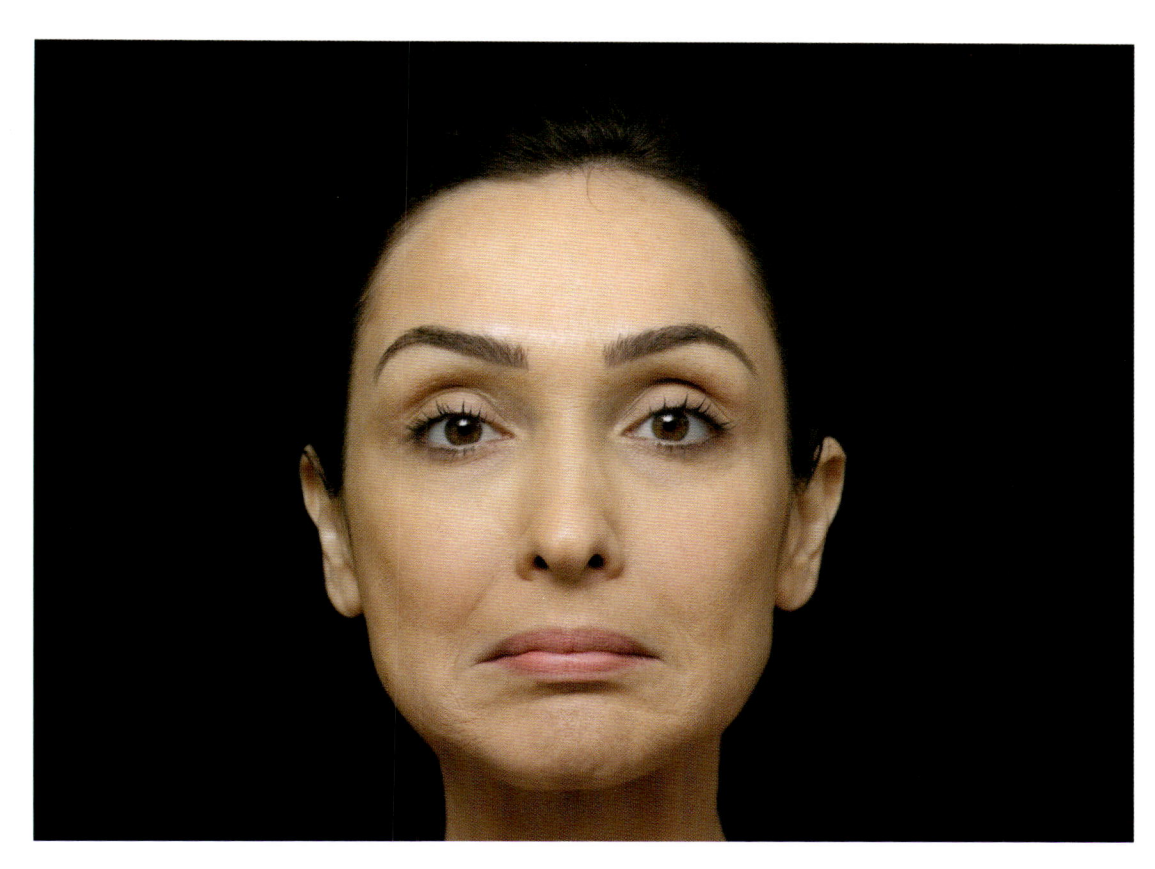

FIGURA 101. Expressão facial de abaixamento dos "cantos da boca". Ação do músculo depressor do ângulo oral.

Quadro 21. Músculo depressor do ângulo oral – "linhas de marionete"

Origem	• Borda inferior da mandíbula, em posição caudal ao forame mentual
Inserção	• Ângulo da boca, bochecha
Função	• Traciona para baixo o ângulo da boca e do platisma
Sinérgicos	• Platisma • Abaixador do lábio inferior
Antagonistas	• Zigomático maior • Levantador do ângulo da boca
Inervação	• Ramo marginal da mandíbula do nervo facial (VII par craniano)
Drenagem linfática	• Linfonodos submandibulares e, posteriormente, para os linfonodos cervicais profundos
Vascularização	• Ramos das artérias labiais inferiores, que são ramos da artéria facial. Os ramos da artéria labial inferior anastomosam-se com os ramos contralaterais, os ramos labiais anastomosam-se com os ramos provenientes da artéria mental, que emerge pelo forame mental

183

O relaxamento parcial do depressor do ângulo da boca permite que o zigomático e o elevador do ângulo da boca tracionem as comissuras cranialmente, reposicionando as rimas labiais e dando à boca um aspecto mais agradável e rejuvenescido.

A aplicação da toxina botulínica-A no músculo depressor do ângulo oral deve ser realizada, preferencialmente, em planos superficiais, tendendo à margem lateral do músculo, a fim de evitar o relaxamento indevido do músculo depressor do lábio inferior (Figuras 102, 103 e 104).

No entanto, cuidados para não lateralizar excessivamente a aplicação devem ser tomados, evitando o prejuízo de bloquear inadvertidamente o músculo bucinador, o que levaria o paciente a morder e traumatizar a mucosa oral.

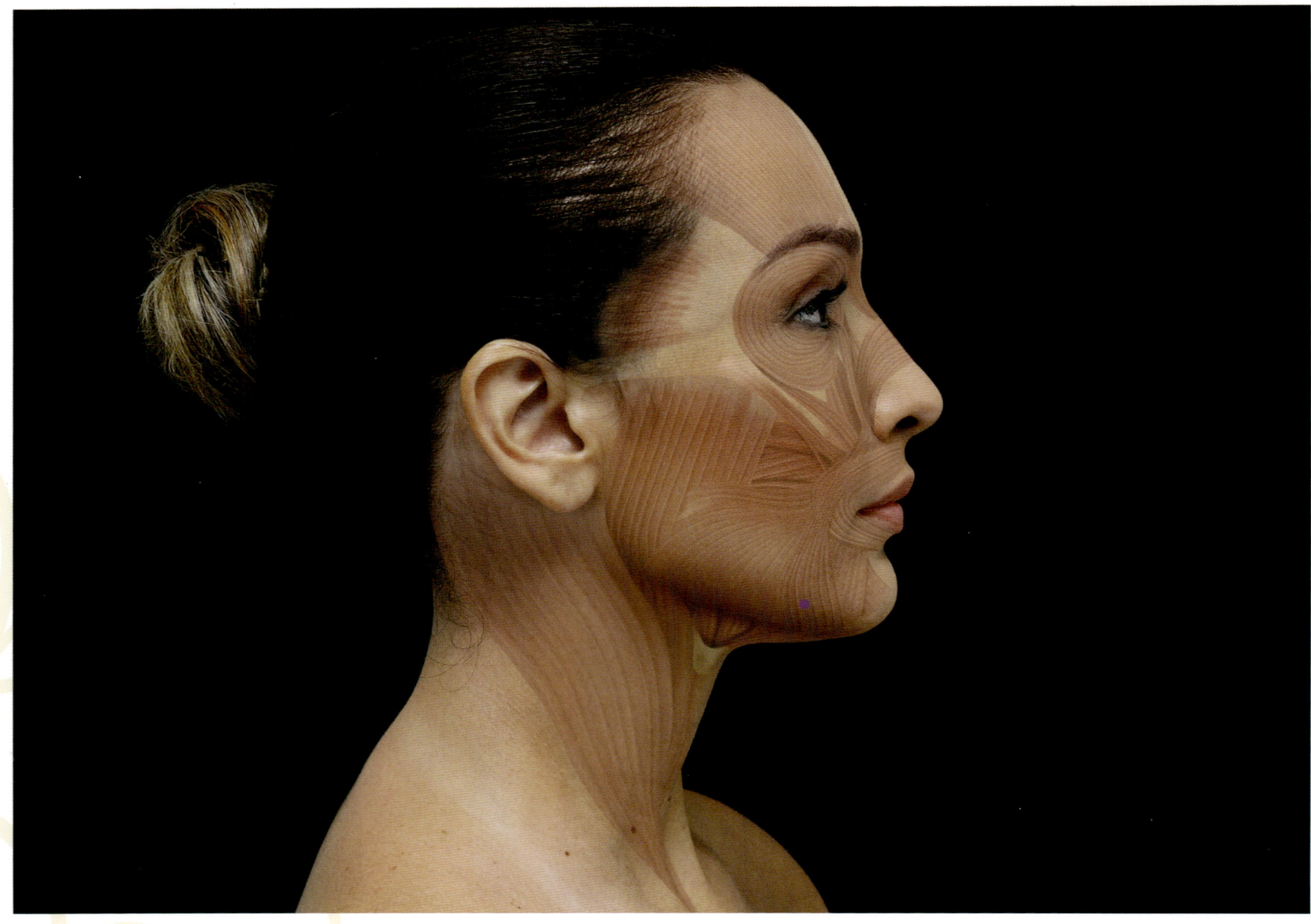

FIGURA 102. Marcação do ponto de tratamento do músculo depressor do ângulo oral – vista perfil direito.

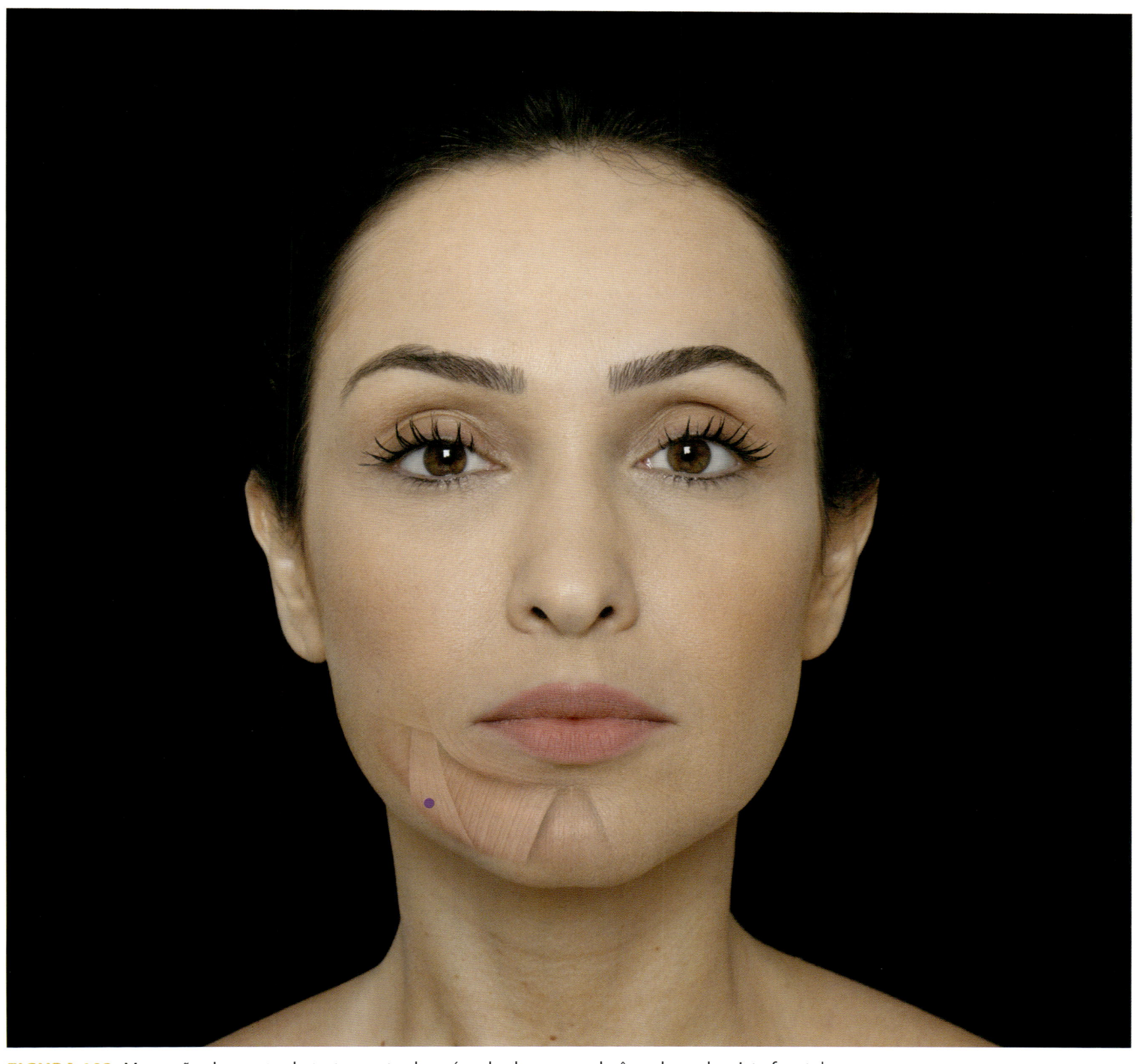

FIGURA 103. Marcação do ponto de tratamento do músculo depressor do ângulo oral – vista frontal.

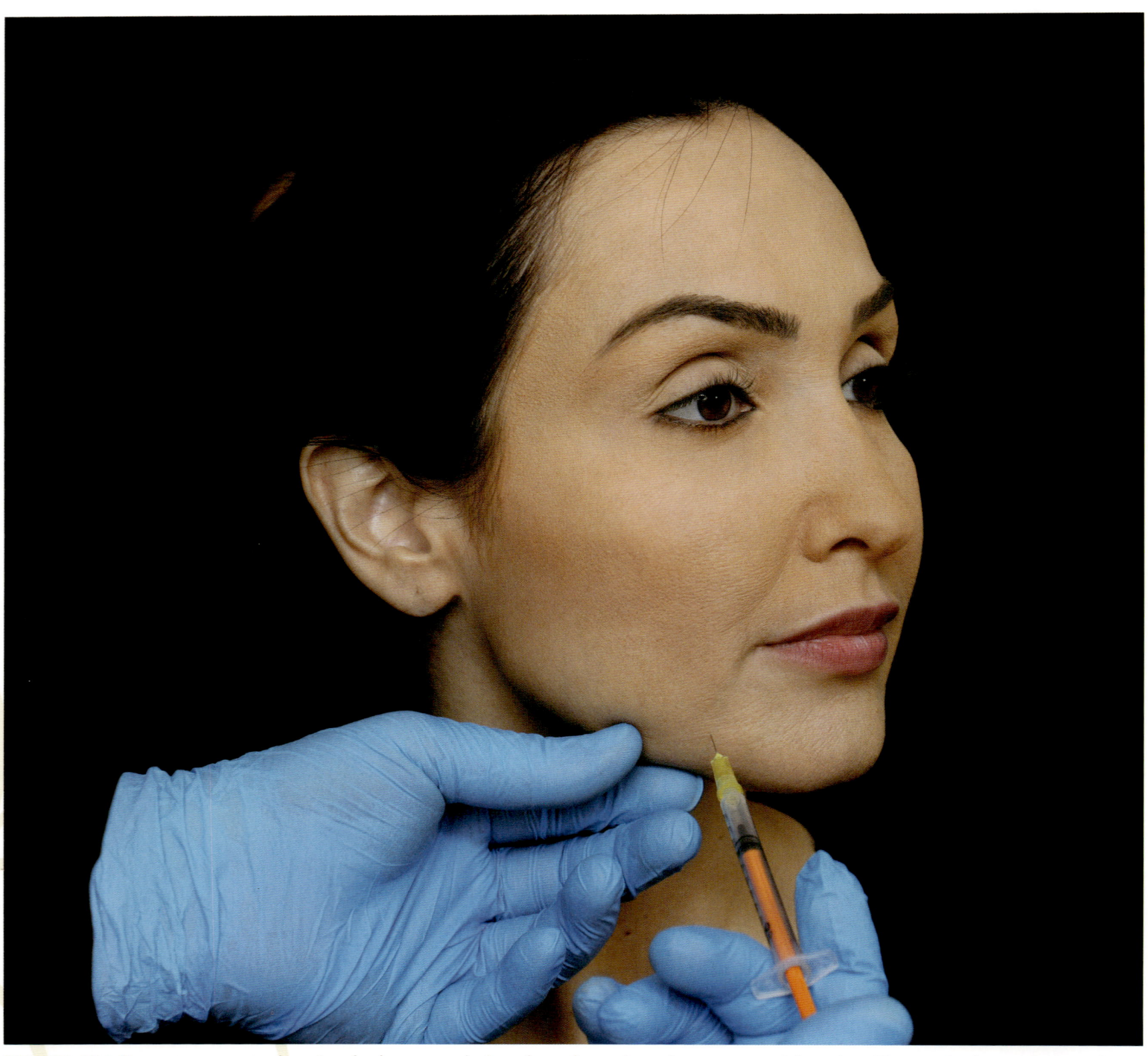

FIGURA 104. Para o tratamento do músculo depressor do ângulo oral, a seringa deve estar posicionada a 45º em relação ao plano cutâneo. O Botox® deve ser injetado preferencialmente em plano intramuscular, sendo, em média, de 1 a 2 unidades.

Músculo mentoniano (queixo em "casca de laranja") (Figura 105)

É um músculo grosso, cilíndrico e situado no queixo sob o músculo abaixador do ângulo da boca (Figura 106) (Quadro 22).

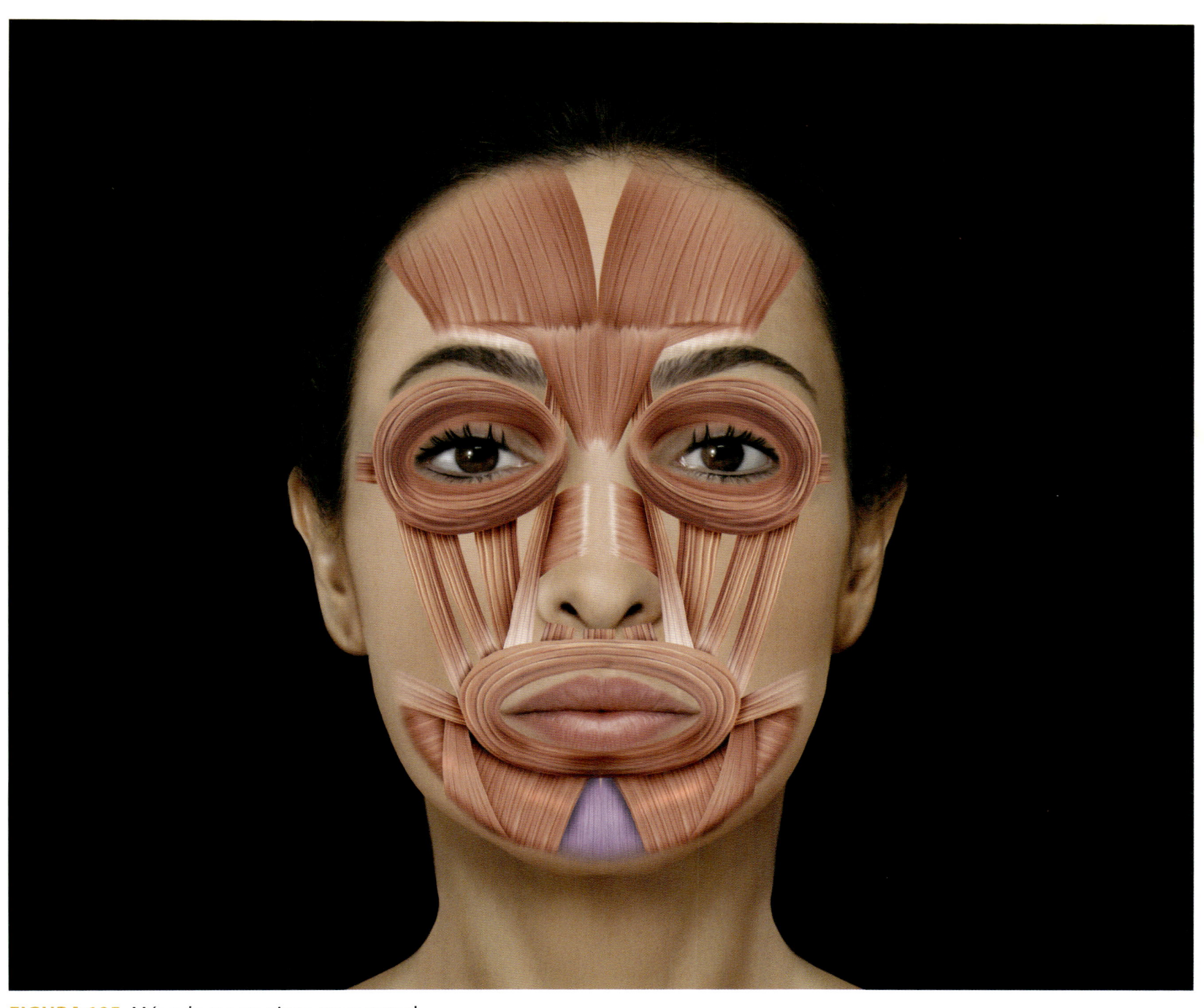

FIGURA 105. Músculo mentoniano ou mentual.

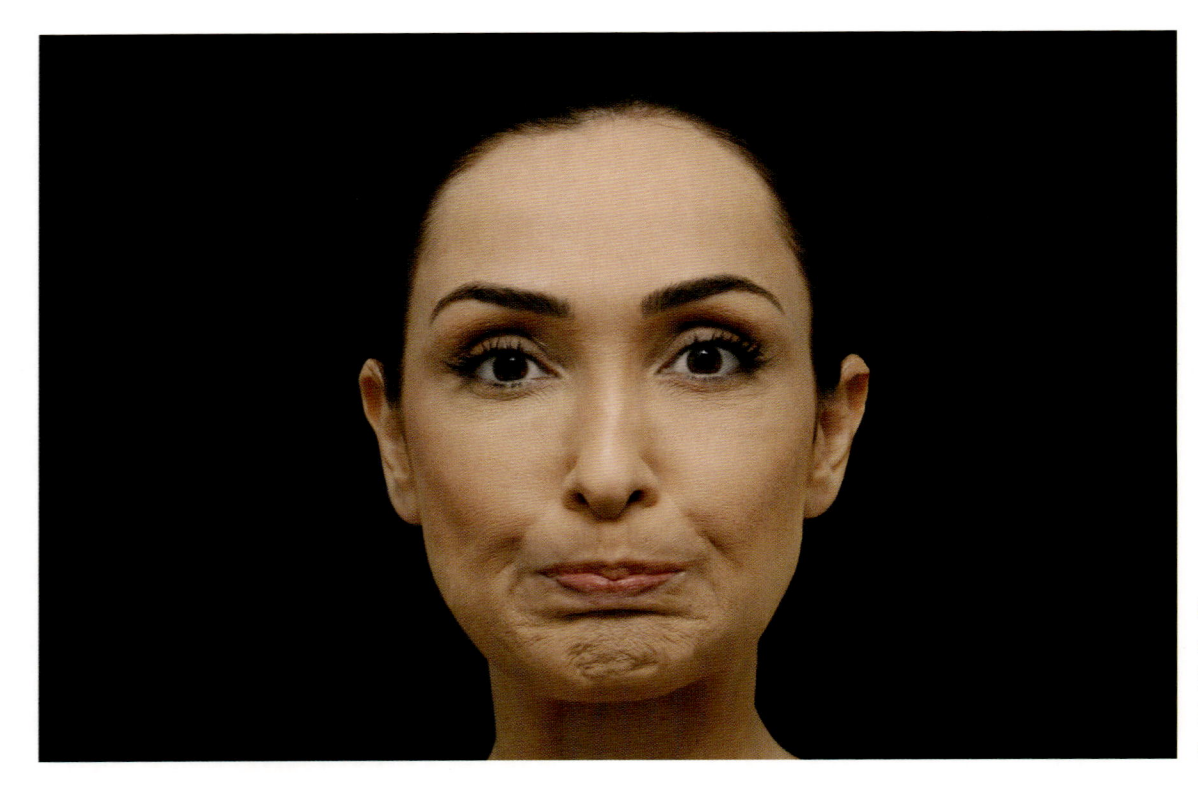

FIGURA 106. Expressão facial com ação do músculo mentoniano, produzindo irregularidades na superfície cutânea que lembram "celulite", "caroço de pêssego" ou queixo em "casca de laranja".

Quadro 22. Músculo mentoniano (Figuras 105 e 106)

Origem	• Origina-se em uma área oval da fossa mentoniana e acima do tubérculo mentoniano
Inserção	• A margem inferior do músculo apresenta um relevo em forma de crista e suas fibras inserem-se na porção subcutânea da pele do mento
Função	• Elevação da pele do mento e de projeção do lábio inferior. Sua contração é capaz ainda de produzir alterações na textura da pele do mento. Expressão de dúvida ou indecisão
Sinérgicos	• Abaixador do lábio inferior • Abaixador do ângulo da boca
Antagonistas	• Zigomático maior • Levantador do ângulo da boca
Inervação	• Fibras mielínicas motoras dos ramos do nervo marginal da mandíbula, ramo do nervo facial (VII par craniano) • Sensibilidade: fibras sensitivas do nervo mental, que é ramo terminal do nervo alveolar inferior, ramo do nervo mandibular do nervo trigêmeo (V par craniano)
Drenagem linfática	• Linfonodos submandibulares ou submentonianos e, posteriormente, drenam para os linfonodos cervicais profundos
Vascularização	• Irrigação arterial: pequenos ramos provenientes da artéria labial inferior, ramo colateral da artéria facial e da artéria mental, proveniente da artéria alveolar inferior. Colabora ainda um ramo terminal da artéria submental e ramos da artéria labial inferior. Drenagem venosa: veia facial

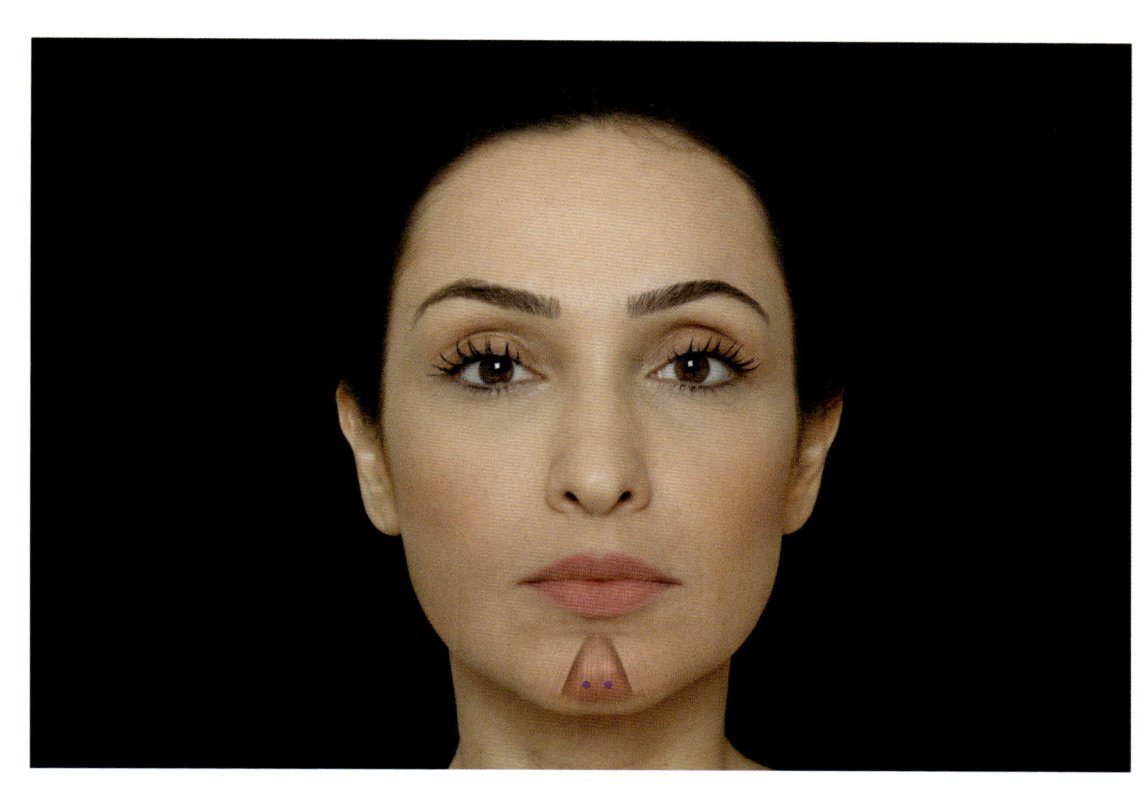

FIGURA 107. Marcação dos pontos de tratamento do músculo mentoniano. Geralmente, marca-se um ponto por lado sobre a protuberância mentoniana.

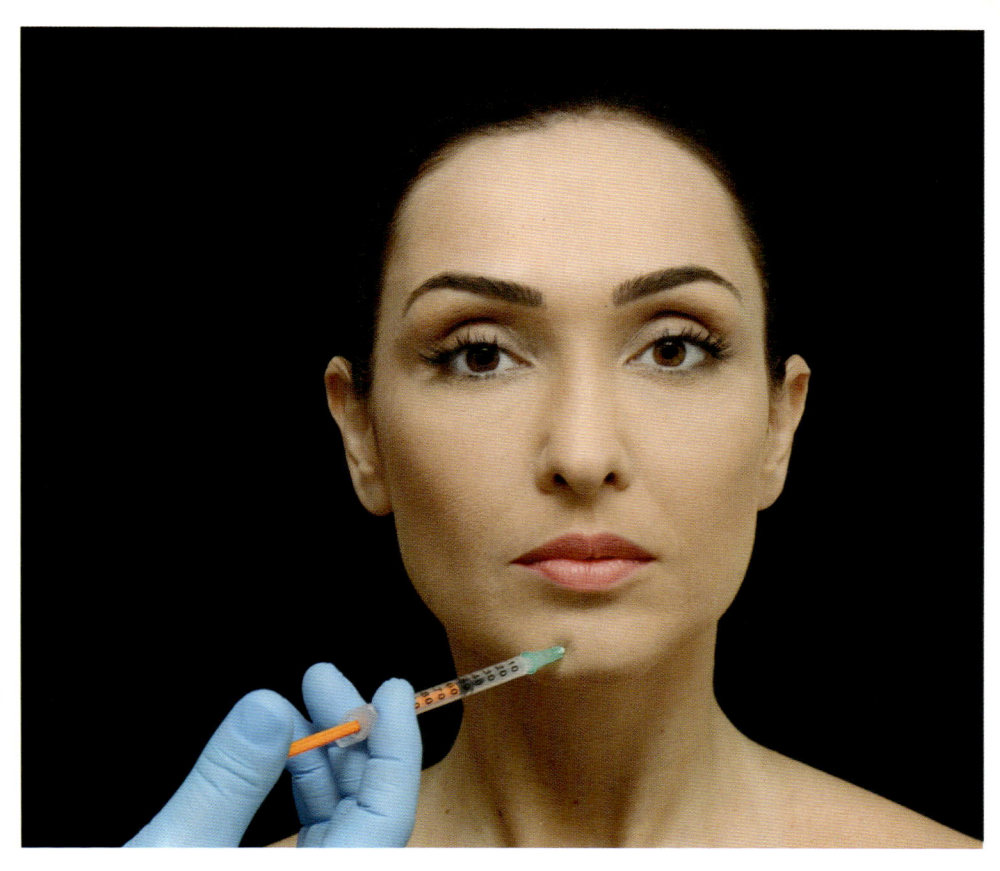

FIGURA 108. Para o tratamento do músculo mentoniano, a seringa deve estar posicionada a 45° em relação ao plano cutâneo. O Botox® deve ser injetado preferencialmente em plano intramuscular, sendo introduzidas de 2 a 5 unidades em cada ponto.

189

Músculo masseter (Figura 109)

O masseter é um músculo de grande espessura, de forma quadrilátera, que se estende do arco zigomático à face lateral do ramo da mandíbula (Figuras 109) (Quadro 23). Na estética facial, quando o músculo masseter é hipertrófico, indica-se o tratamento com Botox®, que causa um relaxamento muscular importante, definindo e afinando a face no terço inferior (Figuras 110, 111 e 112). A BoNTA também é utilizada para o tratamento de casos de bruxismo. No entanto, há necessidade de maior número de estudos que sigam critérios de qualidade para se chegar a uma conclusão definitiva quanto à eficácia e segurança do tratamento.

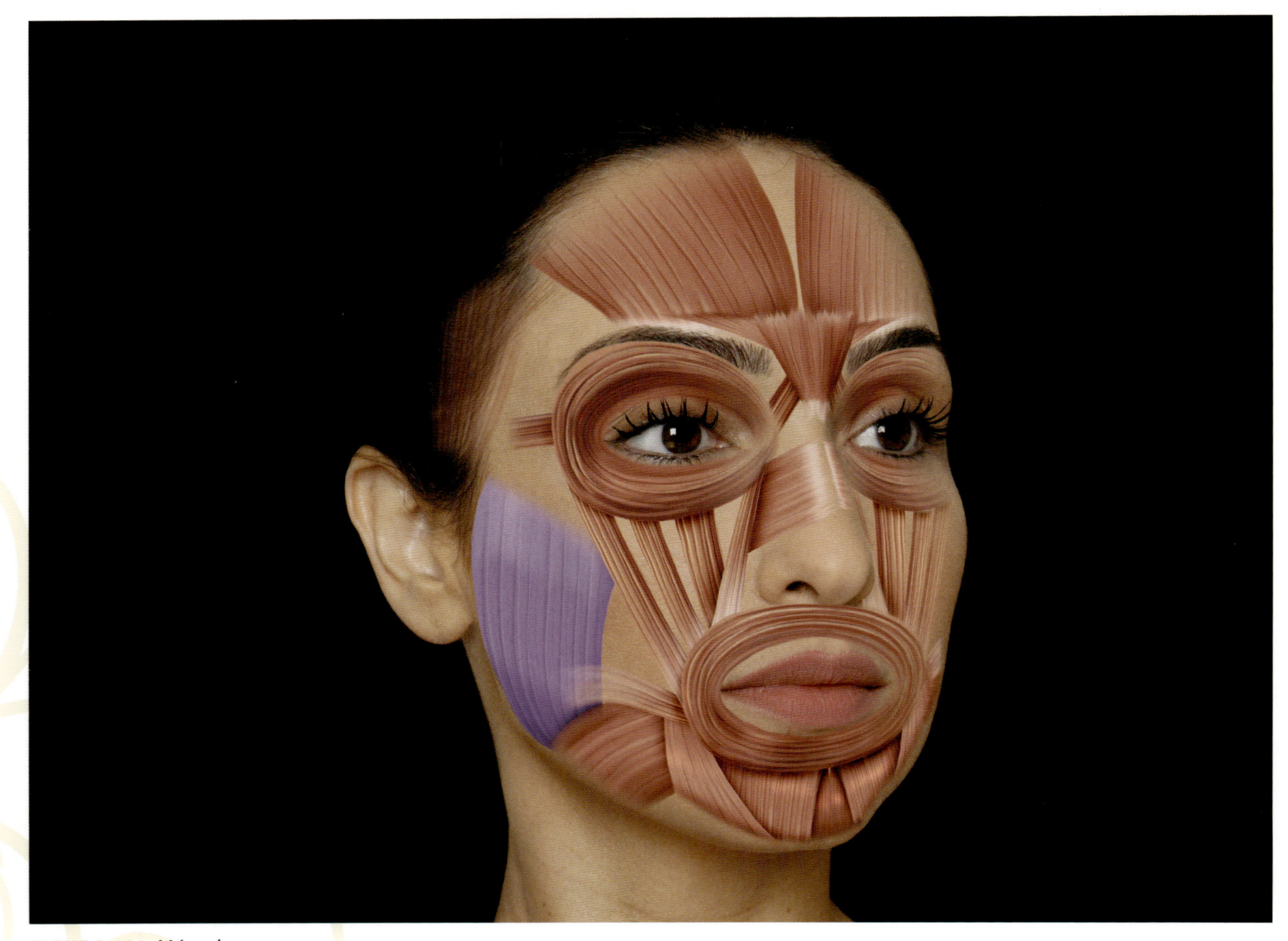

FIGURA 109. Músculo masseter.

Quadro 23. Músculo masseter

Origem	• Parte superficial: processo zigomático do maxilar e da borda inferior do arco zigomático • Parte profunda: terço posterior da borda inferior e toda a superfície medial do arco zigomático
Inserção	• Parte superficial: ângulo e metade inferior da superfície lateral do ramo da mandíbula • Parte profunda: metade superior do ramo e superfície lateral do processo coronoide da mandíbula
Função	• Elevação da mandíbula e oclusão da mandíbula
Sinérgicos	• Temporal, pterigoide medial
Antagonistas	• Gravidade, músculo pterigoide lateral (quando contraído simultaneamente de ambos os lados)
Inervação	• Ramo mandibular (V3) do nervo trigêmeo
Drenagem linfática	• Linfonodos preauriculares e submandibulares
Vascularização	• Irrigação arterial vem da artéria massetérica (artéria maxilar)

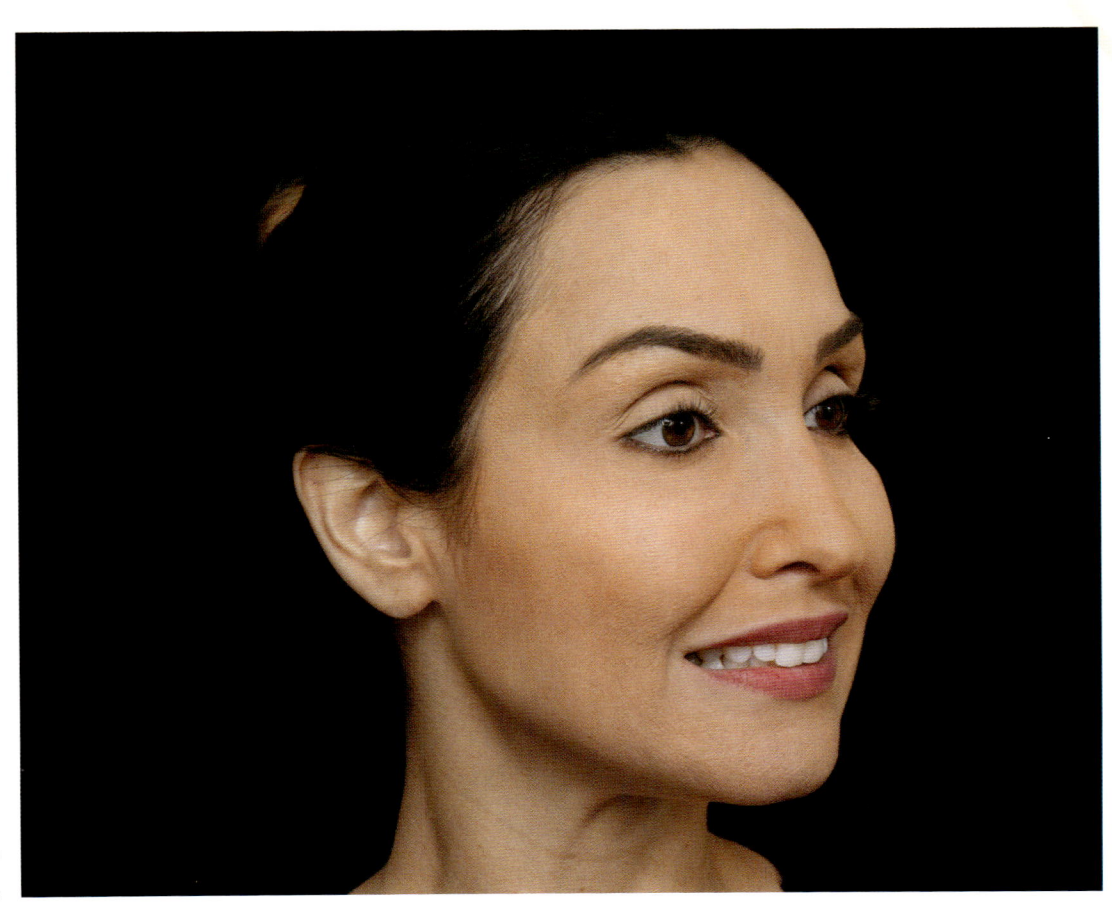

FIGURA 110. Expressão facial para ação do músculo masseter (mordida).

191

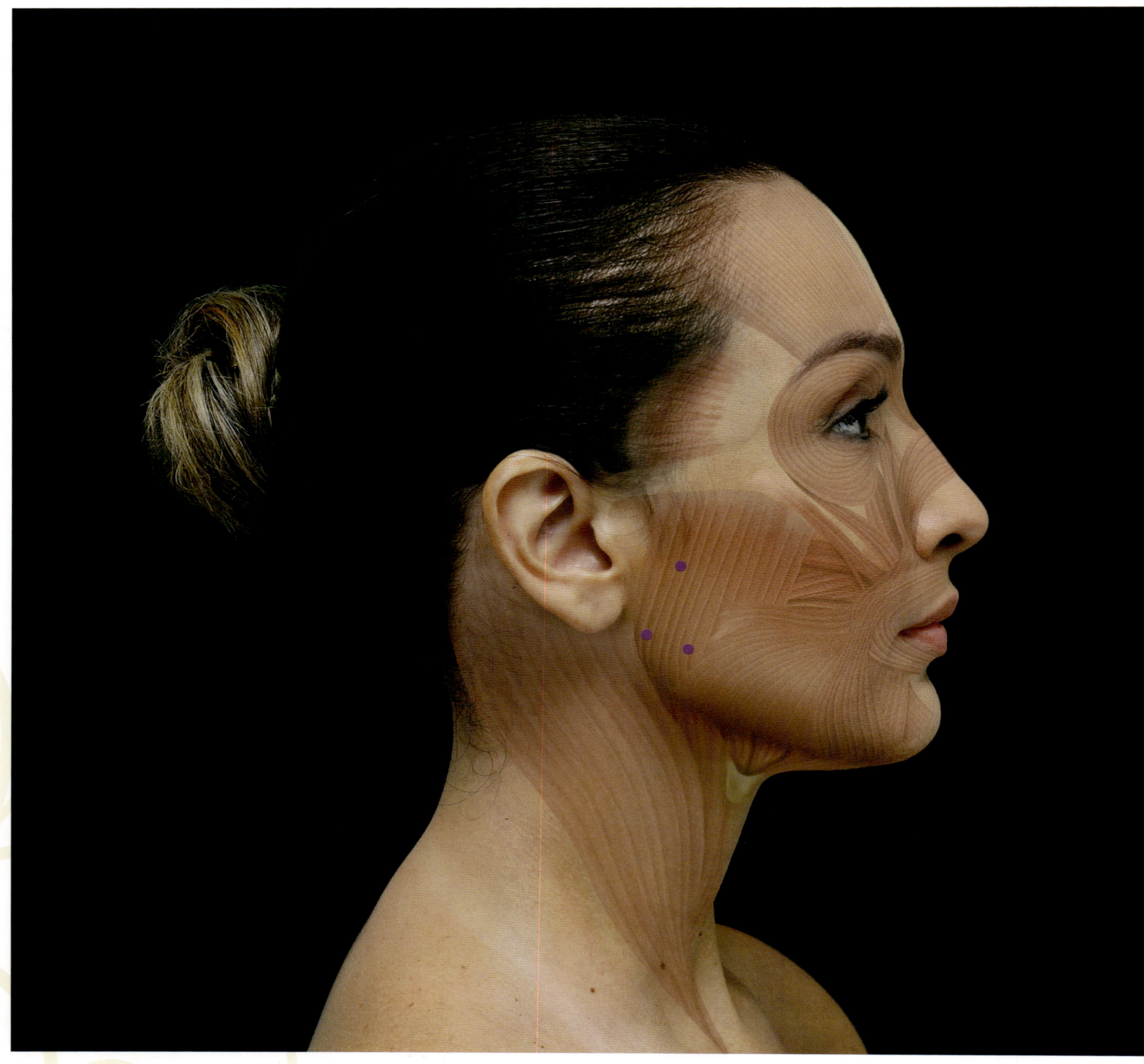

FIGURA 111. Marcação dos pontos de tratamento do músculo masseter – vista perfil direito.

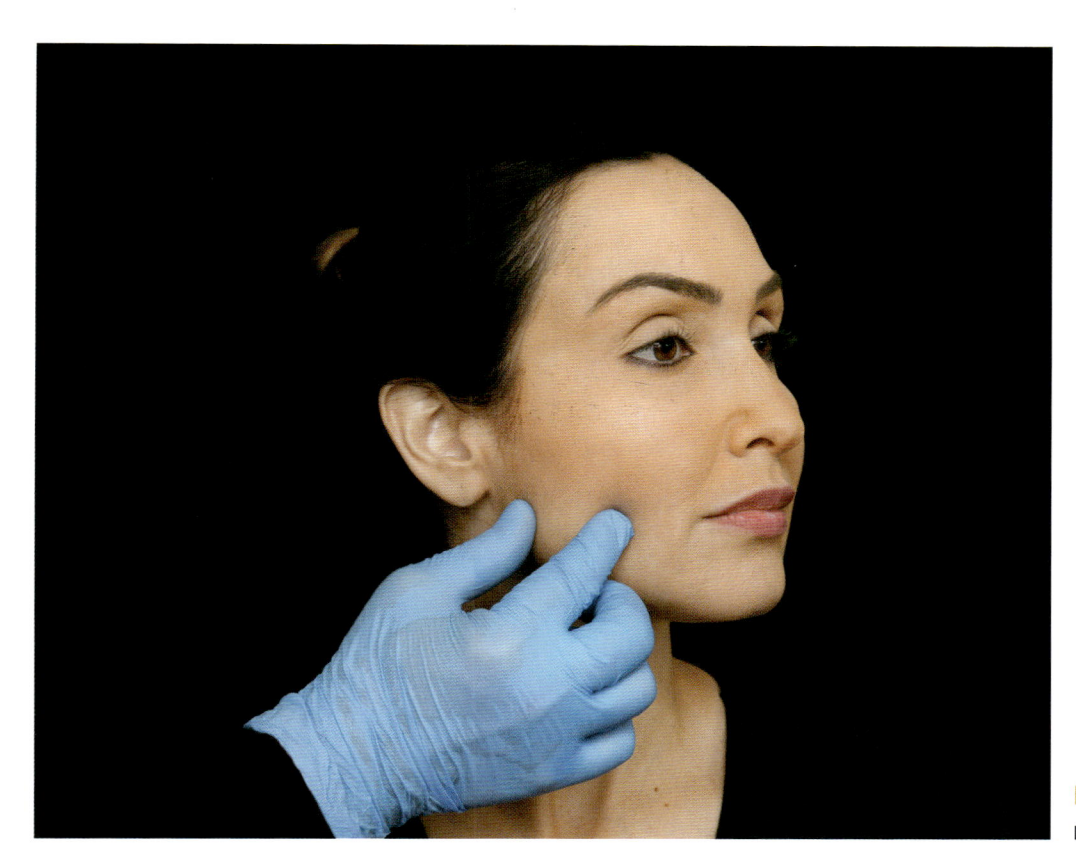

FIGURA 112. Avaliação do músculo masseter durante a mordida.

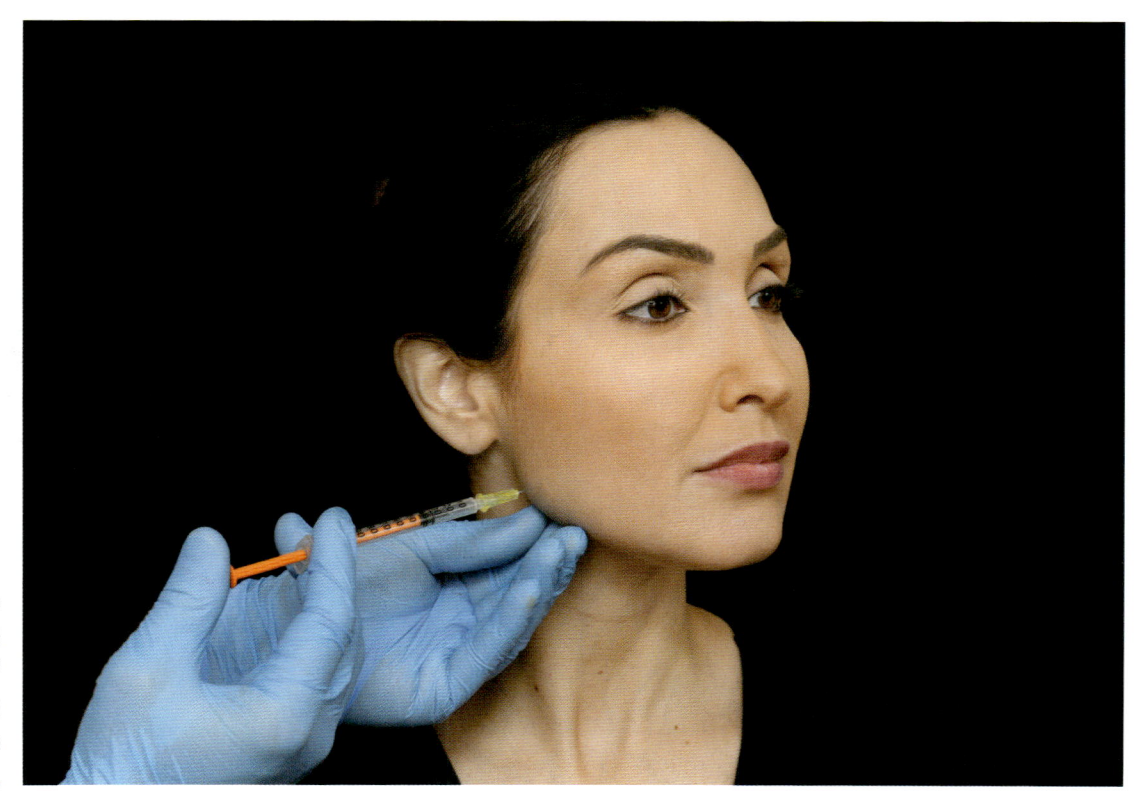

FIGURA 113. Para o tratamento do músculo masseter, a seringa deve estar posicionada a 45º em relação ao plano cutâneo. O Botox® deve ser injetado preferencialmente em plano intramuscular, sendo introduzido de 8 a 10 unidades por ponto.

Bandas platismais (Figura 114)

O platisma é um músculo superficial, que ocupa grande parte anterior do pescoço. Sua área total pode variar para cada pessoa, estendendo-se para cima e em direção à linha medial, da clavícula até a porção inferior da mandíbula (Figura 115) (Quadro 24).

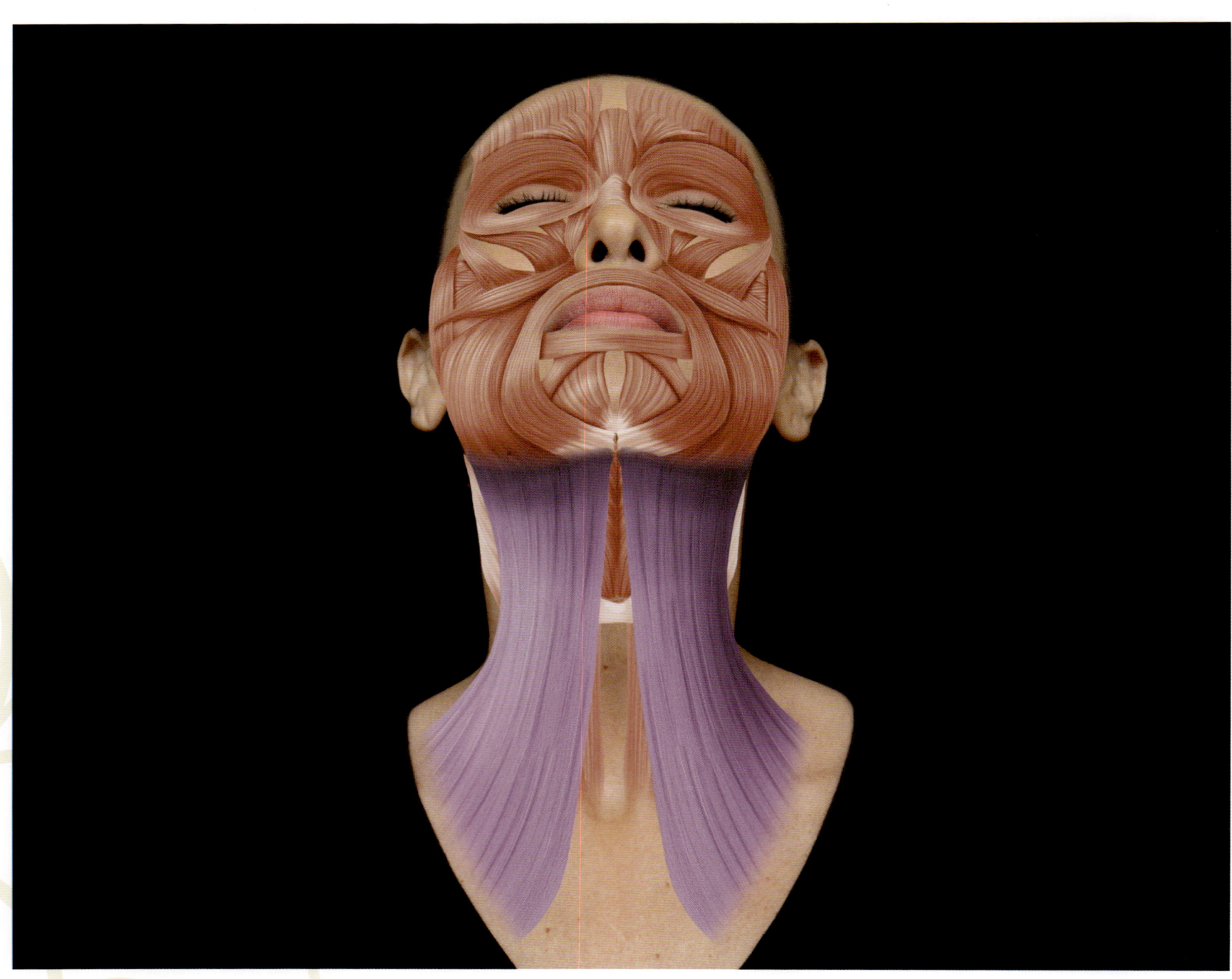

FIGURA 114. Músculo plastisma ou bandas platismais.

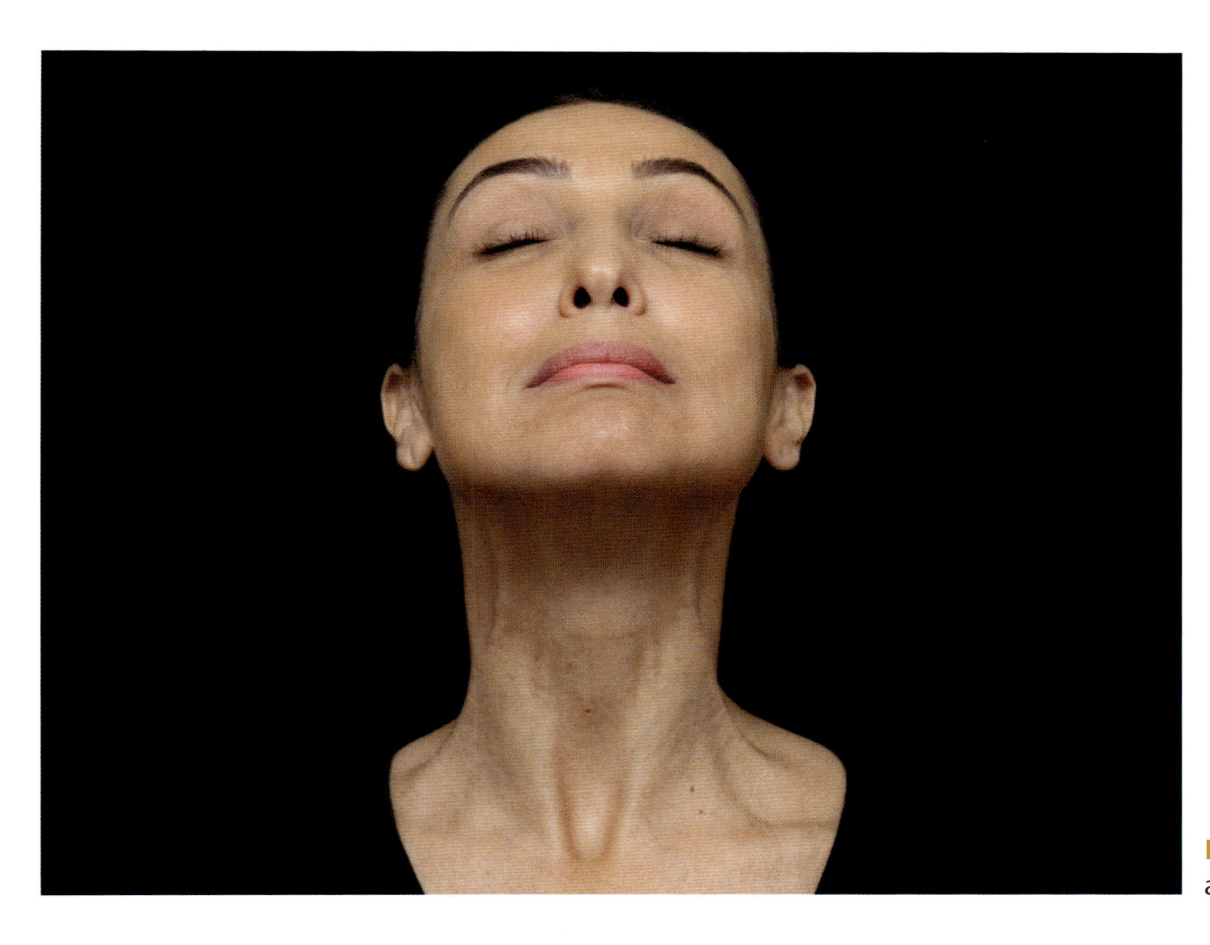

FIGURA 115. Expressão facial para ação do músculo platisma.

Quadro 24. Bandas platismais (Figuras 116 e 117)

Origem	• Base da mandíbula • Fáscia parotídea
Inserção	• Pele em localização caudal à clavícula
Função	• Ajuda a tracionar para baixo os ângulos da boca • Ajuda a abrir a boca
Sinérgicos	• Abaixador do ângulo da boca
Antagonistas	• Levantador do ângulo da boca
Inervação	• Ramo cervical do nervo facial (VII par craniano)
Drenagem linfática	• Linfonodos submandibulares, cervicais superficiais e profundos
Vascularização	• A irrigação do músculo esternocleidomastoideo se dá por meio do ramo da artéria occipital (pedículo superior)

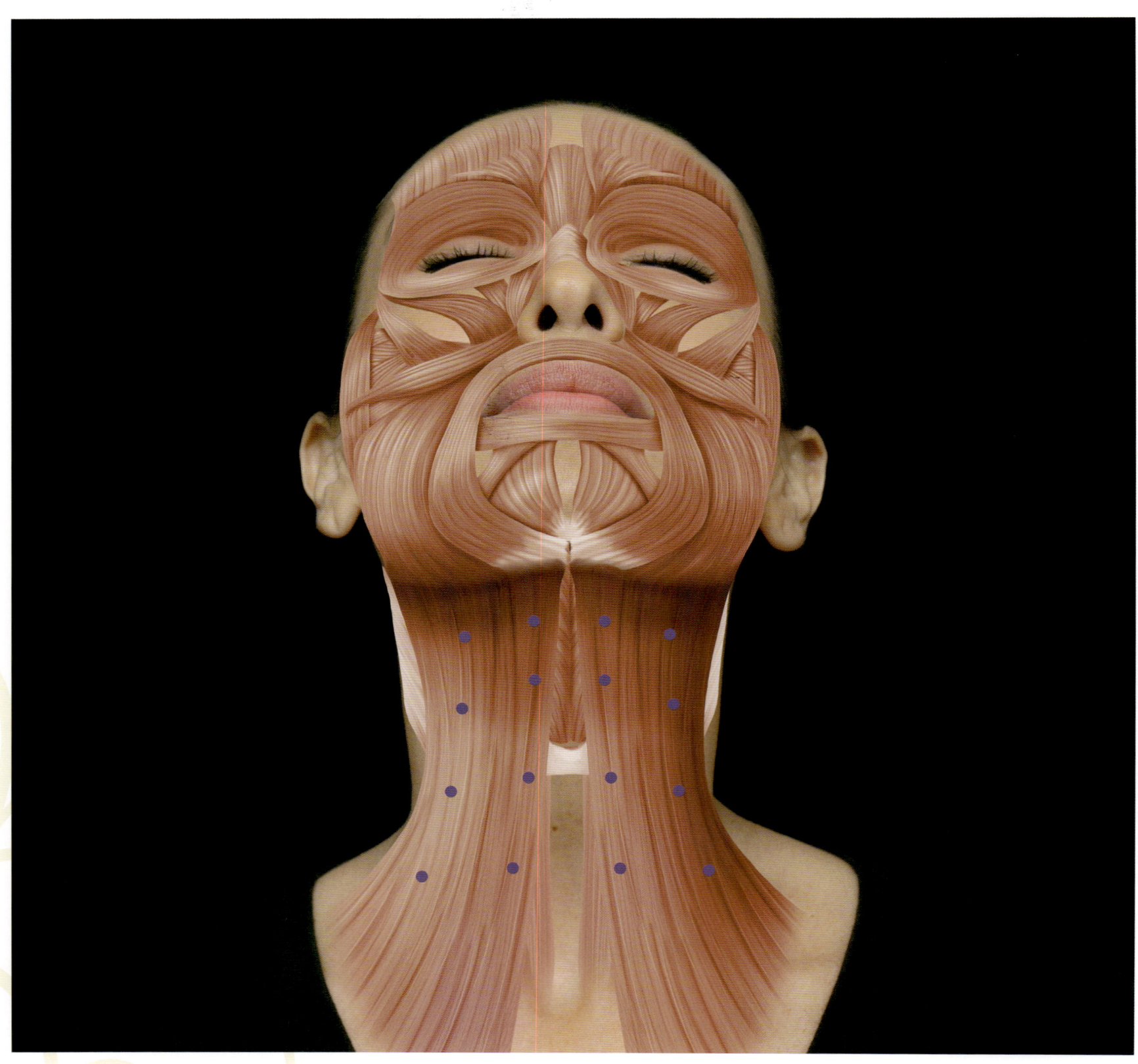

FIGURA 116. Distribuição dos pontos de tratamento do músculo platisma ou das bandas platismais.

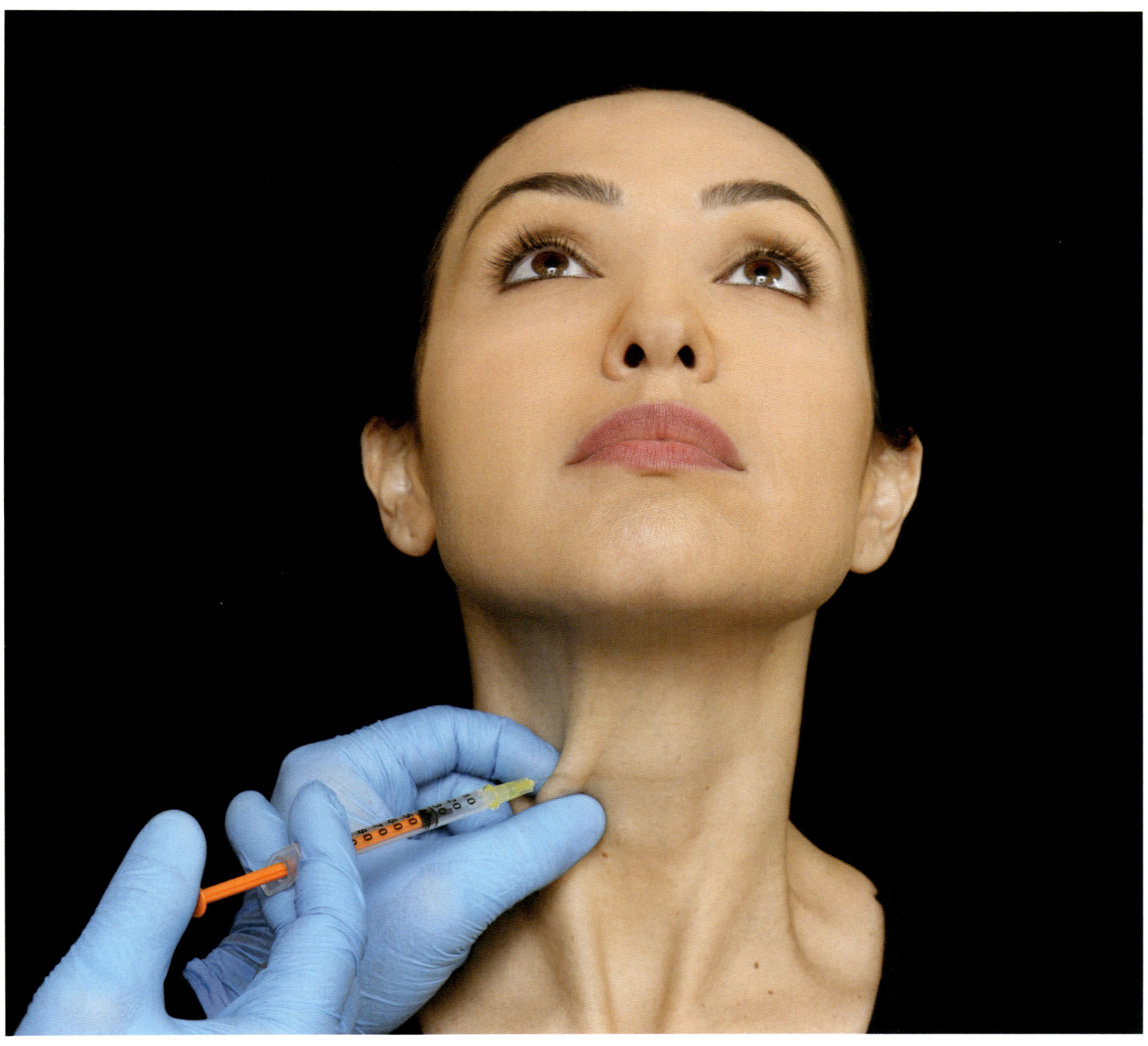

FIGURA 117. Para o tratamento do músculo platisma, a seringa deve estar posicionada a 45º em relação ao plano cutâneo. O Botox® deve ser injetado preferencialmente em plano intradérmico ou subcutâneo, sendo introduzidas em torno de 2 unidades por ponto.

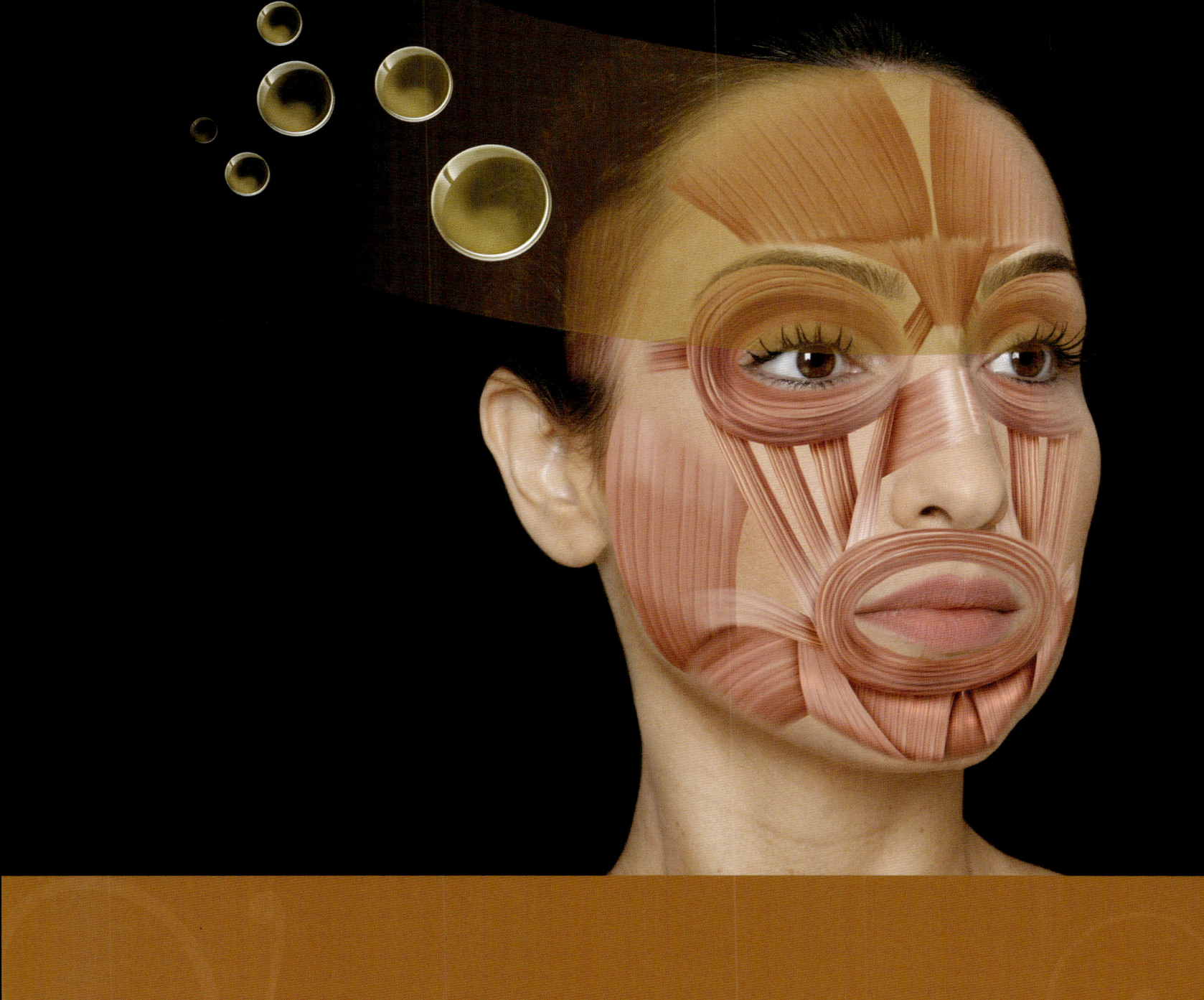

7

TOXINA BOTULÍNICA: REAÇÕES ADVERSAS E COMPLICAÇÕES

TOXINA BOTULÍNICA: REAÇÕES ADVERSAS E COMPLICAÇÕES

A toxina botulínica é um procedimento seguro e amplamente utilizado na área estética. Os efeitos adversos são considerados de gravidade leve, transitórios e autolimitados. Entretanto, como em todos os demais procedimentos injetáveis, esse também é passível de eventos adversos e complicações.

Eritema e edema podem ocorrer como reações decorrentes do trauma da injeção, sendo proporcional ao volume injetado e dependente de fatores individuais. Equimoses e hematomas podem ser decorrentes de lesões nos vasos sanguíneos durante a aplicação.

Não existem relatos de complicações graves ou fatais pelo uso cosmético da toxina botulínica. As complicações dependem da técnica utilizada e, por essa razão, é importante adequar conhecimento e treinamento sobre a técnica de aplicação.

A dor durante a aplicação está relacionada à sensibilidade de cada paciente. No caso de dor intensa, é importante conferir se o diluente está adequado.

Em alguns casos, pode haver dores de cabeça de diferentes intensidades, sendo necessário o uso de analgésico, mas essas dores regridem após alguns dias.

Ptose palpebral, que pode variar de milímetros até a oclusão total do olho, ocorre pelo acometimento do músculo levantador da pálpebra superior. A ptose é resultado de difusão ou administração inadvertida de toxina botulínica atrás do septo orbital, o que enfraquece o músculo levantador da pálpebra superior. É a complicação mais relatada em publicações e a mais temida. Indica-se o uso de colírios agonistas alfa-adrenérgicos ou com nafazolina ou fenilefrina para aumentar a fenda palpebral.

A ptose de supercílio pode ocorrer se houver bloqueio excessivo do músculo frontal e é uma complicação conhecida em pacientes que recebem injeção para o tratamento de rugas na testa. O médico deverá evitar a injeção dentro de 1 cm da borda supraorbital, na linha pupilar, o que é uma medida útil na prevenção dessa indesejada complicação. Em contrapartida, o aspecto elevado da cauda do supercílio pode ocorrer pelo

201

não bloqueio do músculo frontal lateralmente combinado ao tratamento do músculo medialmente.

A diplopia pode ser ocasionada pela difusão da toxina ou pela aplicação para dentro da órbita, com acometimento dos músculos extrínsecos do olho, em geral, o músculo reto lateral.

Lagoftalmo pode ocorrer pela paralisação do músculo orbicular orbital, levando ao enfraquecimento e à dificuldade de manter a função muscular adequadamente, causando ressecamento ocular. Deve ser tratado com colírios e gel lubrificantes.

Ectrópio palpebral também pode ocorrer em pacientes com flacidez palpebral e com injeção na região pré-tarsal próxima à margem das pálpebras inferiores.

Proeminência das bolsas palpebrais pode ocorrer por maior frouxidão do músculo orbicular e consequente projeção das bolsas de gordura. Além disso, a drenagem linfática nessa região pode ficar prejudicada e causar edema na região, especialmente nos casos de pacientes com rugas longas e grande frouxidão do músculo orbicular que se estendem até a região malar.

Quando as zonas de segurança são respeitadas, a chance de haver alguma dessas complicações é praticamente nula. No entanto, esses efeitos também podem ocorrer pela difusão do medicamento para músculos não alvos do tratamento, dependendo da área de difusão do produto utilizado e da área tratada. Esse fato pode alterar a localização do efeito clínico, além de aumentar os efeitos adversos.

Esse tipo de complicação é multifatorial e dependerá dos seguintes fatores: características do complexo de neurotoxina de cada produto, área de aplicação, diluição/concentração, profundidade da injeção, entre outros. Independentemente da causa, sabemos que a consequência – ou seja, o risco de migração – deve ser considerada ao se escolher uma toxina.

No terço inferior da face, o enfraquecimento do músculo orbicular da boca pode comprometer a capacidade de o indivíduo contrair os lábios ou manter um sorriso simétrico.

A toxina botulínica pode também espalhar-se inadvertidamente, envolvendo músculos adjacentes, tendo uma série de desagradáveis efeitos colaterais (Quadro 1). Pleno conhecimento da anatomia do músculo facial, técnica de injeção apropriada e conhecimento do halo de ação do produto que está sendo utilizado são as melhores maneiras de se evitar tais problemas.

Quadro 1. Fatores que impactam no perfil – migração da toxina botulínica do tipo A

Área de aplicação
Volume de diluição
Características específicas do produto utilizado
Dose de tratamento
Técnica de aplicação

Menos comumente, a injeção nas bandas platismais na região do pescoço pode induzir à disfonia ou disfagia temporária.

ADVERTÊNCIAS E PRECAUÇÕES

A eficácia e a segurança dependem de armazenamento adequado, seleção correta das doses e técnica adequada de reconstituição e administração.

Há evidências científicas de que o Dysport® apresenta maior taxa de difusão, provavelmente por conta de seu menor peso molecular, daí a possibilidade de haver maior potencial para causar efeitos adversos se a substância não for aplicada respeitando as áreas de segurança e considerando o halo de difusão do produto. Além do halo de difusão do produto, devemos considerar a possível migração da substância aplicada para as áreas não seguras, podendo implicar assimetrias e/ou complicações no resultado final (Figura 1).

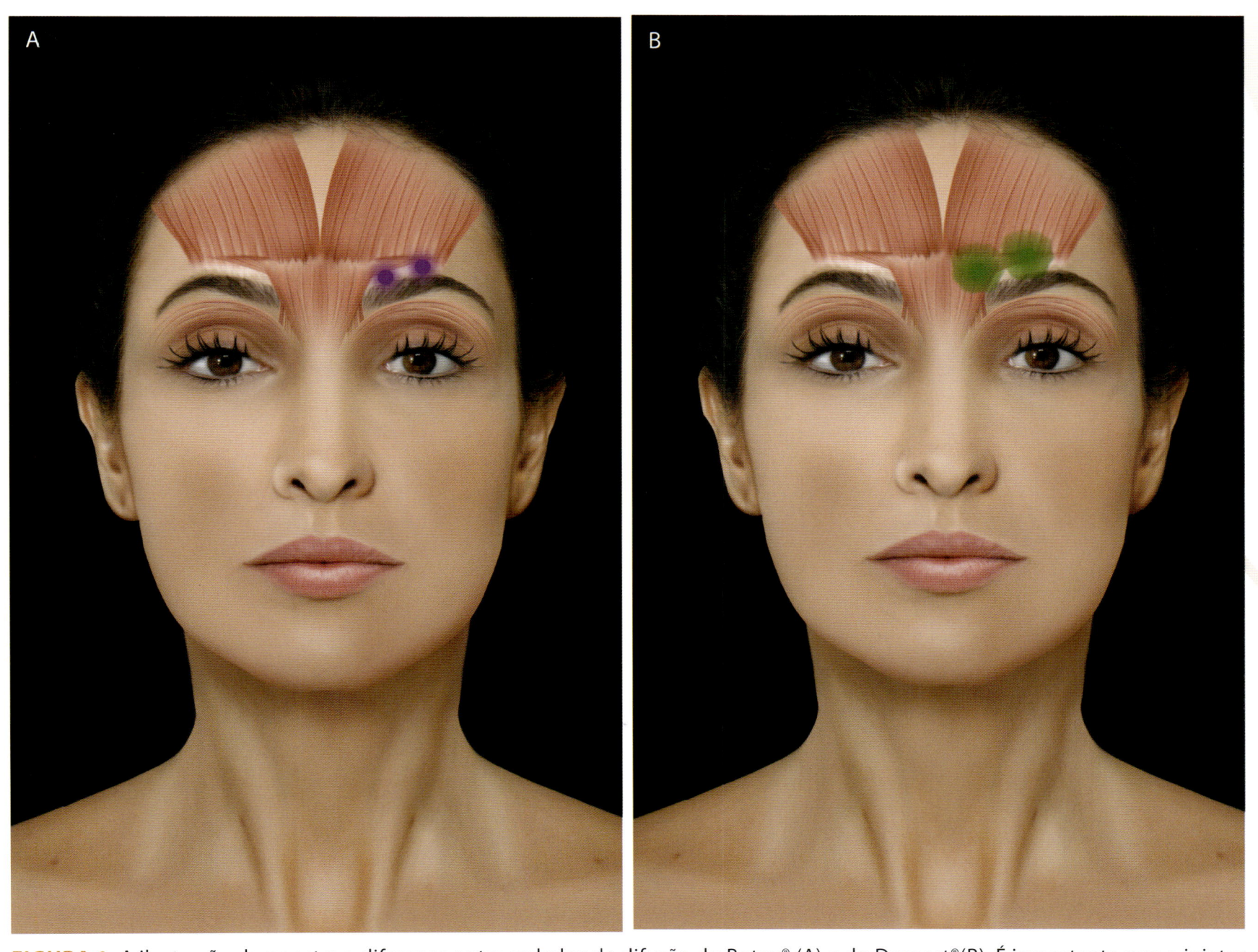

FIGURA 1. A ilustração demonstra a diferença entre os halos de difusão do Botox® (A) e do Dysport®(B). É importante que o injetor considere a diferença entre os produtos disponíveis no mercado para a correta distribuição dos pontos de acordo com a anatomia do paciente.

Uma das preocupações relacionadas a aplicações repetidas da toxina botulínica era a possível formação de anticorpos com consequente diminuição da eficácia. No entanto, até o presente momento, não há documentação científica demonstrando que as pequenas doses utilizadas para o tratamento estético facial possam estar associadas à formação de anticorpos.

203

8

TRATAMENTO COM TOXINA BOTULÍNICA – CASOS CLÍNICOS

CASO 1

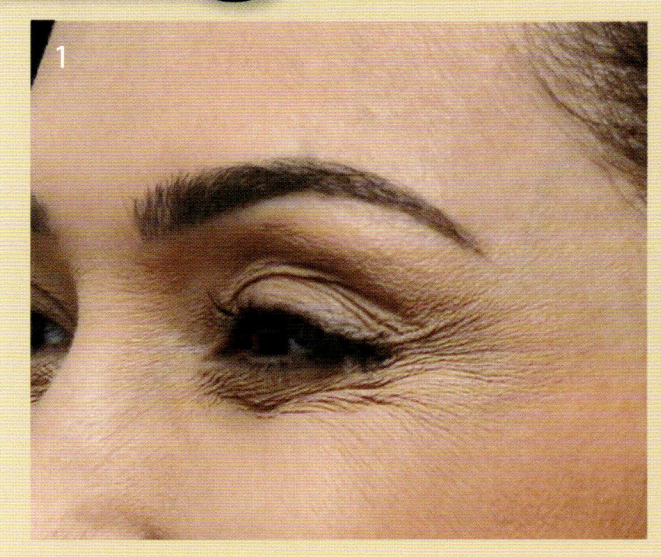
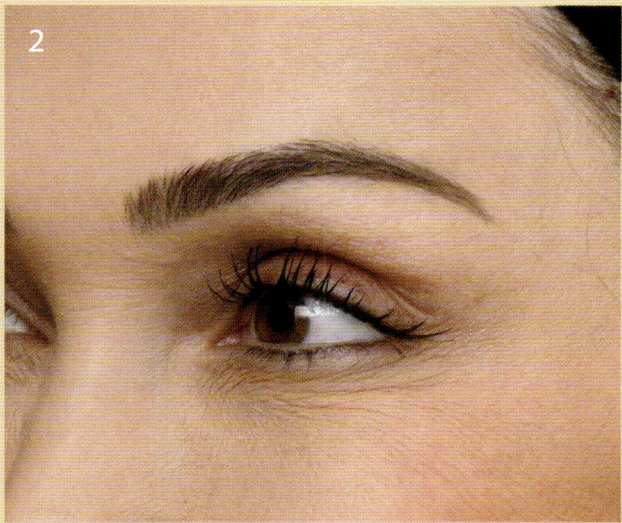

FIGURAS 1 e 2. Fotos demonstram o tratamento dos músculos orbicular dos olhos e frontal com BoNTA em paciente do sexo feminino, em posição oblíqua esquerda. Observe a suavização das linhas perioculares e discreta elevação da cauda do supercílio após o tratamento.

FIGURA 3. Fotos demonstram o tratamento do terço superior da face com BoNTA em paciente do sexo feminino, vista frontal. Observe a suavização das linhas glabelares e perda da força muscular na tentativa de contração dos músculos corrugadores após o tratamento.

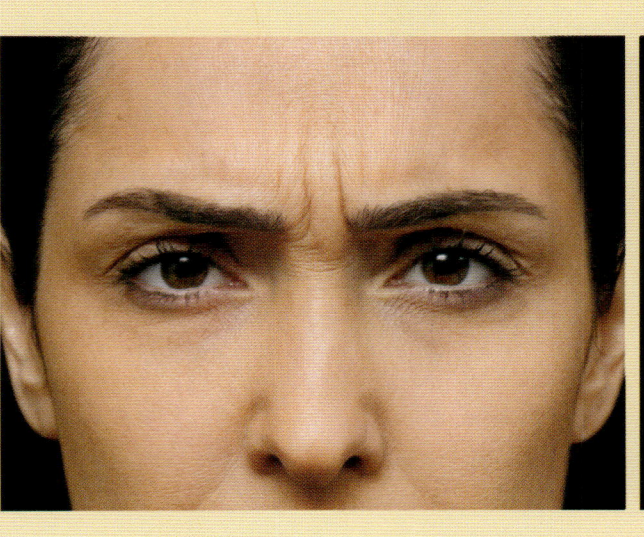
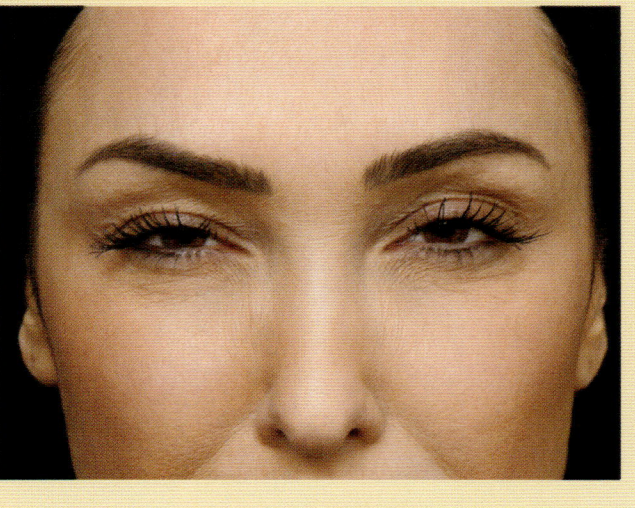

CASO 2

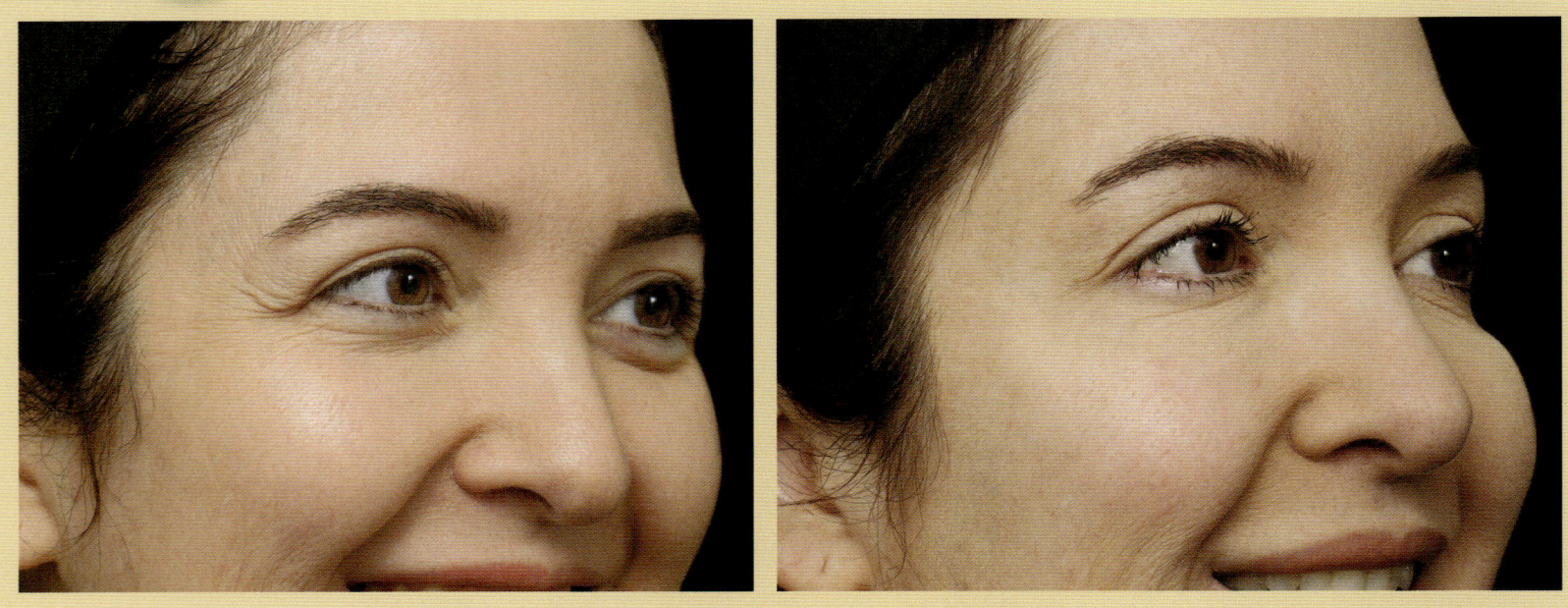

FIGURA 4. Fotos demonstram o tratamento do terço superior da face com BoNTA em paciente do sexo feminino, vista oblíqua direita. Observe a suavização das linhas perioculares ou "pés de galinha" e perda da força muscular durante sorriso após o tratamento.

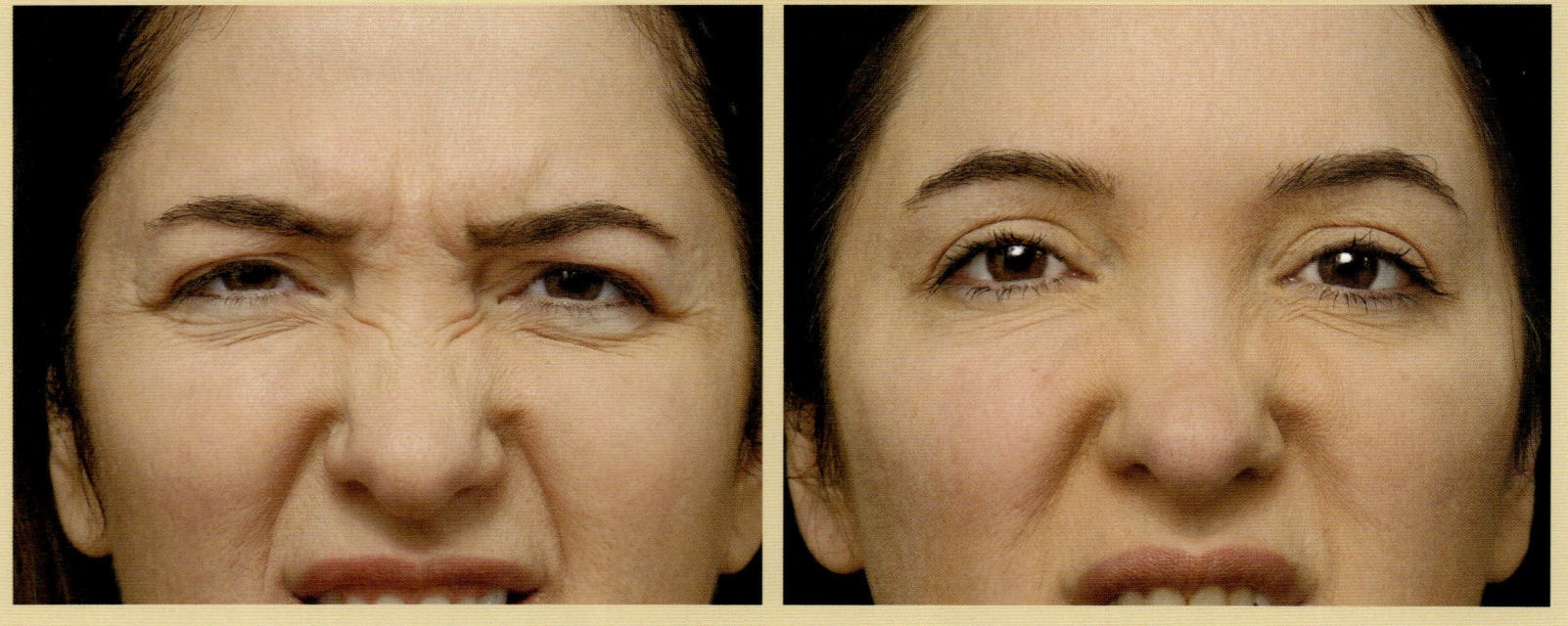

FIGURA 5. Observe a suavização das "linhas de coelho" e perda da força muscular na tentativa de contração do músculo nasal após o tratamento.

CASO 3

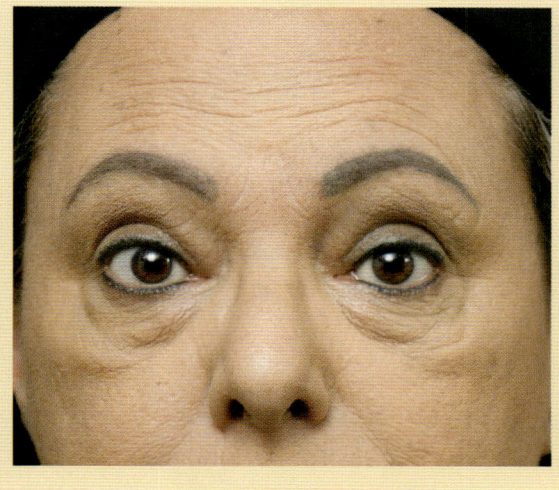
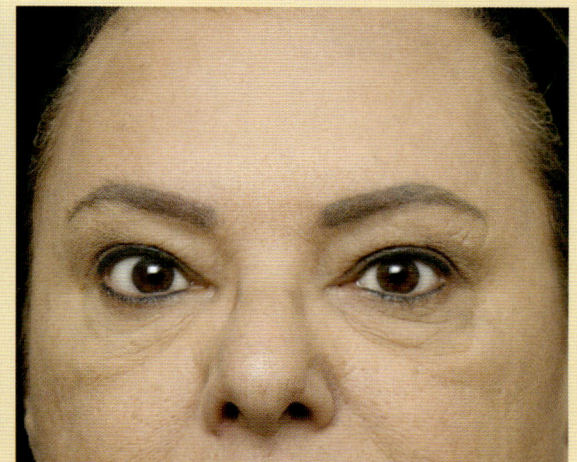

FIGURA 6. Fotos demonstram o tratamento do terço superior da face com BoNTA em paciente do sexo feminino, vista frontal. Observe a suavização das linhas perioculares ou "pés de galinha" e perda da força muscular durante sorriso após o tratamento.

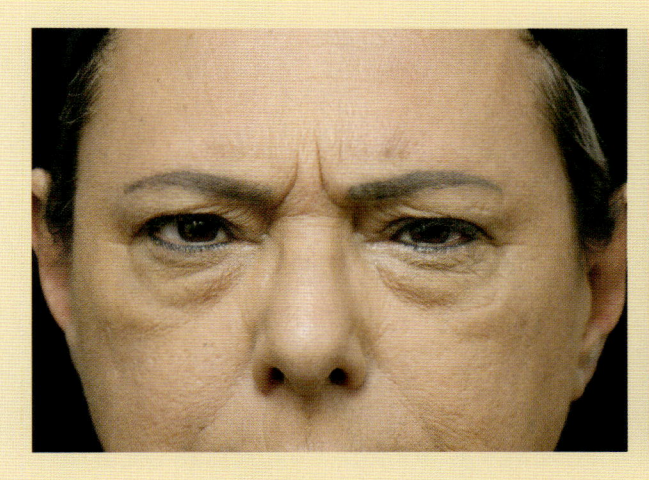
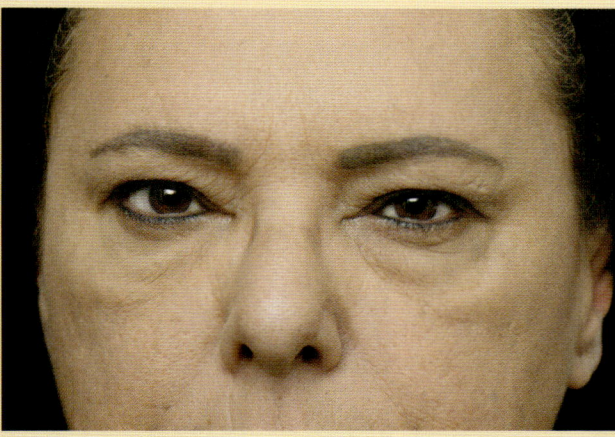

FIGURA 7. Observe a suavização das linhas glabelares e perda da força muscular na tentativa de contração dos músculos corrugadores após o tratamento (vista frontal).

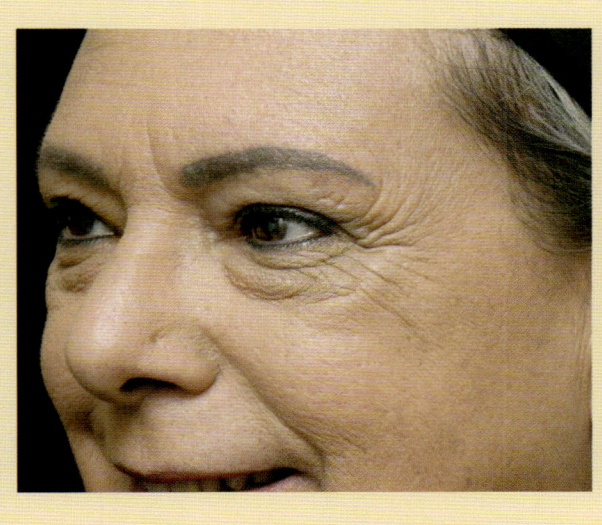
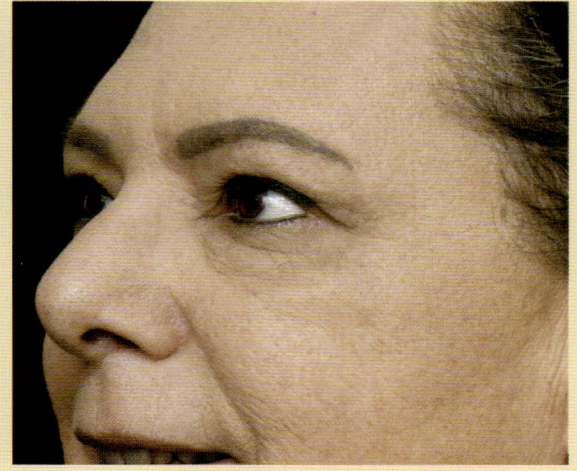

FIGURA 8. Fotos demonstram o tratamento dos músculos orbicular dos olhos e frontal com BoNTA em paciente do sexo feminino, em posição oblíqua esquerda. Observe a suavização das linhas perioculares e melhora da região periocular após o tratamento.

CASO 4

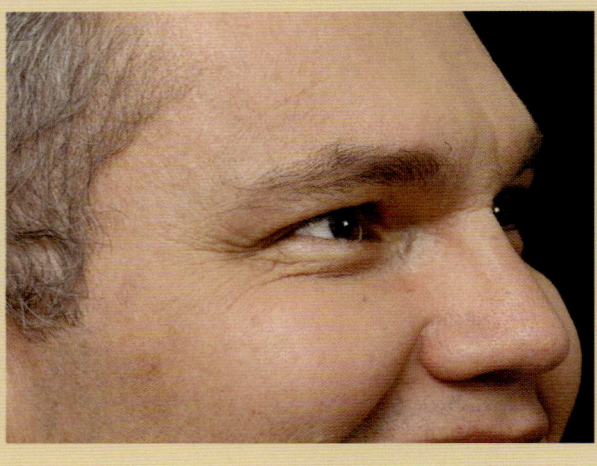
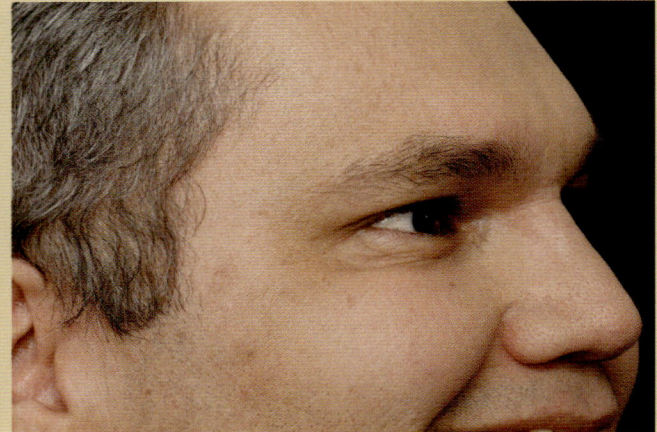

FIGURA 9. Fotos demonstram o tratamento do terço superior da face com BoNTA em paciente do sexo masculino, vista oblíqua direita. Observe a suavização das linhas perioculares ou "pés de galinha" e perda da força muscular durante sorriso após o tratamento.

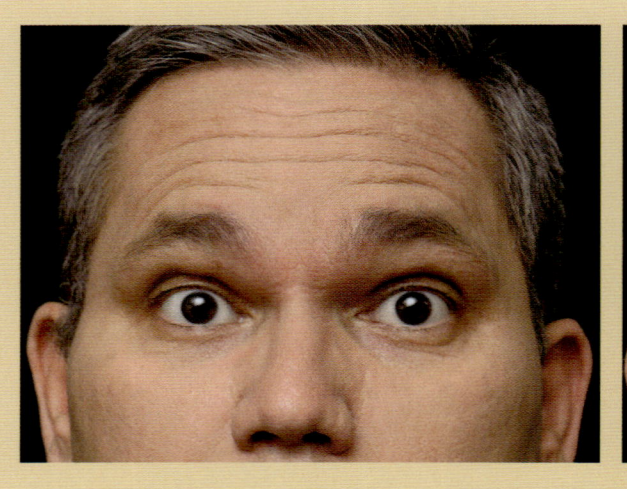
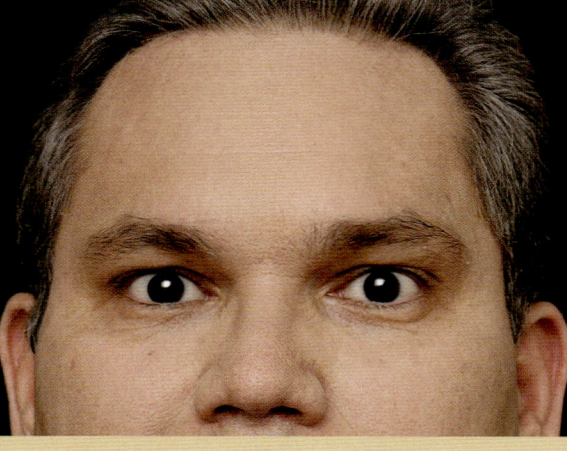

FIGURA 10. Observe a suavização das linhas horizontais da região frontal e perda da força muscular durante a expressão facial de surpresa após o tratamento.

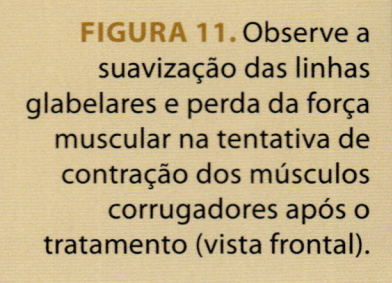
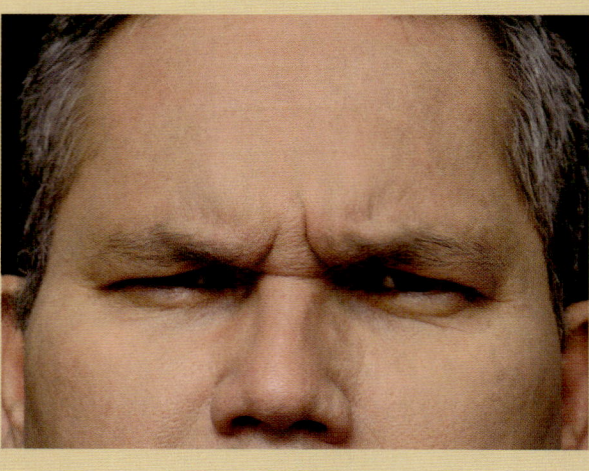
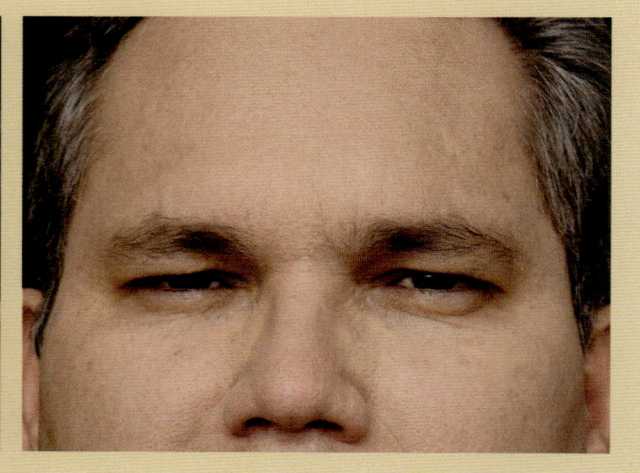

FIGURA 11. Observe a suavização das linhas glabelares e perda da força muscular na tentativa de contração dos músculos corrugadores após o tratamento (vista frontal).

CASO 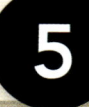 **5**

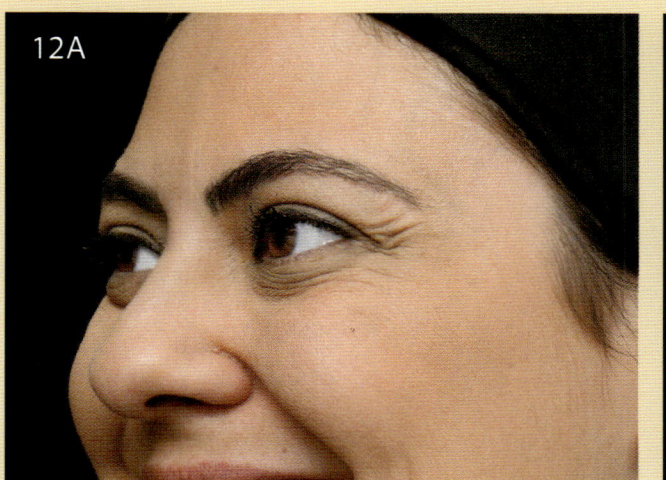

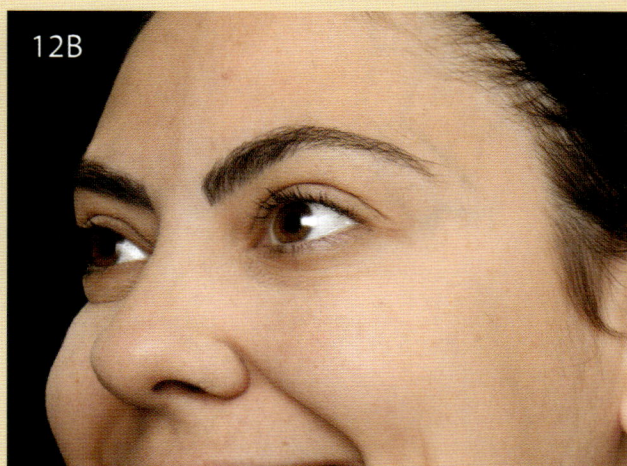

FIGURAS 12 e 13. Fotos demonstram o tratamento dos músculos orbicular dos olhos e frontal com BoNTA em paciente do sexo feminino, em vista frontal e oblíqua esquerda. Observe a suavização das linhas perioculares e discreta elevação da cauda do supercílio após o tratamento.

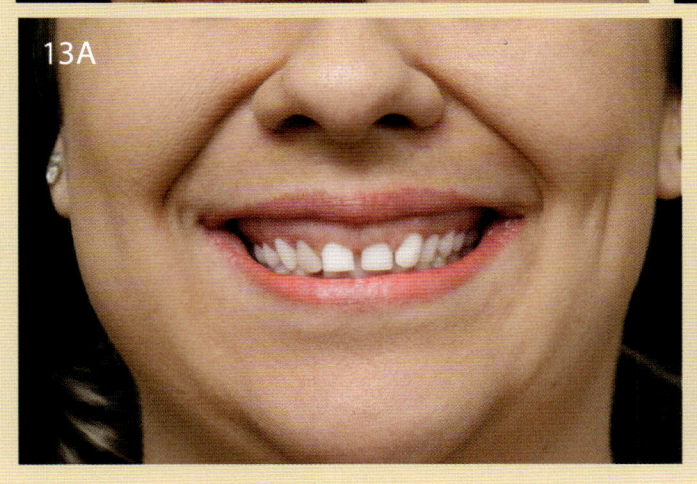

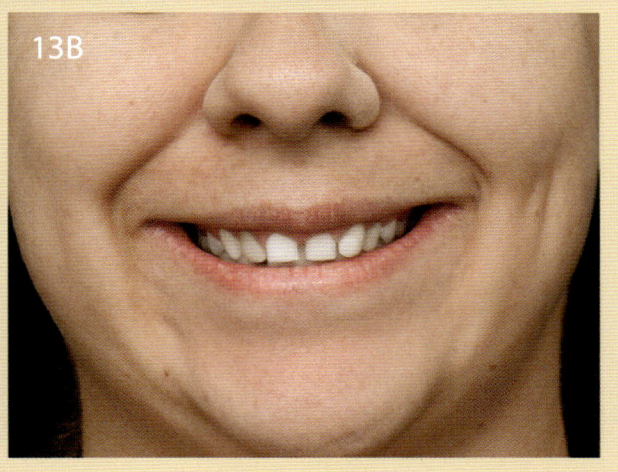

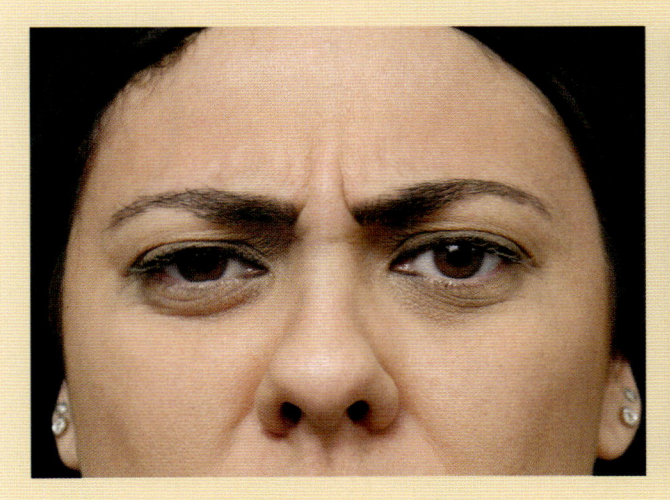

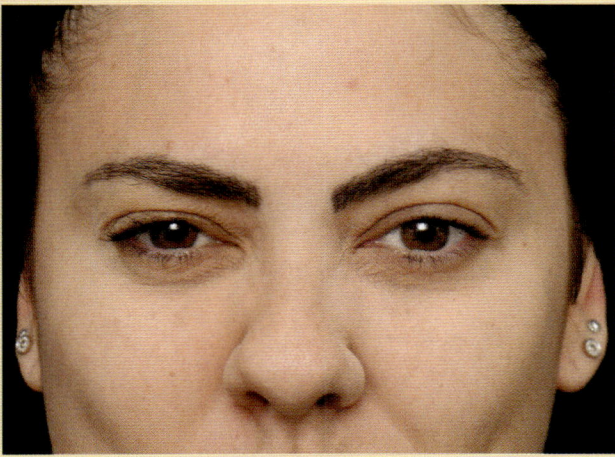

FIGURA 14. Observe a suavização das linhas glabelares e perda da força muscular na tentativa de contração dos músculos corrugadores após o tratamento (vista frontal).

CASO 6

FIGURA 15. Fotos demonstram o tratamento do terço superior da face com BoNTA em paciente do sexo feminino, vista frontal. Observe a suavização das linhas glabelares e perda da força muscular na tentativa de contração dos músculos corrugadores após o tratamento (vista frontal).

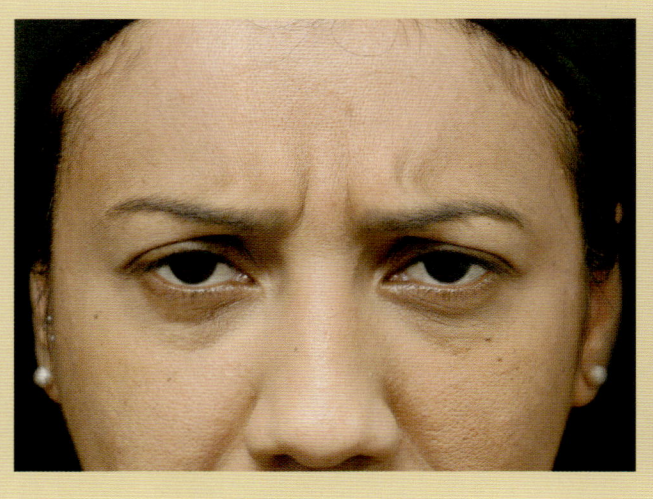
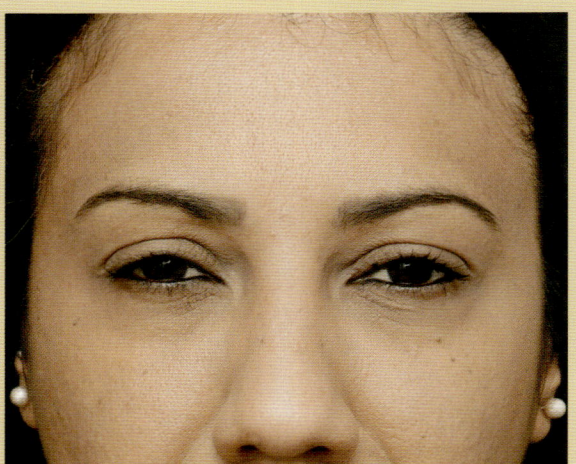

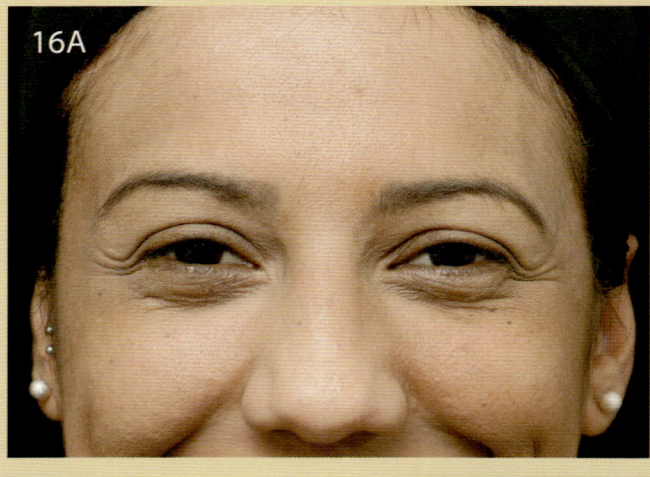
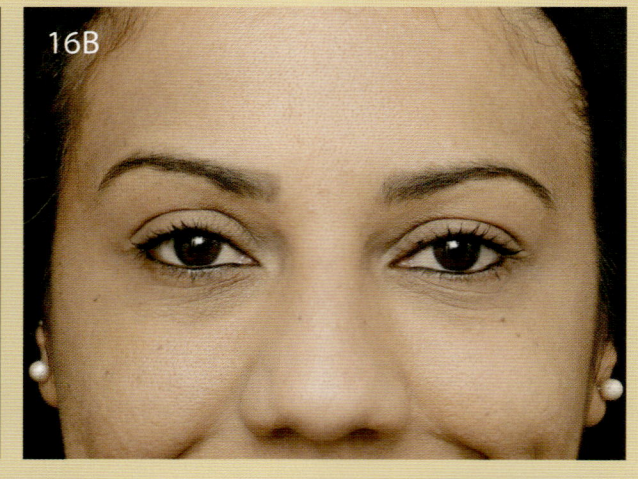

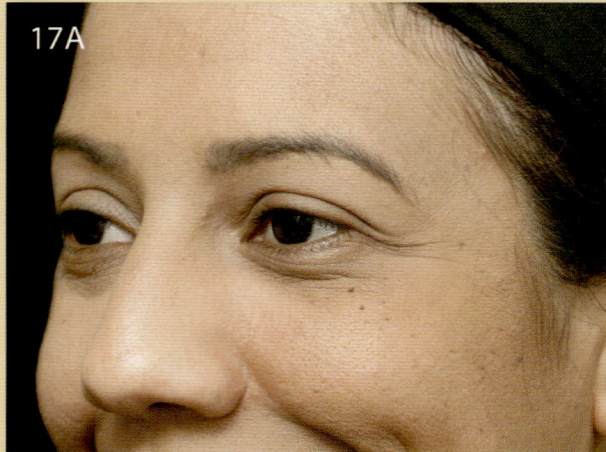
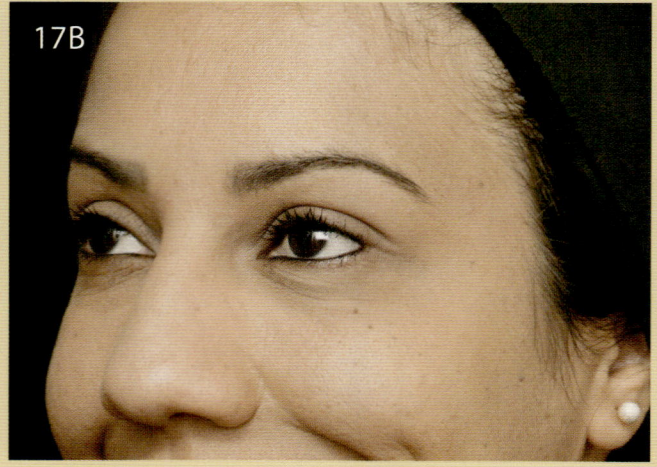

FIGURAS 16 e 17. Fotos demonstram o tratamento dos músculos orbicular dos olhos e frontal com BoNTA em paciente do sexo feminino (vista oblíqua esquerda e frontal). Observe a suavização das linhas perioculares e discreta elevação da cauda do supercílio após o tratamento.

CASO 7

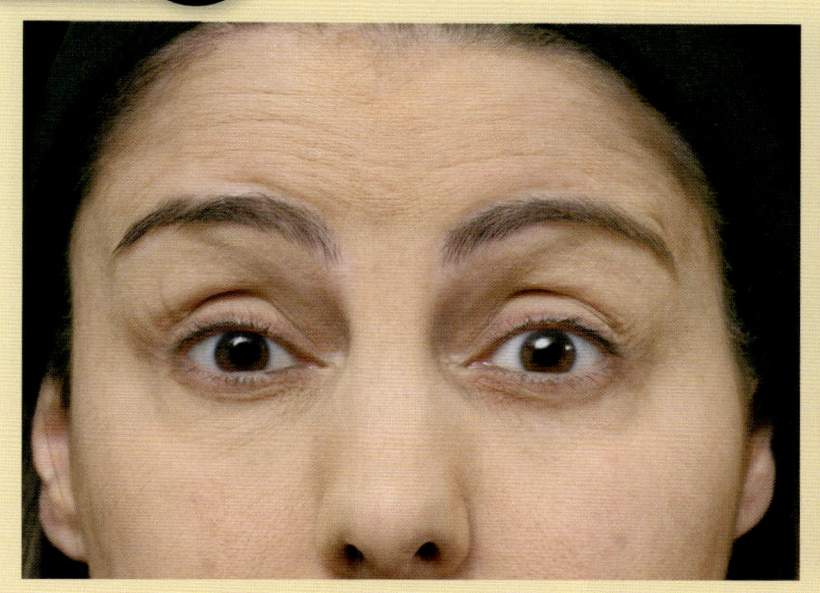 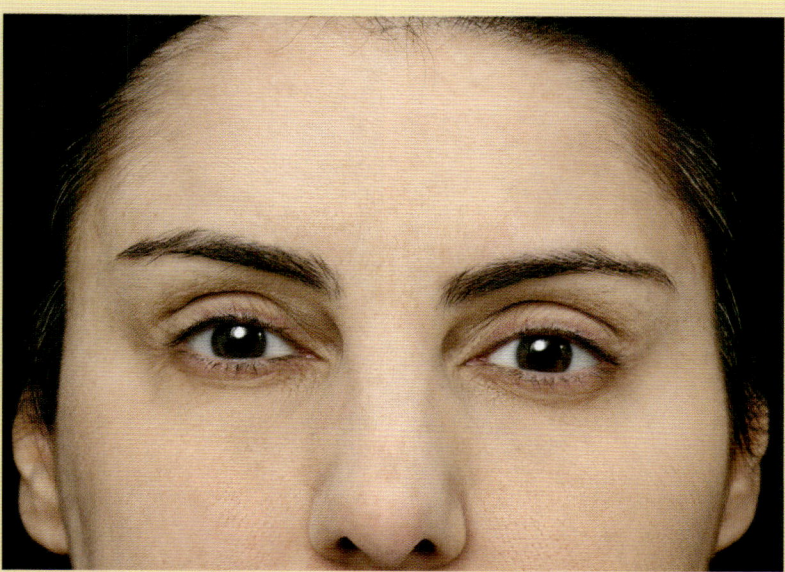

FIGURA 18. Fotos demonstram o tratamento do terço superior da face com BoNTA em paciente do sexo feminino, vista frontal. Observe a suavização das linhas horizontais da região frontal e perda da força muscular durante a expressão facial de surpresa após o tratamento.

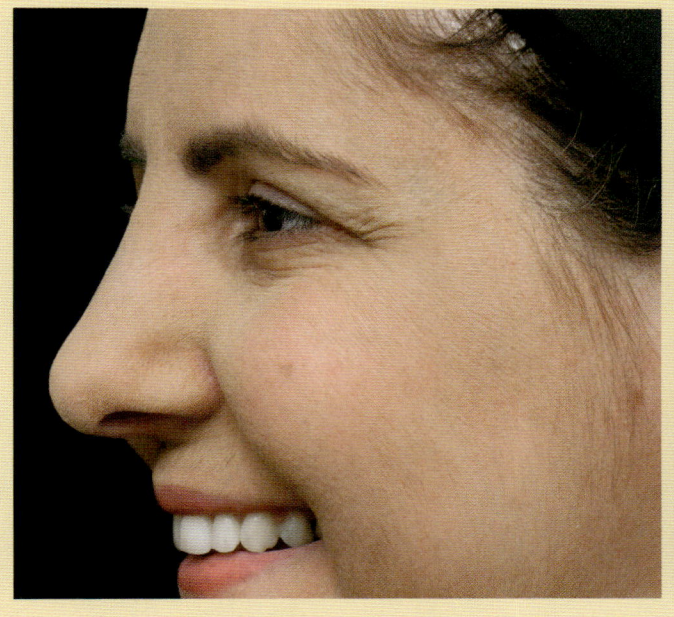 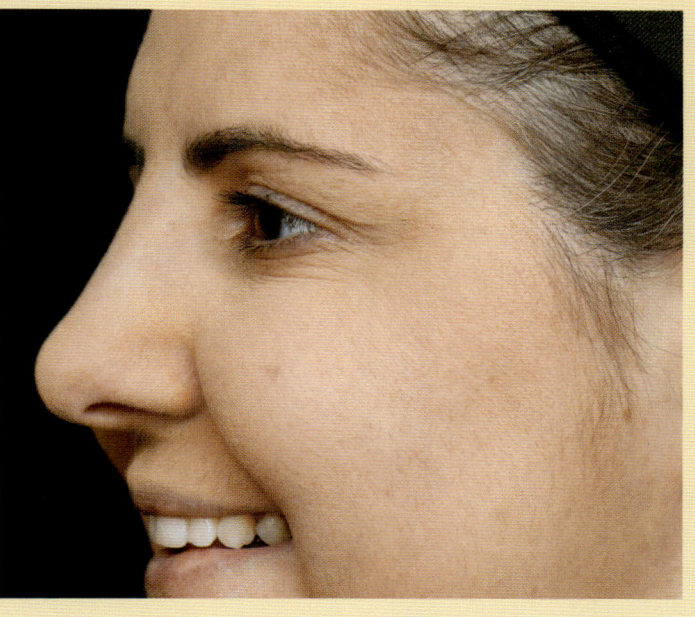

FIGURA 19. Fotos demonstram o tratamento dos músculos orbicular dos olhos e frontal com BoNTA, em posição oblíqua esquerda. Observe a suavização das linhas perioculares e melhora da região periocular após o tratamento.

CASO **8**

FIGURA 20. Fotos demonstram o tratamento do terço superior da face com BoNTA em paciente do sexo masculino, vista oblíqua esquerda. Observe a suavização das linhas horizontais da região frontal e perda da força muscular durante a expressão facial de surpresa após o tratamento.

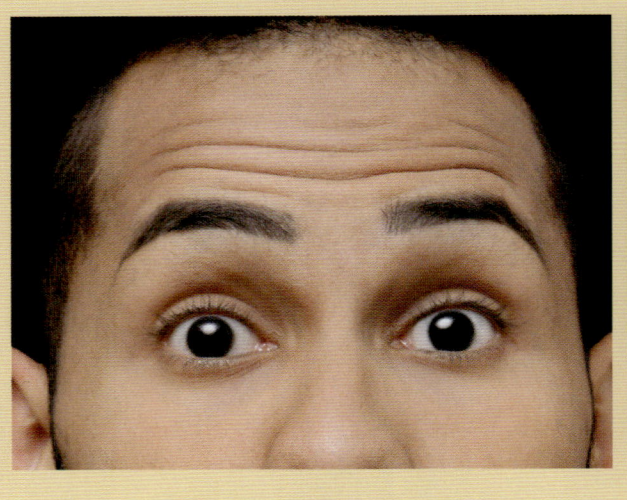
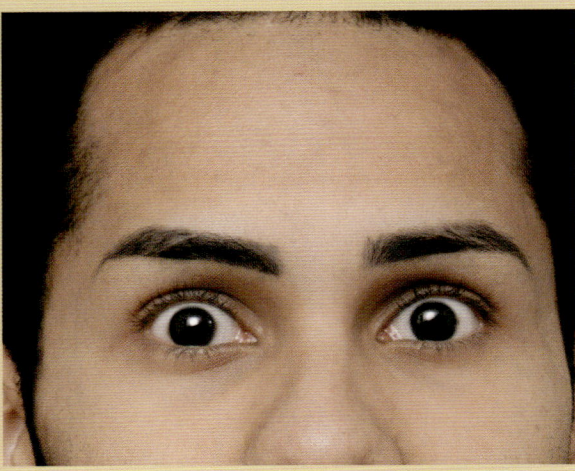

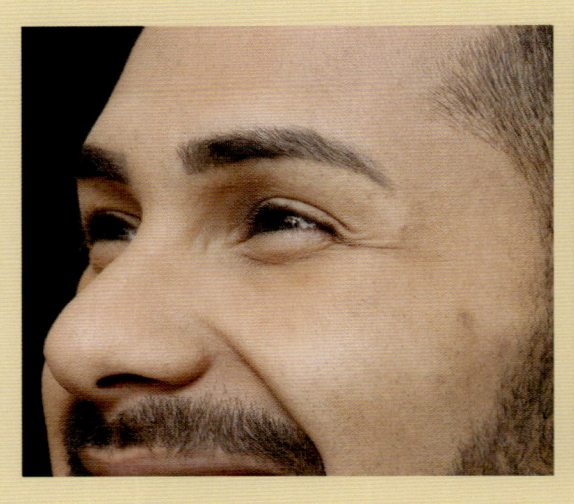
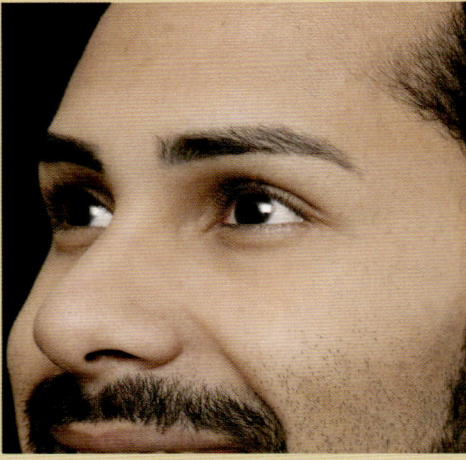

FIGURA 21. Observe a suavização das linhas perioculares ou "pés de galinha" e perda da força muscular durante sorriso após o tratamento.

FIGURA 22. Observe a suavização das linhas glabelares e perda da força muscular na tentativa de contração dos músculos corrugadores após o tratamento (vista frontal).

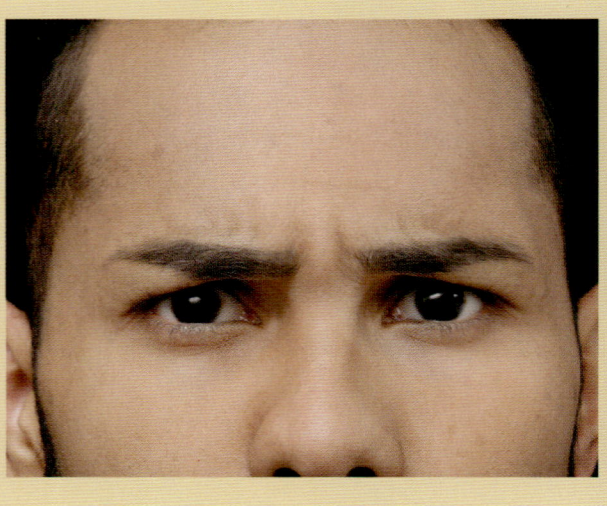
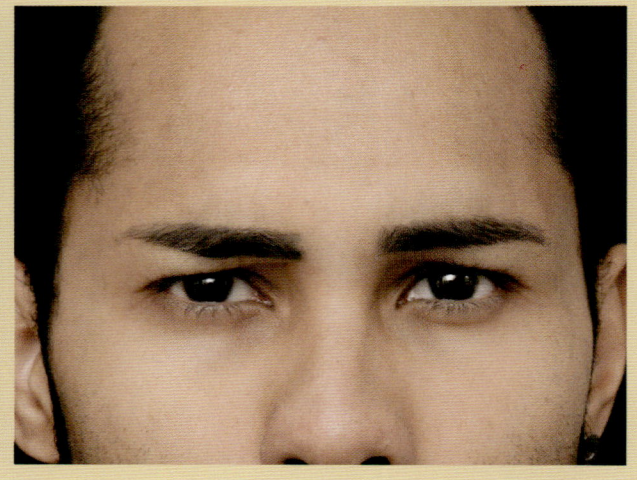

CASO 9

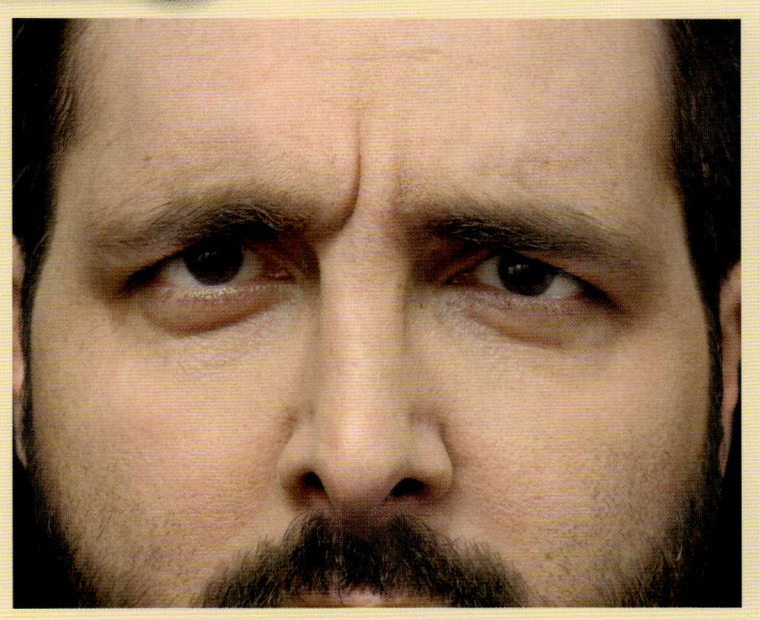 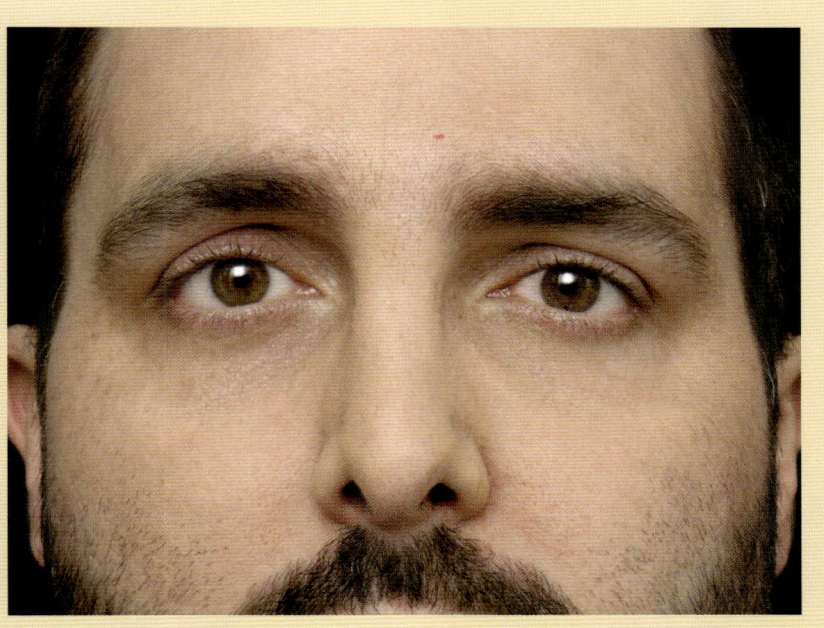

FIGURA 23. Fotos demonstram o tratamento do terço superior da face com BoNTA em paciente do sexo masculino, vista frontal. Observe a suavização das linhas glabelares e perda da força muscular na tentativa de contração dos músculos corrugadores após o tratamento (vista frontal).

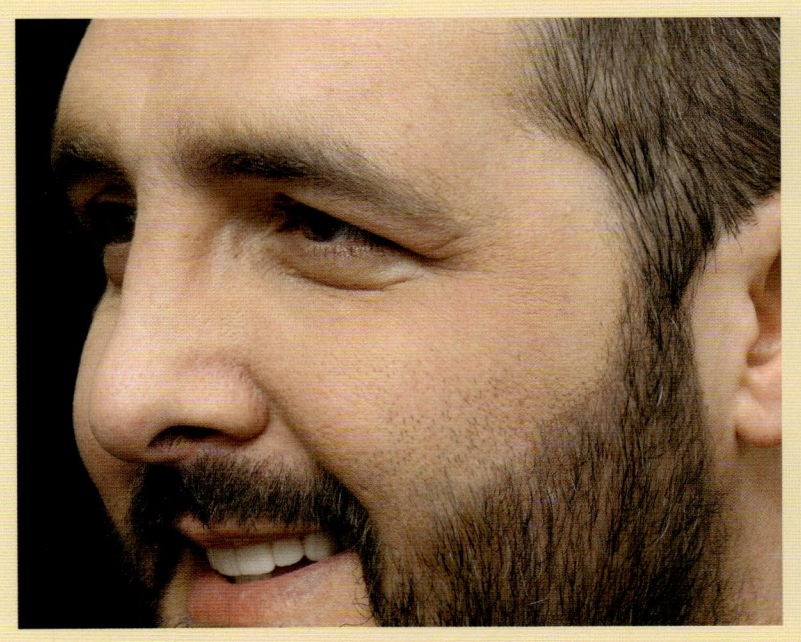 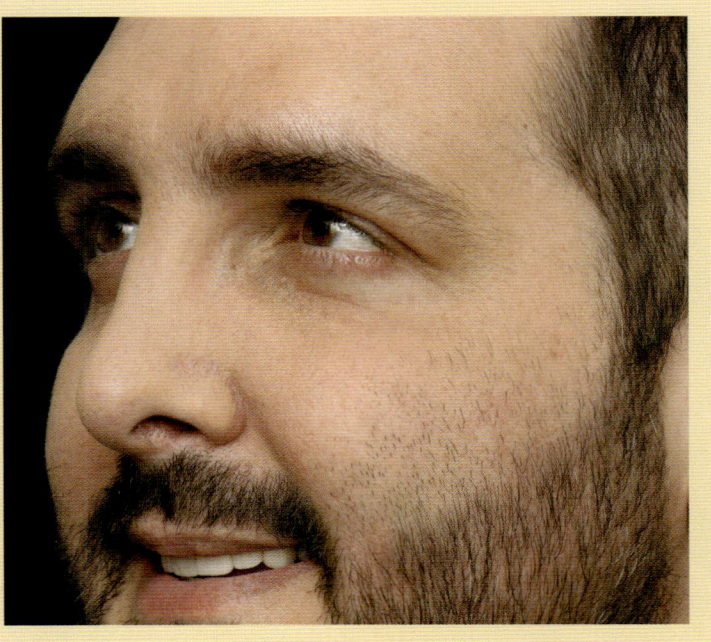

FIGURA 24. Observe a suavização das linhas perioculares ou "pés de galinha" e perda da força muscular durante sorriso após o tratamento (vista oblíqua esquerda).

CASO 10

FIGURA 25. Fotos demonstram o tratamento do terço superior da face com BoNTA em paciente do sexo feminino, vista frontal. Observe a suavização das linhas glabelares e perda da força muscular na tentativa de contração dos músculos corrugadores após o tratamento.

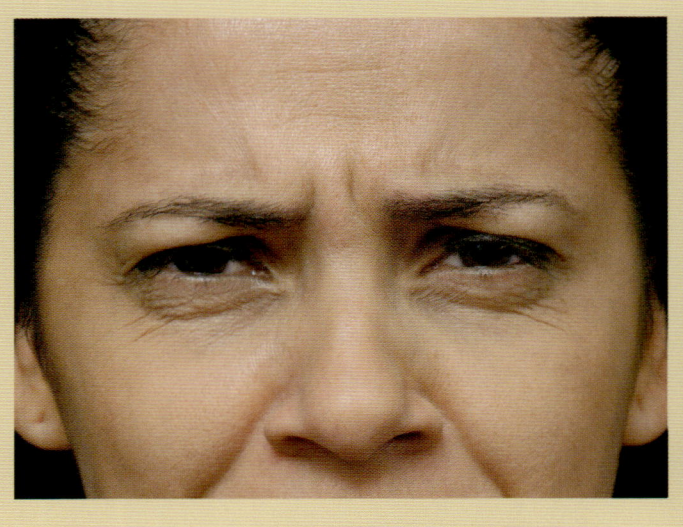
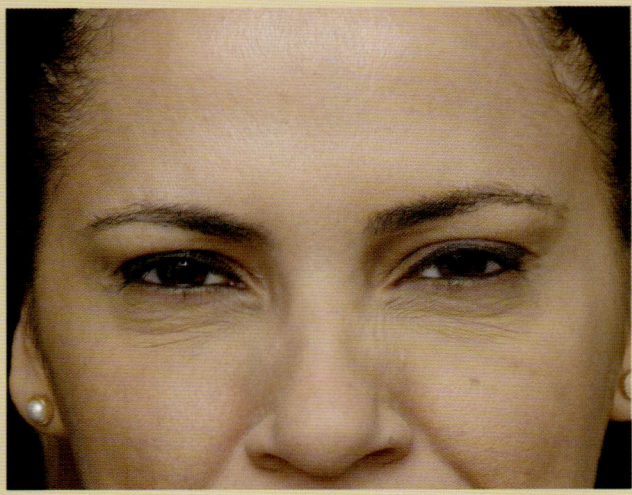

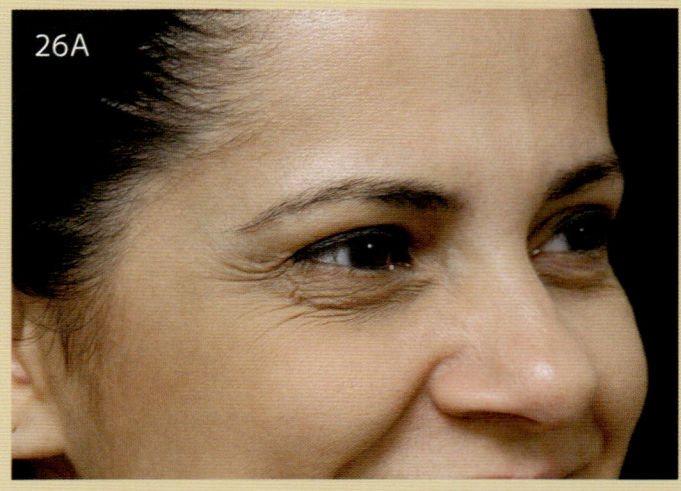
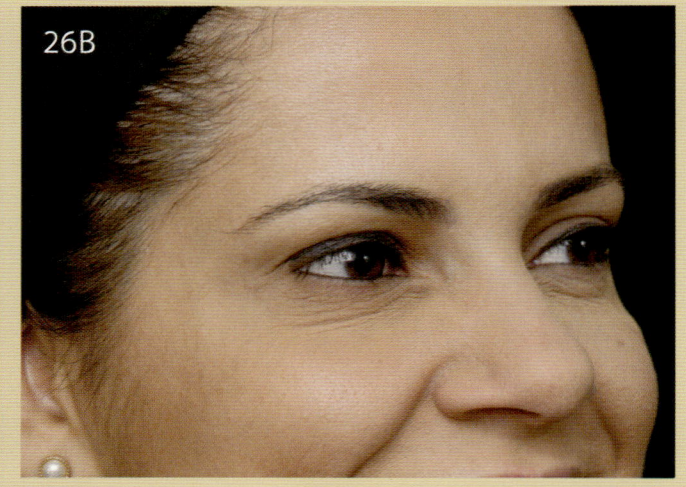

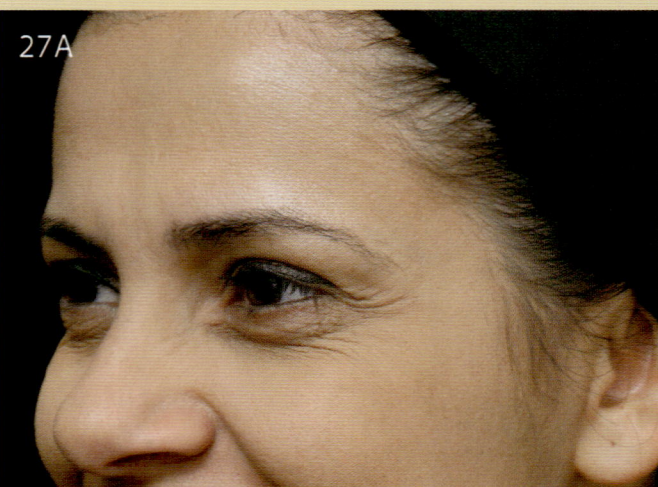
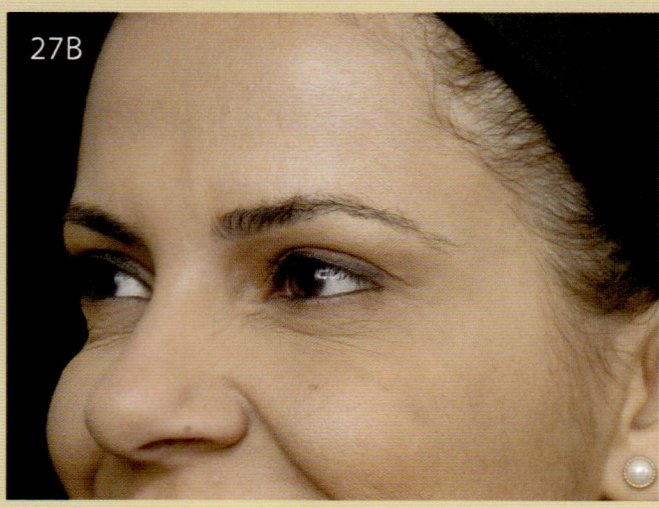

FIGURAS 26 e 27. Observe a suavização das linhas perioculares e discreta elevação da cauda do supercílio após o tratamento (vista oblíqua direita e esquerda).

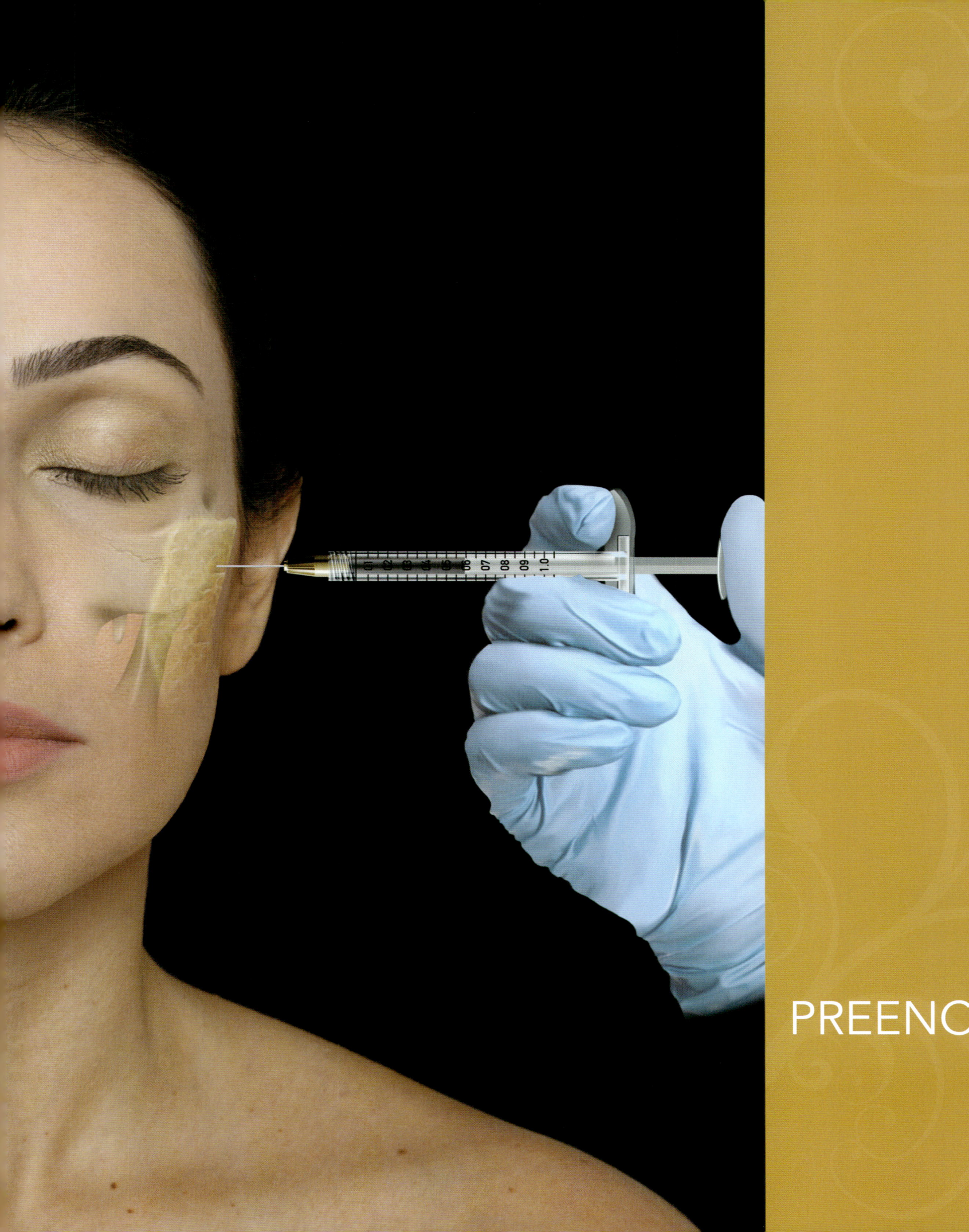

9

PREENCHEDORES
FACIAIS

PREENCHEDORES FACIAIS

Nos últimos anos, houve um grande avanço em relação à compreensão dos processos envolvidos no envelhecimento. Como revisamos na anatomia do envelhecimento, além das mudanças na epiderme, outras alterações significativas ocorrem na gordura subcutânea e no esqueleto craniofacial.

Esse conjunto de fatores levou a uma modificação no paradigma da abordagem terapêutica para o rejuvenescimento facial. A reposição do volume perdido e o reposicionamento dos tecidos moles mostraram-se efetivos no rejuvenescimento, proporcionando otimização dos resultados e uma aparência mais jovem e natural (Figura 1).

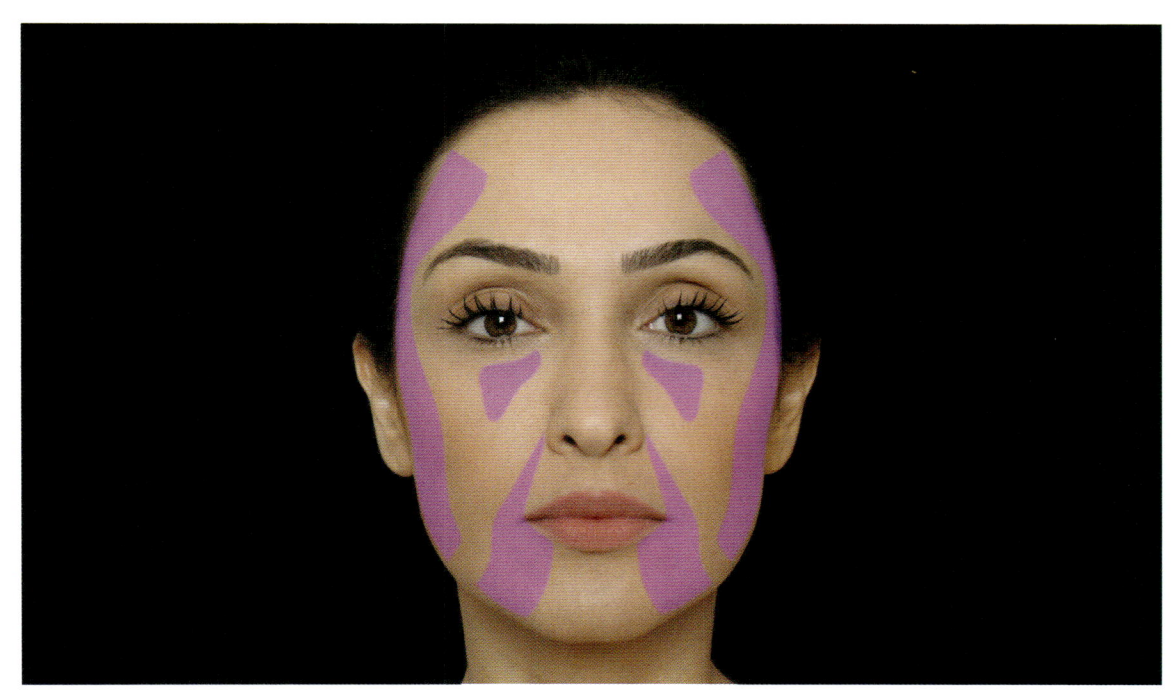

FIGURA 1. Os campos marcados demonstram as possíveis áreas de tratamento com o ácido hialurônico, em paciente de 35 anos com reposição do volume perdido e reposicionamento dos tecidos moles.

Os preenchedores, quando injetados nas áreas da face que perderam volume, podem corrigir algumas das mudanças mais importantes associadas ao processo de envelhecimento facial. Além da arquitetura facial, os preenchedores podem tratar rítides, sulcos e contornos.

TIPOS DE PREENCHEDORES FACIAIS

Os preenchedores faciais são divididos em permanentes e não permanentes. Vários preenchedores e bioestimuladores de tecidos moles injetáveis estão atualmente disponíveis para fornecer volume facial, como o ácido hialurônico (AH), a hidroxiapatita de cálcio, o ácido poli-L-láctico e o polimetilmetacrilato (PMMA). Os preenchedores de ácido hialurônico não são permanentes e a cada dia são mais utilizados.

Considera-se como preenchedor ideal aquele que apresenta as seguintes características: seguro, não alergênico, não teratogênico, consistente, resistente, fácil de aplicar e remover, baixo custo, indolor, armazenamento simples e isento de efeitos adversos ou complicações.

Historicamente, a gordura autóloga é biocompatível, não tem toxicidade e apresenta baixo custo e incidência muito pequena de complicações, por isso, é considerada por muitos como o preenchedor ideal. No entanto, o maior desafio é manter sua viabilidade, pelo fato de haver muita controvérsia na literatura quanto à sua durabilidade.

O conhecimento das alterações morfológicas observadas no envelhecimento somado às propriedades e aos principais conceitos técnicos de novos produtos injetáveis permitem melhores resultados na execução do tratamento nos terços superior, médio e inferior da face. Assim, os preenchedores tornaram-se itens essenciais no arsenal terapêutico para o rejuvenescimento global da face com resultados muito positivos e naturais.

Há muitas opções no mercado, e devemos conhecer de forma profunda e completa cada preenchedor e adotar uma técnica segura para preencher, considerando a anatomia da área a ser injetada para minimizar os riscos e prolongar os benefícios do tratamento (Figura 2).

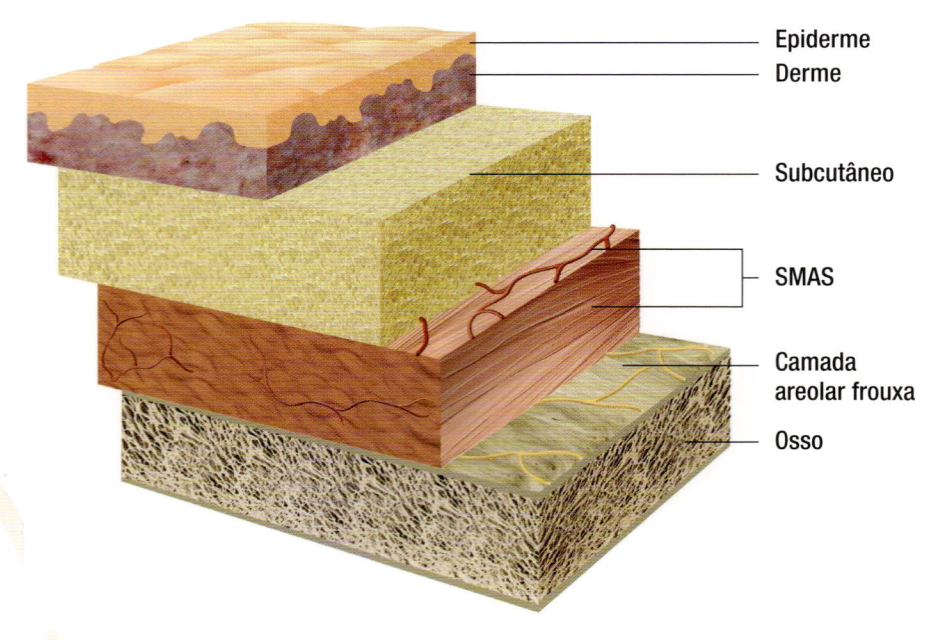

Epiderme
Derme
Subcutâneo
SMAS
Camada areolar frouxa
Osso

FIGURA 2. Representação dos possíveis planos anatômicos de tratamento com a injeção do ácido hialurônico.

A evolução histórica do uso de AH como implante cutâneo está totalmente relacionada à capacidade de as indústrias produzirem uma substância que pudesse garantir o preenchimento das rugas por um tempo aceitável, sem, contudo, deixar de ser biocompatível.

Está plenamente estabelecida na literatura médica que os implantes cutâneos com AH possuem alta segurança em sua utilização. Eventos adversos existem, mas são geralmente temporários, autolimitados e reversíveis.

ÁCIDO HIALURÔNICO

O ácido hialurônico é um glicosaminoglicano abundante na derme humana. É um líquido viscoso formado pelo ácido glicurônico e a N-acetil-glicosamina (Figura 3). Está presente em vários tecidos do corpo humano, incluindo a matriz extracelular da pele, o líquido sinovial das articulações, o humor vítreo dos olhos e nas cartilagens.

Por sua alta capacidade de se ligar a moléculas de água, é uma substância fundamental para a hidratação e volumização tecidual, bem como para o suporte estrutural. Quanto ao pH fisiológico, é um polímero polianiônico e altamente carregado, ligando-se extensivamente à água, com a capacidade de retê-la em até 100 vezes o seu volume.

É uma substância sensível aos radicais livres e à hialuronidase. No decorrer dos anos, passa a ser mais consumido do que produzido, o que contribui para o aparecimento dos sinais do envelhecimento cutâneo.

Atualmente, os preenchedores são produzidos a partir de colônias de *Streptococcus* e sofrem o processo de *cross-linking* para aumentar sua duração. Eles são diferenciados entre si por características estruturais, concentração, tamanho das partículas, método, tipo e quantidade de *cross-linking*. Essa tecnologia consiste em uma mistura de cadeias de ácido hialurônico de alto e baixo peso molecular combinadas mediante o processo

de reticulação, que resulta em um gel altamente eficaz e reticulado. Dessa maneira, essa eficiente rede de reticulação do ácido hialurônico adquire maior resistência à degradação, aumentando o tempo de duração dos resultados, e apresenta mínima expansão do gel, por conta da baixa captação de água aliada à baixa concentração de ácido hialurônico.

CARACTERÍSTICAS FÍSICAS E QUÍMICAS DO ÁCIDO HIALURÔNICO

A combinação de diferentes propriedades físicas e químicas determinará as características finais do produto.

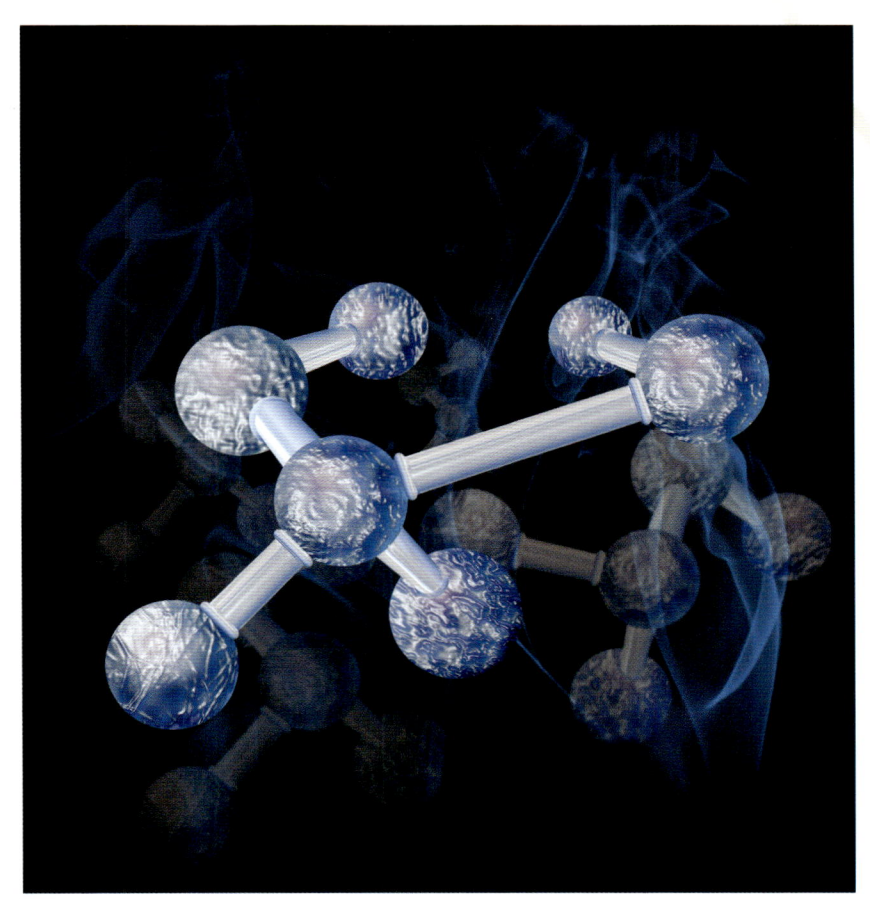

FIGURA 3. Representação molecular do ácido hialurônico – $(C_{14}H_{21}NO_{11})_n$.

Reticulação

O AH, em sua forma natural, tem meia-vida de um a dois dias. Degrada-se pela enzima hialuronidase e por radicais livres, sendo metabolizado pelo fígado em água e gás carbônico.

A reticulação ou o processo de *cross-linking* é importante para o aumento da duração e também pelo fato de poder alterar as características biomecânicas do preenchedor. Os reticuladores mais comuns são divinilsulfona, 1,4-butanodiol diglicidil éter (BDDE) e bisepóxidos. Na reticulação verdadeira, o reticulador liga-se a duas cadeias de AH.

Na pseudorreticulação, o reticulador liga-se a apenas uma cadeia AH, formando um grupo pendente. Quanto maior a densidade de reticulação, maior a dureza ou rigidez do gel. Quando se deseja um gel mais flexível, diminui-se a quantidade de reticulação verdadeira e aumenta-se o número de pseudorreticulação.

Viscosidade

A reologia é o ramo da física que estuda como os materiais se comportam em relação às forças aplicadas. As propriedades físicas podem ser descritas, utilizando uma variedade de termos reológicos como viscosidade complexa (*) e módulo elástico (G'), impactando, assim, o comportamento do tecido, incluindo o suporte estrutural e a capacidade de seu efeito *lifting*.

Os principais termos reológicos utilizados para descrever os géis de AH são:

- **Elasticidade:** é a habilidade de o gel voltar à sua forma original após ter sido deformado.
- **Módulo elástico:** é a capacidade de resistir à deformação enquanto está sendo injetado, representado pelo símbolo G'.
- **Viscosidade:** é a característica que o gel tem de fluir, usada para definir a espessura.
- **Módulo viscoso:** a medida de energia dissipada em um material viscoelástico, representado pelo símbolo G''.

- **Módulo complexo:** o total de resistência à deformação do gel de AH, determinado pela soma do vetor G' e G'', representado pelo símbolo G*.
- **Viscosidade complexa:** é a maneira como o preenchedor flui a partir da agulha, resistindo às forças de cisalhamento, representada pelo símbolo grego η*.
- **Viscoelasticidade:** termo usado para descrever géis de AH que processam em ambas as propriedades de elasticidade e viscosidade.
- ***Shear force*:** uma força externa que é aplicada paralelamente ao gel e colocada entre duas superfícies que deslizam entre si em direções opostas.
- ***Shear thinning*:** diminuição da viscosidade do gel com aumento na taxa de deformação.

A viscosidade complexa refere-se à capacidade da fase fluida de o preenchedor resistir às forças de cisalhamento, enquanto o módulo elástico (G') se relaciona com a capacidade de resistir à deformação no momento em que está sendo injetado. Depois de injetado, a viscosidade complexa e o módulo elástico influenciam o modo como o preenchedor resiste às forças de tensão da pele, causadas pelo movimento facial.

Um preenchedor de alto valor de módulo elástico tem maior capacidade de resistir às alterações de forma, sendo influenciado por seu grau de *cross-linking* e por sua concentração, tanto maior quanto mais elevados forem esses parâmetros.

Peso molecular e concentração

O peso molecular do AH é proporcional ao número de repetições do dissacarídeo composto por ácido D-glicurônico e N-acetil-D-glicosamina. Os AHs utilizados na fabricação de preenchedores variam de 500 kDa a 6.000 kDa. A concentração corresponde ao total de AH expresso em mg/mL. A concentração total de AH consiste na soma do gel de AH insolúvel e AH livre.

Alguns produtos apresentam AH livre como parte fluida e solúvel do gel, para facilitar a extrusão do preenchedor por meio de agulhas mais finas.

Turgescência

A predisposição de um gel reter água depende do processo utilizado para hidratá-lo. Géis totalmente hidratados ou em equilíbrio não reterão água após serem implantados. Essa capacidade também depende da concentração do AH, da densidade de reticulação e do processo utilizado para hidratar o gel.

Tamanho das partículas e força de extrusão

O gel reticulado de AH deve ser constituído por partículas de tal tamanho para que possam ser injetadas por agulha de espessura apropriada. A força de extrusão pode ser diminuída por meio da redução do tamanho das partículas.

Tipos de preenchedores

Existem atualmente no mercado três tipos de preenchedores: bifásico, monofásico monodensificado e monofásico polidensificado. Os preenchedores bifásicos consistem em cadeias de AH reticuladas suspensas em uma mistura de AH não reticulado e solução de cloreto de sódio, que atua como lubrificante, permitindo que a mistura passe por água apropriada, e são mais viscosos que os demais. Durante o processo de manufatura, blocos de gel do AH são trabalhados de maneira a criar partículas do tamanho desejado, que estão dispersadas na fase solúvel. Os géis monofásicos não passam por esse processo de "particulação" e consistem em gel homogêneo. Os monodensificados são géis homogêneos, produzidos em um único estágio de reticulação, e os polidensificados são reticulados em um primeiro estágio e, no segundo estágio, sofrem novo processo de reticulação, com adição de mais AH.

ESCOLHA DO PRODUTO

Existem inúmeras marcas de implantes de AH no mercado. Cada uma apresenta características específicas e diferenças importantes que precisam ser consideradas, pois estas podem ter impacto nos resultados do tratamento (Quadros 1 a 4).

A combinação das diversas propriedades permite a fabricação de ácidos hialurônicos com longevidade, graus de viscosidade e firmeza peculiares. Sendo assim, cada um terá indicação para determinada área anatômica do rosto, plano de aplicação apropriado e graus diferentes de volumização (Figuras 4 a 7).

Quadro 1. Principais características dos produtos para hidratação injetável

	Juvéderm® Volite	Princess® Rich	Restylane® Vital	Restylane® Vital Light	Teosyal® Meso	Stylage® Hydro
Origem	França	Áustria	Suécia	Suécia	Suíça	França
Laboratório/ Distribuidor	Allergan	Croma-Pharma	QMED/Galderma	QMED/Galderma	Teoxane/Cristália	Vivacy/Meizler
Concentração (mg/mL)	12	18	20	12	15	14
Agulha	32 G ½	30 G ½	30 G ½	30 G ½	30 G ½	30 G 1/8
Nível da aplicação	Derme profunda	Derme superficial	Derme profunda	Derme profunda	Derme superficial	Derme superficial
Embalagem	2 mL x 1 mL	1 mL x 1 mL	1 mL x 1 mL	1 mL x 1 mL	2 mL x 1 mL	2 mL x 1 mL
Reticulação	Reticulado (VYCROSS)	Não reticulado	Reticulado (NASHA)	Reticulado (NASHA)	Não reticulado	Não reticulado
Protocolo de tratamento do fabricante	1 aplicação a cada 9 meses	3 aplicações em intervalos de 2-3 semanas, após, conforme necessário	3 aplicações com intervalos de 4 semanas. Repetir após 6 meses	3 aplicações com intervalos de 2 a 4 semanas. Repetir após 4 a 6 meses	De 2 a 3 aplicações em um período de 2 a 4 semanas. Manutenção a cada 2 ou 3 meses	3 aplicações com intervalos de 3 semanas a 1 mês

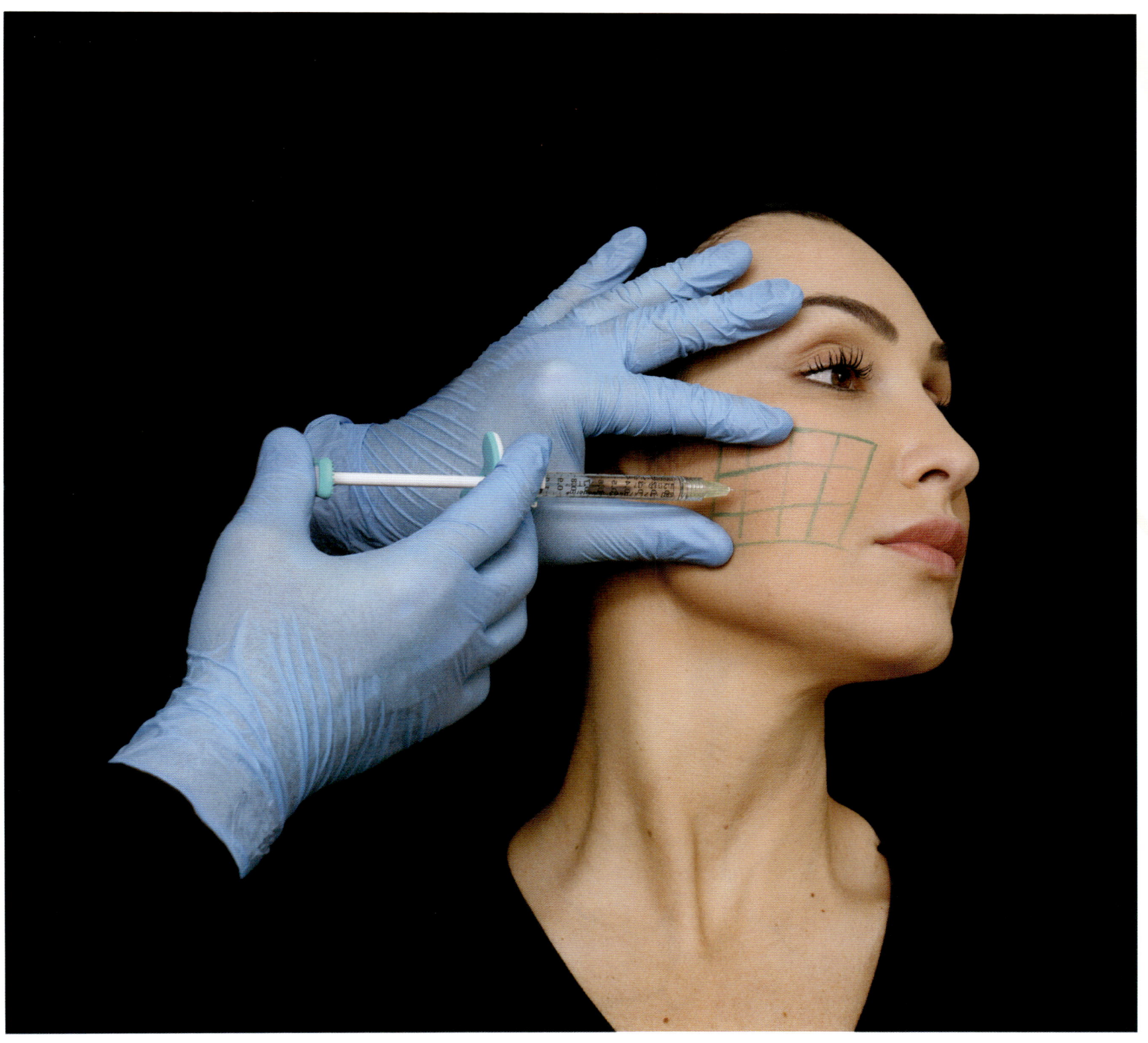

FIGURA 4. Demonstração do tratamento de hidratação profunda da pele. Neste caso, aplicação de gotas de Juvéderm® Volite em cada área de 1 cm², com agulha em angulação de 45 graus em hemiface direita.

Quadro 2. Preenchedores para rugas médias e sulcos e suas principais características

		Juvéderm® Ultra	Juvéderm® Volbella	Princess® Filler	Restylane®	Perfectha® Derm	Emerval® Classic	Belotero® Balance	Teosyal® Global Action	Teosyal® Touch up	Rennova® Fill
País de origem	–	França	França	Áustria	Suécia	França	Suíça	Alemanha	Suíça	Suíça	Itália
Laboratório	–	Allergan	Allergan	Croma-Pharma	QMED	ObvieLine	Galderma	Merz	Teoxane	Teoxane	Cromus
Distribuidor BR	–	Allergan	Allergan	Croma-Pharma	Galderma	Sinclair	Galderma	Merz	Cristália	Cristália	Innova Pharma
Concentração	mg/mL	24	15	23	20	20	20	22,5	25	25	23
Agulha	–	30 G ½	2 x 30 G ½	2 x 27 G ½		2 x 30 G ½	2 x 30 G ½	1 x 30 G e 1 x 27 G	1 x 30 G ½	1 x 30 G ½	2 x 1 x 27 G
Indicação	–	Rugas médias e lábios	Rugas superficiais e depressões cutâneas médias, aumento e protusão labiais	Correção de rugas e pregas faciais moderadas a graves, aumento do volume dos lábios e auxiliar no tratamento reconstrutivo de lipoatrofia facial	Rugas faciais, contorno e definição labial	Correções moderadas de face e contorno dos lábios	Rugas médicas ou para remodelação malar, do mento, sobrancelhas, depressão infrapalpebral e lábios	Correção de linhas moderadas e técnica Blanching	Rugas moderadas/ médias	Rugas moderadas. Ideal para retoques	Sulcos e rugas moderadas. Contorno e aumento de lábios
Área de aplicação	–	Derme média	Derme superficial ou média, mucosa dos lábios	Derme média	Derme média	Derme média	Derme média	Derme superficial e média	Derme papilas/ média	Derme papilas/ média	Derme média
Embalagem	Seringa	2 x 0,8 mL	2 x 1 mL	1 x 1 mL	1 x 1 mL	1 x 1 mL	1 x 1 mL	1 x 1 mL	2 x 1 mL	2 x 0,5 mL	1 x 1 mL
Agente reticulador	–	BDDE	BDDE	BDDE	BDDE	BDDE	BDDE	–	BDDE	BDDE	BDDE
Aditivos	–	Lidocaína 0,3%	Lidocaína 0,3%	Tampão fosfato, NaCl	Lidocaína 0,3%	Lidocaína 0,3%	Lidocaína 0,3%	Lidocaína 0,3%	Sem aditivos	Sem aditivos	Sem aditivos
Duração	Meses	9	12	Até 8	–	De 6 a 12	De 6 a 9	–	Até 9	Em média, até 9	De 6 a 12

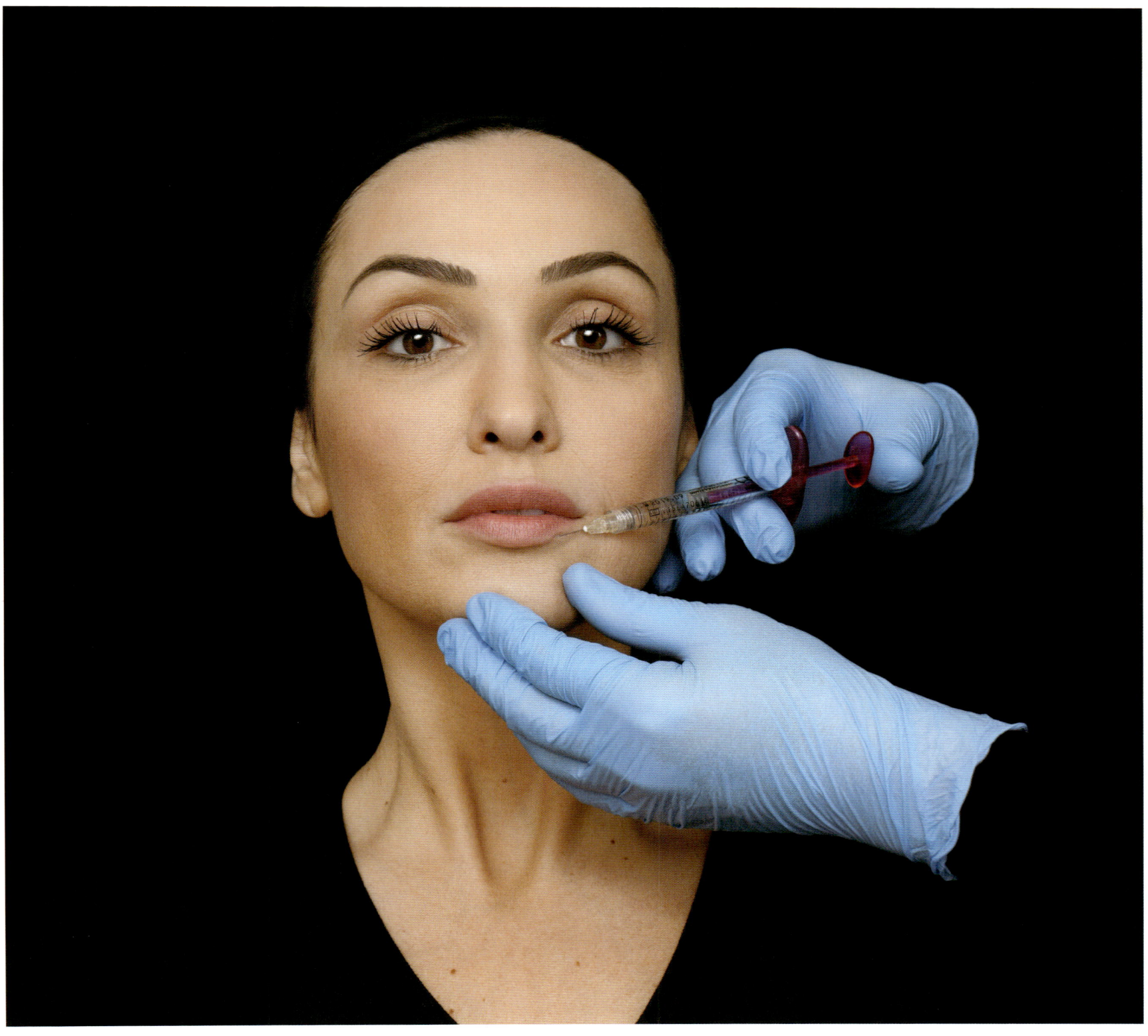

FIGURA 5. Demonstração do tratamento do contorno labial com Juvéderm® Volbella. Simulação da penetração da agulha na transição cutâneo-mucosa.

Quadro 3. Preenchedores para sulcos moderados a profundos e suas principais características

		Juvéderm® Volift	Juvéderm® Ultra Plus	Princess® Volume	Emervel® Deep	Restylane® Perlane	Teosyal® Deep Lines	Teosyal® Ultra Deep	Belotero® Intense	Perfectha® Derm Deep	Rennova® Lift	Stylage® L
País de origem	–	França	França	Áustria	Suíça	Suécia	Suíça	Suíça	Suíça	França	Áustria	França
Laboratório	–	Allergan	Allergan	Croma-Pharma	Galderma	QMED	Teoxane	Teoxane	Anteis	ObvieLine	Croma	Vivacy
Distribuidor BR	–	Allergan	Allergan	Croma-Pharma	Galderma	Galderma	Cristália	Cristália	Merz	Mantecorp	Innova Pharma	Meizler
Concentração	mg/mL	17,5	24	23	20	100.000 partículas/mL	25	25,5	25,5	8.000 partículas/mL 20	23	24
Agulha	–	2 x 30 G ½	27 G ½	2 x 27 G ½	27 G ½	27 G ½	27 G ½	25 G 1	2 x 27 G ½	27 G ½	27 G ½	27 G ½
Indicação	–	Rugas profundas, contorno facial e restauração de volume	Rugas médias e lábios	Correção de rugas e pregas mais profundas, aumento ou restauração do volume da face, remodelamento dos contornos faciais e auxiliar no tratamento reconstrutivo de lipoatrofia facial	Rugas médias e profundas	Rugas faciais, contorno e definição labial	Rugas profundas	Rugas muito profundas e aumento de pequeno volume	Rugas profundas, contorno da face, volume de lábios, correção de depressões faciais	Rugas profundas e sulcos e aumento de volume de lábios	Rugas profundas e contorno facial	Rugas profundas
Área de aplicação	–	Derme profunda ou muco labial	Derme média	Derme profunda ou hipoderme	Derme média	Derme média	Derme produnda	Derme muito profunda	Derme média e profunda	Derme profunda	Derme profunda	Derme profunda
Embalagem	Seringa	2 x 1,0 mL	2 x 1,0 mL	1 x 1 mL	1 x 1,0 mL	1 x 1,0 mL	2 x 1 mL	2 x 1 mL ou 2 x 1,2 mL	1 x 1 mL	1 x 1 mL	1 x 1 mL	2 x 1,0 mL
Agente reticulador	–	BDDE	BDDE	BDDE	BDDE	BDDE	BDDE	BDDE	BDDE	BDDE	BDDE (1,4-butanodiol diglicidil éter)	BDDE
Aditivos	–	Lidocaína 0,3%	Lidocaína 0,3%	Lidocaína 0,3%	Lidocaína	–	Sem aditivos	Sem aditivos	Sem aditivos ou com lidocaína	–	Sem aditivos	Manitol
Duração	Meses	15	9		9	–	Até 9	Até 12	De 9 a 12	De 8 a 12	De 6 a 12	15

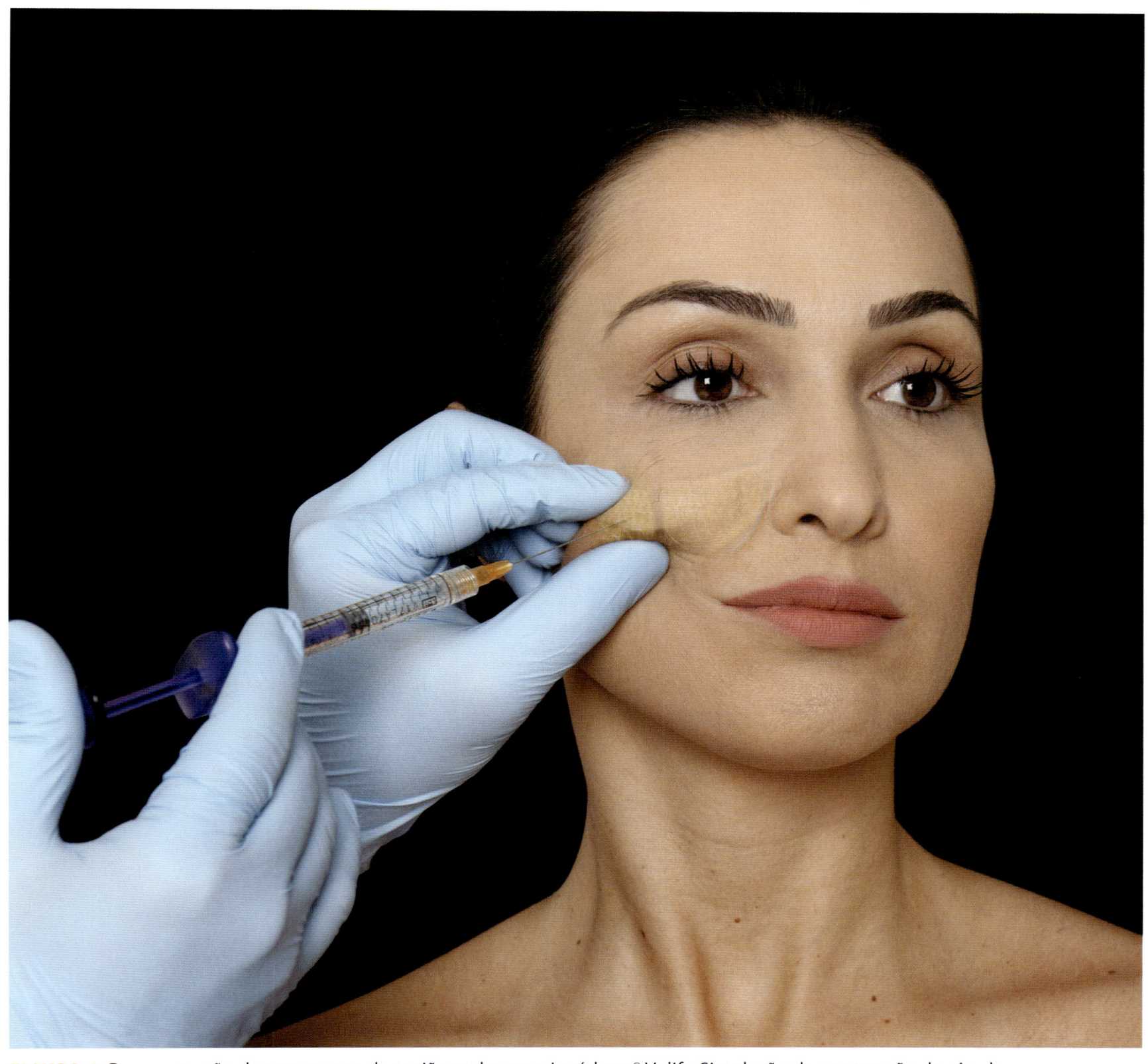

FIGURA 6. Demonstração do tratamento da região malar com Juvéderm® Volift. Simulação da penetração da cânula.

Quadro 4. Preenchedores volumizadores disponíveis no mercado

	Juvéderm® Voluma	Princess® Volume Plus	Renova® Lift	Restylane® Volume	Teosyal® Ultimate	Belotero® Volume	Perfectha® Subskin
Concentração (mg/mL)	20	25	23	20	22	26	20
Local de aplicação	Subcutâneo e supraperiosteal	Derme profunda, subcutâneo ou supraperiosteal	Derme profunda ou subcutâneo	Subcutâneo e supraperiosteal	Subcutâneo e supraperiosteal	Subcutâneo e supraperiosteal	Subcutâneo e supraperiosteal
Apresentação da seringa (mL)	1	1	1	1	3	1	3
Laboratório	Allergan	Croma-Pharma	Croma-Pharma	Galderma	Teoxane	Merz	Sinclair Pharma

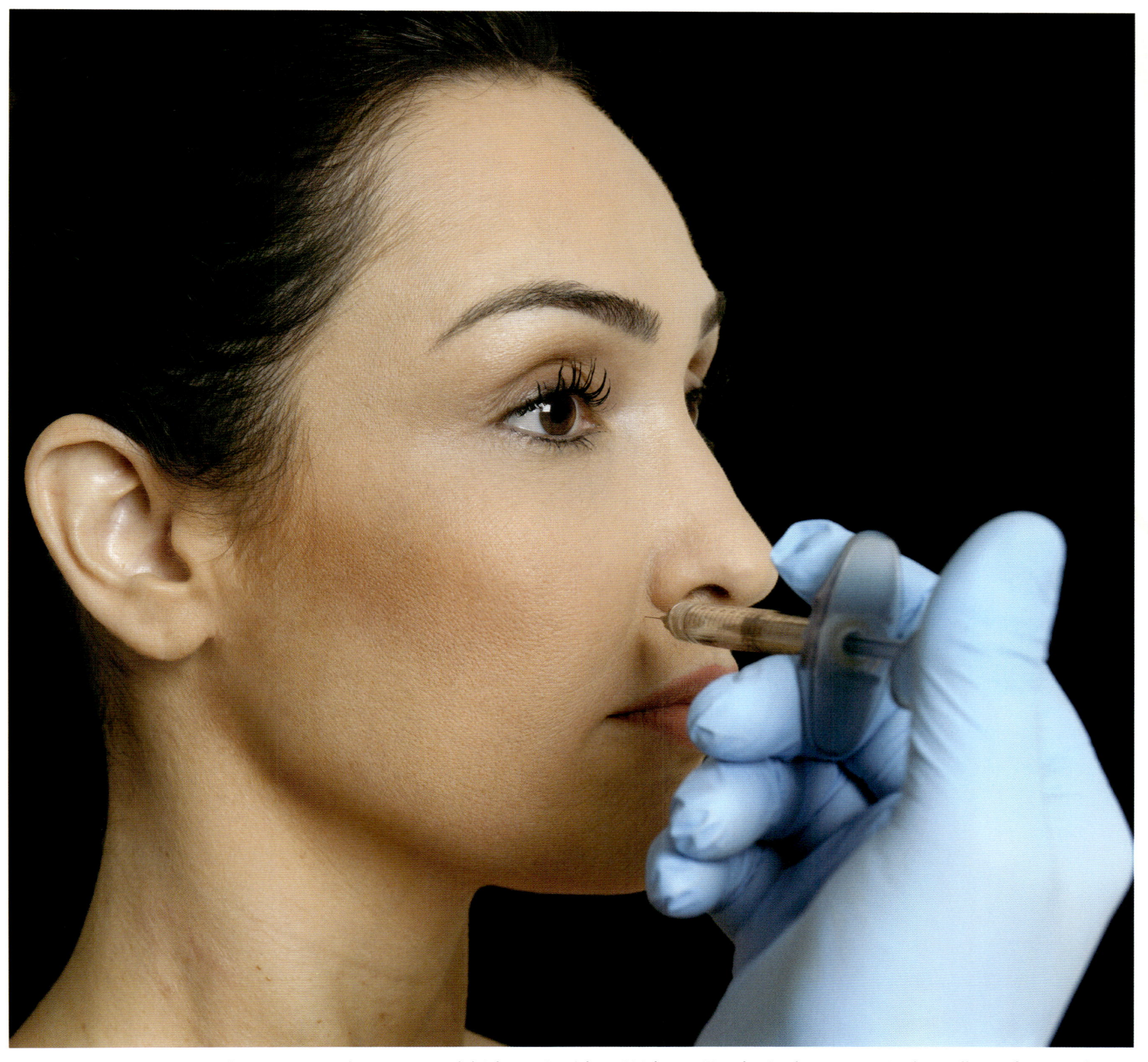

FIGURA 7. Demonstração do tratamento da região nasolabial com Juvéderm® Voluma. Simulação da penetração da agulha na fossa piriforme.

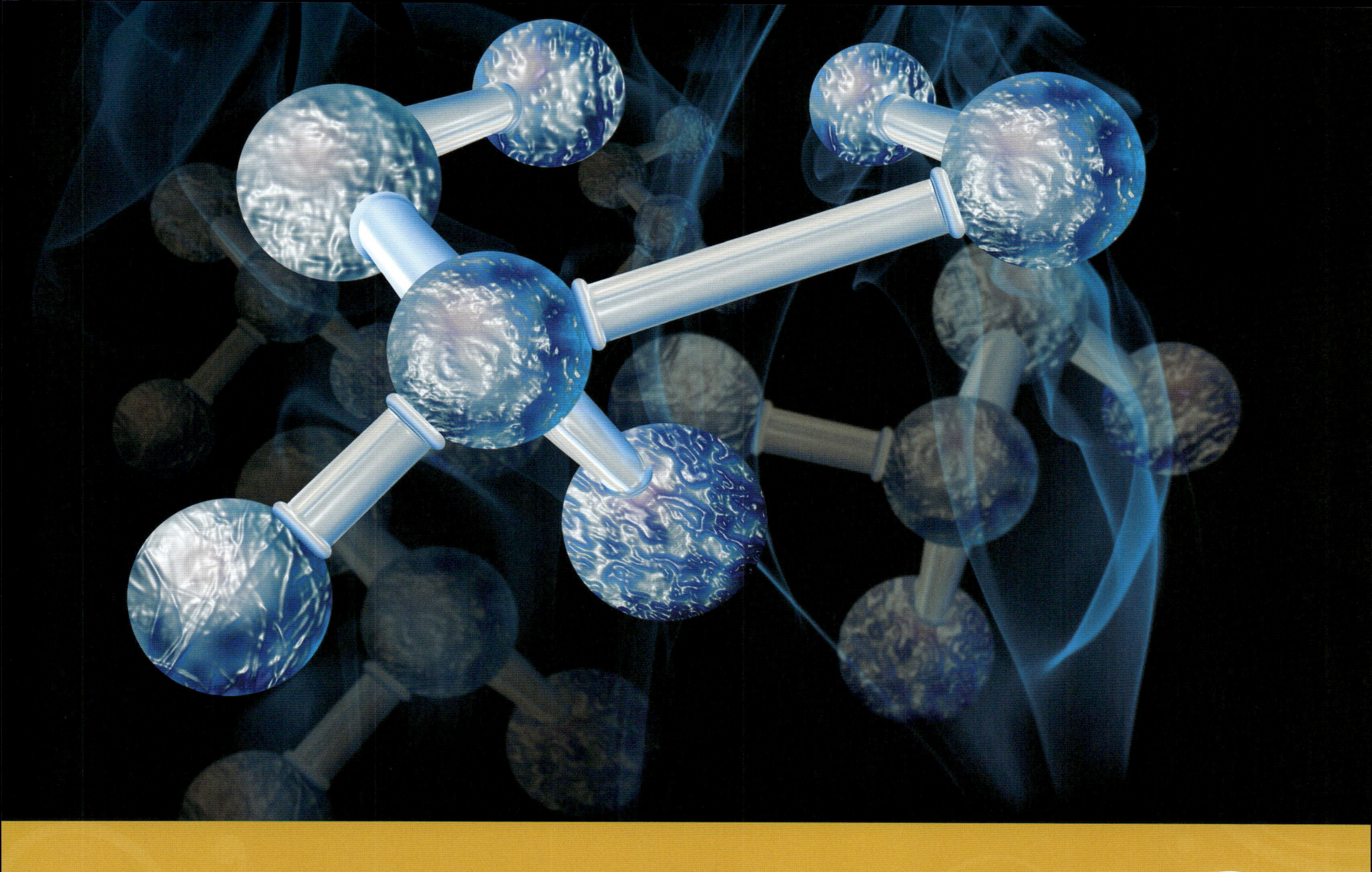

APLICAÇÕES TERAPÊUTICAS DO ÁCIDO HIALURÔNICO

APLICAÇÕES TERAPÊUTICAS DO ÁCIDO HIALURÔNICO

MUDANÇA DE CONCEITO EM REJUVENESCIMENTO

O tratamento do envelhecimento facial sofreu uma significativa mudança de paradigma na última década. Além do reposicionamento da pele e do sistema aponeurótico superficial por meio de várias técnicas de *lifting*, o rejuvenescimento facial também passou a ser realizado com volumização (Figuras 1 e 2).

Muitas vezes, apenas a reposição de volume consegue resultados efetivos e satisfatórios, sem que sejam necessárias outras formas de tratamento.

Diante disso, atualmente, a cada dia novos produtos injetáveis são desenvolvidos, cabendo ao médico ficar atualizado e adaptar sua abordagem de tratamento para o envelhecimento facial.

Os preenchedores sintéticos são injetados na face de forma minimamente invasiva, estão facilmente disponíveis e, além de proporcionarem a volumização da área tratada, promovem um efeito secundário de integração do ácido hialurônico (AH) ao tecido, resultando em uma pele mais hidratada e estruturada, com colágeno e elastina.

No entanto, há variáveis que dependem da característica de cada produto, incluindo o custo, o período de duração do material de preenchimento *in vivo* e o resultado proposto para a satisfação integral do paciente. Sendo assim, é fundamental a necessidade de selecionar o material e as técnicas de aplicação apropriados para otimização dos resultados estéticos.

Neste livro, focamos a técnica de MD Codes™, a qual foi mundialmente difundida nos últimos anos. Essa técnica foi desenvolvida pelo cirurgião plástico brasileiro Mauricio de Maio e licenciada pela Allergan.

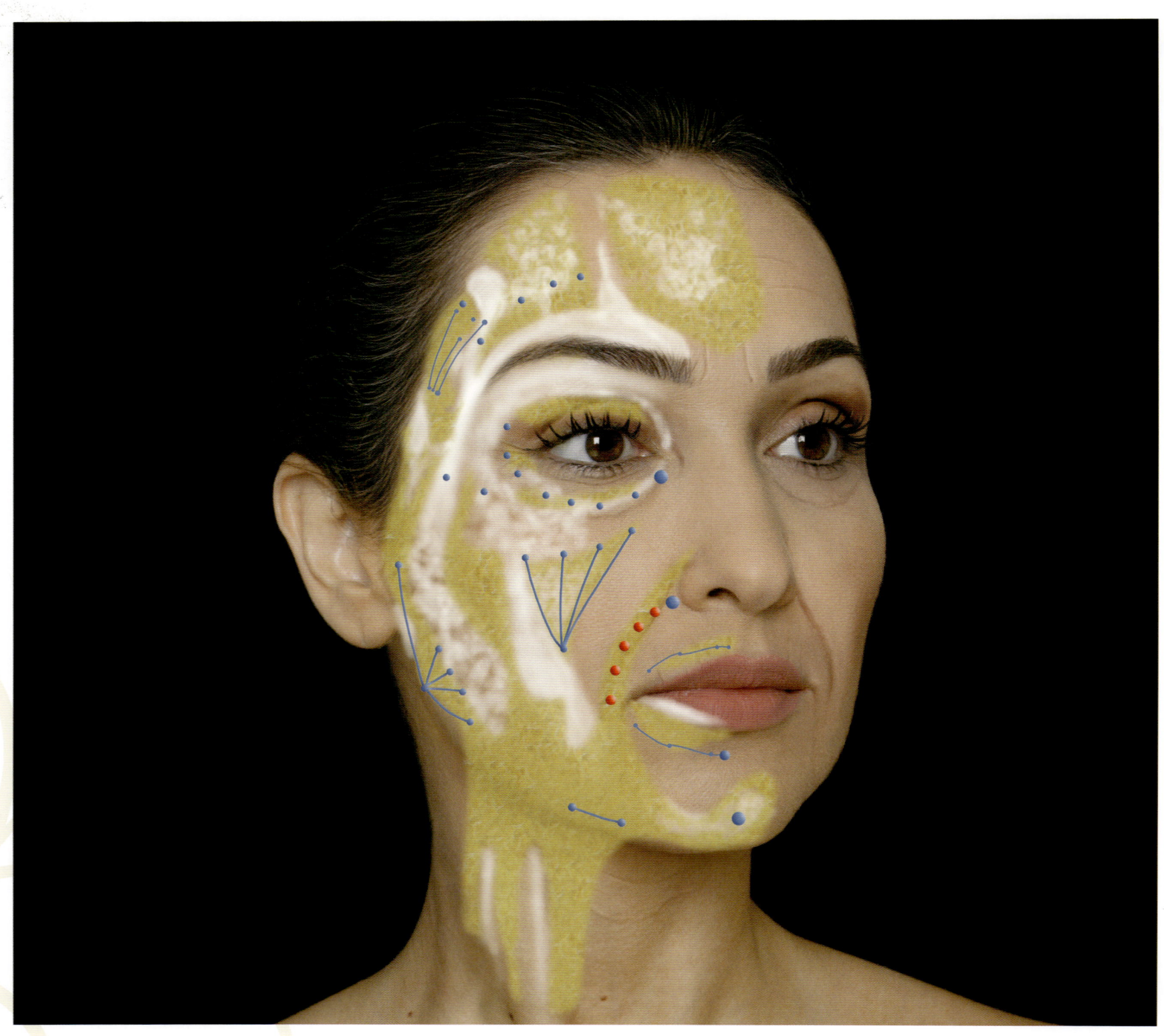

FIGURA 1. Mudança de conceito. Os pontos e traços azuis correspondem às possibilidades de aplicação do ácido hialurônico para reposição de volume e contorno facial. Os pontos vermelhos na região do sulco nasolabial correspondem a uma das únicas áreas tratadas no passado para se atingir o rejuvenescimento facial.

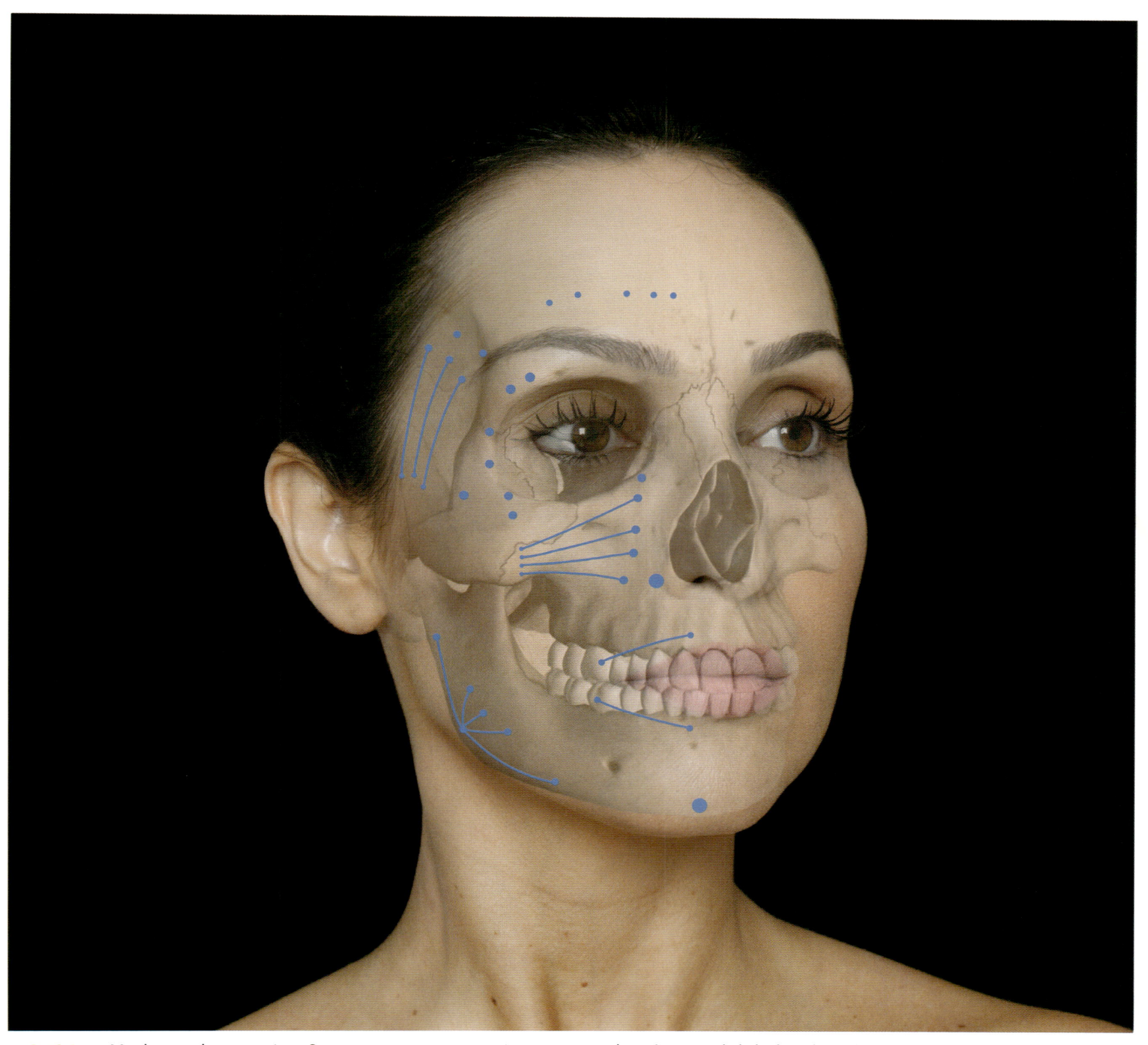

FIGURA 2. Mudança de conceito. Os pontos e traços azuis correspondem às possibilidades de aplicação do ácido hialurônico nos planos profundos.

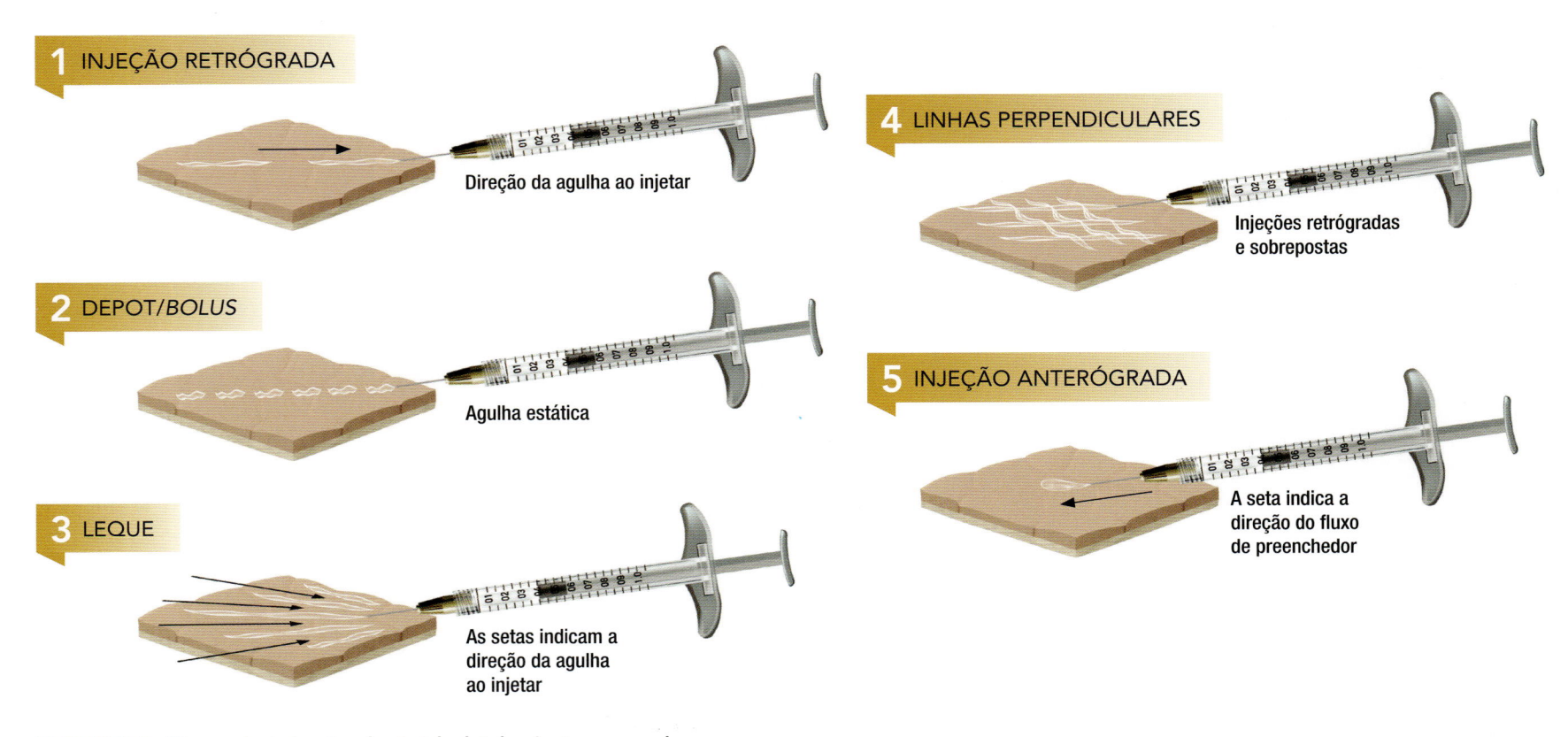

FIGURA 3. Tipos de injeção do ácido hialurônico na pele.

Para facilitar a didática, descreveremos as aplicações terapêuticas do ácido hialurônico, subdividindo em terços superior, médio e inferior da face. Embora a abordagem terapêutica envolva conceitos regionais da área a ser estudada, cada paciente sempre deverá ser avaliado de maneira personalizada e tratado como um todo.

APLICAÇÕES TERAPÊUTICAS

Terço superior da face (Figura 4)

Têmporas

A região temporal corresponde à área que é delimitada, na parte superior, pela linha temporal (sutura temporal); na inferior, pelo arco zigomático; na anterior, pelo rebordo orbitário externo; e,

na lateral, pela linha de implantação capilar. Em uma pessoa jovem, as têmporas são planas ou levemente convexas, mas, com o envelhecimento, tornam-se côncavas.

As duas áreas do terço superior da face mais passíveis de volumização são as têmporas e a região dos supercílios. A perda de volume das áreas temporais causa um profundo efeito sobre o envelhecimento facial, não apenas denotando o efeito da senilidade, mas também uma aparência esquelética pouco saudável.

A volumização das têmporas tem a vantagem de promover uma elevação suave da cauda da sobrancelha, bem como o arredondamento da face no terço superior, o que confere uma aparência mais jovem.

De acordo com Raspaldo (2012), o grau de envelhecimento da região temporal pode ser classificado em quatro estágios, de I a IV (Quadro 1).

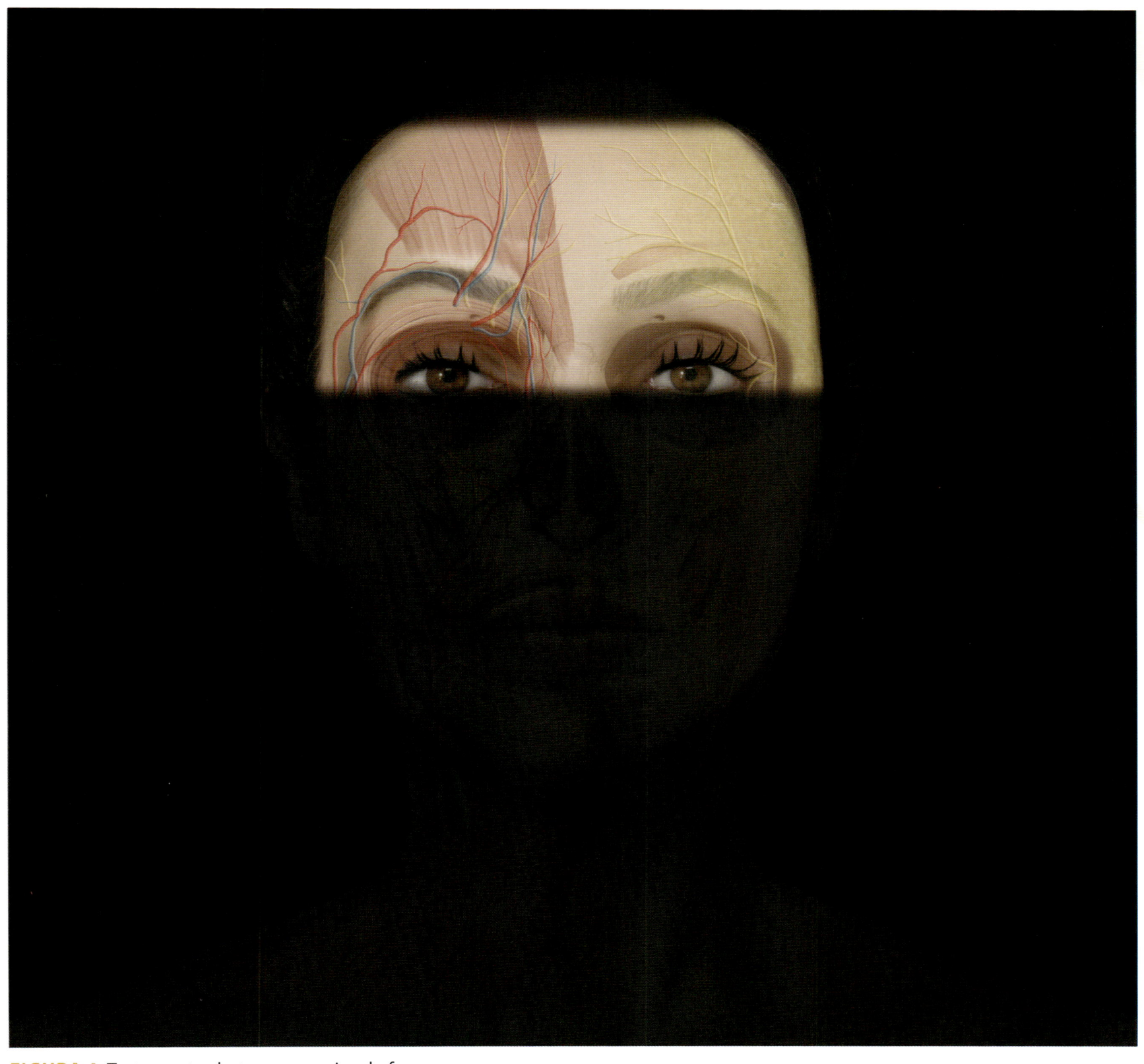

FIGURA 4. Tratamento do terço superior da face.

Quadro 1. Classificação do grau de envelhecimento da região temporal (Raspaldo, 2012)

1	Fossa temporal convexa ou plana
2	Depressão leve
3	Concavidade da fossa temporal, com alguns vasos visíveis e ptose da cauda do supercílio
4	Esqueletização da fossa temporal e ossos visíveis, vasos muito visíveis, concavidade grave

Região frontal e supercílios

Apesar de a unidade cosmética da fronte parecer um arco convexo, o osso frontal não é uniformemente convexo. Em ambos os lados da região frontal, cerca de 3 centímetros acima do rebordo supraorbital, há uma elevação arredondada, a eminência frontal. Inferiormente, há os arcos superciliares, mais proeminentes medialmente e separados entre si pela glabela, que são mais visíveis no homem do que na mulher. O remodelamento ósseo e a atrofia do tecido subcutâneo abaixo da eminência frontal resultam em concavidade acima das sobrancelhas. Geralmente, a revolumização da área entre a tuberosidade frontal e o arco supraciliar é o suficiente quando desejamos o rejuvenescimento da região frontal.

Glabela

O ângulo glabelar diminui durante o processo de envelhecimento, tanto nos homens quanto nas mulheres. Além disso, ocorre perda de gordura local, que é agravada pelo adelgaçamento da pele e por movimentos musculares repetitivos. O preenchimento profundo dessa região eleva medialmente a sobrancelha e a base nasal e pode associar-se à toxina botulínica e ao preenchimento superficial para aliviar as linhas horizontais e verticais provocadas pela contração dos músculos prócero e corrugador, respectivamente.

Terço médio da face (Figura 5)

O terço médio da face desempenha papel integral na estética do envelhecimento facial. A volumização dessa região não só afeta o terço médio propriamente dito, mas também fornece um vetor de elevação para o terço inferior da face, em particular, os sulcos nasolabiais, em menor medida, as "linhas de marionetes" e o mento.

Para compreender o tratamento dessa região, precisamos estudar as características do envelhecimento dessa área. Um rosto jovem e atraente caracteriza-se por uma região malar bem contornada e convexa.

Uma das áreas do terço médio da face que servem de sustentação para a região das bochechas inclui as regiões zigomática e eminência zigomática. O tratamento envolve a injeção do produto na eminência do osso zigomático e nas regiões de maior perda de volume nas regiões malar e malar anterior.

O envelhecimento do esqueleto do terço médio da face reflete-se sobre os tecidos moles que o recobrem. Sabe-se que uma alteração de perda de volume na região orbitomaxilar conduz a alterações nos tecidos moles sobrejacentes, criando o aspecto envelhecido do terço médio facial. A volumização da região malar requer conhecimento profundo de anatomia, senso estético aguçado e habilidade do injetor.

As alterações ósseas que ocorrem envolvem aumento no tamanho das órbitas, além de diminuição do tamanho medial da maxila, correspondente à expansão da abertura piriforme.

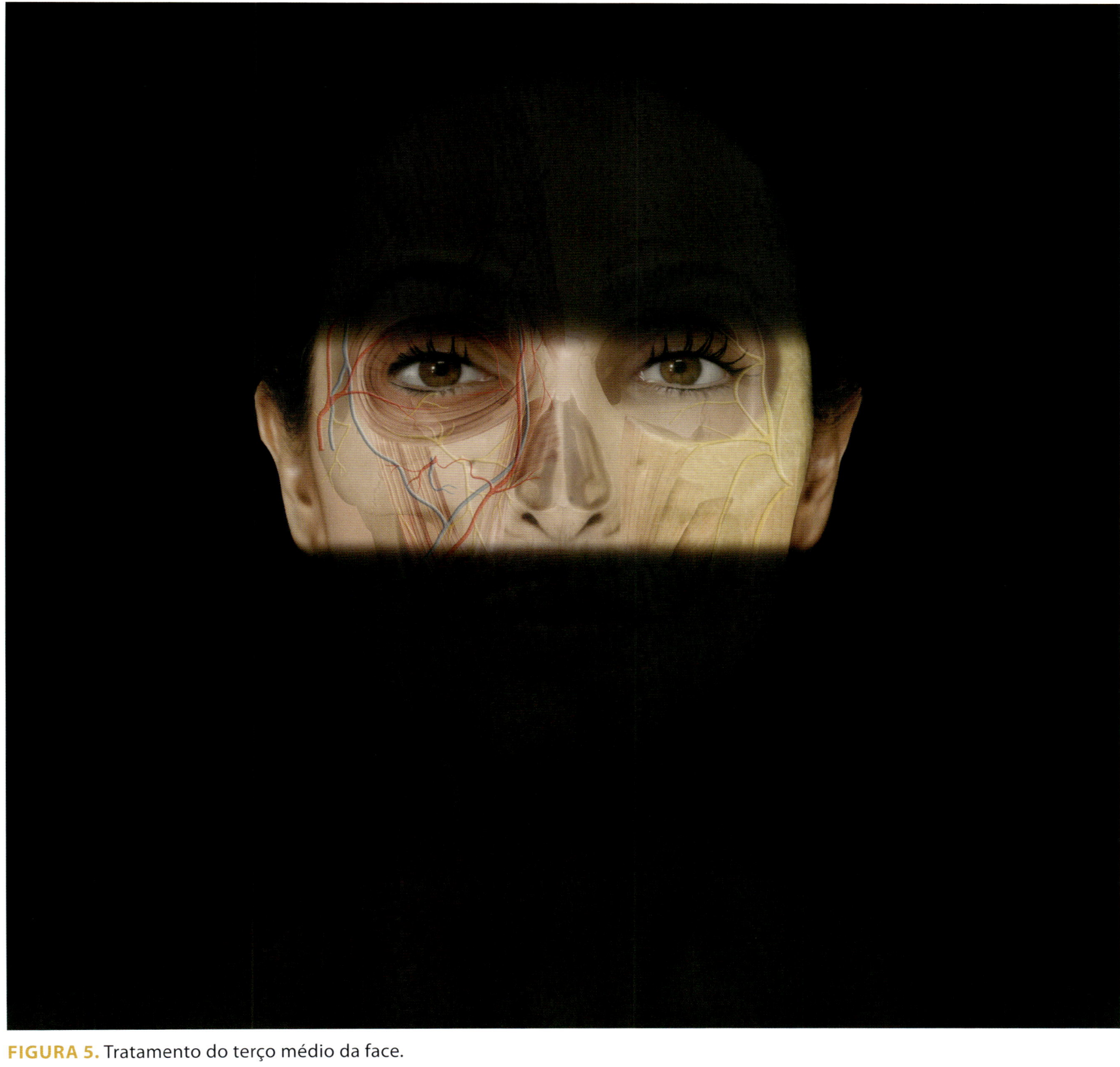

FIGURA 5. Tratamento do terço médio da face.

Essas mudanças são transmitidas aos tecidos moles que recobrem a região e ajudam a explicar o envelhecimento.

Finalmente, uma outra mudança significativa que ocorre no terço médio da face é a alteração na forma orbital, particularmente em razão do aumento na distância medial superior e lateral inferior da órbita óssea. Essa mudança contribui para o ectrópio senil, e a exposição das alterações pode ser modificada pela volumização do terço médio da face e pode resultar na melhora do posicionamento dos tecidos moles do terço médio e, em certa medida, do terço inferior também.

Sulco nasojugal (tear trough)

O sulco nasojugal estende-se inferolateralmente do canto medial até a linha mediopupilar. Lateralmente a esse ponto, pode-se observar, em alguns pacientes, outra fenda, o sulco palpebromalar. Em alguns casos, com o envelhecimento, os dois sulcos se fundem, formando um único sulco contínuo, que demarca nitidamente a protrusão da gordura orbital, cranialmente, e a região malar, muitas vezes já atrófica, distalmente.

Além da alteração da abertura orbital que ocorre com o envelhecimento nasojugal, é criado um sulco pela descida do coxim gorduroso malar medial e inferiormente. Essas mudanças levam à esqueletização do rebordo inferior da órbita, ao alongamento aparente da pálpebra inferior e ao achatamento generalizado do terço médio da face, o que resulta em um rosto aparentemente cansado e envelhecido.

Adicionalmente, a pseudo-herniação da gordura periorbital da pálpebra inferior pode acentuar essas mudanças, levando ao indesejável contorno adicional do envoltório do tecido mole médio facial.

A volumização da deformidade nasojugal é, muitas vezes, a intervenção estética não cirúrgica disponível mais eficaz como tratamento da região infraorbitária, sendo fundamental o plano correto de aplicação, pois a injeção muito profunda pode não atingir o resultado desejado, e a aplicação muito superficial ou no sulco nasojugal pode causar edema persistente ou visibilidade do produto.

O tratamento deve se estender temporalmente no rebordo orbitário, incluindo a depressão que, com frequência, é observada na região do rebordo lateral da órbita.

A quantidade de ácido hialurônico injetada e a moldagem suave do tecido são os pontos-chave do tratamento. Outro benefício das injeções de ácido hialurônico na área nasojugal é o fato de haver uma correção sutil da retração da pálpebra inferior que é observada com o envelhecimento.

Bolsas na junção da pálpebra inferior com a região malar são outras deformidades relacionadas com o envelhecimento da região periorbital que podem ser tratadas com o preenchimento de partículas de ácido hialurônico.

As bolsas são causadas por dobras de pele frouxa redundante e flacidez dos segmentos orbital e malar do músculo orbicular. Essa técnica eficazmente camufla as redundâncias cutânea e muscular.

Segundo a classificação de Hirmand (Quadro 2), o sulco nasojugal pode ser dividido de três formas: na classe I, os pacientes apresentam perda de volume apenas no sulco nasojugal; na classe II, existe perda de volume na área orbital medial e lateral e achatamento da região malar anterior, ao passo que, na classe III, há depressão total dos sulcos medial e lateral com deficiência avançada de volume nas regiões malar anterior e zigomática.

Quadro 2. Classificação do sulco nasojugal

Classe I	Perda de volume apenas no sulco nasojugal
Classe II	Perda de volume na área orbital medial e lateral e achatamento da região malar anterior
Classe III	Depressão total dos sulcos medial e lateral com deficiência avançada de volume nas regiões malar anterior e zigomática

Nariz

A rinomodelação nasal ou rinoplastia não cirúrgica por meio de preenchedores é um modo eficaz para harmonizar e recontornar o nariz, sendo indicada para casos de ondulação leve no dorso e nariz curto, plano ou em sela. Esse procedimento pode ser realizado ambulatorialmente, por ser minimamente invasivo, promovendo resultados imediatos e sem a necessidade de período de recuperação pós-cirúrgico. Apesar do efeito temporário, tem se tornado cada vez mais popular, por ser técnica simples, eficaz e menos dispendiosa a curto prazo. O conhecimento profundo da anatomia local é imprescindível antes do procedimento. Ressalta-se que esse tratamento não se aplica a casos de nariz bulboso, grande ondulação e base nasal larga, os quais devem ser tratados cirurgicamente, por meio de rinoplastia redutora.

Terço inferior da face (Figura 6)

O terço inferior da face é também suscetível à significativa perda de volume ósseo e de tecidos moles. As consequências estéticas dessa perda de volume são acentuadas pela queda dos tecidos moles médio-faciais inferior e medialmente, levando à proeminência dos sulcos nasolabiais, também conhecidos como "bigode chinês" e dos sulcos labiomentonianos, chamados de "linhas de marionete". Ambos são características marcantes da face envelhecida.

Sulco nasolabial

O sulco nasolabial inicia-se lateralmente à asa nasal e termina de 1 a 2 centímetros lateralmente à comissura labial. Com o envelhecimento, a ptose progressiva da gordura malar e a pele sobrejacente contribuem para o aprofundamento do sulco, mas a profundidade também varia de acordo com raça, sexo, idade e peso. A região superior do sulco (triângulo perinasal) adquire for-

mato de triângulo invertido e é a mais profunda, em decorrência do remodelamento ósseo da abertura piriforme e da maxila.

Sulco labiomentoniano

Os sinais de envelhecimento da região perioral resultam de uma combinação de fatores que incluem perda de volume do tecido subcutâneo, afinação da derme por conta da diminuição de colágeno e elastina e remodelação óssea. Movimentos musculares repetitivos do músculo depressor do ângulo dos lábios e do platisma também contribuem. Clinicamente, notam-se ptose da comissura labial e aprofundamento da linha labiomentoniana, também chamada de "linha de marionete".

Carruthers *et al.* classificaram a linha labiomentoniana em cinco classes:

- **Classe 0:** ausência de linha visível.
- **Classe I:** linha superficial. São as mais faces de serem tratadas com aplicação de ácido hialurônico na derme média, utilizando retroinjeção linear.
- **Classe II:** linha moderada visível com paciente em repouso, mas desaparece quando a pele é manualmente esticada.
- **Classe III:** linha longa e muito profunda.
- **Classe IV:** linha extremamente longa e profunda. É a mais difícil de corrigir e em geral necessita de aplicação do ácido hialurônico em várias camadas, incluindo derme profunda e tecido subcutâneo.

O tratamento dessas áreas melhora muito a aparência envelhecida da região perioral e posterga a ptose dos tecidos moles própria do envelhecimento local. Na maioria dos casos, preferimos realizar o tratamento pela região malar, terço médio. No entanto, há casos em que preferencialmente se inicia o tratamento pelo terço inferior, em geral por alterações relacionadas às proporcionalidades, o que conduz à melhoria facial generalizada. Dessa maneira, o terço inferior da face beneficia-se com a volumização do mento e o contorno da mandíbula.

243

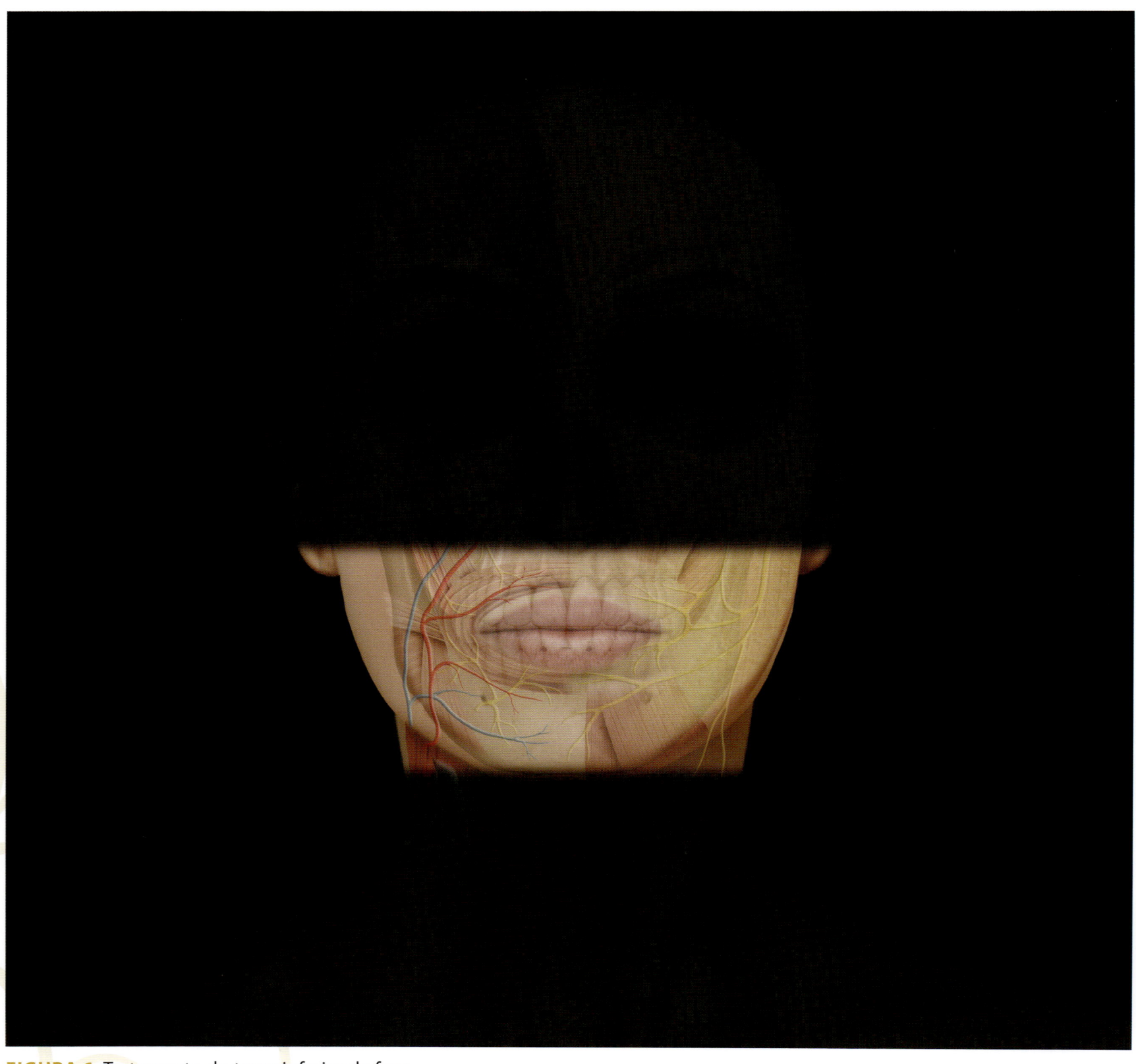

FIGURA 6. Tratamento do terço inferior da face.

O envelhecimento do mento é caracterizado medialmente por uma depressão próxima à região zigomática, servida por um acúmulo de pele e gordura logo abaixo. Todos os tipos de preenchimento podem ser utilizados para volumizar as depressões do mento e restaurar a linha mandibular característica da face jovem.

Ao tratar essas áreas, recomenda-se que a região do terço médio já tenha sido tratada com o objetivo de distribuir os volumes de maneira mais adequada, respeitando a anatomia do envelhecimento e evitando o desenvolvimento de uma parte inferior da face de aparência desproporcionalmente pesada.

Se a porção inferior da face, incluindo o mento, estiver excessivamente flácida, ao tratar as áreas mandibulares, muitas vezes ocorre um reposicionamento suave do tecido facial podendo ser bastante benéfico.

Linha mandibular

O contorno do terço inferior da face é determinado pela borda inferior da mandíbula. Uma linha mandibular bem definida, o mento em proporção adequada e o ângulo de mandíbula demarcados caracterizam o rosto jovem e atraente. Preenchimento com ácido hialurônico mais concentrado e coeso é excelente opção para remodelar o contorno facial, podendo devolver o volume perdido com o tempo ou, então, proporcionar maior projeção e contorno para determinados biotipos faciais. Existe uma classificação da posição da mandíbula em relação ao crânio. A maioria das pessoas considera atraente o perfil classe I: mandíbula normal ou ortognata. O perfil classe II apresenta convexidade facial aumentada em consequência do excesso maxilar (raro) ou pela deficiência mandibular. Normalmente, observa-se uma maxila com boa expressão na face, enquanto o terço inferior está deficiente e com a linha queixo-pescoço curta. Os tipos braquifacial e classe II podem se beneficiar do preenchimento do terço inferior da face. Lembramos que a avaliação odontológica é fundamental, pois esse procedimento propor-

ciona aumento de volume, mas não corrige alterações oclusais. O terço inferior da face também é diferente nos dois sexos. O rosto masculino é mais contornado e a linha e os ângulos mandibulares são mais definidos. Já nas mulheres observam-se, predominantemente, dois padrões de formato: na face em coração, as regiões malar e zigomática são bem evidentes e o contorno inferior é delicado e pouco expressivo. Na face angulada, as regiões malar e zigomática são significativas por apresentarem o contorno inferior bem expressivo e terem ângulo e linha de mandíbula bem demarcados.

Lábios

Os lábios ocupam uma região central importante da face inferior, e o envelhecimento pode alterar significativamente sua estética. As alterações atróficas observadas no mento incluem achatamento generalizado da arquitetura labial, com perda de volume e do vermelhão do lábio, levando à perda da expressividade do lábio jovem.

Volume e contorno definidos caracterizam lábios joviais. Curvatura em forma de "M" do vermelhão do lábio superior é denominada de arco do cupido, e a proeminência linear que parte dos dois ápices do "M" em direção às narinas constitui as colunas do filtro. As características do lábio "ideal" foram descritas na literatura. Em mulheres caucasianas, 1:1,6 é a proporção do lábio superior em relação ao inferior, ou seja, o lábio inferior é mais volumoso que o superior e o arco do cupido e o filtro são evidentes. Em perfil, o formato dos lábios deve ser convexo e o lábio superior projetado 2 milímetros anteriormente ao lábio inferior.

O uso de volume nessa região deve ser muito criterioso, para não gerar aspecto artificial e desproporcional ao restante da face. Por isso, recomenda-se que os lábios sejam uma das últimas áreas da face envelhecida a ser tratada.

Injeção no vermelhão do lábio ajuda a definir sua linha. Os tubérculos labiais (três no lábio superior e dois no lábio

245

inferior), podem ser tratados. Isso proporciona a forma arredondada e o volume natural ao lábio. Aplicação na região do "M" do cupido, formado pelo lábio superior, pode ser acentuado pelo fornecimento de volume nas colunas filtrais com ácido hialurônico, usando a técnica de aplicação linear. Tal como acontece com todas as aplicações de preenchedores de ácido hialurônico, a moldagem manual imediatamente após a injeção é vital para conseguir um resultado suave e uniforme.

CONTRAINDICAÇÕES

- Gravidez ou amamentação.
- Infecção na área de tratamento (por exemplo, *herpes simplex* e acne).
- Doenças sistêmicas autoimunes (por exemplo, lúpus eritematoso sistêmico).
- Pacientes com história de formação de cicatriz hipertrófica ou queloidiana.
- Distúrbios de coagulação (por exemplo, trombocitopenia e uso de anticoagulante).
- Uso de Accutane nos últimos seis meses.
- Atrofia da pele (por exemplo, uso crônico de esteroides e síndromes genéticas, como a de Ehlers-Danlos).
- Pacientes imunossuprimidos.
- Dermatoses ativas na área de tratamento (por exemplo, vitiligo, psoríase e eczema).
- Condição sistêmica não controlada.
- Reação anafilática prévia.
- Múltiplas alergias severas.
- Sensibilidade ou alergia a constituintes de produtos de preenchimento dérmico.
- Transtorno dismórfico corporal.
- Expectativas irrealistas.

CONSIDERAÇÕES SOBRE ANESTESIA NO PREENCHIMENTO FACIAL

Apesar de os procedimentos tratados neste livro serem minimamente desconfortáveis e toleráveis, há pacientes que necessitam de um suporte maior para conforto e segurança durante os procedimentos.

Assim sendo, para alguns perfis de pacientes, o uso apropriado da anestesia é de grande importância, pois aumenta a segurança, maximiza o conforto e minimiza a dor e o sofrimento do paciente.

ANESTESIA LOCAL E REGIONAL

Define-se por anestesia local a perda reversível da sensação em área do corpo relativamente circunscrita, por meio de injeção ou aplicação tópica de agentes que deprimem a excitação de terminais nervosos ou inibem a condução ao longo de um nervo periférico. A anestesia regional envolve o mesmo processo, abrangendo grandes áreas de tecido subcutâneo, ou envolve o bloqueio de nervos periféricos importantes.

Agentes anestésicos locais

Os procedimentos cirúrgicos ambulatoriais vêm sendo executados com os anestésicos locais por mais de um século, com baixíssima ocorrência de complicações. A anestesia local é eficaz para a quase totalidade dos procedimentos estéticos.

As reações tóxicas dos anestésicos locais são extremamente raras quando a aplicação é cuidadosa para evitar injeção intravascular inadvertida e quando a dosagem máxima é respeitada. As doses máximas recomendadas, com base no uso de lidocaína (o agente anestésico local mais utilizado), garantem a segurança da técnica (Figura 7).

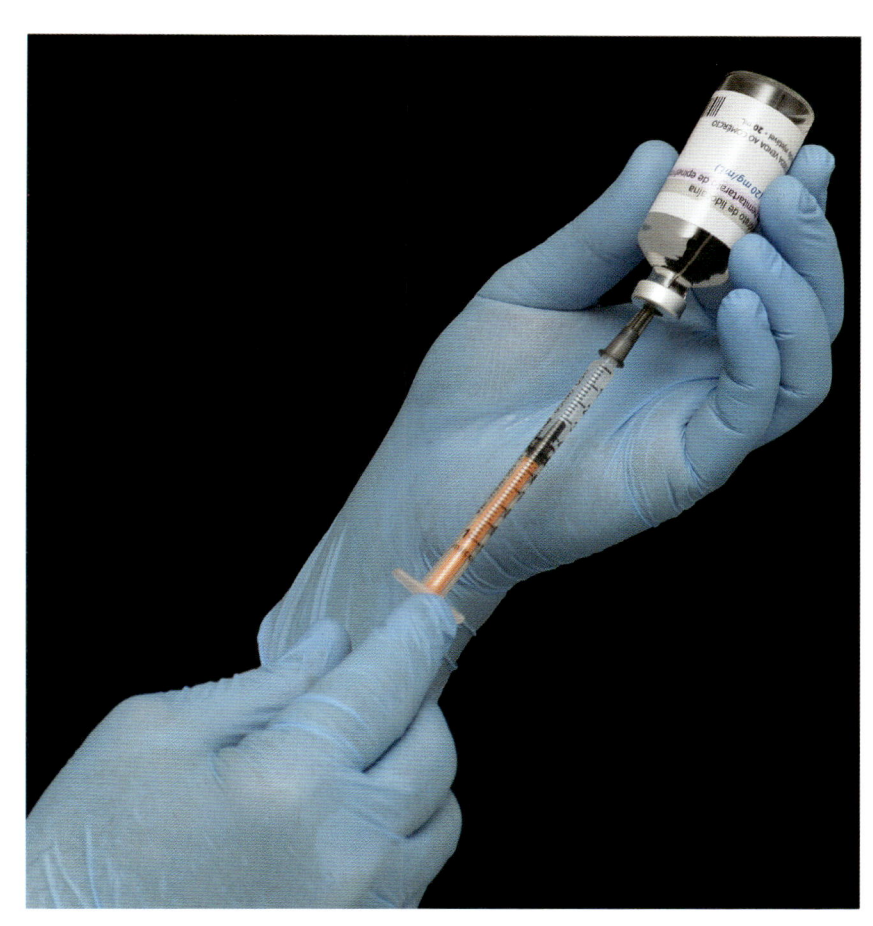

FIGURA 7. Aspiração de lidocaína com vasoconstritor para bloqueio dos nervos faciais.

Bicarbonato de sódio

A adição de bicarbonato de sódio torna a injeção da solução anestésica menos dolorosa sem afetar significantemente o início da ação e a duração da anestesia. Deve-se adicionar bicarbonato de sódio a 8,4% na razão de 1:10, ou adicionar 1 mililitro de bicarbonato para 10 mililitros de lidocaína com adrenalina e, dessa forma, o pH da solução se aproxima ao do fisiológico.

Bloqueios da face

Os bloqueios da face envolvem os ramos do nervo trigêmeo. Seus principais ramos superficiais, os nervos supraorbitário,

infraorbitário e mentoniano, encontram-se em um mesmo plano sagital, em uma linha vertical que passa pela linha médio-pupilar (Figura 8).

O bloqueio nervoso consiste na injeção da solução de anestésico no tronco principal do nervo ou ao redor dele, a fim de amenizar a dor na sua área de distribuição sensorial.

Uma das vantagens dos bloqueios é que uma única injeção pode amenizar grandes áreas de sensibilidade, sem distorcer o tecido no local do procedimento. Como muitos nervos são acompanhados pelas veias e artérias correspondentes, é indispensável a aspiração prévia, para diminuir o risco de injeção intravascular.

Bloqueio dos nervos supraorbitário e supratroclear

O nervo supraorbitário deixa o crânio através do forame supraorbitário, que pode ser palpado na borda superior da órbita, a 2,5 centímetros da linha média facial, sobre um plano vertical que passa pela pupila. O nervo supratroclear abandona a órbita no seu ângulo súpero-interno, a 1,5 centímetro do forame supraorbitário, na junção da borda medial da órbita com a raiz nasal. O bloqueio desses dois nervos leva à anestesia da pálpebra superior e sua conjuntiva, a região frontal, exceto em sua parte central e inferior.

• Técnica

Palpa-se o forame supraorbitário. Introduz-se a agulha perpendicular ao forame, mas sem introduzi-la neste nem provocar parestesia. Injeta-se de 1 mililitro a 2 mililitros de solução anestésica. Reintroduz-se a agulha a 1,5 centímetro medialmente para injetar 1 a 1,5 mililitro de solução anestésica (Figura 9).

Faz-se massagem compressiva digital para melhor dispersão da solução anestésica.

247

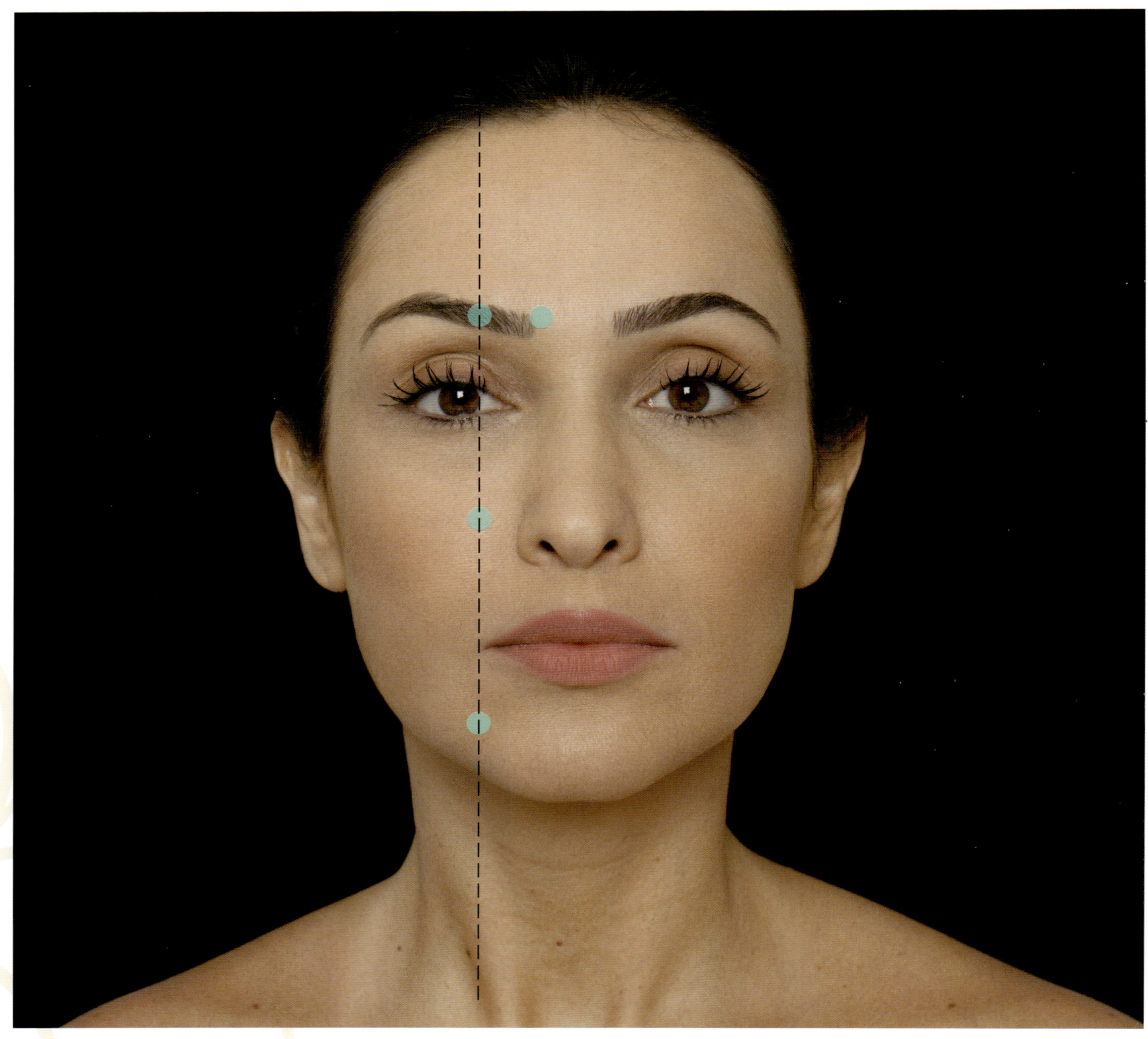

FIGURA 8. Áreas de bloqueio dos principais nervos cutâneos faciais. Os nervos supraorbitário, infraorbitário e mentoniano encontram-se em um mesmo plano sagital, em uma linha vertical que passa pela linha do limbo ocular medialmente.

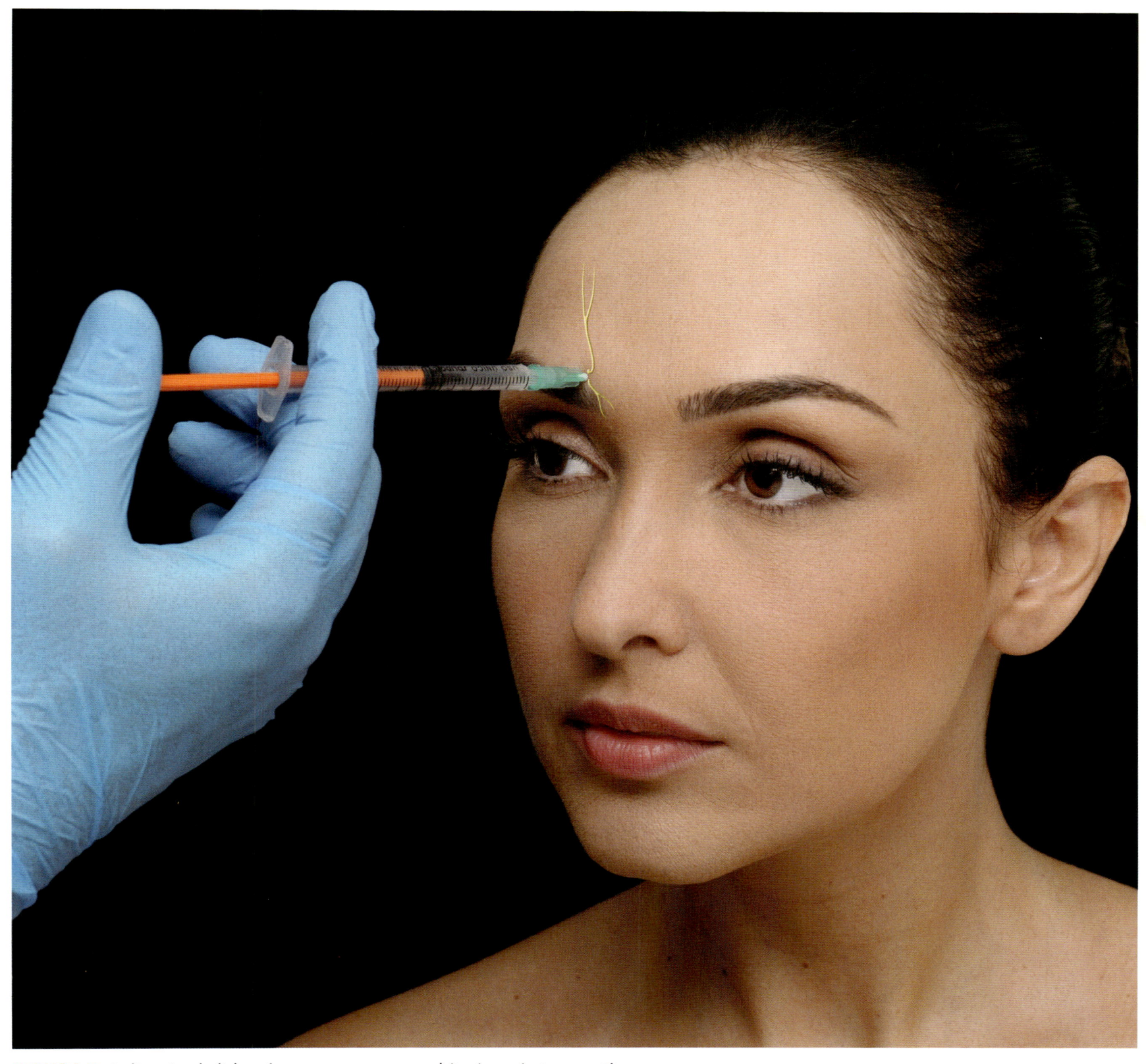

FIGURA 9. Aplicação de lidocaína no nervo supraorbitario – via transcutânea.

Bloqueio do nervo infraorbitário

O nervo infraorbitário emerge na face por meio do forame infraorbital, que é palpável em uma pequena depressão a 1,5 centímetro abaixo da borda inferior da órbita, na parte superior da fossa canina. O bloqueio desse nervo leva à anestesia da pálpebra inferior e sua mucosa, asa nasal e parede lateral do nariz, região malar, região bucal, maxilar e lábio superior e mucosa gengival.

Esse nervo pode ser bloqueado por via intra ou extraoral. Para fazer o bloqueio por via intraoral, aplica-se gel anestésico na mucosa oral no sulco vestibular, logo abaixo da fossa canina, entre o dente canino e o primeiro pré-molar. Depois de alguns minutos, eleva-se o lábio superior e insere-se a agulha no sulco posicionada para cima, em direção ao forame infraorbital. O nervo infraorbital também pode ser bloqueado com facilidade pelo método transcutâneo facial.

Técnica extraoral

Localiza-se e palpa-se o forame infraorbitário na posição acima descrita. Introduz-se a agulha sem penetrar no interior do forame nem provocar parestesia. Injeta-se de 1,5 mililitro a 2 mililitros de solução anestésica. Faz-se massagem compressiva digital (Figura 10).

Técnica intraoral

Palpa-se o forame infraorbitário com o dedo indicador. Com o polegar da mesma mão, levanta-se o lábio e injeta-se 1,5 mililitro a 2 mililitros de solução anestésica em direção ao forame infraorbitário. Faz-se massagem compressiva digital sobre a pele que recobre o forame infraorbitário (Figura 11).

Bloqueio de nervo mentoniano

O nervo mentoniano emerge na face através do forame mentoniano, que se situa em uma linha vertical entre os dois pré-molares inferiores, entre as margens inferior e superior da mandíbula.

O bloqueio desse nervo anestesia a região mentoniana, o lábio inferior e a mucosa gengival.

Técnica extraoral

Localiza-se e palpa-se o forame mentoniano na posição acima descrita. Introduz-se a agulha sem penetrar no interior do forame nem provocar parestesia. Injeta-se de 1 mililitro a 2 mililitros de solução anestésica. Faz-se massagem compressiva digital (Figura 12).

Técnica intraoral

Palpa-se o forame mentoniano com o dedo médio. Com o polegar e o indicador da mesma mão, abaixa-se o lábio inferior. Introduz-se a agulha no sulco entre os dois pré-molares inferiores, em direção ao dedo médio. Injeta-se 1 mililitro a 2 mililitros de solução anestésica. Faz-se massagem compressiva digital sobre a pele que recobre o forame mentoniano (Figura 13).

Efeitos colaterais da anestesia local

Reações locais

As reações locais dividem-se naquelas usuais e esperadas, como dor, queimação e equimoses e, também, as decorrentes da transfixação de um nervo pela agulha.

A dor e a queimação ocorrem pela picada da agulha, pela irritação da solução anestésica e pela distensão dos tecidos. A dor da picada pode ser minimizada ao se escolher agulhas de menor calibre (30 G ou 32 G), ou por meio do uso de anestesia tópica antes da injeção.

A sensação de queimação, provocada pelo baixo pH das soluções anestésicas, principalmente daquelas estocadas com adrenalina, pode ser diminuída ao misturar a adrenalina à lidocaína ou ao tamponar a solução com bicarbonato de sódio no momento do procedimento. A dor pela distensão dos tecidos é menor quanto mais lenta for a velocidade de injeção ou ao injetar a solução na hipoderme.

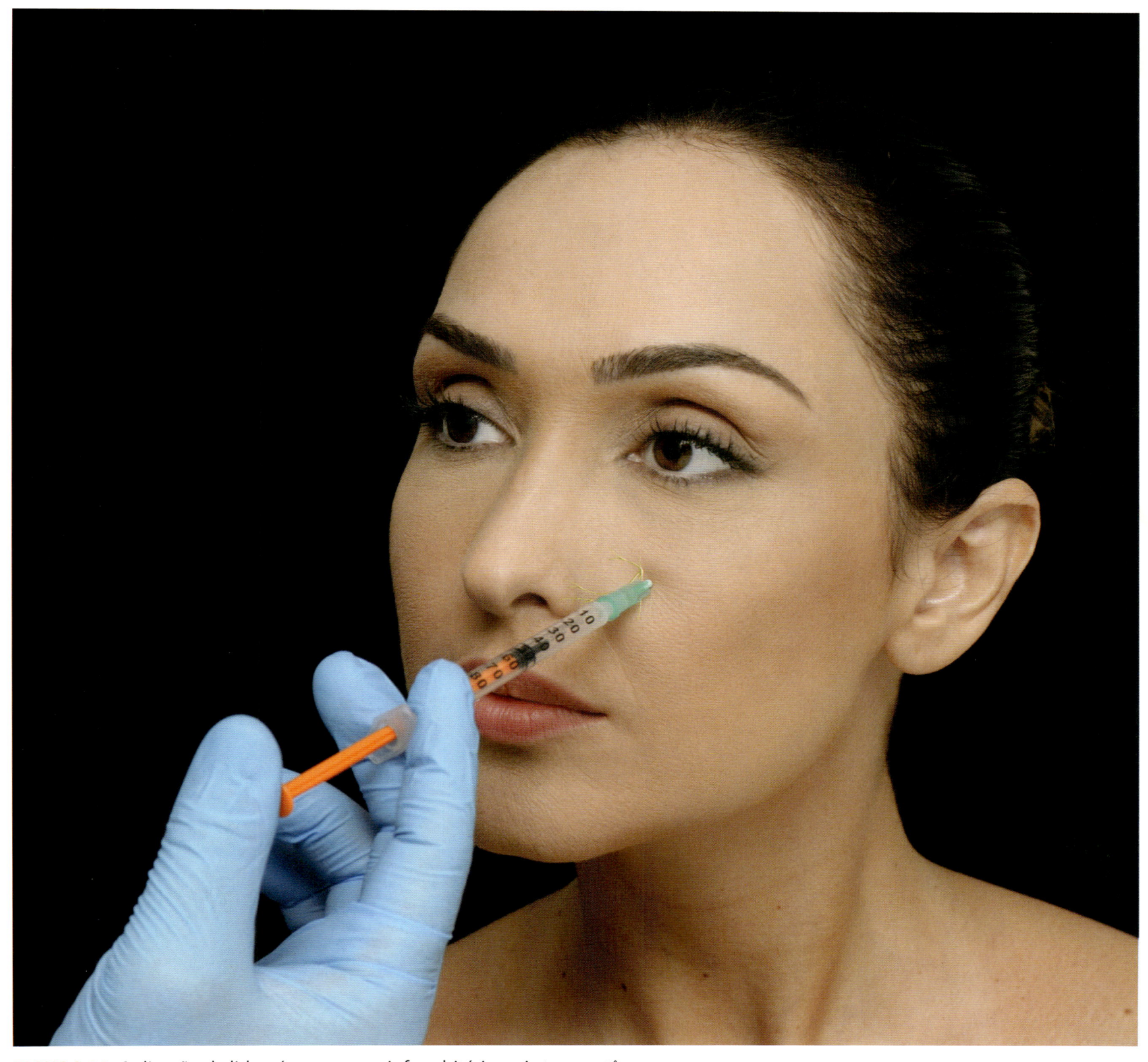

FIGURA 10. Aplicação de lidocaína no nervo infraorbitário – via transcutânea.

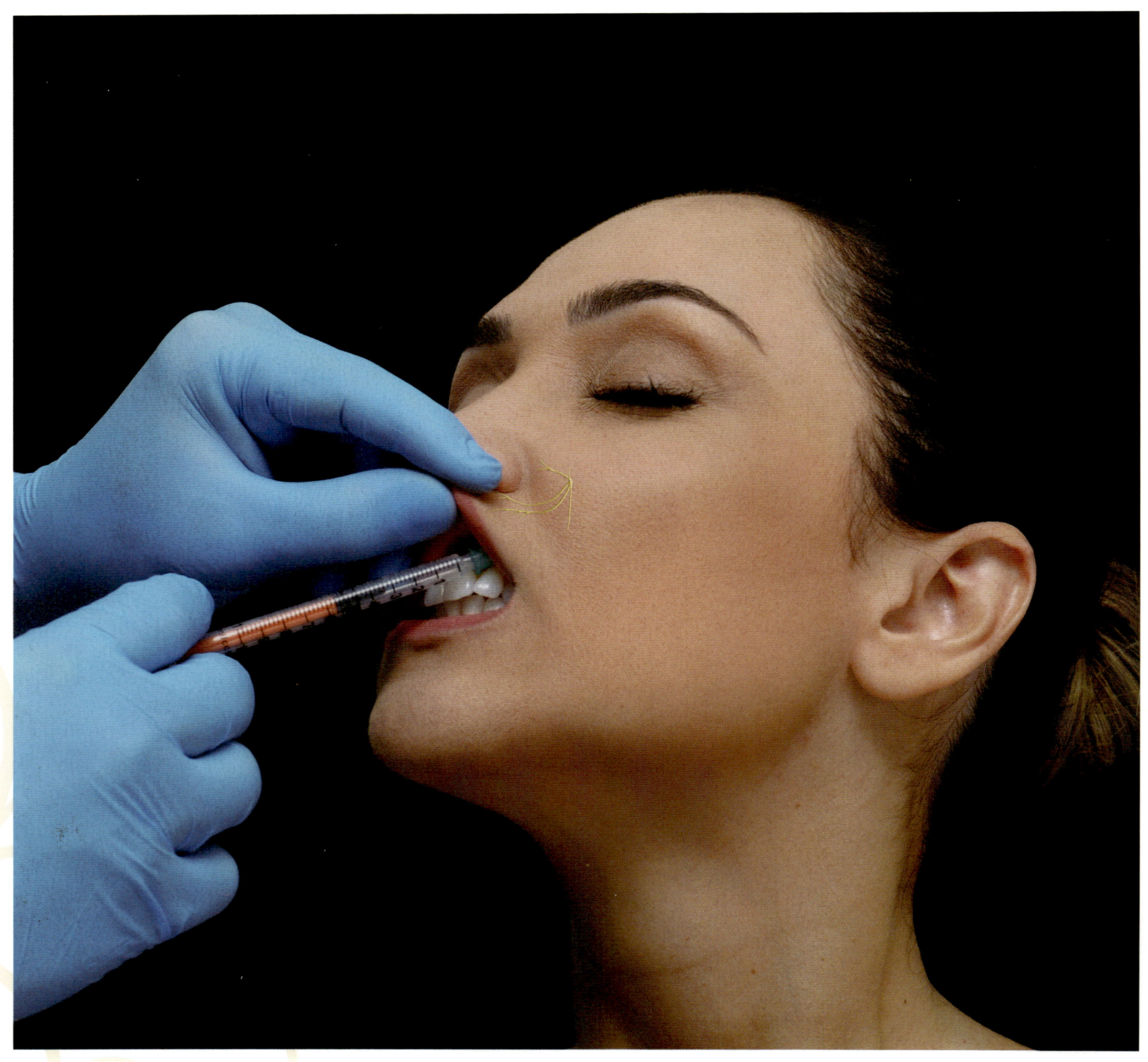

FIGURA 11. Aplicação de lidocaína no nervo infraorbitário – via intraoral.

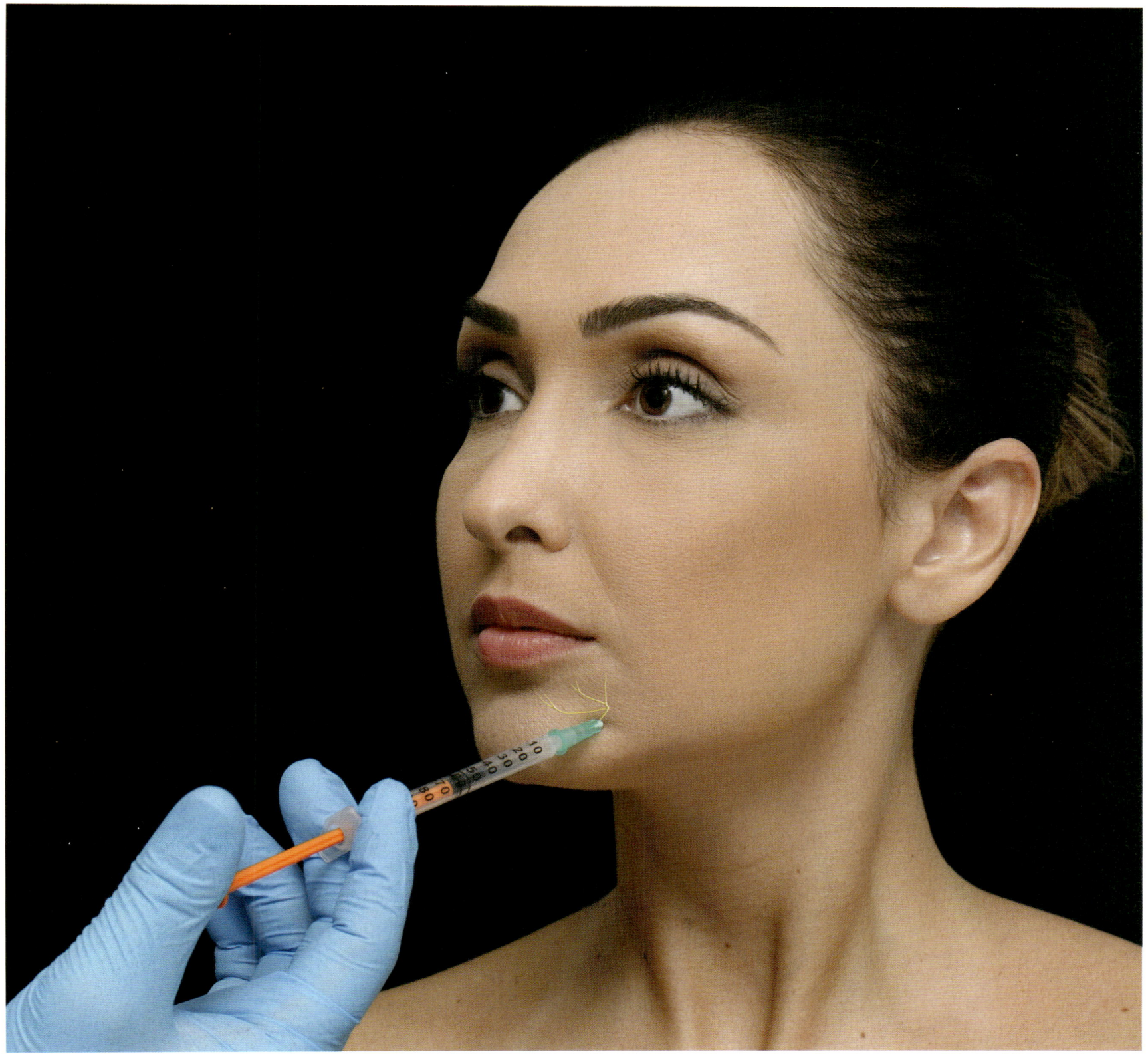

FIGURA 12. Aplicação de lidocaína no nervo mentoniano – via transcutânea.

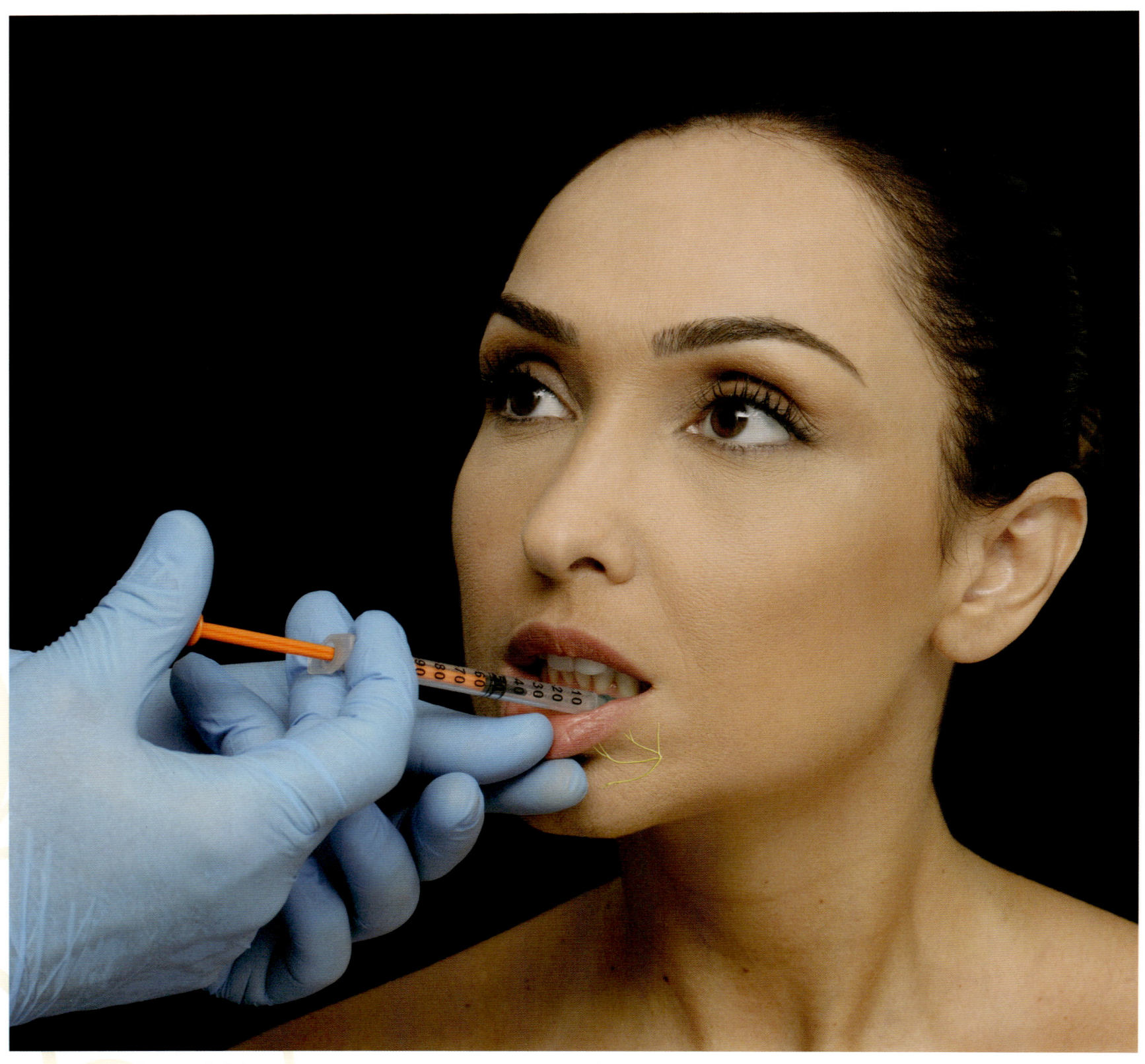

FIGURA 13. Aplicação de lidocaína no nervo mentoniano – via intraoral.

Reações sistêmicas

A utilização de pequenas doses de anestésicos locais é geralmente segura, e poucos pacientes apresentam complicações, em sua maioria respostas vasovagais e muito raramente reações alérgicas. Quando doses maiores de anestésicos locais são administradas, devemos prestar atenção na possibilidade de seus efeitos tóxicos, na alteração de seu metabolismo provocada por certas doenças sistêmicas e em interações medicamentosas.

Alguns pacientes podem apresentar reações psicogênicas por conta da ansiedade pela espera do procedimento e por "medo de agulhas". Nesses casos, a injeção do anestésico pode provocar um episódio vasovagal, que resulta em bradicardia, hipotensão e até perda da consciência.

A anamnese deve incluir perguntas sobre a ocorrência anterior desses episódios e a conduta nos reflexos vagais inclui posição de Trendelenburg, monitoração dos sinais vitais, garantia da perfusão das vias aéreas e, se necessário, adrenalina subcutânea.

As reações alérgicas mediadas por imunoglobina E (IgE) aos anestésicos locais são muito raras e, provavelmente, não ultrapassam 1% de todas as reações adversas aos anestésicos locais.

ORIENTAÇÕES PARA O PREENCHIMENTO FACIAL

Cuidados pré-aplicação

- O paciente deverá evitar ou suspender os seguintes medicamentos: ácido acetilsalicílico, anticoagulante oral, anti-inflamatório não esteroide e inclusive vitaminas e suplementos que possam acarretar equimose.
- O médico deverá certificar-se de que o paciente não apresente alguma lesão cutânea com infecção bacteriana ou viral ativa.
- O ambiente asséptico apropriado ajudará na redução dos riscos de infecção. É necessário que o paciente esteja sem maquiagem e com a pele limpa com solução antisséptica apropriada antes do tratamento.
- O ideal é que a equipe médica e o paciente utilizem roupas e toucas descartáveis.
- A equipe médica deverá utilizar máscaras descartáveis, lavar as mãos e usar luvas descartáveis.

Cuidados durante a aplicação

- Reduzir o número de punturas.
- Minimizar os hematomas com uso de cânula. No local do orifício de entrada, poderá ocorrer discreta dispersão de sangue.
- Evitar injeções de grande volume.
- Aspirar por 5 segundos é altamente recomendado durante as aplicações profundas junto ao osso.
- Procurar não lesionar o periósteo durante a aplicação, pois poderá gerar dor e pequeno sangramento local.
- Massagear levemente a região após a aplicação, a fim de distribuir o produto de uma forma mais homogênea e garantir a integração tecidual.

Cuidados pós-aplicação

- Trata-se de um procedimento que não requer cuidados especiais e que não interfere na rotina do paciente.
- Imediatamente após o procedimento, é interessante a aplicação de água termal (Figura 14) ou máscara facial calmante.
- Recomenda-se a aplicação de dispositivos frios ou bolsas de gelo após o procedimento e até mesmo no dia seguinte, se necessário, pois ajudam a reduzir o eritema e o edema (Figura 15).
- Manter a pele limpa.
- Evitar calor ou exposição ao sol por pelo menos 24 horas.
- Não praticar exercícios físicos por 24 horas.

255

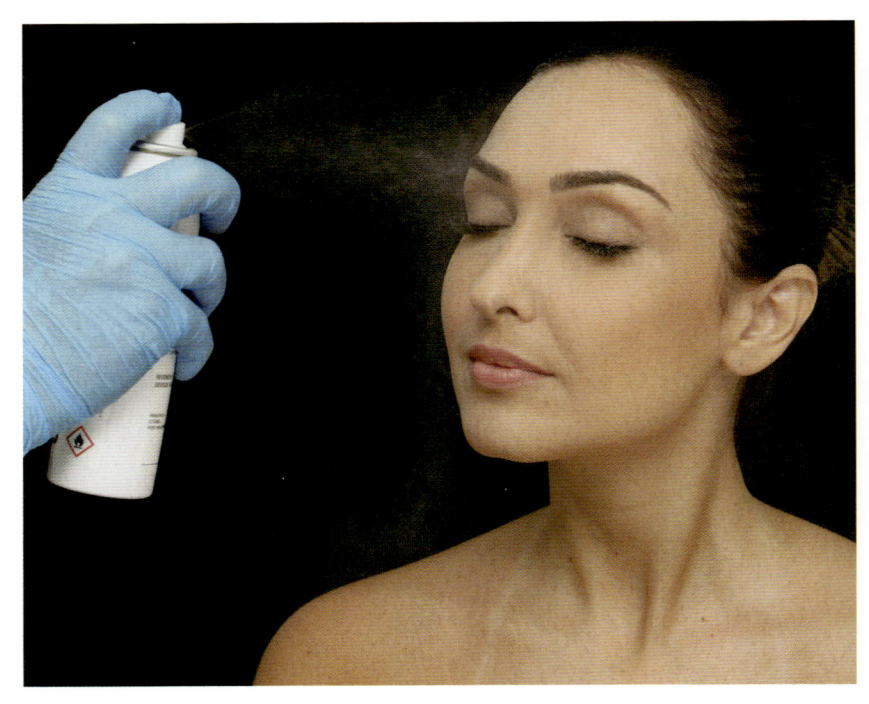

FIGURA 14. *Spray* de água termal após aplicação de ácido hialurônico.

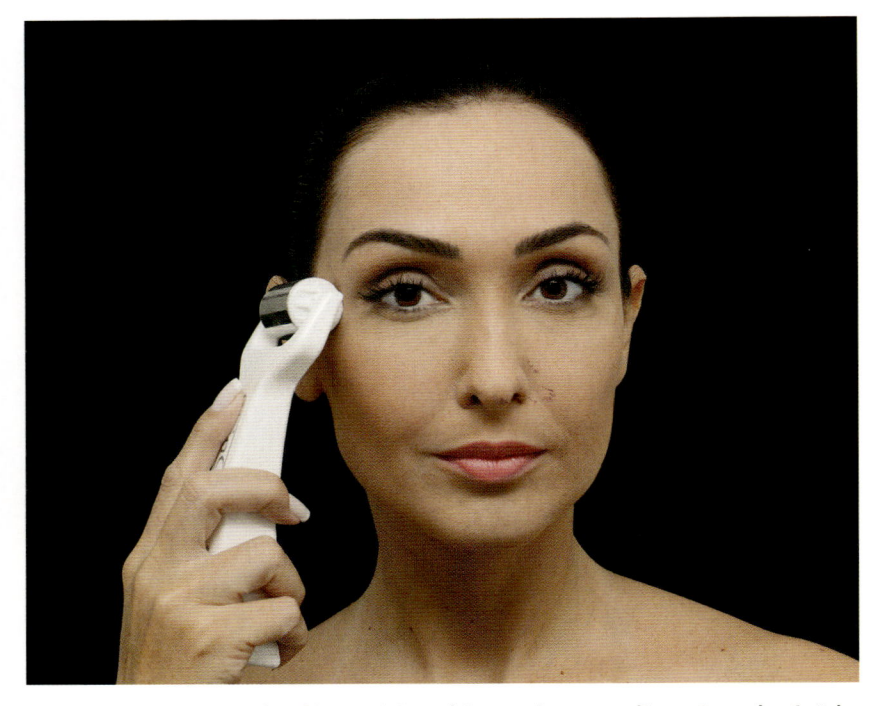

FIGURA 15. Uso de dispositivo frio após as aplicações de ácido hialurônico.

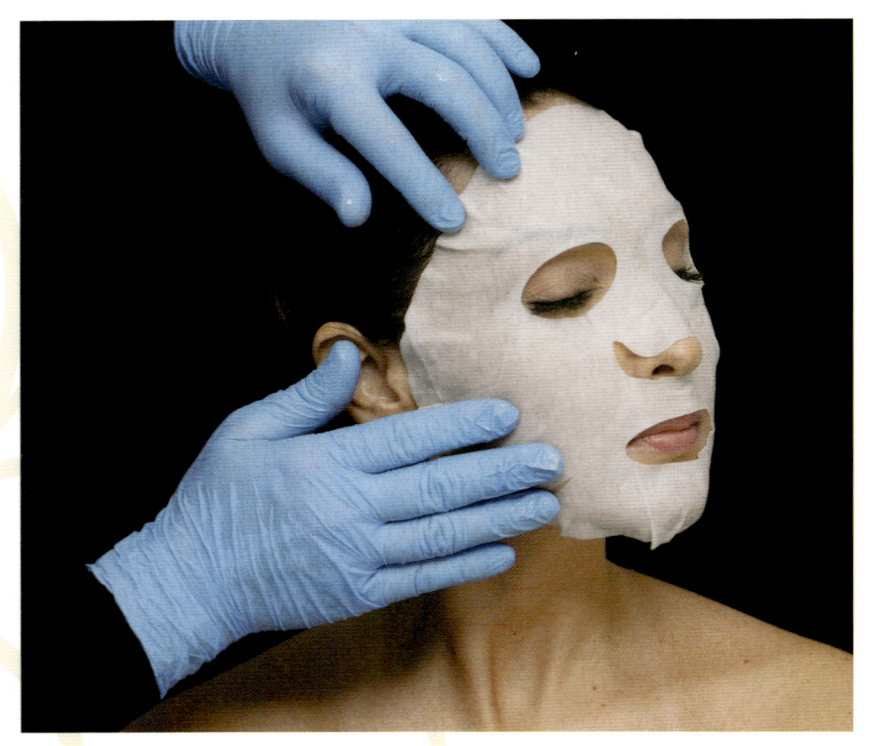

FIGURA 16. Demonstração do uso de máscara calmante após o procedimento de MD Codes™.

Material para injeção

O material a ser utilizado é de fundamental importância para o resultado final. Além disso, a limpeza metódica do local a ser preenchido bem como a assepsia durante o procedimento evitam complicações do método. A escolha entre agulha ou cânula depende da experiência do injetor e do local de aplicação. A utilização de microcânulas com ponta romba diminui o risco de perfuração de vasos e ruptura de estruturas nobres, além de reduzir o número de pertuitos.

Apesar de controverso, sempre ao utilizar agulhas, é recomendada a aspiração por aproximadamente 5 segundos antes da injeção.

O médico injetor deve ter os seguintes materiais para realizar a aplicação do ácido hialurônico:

- Anestesia tópica.
- Gaze e luvas estéreis.

- Avental, touca e máscaras descartáveis.
- Seringa de 3 mL ou 5 mL e uma agulha de 25 G para preparo da anestesia.
- Xilocaína com vasoconstritor a 2%, se optar por bloqueio.
- Bicarbonato de sódio a 8,4%.
- Agulhas de 30 G ou 32 G para a aplicação da anestesia.
- Caneta cirúrgica ou lápis para marcação dos pontos.
- Álcool 70% ou solução de clorexidina degermante, aquosa ou alcoólica.
- Produtos para a aplicação de preenchedores de ácido hialurônico da VYCROSS Collection Juvéderm® apresentam lidocaína na formulação. As seringas são acompanhadas com agulha estéril de 27 G, no caso do Juvéderm® Voluma, e de 30 G, para Juvéderm® Volift, Juvéderm® Volbella e Juvéderm® Volite.

- Cânulas estéreis de 25 G, 27 G e 30 G são importantes no arsenal para o MD Codes™.

CONSIDERAÇÕES ANATÔMICAS SOBRE PRÉ-PREENCHIMENTO FACIAL E ZONAS DE RISCO

Têmporas

A região temporal é constituída por pele, tecido subcutâneo fáscia temporal superficial ou temporoparietal, compartimento de gordura temporal, fáscia temporal profunda dividida em partes superficial e profunda, compartimento de gordura bucal ou bola de Bichat, músculo temporal e periósteo do osso temporal (Figura 17).

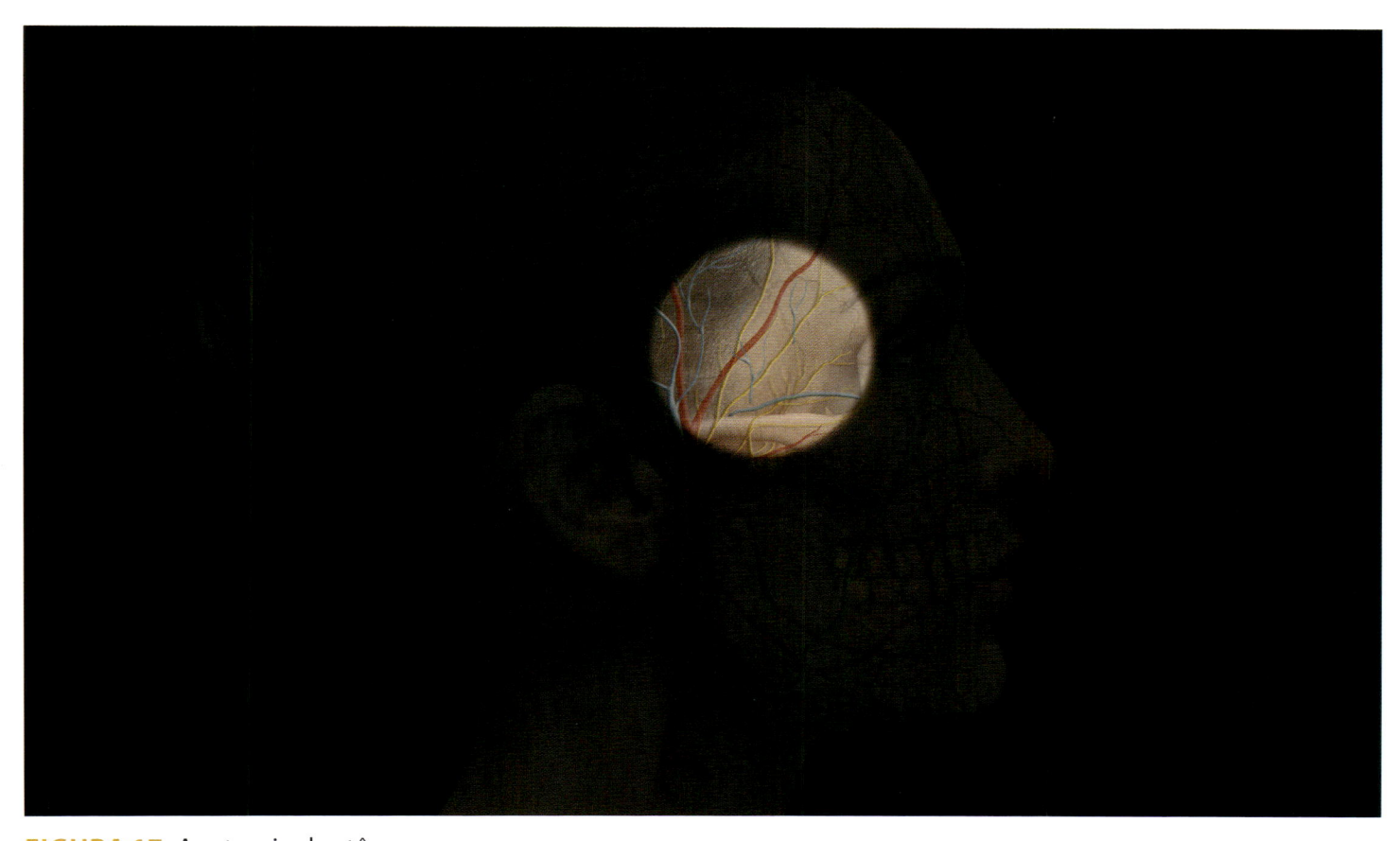

FIGURA 17. Anatomia das têmporas.

Essa região é irrigada pela artéria temporal superficial e pela artéria temporal profunda. A artéria temporal superficial é a menor dos dois ramos terminais da artéria carótida externa. Ela se origina no nível da glândula parótida, posteriormente ao colo da mandíbula, e cruza o arco zigomático cerca de 10 milímetros anterior ao trágus. Dela originam-se a artéria facial transversa, a artéria zigomático-orbital e ramos parietal e frontal. Atravessa a região temporal no quadrante posterior e acima da fáscia temporal superficial. Já a artéria temporal profunda é o ramo da artéria maior dos ramos terminais da carótida externa e dispõe de ramos anterior e posterior, localizados entre o músculo temporal e o periósteo. É importante ressaltar que, apesar de ser um ramo da carótida externa, a artéria temporal superficial anastomosa-se com ramos da carótida interna, por exemplo, com a artéria supraorbital. A veia temporal anastomosa-se com a veia temporal superficial acima do arco zigomático e conecta-se ao seio cavernoso por meio das veias periorbitais.

Fronte e supercílios (Figura 18)

A região da fronte e dos supercílios é formada por pele, tecido subcutâneo, músculo frontal, periósteo e tecido subcutâneo. Este é composto por três compartimentos: central, intermediário e temporolateral.

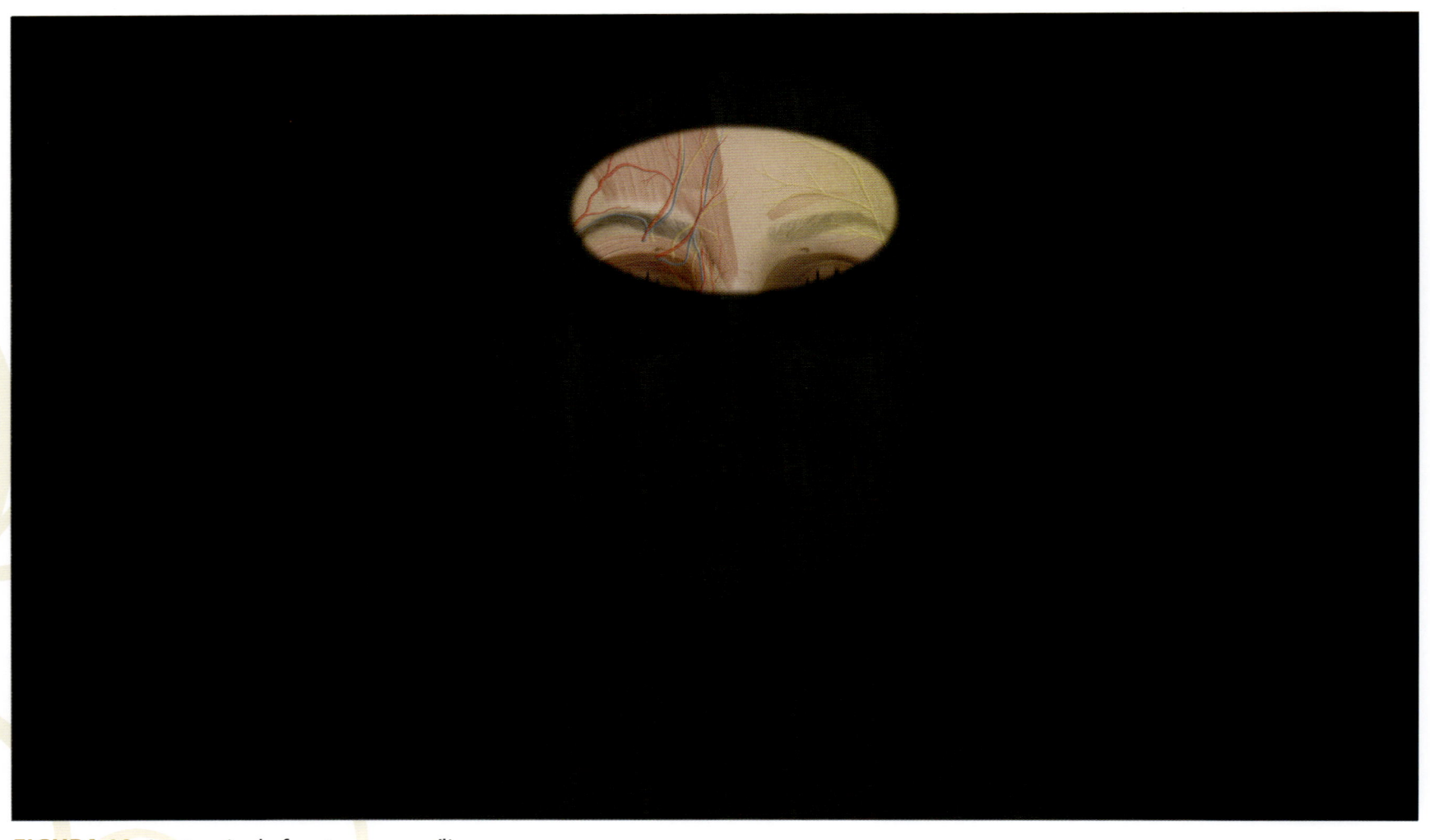

FIGURA 18. Anatomia da fronte e supercílios.

Os compartimentos de gordura são irrigados pelas artérias supraorbital e supratroclear e pelo ramo frontal da artéria temporal.

A inervação motora é realizada pelo ramo frontotemporal do nervo facial (VII par craniano) e a inervação sensitiva pelos nervos supraorbitário e supratroclear (V par craniano).

Glabela (Figura 19)

A glabela é uma área central de compartimento de gordura na fronte, abaixo da pele e acima do músculo prócero delimitado lateralmente pelos compartimentos intermediários e inferiormente pelo dorso nasal. A vascularização é realizada pela artéria e veia supratrocleares, além da artéria supraorbitária e o ramo frontal da artéria temporal superficial. A inervação é realizada pelo nervo supratroclear.

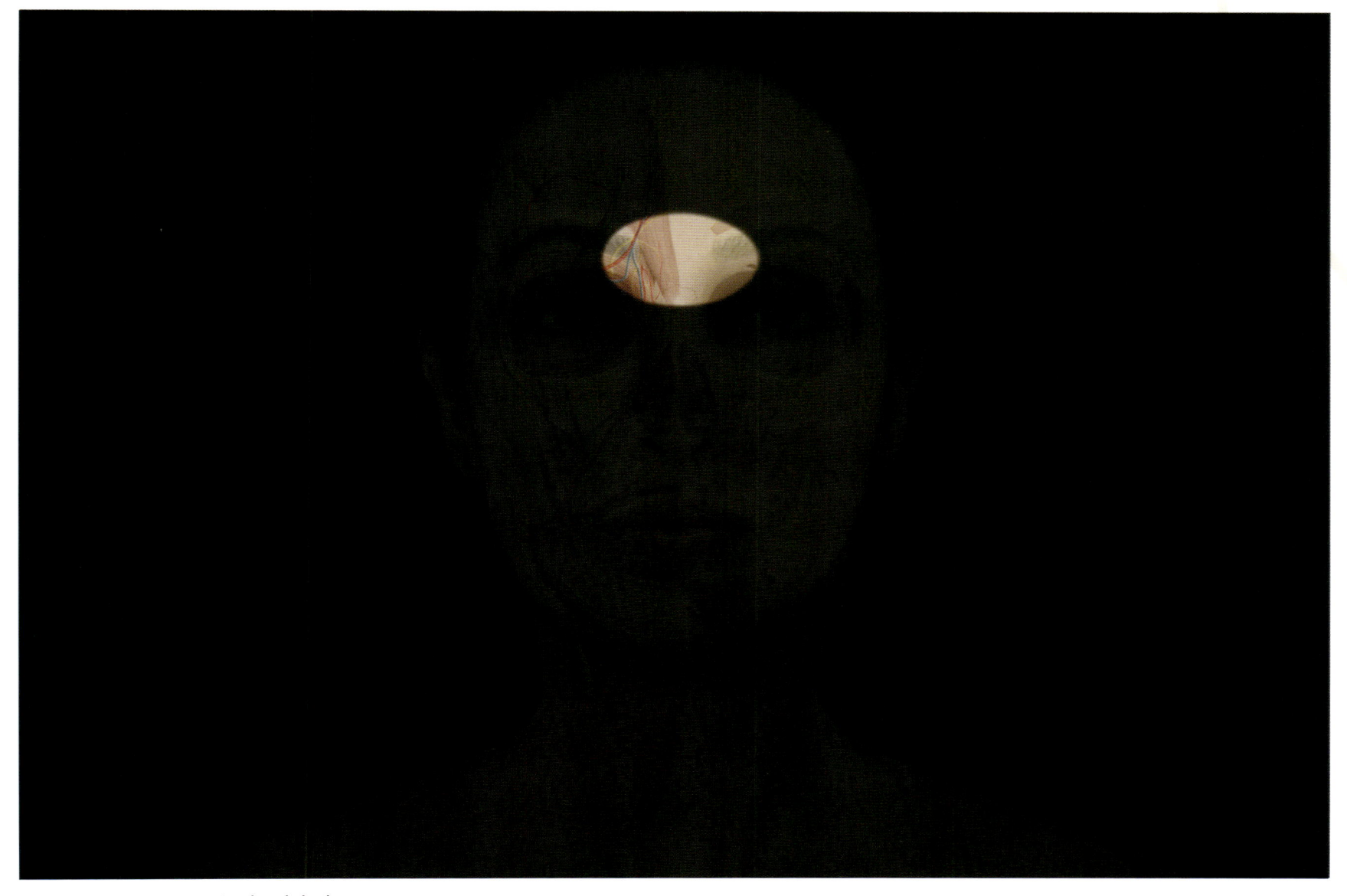

FIGURA 19. Anatomia da glabela.

Nariz (Figura 20)

O nariz é uma estrutura piramidal osteocartilaginosa, cujo ápice corresponde à raiz, e a base, à abertura das narinas. É composto por pele, tecido subcutâneo, músculos (interligados pelo sistema musculoaponeurótico superficial nasal [SMAS]) e periósteo/pericôndrio.

Sua fundação é composta pelo osso nasal, pelas cartilagens laterais superiores, laterais inferiores (cartilagem alar maior) e alares menores. As várias cartilagens estão unidas umas às outras e aos ossos por resistente membrana fibrosa. As cartilagens laterais inferiores apresentam formato de ferradura e contornam cada narina, sendo divididas em pilares medial e lateral (Figura 21).

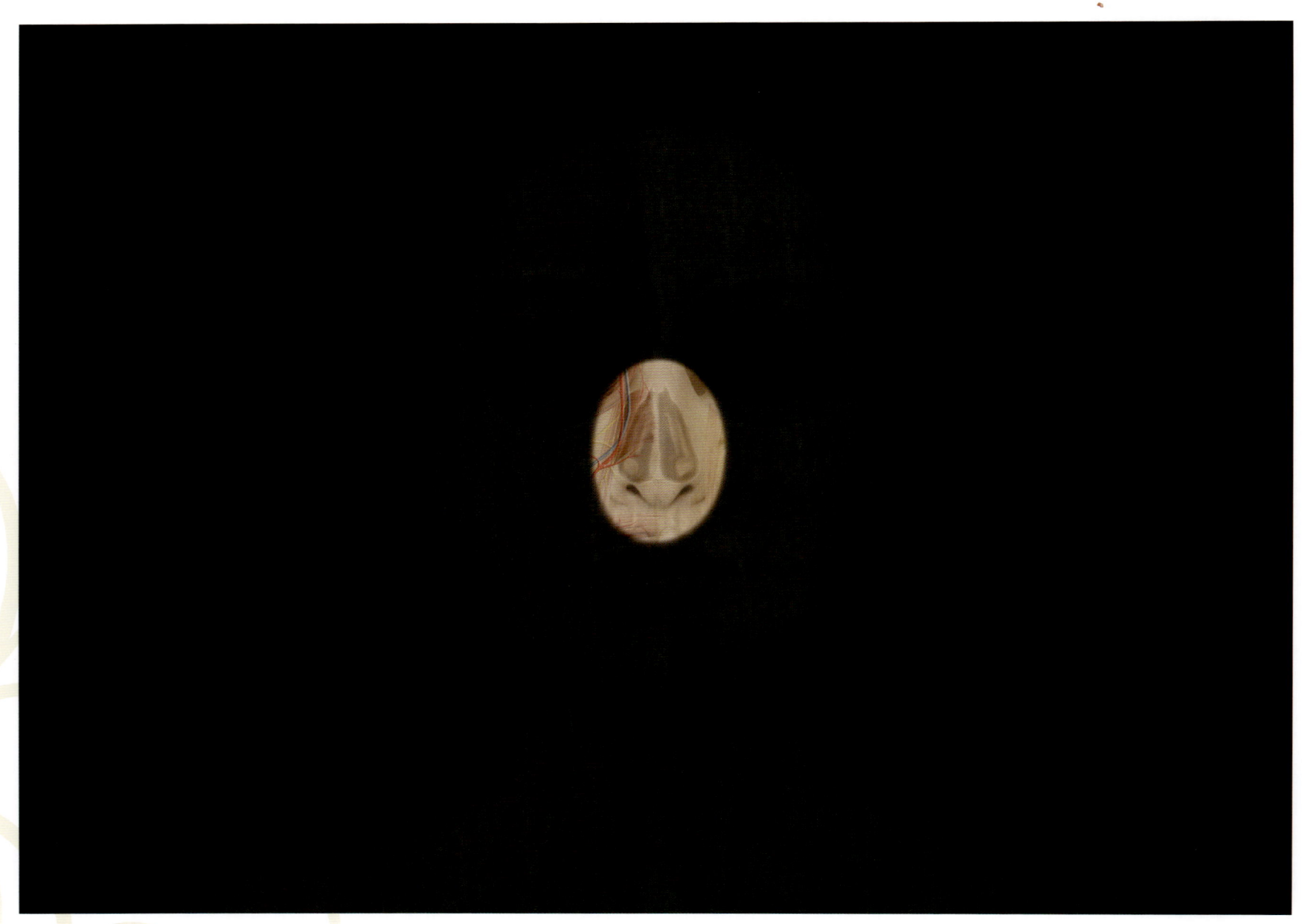

FIGURA 20. Anatomia do nariz.

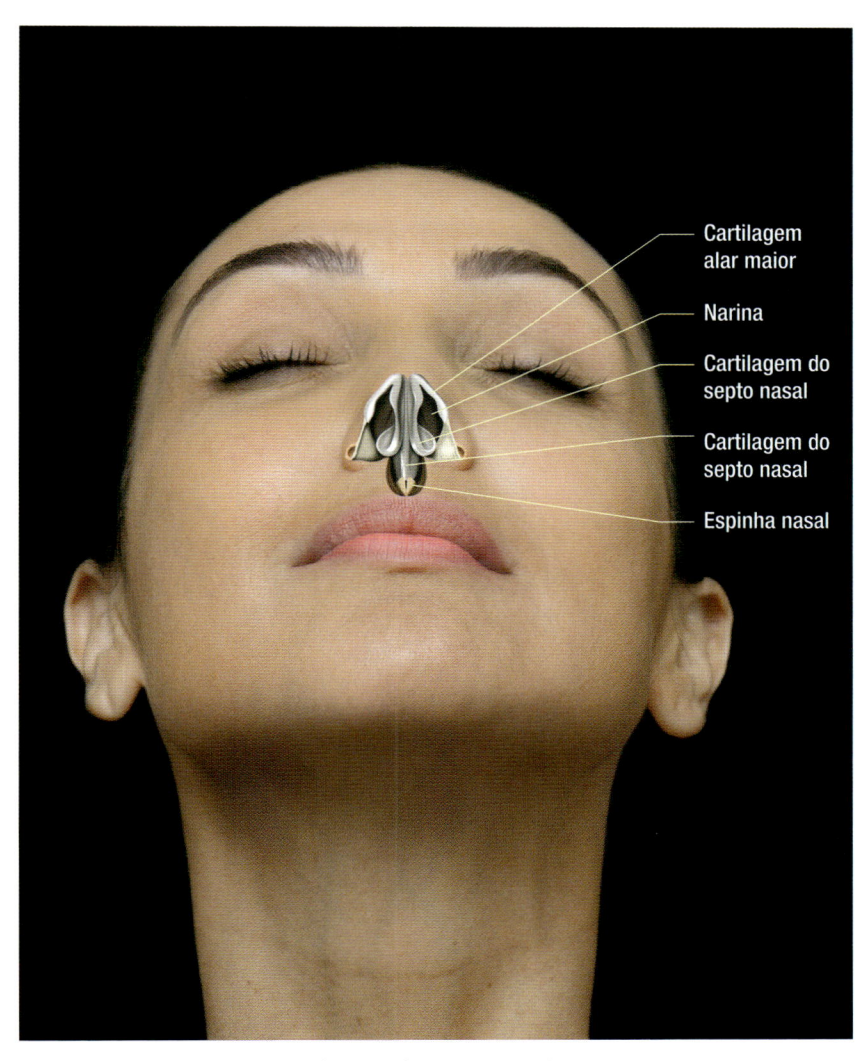

FIGURA 21. Anatomia da cartilagem nasal.

O septo nasal é estrutura osteocartilaginosa vertical que divide a cavidade nasal. A sua parte posterior é óssea e formada pela lamina perpendicular do osso etmoide e pelo vômer, enquanto sua parte anterior é formada pela cartilagem quadrangular ou do septo. A pele e o tecido subcutâneo que recobrem o septo entre as narinas são chamados de columela. Externamente, o nariz tem uma porção cefálica fixa e uma porção caudal móvel. A pirâmide óssea e a porção cefálica das cartilagens laterais superiores pertencem às estruturas nasais fixas, com tegumento delgado frouxamente aderente às estruturas subjacentes. Já as estruturas cartilaginosas caudais móveis são chamadas de lóbulo ou nariz mole e apresentam o tegumento mais espesso e mais firmemente aderente.

A parte externa do nariz é vascularizada por ramos das artérias oftálmica (ramo da carótida interna) e facial (ramo da carótida externa). O dorso nasal é irrigado na sua porção superior pela artéria do dorso nasal (ramo da artéria oftálmica) e, inferiormente, pela artéria nasal lateral (ramo da artéria facial). A columela é irrigada por ramos da artéria labial superior (ramo da facial). A ponta é irrigada por ramos das artérias nasal lateral, dorsal nasal e labial superior. A pele do nariz recebe ramos dos nervos infratroclear e nasociliar (ramos dos nervos oftálmico e infraorbital, respectivamente), e os músculos estão inervados por ramos do nervo facial.

Topografia

Os pontos de referência topográficos da face são demonstrados no capítulo 1: násio (n), localizado na linha média nasal, é a depressão da raiz do nariz correspondente à sutura nasofrontal. O sellion (S) ou radix é o ponto mais profundo do ângulo nasofrontal, sempre mais baixo que o násio. Define a raiz nasal e representa o local de origem do nariz na glabela, sendo ainda a parte menos protrusa e mais estreita do nariz. Pronasale (prn) é o ponto mais protruso da ponta nasal, e subnasal (sn) corresponde à junção da columela com o filtro. Orhinion é a junção osteocartilaginosa. Durante o procedimento, o senso estético do médico determinará a posição apropriada de cada ponto, levando em consideração o gênero, a etnia e a aparência facial global do paciente. No geral, quanto maior a altura vertical do rosto do paciente, mais cranial a posição do radix. Este marca a origem do dorso nasal, influenciando diretamente o comprimento (quanto mais cranial, maior o comprimento nasal). A ponta nasal é delimitada por uma linha horizontal que conecta as pontas das narinas e separa a ponta da columela, a qual se estende da ponta nasal à espinha nasal anterior e suporta a ponta nasal. O plano

261

vertical alar é utilizado como referência para poder medir a altura (projeção) do dorso nasal no nível do dorso nasal. A altura ideal do dorso no nível do rhinion está entre 18 mm e 22 mm, enquanto a altura da ponta nasal está entre 28 mm e 32 mm (Figura 22). No nível do násio, a altura do radix é de 9 mm a 14 mm, medida a partir do plano anterior da córnea. O comprimento nasal é a distância entre o násio e a ponta nasal (idealmente entre 45 mm e 49 mm).

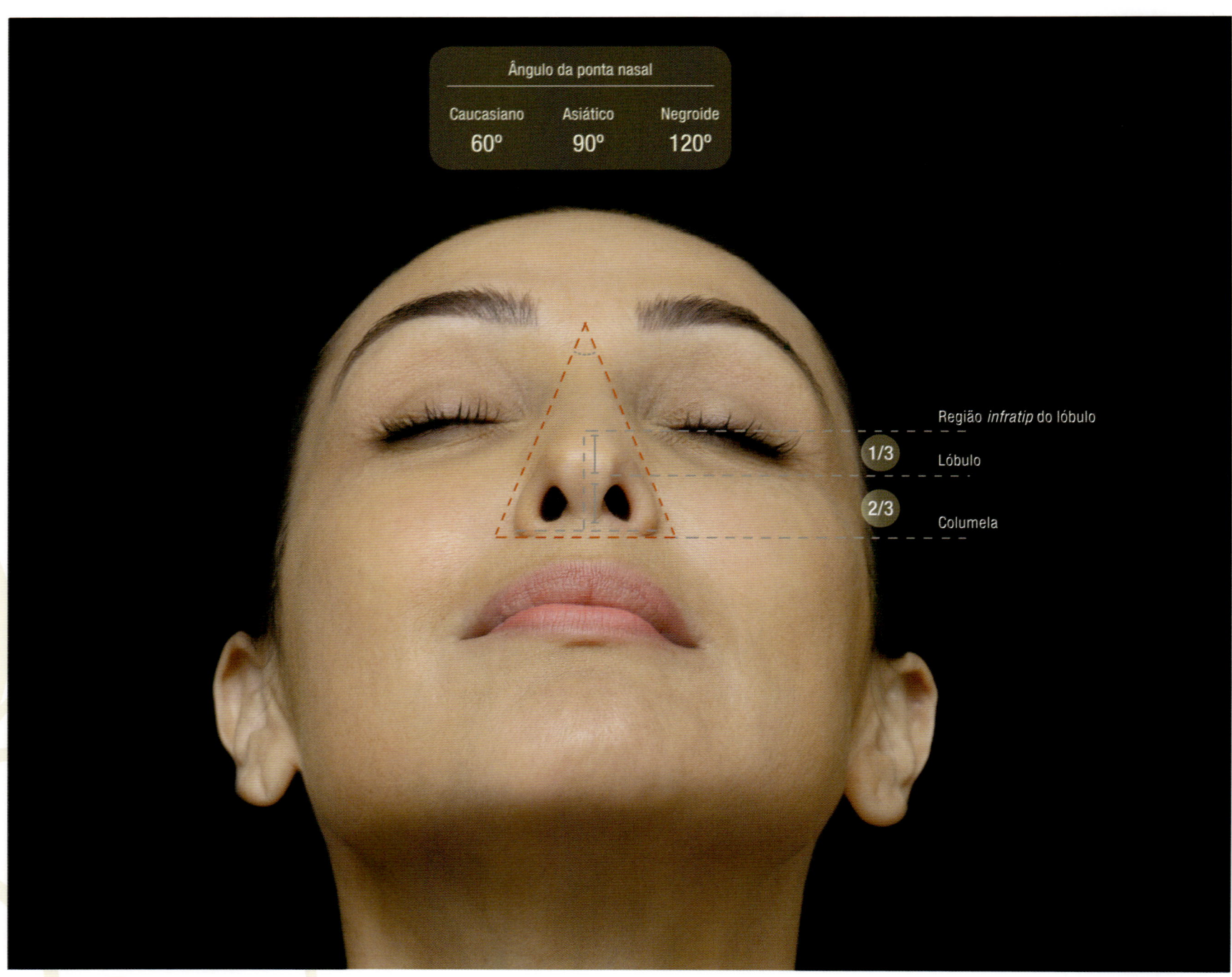

FIGURA 22. O comprimento nasal é obtido por meio da distância entre o násio e a ponta nasal.

Ângulos

Dois ângulos são importantes ao se avaliar o rosto em perfil: o nasofrontal e o nasolabial. O ângulo nasofrontal (alfa) é formado por uma linha tangente à glabela e outra tangente ao pronasale, ambas originadas no násio. O ângulo ideal é de 115° a 130°. O ângulo nasolabial (beta) é formado entre a columela e o lábio superior. Idealmente, mede de 105° a 115° em mulheres e de 90° a 105° em homens. Apesar de nada substituir o olhar estético, as medidas supracitadas e os ângulos servem como guia para o planejamento do procedimento (Figuras 23 e 24).

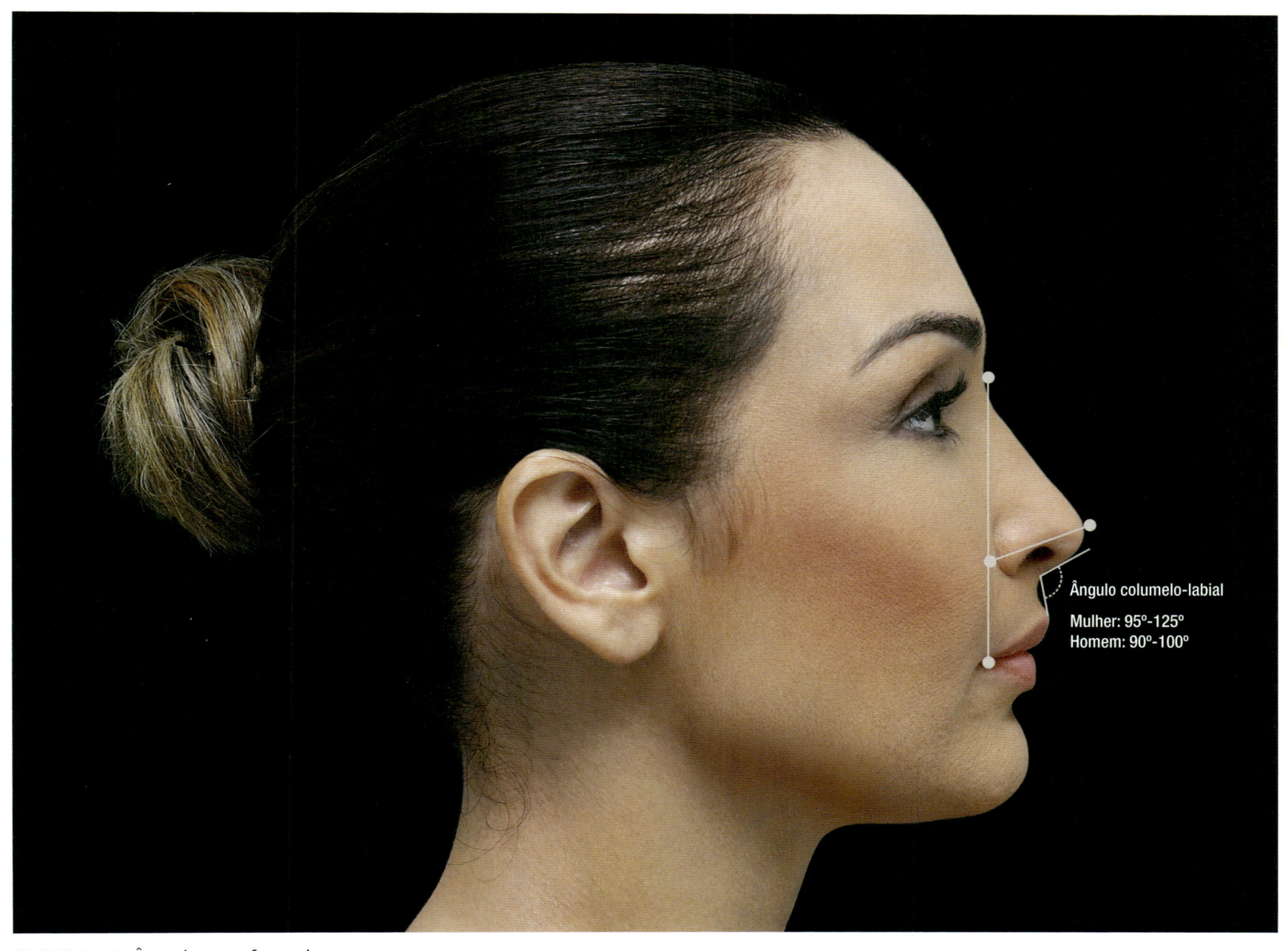

Ângulo columelo-labial
Mulher: 95°-125°
Homem: 90°-100°

FIGURA 23. Ângulo nasofrontal.

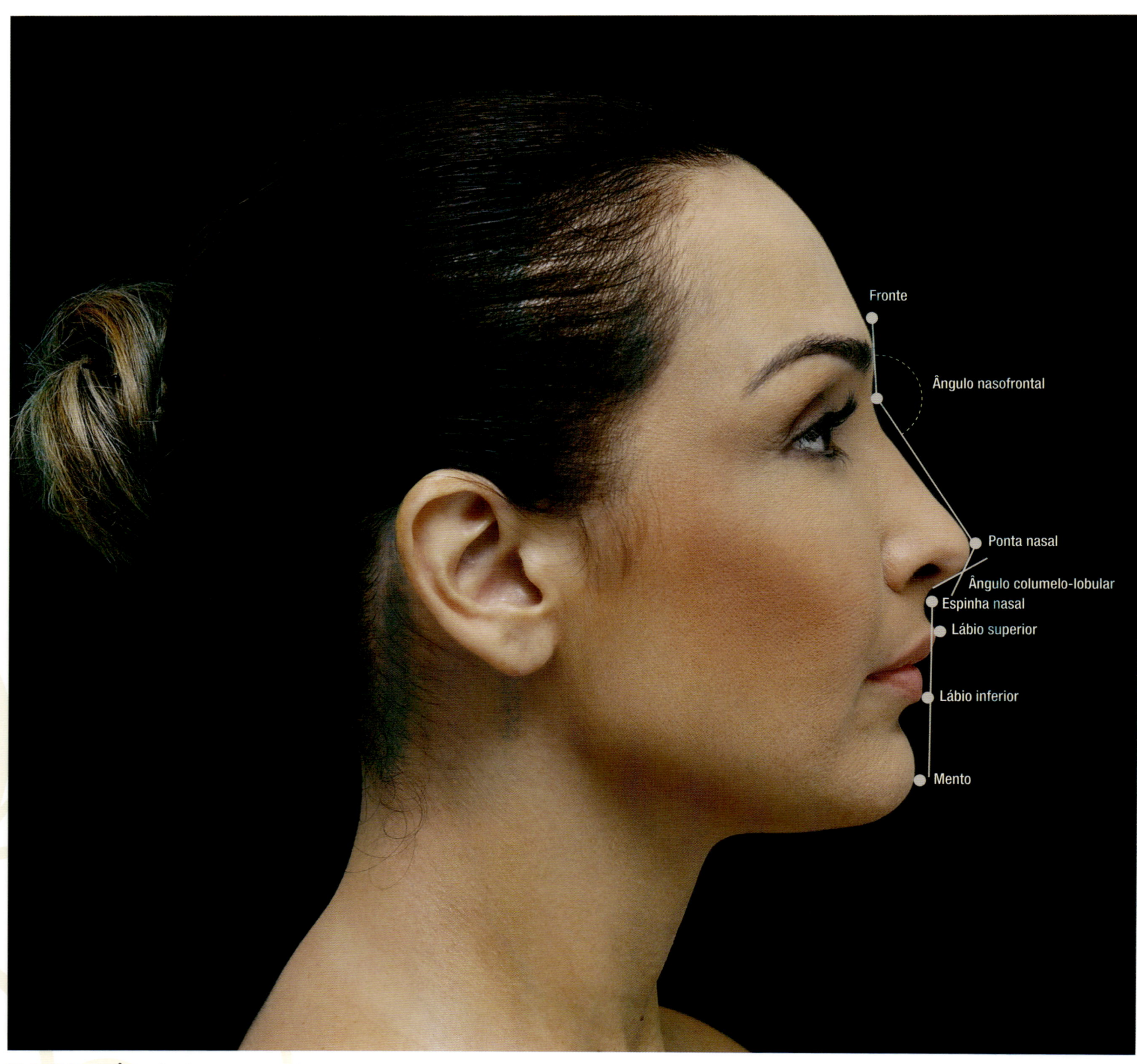

Fronte

Ângulo nasofrontal

Ponta nasal

Ângulo columelo-lobular

Espinha nasal

Lábio superior

Lábio inferior

Mento

FIGURA 24. Ângulo da ponta nasal.

Regiões zigomática e malar (Figura 25)

O tecido adiposo do terço médio da face consiste em uma porção superficial e outra profunda. A porção superficial é composta pelos compartimentos nasolabial, malar medial, malar intermediário e temporolateral. A profunda é composta pelas porções medial e lateral da gordura suborbicular dos olhos, também chamada de gordura pré-zigomática, e pelos compartimentos malar medial profundo e malar lateral profundo. A porção superficial e a profunda separam-se e encontram-se na porção orbital do músculo orbicular dos olhos. O sistema musculoaponeurótico superficial envolve os músculos levantador do lábio superior e da asa do nariz, levantador do lábio superior, zigomáticos menor e maior, além de vasos e nervos.

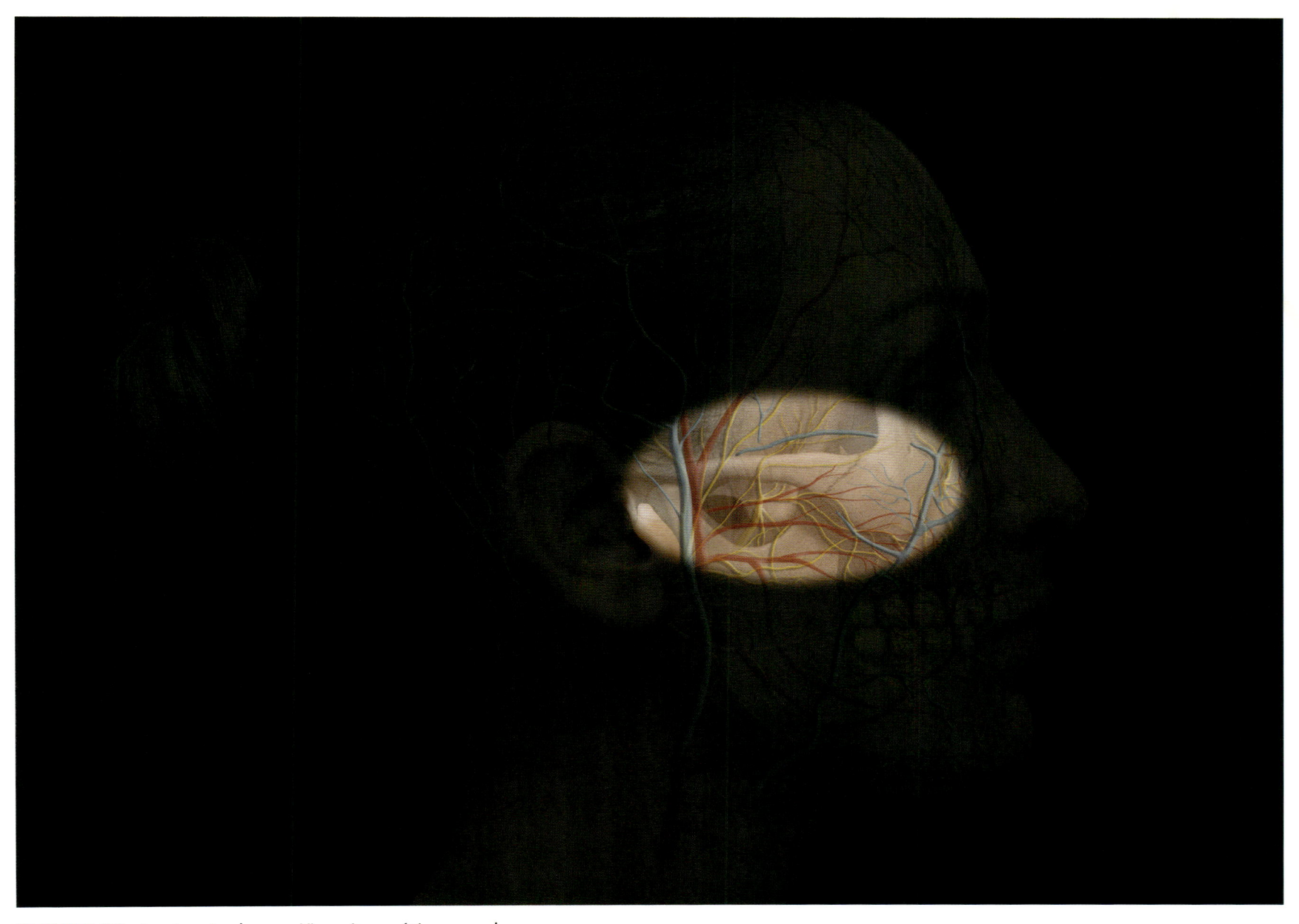

FIGURA 25. Anatomia das regiões zigomática e malar.

Os compartimentos superficiais nasolabial e malar medial recobrem a porção orbitária do músculo orbicular dos olhos, que se origina abaixo da porção palpebral, de 0,5 centímetro a 1 centímetro abaixo do rebordo orbitário inferior.

A SOOF encontra-se abaixo da porção orbital do músculo orbicular dos olhos, pousando sobre a maxila e o osso zigomático.

Para a volumização malar, são relevantes os compartimentos malar medial superficial, malar intermediário superficial e SOOF.

A irrigação dessa área é realizada por ramos das artérias facial e infraorbitária. A artéria facial origina-se da carótida externa, cruza a borda inferior da mandíbula, anteriormente ao músculo masseter; daí, emite os ramos labiais inferior e superior, nasal e continua como artéria angular.

O compartimento malar intermediário e a SOOF lateral são irrigados por perfurantes da artéria facial transversa e da zigomático-orbitária. A drenagem é realizada pela veia facial. A inervação sensitiva é realizada pelo ramo maxilar do nervo trigêmeo, e a motora, pelos ramos temporal e zigomático do nervo facial.

Sulco malar (Figura 26)

O sulco malar seria uma linha imaginária oblíqua estendendo-se do ligamento zigomático ao canto interno do olho. Sua origem ainda não é completamente conhecida, mas acredita-se que contribua para a formação do sulco malar: retináculo da pele, recobrindo o feixe medial do músculo orbicular dos olhos, cujas fibras se inserem na pele.

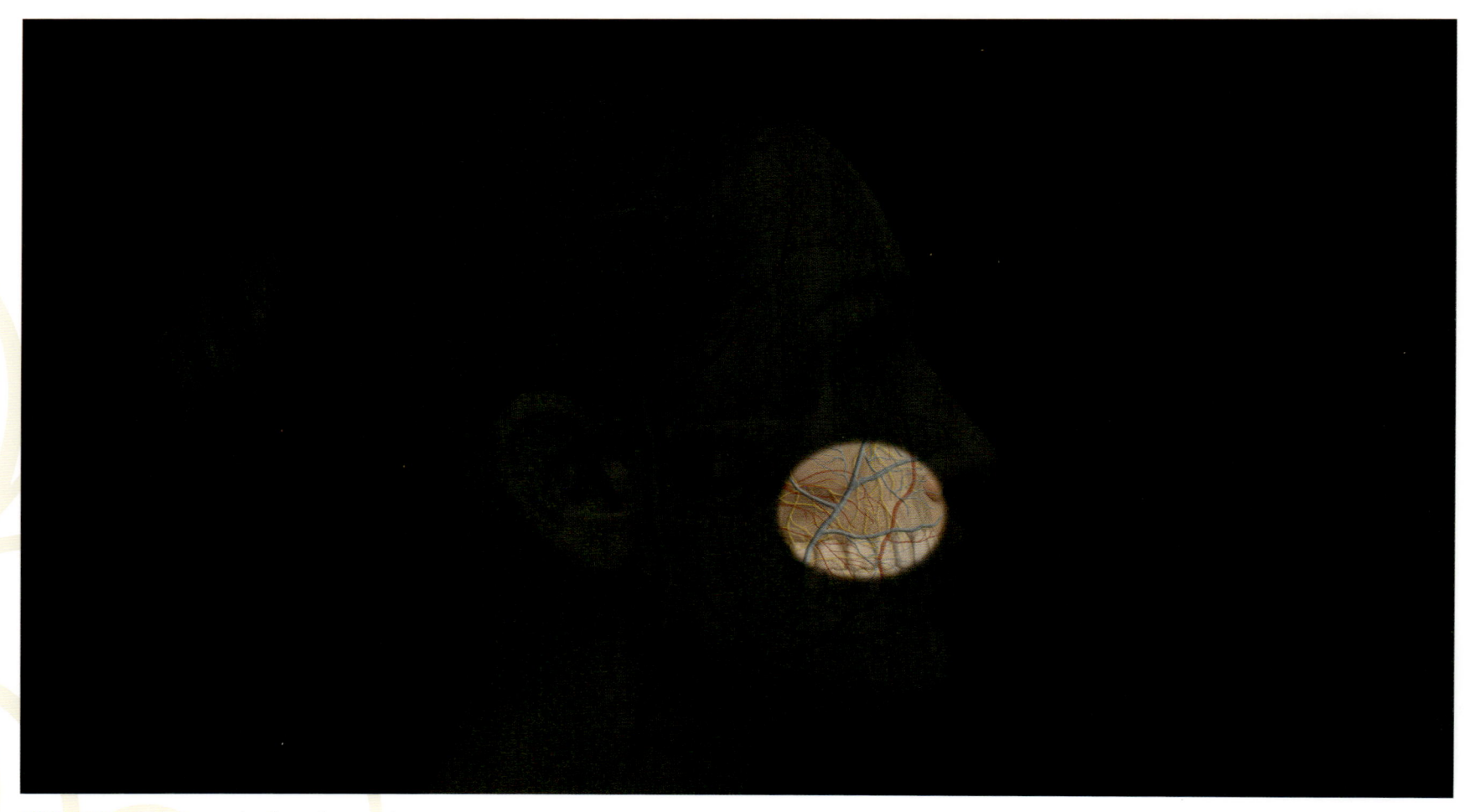

FIGURA 26. Anatomia do sulco malar.

Septo malar: parece ser primariamente uma estrutura do músculo orbicular dos olhos. Origina-se no periósteo do rebordo orbitário inferior (*arcus marginalis*) e direciona-se caudalmente, contornando a porção medial, para, então, fundir-se com o septo fibroso do compartimento de gordura superficial, inserindo-se na pele de 2,5 centímetros a 3 centímetros inferiormente ao canto lateral. O sulco malar divide a região malar em duas partes: a externa, sobre o zigoma, e a interna e inferior, que repousa sobre a região do músculo levantador do lábio superior.

Anatomia nasojugal (Figura 27)

A órbita constitui a fundação do complexo periorbitário e é formada por sete ossos: zigomático, frontal, maxilar, etmoide, esfenoide, lacrimal e palatino. Apresenta estrutura cônica que abriga, em seu interior, o globo ocular, os músculos intraoculares e a gordura orbital. A principal função é lubrificar e amortecer o globo e os músculos intraoculares.

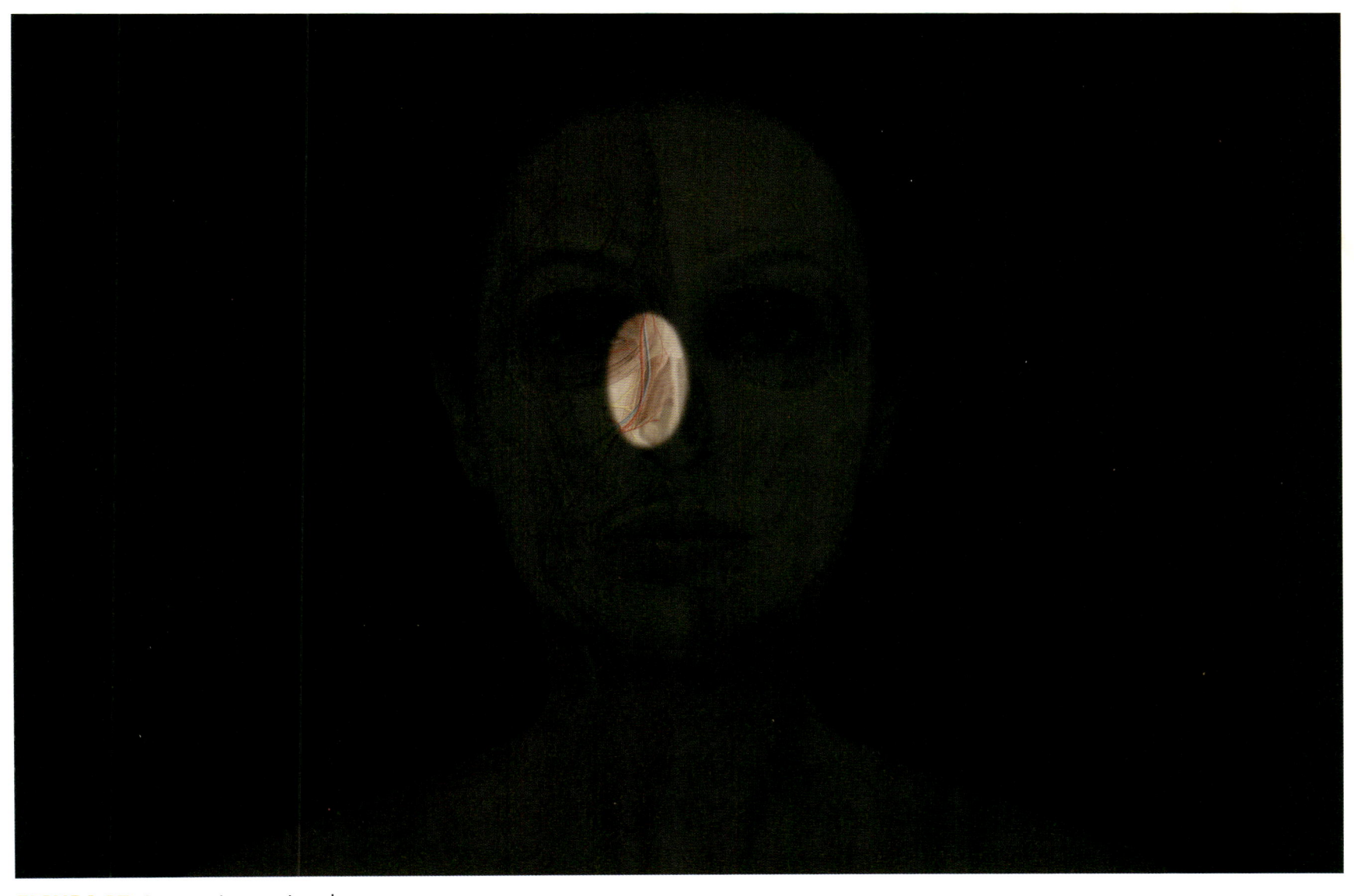

FIGURA 27. Anatomia nasojugal.

A gordura orbital inferior é dividida entre os compartimentos: nasal, central e lateral, contidos pelo septo orbitário, que se estende do tarso ao rebordo orbitário inferior. Recobrindo o septo orbitário, encontramos a porção palpebral do músculo orbicular dos olhos, que se insere distalmente no nível do rebordo orbitário inferior. Essa porção se encontra logo abaixo da pele, pois muitas vezes não há tecido subcutâneo nessa região. Já a porção orbitária desse músculo origina-se abaixo da porção palpebral, 0,5 centímetro a 1 centímetro abaixo do rebordo orbitário inferior. Acima da porção orbitária, encontra-se o coxim de gordura superficial nasolabial e malar medial; abaixo, encontra-se o compartimento de gordura suborbicular dos olhos, também conhecido como gordura pré-zigomática. As duas porções – palpebral e orbital – são "fixadas" ao rebordo orbitário inferior, medialmente, pelo ligamento da goteira lacrimal e, lateralmente, pelo ligamento de retenção orbicular.

O sulco lacrimal é uma estrutura anatômica decorrente de uma separação distinta entre as porções palpebral (cranial) e orbital (caudal) do músculo orbicular em sua origem na maxila.

O sulco nasojugal é manifestação clínica decorrente da soma dos seguintes elementos anatômicos: pele e tecido subcutâneo, sendo que a região palpebral tem pele extremamente fina, com escassez ou ausência de tecido subcutâneo, e a região malar tem pele mais espessa e tecido subcutâneo abundante.

Plano muscular: a separação distinta entre a porção palpebral (cranial) e a orbital (caudal) do músculo orbicular em sua origem da maxila (goteira lacrimal) cria uma depressão no local do sulco nasojugal.

Plano ósseo: retrusão maxilar constitucional ou remodelamento ósseo maxilar durante o envelhecimento causam maior profundidade na região palpebral.

Ligamentos osteocutâneos: o ligamento do sulco lacrimal traciona a pele infraorbital medial em direção à maxila. O mesmo efeito ocorre com a pele infraorbital lateral, tracionada pelo ligamento de retenção orbitário.

Prolapso da gordura infraorbital: durante o envelhecimento, ocorrem herniação da gordura infraorbital e atrofia da gordura malar, o que torna o sulco nasojugal mais proeminente. Sendo assim, pode-se concluir que o sulco nasojugal resulta de um "desnivelamento", observado medialmente entre a região palpebral e a nasolabial.

O sulco palpebromalar, por sua vez, encontra-se entre a gordura infraorbitária e o ligamento de retenção orbital, acima da junção entre a porção palpebral (cranial) e a orbital (caudal) do músculo orbicular dos olhos.

O sulco nasojugal é irrigado pelas artérias angular e infraorbitária, com seus respectivos ramos e anastomoses. A artéria angular, por exemplo, após cruzar superficialmente o tendão cantal medial, anastomosa-se com o ramo nasal dorsal da artéria oftálmica, ramo da artéria carótida interna. O sulco palpebromalar, por sua vez, é irrigado pelas artérias zigomático-orbital e facial transversa, que são ramos da artéria facial.

Anatomia nasolabial (Figura 28)

O sulco nasolabial é irrigado pela artéria facial, ramo da artéria carótida externa. Depois de emitir os ramos labiais inferior e superior, a artéria facial segue trajeto na região do sulco nasolabial e emite um ramo septal que irriga o septo nasal e um ramo alar, o qual, por sua vez, irriga a asa do nariz. Depois de emitir esses dois ramos, a artéria facial continua seu trajeto ascendente e emite o ramo nasal lateral. Este irriga a asa e o dorso do nariz, anastomosando-se com o lado contralateral, com os ramos septal e alar, com o ramo nasal dorsal da artéria oftálmica e com o ramo infraorbital da artéria maxilar.

O nariz é uma estrutura piramidal osteocartilaginosa, cujo ápice corresponde à raiz, e a base, à abertura das narinas. É composto por pele, tecido subcutâneo, músculos (interligados pelo SMAS) e periósteo/pericôndrio. Sua fundação é composta pelo osso nasal, pelas cartilagens laterais superiores, laterais inferiores (cartilagem alar maior) e alares menores. As várias cartilagens estão unidas umas às outras e aos ossos por resistente membrana fibrosa. As cartilagens laterais inferiores apresentam formato de ferradura e contornam cada narina, sendo divididas em pilares medial e lateral.

A pele do nariz recebe ramos dos nervos infratroclear e nasociliar (ramos dos nervos oftálmico e infraorbital, respectivamente), e os músculos estão inervados por ramos do nervo facial.

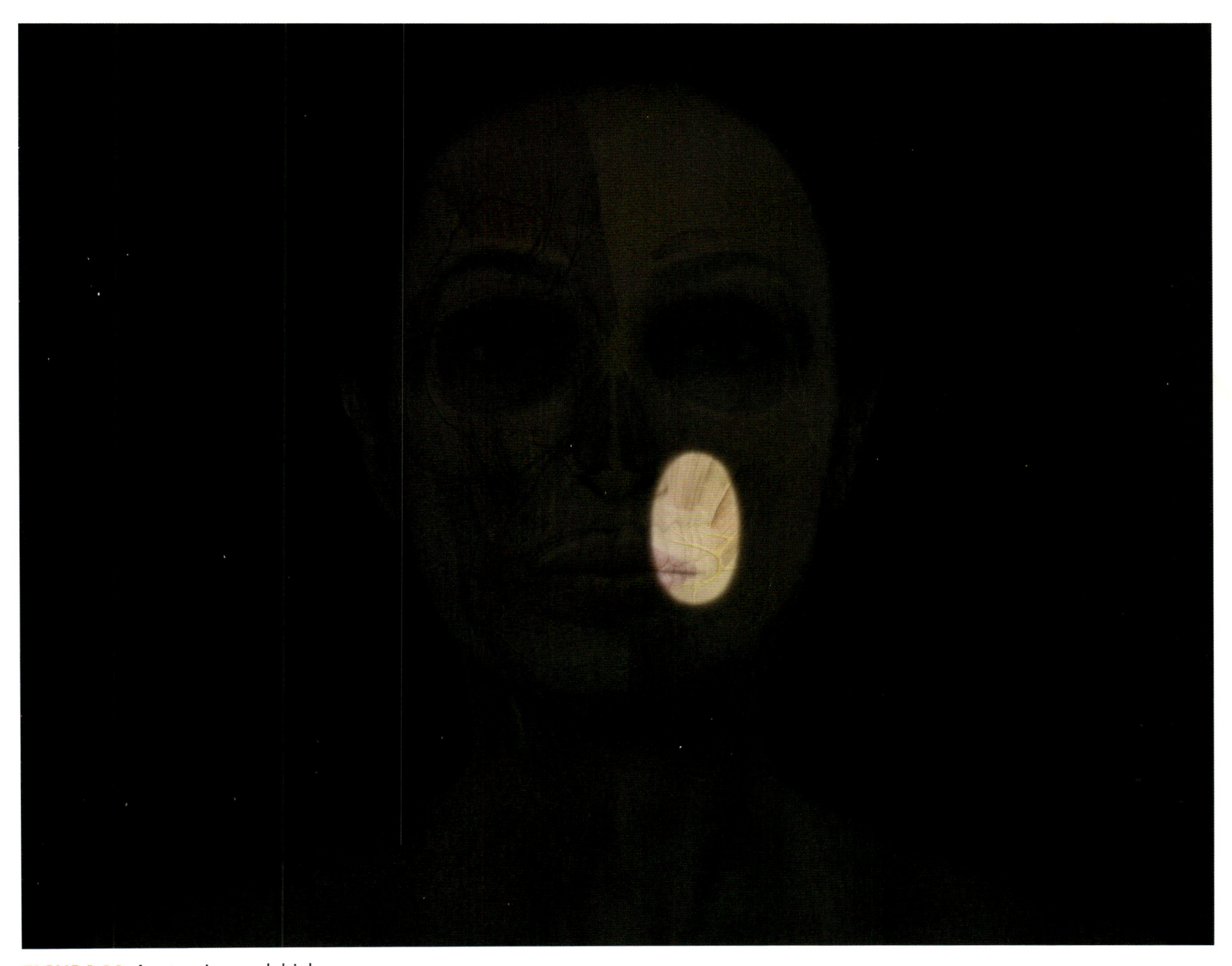

FIGURA 28. Anatomia nasolabial.

Região submalar (Figura 29)

O compartimento de gordura bucal relaciona-se diretamente com os músculos da mastigação e auxilia o movimento de sucção na infância. Isso explica o aspecto de face de querubim observada nos lactentes. É um compartimento profundo e representa a porção central do triângulo submalar. Sua forma é triangular e apresenta extensões entre os músculos masseter, temporal e pterigoide. Localiza-se sobre uma fissura acima do músculo bucinador e abaixo do sistema musculoaponeurótico superficial.

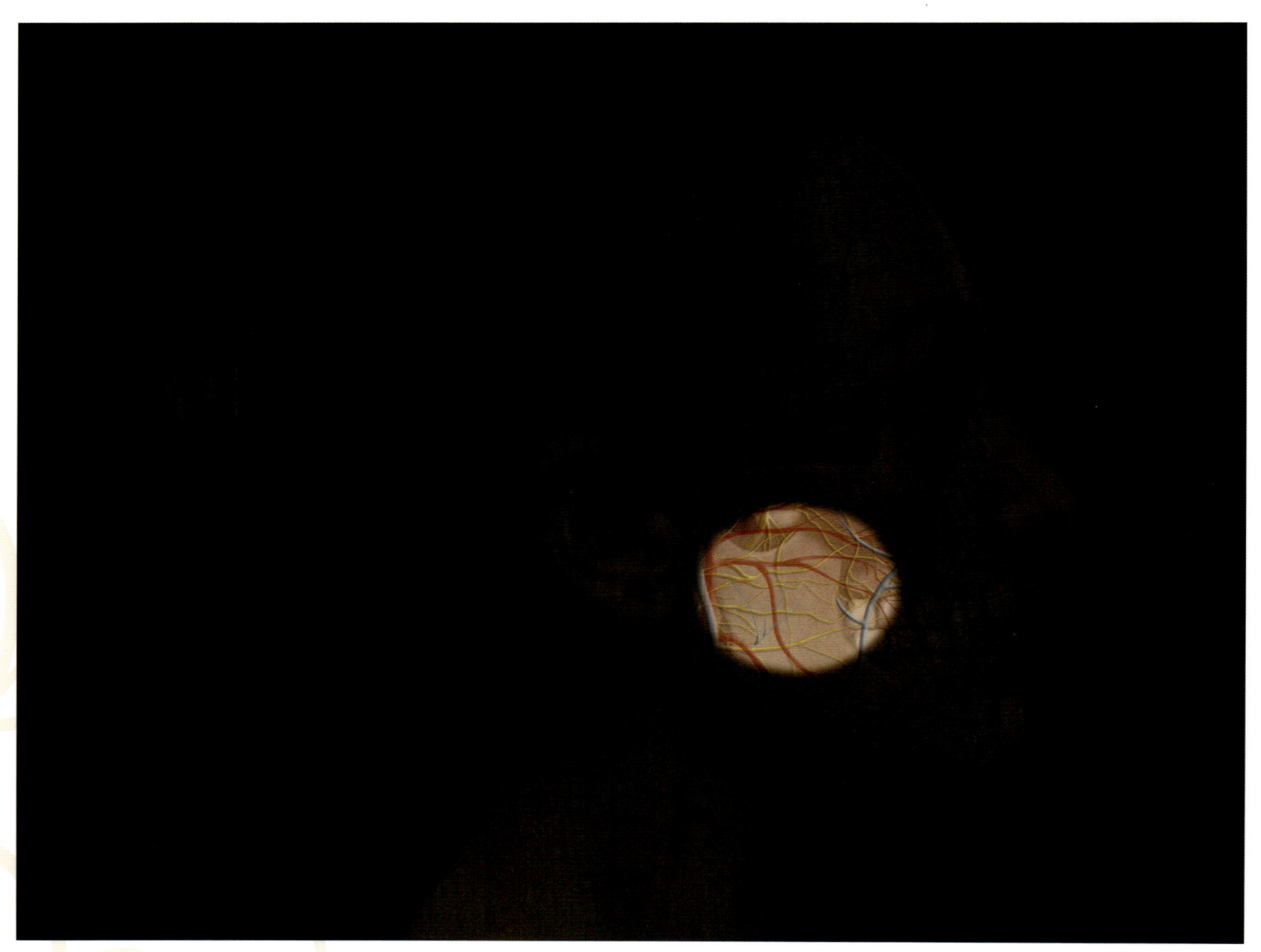

FIGURA 29. Anatomia da região submalar.

Os vasos faciais transversos inferiores, acima do ducto parotídeo, e os ramos da artéria maxilar interna também contribuem para vascularização da região e irrigam sua porção superior acima do ducto parotídeo.

Lábios (Figura 30)

Os lábios são formados por uma porção interna – mucosa labial ou lábio úmido (epitélio pavimentoso estratificado não quera-tinizado e cório rico em vasos sanguíneos e glândulas salivares menores ou acessórias), por uma zona de transição – vermelhão do lábio ou semimucosa (epitélio pavimentoso estratificado queratinizado sem folículos pilosos, glândulas sudoríparas ou salivares e, eventualmente, com glândulas sebáceas) e uma porção externa representada por pele e seus anexos. A porção interna é úmida e as demais são secas.

No limite entre a porção interna – mucosa labial e zona de transição – e o vermelhão do lábio ou semimucosa, encontram-se

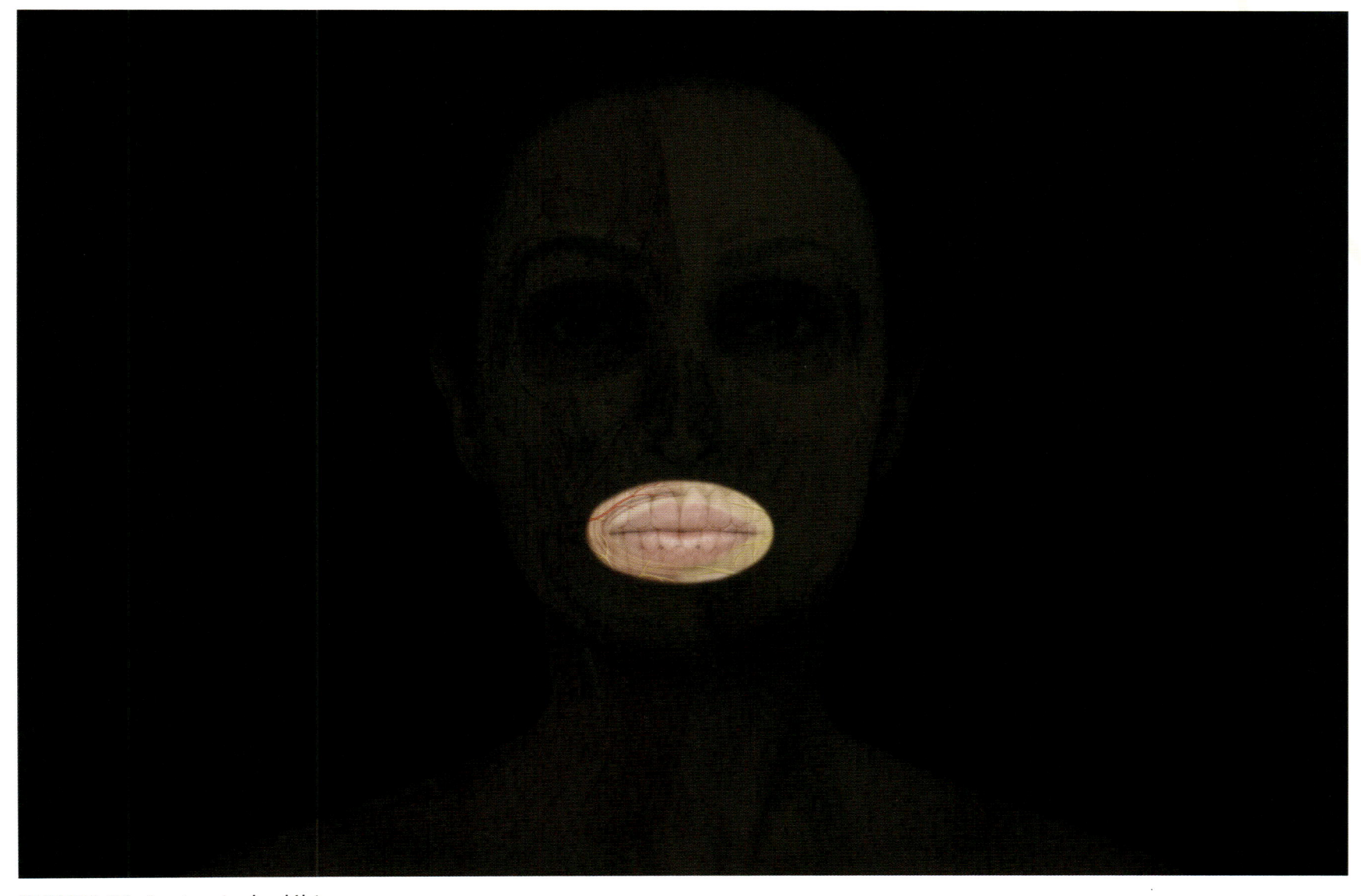

FIGURA 30. Anatomia dos lábios.

as fibras musculares do músculo orbicular da boca, que delimitam dois compartimentos de gordura:

- Compartimento de gordura superficial, abaixo do vermelhão e acima do músculo orbicular.
- Compartimento de gordura profundo, abaixo do músculo orbicular labial e acima da mucosa labial. As artérias labiais inferior e superior encontram-se nesse compartimento.

Mento e linha mandibular (Figura 31)

A mandíbula ou maxilar inferior consiste em uma porção em forma de ferradura, denominada corpo, e duas porções perpendiculares, os ramos, que se unem ao corpo em ângulo quase reto. A face externa é marcada na linha mediana por uma crista suave que indica a sínfise mentoniana ou a linha de junção das duas peças que compõem o osso no feto. Denominamos de linha mandibular o espaço entre o mento e o ângulo da mandíbula.

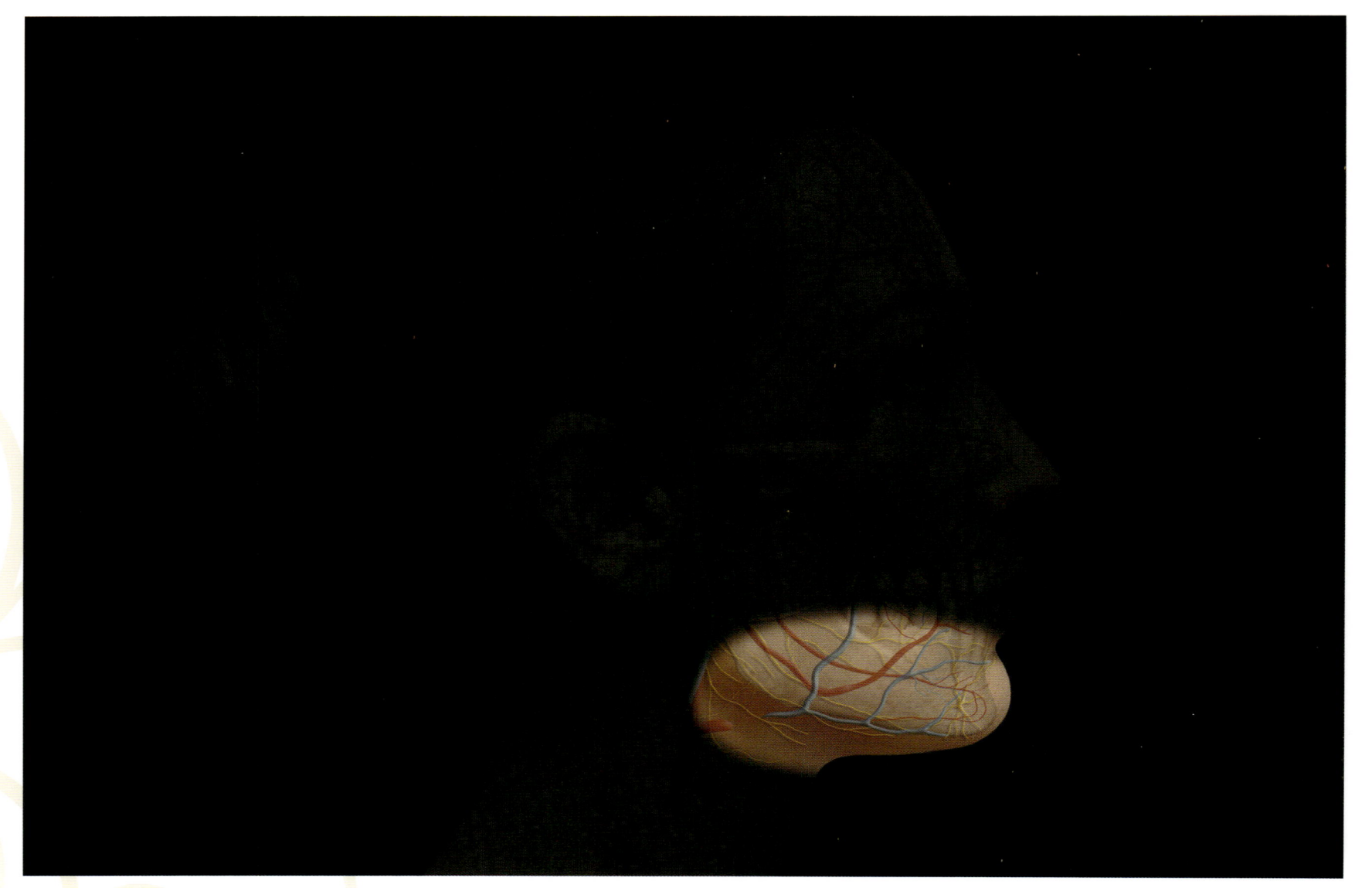

FIGURA 31. Anatomia do mento e da linha mandibular.

Os dentes inferiores estão localizados na parte alveolar da mandíbula. Abaixo do segundo dente pré-molar, a mandíbula apresenta o forame mental, que dá passagem ao nervo e aos vasos mentais. A artéria e a vela facial contornam a borda inferior do corpo da mandíbula, passando logo à frente da borda anterior do masseter.

Há dois compartimentos de gordura clinicamente relevantes na região mandibular: dois acima da borda mandibular, denominados compartimento de gordura mandibular superficial profundo e compartimento de gordura submandibular, e outro recobrindo a fáscia parotídeo-massetérica (temporolateral).

Um septo membranoso separa os dois compartimentos localizados acima da borda mandibular do compartimento submandibular e denomina-se septo mandibular. Anteriormente, este é contínuo ao ligamento mandibular que se encontra logo atrás do músculo depressor do ângulo da boca, para, então, inserir-se na pele. Fibras do músculo platisma interligam-se com as do septo mandibular e aderem-se na borda anterior da mandíbula. O processo de envelhecimento do contorno mandibular decorre de diversos mecanismos: atrofia dos cotos de gordura mandibular superior e inferior, com impressão de acentuação do compartimento submandibular, deiscência do septo mandibular com ptose dos compartimentos superior e inferior para o pescoço, reabsorção óssea e flacidez da pele local.

ZONAS DE RISCO

A complicação mais temida e que pode gerar consequências devastadoras é a injeção intravascular com embolização do produto. No caso de preenchimentos faciais, essas áreas contemplam principalmente a inervação e a vascularização faciais.

O conhecimento das características anatômicas de cada região facilita a execução e diminui riscos e complicações das técnicas de preenchimento, como as tão temidas amaurose e necroses teciduais.

A utilização de microcânulas é provavelmente a mais segura e, no caso de utilização de agulhas, aspirar previamente, injetar sempre lentamente, evitando grande *bolus*. Recomenda-se interromper a aplicação imediatamente se houver queixa de dor súbita ou alteração de coloração local.

As zonas de maior risco são as seguintes:

a) Áreas irrigadas por ramos da artéria carótida interna.

b) Locais onde ocorre anastomose do sistema carotídeo externo com interno.

c) Locais em que as artérias emergem dos forames cranianos.

Anatomia topográfica vascular e zonas de alerta

É fundamental o conhecimento da anatomia vascular de acordo com as regiões a serem tratadas, as quais representam zonas de alerta e de risco de complicação intravascular durante o preenchimento facial (Quadros 3 e 4). Quando a aplicação for realizada junto ao osso ou em zonas de alerta com agulhas, a aspiração é altamente recomendada (Figuras 32, 33 e 34). No entanto, recomenda-se o uso de cânulas preferencialmente (Figura 35) (Quadro 5).

Quadro 3. Anatomia topográfica vascular e zonas de alerta

Região frontal	• Artérias supraorbital e supratroclear (ramos da artéria carótida interna) • Ramo frontal da artéria temporal superficial (ramo da artéria carótida externa)
Têmporas	• Ramo frontal da artéria temporal superficial e ramos anterior e posterior da artéria temporal profunda
Glabela e supercílios	• Artérias supraorbital, supratroclear e nasal dorsal
Nariz	• Dorso nasal – artéria nasal dorsal (ramo terminal da artéria oftálmica) e artéria angular e ramo nasal lateral da artéria facial • Columela nasal – ramos da artéria labial superior • Ponta nasal – ramos da artéria nasal lateral, ramos da artéria nasal dorsal e ramos da artéria labial superior
Região zigomática	• Artérias facial transversa e zigomático-facial, ramos da artéria carótida externa • Artéria temporal superficial e artéria facial transversa (parótida)
Sulco nasojugal e região malar	• Artérias angular e infraorbital
Sulco nasogeniano	• Artéria facial e seus ramos
Lábios	• Artérias labiais (ramos da artéria facial)
Mento	• Artérias temporal superficial, facial e mentoniana (ramos da artéria carótida externa) • Artérias mentonianas (ramos da artéria maxilar)

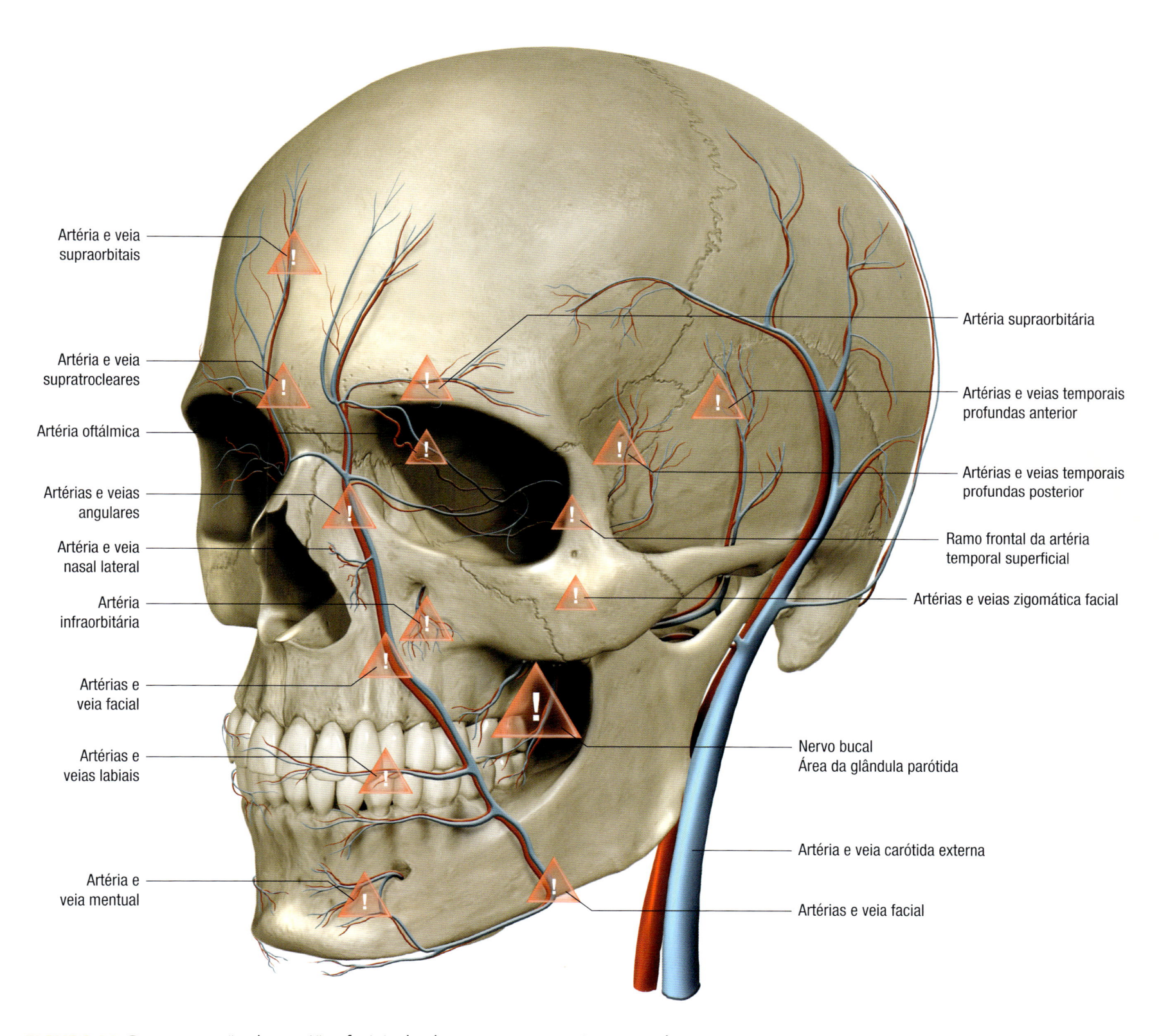

FIGURA 32. Demonstração das regiões faciais de alerta para eventos intravasculares.

Quadro 4. Recomendações quanto às técnicas para prevenir eventos adversos relacionados à injeção de ácido hialurônico em regiões faciais de alto risco

Frontal	• Alto risco em decorrência de área de anastomose (artéria temporal superficial com artéria supraorbital e artéria supratroclear) • Canulação (sob o músculo) • A injeção deve ser realizada afastada da crista temporal (entre o osso frontal e temporal) e pelo menos 1,5 cm acima do forame supraorbital
Glabela	• Canulação supraperiosteal é recomendada • Para injetores experientes, o uso de injeção com agulha intradérmica ou supraperiosteal poderia ser considerado
Dorso nasal	• Zona de alto risco para cegueira • Não há consenso sobre qual técnica é a mais segura • Para pacientes com histórico de cirurgia nasal, recomenda-se que a aplicação de AH não seja utilizada nessa área
Sulco nasolabial	• Injeção com agulha intradérmica ou supraperiosteal é recomendada • Canulação é recomendada para aplicações subcutâneas
Sulco nasojugal e malar	• Agulhas não são recomendadas • Canulação é recomendada
Temporal	• Injeção com agulha supraperiosteal é recomendada para essa região
Zigomático	• Injeção com agulha supraperiosteal ou canulação é recomendada
Perioral e mentoniana	• Zona de alto risco para necrose • Canulação subcutânea é recomendada • Para a região mentoniana, recomenda-se injeção com agulha supraperiosteal ou canulação • Nos lábios superiores e inferiores, uma agulha superficial (intradérmica ou subcutânea) ou uma cânula de calibre 27 é recomendada

Quadro 5. Preferência das microcânulas disponíveis no mercado de acordo com as áreas de tratamento

Área	Microcânula (diâmetro e comprimento)
Pálpebra inferior	27 G ou 25 G – 38 mm
Pálpebra superior e cauda da sobrancelha	27 G, 25 G ou 22 G – 38 mm ou mais longa
Região central da face	25 G ou 22 G – 38 mm ou mais longa
Têmporas	25 G ou 22 G – 38 mm a 70 mm
Contorno facial (face inferior)	25 G ou 22 G – 38 mm ou mais
Lábios	27 G – 38 mm

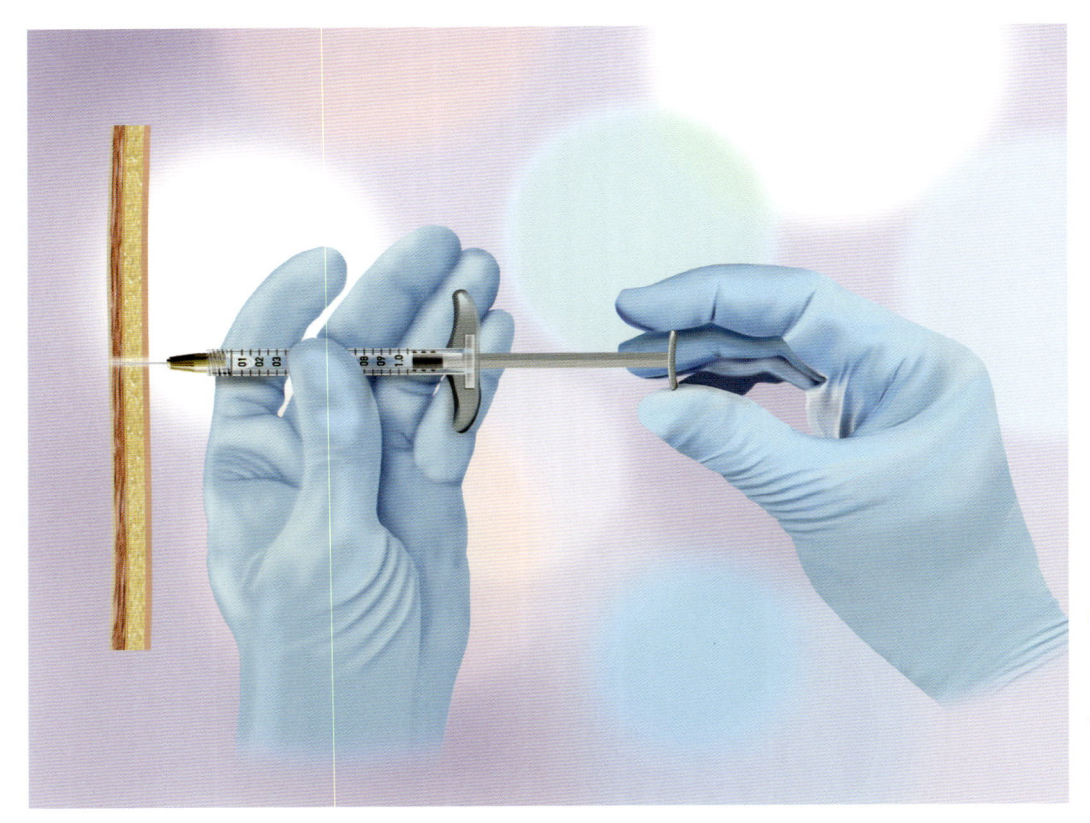

FIGURA 33. Ilustração demonstra a aspiração antes da injeção de ácido hialurônico no plano supraperiostal. Após a aspiração e formação da bolha, deve-se esperar de 5 a 7 segundos antes de proceder à injeção do produto, mantendo o bisel no plano ósseo.

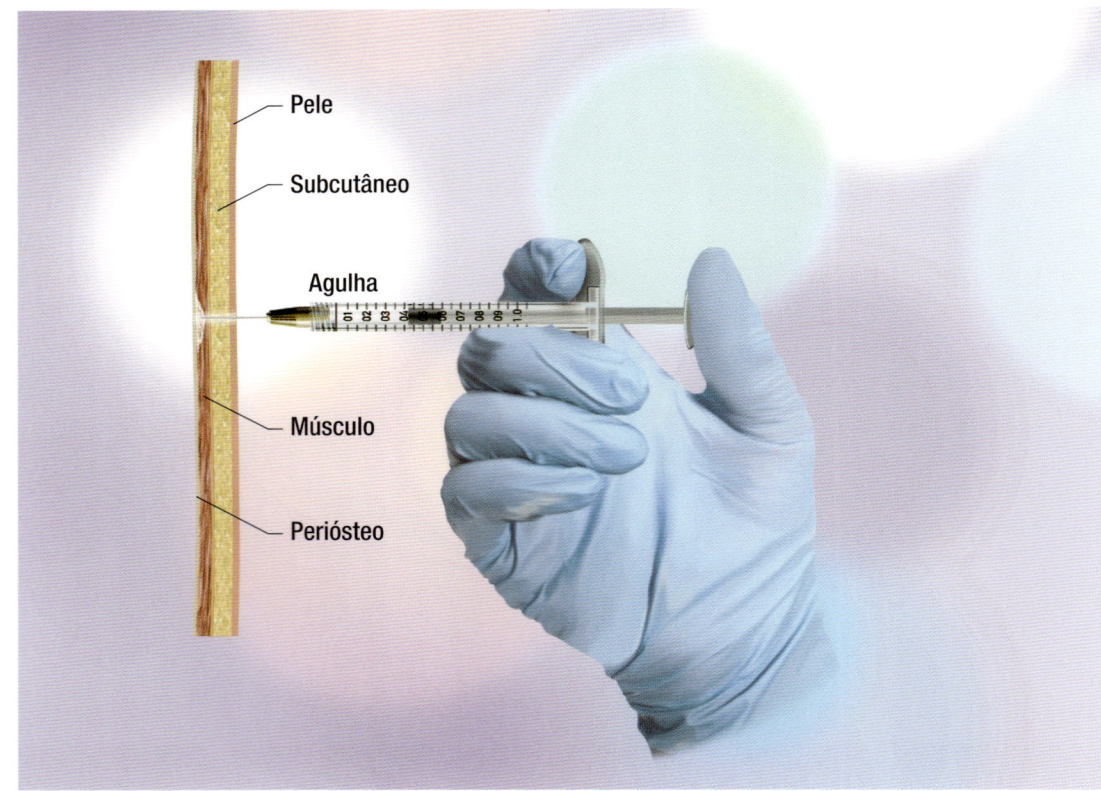

FIGURA 34. Ilustração demonstra a injeção do ácido hialurônico no plano supraperiostal após a aspiração.

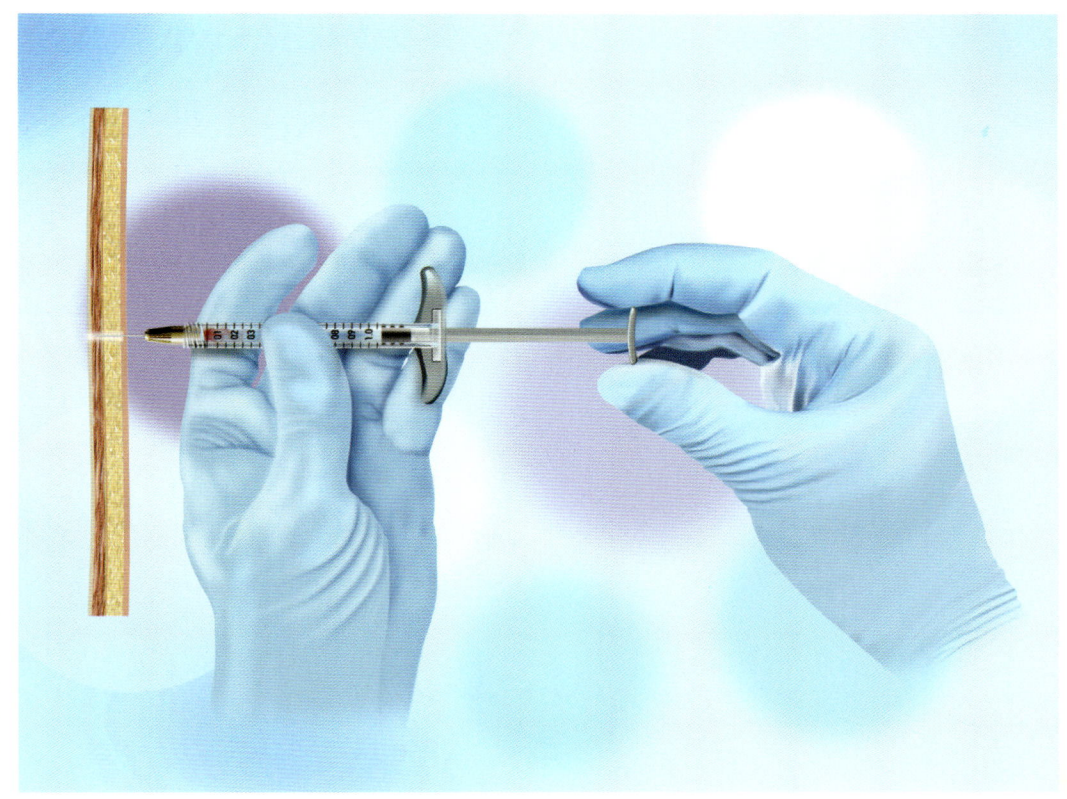

FIGURA 35. Ilustração demonstra a aspiração de sangue após a inserção da agulha perpendicularmente à pele no plano supraperiostal. A aspiração de sangue indica risco vascular: a seringa deve ser removida e a área, comprimida.

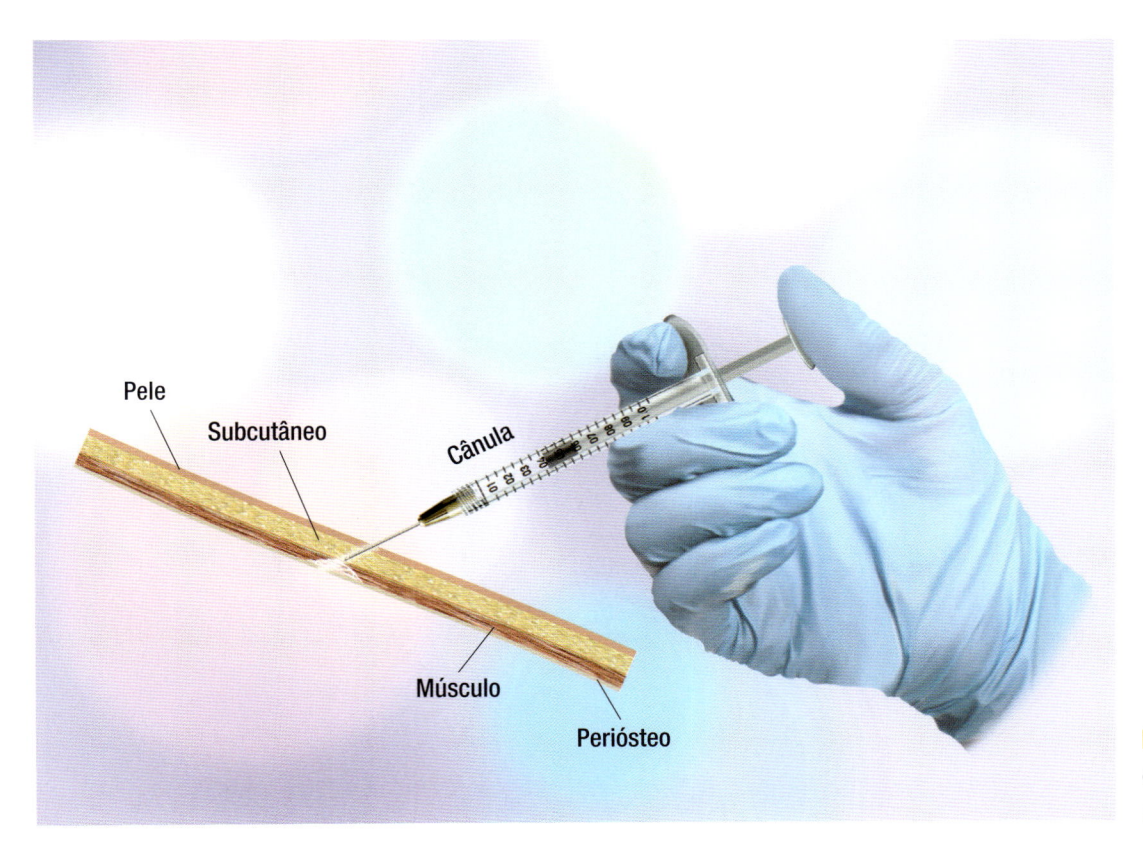

FIGURA 36. Ilustração demonstra a inserção da cânula e o depósito do ácido hialurônico no plano supraperiostal de 30 a 45° do plano cutâneo.

279

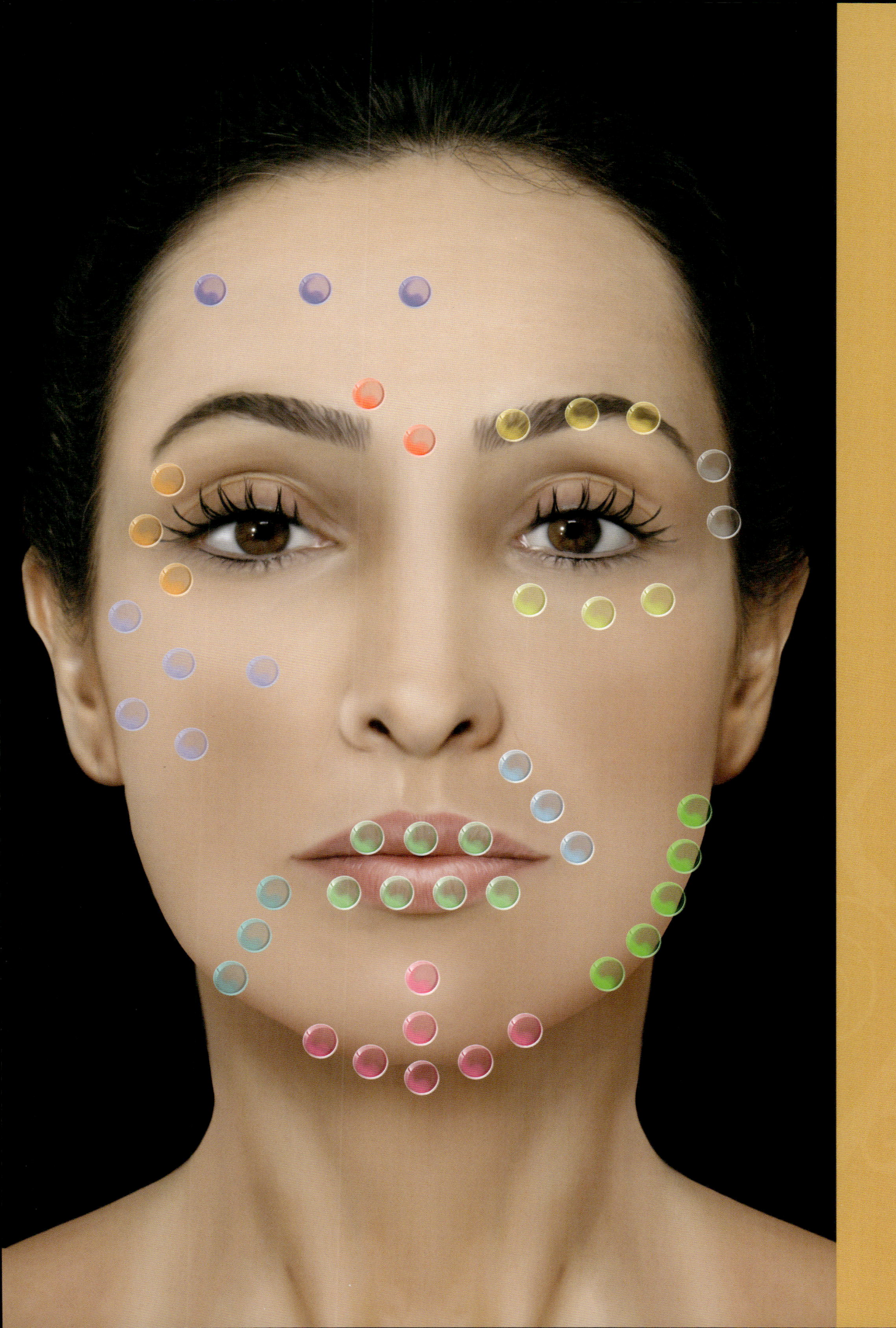

MD CODES™

11

MD CODES™

HISTÓRICO

Em 2010, pela primeira vez após anos de pesquisa em *lifting* facial, o cirurgião plástico brasileiro Mauricio de Maio apresentou uma sequência de aplicações com ácido hialurônico (Juvéderm®) em pontos específicos da face. Nessa época, a técnica chamava-se *8-point lift* e consistia no tratamento facial com pontos de L1 a L8. A letra L refere-se à palavra *lift* e os números, às subunidades anatômicas correspondentes (Figuras 1, 2 e 3) (Quadros 1 e 2). Com esses pontos, já era possível obter uma estruturação facial com resultados aceitáveis para algumas faces.

Em 2015, houve uma evolução da técnica e o Dr. Mauricio de Maio publicou o livro *Desvendando os códigos para o Rejuvenescimento Facial: uma abordagem passo a passo para o uso de injetáveis com o MD Codes*, sendo o nome da técnica a abreviação de *Medical Codes* ou Códigos Médicos. Dessa maneira, surgia a MD Codes™, criada e desenvolvida pelo cirurgião e licenciada pela Allergan. A técnica foi lançada como parte do programa de *Leaders* do Allergan Medical Institute (AMI) e é considerada uma técnica de reestruturação facial para tratamento global do envelhecimento cutâneo por meio de um mapeamento mais completo de toda a face. O tratamento foi descrito, utilizando-se a linha VYCROSS® collection Juvéderm®, com resultados de alto impacto na harmonização dos terços faciais.

Atualmente, a técnica MD Codes™ representa uma nova linguagem na estética facial, a fim de dar apoio ao desenvolvimento técnico dos médicos injetores e fornecer ferramenta efetiva para facilitar a comunicação com o paciente e o estabelecimento de um plano de tratamento.

Em 2016, houve o lançamento do programa AMI Visionary™, com a apresentação das Equações MD Codes™, ensinando como otimizar cálculos e valores, produtos e volumes, além de fomentar discussões simples e claras sobre o plano de tratamento com os nossos pacientes.

Em agosto de 2018, o Dr. Mauricio de Maio lançou as Fórmulas MD Codes™, o que nos aproximou mais das necessidades dos pacientes, entendendo suas motivações emocionais e fornecendo um ponto de partida diferenciado no tratamento individualizado.

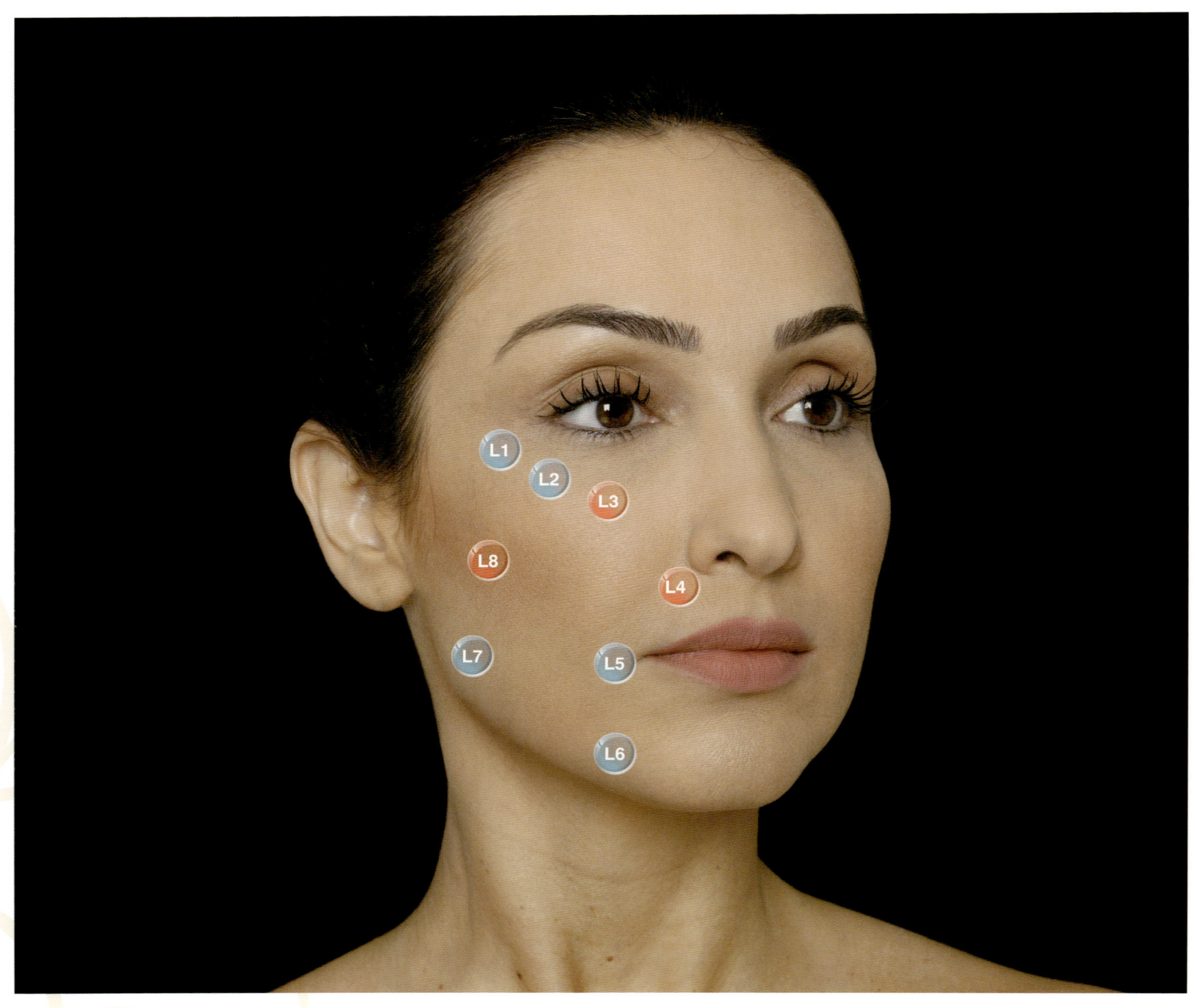

FIGURA 1. Tratamento facial com a técnica *8-points lift* (2010) – vista oblíqua direita.

Quadro 1. *8-point lift*: áreas de aplicação e efeito

Código	Áreas de aplicação	Efeitos da aplicação	Estruturas afetadas
L1 (Ck1)	Arco zigomático	Eleva a região malar Oferece suporte ao supercílio e à pálpebra inferior	Estrutura óssea e SOOF lateral
L2 (Ck2)	Proeminência zigomática	Projeta a região malar e encurta a distância pálpebro-malar	Estrutura óssea e SOOF lateral
L3 (Ck3)	Malar anteromedial	Melhora a junção pálpebro-malar medial e suaviza o *tear trough*	Estrutura óssea; *malar fat pad* profundo e SOOF medial
L4 (NL)	Sulco nasolabial	Reduz a proeminência do sulco nasolabial	Suporte subdérmico ao sulco nasolabial
L5 (M)	"Linha de marionete"	Fortalece e eleva a mucosa da comissura oral e melhora a aparência das "linhas de marionete"	Suporte subdérmico às "linhas de marionete"
L6 (C6)	Sulco *prejowl*	Reduz a proeminência do sulco *prejowl*	Estrutura óssea e/ou subcutâneo
L7 (JW1)	Ângulo da mandíbula	Remodela e eleva a linha da mandíbula	Estrutura óssea; subcutâneo
L8 (Ck4, Ck5)	Parótida e área submalar	Foca a área de depressão e melhora a perda de volume submalar e pré-auricular; eleva a linha da mandíbula	Subcutâneo

Quadro 2. *8-point lift*: recomendações de produto e volume por sessão

Código	Produto	Volume (mL)	Técnica de aplicação	Dispositivo de aplicação	Estrutura-alvo	Observações
L1 (Ck1)	Juvéderm® Voluma com lidocaína	0,1-0,2	*Bolus* pequeno	Agulha – área de alerta	Supraperiostal	
L2 (Ck2)		0,2-0,4				Não aplique na artéria zigomático-facial
L3 (Ck3)	Juvéderm® Voluma com lidocaína	0,1-0,5	*Bolus* pequeno ou em leque	Agulha – área de alerta ou cânula	Supraperiostal	Não aplique na artéria infraorbital
	Juvéderm® Volift com lidocaína				Subcutâneo/ *fat pads*	
L4	Juvéderm® Volift com lidocaína	0,1-0,5	Linear	Agulha ou cânula	Derme	Não aplique na artéria facial. Aplique levemente da medial ao sulco nasolabial
L5		0,1-0,5			Derme subcutâneo/ *fat pads*	
L6	Juvéderm® Voluma com lidocaína	0,1-0,5	Linear ou *bolus* pequeno ou em leque	Agulha ou cânula	Subcutâneo/ *fat pads* supraperiostal	
L7		0,1-0,5	*Bolus* pequeno ou em leque	Agulha	Subcutâneo/ *fat pads*	
L8	Juvéderm® Voluma com lidocaína	0,2-1,0	Em leque	Agulha – área de alerta ou cânula	Subcutâneo/ *fat pads*	Não aplique na glândula parótida; no nervo bucal; na artéria e na veia faciais.
	Juvéderm® Volift com lidocaína					

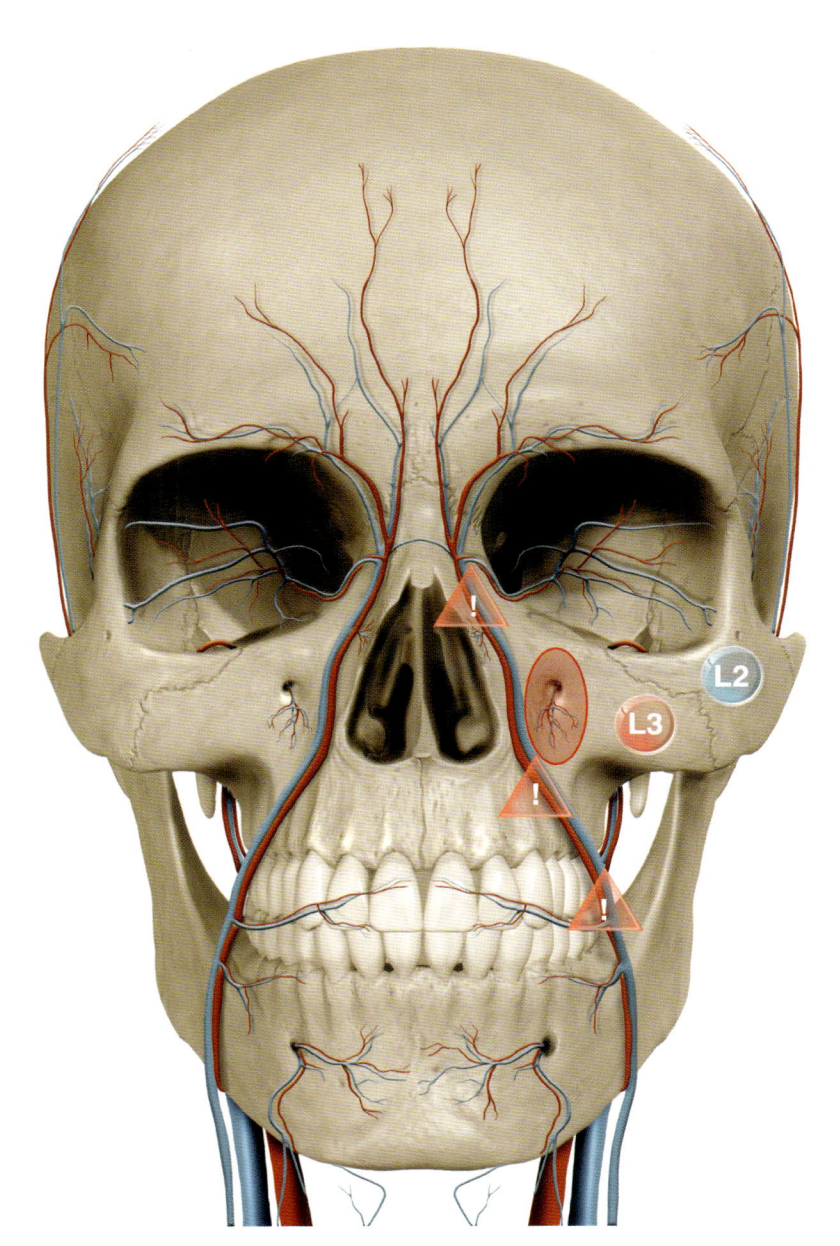

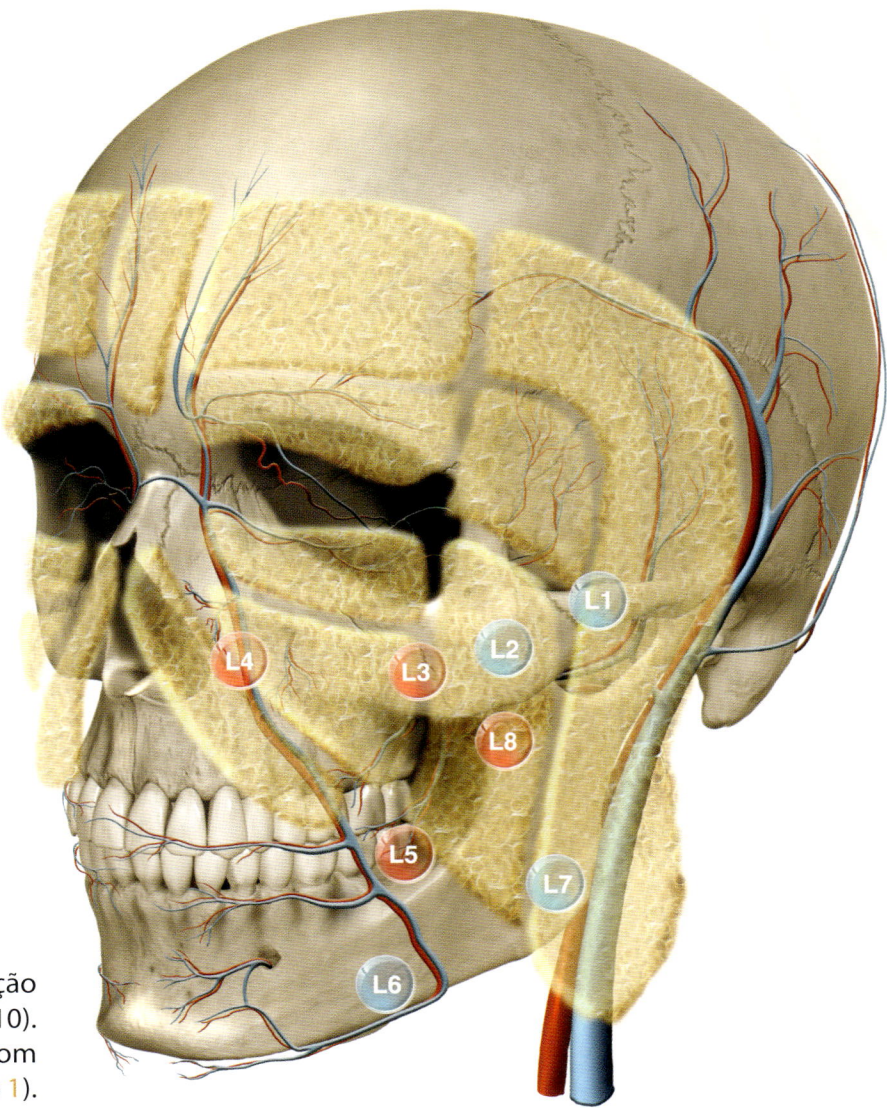

FIGURA 2. Anatomia dos pontos de reestruturação facial com a técnica *8-points lift* (2010). Demonstração dos pontos de tratamento com as estruturas anatômicas: proeminência zigomática (L2) e região malar anteromedial (L3).

FIGURA 3. Anatomia dos pontos de reestruturação facial com a técnica *8-points lift* (2010). Demonstração dos pontos de tratamento com as estruturas anatômicas de L1 a L8 (Quadro 1).

ENTENDENDO O MD CODES™

A técnica define pontos estruturais para reconstrução da arquitetura facial. Essa série de pontos faz o mapeamento da face e promove melhores resultados com preenchimento à base de ácido hialurônico (AH). Com isso, pode-se proceder à remodelação frontal, temporal, glabelar, periorbital, malar, nasolabial, labial, mandibular e mentoniana.

É importante ressaltar que o MD Codes™ é um plano de sistematização de avaliação facial para tratamento com preenchedor e, consequentemente, deve ser realizado de acordo com a necessidade e a área de descontentamento de cada paciente. Muitas vezes, a região da queixa é uma consequência da perda de densidade de outra área associada à flacidez, à necessidade de reestruturação e ao contorno de alguma área específica. Por vezes, o que incomoda o paciente pode não condizer com a realidade. Desse modo, o injetor deve alinhar o plano de tratamento para cada caso.

Uma vez que constitui um método que refaz a arquitetura da face, o tratamento promove o rejuvenescimento, mantendo as características naturais do paciente.

O conjunto de pontos de cada unidade anatômica recebe as iniciais representativas da área conforme a seguir:

- Região frontal: F.
- Região temporal: T.
- Sobrancelha (*eyebrow*): E.
- Sulco lacrimal (*tear trough*): Tt.
- Região malar/bochecha (*cheek*): Ck.
- Nariz: N.
- Sulco nasolabial: NL.
- Lábio (*lip*): Lp.
- Sulco labiomentoniano ("linhas de marionete"*)*: M.
- Queixo (*chin*): C.
- Contorno mandibular (*jowl line*): Jw.

Cada código é retratado com uma combinação, conforme Quadro 3.

Os Quadros 4, 5, 6 e 7 representam orientações técnicas e simbologia descritas originalmente na técnica de MD Codes™.

Diferenças entre sexos devem ser consideradas na individualização do tratamento.

A escolha do dispositivo de injeção deve ter como base a preferência e experiência individual do médico injetor.

Quadro 3. Combinação de códigos da técnica MD Codes™

Letras	A unidade anatômica em inglês (por exemplo: CK = *cheek*/malar)
Números	As subunidades da unidade anatômica (por exemplo: Ck1 = arco zigomático, CK2 = proeminência zigomática)
Localização do número	O lado da face em inglês: *right* (r) ou *left* (l) – por exemplo: Ck1r = arco zigomático do lado direito do paciente; Ck1l = arco zigomático do lado esquerdo do paciente
Posição do número	Sobrescrito (X^n) refere-se a áreas superiores (por exemplo: Lp^1 = corpo do vermelhão do lábio superior) Subscrito (X_n) refere-se a áreas inferiores (por exemplo: Lp_1 = corpo do vermelhão do lábio inferior)
Cores	Áreas em alerta em vermelho
Formas	Modo de aplicação do produto

Quadro 4. Letras das áreas de tratamento

L	*8-point lift*
F	Remodelação frontal com 3 pontos
T	Remodelação temporal com 2 pontos
E	Remodelação de supercílios com 3 pontos
G	Remodelação glabelar com 2 pontos
O	Remodelação periorbital lateral com 3 pontos
Tt	Remodelação do *tear trough* com 3 pontos
Ck	Remodelação malar com 5 pontos
N	Remodelação nasal com 5 pontos
NL	Remodelação nasolabial com 3 pontos
Lp	Remodelação labial com 8 pontos
M	Remodelação das "linhas de marionete" com 3 pontos
C	Remodelação do mento com 6 pontos
Jw	Remodelação da linha mandibular com 5 pontos

Quadro 5. Diferenças entre sexos

Recomendado para homens	Ponto de aplicação para um resultado mais masculino
Recomendado para mulheres	Ponto de aplicação para um resultado mais feminino

Quadro 6. Dispositivo de injeção

Cânula	Pode minimizar o risco de lesão intravascular e equimose. Recomendado para uso em zonas de alerta
Agulha	Pode ser preferida para aplicações finas e controladas. Ideal para aplicação em *bolus* em nível supraperiostal

Quadro 7. Modo de aplicação

Microponto	Quantidade muito pequena de preenchedor por ponto (0,01 mL – 0,05 mL por ponto)
Ponto	Aplicação estática de uma pequena quantidade de preenchedor (0,1 mL ou 0,2 mL)
Bolus pequeno	Aplicação estática de preenchedor (< 0,3 mL)
Linear	Anterógrado ou retrógrado
Em leque	Múltiplas aplicações por meio de um mesmo orifício, criando um padrão em leque

Quadro 8. Cuidados na aplicação

Área de alerta	Áreas de alto risco onde se deve ter cuidado adicional quando a aplicação ocorrer nesse local ou próximo dele. Áreas de alerta podem ser muito vascularizadas, altamente inervadas ou adjacentes a estruturas ou órgãos críticos
Não aplique	Áreas onde se deve evitar a aplicação de preenchedores

289

CONSIDERAÇÕES SOBRE A ESCOLHA DE MATERIAL E VOLUME INJETADOS

A escolha do AH fará diferença no resultado final. Atualmente, a tecnologia de reticulação é capaz de misturar as cadeias de alto e baixo peso molecular, criando um AH de alta *performance*, moldabilidade e efeito *lifting*, características fundamentais para esse tipo de procedimento e que fazem parte da pesquisa que antecedeu à descrição original da técnica pelo Dr. Mauricio de Maio. Neste capítulo, os códigos médicos serão abordados com a tecnologia dos AHs reticulados pela tecnologia VYCROSS (Quadro 9), da empresa Allergan: Juvéderm® Voluma (estruturação), Juvéderm® Volift (preenchimento e contorno), Juvéderm®

Volbella (refinamento) e, mais recentemente, Juvéderm® Volite (hidratação profunda).

Desse modo, nas áreas mais delicadas, utiliza-se um AH de peso molecular menor e, nas áreas que necessitam de volume e *lifting*, um AH de peso molecular maior.

Quanto ao volume injetado em cada ponto, isso dependerá da avaliação e da perda de cada paciente. Contudo, é importante evitar que, em cada região, sejam realizados mais de 2 mililitros por sessão, e é prudente que, em cada ponto, não seja injetado mais do que 0,5 mililitro por sessão. Devemos sempre realizar injeções com aspiração prévia, lentamente e com pequenos volumes.

Em relação ao volume total injetado, é importante salientar que pode ser dividido em sessões e distribuído ao longo do planejamento, até que o objetivo final seja alcançado.

Quadro 9. Produtos descritos originalmente na técnica de MD Codes™

Juvéderm® Voluma com lidocaína	Indicado para restaurar o volume e proporcionar suporte e estrutura facial no terço médio e nas regiões temporal, mentoniana e mandibular (≤ 2 mL por área tratada por sessão)
Juvéderm® Volift com lidocaína	Indicado para tratamento de linhas e depressões cutâneas médias. Delinear lábios para corrigir defeitos estruturais, como assimetrias, deformidades de contorno, perda de volume etc.
Juvéderm® Volbella com lidocaína	Aplicação estática de preenchedor (< 0,3 mL)
Juvéderm® Volite com lidocaína	Indicado para o tratamento de flacidez cutânea e linhas superficiais. Realiza a hidratação profunda da pele

REMODELAÇÃO DA REGIÃO FRONTAL

A região frontal é vista da linha de implantação do cabelo até os arcos supraciliares acima das sobrancelhas.

O remodelamento da região frontal é feito com três pontos: F1, F2 e F3 (Quadros 10, 11 e 12) (Figuras 4 e 5). Os três pontos localizam-se em uma linha paralela traçada na região frontal a 2 centímetros da linha do teto da órbita, sendo F2 o ponto de encontro com uma linha perpendicular que passa no canto externo do olho, F3 é o ponto com a linha perpendicular que passa no meio da face e F1 é o ponto médio entre F2 e F3. Devemos ter cuidado com os vasos supraorbitais, supratrocleares e glabelares. Desse modo, F1 e F3 são pontos de risco. As áreas de injeção, de acordo com os pontos, são as seguintes:

- F1: frontal medial.
- F2: frontal lateral.
- F3: frontal central.

Para tratar diretamente a linha de expressão, utiliza-se Juvéderm® Volbella com lidocaína.

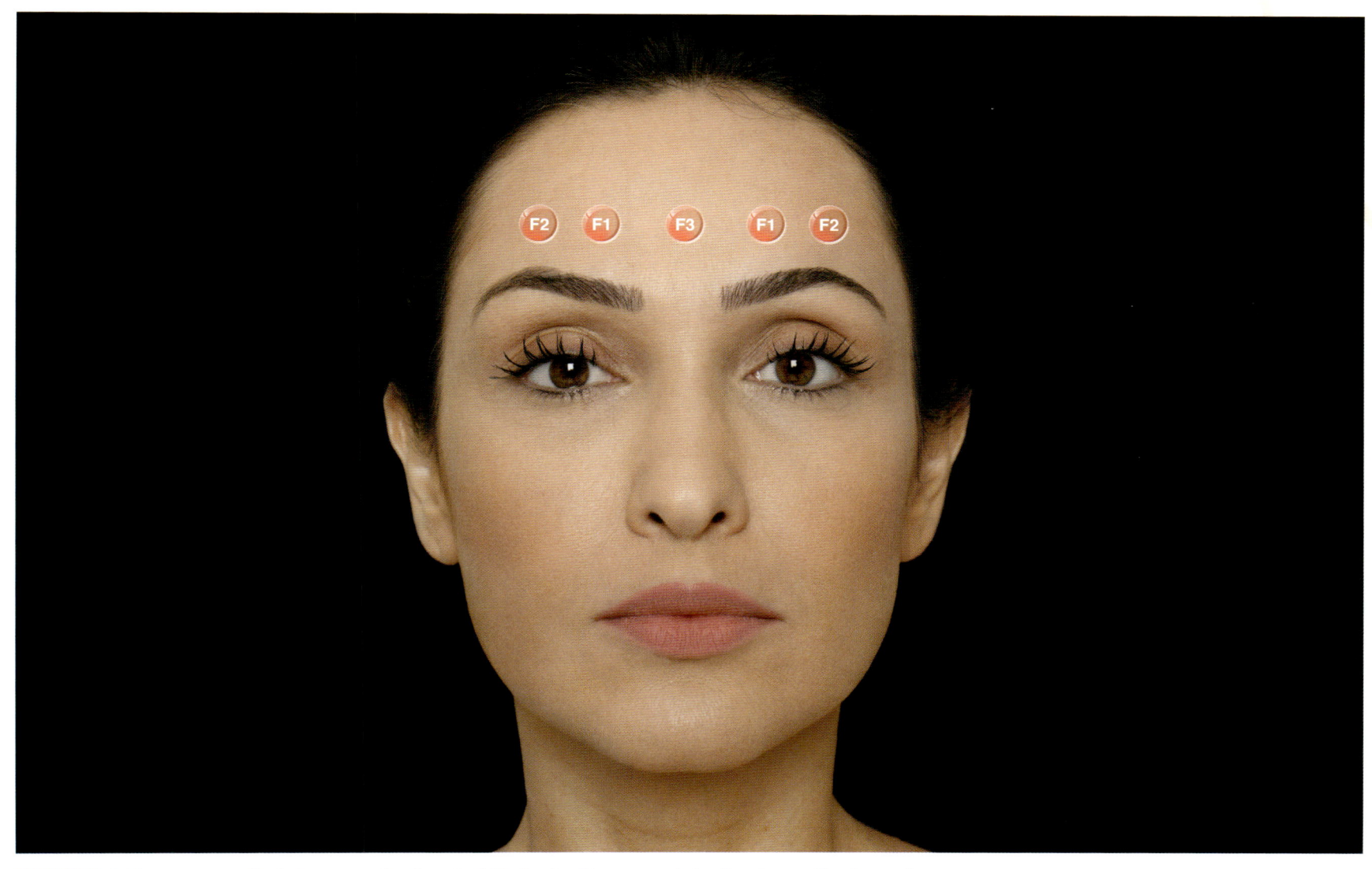

FIGURA 4. Tratamento facial com a técnica de MD Codes™ – remodelação da região frontal.

Quadro 10. Remodelação frontal com três pontos: áreas de aplicação e efeitos

Código	Áreas de aplicação	Efeitos da aplicação	Estruturas afetadas
F1	Frontal medial		
F2	Frontal lateral	Remodela a região frontal e melhora a aparência das linhas frontais	Suporte profundo
F3	Frontal central		

Quadro 11. Remodelação frontal com três pontos: recomendações de produto e volume

Código	Produto	Volume (mL)	Técnica de aplicação	Dispositivo de aplicação	Estrutura-alvo	Observações
F1		0,1-0,5				Não aplique na artéria supraorbital
F2	Juvéderm® Volift com lidocaína	0,1-0,5	Bolus pequeno ou em leque	Agulha – área de alerta ou cânula	Supraperiostal	Não aplique na artéria temporal superficial
F3		0,1-0,5				Não aplique na artéria supratroclear

Quadro 12. Tratamento das linhas da fronte com preenchimento

Código	Produto	Volume (mL)	Técnica de aplicação	Dispositivo de aplicação	Estrutura-alvo	Observações
F1		0,1-0,3				Não aplique na artéria supraorbital
F2	Juvéderm® Volbella com lidocaína	0,1-0,3	Microponto	Agulha – área de alerta	Derme	Não aplique na artéria temporal superficial
F3		0,1-0,3				Não aplique na artéria supratroclear

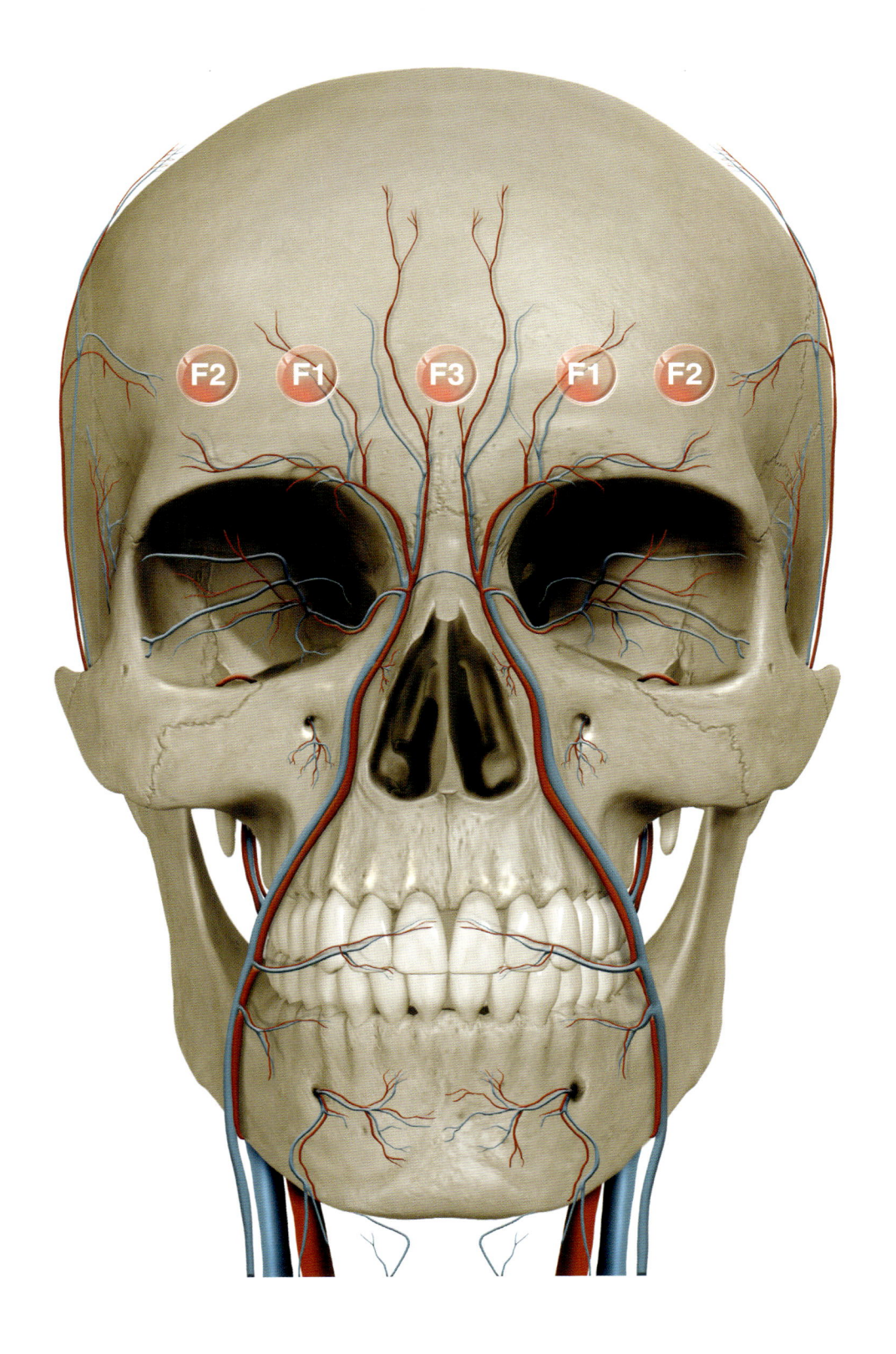

FIGURA 5. Anatomia dos pontos de reestruturação facial com a técnica de MD Codes™. Demonstração dos pontos de tratamento com as estruturas anatômicas – remodelação da região frontal.

REMODELAÇÃO DA REGIÃO TEMPORAL

A região temporal é delimitada, superiormente, pela sutura temporal e, inferiormente, pelo arco zigomático, pelo rebordo orbitário externo na parte anterior e pela linha de implantação do cabelo na face lateral. Devemos ter cuidado com as artérias temporal superficial e profunda que irrigam a região. A área a ser preenchida é a fossa temporal.

O remodelamento temporal é obtido com dois pontos: T1, temporal anterior no ponto lateral à cauda da sobrancelha; e T2, mais lateral e levemente superior (Quadros 13 e 14) (Figuras 6 e 7). As áreas de injeção, de acordo com os pontos, são as seguintes:

- T1: temporal anterior.
- T2: temporal posterior.

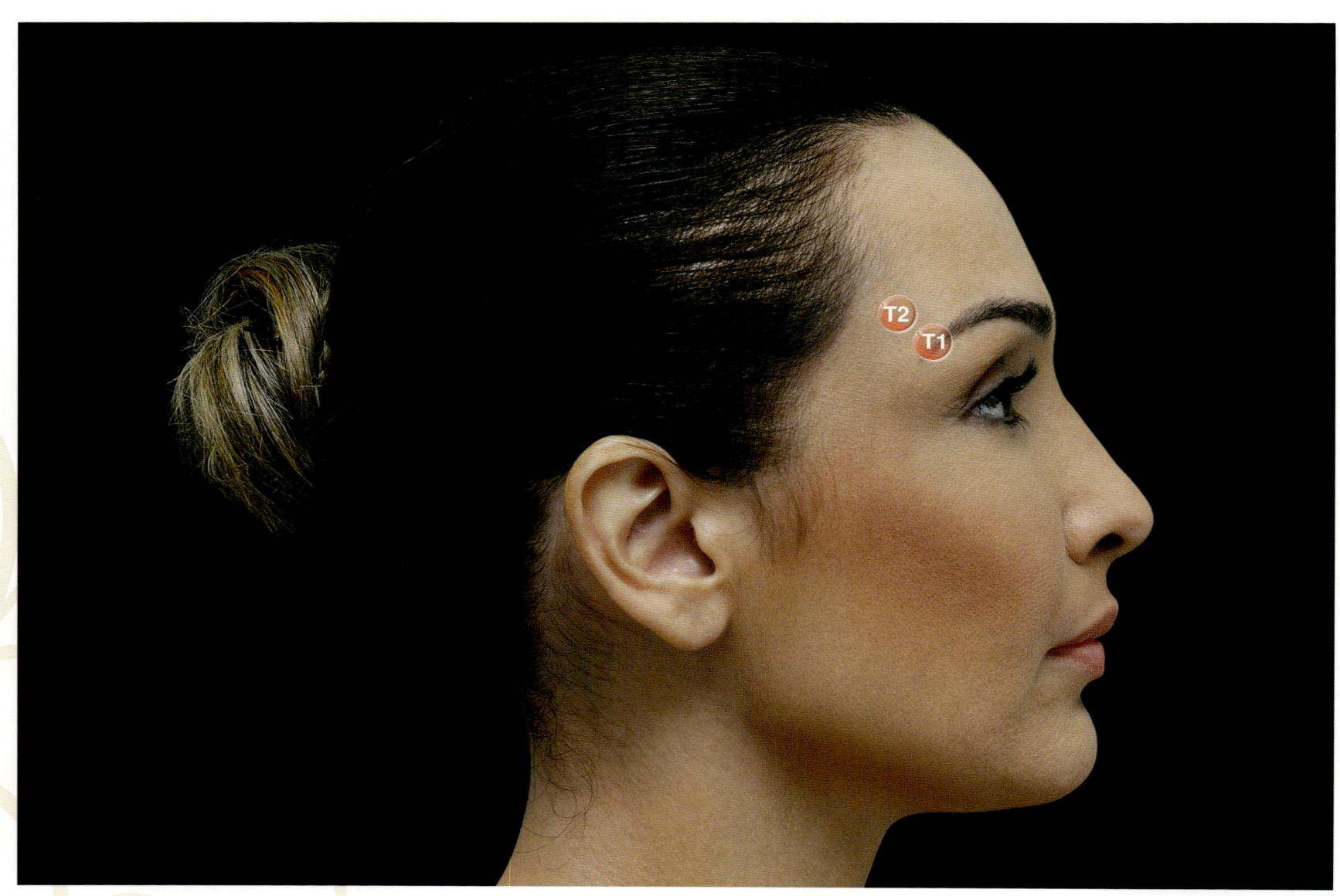

FIGURA 6. Tratamento facial com a técnica de MD Codes™ – remodelação da região temporal.

Quadro 13. Remodelação temporal com dois pontos: áreas de aplicação e efeitos

Código	Áreas de aplicação	Efeitos da aplicação	Objetivo
T1	Temporal anterior	Remodela região temporal	Suporte profundo
T2	Temporal posterior		

Quadro 14. Remodelação temporal com dois pontos: recomendações de produto e volume (Figuras 49, 50, 51, 52 e 53)

Código	Produto	Volume (mL)	Técnica de aplicação	Dispositivo de aplicação	Estrutura-alvo	Observações
T1	Juvéderm® Voluma com lidocaína	0,2-0,5	Bolus pequeno	Agulha – área de alerta	Supraperiostal	Aspiração altamente recomendada da artéria frontal e das artérias temporais profundas
T2		0,3-0,5				Aspiração altamente recomendada das artérias temporais superficiais e profundas

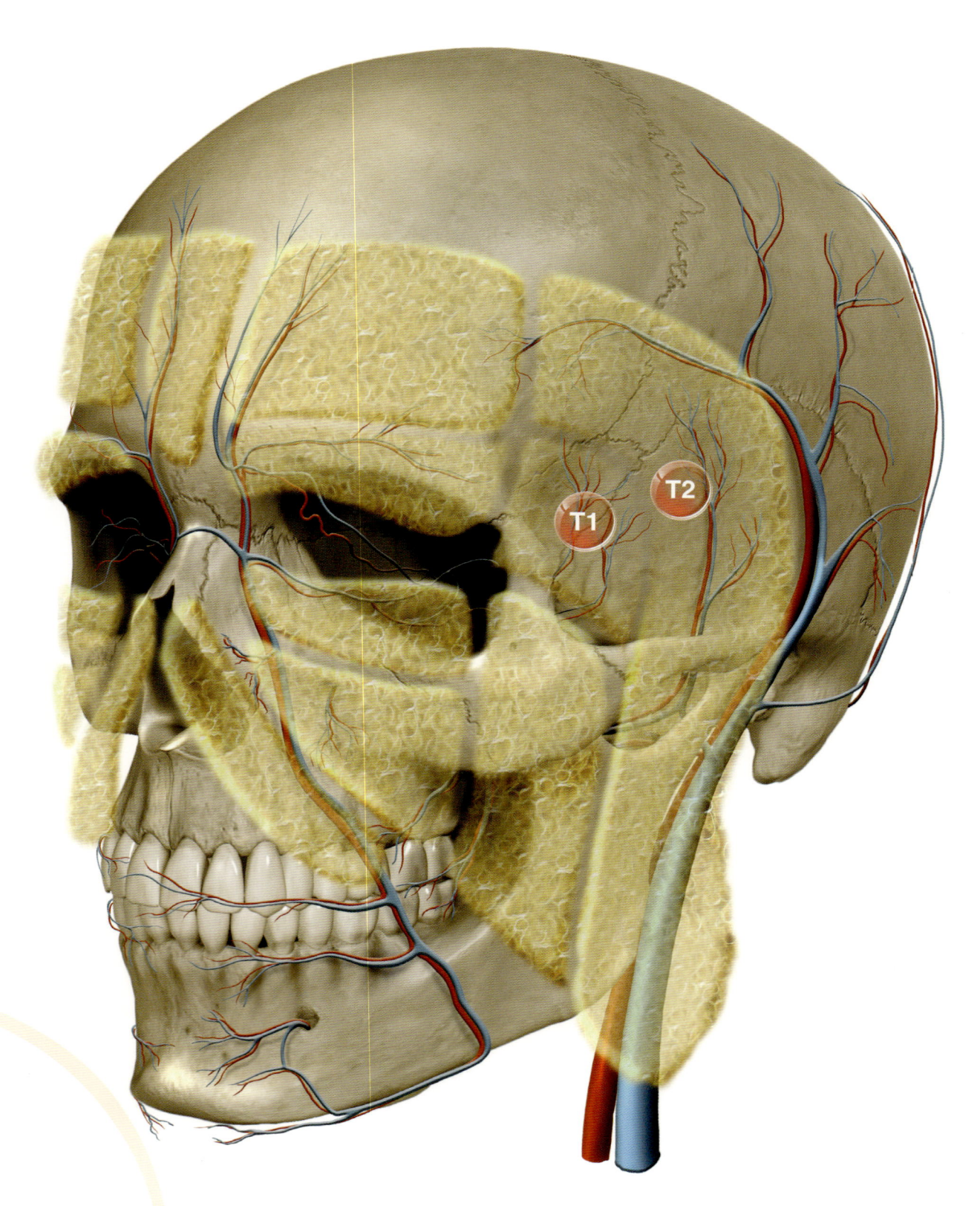

FIGURA 7. Anatomia dos pontos de reestruturação facial com a técnica de MD Codes™. Demonstração dos pontos de tratamento com as estruturas anatômicas – remodelação da região temporal.

REMODELAÇÃO DA REGIÃO DO SUPERCÍLIO

Na região da sobrancelha, devemos ter cuidado com o forame supraorbital, de onde saem vasos e nervo supraorbitários.

O remodelamento da sobrancelha é obtido com três pontos: E1, na cauda da sobrancelha; E2, no meio; e E3, na ponta medial (Quadros 15 e 16) (Figuras 8, 9 e 10). E2 e E3 são pontos de risco pelos vasos supraorbitais e supratrocleares. As áreas de injeção, de acordo com os pontos, são as seguintes:

- E1: cauda da sobrancelha (Figura 11).
- E2: meio da sobrancelha.
- E3: início da sobrancelha.

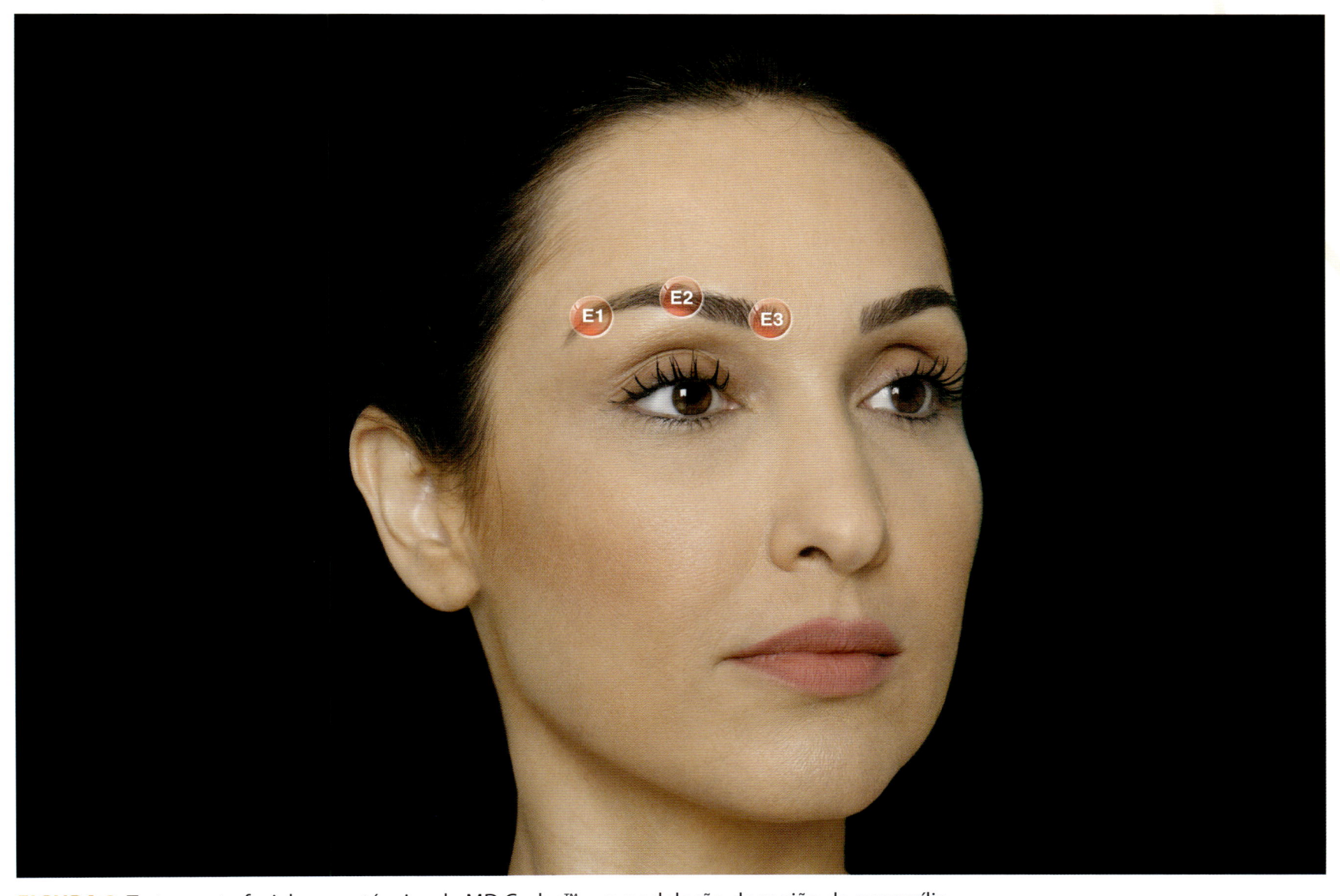

FIGURA 8. Tratamento facial com a técnica de MD Codes™ – remodelação da região do supercílio.

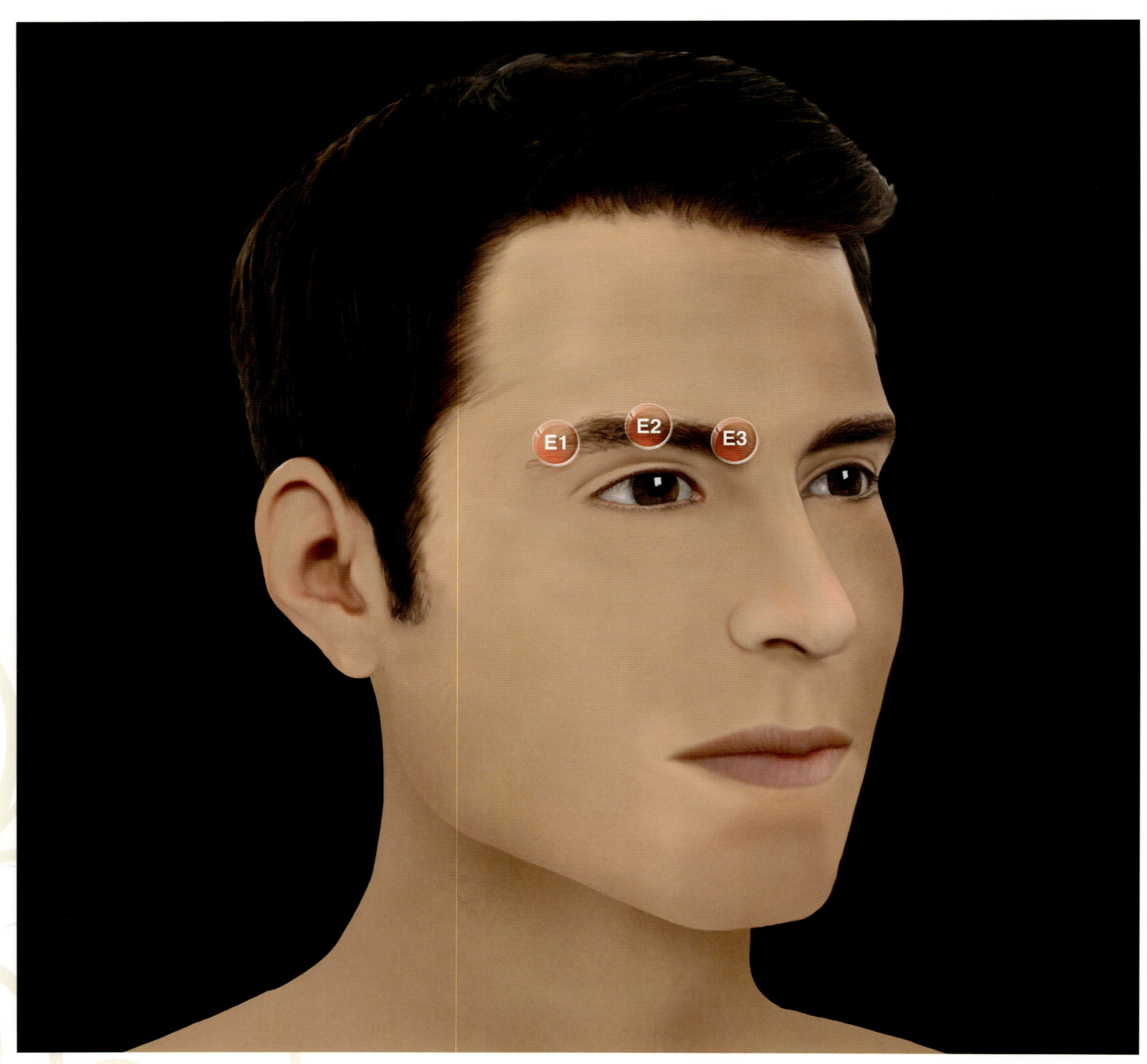

FIGURA 9. Tratamento facial com a técnica de MD Codes™ – remodelação da região do supercílio para o sexo masculino – vista oblíqua direita.

Quadro 15. Remodelação de supercílio com três pontos: áreas de aplicação e efeitos

Código	Áreas de aplicação	Efeitos da aplicação	Estruturas afetadas
E1	Cauda do supercílio		
E2	Centro do supercílio	Eleva e projeta o supercílio	*Fat pad* (ROOF)
E3	Cabeça do supercílio		

Quadro 16. Remodelação de supercílio com três pontos: recomendações de produto e volume

Código	Produto	Volume (mL)	Técnica de aplicação	Dispositivo de aplicação	Estrutura-alvo	Observações
E1		0,1-0,2	*Bolus* pequeno ou linear	Agulha ou cânula	Supraperiostal Subcutâneo/*fat pads*	
E2	Juvéderm® Volift com lidocaína	0,1-0,2	Linear	Cânula – área de alerta	Subcutâneo/*fat pads*	Aplique lentamente e proteja a pálpebra superior com o dedo
E3		0,1-0,2				

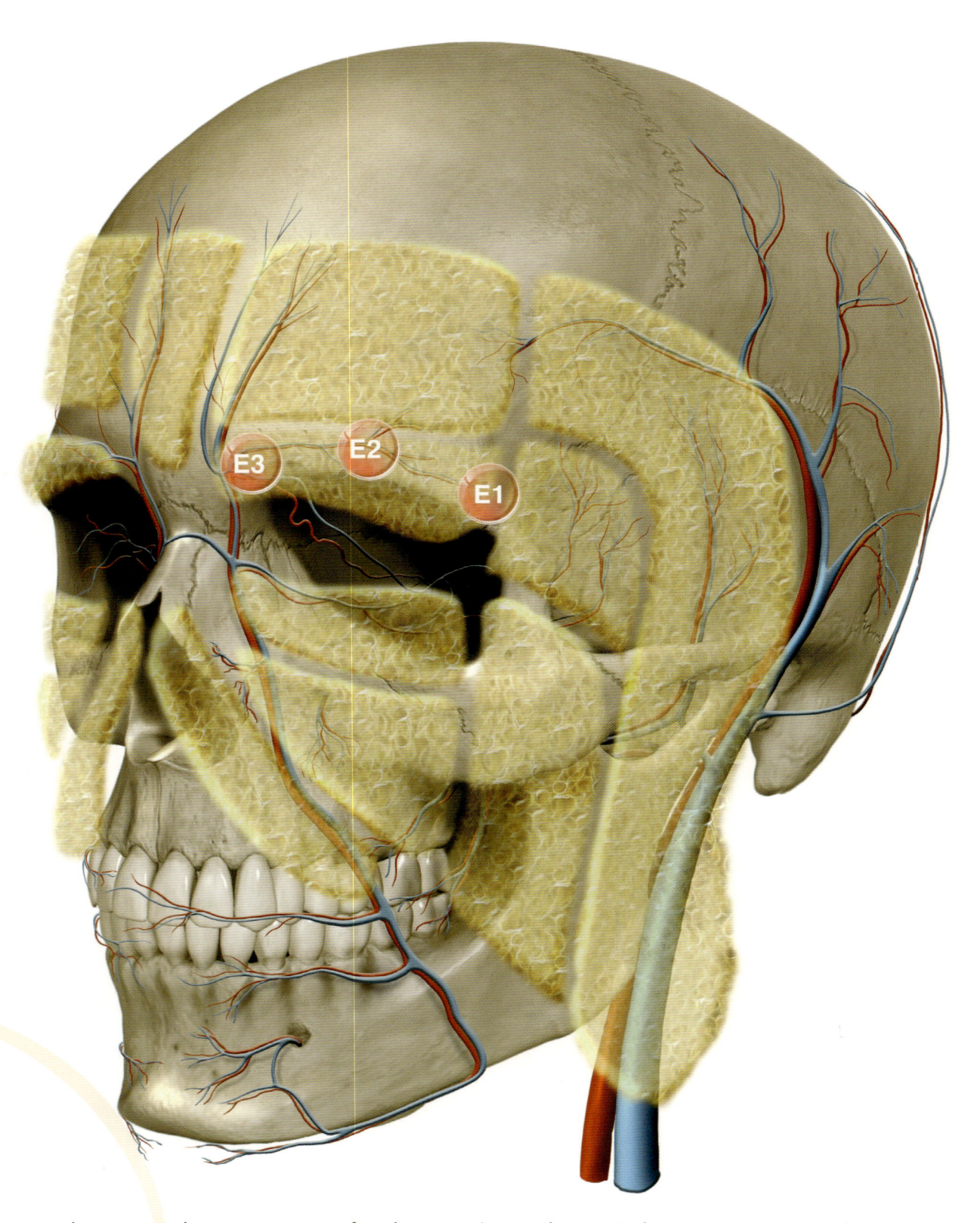

FIGURA 10. Anatomia dos pontos de reestruturação facial com a técnica de MD Codes™. Demonstração dos pontos de tratamento com as estruturas anatômicas – remodelação da região do supercílio.

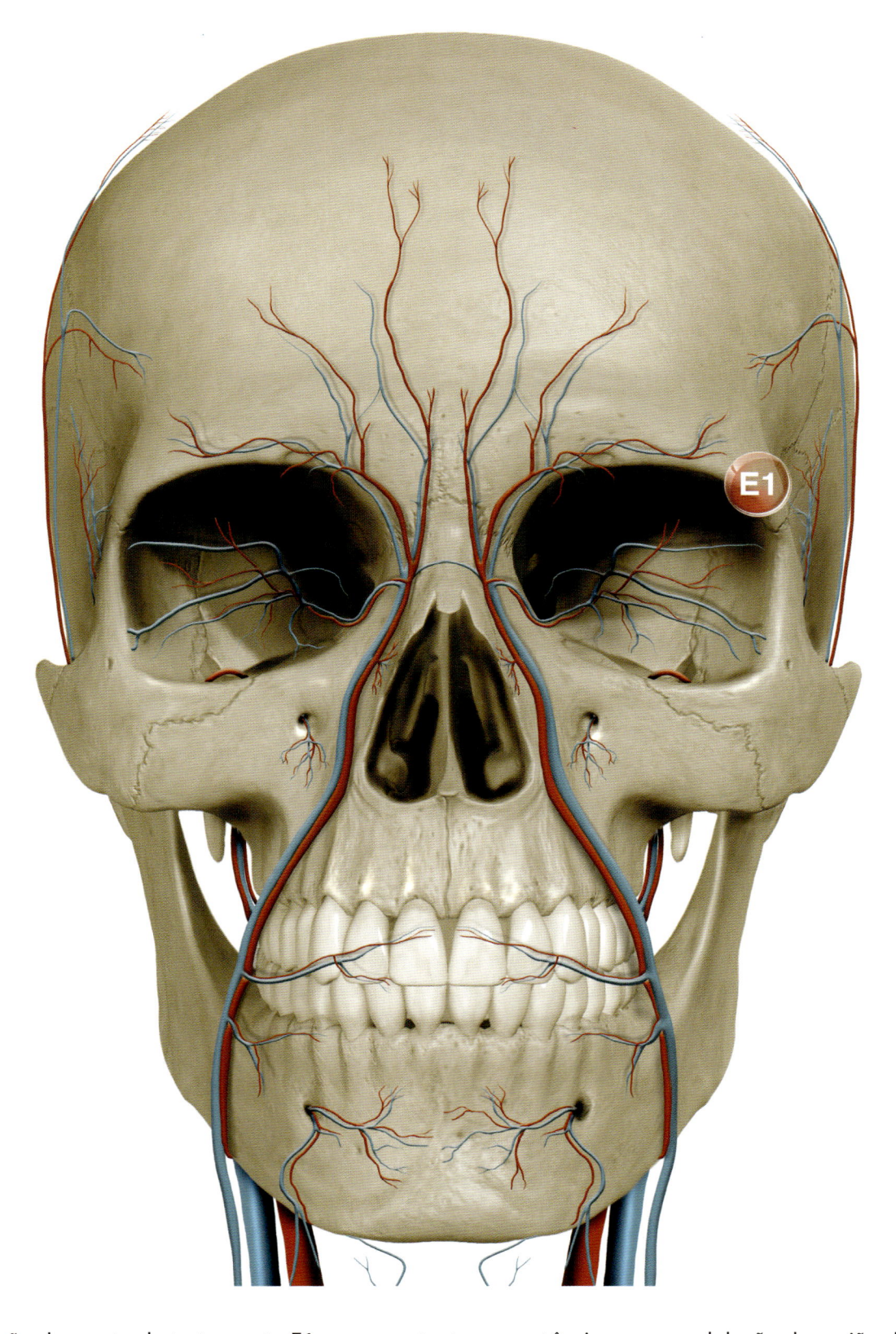

FIGURA 11. Demonstração do ponto de tratamento E1 com as estruturas anatômicas – remodelação da região do supercílio.

REMODELAÇÃO DA REGIÃO GLABELAR

Na região da glabela, devemos ter cuidado com os diversos vasos supratrocleares e supraorbitários.

O remodelamento da glabela é obtido com dois pontos: G1 corresponde às linhas provocadas pelas rítides glabelares e G2 corresponde ao meio da glabela (Quadros 17 e 18) (Figuras 12, 13 e 14). Ambos são pontos de risco. As áreas de injeção, de acordo com os pontos, são as seguintes:

- G1: linhas glabelares.
- G2: glabela central.

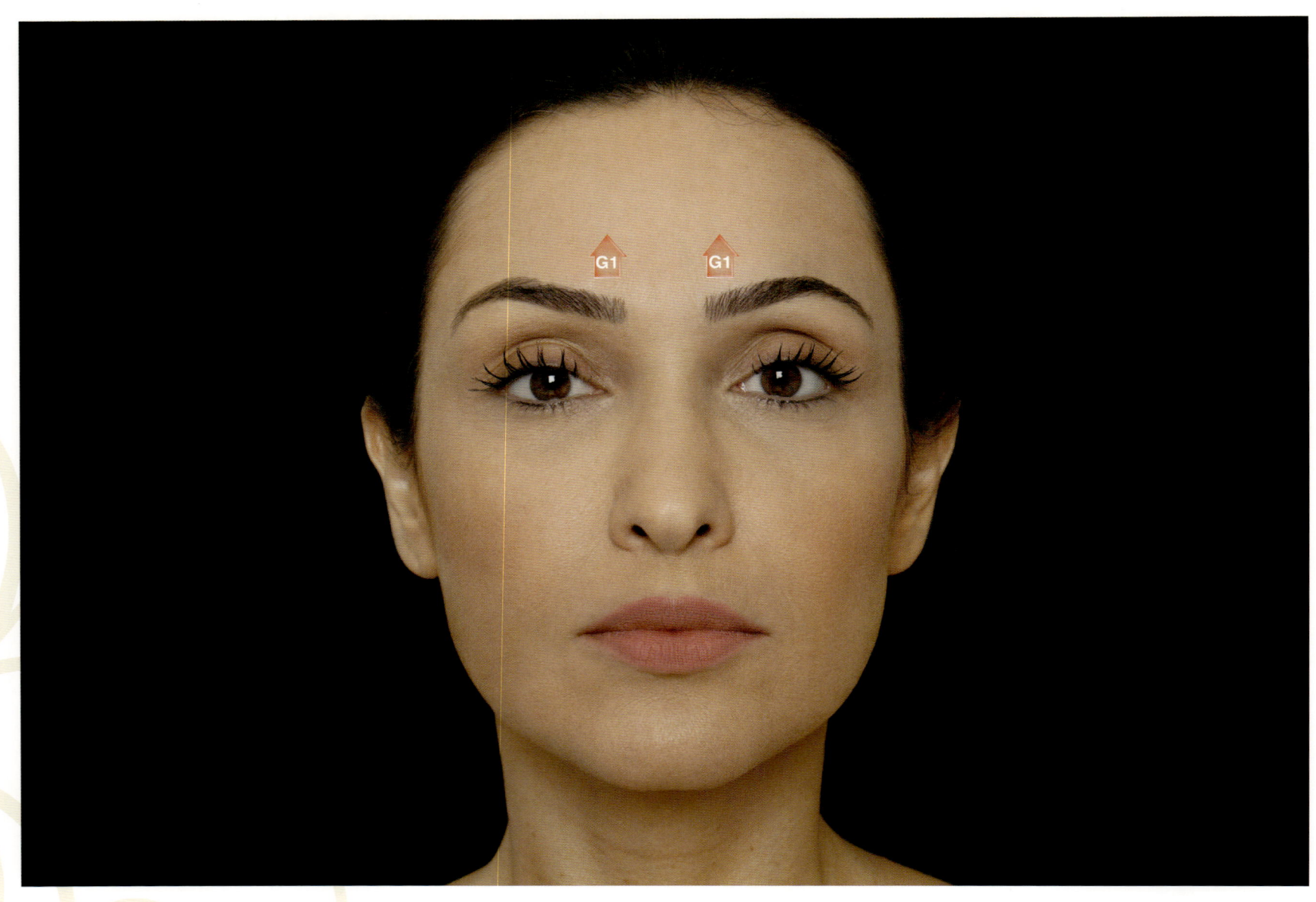

FIGURA 12. Remodelação da região glabelar. Áreas de tratamento com a técnica de MD Codes™– remodelação das linhas glabelares (G1).

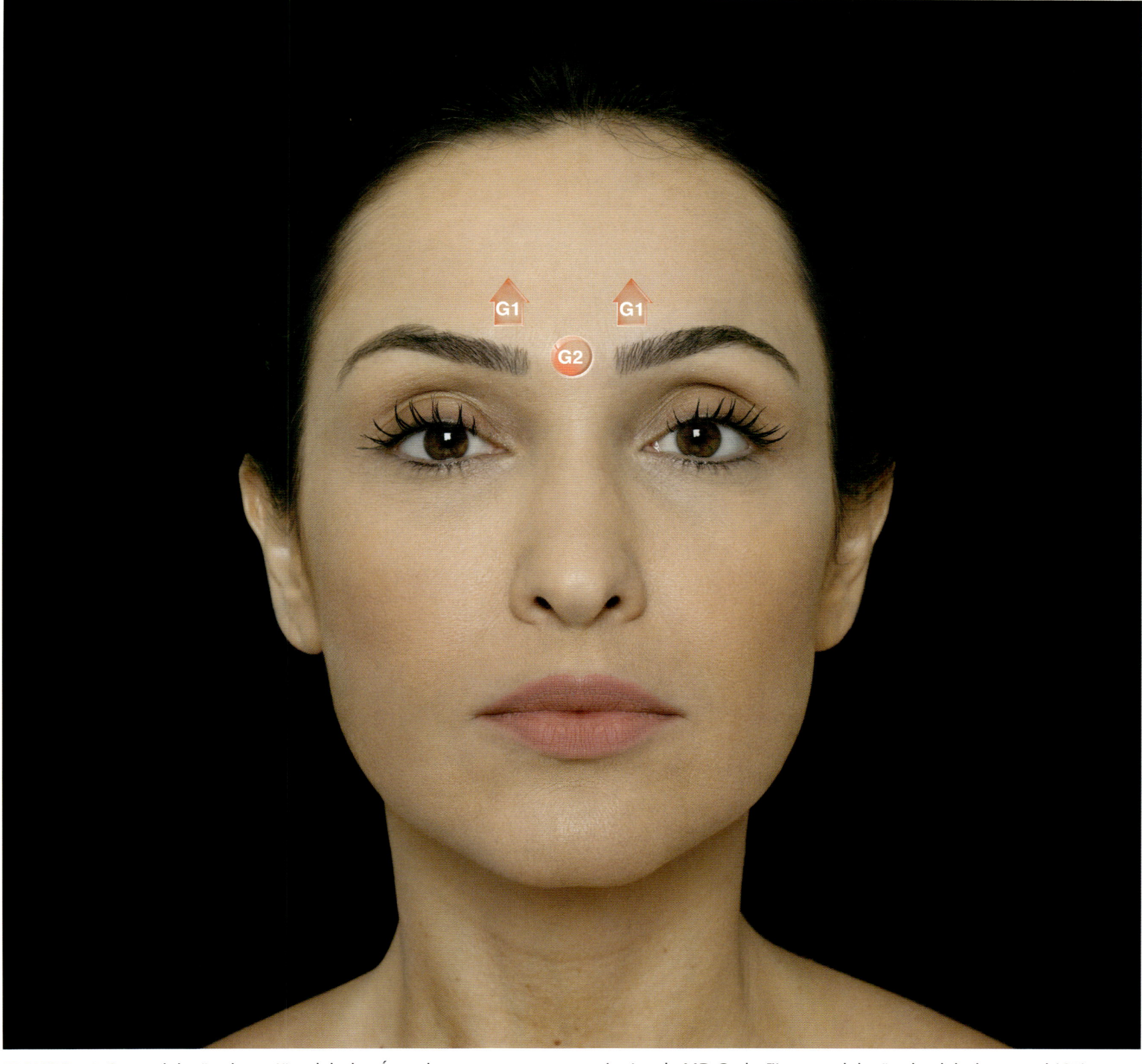

FIGURA 13. Remodelação da região glabelar. Área de tratamento com a técnica de MD Codes™– remodelação da glabela central (G2).

Quadro 17. Remodelação glabelar com dois pontos: áreas de aplicação e efeitos

Código	Áreas de aplicação	Efeitos da aplicação	Objetivo
G1	Linhas glabelares	Melhora a aparência das linhas glabelares estáticas	Suporte dérmico
G2	Glabela central	Melhora aparência das depressões cutâneas	

Quadro 18. Remodelação glabelar com dois pontos: recomendações de produto e volume

Código	Produto	Volume (mL)	Técnica de aplicação	Dispositivo de aplicação	Estrutura-alvo	Observações
G1	Juvéderm® Volbella com lidocaína	0,1-0,2	Microponto	Agulha – área de alerta	Derme	Não aplique na artéria supratroclear
G2		0,1-0,2	*Bolus* pequeno ou em leque	Cânula	Apenas para profissionais especializados	

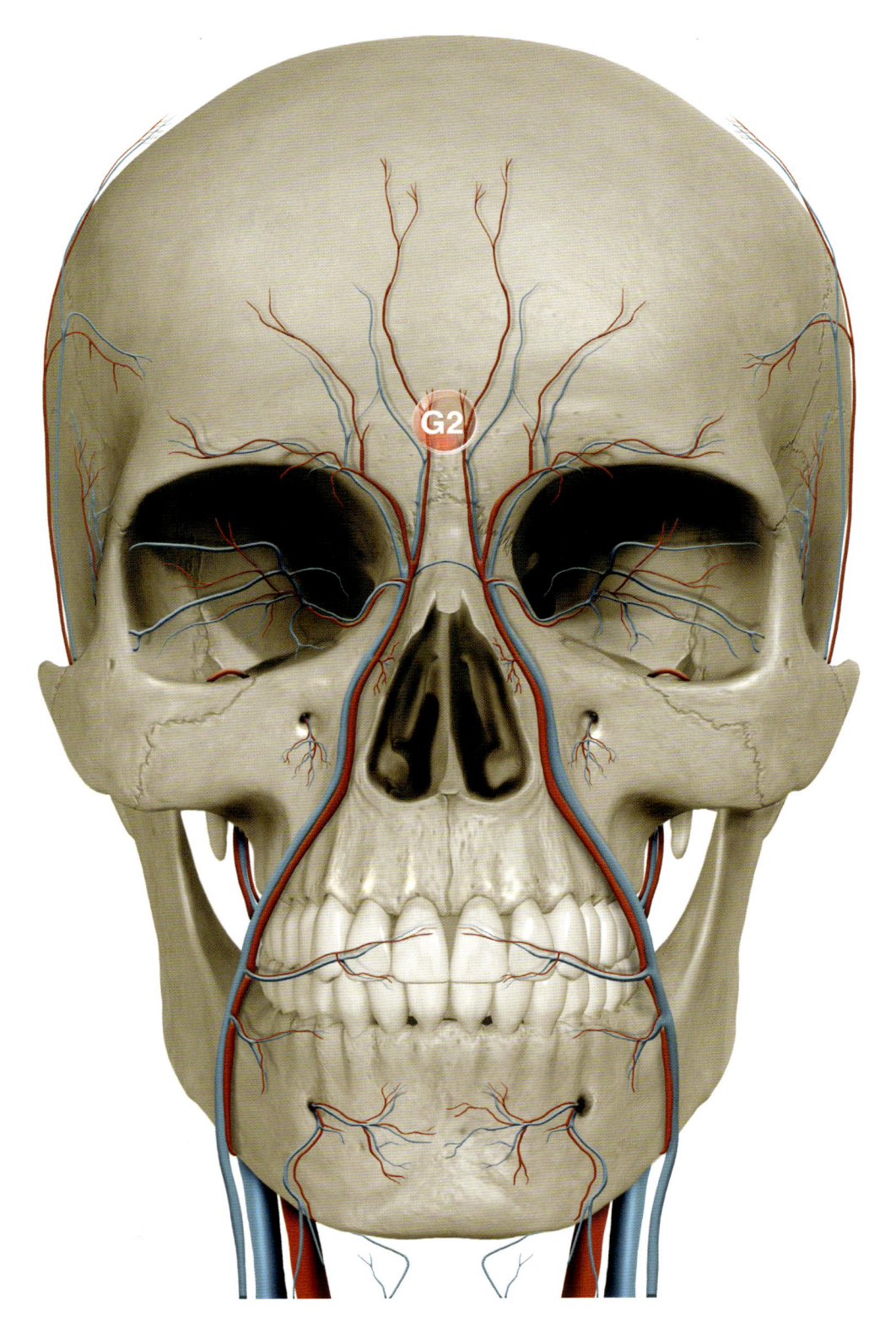

FIGURA 14. Anatomia das áreas de reestruturação facial com a técnica de MD Codes™. Demonstração dos pontos de tratamento com as estruturas anatômicas – remodelação da glabela central (G2).

REMODELAÇÃO DA REGIÃO PERIORBITAL

Para a região periorbital, dividimos a área em três pontos: O1, no ponto central; O2, no ponto inferior; e O3, no ponto superior (Quadros 19 e 20) (Figura 15). As áreas de injeção, de acordo com os pontos, são as seguintes:

- O1: periorbital central.
- O2: periorbital inferior.
- O3: periorbital superior.

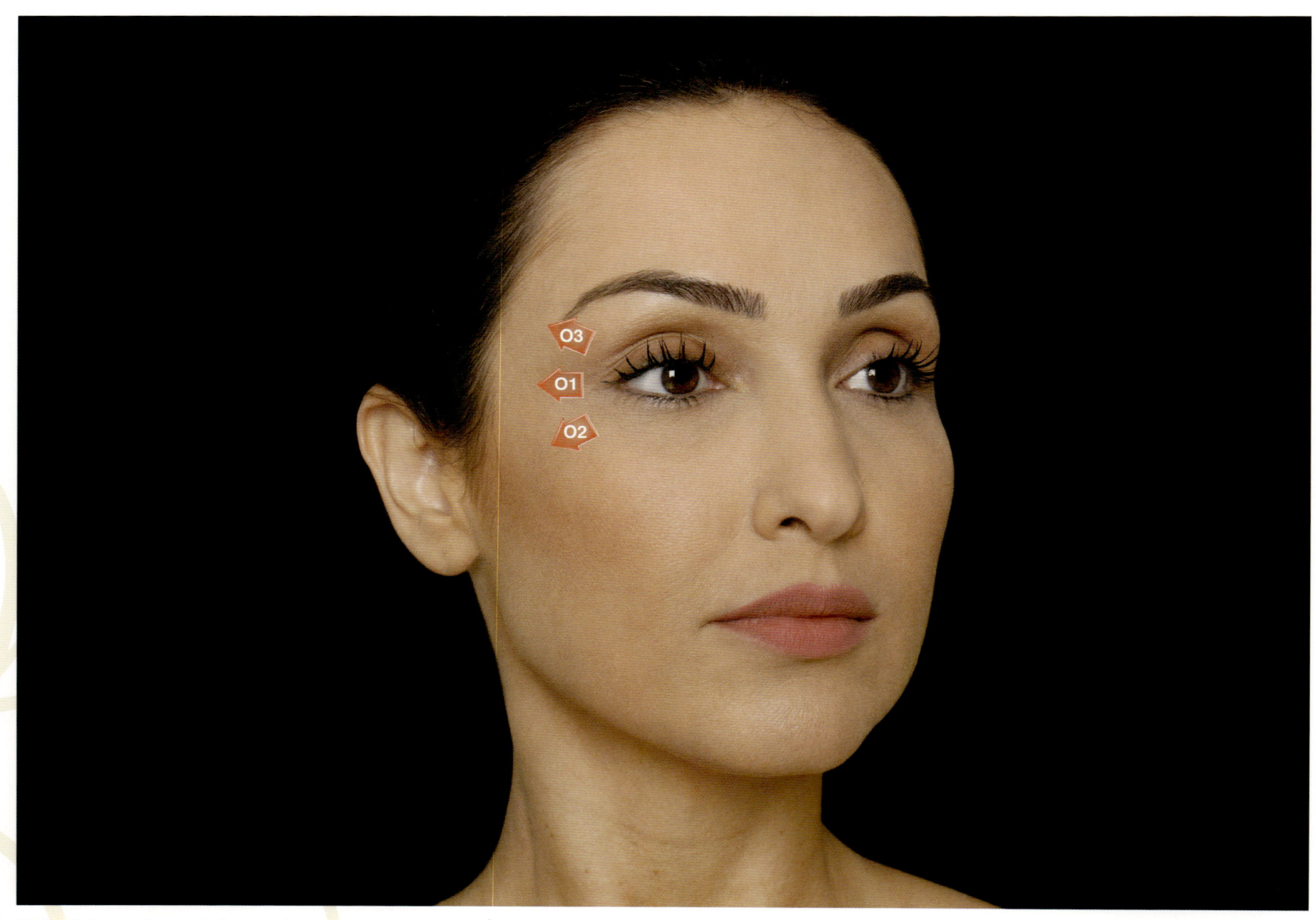

FIGURA 15. Remodelação da região periocular. Áreas de tratamento com a técnica de MD Codes™ – tratamento das linhas estáticas e perda volumétrica na área periorbital lateral.

Quadro 19. Remodelação de supercílio com três pontos: áreas de aplicação e efeitos

Código	Áreas de aplicação	Efeitos da aplicação	Objetivo
O1	Periorbital central		
O2	Periorbital inferior	Melhora a aparência das linhas estáticas e da perda volumétrica na área periorbital lateral	Subdérmico
O3	Periorbital superior		

Quadro 20. Remodelação periorbital com três pontos: recomendações de produto e volume

Código	Produto	Volume (mL)	Técnica de aplicação	Dispositivo de aplicação	Estrutura-alvo	Observações
O1						Não aplique na pálpebra inferior
O2	Juvéderm® Volbella com lidocaína	0,2-0,5	Microponto	Agulha – área de alerta	Derme	
O3						Não aplique na pálpebra superior

REMODELAÇÃO DA REGIÃO DO SULCO LACRIMAL

O sulco lacrimal (*tear trough*) é a região das olheiras, queixa frequente nos consultórios de Medicina Estética.

O remodelamento da região da olheira é feito utilizando três pontos: Tt1 infraorbital central, que se localiza na linha hemipupilar; Tt2 infraorbital lateral; e Tt3 infraorbital medial, na linha traçada no canto interno do olho (Quadros 21 e 22) (Figuras 16, 17

e 18). São pontos de risco, uma vez que, nessa região, existem vasos infraorbitais e ramos da artéria angular. Por conta disso, muitos injetores preferem o uso de cânulas nessa região. De qualquer modo, deve-se evitar sobrecorreções e aplicações muito superficiais. As áreas de injeção, de acordo com os pontos, são as seguintes:

- Tt1: infraorbital central.
- Tt2: infraorbital lateral.
- Tt3: infraorbital medial.

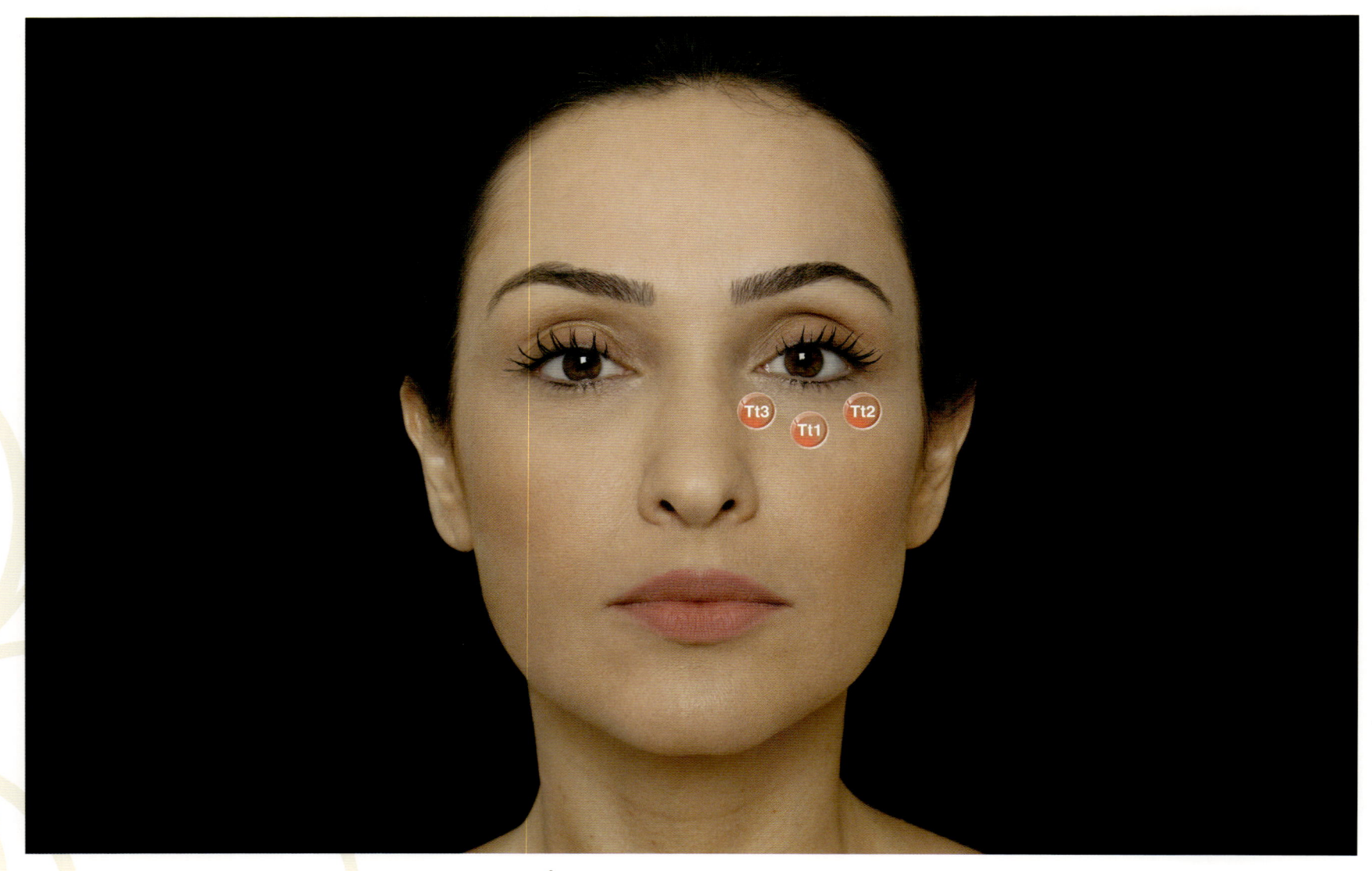

FIGURA 16. Remodelação da região do *tear trough*. Área de tratamento com a técnica MD Codes™– remodelação das áreas infraorbital central (Tt1), medial (Tt2) e lateral (Tt3).

Quadro 21. Remodelação *tear trough* com três pontos: áreas de aplicação e efeitos

Código	Áreas de aplicação	Efeitos da aplicação	Estruturas afetadas
Tt1	Infraorbital central		
Tt2	Infraorbital lateral	Melhora a região infraorbitária	*Tear trough*, junção pálpebro-malar e sulco nasojugal
Tt3	Infraorbital medial		

Quadro 22. Remodelação *tear trough* com três pontos: recomendações de produto e volume

Código	Produto	Volume (mL)	Técnica de aplicação	Dispositivo de aplicação	Estrutura-alvo	Observações
Tt1		0,1-0,3				Não aplique no forame intraorbitário
Tt2	Juvéderm® Volbella com lidocaína	0,1-0,3	Microponto	Agulha – área de alerta ou cânula	O *tear trough* deve ser tratado por especialistas treinados nessa técnica	
Tt3		0,1-0,3				Não aplique na artéria e veia angular

309

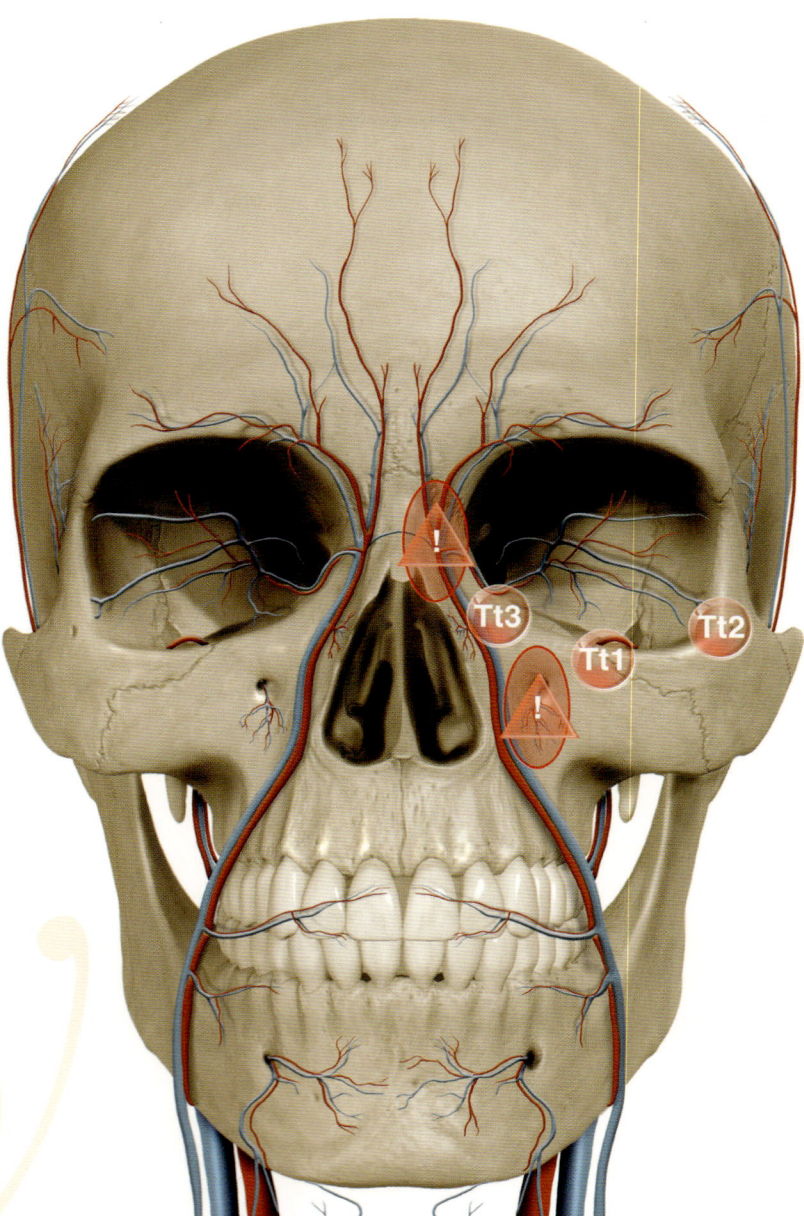

FIGURA 17. Demonstração dos pontos de tratamento com a técnica MD Codes™ com as estruturas anatômicas – remodelação da região do *tear trough*. Remodelação das áreas infraorbitais central (Tt1), medial (Tt2) e lateral (Tt3). Vista frontal.

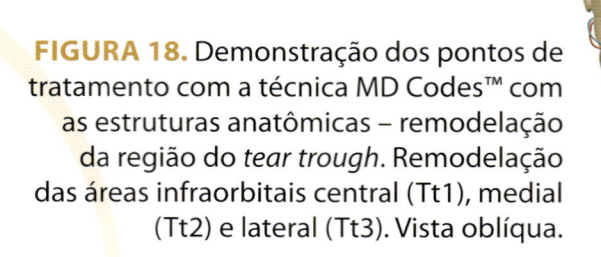

FIGURA 18. Demonstração dos pontos de tratamento com a técnica MD Codes™ com as estruturas anatômicas – remodelação da região do *tear trough*. Remodelação das áreas infraorbitais central (Tt1), medial (Tt2) e lateral (Tt3). Vista oblíqua.

REMODELAÇÃO DA REGIÃO MALAR

A região malar é a área das bochechas e faz parte do contorno facial. A reestruturação dessa região é fundamental para o rejuvenescimento. Muitas queixas de perda de densidade do terço inferior são tratadas de modo eficaz ao remodelar a região malar. Além disso, pode influenciar diretamente o aspecto do rosto, para aparentar ser mais magro, por exemplo. Para a região malar, há cinco pontos para reestruturação: Ck1, na parte lateral do arco zigomático; Ck2, na eminência zigomática; Ck3, na região anteromedial; Ck4, na parte lateral baixa; e Ck5, na região

submalar (Quadros 23 e 24) (Figuras 19, 20 e 21). Deve-se ter cuidado com a região do forame infraorbitário, por onde passam nervo e vasos (Figuras 22 e 23).

O ponto Ck3 encontra-se sobre a região do forame infraorbitário, sendo, portanto, uma área de risco (Figura 24).

O Ck5 geralmente é necessário para pacientes muito magros que perderam a gordura malar submuscular. As áreas de injeção, de acordo com os pontos, são as seguintes:

- Ck1: arco zigomático.
- Ck2: eminência zigomática.
- Ck3: malar anteromedial.
- Ck4: malar lateral inferior.
- Ck5: submalar.

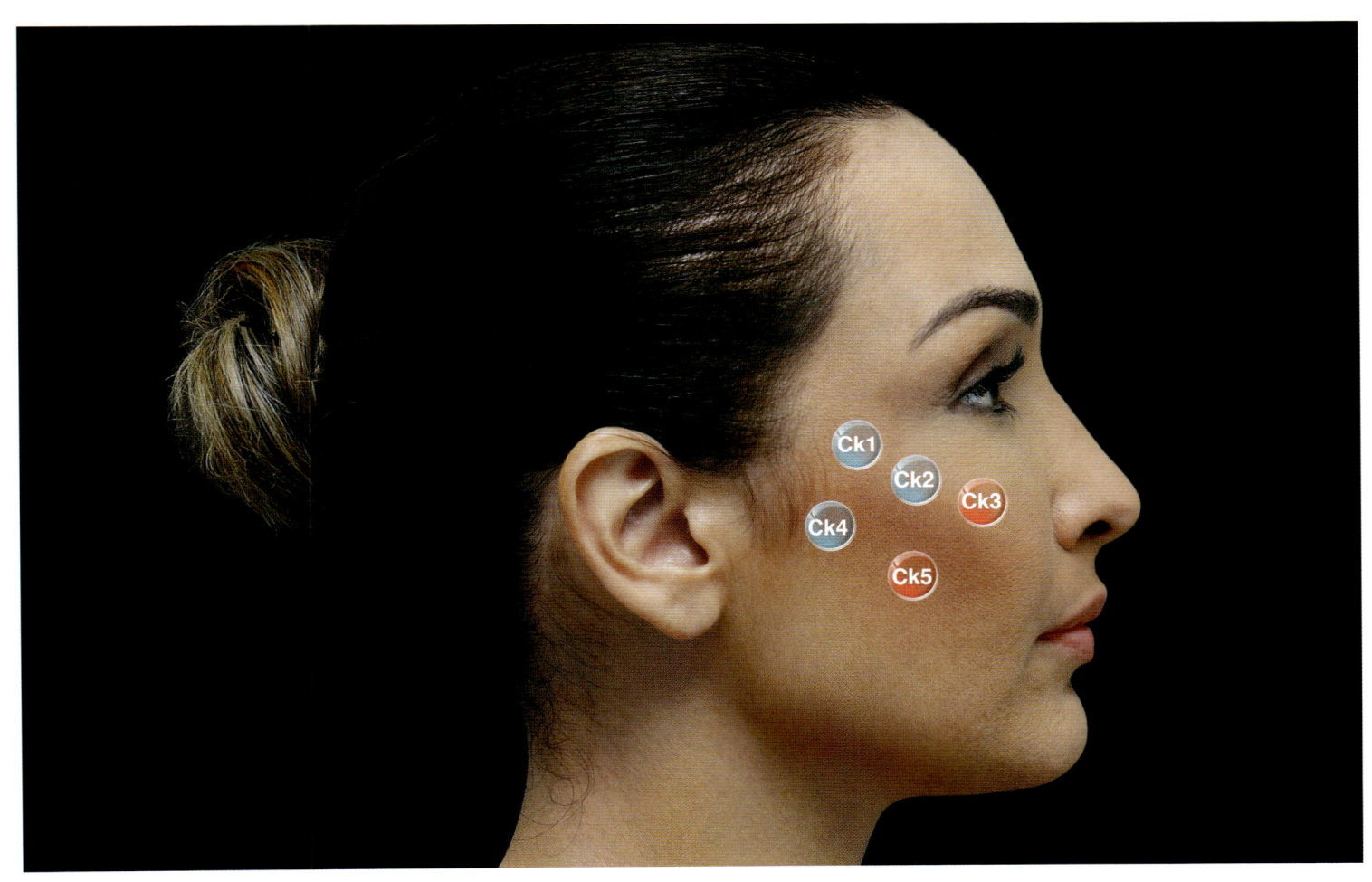

FIGURA 19. Remodelação da região malar. Áreas de tratamento com a técnica MD Codes™– vista perfil direito.

311

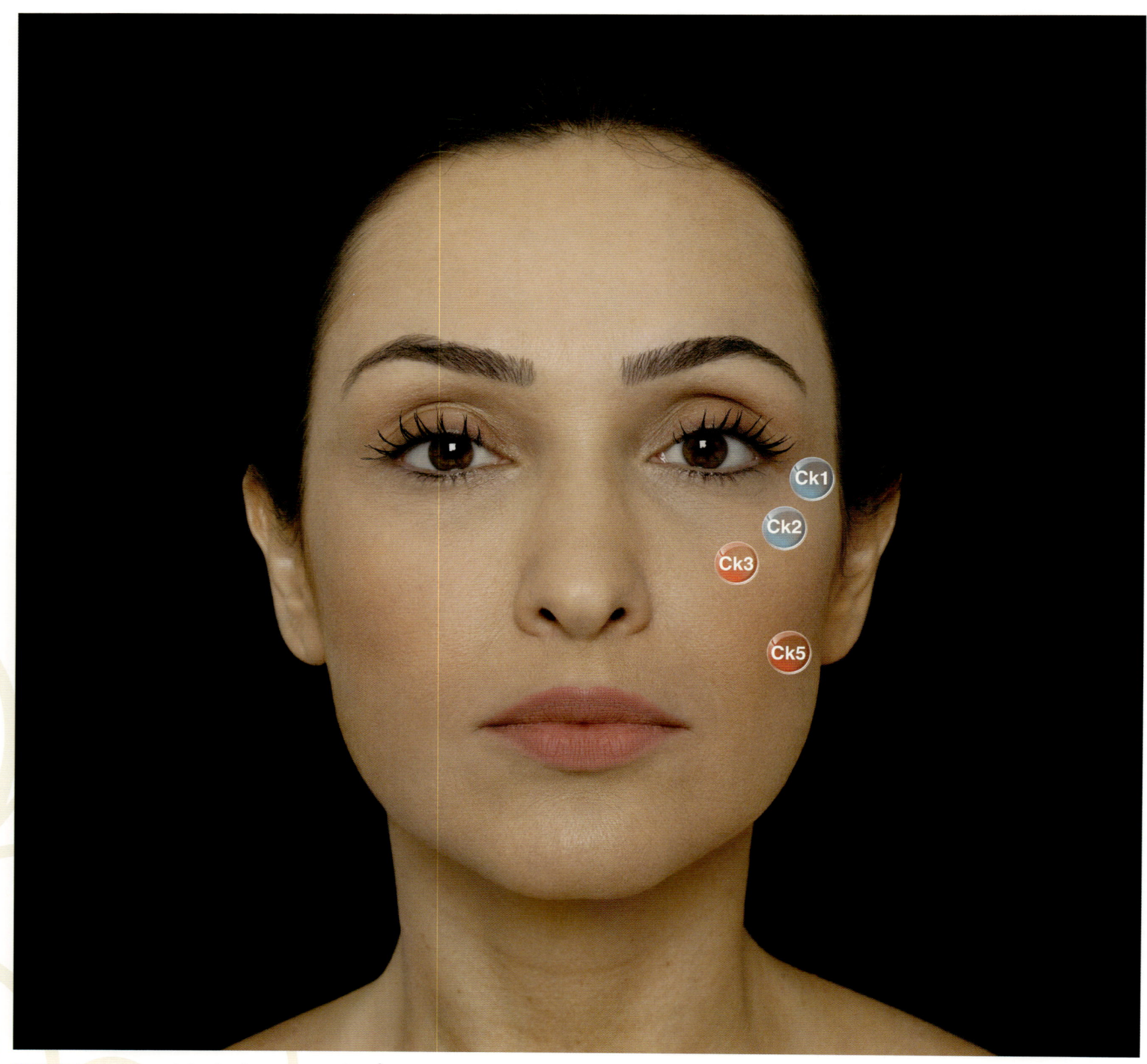

FIGURA 20. Remodelação da região malar. Áreas de tratamento com a técnica MD Codes™– vista frontal.

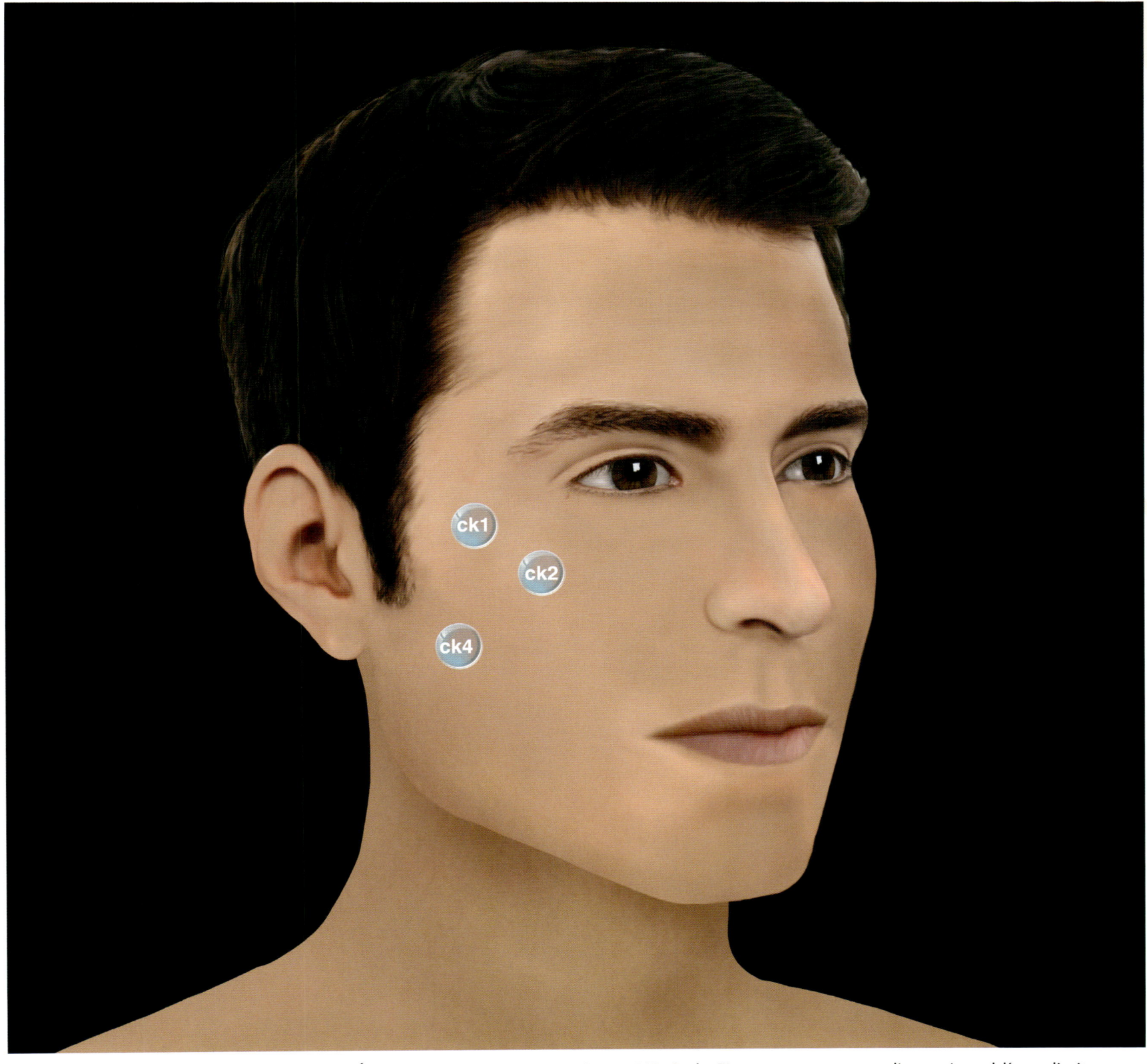

FIGURA 21. Remodelação da região malar. Áreas de tratamento com a técnica MD Codes™ – para o sexo masculino – vista oblíqua direita.

Quadro 23. Remodelação malar com cinco pontos: áreas de aplicação e efeitos

Código	Áreas de aplicação	Efeitos da aplicação	Estruturas afetadas
Ck1 (L1)	Arco zigomático	Eleva a região malar e oferece suporte ao supercílio e à pálpebra inferior	Estrutura óssea e SOOF lateral
Ck2 (L2)	Eminência zigomática	Projeta a região malar e encurta a distância pálpebro-malar	Estrutura óssea e SOOF lateral
Ck3 (L3)	Malar anteromedial	Melhora a junção pálpebro-malar medial e suaviza o *tear trough*	Estrutura óssea; malar *fat pad* profundo e SOOF medial
Ck4	Malar inferolateral/ região parotídea	Trata a área de depressão na região parotídea e a perda de volume pré-auricular; eleva a linha da mandíbula	Subcutâneo
Ck5	Submalar	Trata a área de depressão e melhora a perda de volume submalar	Subcutâneo

Quadro 24. Remodelação malar com cinco pontos: recomendações de produto e volume

Código	Produto	Volume (mL)	Técnica de aplicação	Dispositivo de aplicação	Estrutura-alvo	Observações
Ck1 (L1)	Juvéderm® Voluma com lidocaína	0,1-0,3	Bolus pequeno	Agulha – área de alerta	Supraperiostal	Aspiração é altamente recomendada. Não aplique na artéria zigomático-facial
Ck2 (L2)		0,2-0,4				
Ck3 (L3)	Juvéderm® Voluma com lidocaína	0,1-0,5	Bolus pequeno ou em leque	Agulha – área de alerta ou cânula	Supraperiostal	Não aplique na artéria infraorbital
	Juvéderm® Volift com lidocaína				Subcutâneo/fat pads	
Ck4	Juvéderm® Voluma com lidocaína	0,2-1,0	Em leque		Subcutâneo/fat pads	Preferir cânula em áreas maiores. Não aplique na glândula parótida
	Juvéderm® Volift com lidocaína					
Ck5	Juvéderm® Voluma com lidocaína	0,2-0,5	Em leque		Subcutâneo/fat pads	Não aplique no nervo bucal, na artéria nem nas veias faciais
	Juvéderm® Volift com lidocaína					

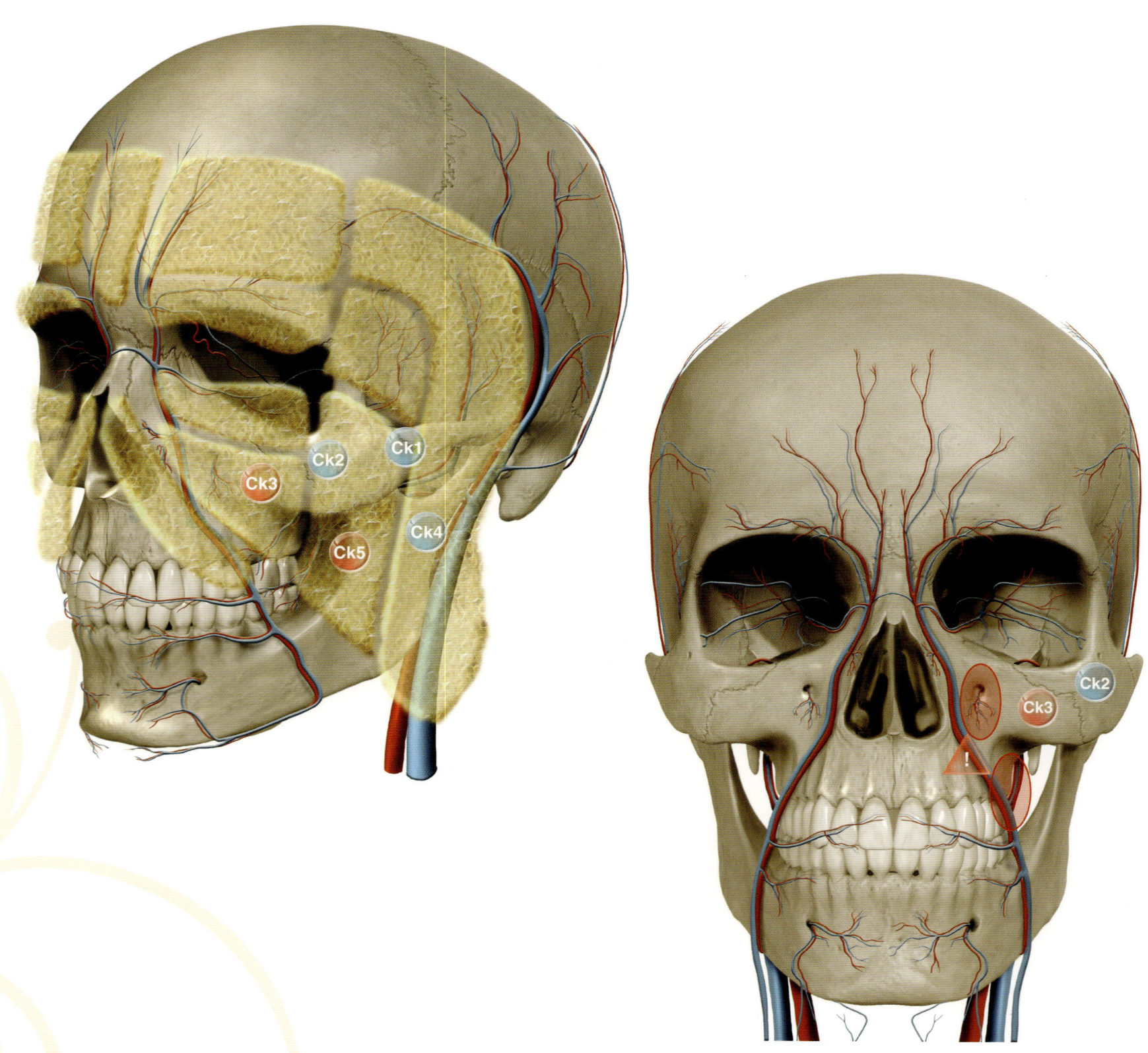

FIGURA 22. Anatomia das áreas de reestruturação facial com a técnica de MD Codes™. Demonstração das áreas de tratamento da região malar com as estruturas anatômicas. Vista oblíqua esquerda.

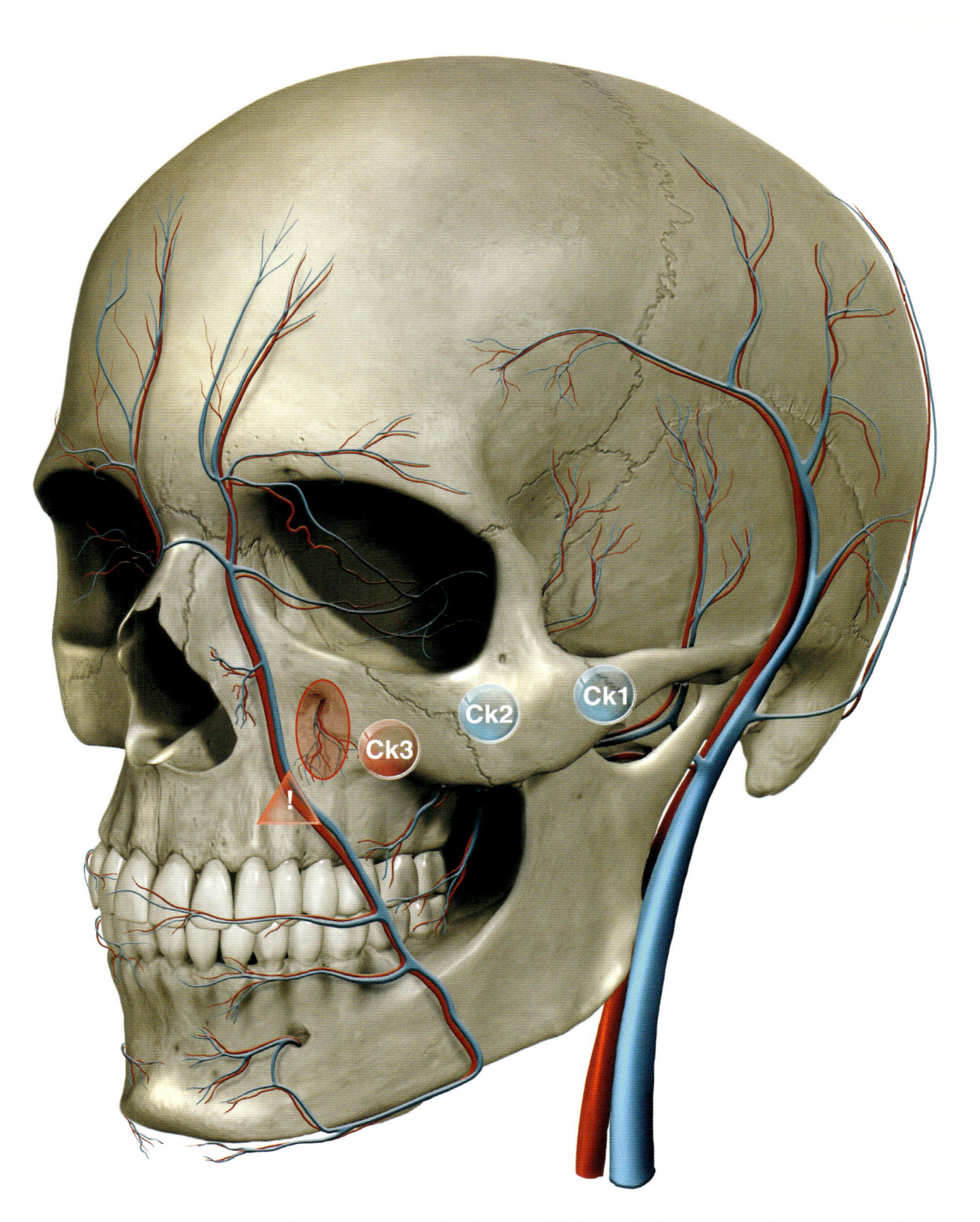

FIGURA 23. Anatomia das áreas de reestruturação facial com a técnica de MD Codes™. Demonstração das áreas de tratamento da região malar com as estruturas anatômicas. Observe a artéria infraorbital, na região de CK3. Vista frontal.

REMODELAÇÃO DO NARIZ

A remodelação nasal com produtos injetáveis pode melhorar a projeção do dorso, corrigir protuberâncias, levantar a ponta e melhorar uma columela retraída. Atualmente, nos casos com indicação de tratamento por essa técnica, os resultados têm sido semelhantes aos de cirurgia. Os pontos são divididos de N1 a N5 (Quadros 25 e 26) (Figura 24).

O ponto de entrada da cânula para preenchimento pode ser na linha média da face (Figura 25).

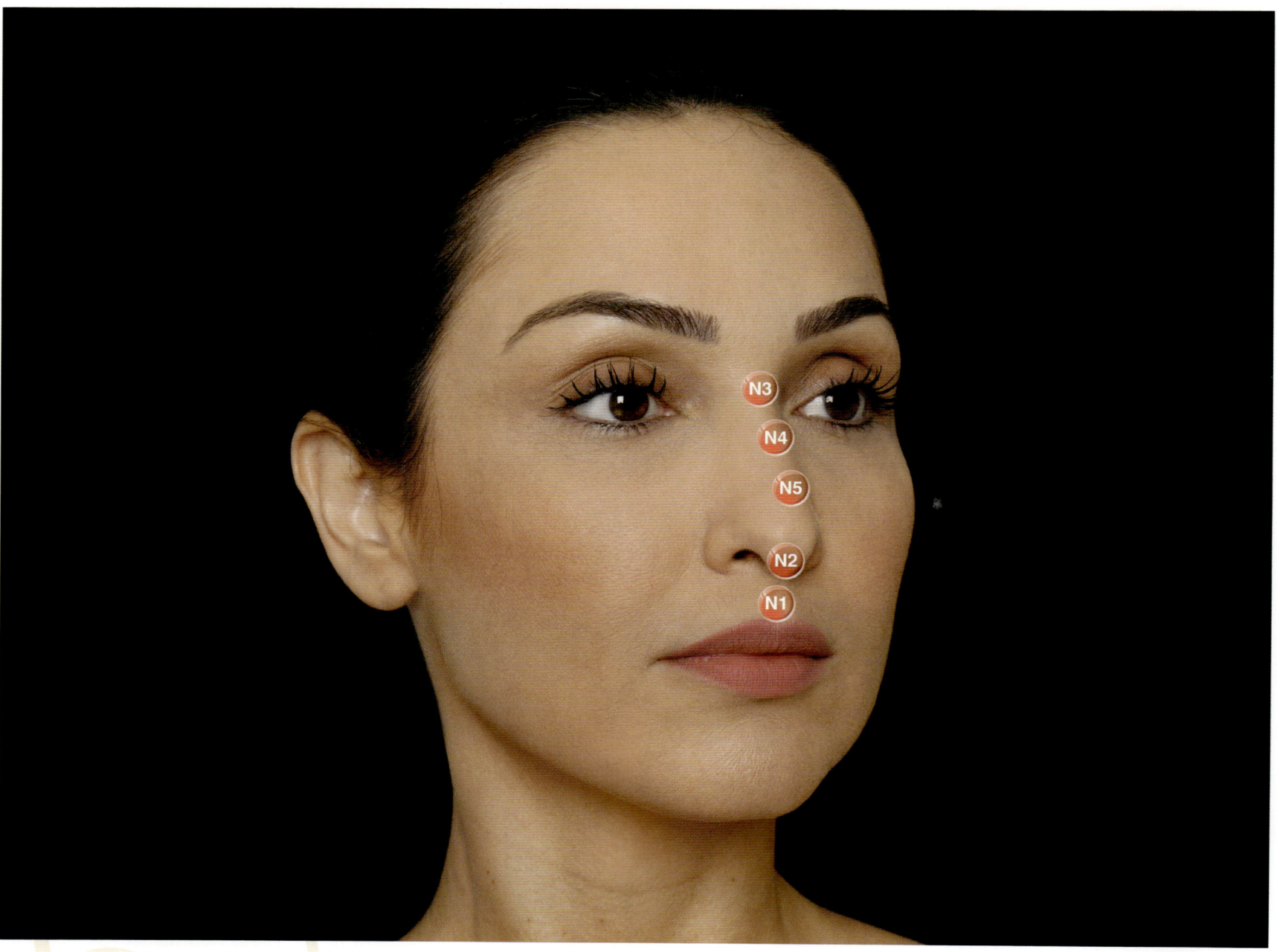

FIGURA 24. Tratamento facial com a técnica MD Codes™ – remodelação nasal. Vista oblíqua direita.

Quadro 25. Remodelação nasal com cinco pontos: áreas de aplicação e efeitos

Código	Áreas de aplicação	Efeitos da aplicação	Estruturas afetadas
N1	Ângulo nasolabial (espinha nasal anterior)	Expansão da parte inferior do septo membranoso	Periósteo
N2	Columela (septo anterior)	Aumenta a projeção da ponta no plano supracartilaginoso	Cartilagem
N3	Ângulo nasofrontal	Harmoniza o dorso, e o nariz pode parecer menor	Periósteo
N4	Dorso ósseo	O nariz pode parecer mais fino na vista frontal	Periósteo
N5	Dorso cartilaginoso	Aumenta o volume do dorso nasal, em narizes mais baixos no plano supracartilaginoso	Cartilagem

Quadro 26. Remodelação do nariz com cinco pontos: recomendações de produto e volume

Código	Produto	Volume (mL)	Técnica de aplicação	Dispositivo de aplicação	Estrutura-alvo	Observações
N1	Juvéderm® Voluma com lidocaína ou Juvéderm® Volift com lidocaína	0,2 a 0,3	*Bolus* pequeno	Agulha ou cânula	Supraperiostal	Artéria nasal
N2		0,1 a 0,2	*Bolus* pequeno	Cânula	Cartilagem	Artéria nasal
N3	Juvéderm® Volift com lidocaína	0,1 a 0,2	*Bolus* pequeno	Cânula	Supraperiostal	Artéria nasal
N4		0,1 a 0,2	*Bolus* pequeno	Cânula	Supraperiostal	Artéria nasal
N5		0,1 a 0,2	*Bolus* pequeno	Cânula	Cartilagem	Artéria nasal

319

N1: ângulo nasolabial (espinha nasal anterior)

A abertura do ângulo nasolabial é obtida com o preenchimento da espinha nasal anterior (Figura 26). Ao injetar mais a fundo, tocando a espinha nasal anterior, haverá a expansão da parte inferior do septo membranoso.

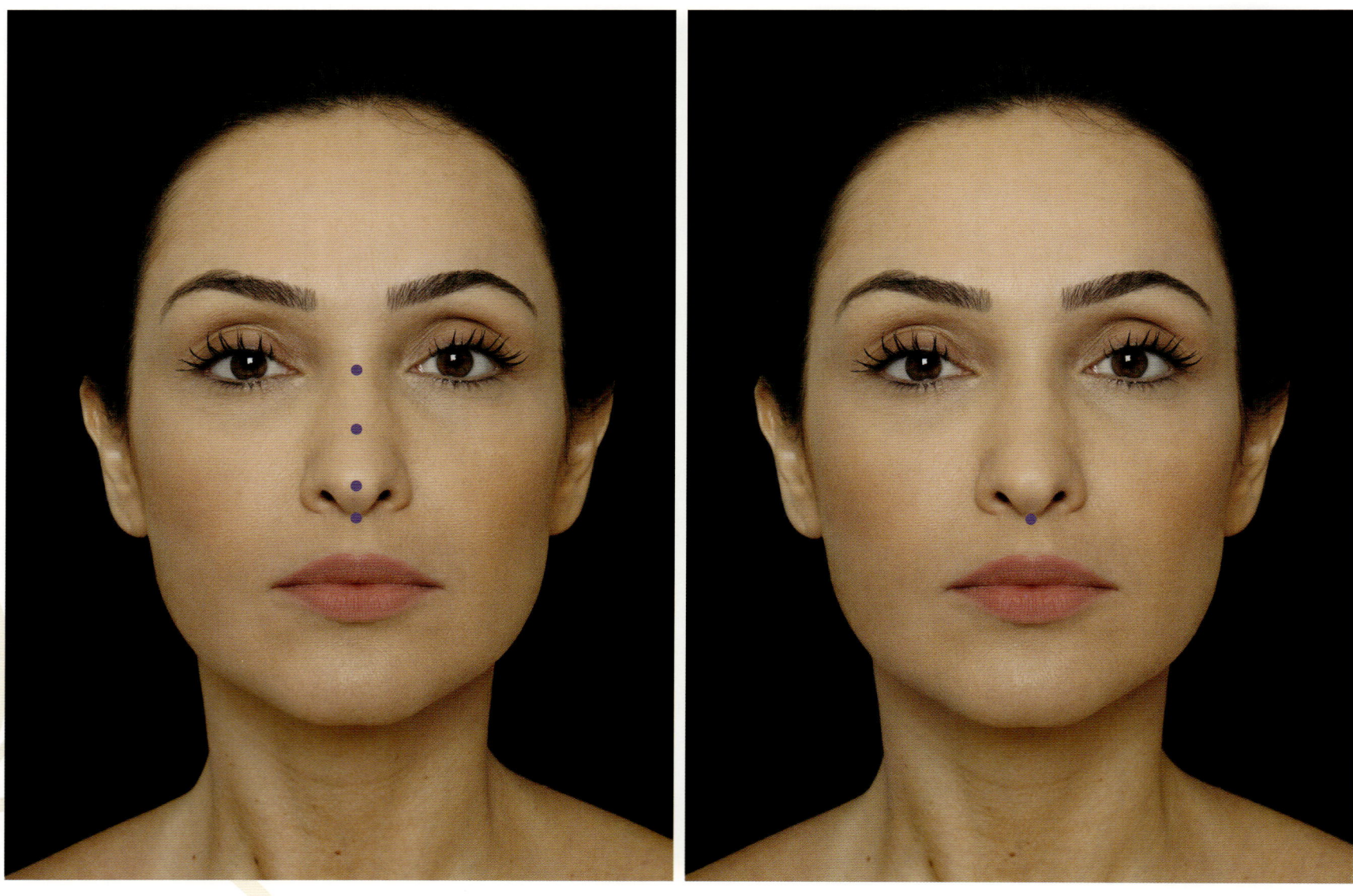

FIGURA 25. As ilustrações demonstram as possibilidades das vias de acesso para o tratamento nasal.

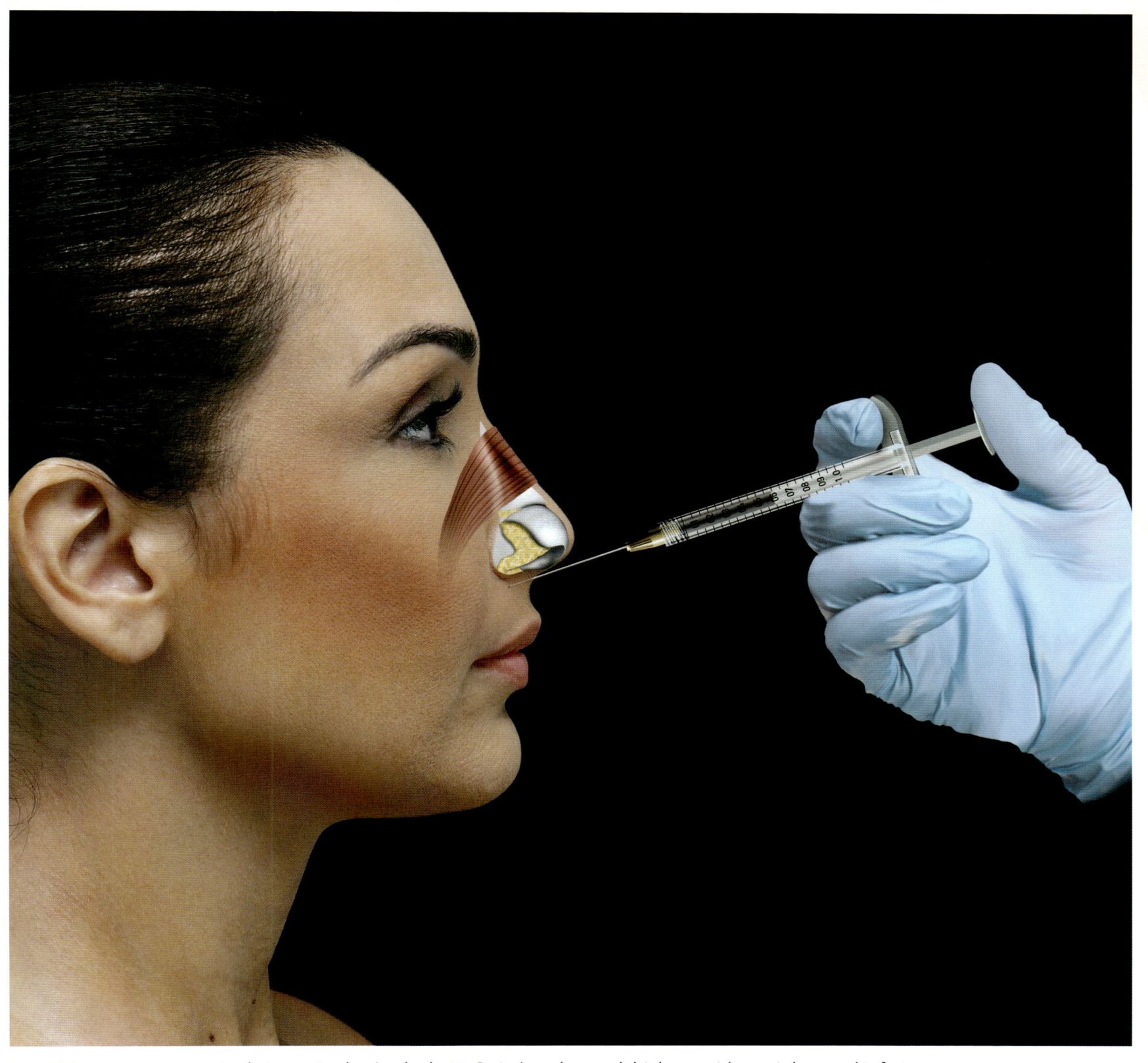

FIGURA 26. Demonstração da inserção da cânula de 22 G via ângulo nasolabial – sentido espinha nasal inferiormente.

321

N2: columela (septo anterior) (Figuras 27 e 28)

A cruz medial deve ser gasta se as narinas estiverem planas e se uma columela retraída também puder ser preenchida. A expansão é realizada com uma injeção no septo membranoso. Ao injetar nas bases da cruz medial, pode-se aumentar a projeção da ponta.

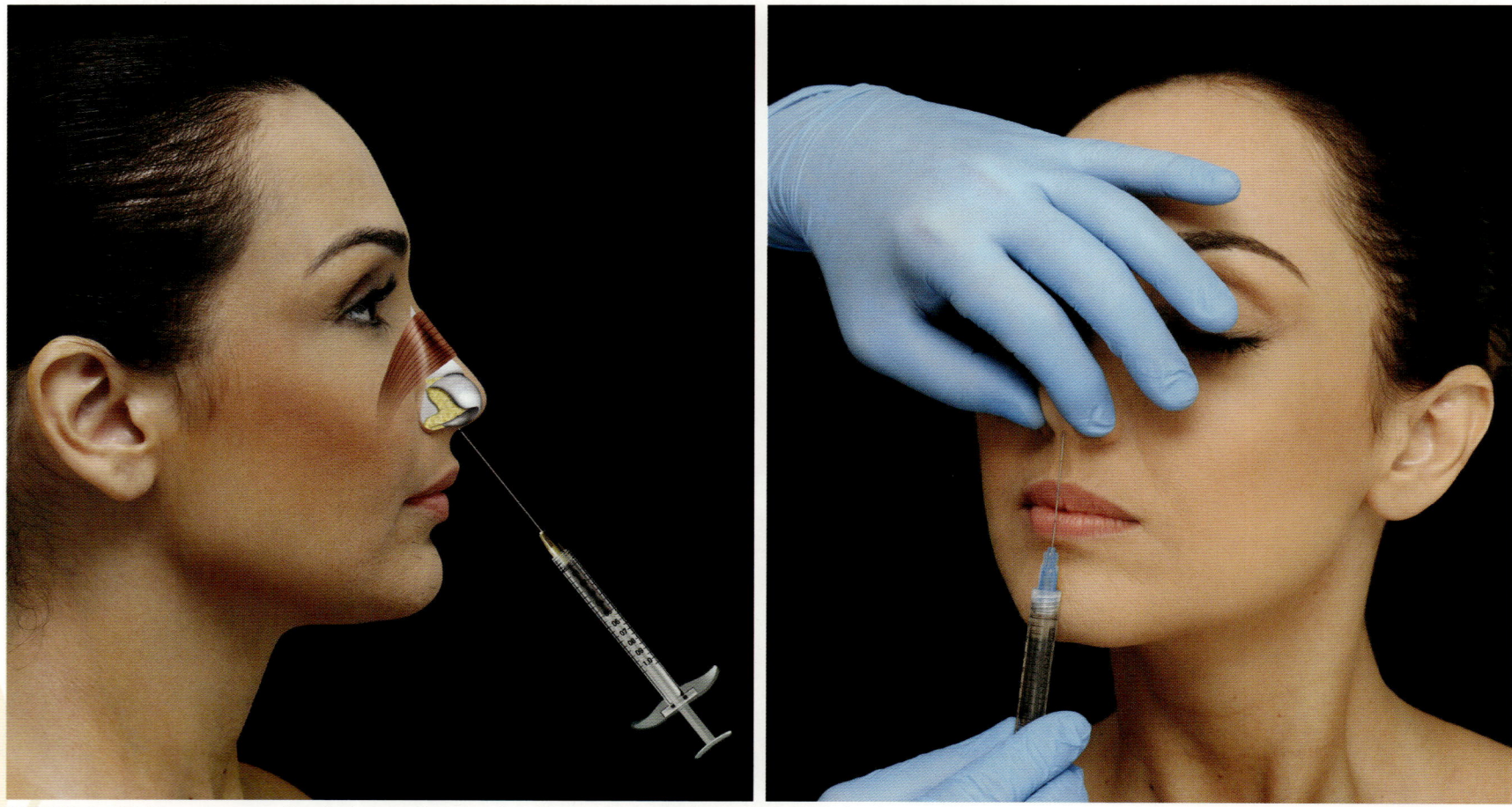

FIGURA 27. Demonstração da inserção da cânula de 22 G via ângulo nasolabial sentido espinha nasal superiormente (vista perfil direito) e septo nasal (vista oblíqua esquerda).

N3: ângulo nasofrontal

O tratamento deve ser realizado próximo ao periósteo, com injeção na profundidade do osso. Isso fará com que o dorso ósseo fique mais liso e reto. Quando o dorso nasal é grande, o preenchimento do ângulo nasofrontal e a redução de sua concavidade podem harmonizar o dorso e o nariz pode parecer menor (Figura 28)

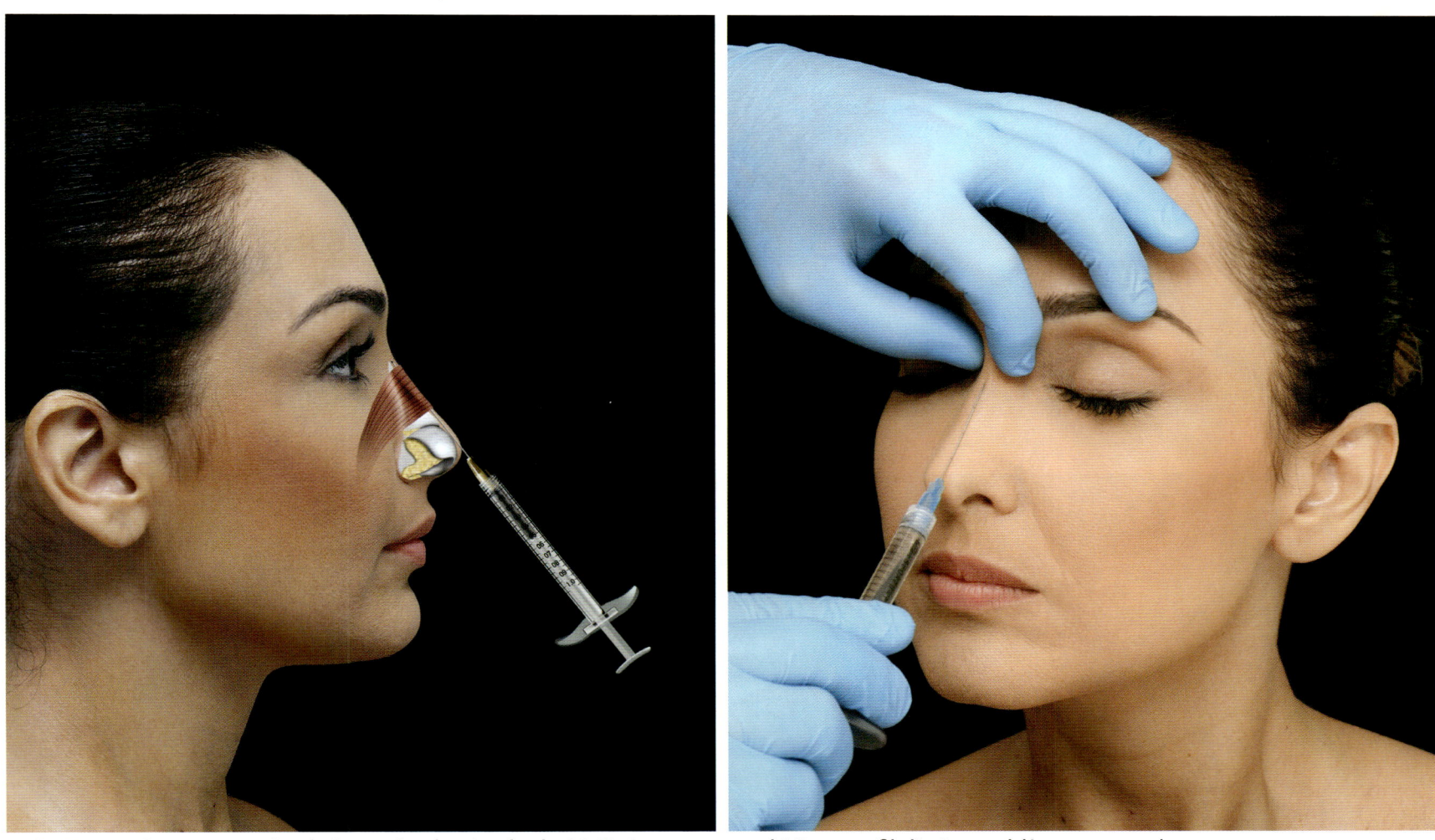

FIGURA 28. Demonstração da inserção da cânula de 22 G via ponta nasal. Vista perfil direito e oblíqua esquerda.

N4: dorso ósseo

O tratamento do dorso ósseo pode aumentar a projeção do nariz na vista de perfil. A injeção deve ser administrada ao nível ósseo. Também faz o nariz parecer mais fino na vista frontal.

N5: dorso cartilaginoso

O dorso cartilaginoso só deve ser tratado em narizes muito baixos. Injeção excessiva nesse local pode fazer a ponta do nariz cair e resultar na deformidade *supratip*, projeção exagerada da ponta nasal.

A artéria do dorso nasal é um ramo da artéria oftálmica, portanto, há risco de injeção intravascular e embolização para a artéria retiniana. O ângulo nasoglabelar e dorso nasal são indicados para corrigir ondulações leves no dorso nasal e no nariz plano, curto ou em sela. Utilizam-se cânulas mais grossas ou injeção com agulha perpendicular, no plano supraperiosteal. A marcação para definir o local do novo radix pode tomar como referência a linha supratarsal, a fim de estabelecer angulação frontonasal de aproximadamente 135 graus. São utilizados preenchedor, para derme profunda, ou volumizador. A aplicação por meio de cânula 22 G a 25 G tem plano de aplicação subcutâneo e/ou supraperiosteal em pequeno *bolus*. Deve-se injetar lentamente.

REGIÃO DO SULCO NASOLABIAL

O sulco nasolabial estende-se da asa nasal até a comissura labial ipsolateral e está situado sobre o caminho da artéria facial, que percorre profundamente a região.

Remodelação da região nasolabial (Quadros 27 e 28) (Figura 29)

São feitos três pontos ao longo do sulco nasolabial: NL1, NL2 e NL3. As áreas de injeção, de acordo com os pontos, são:

- NL1: sulco nasolabial superior.
- NL2: sulco nasolabial central.
- NL3: sulco nasolabial inferior.

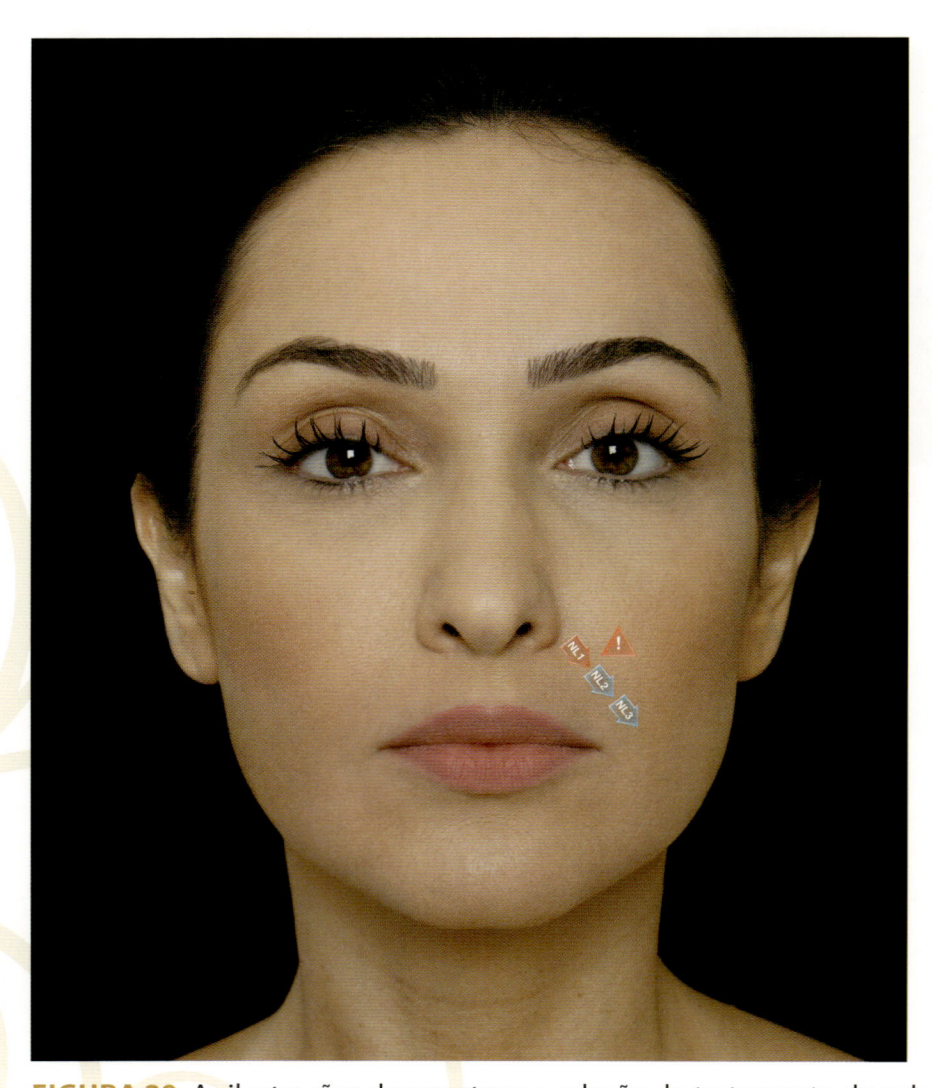
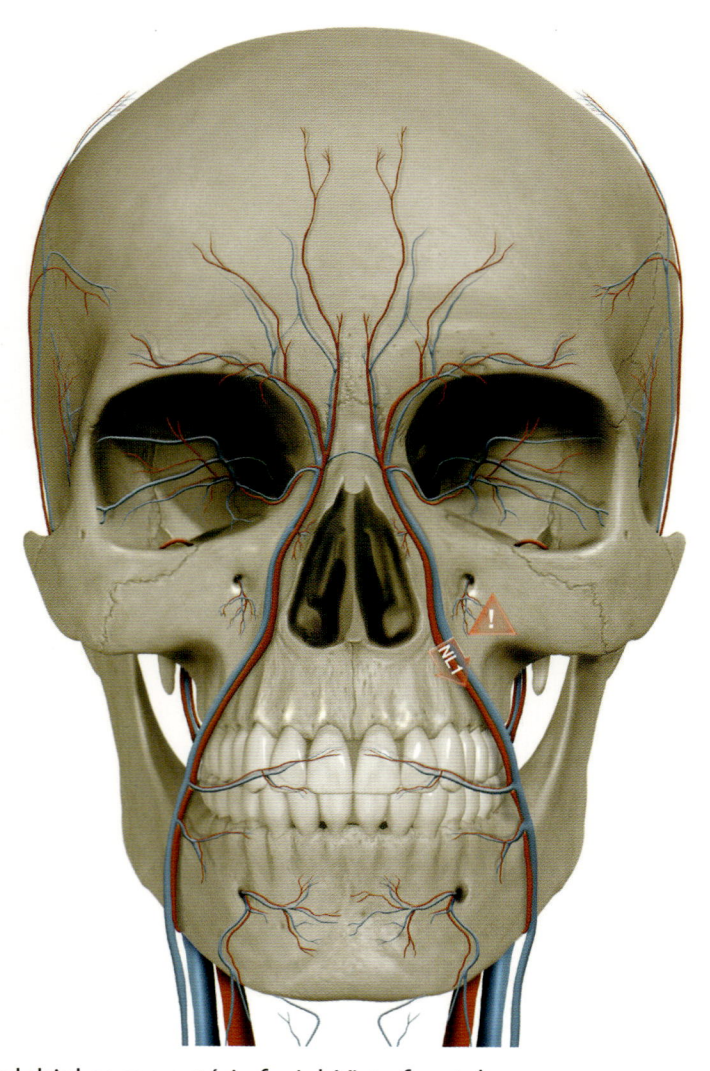

FIGURA 29. As ilustrações demonstram a relação do tratamento do sulco nasolabial com a artéria facial. Vista frontal.

Quadro 27. Remodelação nasolabial com três pontos: áreas de aplicação e efeitos

Código	Áreas de aplicação	Efeitos da aplicação	Objetivo
NL1	Sulco nasolabial superior		
NL2	Sulco nasolabial central	Reduz a proeminência do sulco nasolabial	Suporte subdérmico ao sulco nasolabial
NL3	Sulco nasolabial inferior		

Quadro 28. Remodelação nasolabial com três pontos: recomendações de produto e volume

Código	Produto	Volume (mL)	Técnica de aplicação	Dispositivo de aplicação	Estrutura-alvo	Observações
NL1		0,1-0,4	Em leque ou linear			Artéria facial
NL2	Juvéderm® Volift com lidocaína	0,2-0,4		Agulha ou cânula	Derme	
NL3		0,1-0,2	Linear			Aplique levemente do medial ao sulco nasolabial

REMODELAÇÃO DA REGIÃO DO LÁBIO

Os lábios modificam-se com a idade. Para manter lábios jovens, devemos ter arco do cupido e filtro evidentes, manter os lábios projetados, respeitando a proporção de 1 para aproximadamente 1,6 entre lábio superior e inferior e diminuir as rítides periorais, conhecidas como "código de barra".

O lábio apresenta a parte mucosa, e a semimucosa é conhecida como o vermelhão do lábio.

São oito pontos para reestruturação labial: Lp1-Lp8 (Quadros 29 e 30) (Figuras 30 e 31). As áreas de injeção, de acordo com os pontos, são as seguintes:

- Lp1: vermelhão do lábio (superior e inferior).
- Lp2: arco do cupido.
- Lp3: borda do lábio.
- Lp4: tubérculo medial.
- Lp5: tubérculos laterais.
- Lp6: comissura labial.
- Lp7: filtro labial.
- Lp8: linhas periorais.

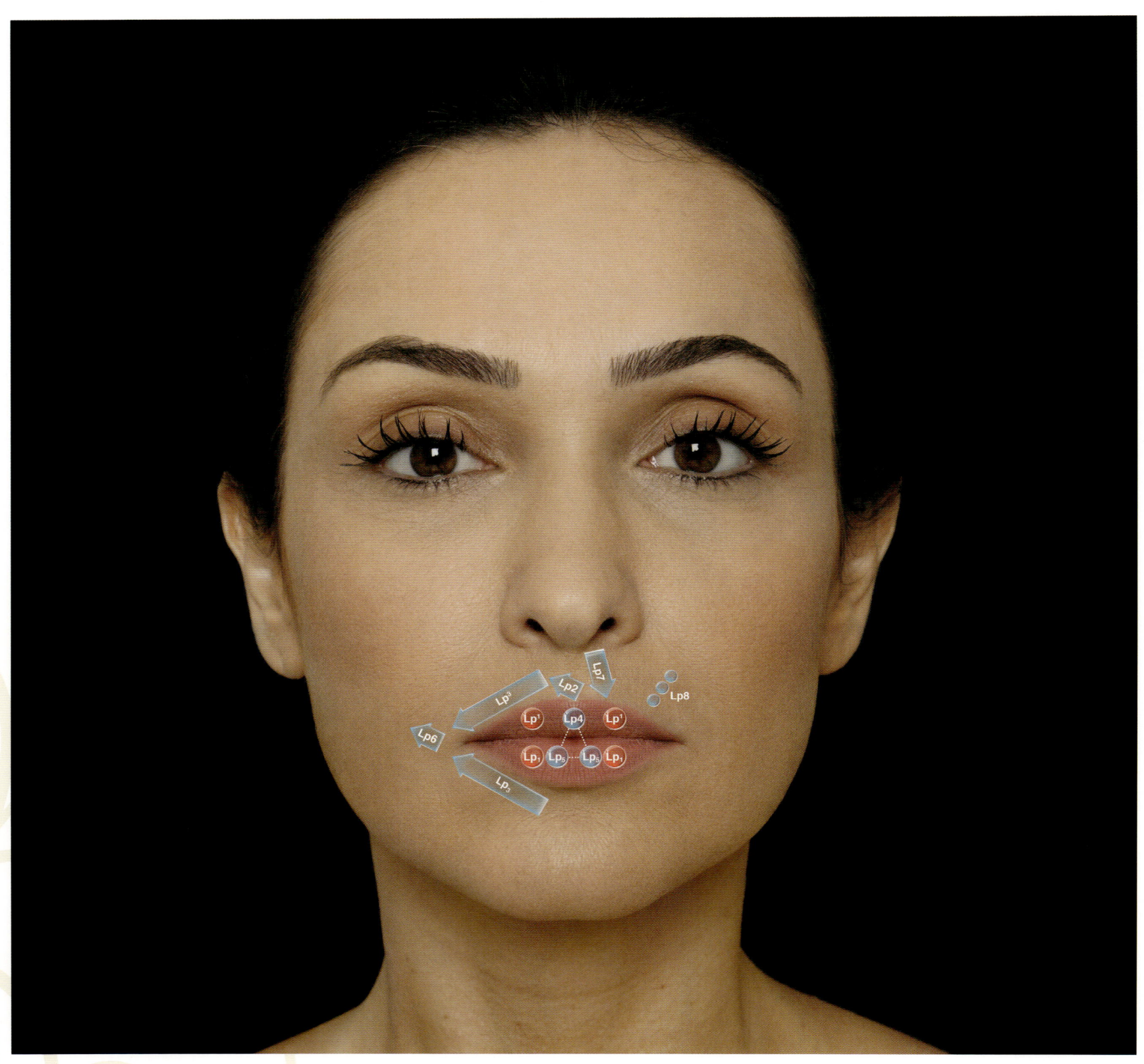

FIGURA 30. Remodelação da região labial com a técnica MD Codes™. Identificação das áreas de aplicação.

Quadro 29. Remodelação labial com oito pontos: áreas de aplicação e efeitos

Código	Áreas de aplicação	Efeitos da aplicação
Lp1	Corpo do vermelhão	Promove aumento labial
Lp2	Arco de cupido	Confere estrutura à região do arco de cupido
Lp3	Margem labial	Confere estrutura à linha branca/margem labial. Indiretamente, reduz as linhas periorais
Lp4	Tubérculo medial	Promove aumento ou projeção do tubérculo medial do lábio superior
Lp5	Tubérculos laterais	Promove aumento ou projeção dos tubérculos laterais do lábio inferior
Lp6	Comissura oral	Eleva e corrige a inversão do canto da boca
Lp7	Colunas do filtro labial	Confere estrutura e definição às colunas do filtro labial
Lp8	Linhas periorais	Corrige as linhas periorais

Quadro 30. Remodelação labial com oito pontos: recomendações de produto e volume

Código	Produto	Volume (mL)	Técnica de aplicação	Dispositivo de aplicação	Estrutura-alvo
Lp1	Juvéderm® Volift com lidocaína Juvéderm® Volbella com lidocaína	0,05-0,1	*Bolus* pequeno ou linear	Agulha ou cânula	Mucosa labial
Lp2	Juvéderm® Volift com lidocaína Juvéderm® Volbella com lidocaína	0,05-0,1	Linear		
Lp3	Juvéderm® Volift com lidocaína Juvéderm® Volbella com lidocaína	0,05-0,1			
Lp4	Juvéderm® Volift com lidocaína	0,05-0,1	*Bolus* pequeno		
Lp5	Juvéderm® Volift com lidocaína	0,05-0,1			
Lp6	Juvéderm® Volift com lidocaína	0,05-0,1	Linear ou em leque		Derme
Lp7	Juvéderm® Volift com lidocaína	0,05-0,1	Linear		
Lp8	Juvéderm® Volbella com lidocaína	0,1-0,2	Microponto		

REMODELAÇÃO DA REGIÃO DO SULCO LABIOMENTONIANO ("LINHAS DE MARIONETE")

O sulco labiomentoniano estende-se da comissura labial até a região do forame mentoniano, também conhecida como "linha de marionete".

O sulco labiomentoniano é tratado com três pontos ao longo dele: M1, M2 e M3 (Quadros 31 e 32) (Figuras 31, 32 e 33) As áreas de injeção, de acordo com os pontos, são as seguintes:

- M1: sulco labiomentoniano superior.
- M2: sulco labiomentoniano central.
- M3: sulco labiomentoniano inferior.

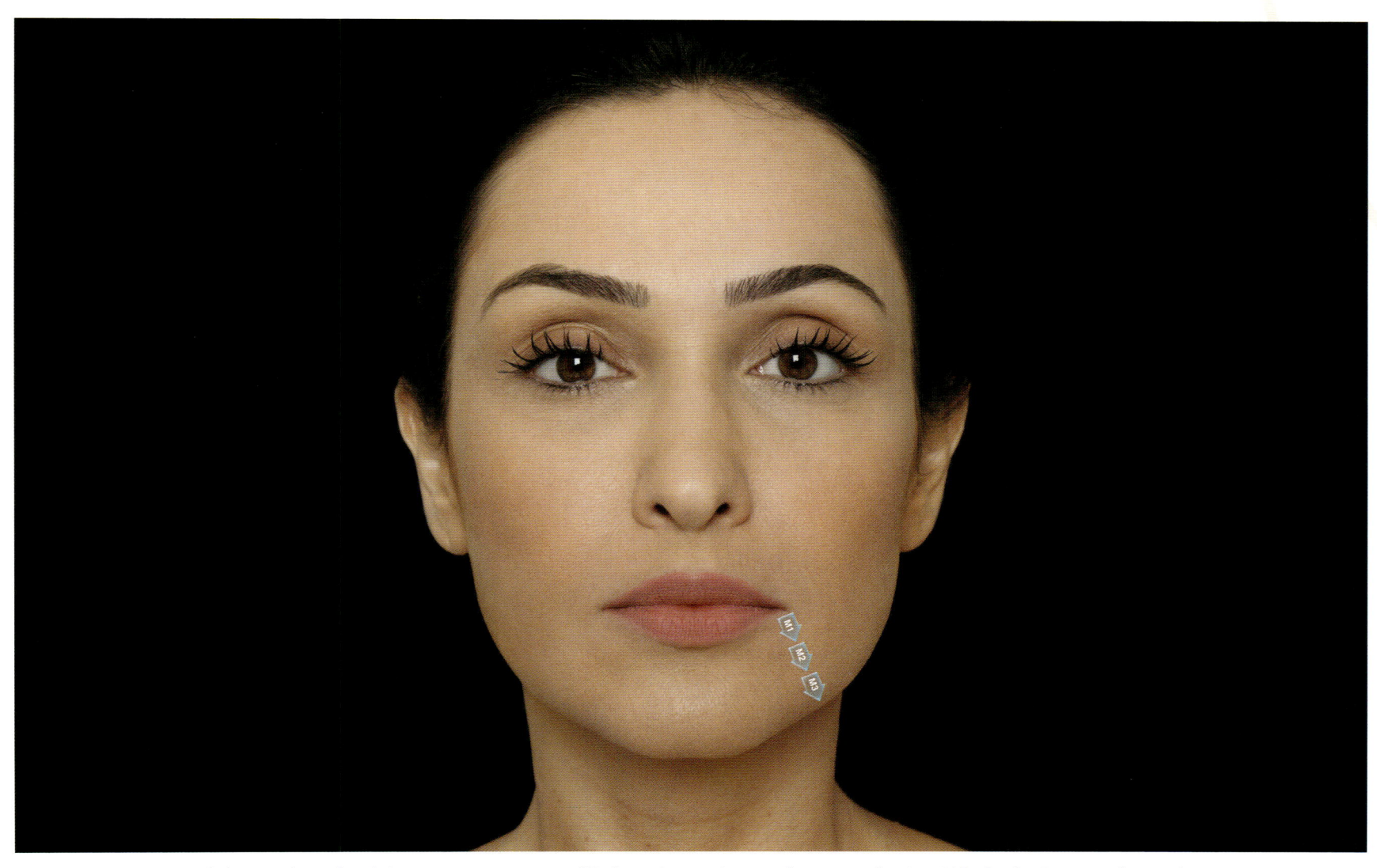

FIGURA 31. Remodelação do sulco labiomentoniano ou "linhas de marionete" com a técnica MD Codes™. Vista frontal.

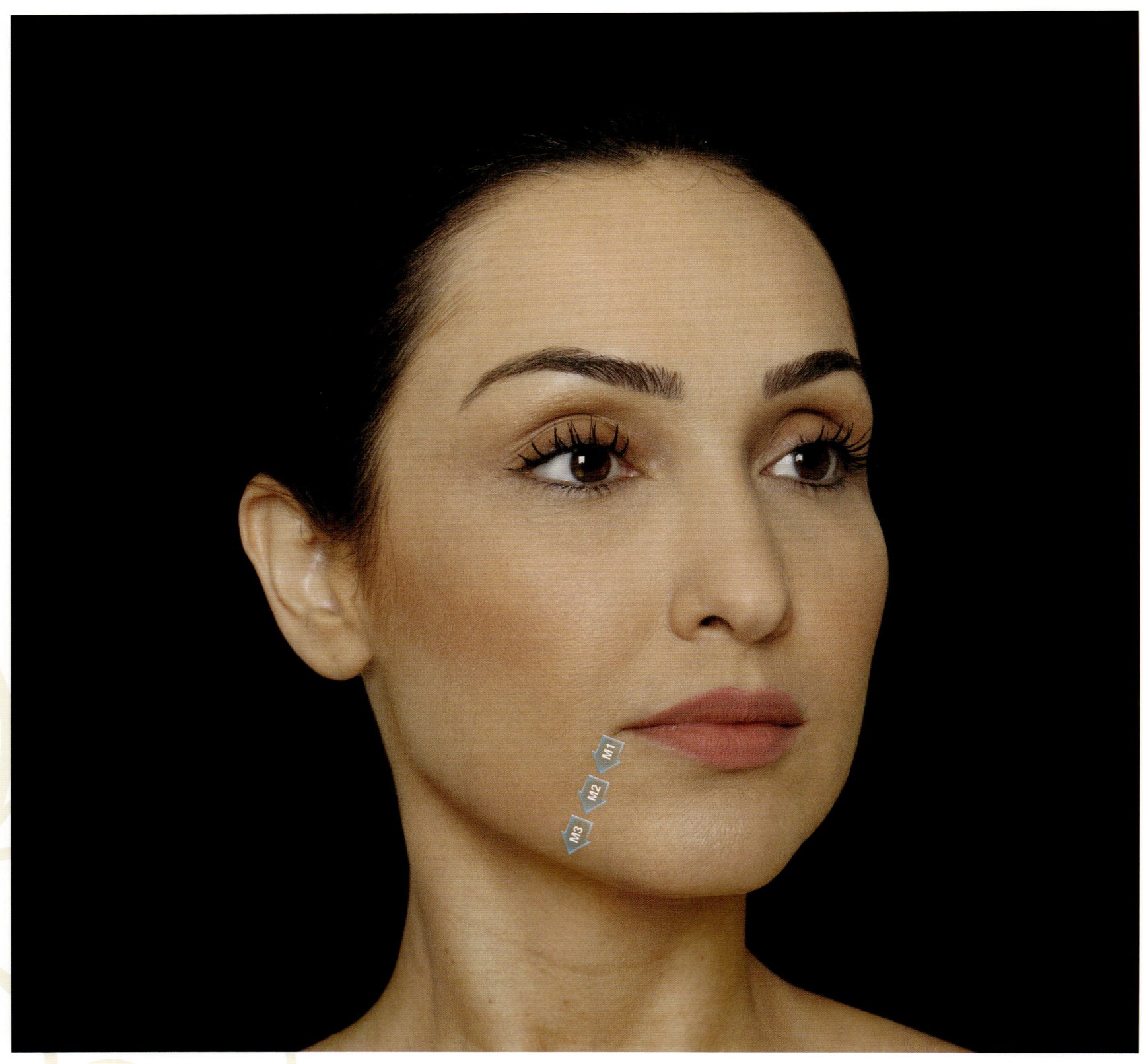

FIGURA 32. Remodelação das "linhas de marionete" com a técnica MD Codes™ – vista oblíqua direita.

Quadro 31. Remodelação nasal com cinco pontos: áreas de aplicação e efeitos

Código	Áreas de aplicação	Efeitos da aplicação	Objetivo
M1	"Linha de marionete" superior		
M2	"Linha de marionete" central	Melhora a aparência das "linhas de marionete"	Suporte subdérmico e subcutâneo às "linhas de marionete"
M3	"Linha de marionete" inferior		

Quadro 32. Remodelação das "linhas de marionete" com três pontos: recomendações de produto e volume

Código	Produto	Volume (mL)	Técnica de aplicação	Dispositivo de aplicação	Estrutura-alvo	Observações
M1		0,1-0,2				
M2	Juvéderm® Volift com lidocaína	0,2-0,4	Linear	Agulha ou cânula	Derme subcutâneo/*fat pads*	Aplique levemente do medial ao sulco labiomentual
M3		0,2-0,4				

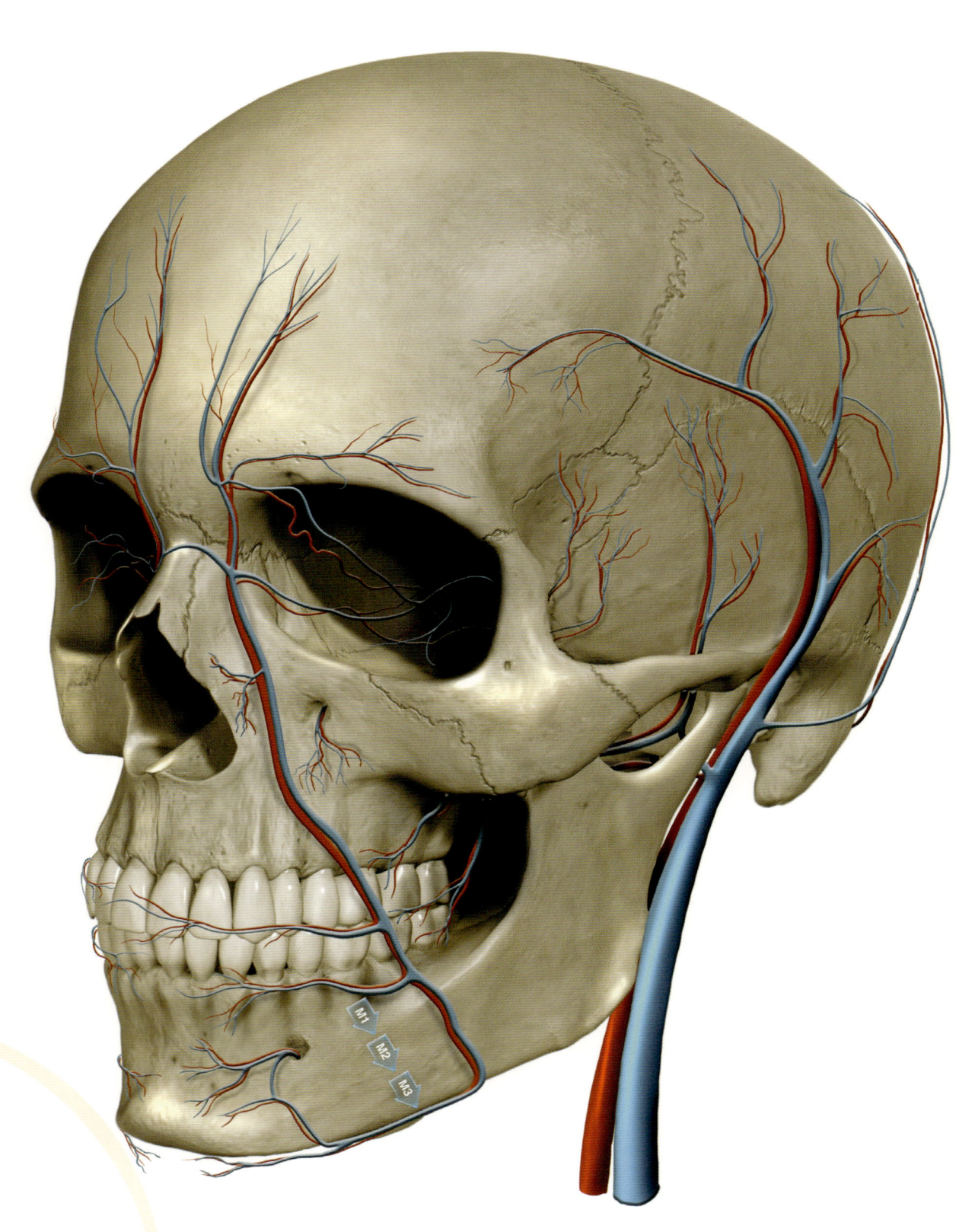

FIGURA 33. Anatomia dos pontos de remodelação das "linhas de marionete" com a técnica MD Codes™. Demonstração dos pontos de tratamento com as estruturas anatômicas. Vista oblíqua esquerda.

REMODELAÇÃO DA REGIÃO DO MENTO

A região do queixo é chamada mento. Essa região é irrigada pelos vasos mentonianos que partem do forame mentoniano.

A região mentoniana possui seis pontos de tratamento (C1-C6) (Quadros 33 e 34) (Figuras 34, 35, 36 e 37). O ponto C2 coincide com Jw5, e o C6, com Jw4. As áreas de injeção, de acordo com os pontos, são as seguintes:

- C1: ângulo labiomentoniano.
- C2 (Jw5): ápice mentoniano.
- C3: pogônio.
- C4: submentoniano.
- C5: mentolateral.
- C6 (Jw4): *prejowl*.

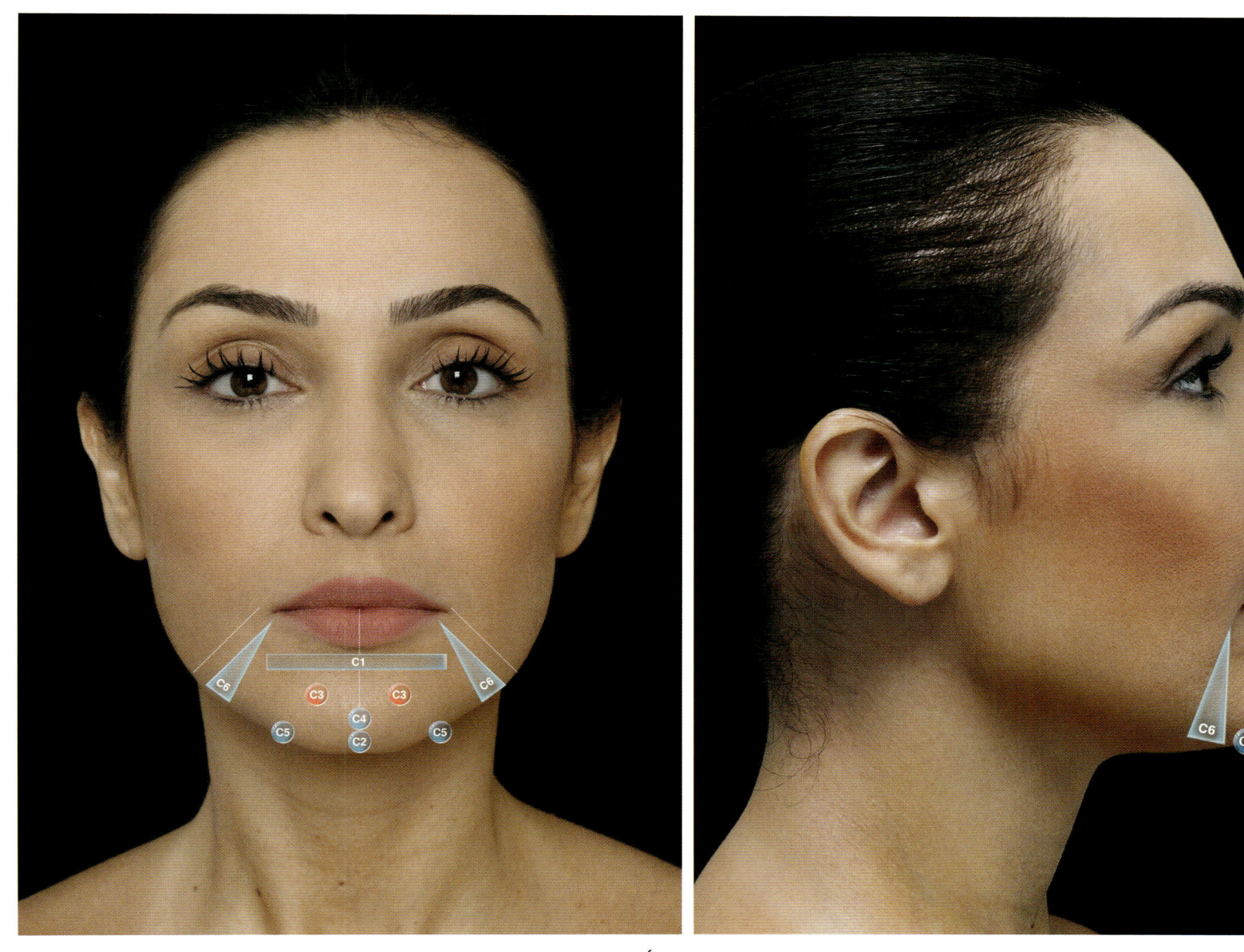

FIGURA 34. Tratamento do mento com a técnica MD Codes™. Áreas de aplicação – vista frontal e perfil direito.

Quadro 33. Remodelação nasal com cinco pontos: áreas de aplicação e efeitos

Código	Áreas de aplicação	Efeitos da aplicação	Estruturas afetadas
C1	Sulco mentual/ângulo labiomentual	Reduz a protrusão do lábio inferior, oferece suporte à comissura oral e alonga o mento	Subcutâneo e musculatura
C2	Ápice do mento	Melhora a dimensão vertical/altura do mento	Estrutura óssea
C3	Mento anterior/tecidos moles do pogônio	Melhora a projeção anterior do mento	Estrutura óssea; subcutâneo
C4	Submento/tecidos moles do mento	Destaca efeitos de C2 e C3. Também faz a rotação superior do mento e cria o ângulo labiomentual	Subcutâneo e musculatura
C5	Mento inferolateral	Alarga o mento e oferece suporte lateral, produzindo um mento mais quadrado. Ideal para homens	Estrutura óssea
C6	Sulco *prejowl*	Reduz a proeminência do sulco *prejowl*	Estrutura óssea e/ou subcutâneo

Quadro 34. Remodelação do mento com seis pontos: recomendações de produto e volume

Código	Produto	Volume (mL)	Técnica de aplicação	Dispositivo de aplicação	Estrutura-alvo	Observações
C1	Juvéderm® Voluma com lidocaína ou Juvéderm® Volift com lidocaína	0,5-1,0	Linear ou em leque	Agulha ou cânula	Subcutâneo/ *fat pads*	
C2		0,2-0,4	*Bolus* pequeno	Agulha	Supraperiostal	
C3		0,2-0,4	*Bolus* pequeno	Agulha ou cânula	Supraperiostal	Não aplique. Não avance lateralmente por conta da artéria mentual
C4	Juvéderm® Voluma com lidocaína	0,2-0,4	*Bolus* pequeno	Agulha	Supraperiostal subcutâneo/ *fat pads*	
C5		0,2-0,4	*Bolus* pequeno	Agulha	Supraperiostal	Recomendado para homens
C6		0,1-0,5	Linear ou *bolus* pequeno	Agulha ou cânula	Supraperiostal subcutâneo/ *fat pads*	

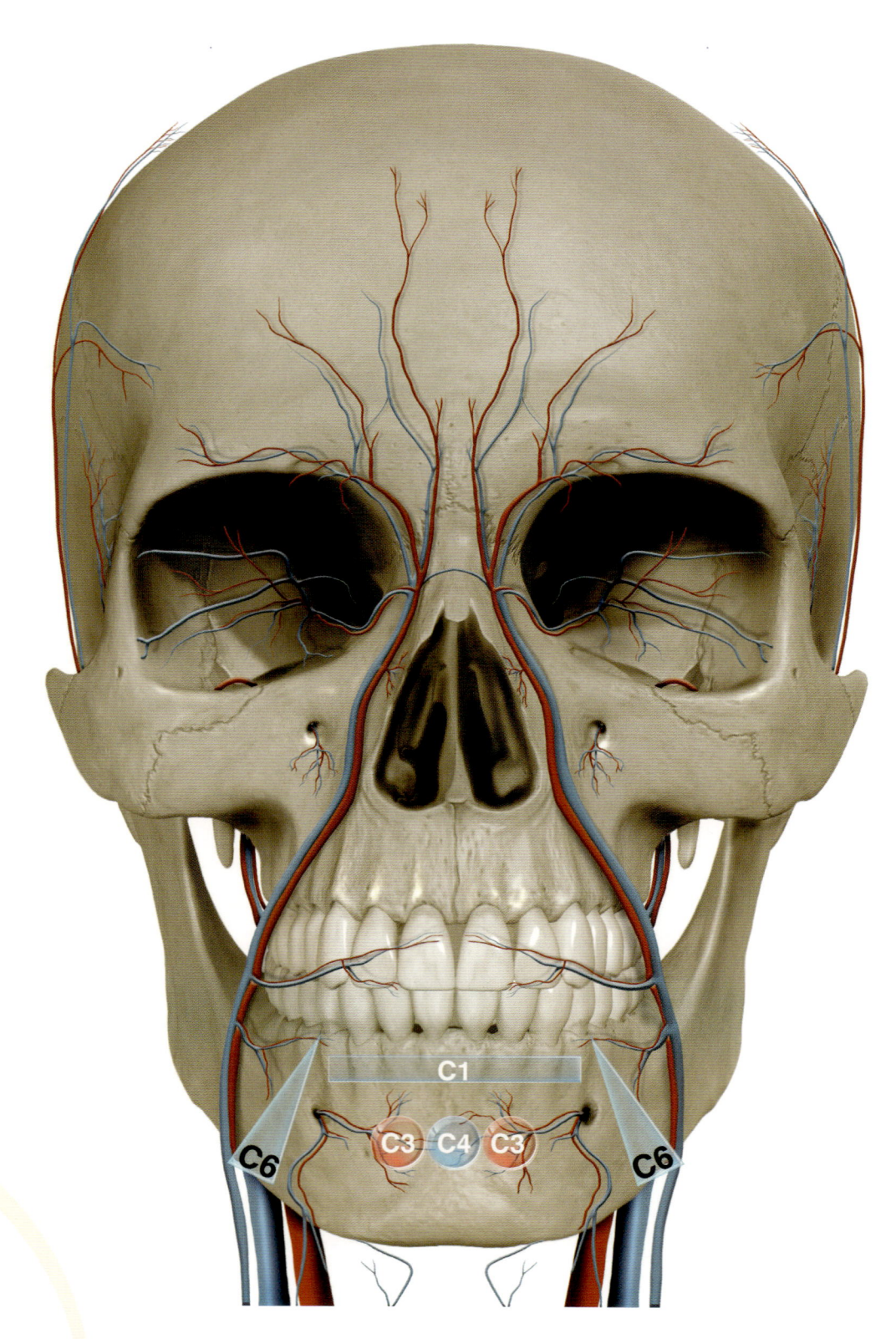

FIGURA 35. Anatomia dos pontos de remodelação do mento com a técnica MD Codes™. Demonstração dos pontos de tratamento com as estruturas anatômicas sulco mentual (C1), mento anterior (C3) e submento (C4). Vista frontal.

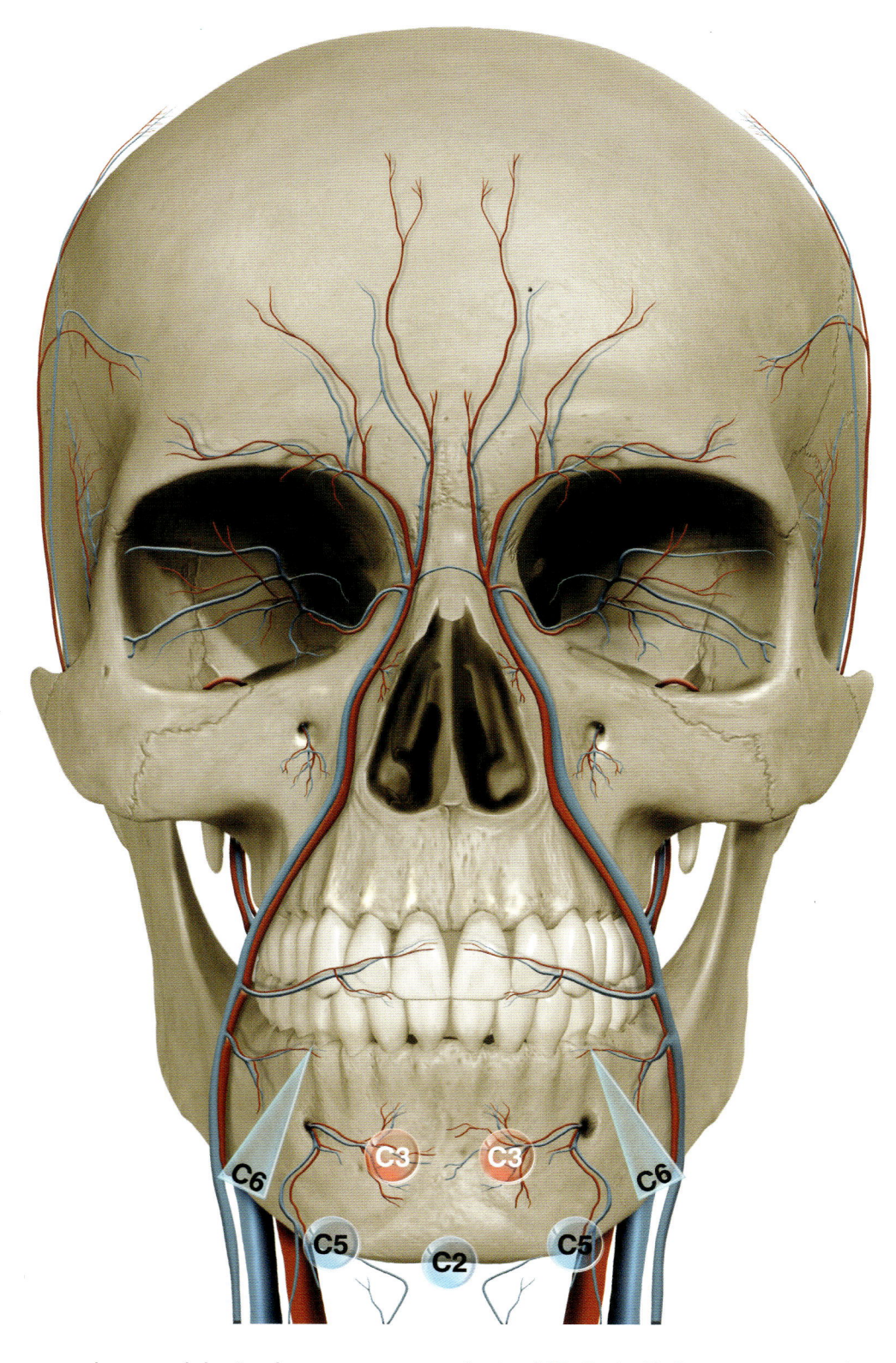

FIGURA 36. Anatomia dos pontos de remodelação do mento com a técnica MD Codes™. Demonstração dos pontos de tratamento com as estruturas anatômicas sulco *prejowl* (C6), mento inferolateral (C5) e ápice do mento (C2). Vista frontal.

REMODELAÇÃO REGIÃO DO CONTORNO MANDIBULAR

A região do contorno mandibular é extremamente importante para a projeção de diferença de sexo e de jovialidade. A definição dessa área é perdida com o envelhecimento e essa perda ainda pode denotar o aspecto de gordura local. O rosto masculino, em geral, tem o contorno mandibular mais pronunciado e mais quadrado que o feminino.

Deve-se ter cuidado ao fazer Jw3, uma vez que está sobre a emergência da artéria facial, que passa profundamente. As áreas de injeção, de acordo com os pontos, são as seguintes (Quadros 35 e 36) (Figuras 37, 38 e 39)

- Jw1: ângulo da mandíbula.
- Jw2: região pré-auricular.
- Jw3: corpo da mandíbula.
- Jw4 (C6): *prejowl*.
- Jw5(C2): ápice mentoniano.

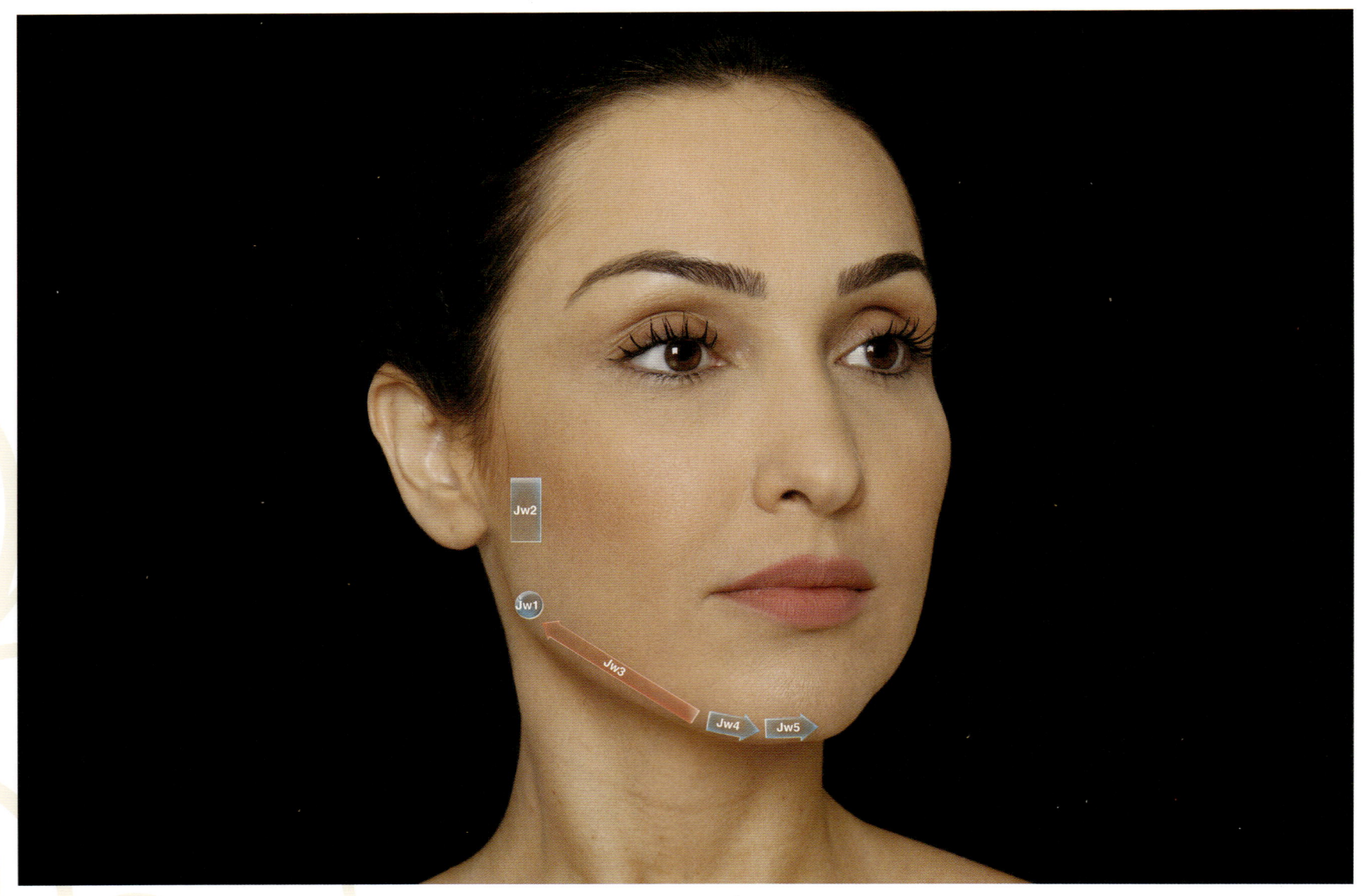

FIGURA 37. Tratamento da linha mandibular com a técnica MD Codes™. Áreas de aplicação – vista oblíqua direita.

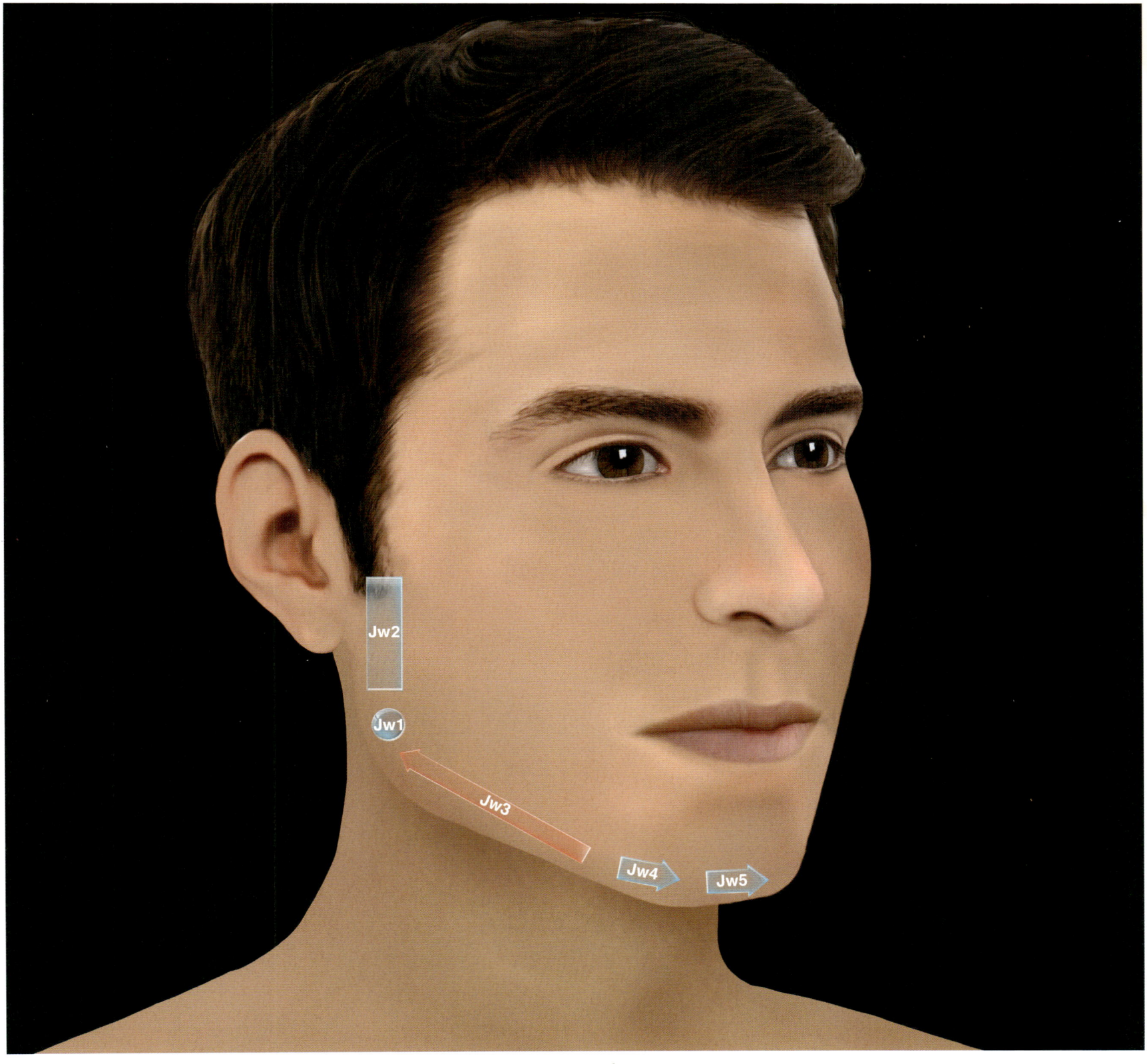

FIGURA 38. Tratamento da linha mandibular com a técnica MD Codes™. Áreas de aplicação para o sexo masculino. Vista oblíqua direita.

Quadro 35. Remodelação da linha mandibular com cinco pontos: áreas de aplicação e efeitos

Código	Áreas de aplicação	Efeitos da aplicação	Objetivo
Jw1 (L7)	Ângulo da mandíbula	Alarga a face	Estrutura óssea
		Eleva e define o ângulo da mandíbula	Subcutâneo
Jw2	Região pré-auricular	Eleva a pele e reduz a flacidez da linha mandibular	Subcutâneo
Jw3	Corpo da mandíbula	Melhora a definição da linha mandibular	Subcutâneo
Jw4 (L6)	Sulco *prejowl*	Reduz a proeminência do sulco *prejowl*	Estrutura óssea e/ou subcutâneo
Jw5	Ápice do mento	Melhora a dimensão vertical altura do mento	Estrutura óssea e/ou subcutâneo

Quadro 36. Remodelação da linha mandibular com 5 pontos: recomendações de produto e volume

Código	Produto	Volume (mL)	Técnica de aplicação	Dispositivo de aplicação	Estrutura-alvo	Observações
Jw1 (L7)	Juvéderm® Voluma com lidocaína	0,2-0,5	*Bolus* pequeno	Agulha – área de alerta	Supraperiostal	🧍🧍
		0,2			Subcutâneo/ *fat pads*	
Jw2	Juvéderm® Volift com lidocaína ou Juvéderm® Voluma com lidocaína	0,5-1,0	Em leque	Agulha – área de alerta ou cânula	Subcutâneo/ *fat pads*	Cuidado com a glândula parótida
Jw3		0,2-0,5	Linear			Cuidado com a artéria facial
Jw4 (L6)	Juvéderm® Voluma com lidocaína	0,1-0,5	Linear ou *Bolus* pequeno ou em leque	Agulha ou cânula	Supraperiostal	
Jw5		0,2-0,5	Linear ou *bolus* pequeno	Agulha	Subcutâneo/ *fat pads*	

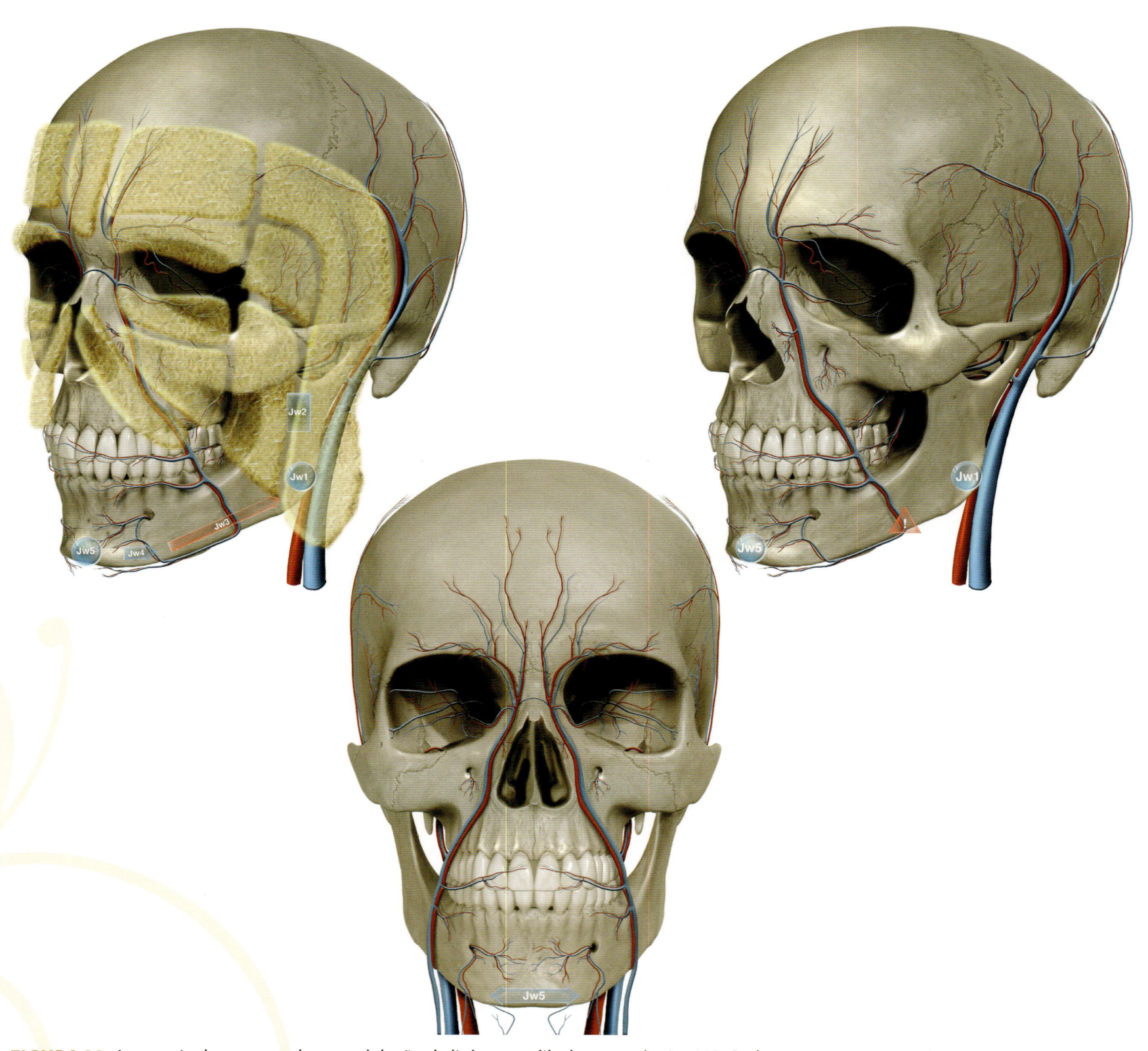

FIGURA 39. Anatomia dos pontos de remodelação da linha mandibular com técnica MD Codes™. Demonstração dos pontos de tratamento com as estruturas anatômicas. Atenção para a artéria facial.

TÉCNICAS DE INJEÇÃO – MD CODES™

O tratamento sempre dependerá da avaliação das estruturas, dos locais de perdas de volume e das proporções faciais de cada indivíduo de maneira personalizada.

Recomenda-se, na maioria dos pacientes, após a avaliação facial, que o tratamento se inicie pelo terço médio. O remodelamento da região malar começa com a aplicação em Ck1 (com agulha) (Figuras 40, 41 e 42), que eleva a região malar, oferecendo sustentação aos tecidos além de dar suporte à pálpebra inferior, com estruturação da parte óssea e SOOF lateral.

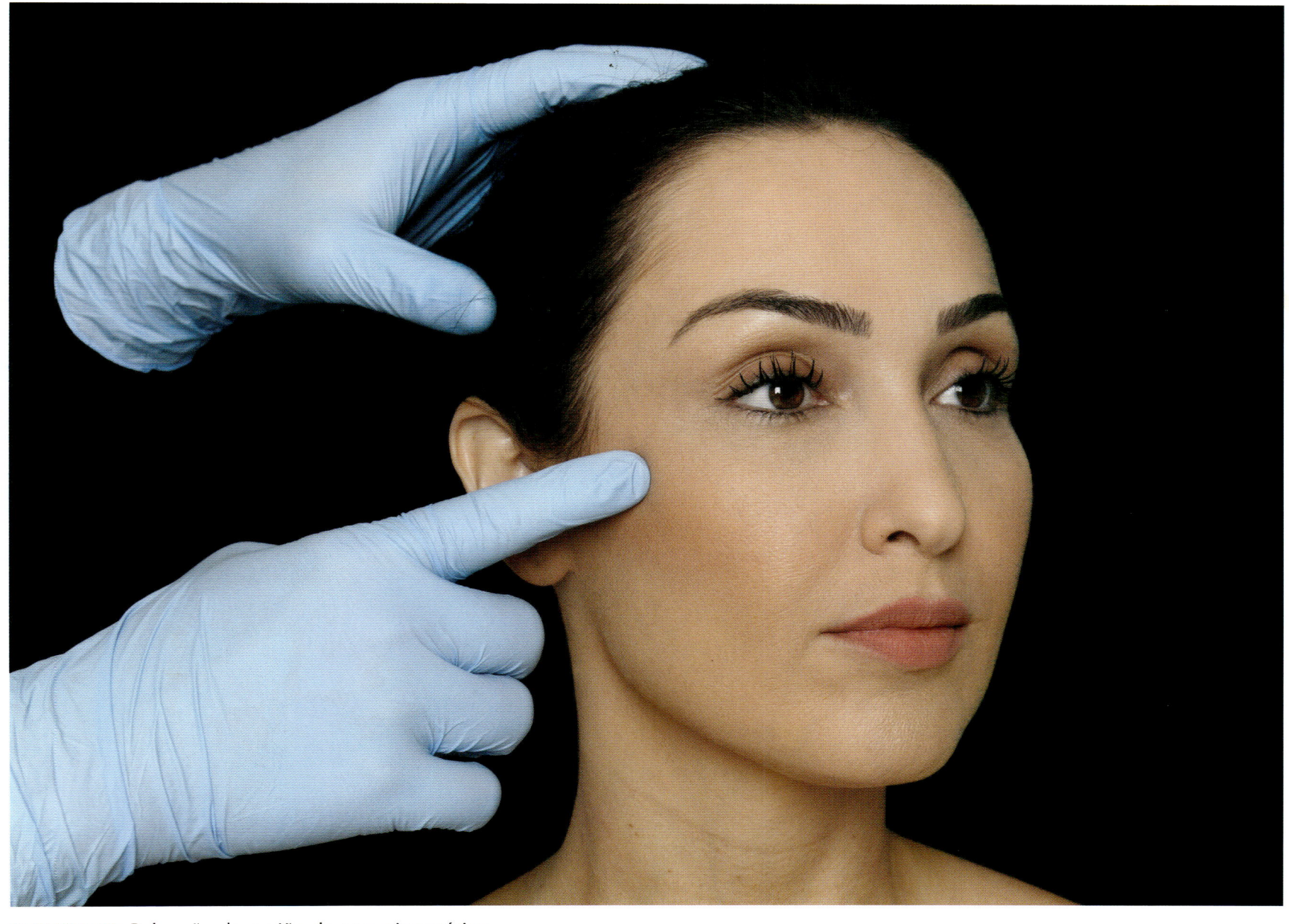

FIGURA 40. Palpação da região do arco zigomático.

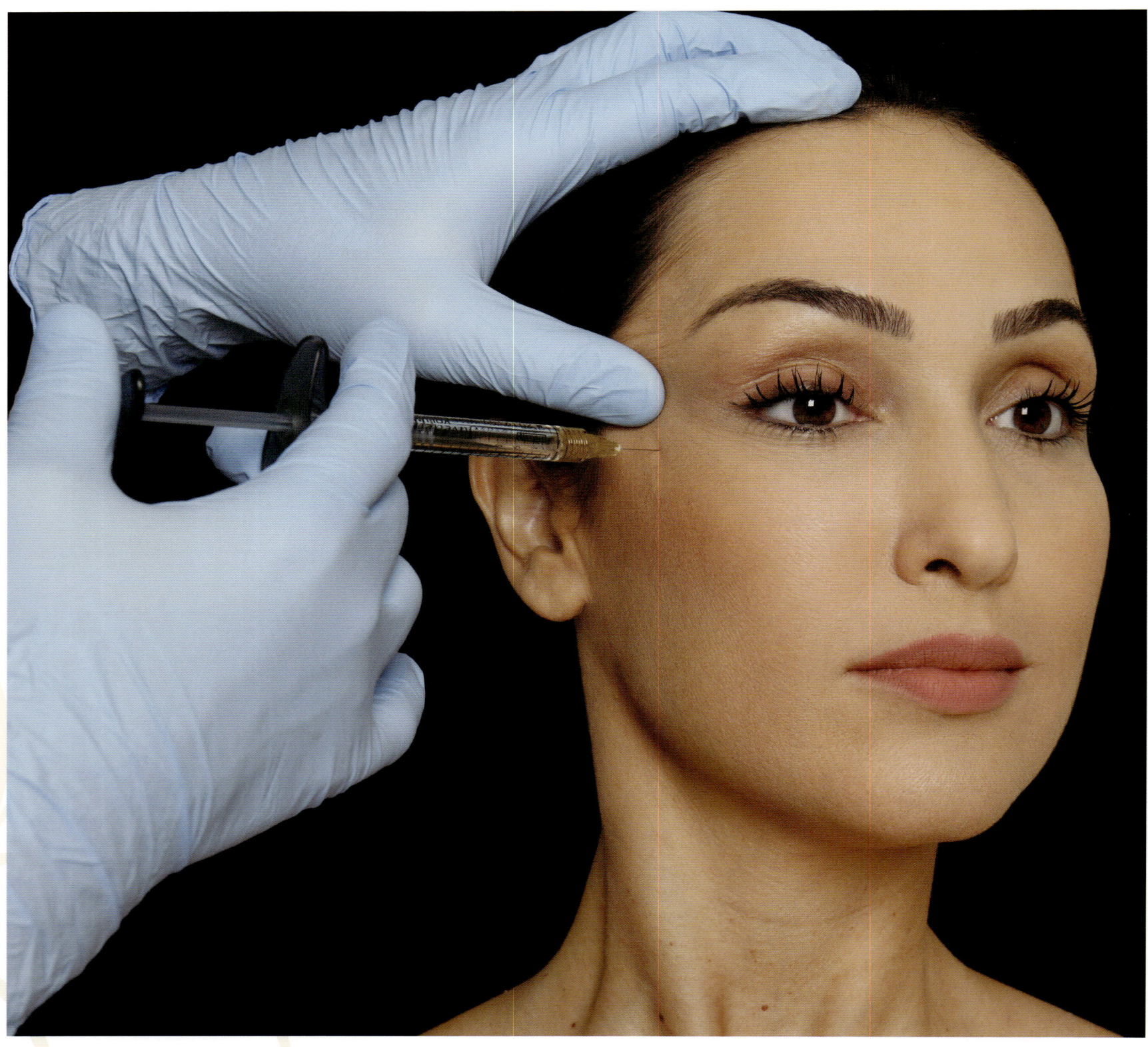

FIGURA 41. Remodelação da região malar (Ck1) com a técnica MD Codes™ – demonstração da aplicação de Juvéderm® Voluma com lido-caína com o uso de agulha. Note a tração cutânea digital durante a aplicação.

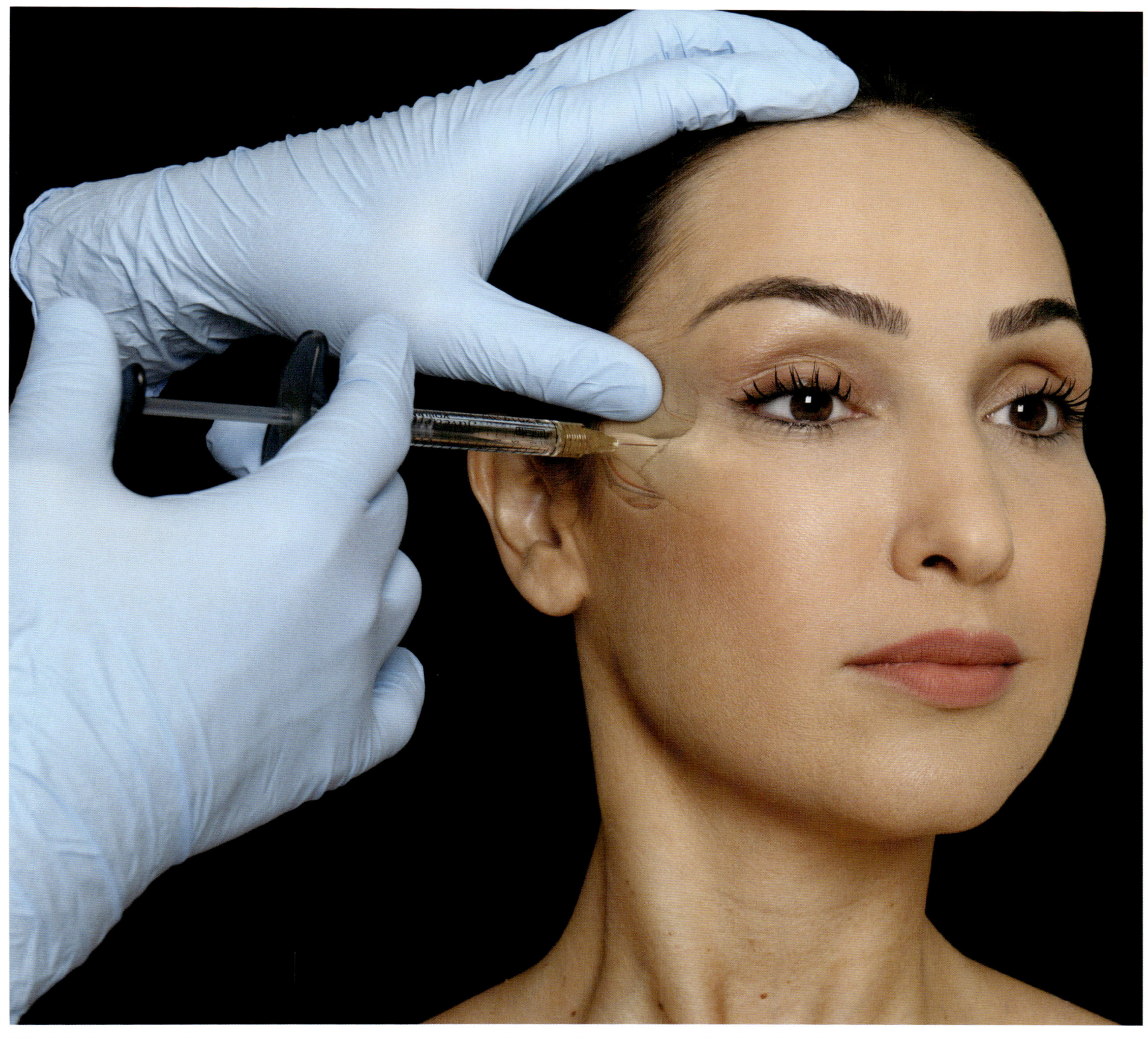

FIGURA 42. Remodelação da região malar com a técnica MD Codes™ – demonstração da aplicação de Juvéderm® Voluma com lidocaína com o uso de agulha. Note o plano anatômico de aplicação do CK1 – supraperiostal.

Em seguida, trata-se o CK2 (com agulha) na eminência zigomática, que projeta a região malar e encurta a distância palpebromalar (Figuras 43 e 44.) Na sequência, trata-se a região de Ck3 (Figura 45). Essa área é subdividida na linha pupilar em CK3 lateral, lateralmente à região do nervo infraorbitário (com agulha) e medial, medialmente à linha da pupila e próxima ao nervo infraorbitário (com cânula) (Figura 46). O tratamento dessa área melhora a junção palpebromalar, tratando as estruturas ósseas, a área malar do coxim gorduroso profundo e a SOOF medial (Figuras 48, 49 e 50). A seguir, nos pacientes com essa necessidade, trata-se a área de depressão na região parotídea, que representa a região de Ck4 (com cânula) e, finalmente, a região de CK5 (com cânula), representada pela perda de volume pré-auricular e elevação da linha da mandíbula. Na sequência, há a possibilidade de obter maior projeção da região zigomática com ácido hialurônico no tecido subcutâneo com cânula, obtendo o efeito de *top model look* (Figura 51) .

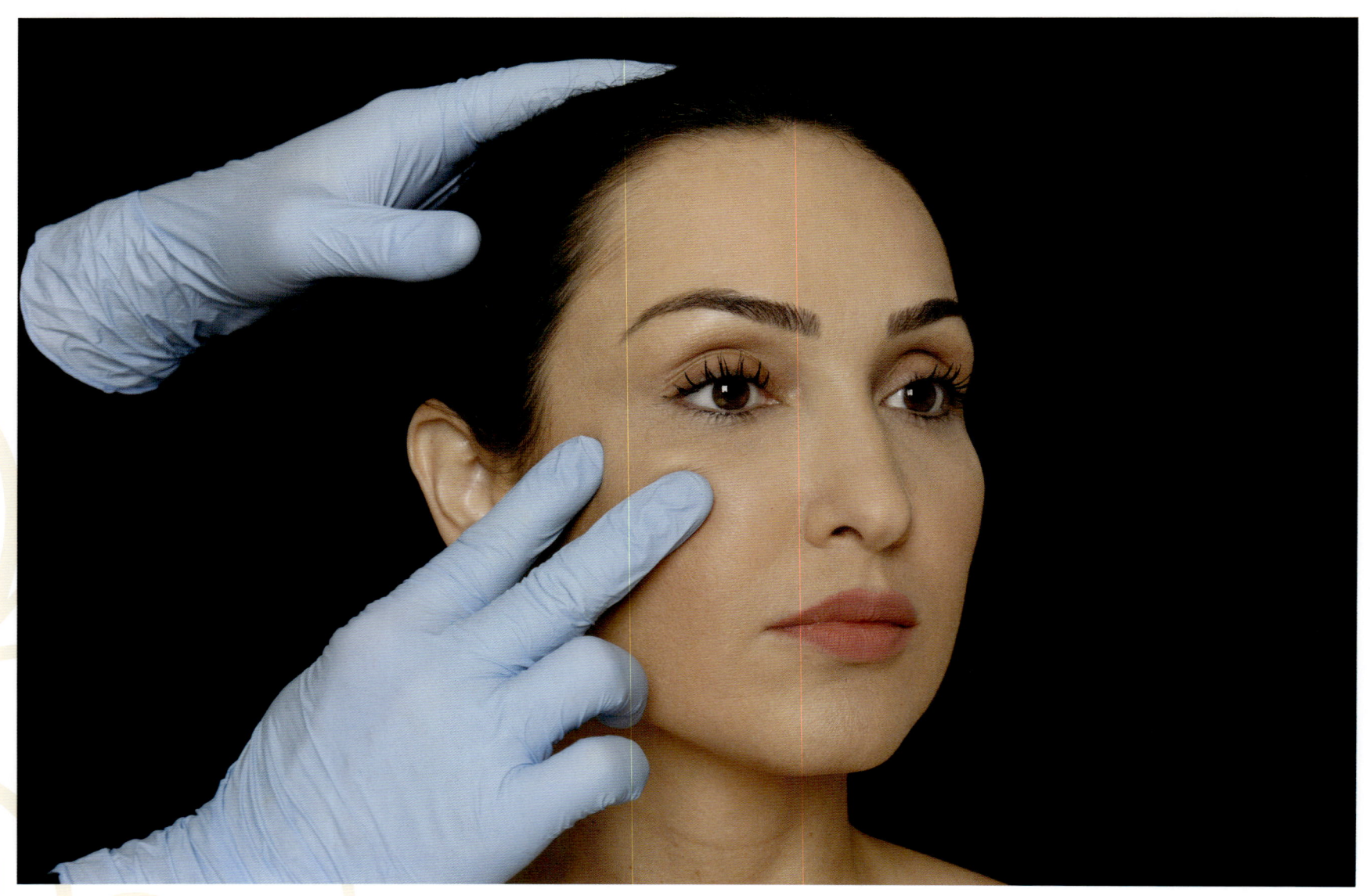

FIGURA 43. Palpação da região da eminência zigomática.

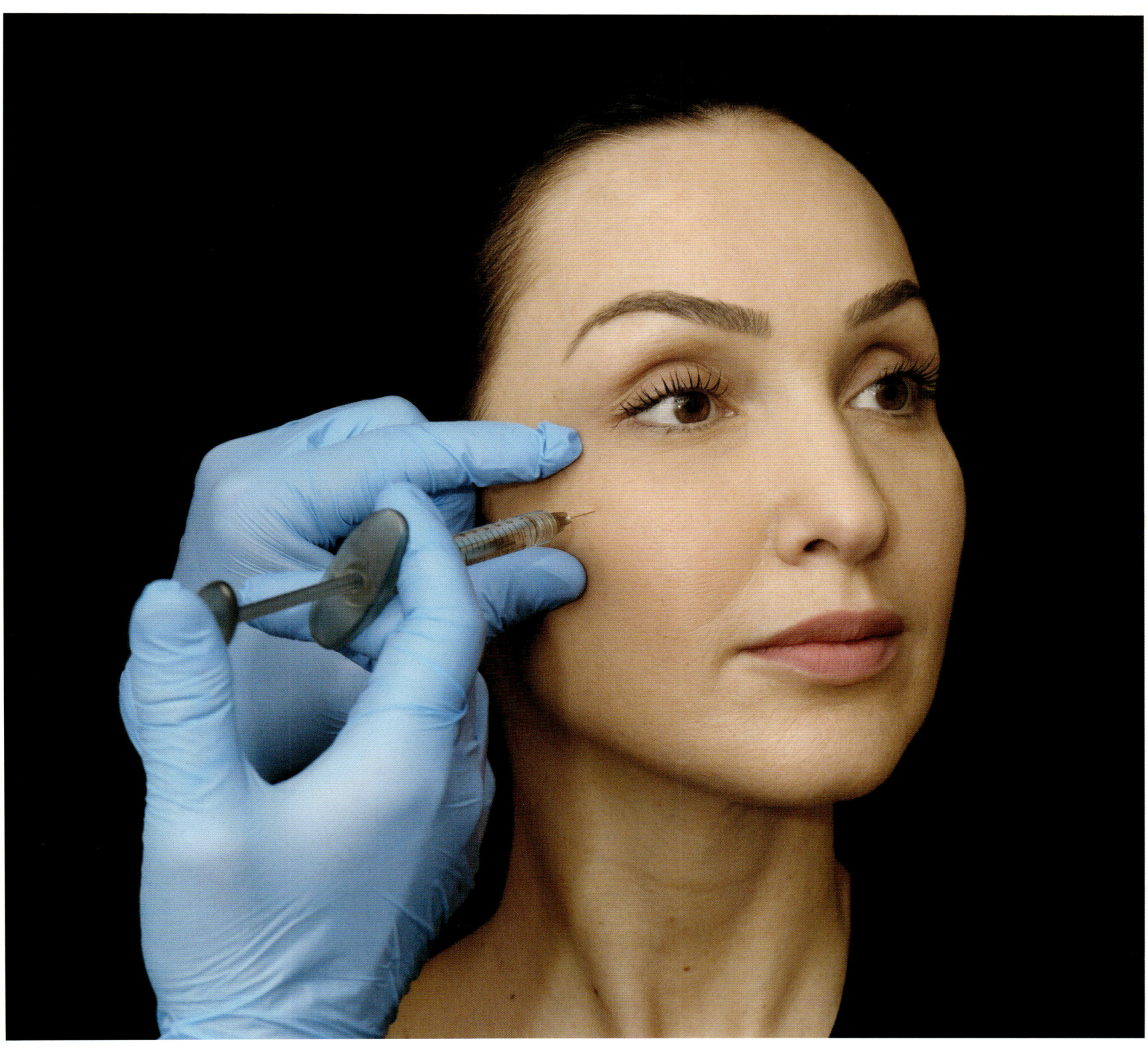

FIGURA 44. Remodelação da região malar (Ck2) com a técnica MD Codes™ – demonstração da aplicação de Juvéderm® Voluma com lidocaína com o uso de agulha.

347

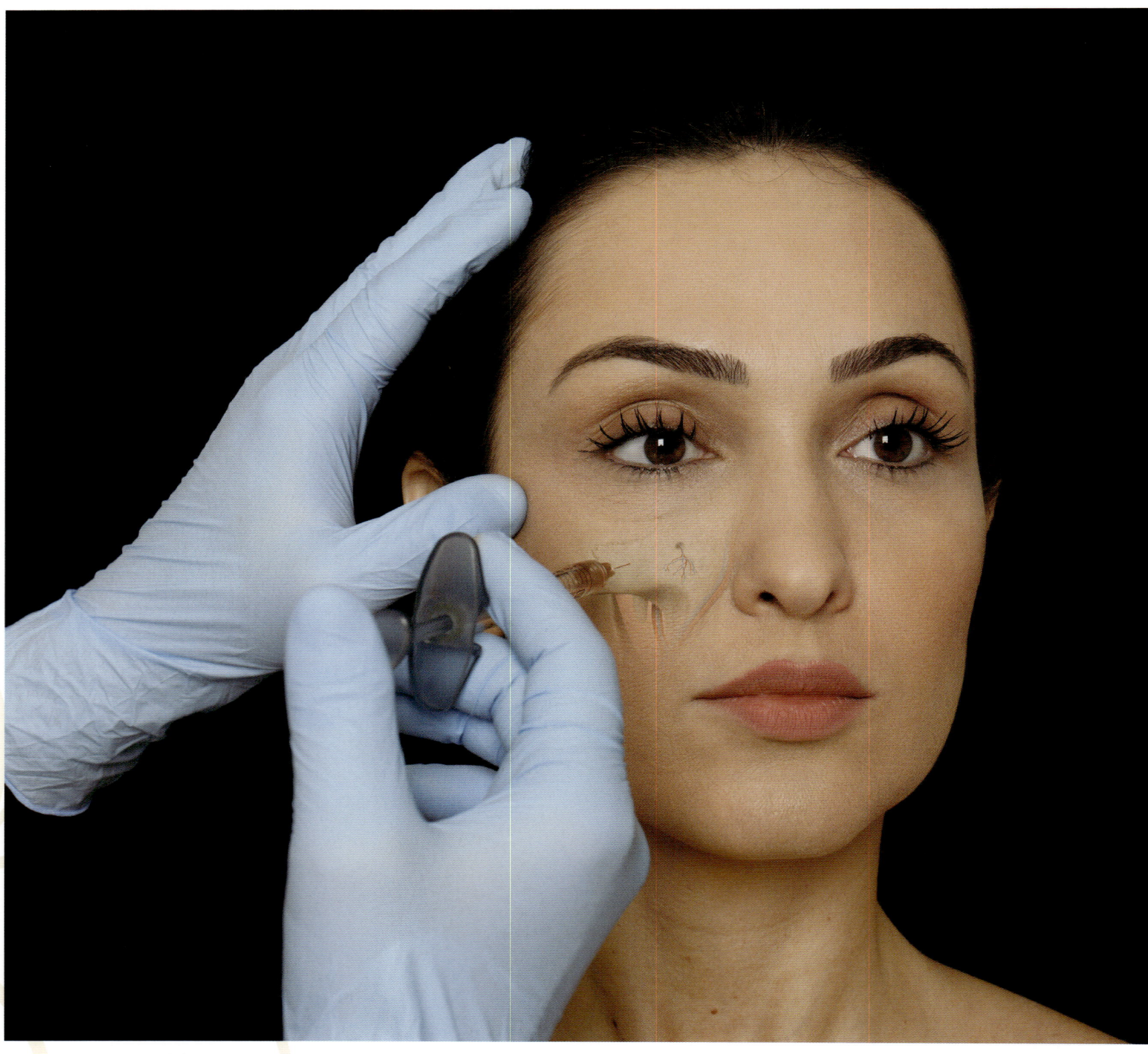

FIGURA 45. Remodelação da região malar (Ck3 – lateral à linha média da pupila) com a técnica MD Codes™ – demonstração da aplicação de Juvéderm® Voluma com lidocaína com o uso de agulha.

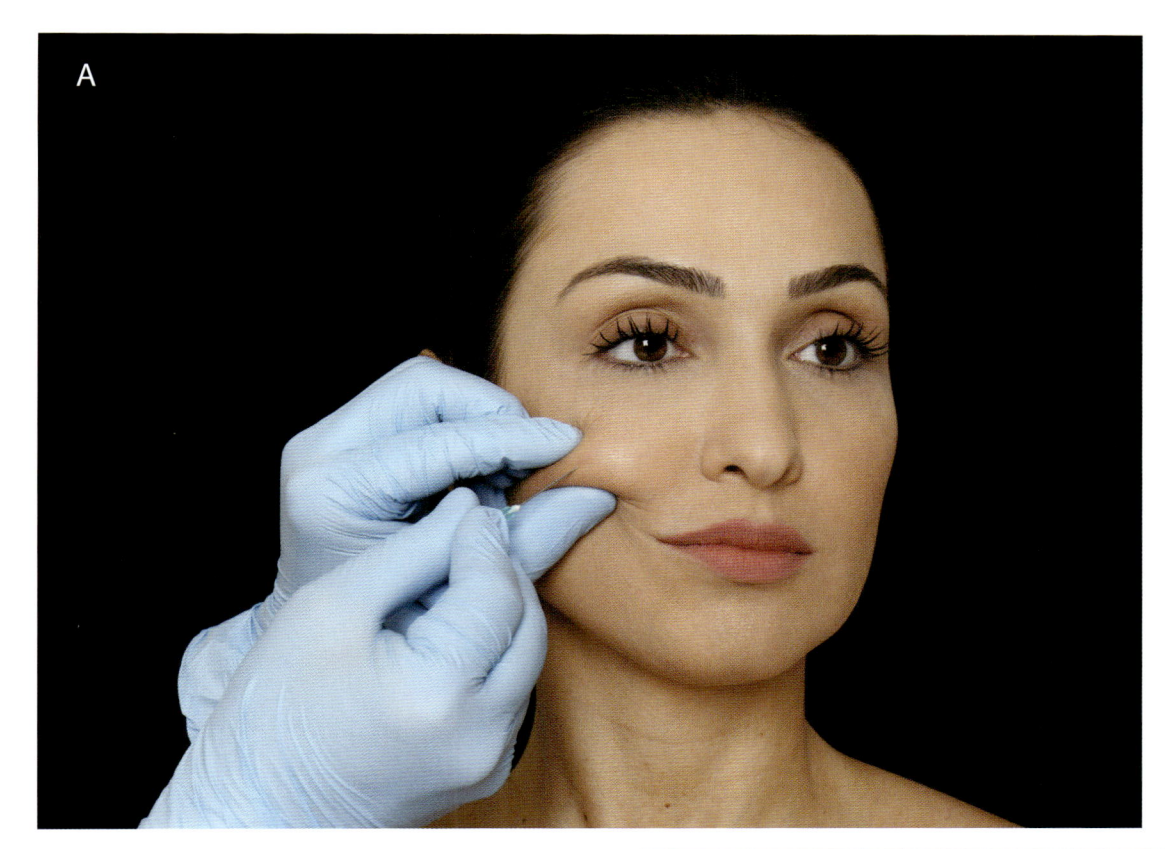

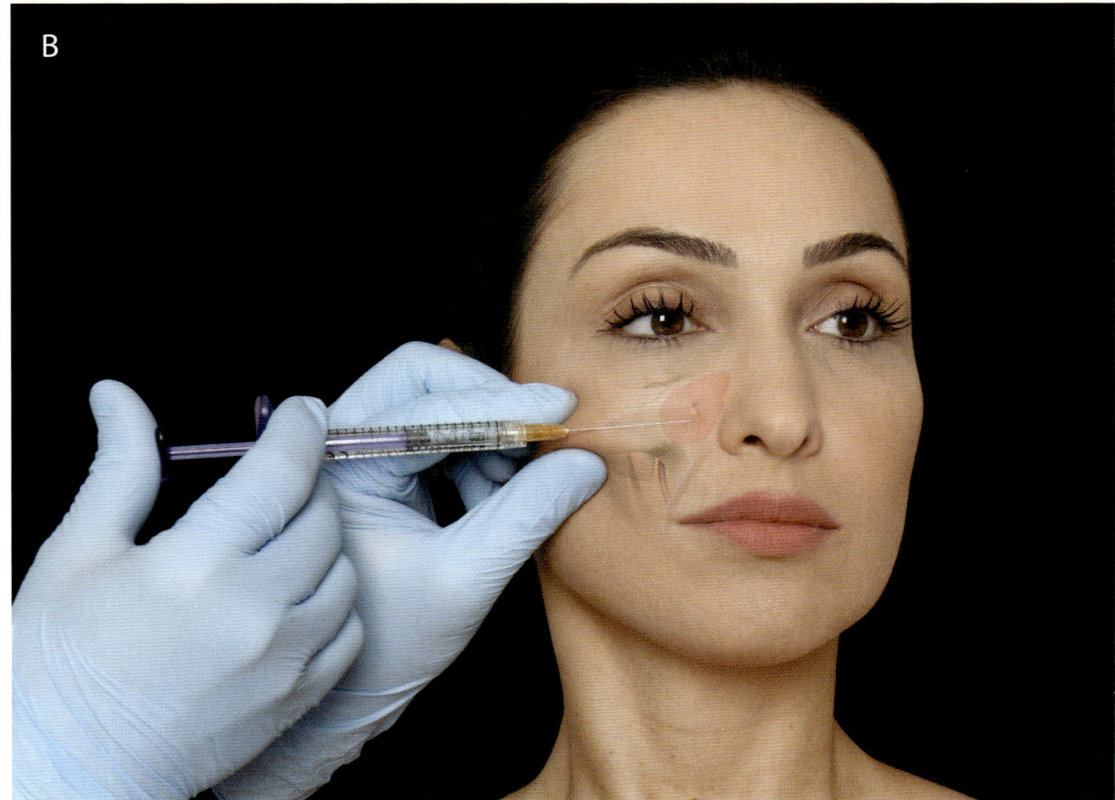

FIGURA 46. Remodelação da região malar com a técnica MD Codes™. Demonstração da abertura de orifício cutâneo com a inserção da ponta da agulha. Essa técnica é utilizada para inserção da cânula para o tratamento da região de CK3. Observe a área do forame infraorbitário em evidência na ilustração.

349

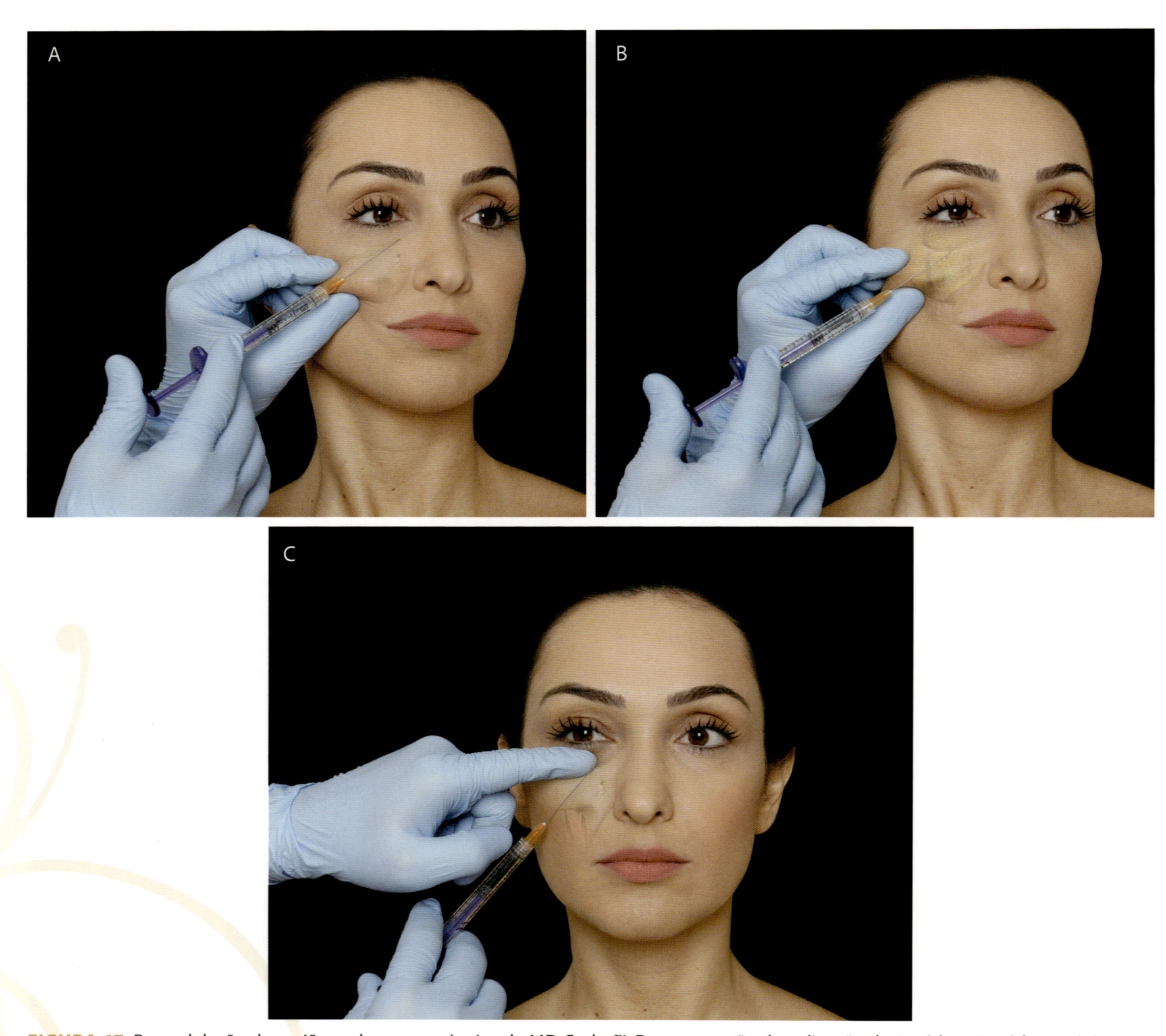

FIGURA 47. Remodelação da região malar com a técnica de MD Codes™. Demonstração da aplicação de Juvéderm® Volift com lidocaína com o uso da cânula de 25 G para tratamento da região de CK3 medial. Á área do rebordo orbitário inferior deve ser protegida com o dedo do injetor.

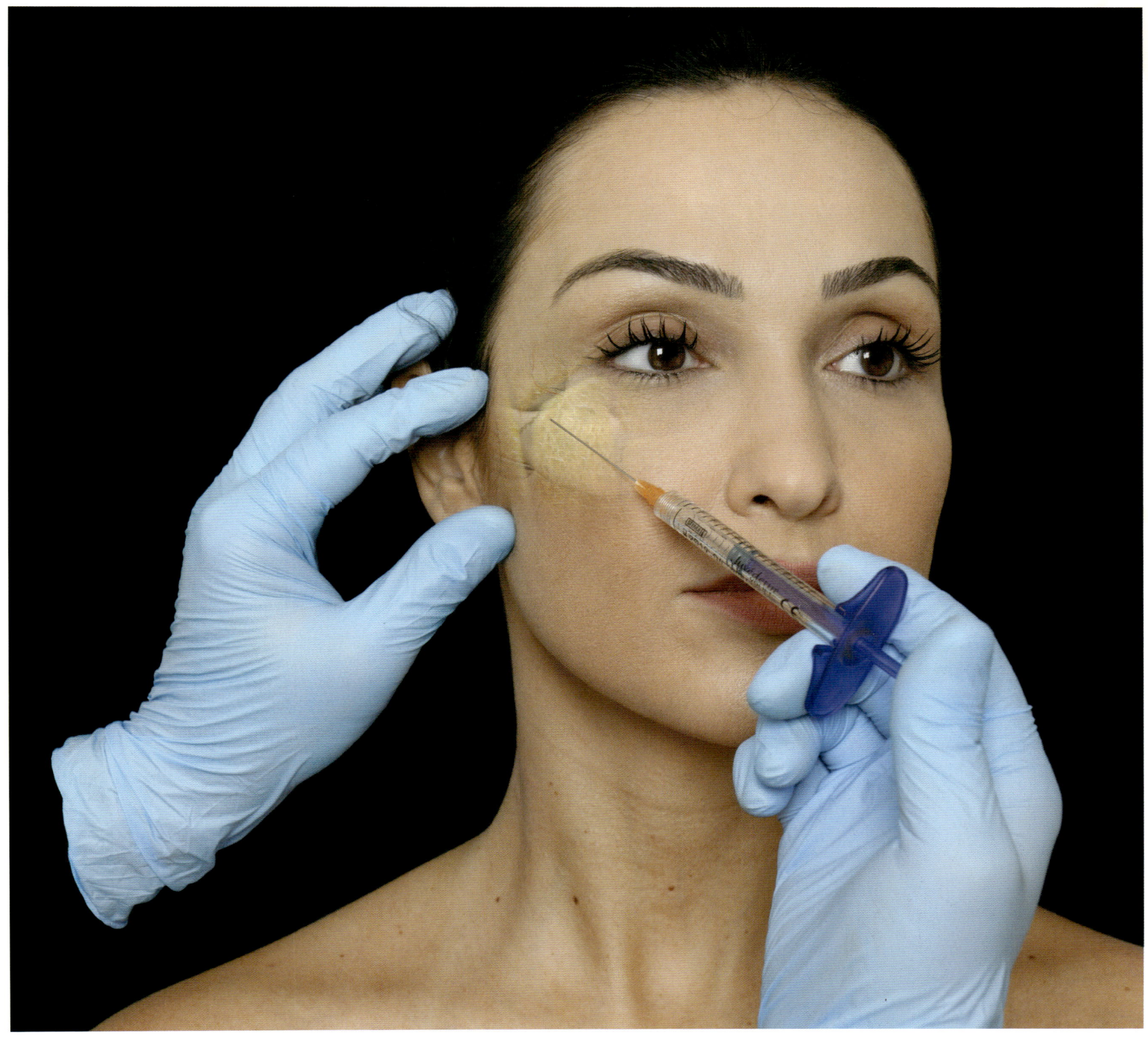

FIGURA 48. Remodelação das regiões do contorno de Ck1 e Ck2 com a distribuição de Juvéderm® Volift por meio de cânula, após a reestruturação supraperiostal. Essa técnica leva ao efeito *top model look* com maior sombreamento da região submalar.

Depois de realizar os pontos de tratamento necessários da região malar, seguir com a remodelação temporal aos pacientes que apresentarem perda de volume nas têmporas e queda da cauda dos supercílios. É importante a palpação da área para encontrar a região a ser tratada (Figura 49). Os pontos TI (Figuras 50 e 51) e T2 (com agulha) (Figuras 52 e 53) dão suporte profundo à região temporal, proporcionando maior tensão às estruturas do terço médio, o que ajuda na diminuição da flacidez facial e, indiretamente, realiza efeito de *lifting* da área dos olhos.

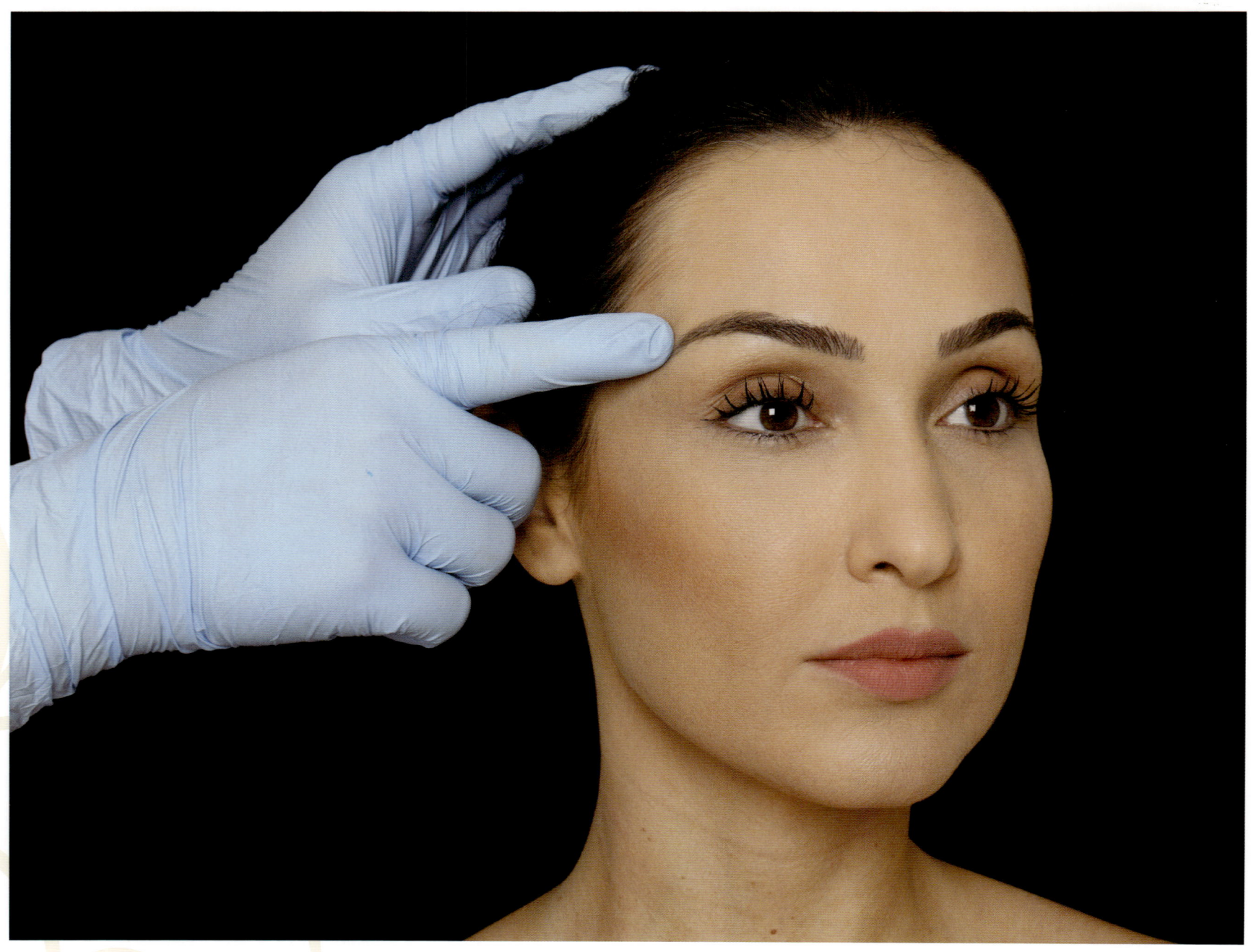

FIGURA 49. Demonstração da palpação da fossa temporal na região temporal anterior.

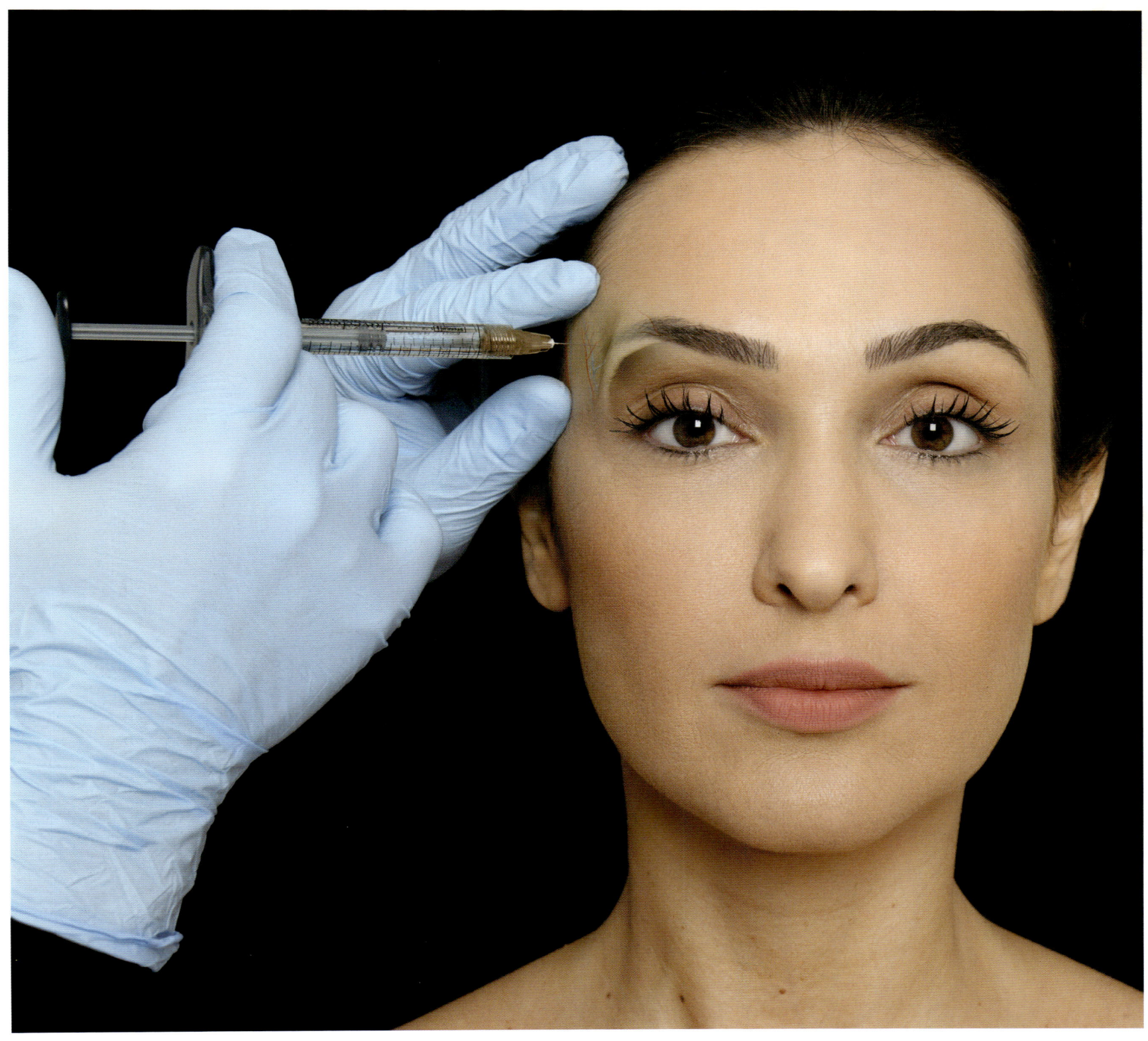

FIGURA 50. Remodelação da região da têmpora com a técnica MD Codes™ – demonstração da aplicação de Juvéderm® Voluma com lidocaína com agulha na região T1 – região temporal anterior. Vista frontal.

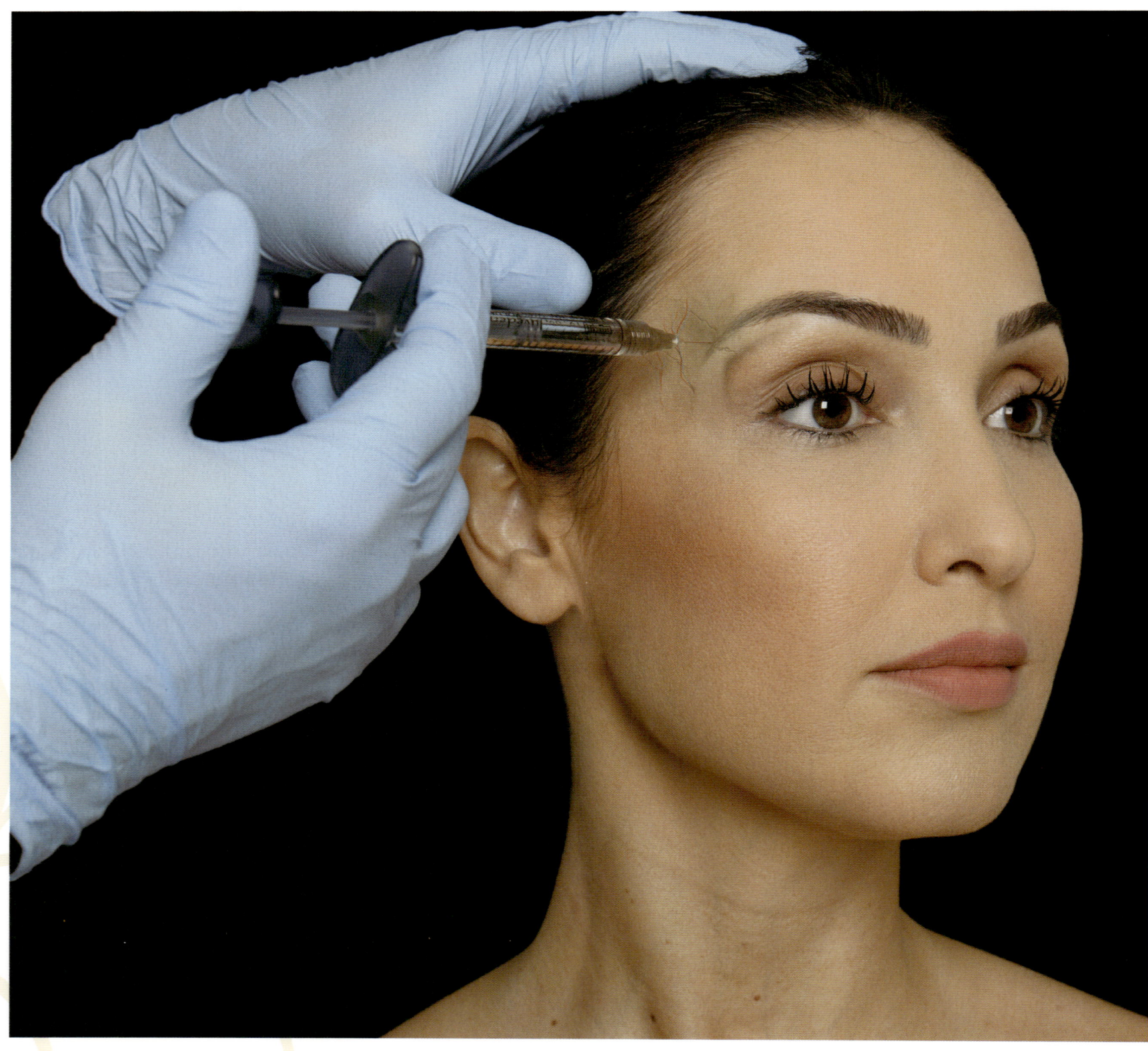

FIGURA 51. Remodelação da região da têmpora com a técnica MD Codes™ – demonstração da aplicação de Juvéderm® Voluma com lido-caína com agulha na região T1 – região temporal anterior. Vista oblíqua direita.

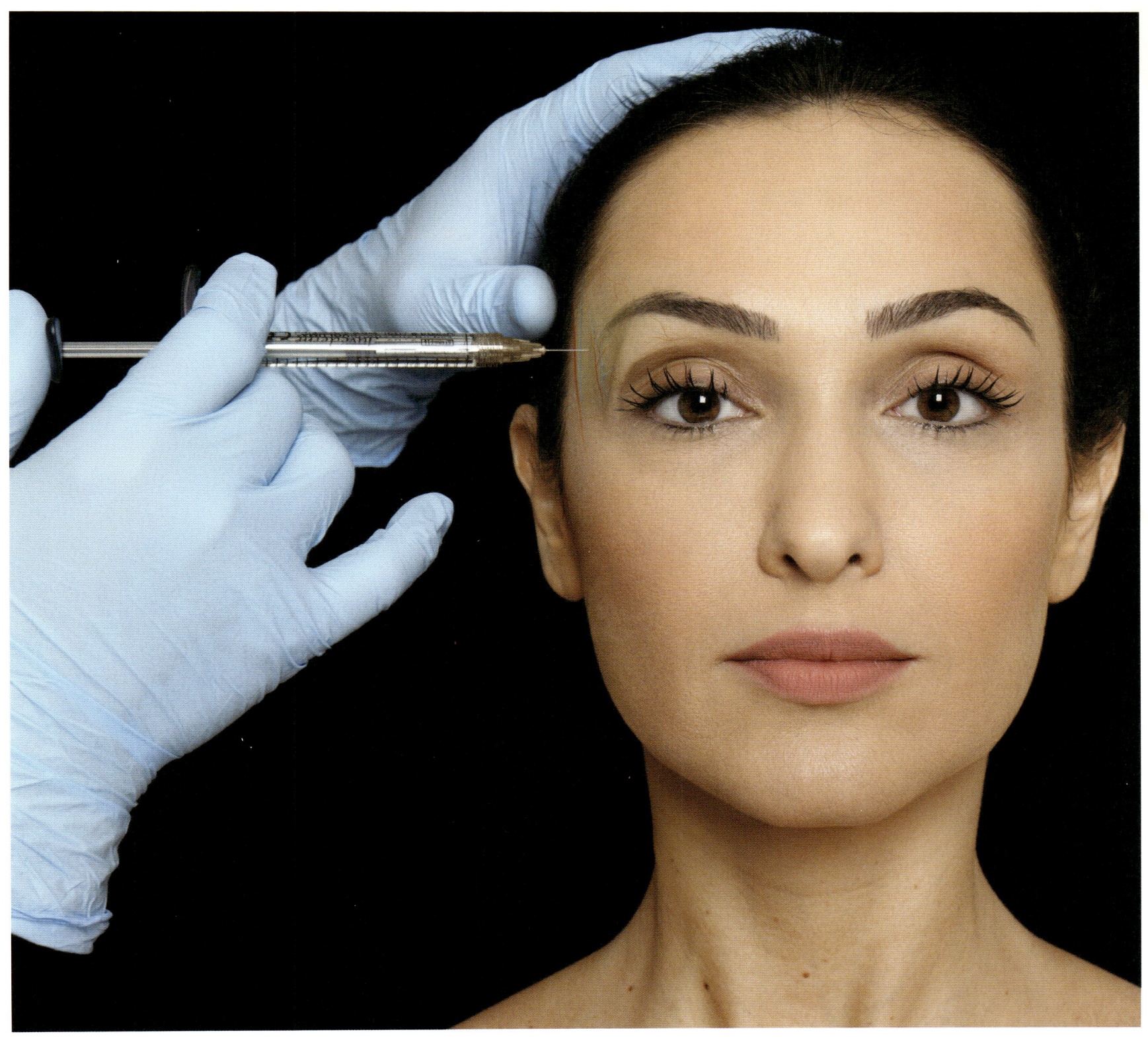

FIGURA 52. Remodelação da região da têmpora com a técnica MD Codes™ – demonstração da aplicação de Juvéderm® Voluma com lidocaína com agulha na região T2 – região temporal posterior. Vista frontal.

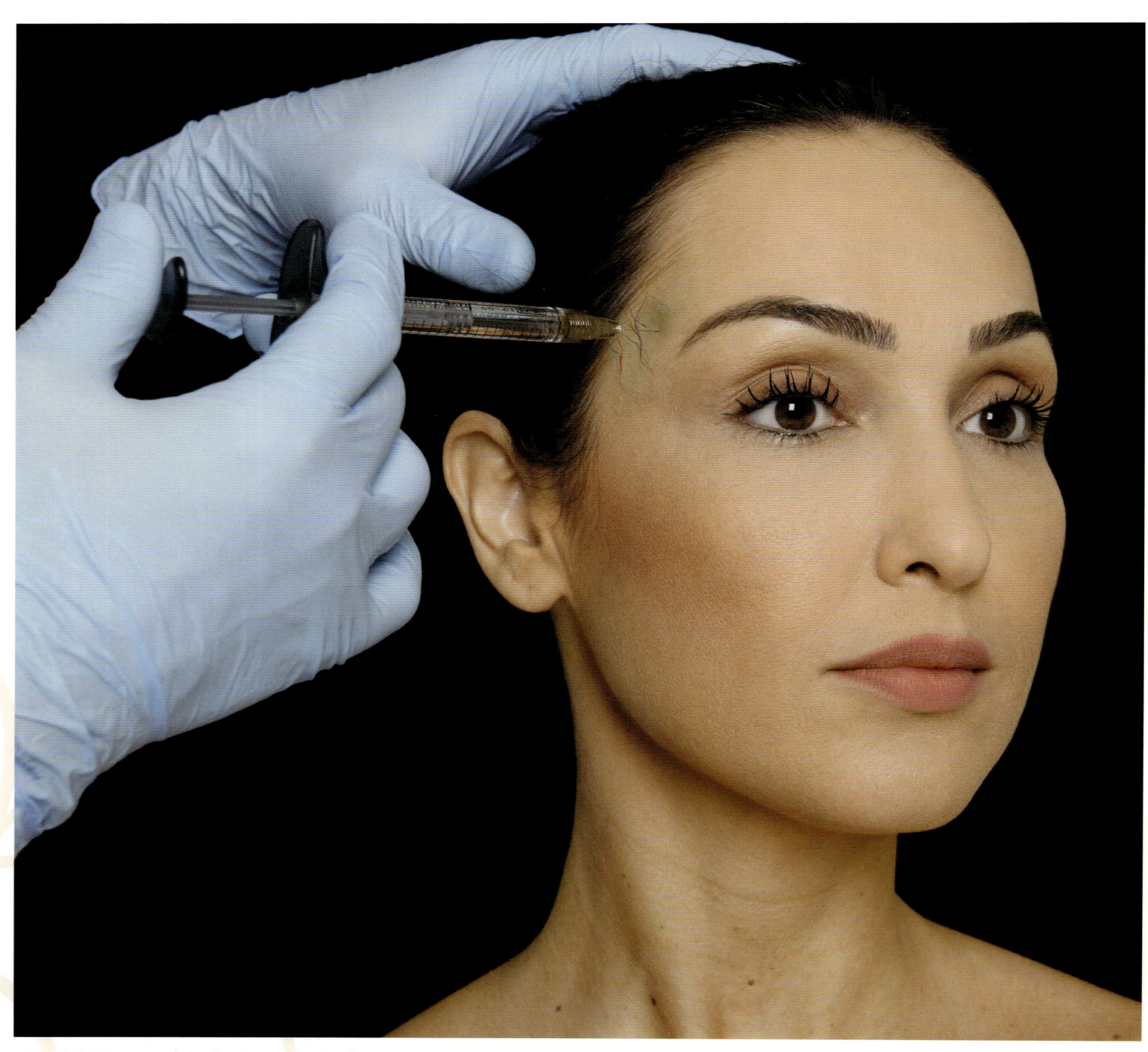

FIGURA 53. Remodelação da região da têmpora com a técnica MD Codes™ – demonstração da aplicação de Juvéderm® Voluma com lidocaína com agulha na região T2 – região temporal posterior. Vista oblíqua direita.

Na sequência, prosseguimos à remodelação do *tear trough* (sulco lacrimal) com três pontos e sempre com cânula. Essa área pode ser examinada quando o paciente olha para cima, projetando as bolsas de gordura e evidenciando a perda de gordura na região (Figuras 54 e 55). Esse tratamento melhora a região infraorbitária, a junção palpebromalar e o sulco nasoju-gal, sempre em um plano profundo, entre o músculo orbicular e a área supraperiostal.

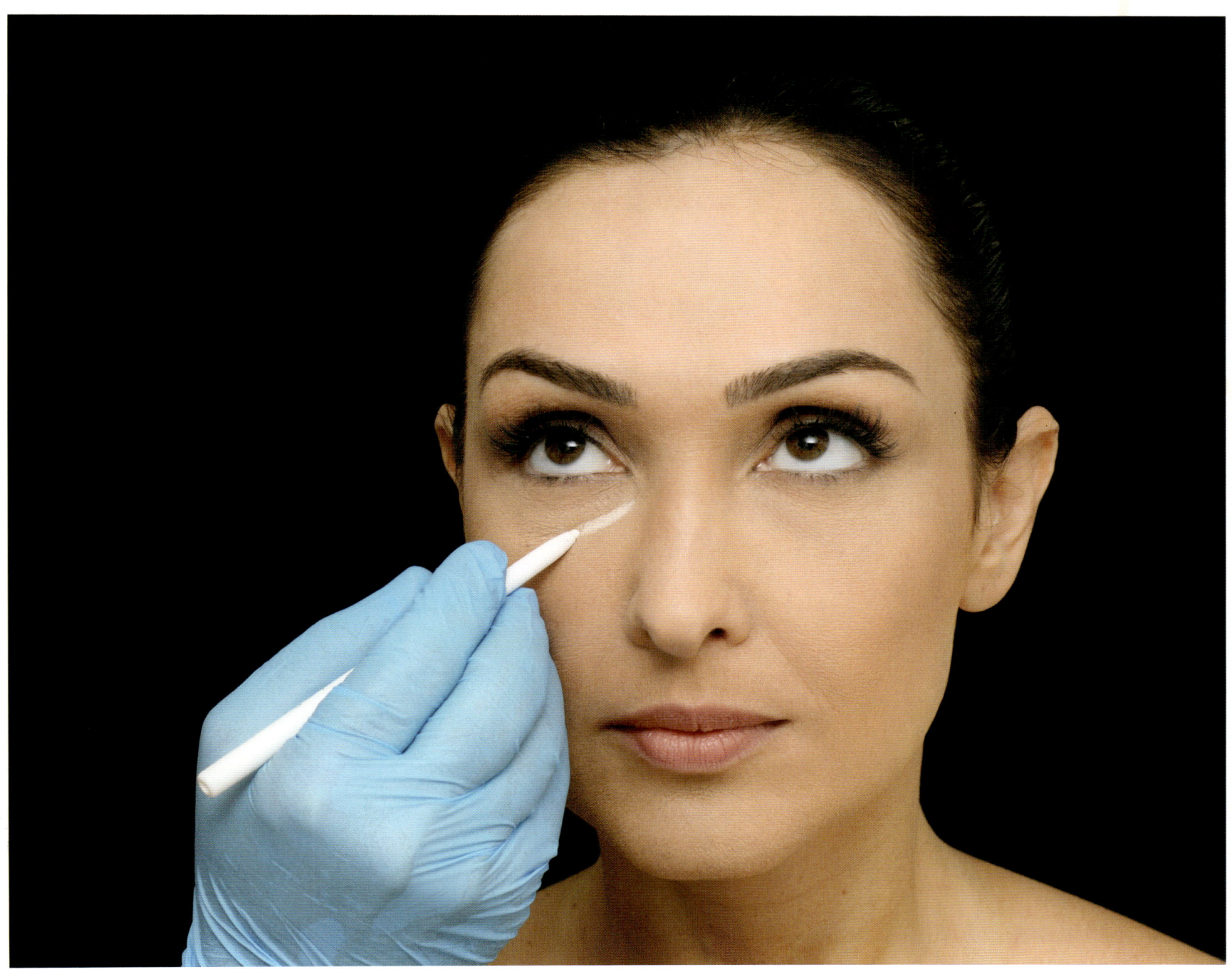

FIGURA 54. Marcação da área do *tear trough* a ser tratada com a técnica de MD Codes™.

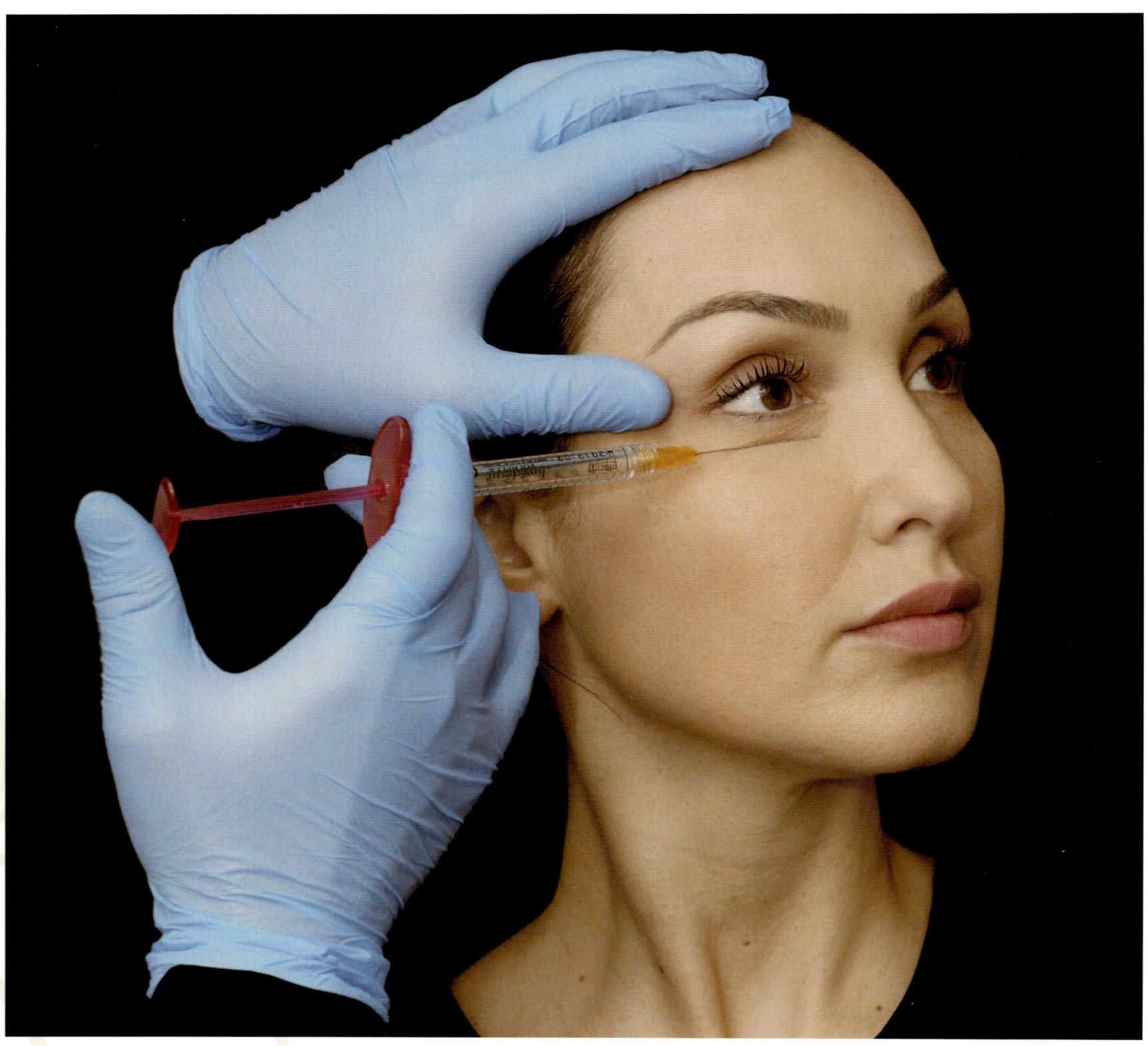

FIGURA 55. Remodelação da região do *tear trough* com a técnica MD Codes™ – demonstração da aplicação de Juvéderm® Volbella com lidocaína com o uso de cânula.

Ainda na área da orbitária, realiza-se a remodelação periorbital lateral com três pontos (O1, O2 e O3) com cânula, o que melhora a aparência das linhas estáticas e corrige a perda volumétrica na área periorbital lateral, devolvendo volume e maior sustentação aos tecidos da área palpebral lateral.

Seguimos para a remodelação do mento e da linha mandibular. O tratamento do mento é preferencialmente realizado com o uso de cânulas e inicia-se pelo C1 (Figura 56), que reduz a protrusão do lábio inferior e oferece suporte à comissura oral e alonga o mento. O tratamento do ponto C2 (Figura 57) melhora a dimensão vertical e a altura do mento. O tratamento do ponto C3 oferece maior proporcionalidade à face em envelhecimento, melhorando a projeção anterior do mento, e o ponto C4 realiza a rotação superior do mento (Figura 58). Os pacientes do sexo masculino podem se beneficiar com o tratamento do ponto C5, que alarga o mento e promove suporte lateral, produzindo um mento mais quadrado.

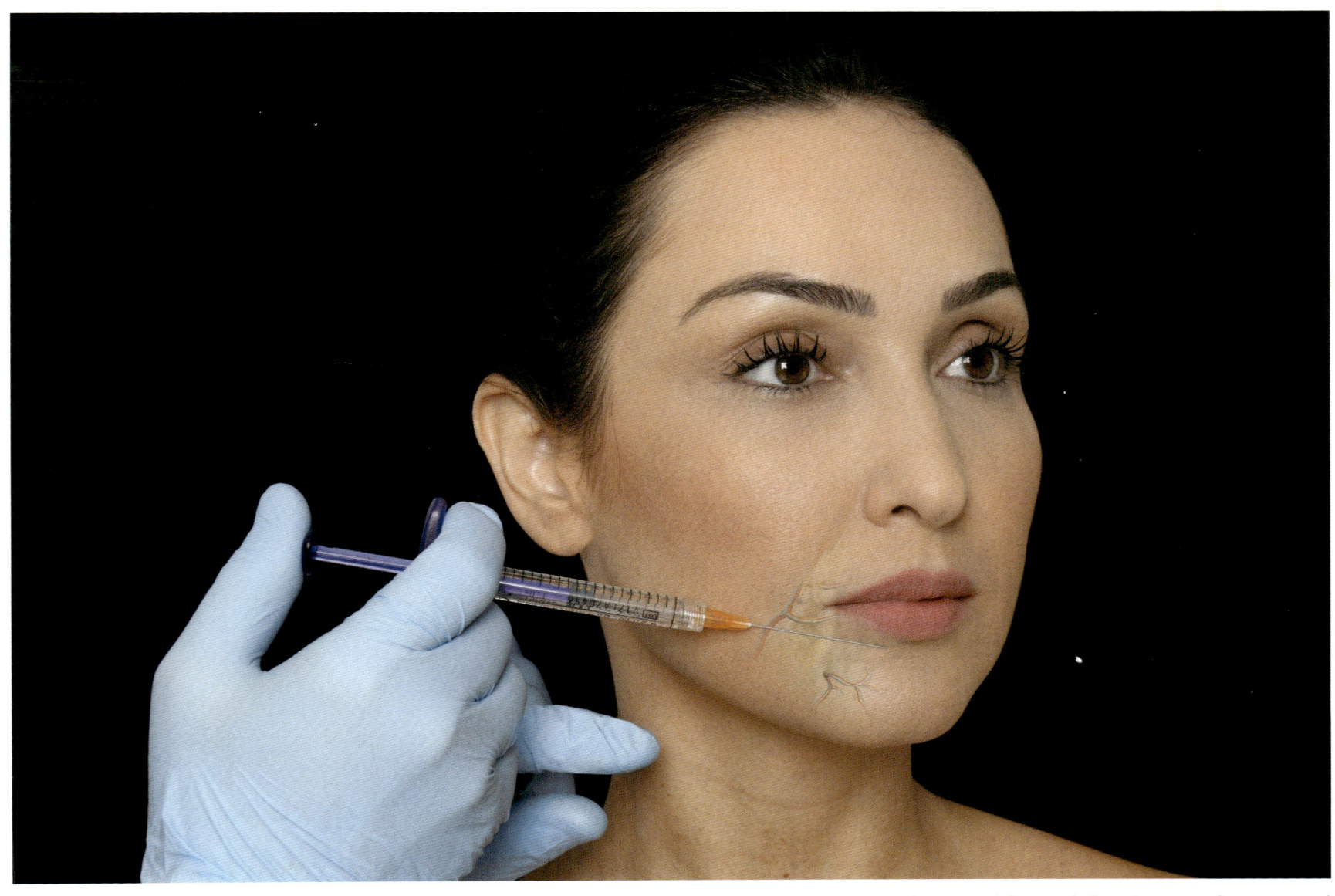

FIGURA 56. Demonstração do tratamento do mento com a técnica MD Codes™. Uso de Juvéderm® Volift com lidocaína no sulco mentual (C1) por meio de cânula de 25 G. Vista oblíqua direita.

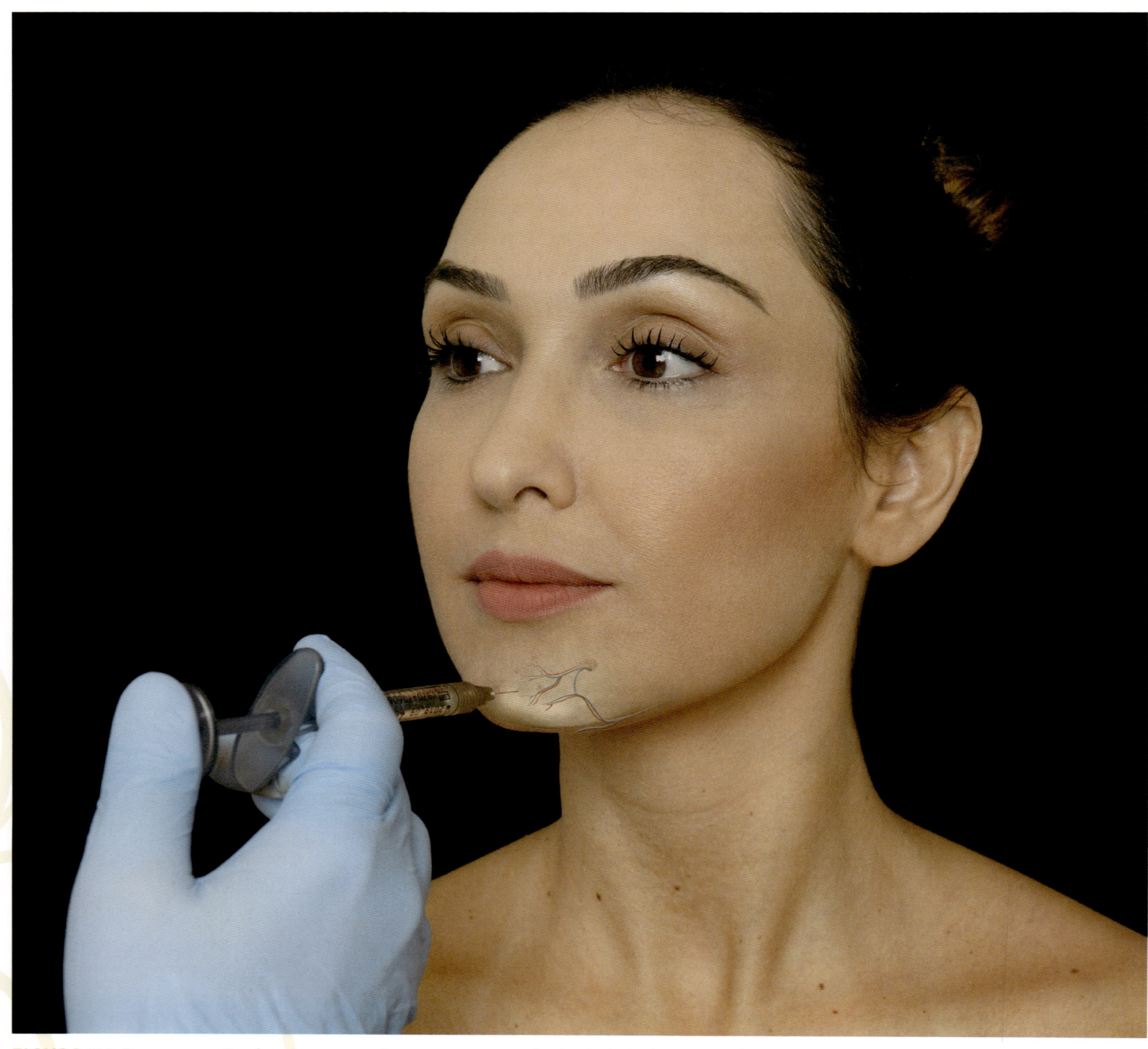

FIGURA 57. Demonstração do tratamento do mento com a técnica MD Codes™. Uso de Juvéderm® Voluma com lidocaína no ápice do mento (C2) por meio de agulha. Vista oblíqua esquerda.

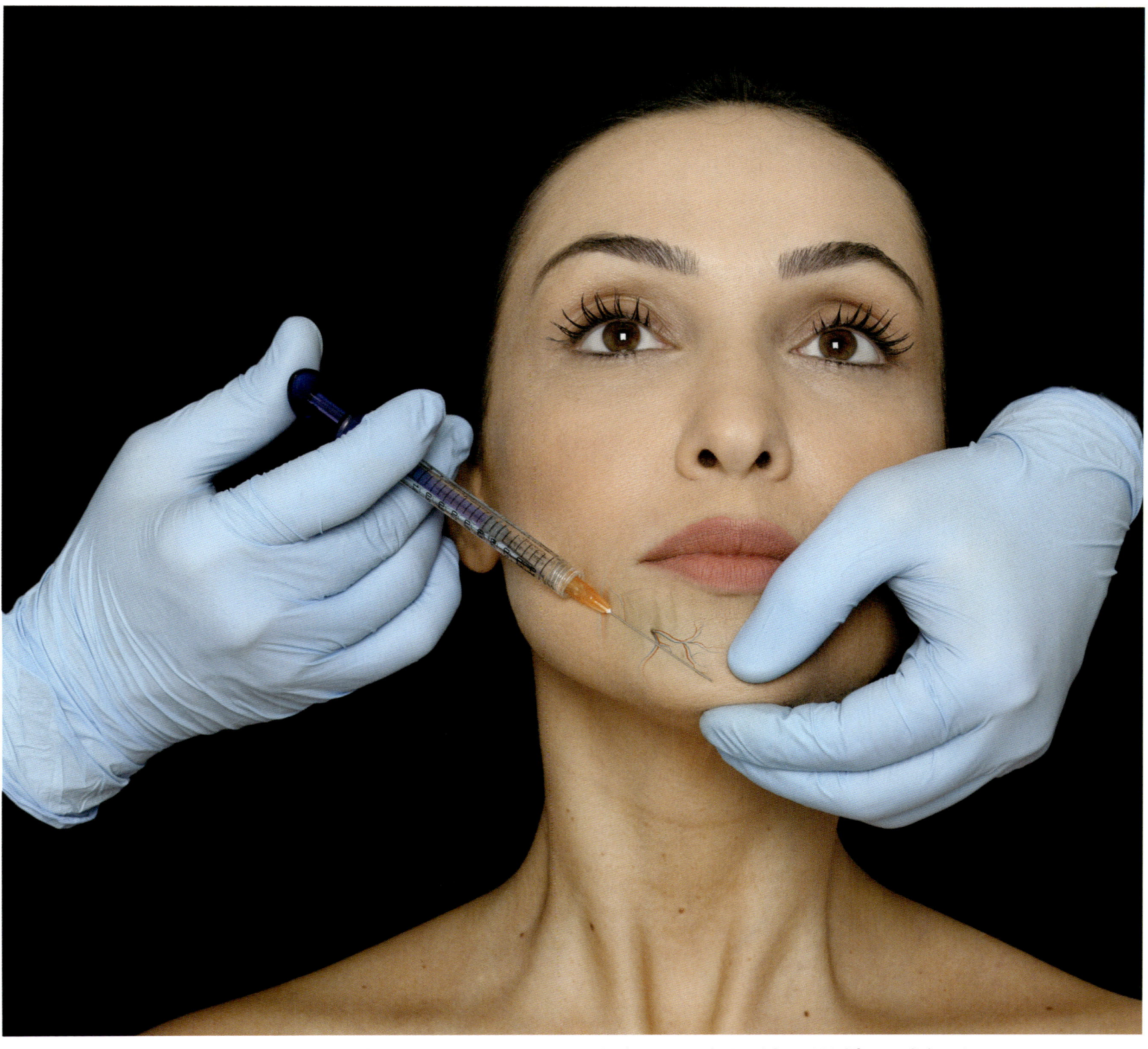

FIGURA 58. Demonstração do tratamento do mento com a técnica MD Codes™. Uso de Juvéderm® Volift com lidocaína no mento anterior e submento por meio de cânula de 25 G. Vista frontal.

O tratamento do ponto C6 promove a redução da proeminência do sulco *prejowl*, muito interessante para os pacientes que já realizaram o tratamento da região malar e ainda mantêm alguma projeção nessa área.

O tratamento do terço inferior pode deixar a face mais longilínea, mais redonda ou mais quadrada, de acordo com cada caso. O tratamento da linha mandibular inicia-se no ponto Jw1 (Figura 59), que eleva e define o ângulo da mandíbula (Figura 60). O ponto Jw2 eleva a pele e reduz a flacidez da linha mandibular, e o Jw3 (Figura 61), que aumenta a definição da linha mandibular. O ponto Jw4 (Figuras 62) promove a redução da proeminência do sulco *prejowl* e, finalmente, o Jw5 (Figura 63) melhora a dimensão vertical e a altura do mento.

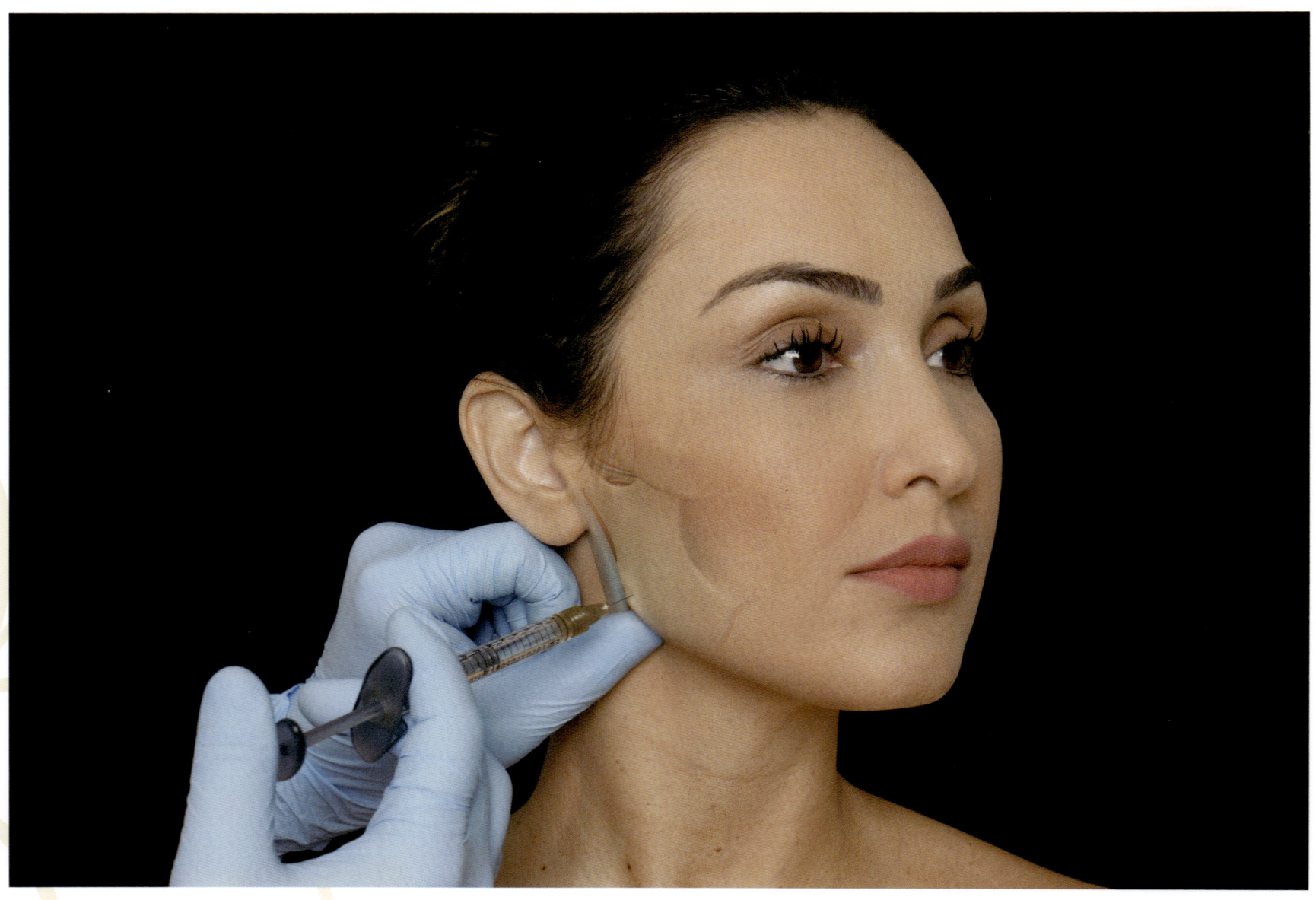

FIGURA 59. Demonstração do tratamento da linha mandibular com a técnica MD Codes™. Uso de Juvéderm® Voluma com lidocaína no ângulo da mandíbula com agulha. Vista oblíqua direita

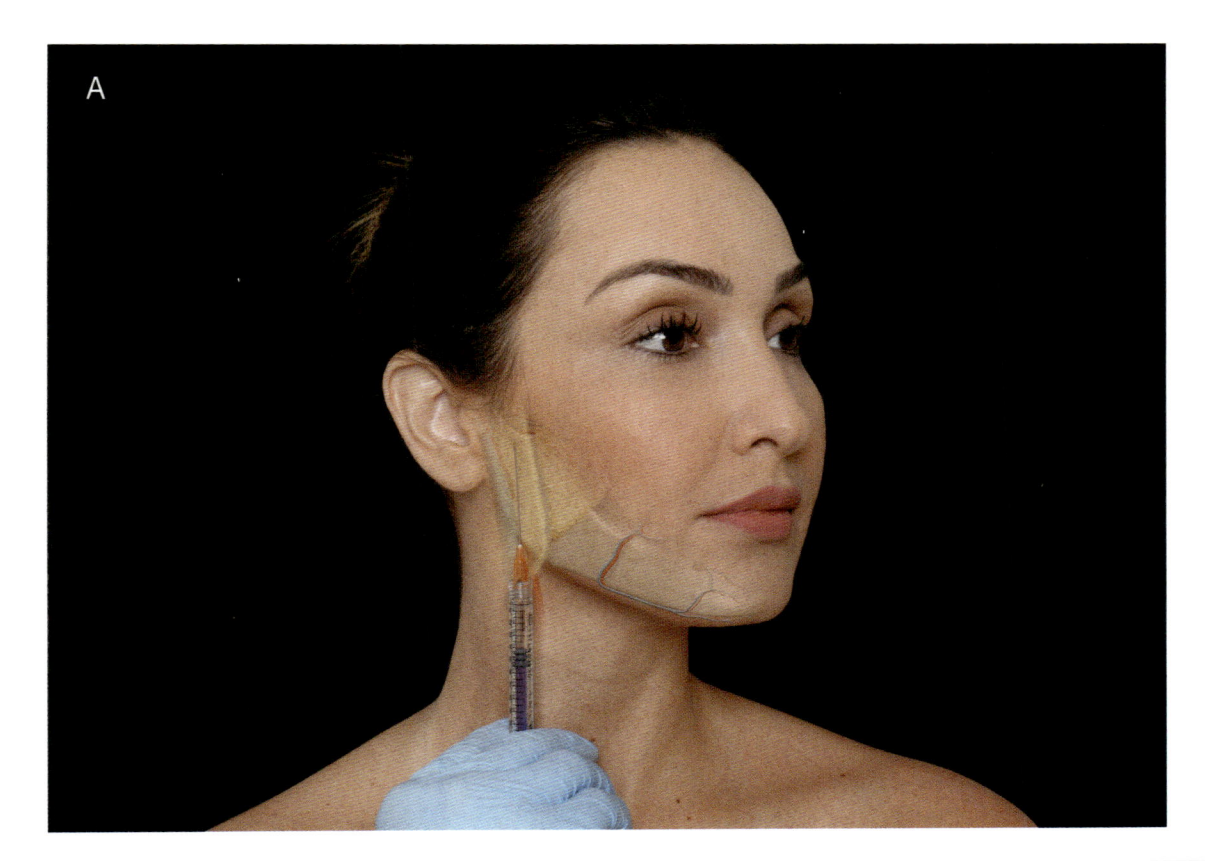

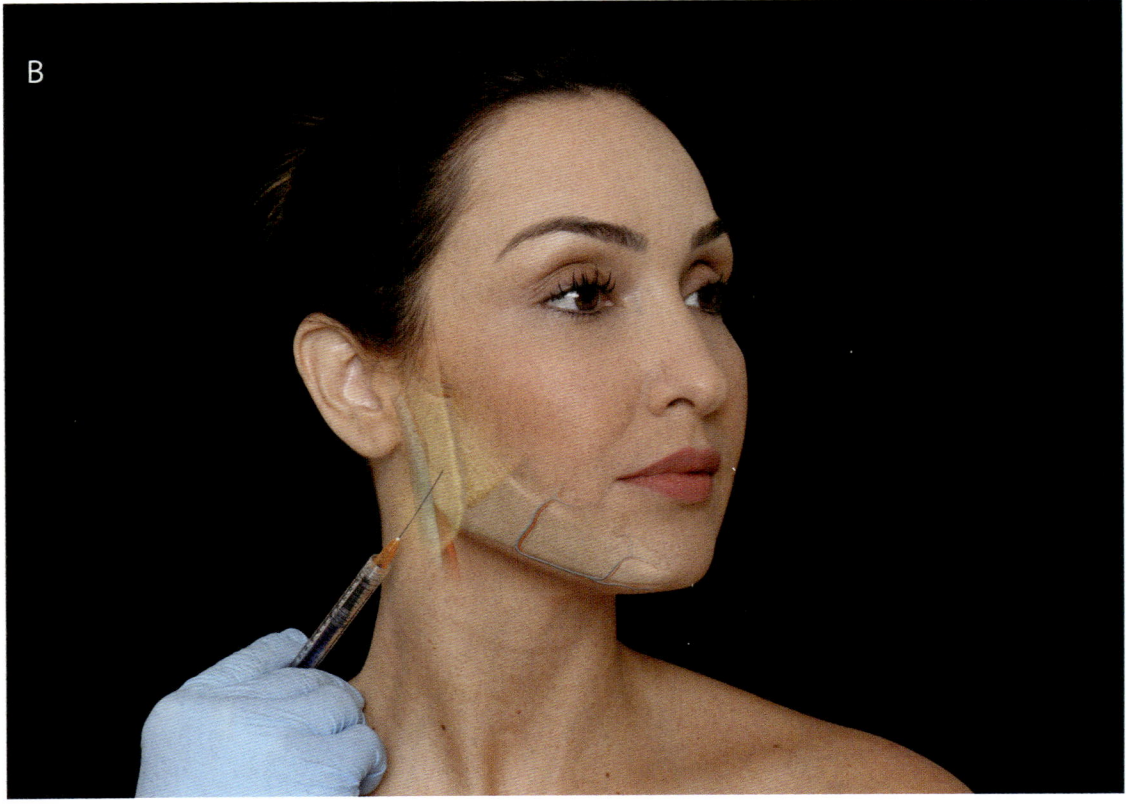

FIGURA 60. Demonstração do tratamento da linha mandibular com a técnica MD Codes™. Uso de Juvéderm® Volift com lidocaína no subcutâneo com uso de cânula.

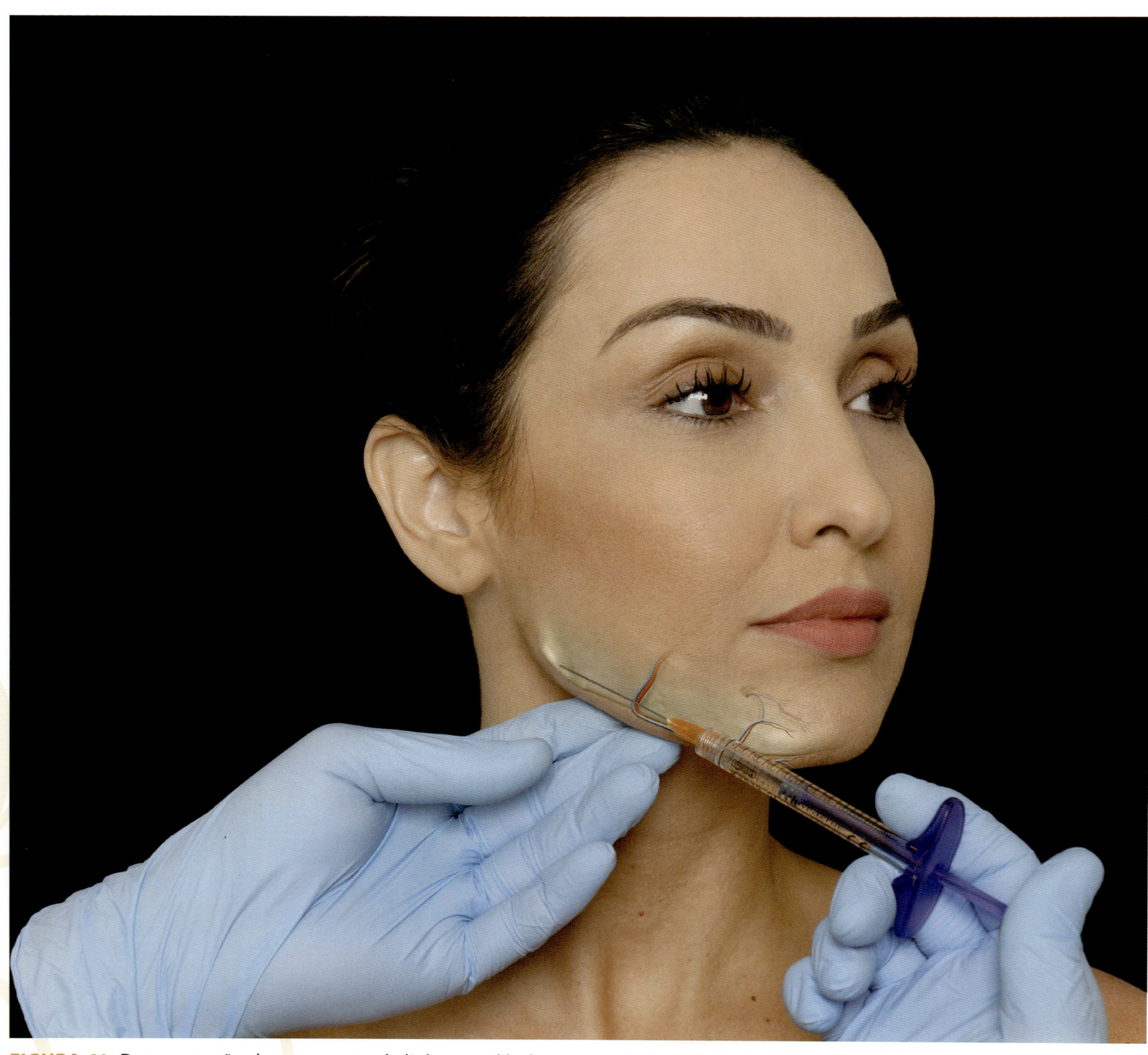

FIGURA 61. Demonstração do tratamento da linha mandibular com a técnica MD Codes™. Uso de Juvéderm® Volift com lidocaína no sulco *prejowl* com agulha (Jw3). Vista oblíqua direita.

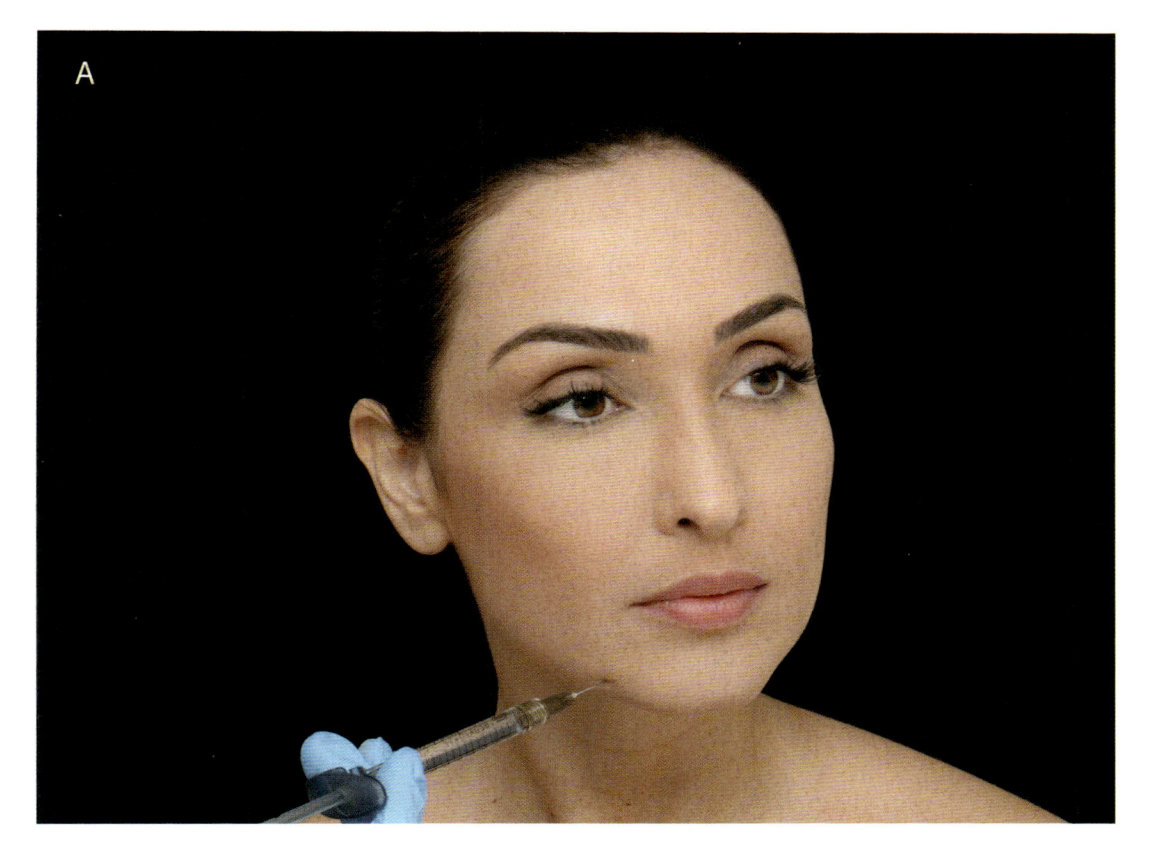

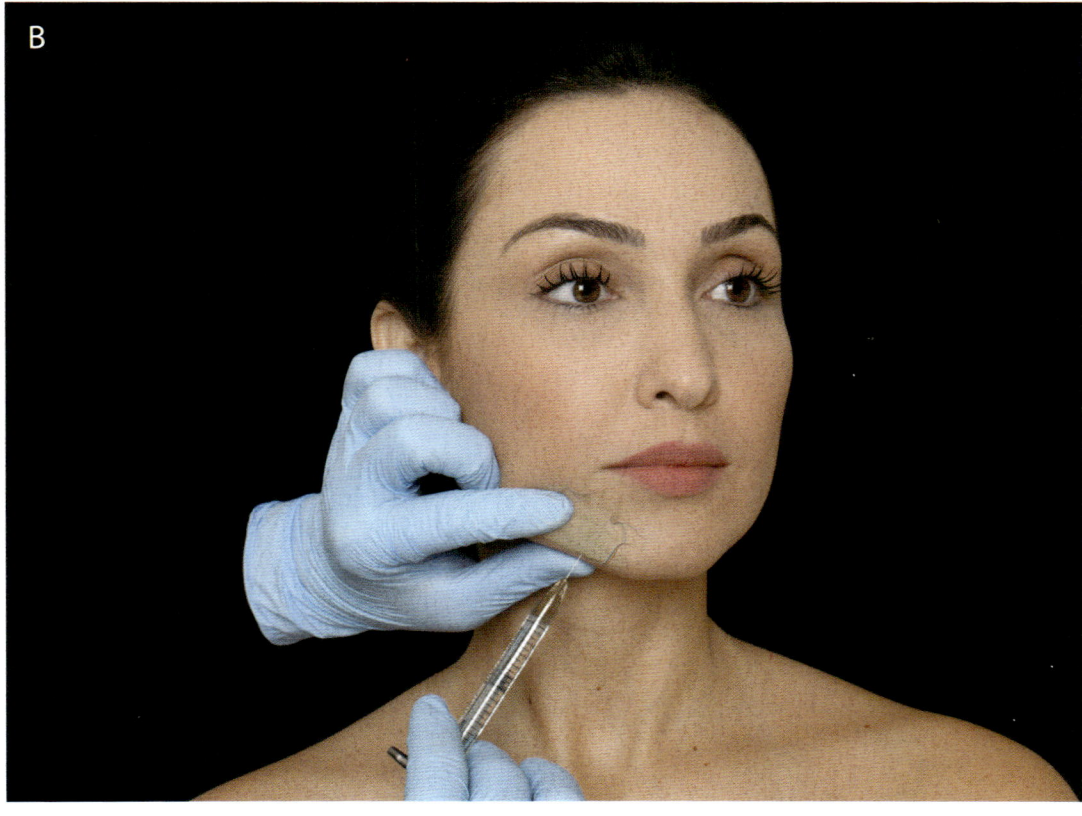

FIGURA 62. Demonstração do tratamento da linha mandibular com a técnica MD Codes™. Uso de Juvéderm® Voluma com lidocaína no sulco *prejowl* com agulha (Jw4). Vista oblíqua direita.

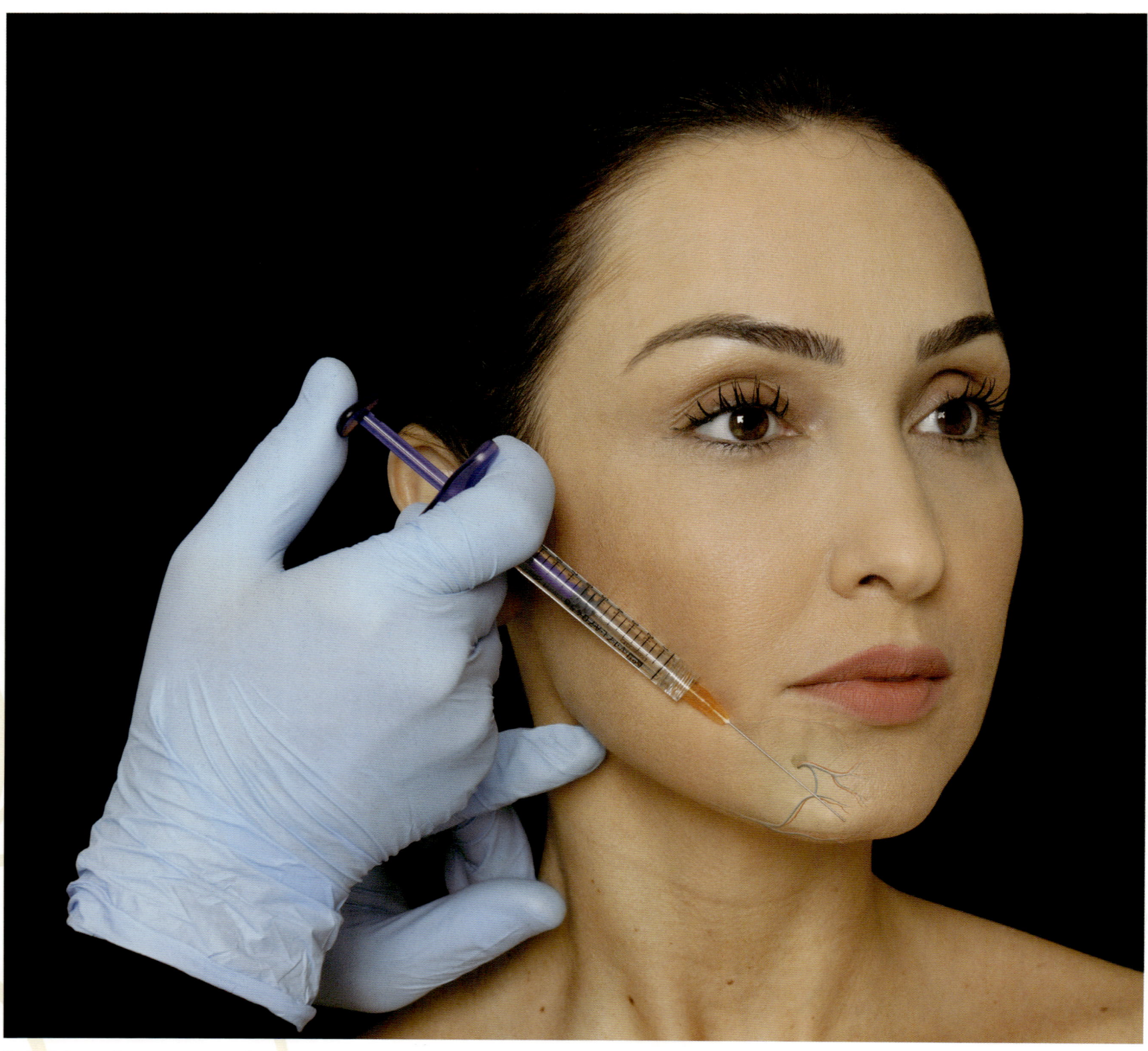

FIGURA 63. Demonstração do tratamento da linha mandibular com a técnica MD Codes™. Uso de Juvéderm® Voluma com lidocaína no ápice do mento com agulha e com o uso de cânula (Jw5). Vista frontal.

Após a reestruturação facial dos terço médio, superior e inferior com os pontos descritos anteriormente, seguimos para o refinamento, caso necessário, iniciando o remodelamento frontal e melhorando as linhas frontais (F1, F2 e F3); a remodelação dos supercílios (E1, E2 e E3) com cânula (Figura 64), que eleva e projeta o supercílio, afetando os *fat pads* (*Retro-orbicularis oculi fat* [*ROOF*]); e o tratamento da região da glabela, para a redução de depressões cutâneas com G1 e G2 (com cânula), o que melhora a aparência das linhas glabelares. A área da glabela pode ser tratada preferencialmente com cânula (Figura 65).

Diferentemente de alguns anos atrás, a remodelação nasolabial e a das "linhas de marionete" são recomendadas após o tratamento de estruturação dos terço médio e inferior na maioria dos casos. Os tratamentos de Nl1, Nl2 e Nl3 (Figura 66) reduzem a proeminência do sulco nasolabial e o remodelamento dos pontos de marionete M1, M2 e M3 (Figura 67), fornecendo um suporte subdérmico e subcutâneo à área tratada.

A remodelação labial (Figura 68), em geral, é realizada por meio de cânulas e é a última na sequência de um rejuvenescimento facial completo, por uma questão de proporções e reestruturação dos pontos de suporte tratados ao redor do lábio.

Dessa maneira, inicia-se com o tratamento do Lp1 (Figura 69), com o objetivo de promover o aumento labial. Segue com o tratamento de Lp2, que confere estrutura à região do arco de cupido, e Lp3, que estrutura a linha branca (Figura 70).

O ponto Lp4 promove o aumento e/ou a projeção do tubérculo medial do lábio superior, e o Lp5, o aumento e/ou a projeção dos tubérculos laterais do lábio inferior (Figura 71). Indica-se o ponto Lp6 para corrigir a inversão do canto da boca e o Lp7, que confere estrutura e definição às colunas do filtro labial. E, finalmente, o Lp8, que representa o tratamento das linhas periorais.

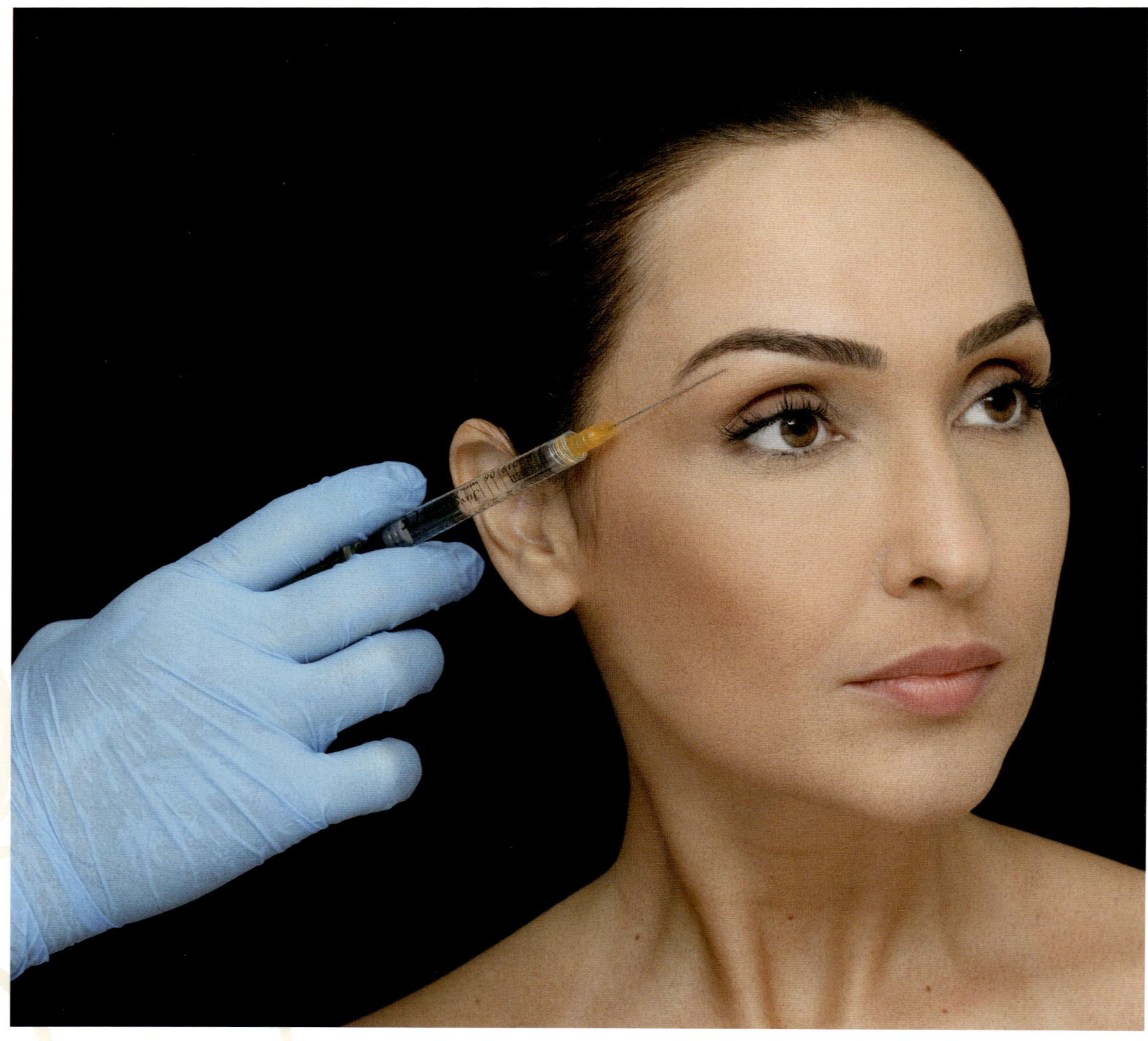

FIGURA 64. Remodelação da região do supercílio com a técnica MD Codes™ – demonstração da aplicação de Juvéderm® Volift com lido-caína com o uso de cânula na região de E1.

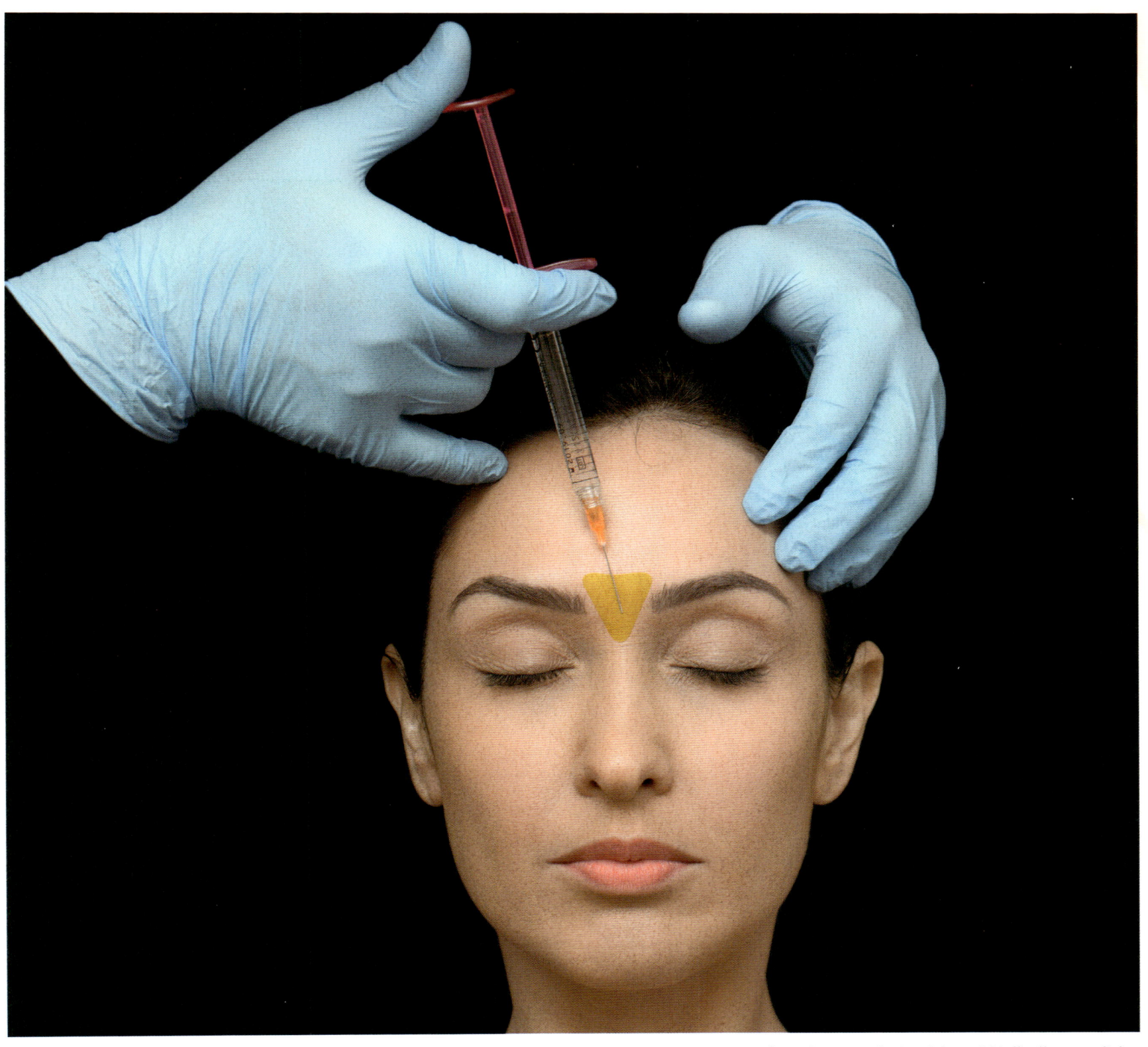

FIGURA 65. Remodelação da região da glabela com a técnica MD Codes™ – demonstração da aplicação de Juvéderm® Volbella com lidocaína com o uso de cânula na região de G2.

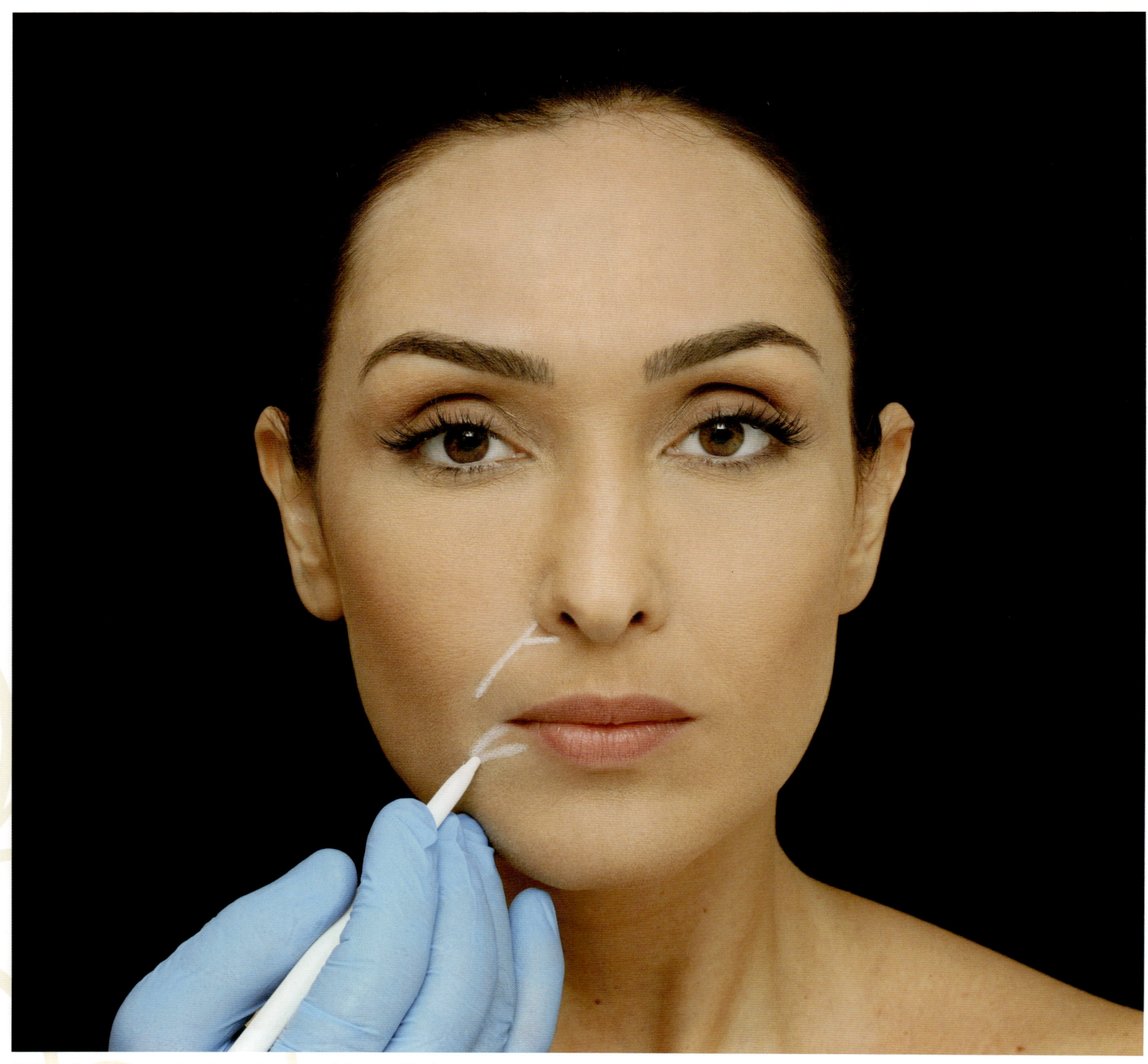

FIGURA 66. Marcação dos sulcos nasolabiais e "linhas de marionete" com lápis branco para fins didáticos.

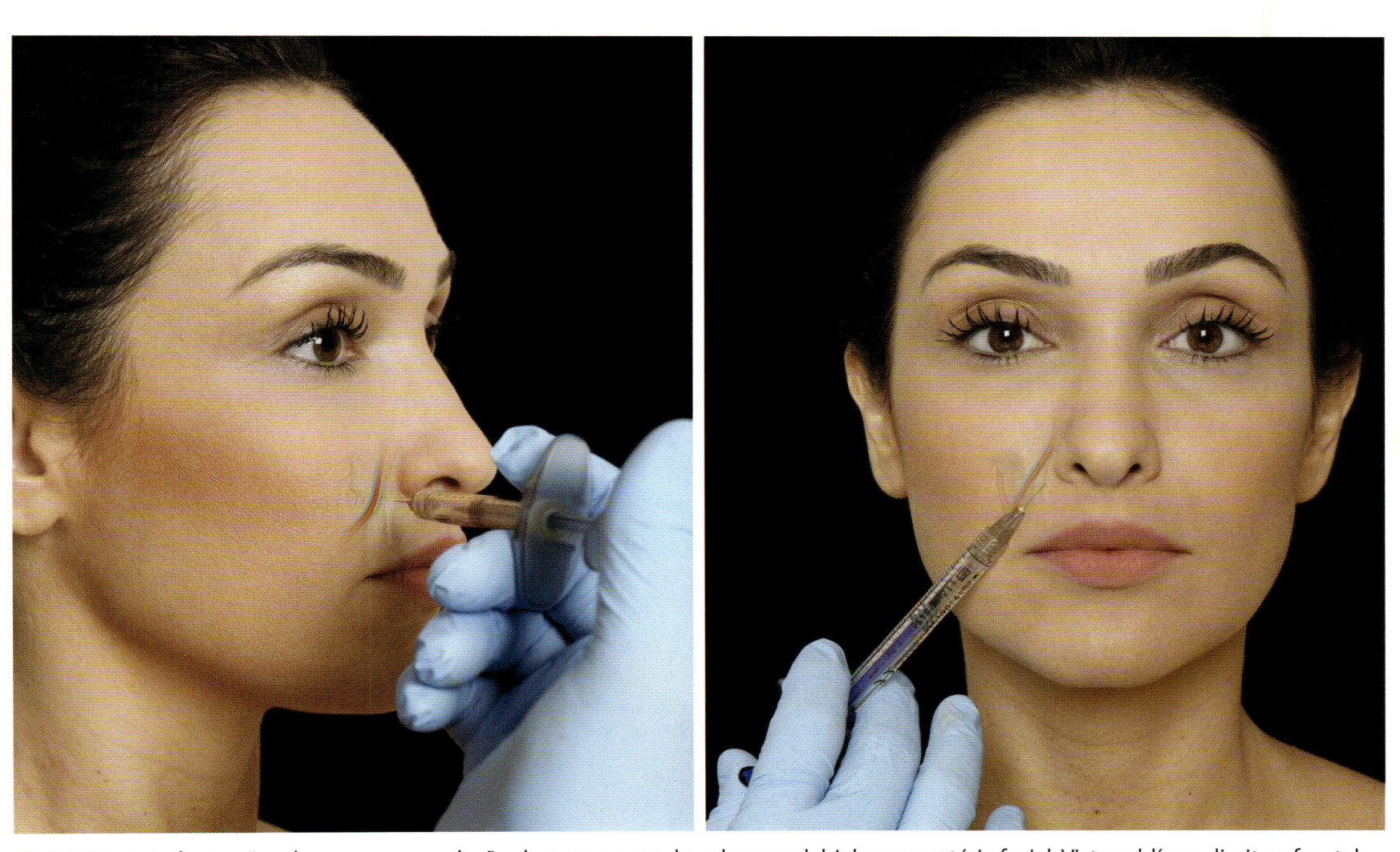

FIGURA 67. As ilustrações demonstram a relação do tratamento do sulco nasolabial com a artéria facial. Vistas oblíqua direita e frontal.

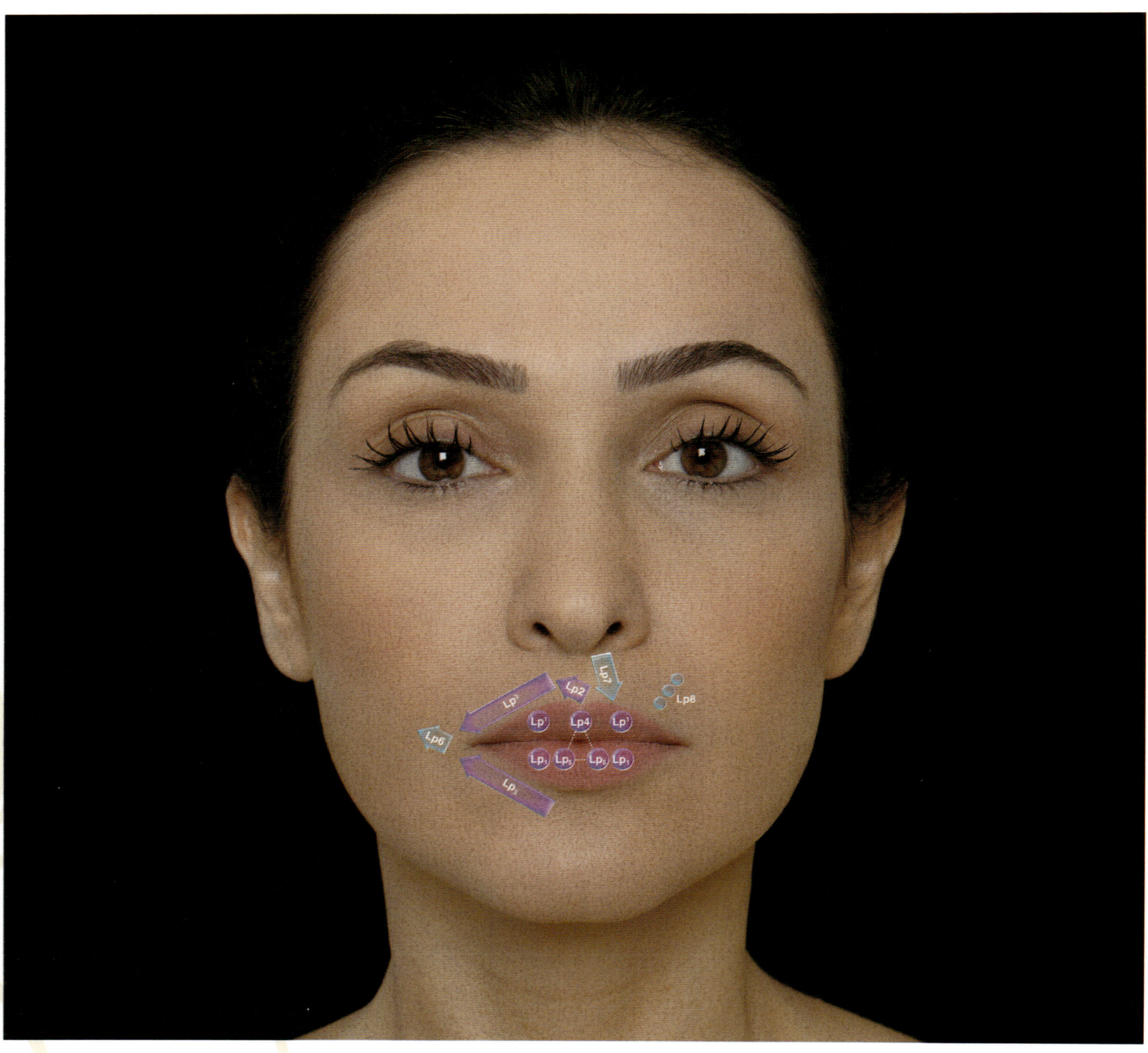

FIGURA 68. Remodelação da região labial com a técnica MD Codes™. Demonstração dos pontos de tratamento no plano intradérmico (rosa) e no plano da mucosa (azul).

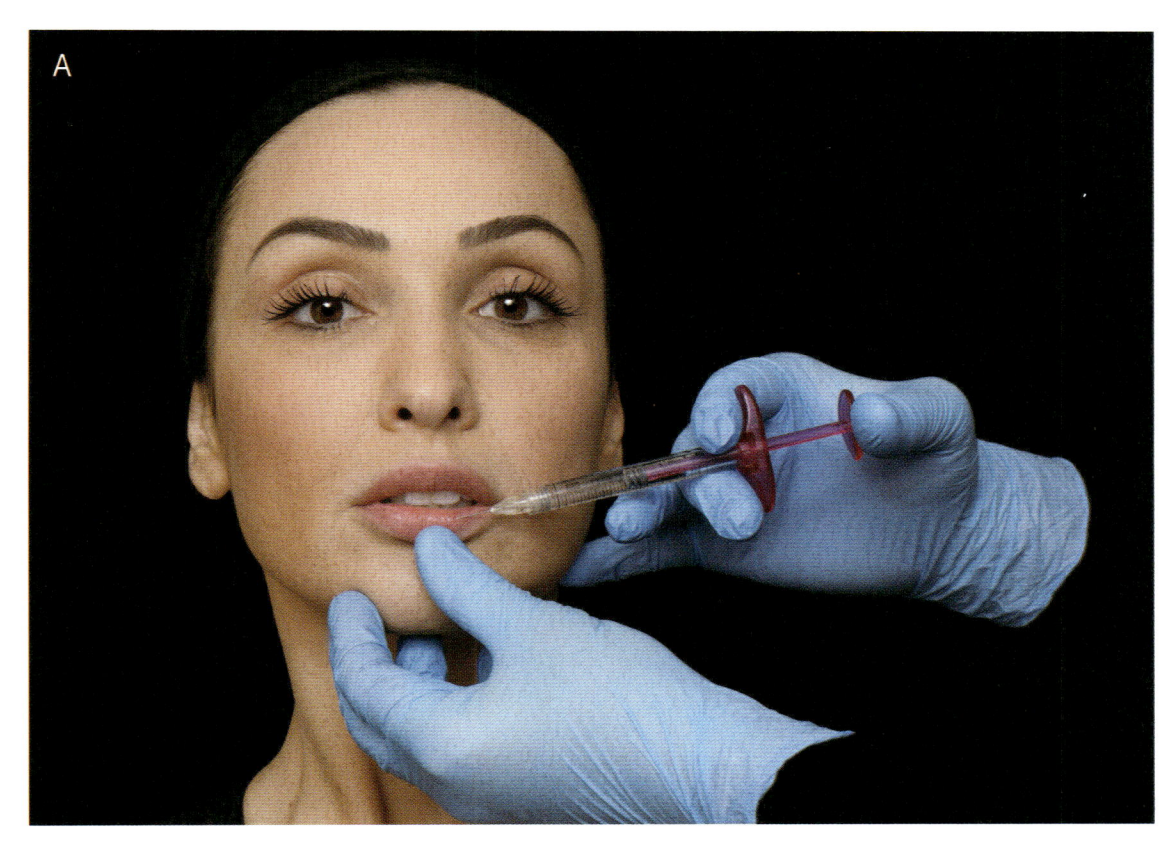

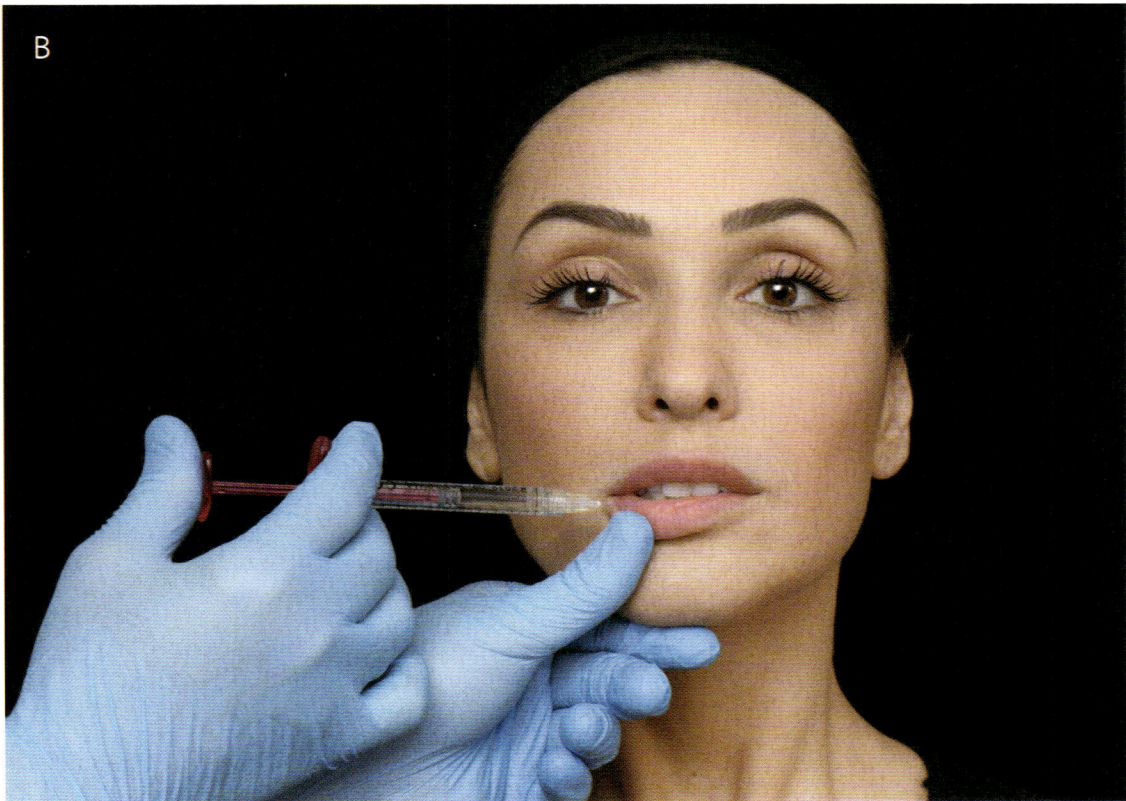

FIGURA 69. Remodelação da região labial com a técnica MD Codes™. Demonstração da aplicação de Juvéderm® Volbella com lidocaína, utilizando agulha para o tratamento do corpo do vermelhão direito e esquerdo (Lp1).

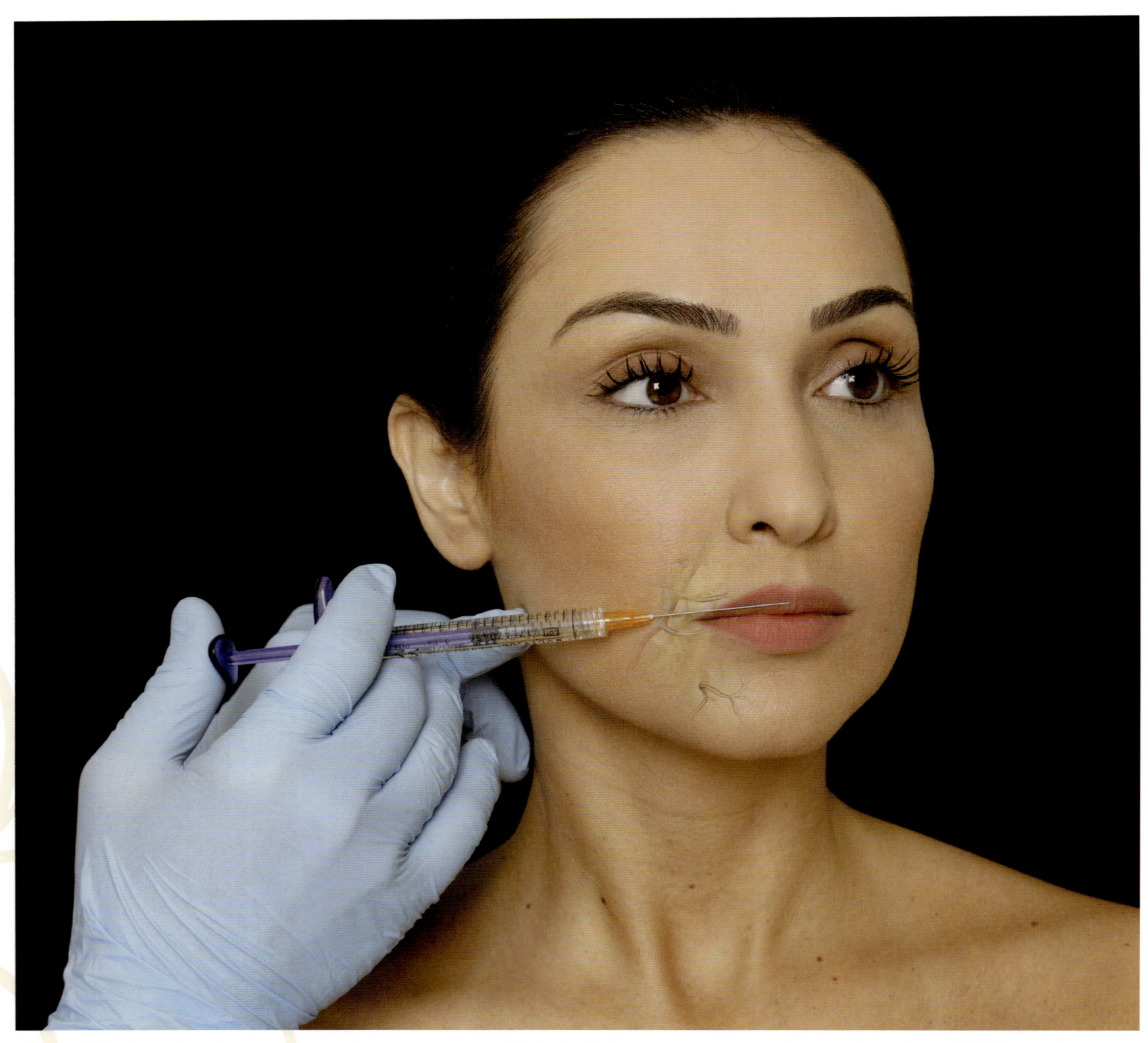

FIGURA 70. Remodelação da região labial com a técnica MD Codes™. Demonstração da aplicação de Juvéderm® Volift com lidocaína, utilizando cânula de 25 G para o tratamento labial.

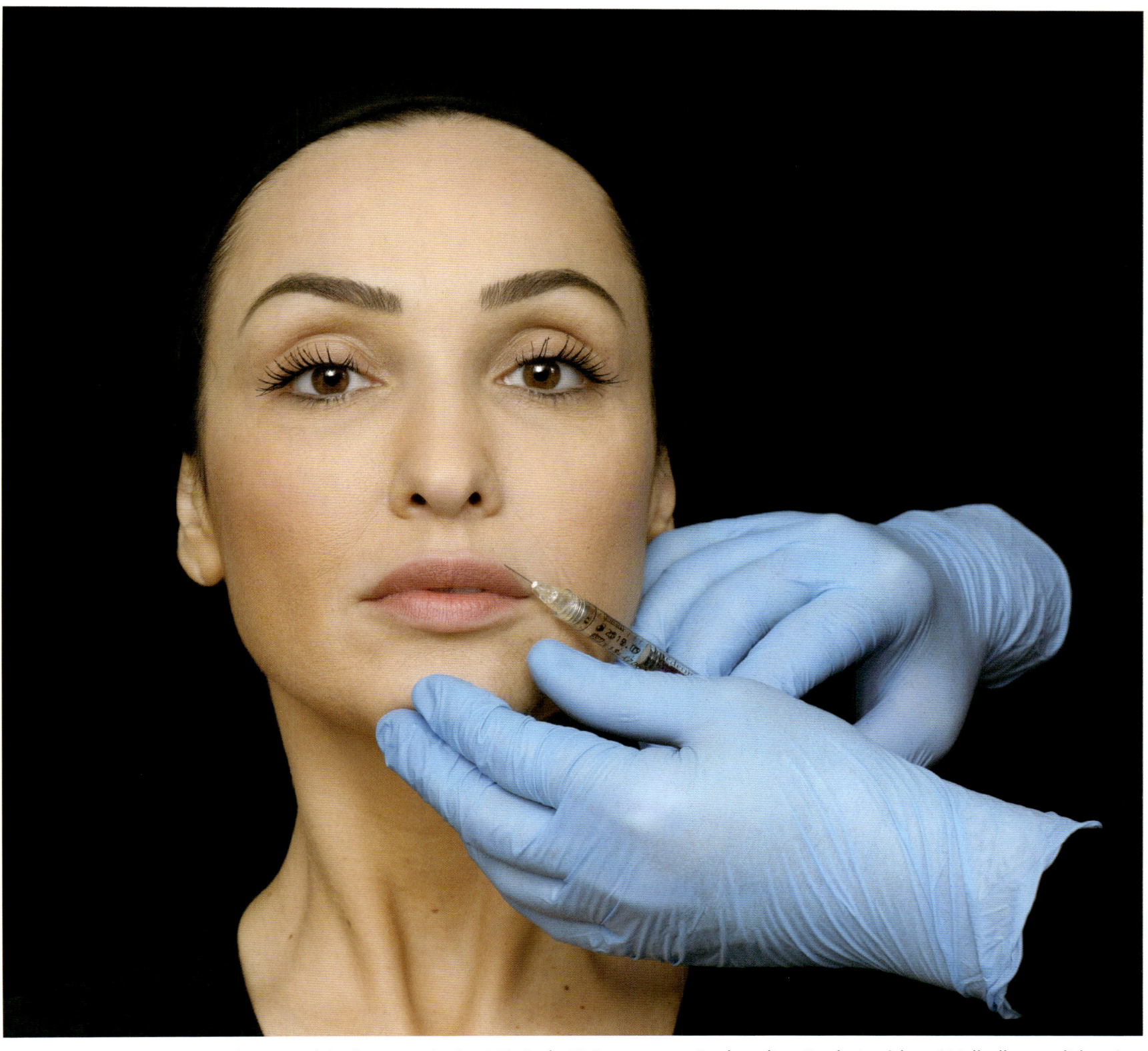

FIGURA 71. Remodelação da região labial com a técnica MD Codes™. Demonstração da aplicação de Juvéderm® Volbella com lidocaína, utilizando agulha para o tratamento da margem labial (Lp3).

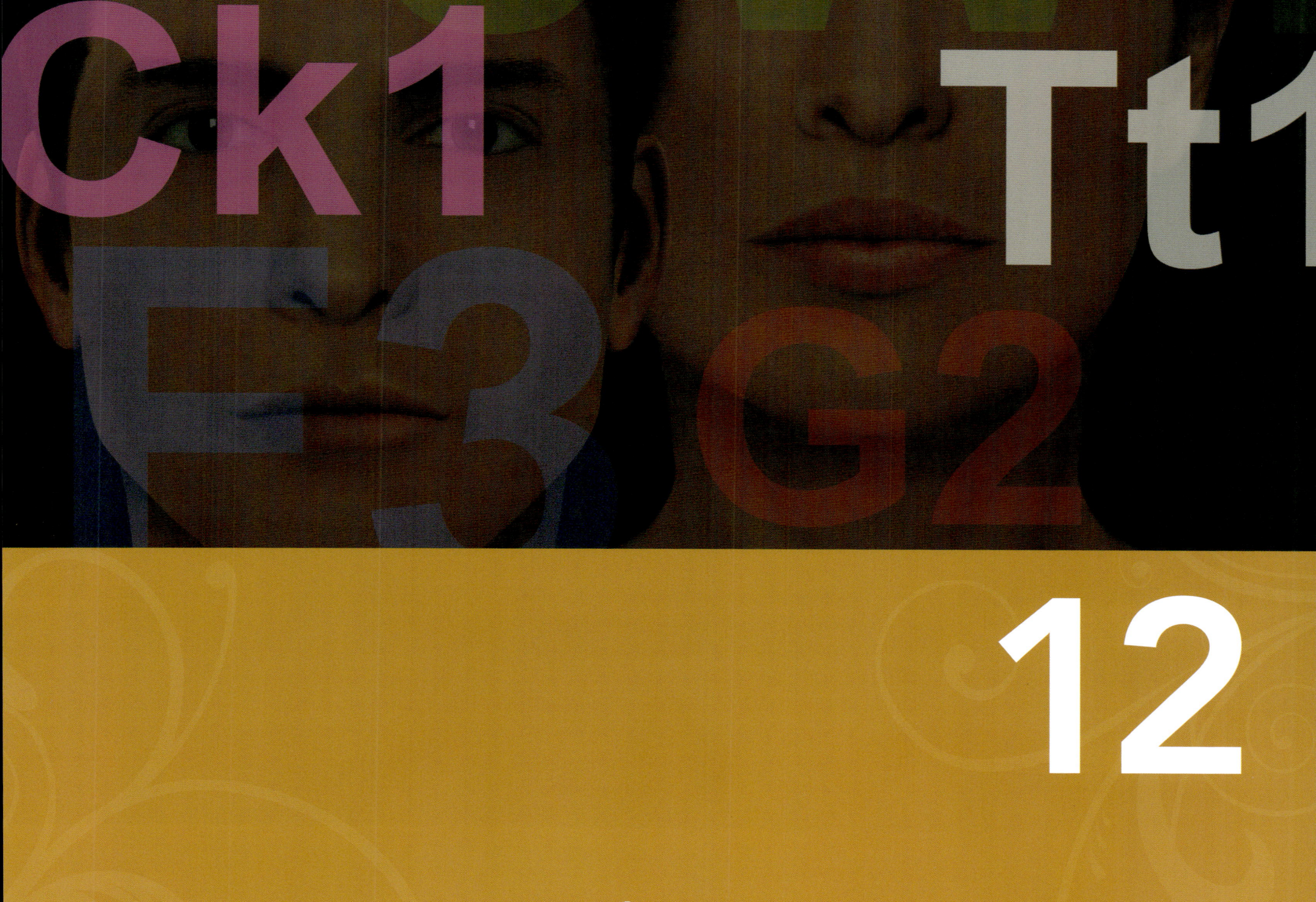

12

EQUAÇÕES E FÓRMULAS MD CODES™

EQUAÇÕES E FÓRMULAS MD CODES™

A maioria dos pacientes aponta para uma área ou característica do rosto que pensa em corrigir. No entanto, nem sempre essa é a única causa da insatisfação com sua aparência. Ao se olharem para o espelho, identificam uma linha ou ruga que acreditam ser a causa desse descontentamento. Sabemos que tratar apenas essa linha ou ruga não resolverá seu problema, o que pode levar à decepção e frustração com o resultado do tratamento.

Dessa maneira, solicitar aos pacientes dizerem como se sentem pode ajudar a desvendar a causa dessa insatisfação e permitir que elaboremos um plano de tratamento que se ajuste às suas preocupações reais. Esses são os atributos emocionais, que fornecem pistas para as áreas e características faciais que necessitam de melhorias, oferecendo uma abordagem nova e diferenciada para a harmonização facial (Quadro 1) (Figura 1).

MD CODES™ é uma marca registrada. Sua utilização, menção e referência foram previamente autorizadas para esta publicação. O conteúdo específico e conceito de ilustração sobre MD CODES™ foram anteriormente publicados e gentilmente cedidos pelo Dr. Mauricio de Maio para esta obra.

Quadro 1. Atributos emocionais negativos e positivos

Reduzindo atributos emocionais negativos	Melhorando os atributos emocionais positivos
Eu quero ter aparência de menos flácido	Eu quero ter aparência de mais magro
Eu quero ter aparência menos triste	Eu quero ter aparência de mais feminina/mais delicada
Eu quero ter aparência de menos gordo	Eu quero ter aparência de mais jovem
Eu quero ter aparência de menos cansado	Eu quero ter aparência mais atraente

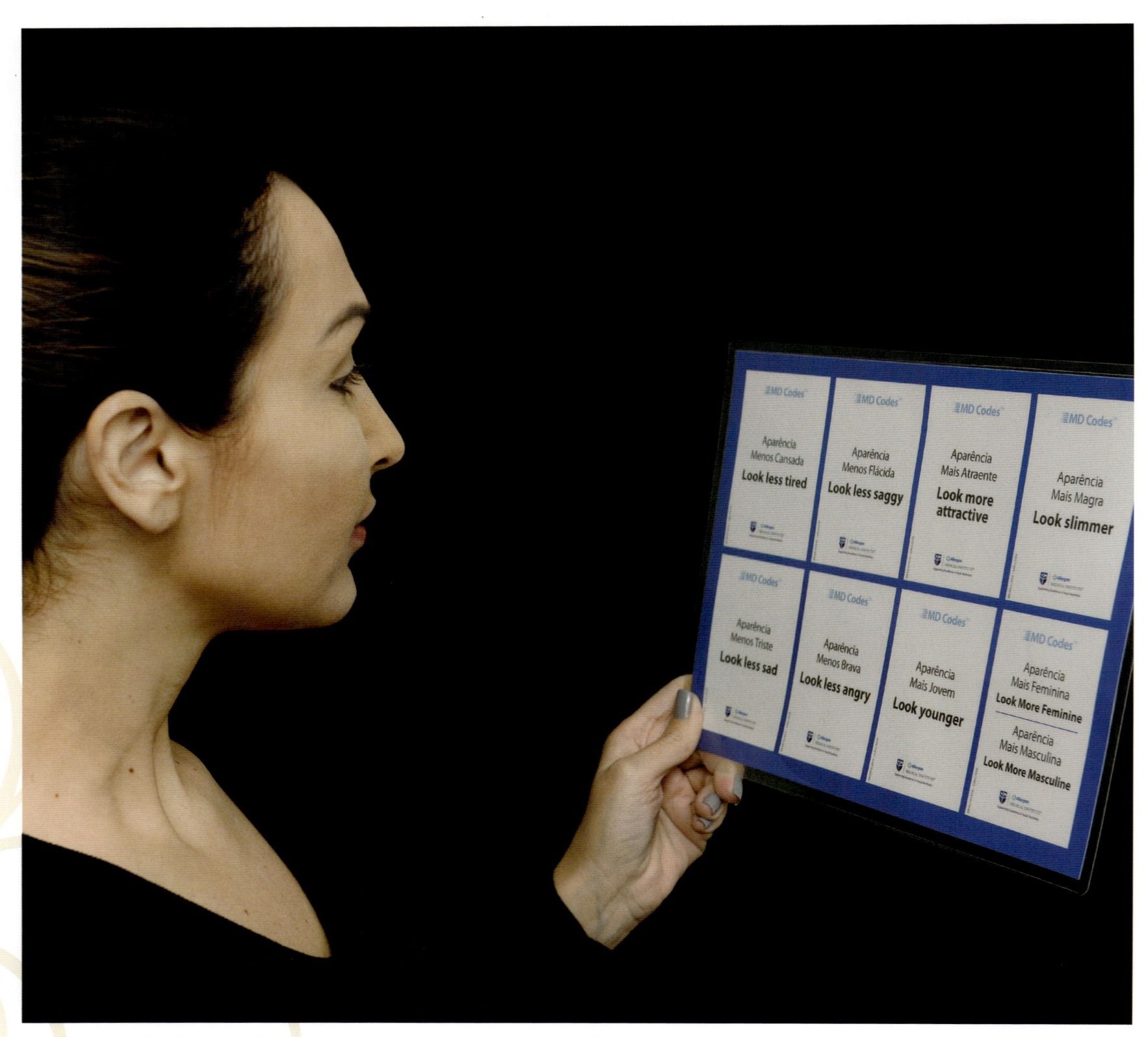

FIGURA 1. Avaliação dos atributos emocionais durante a consulta médica.

Não é incomum que um paciente nos visite e solicite primeiramente uma melhora dos atributos emocionais positivos (por exemplo: mais atraente, mais jovem etc.). No entanto, precisamos reduzir as mensagens negativas em primeiro lugar, antes de melhorar os atributos positivos. Existem oito atributos emocionais diferentes que os pacientes podem desejar ou precisar melhorar. Como podemos ajudar alguém que quer parecer menos cansado? Os pacientes com uma queixa ou atributo específico muitas vezes têm deficiências nas mesmas áreas ou unidades faciais. Por exemplo, uma aparência de cansaço geralmente resulta de deficiências nas subunidades periorbitais e infraorbitais. Ao identificar a arquitetura facial que contribui com maior frequência para a aparência de um atributo específico, podemos identificar os MD Codes™ que provavelmente beneficiarão esses pacientes.

EQUAÇÕES MD CODES™

As Equações MD Codes™ concentram-se em uma unidade específica do rosto no qual se baseiam os MD Codes™ que orientam o tratamento de um sinal ou deficiência facial específica. Por exemplo, um sinal facial que contribui para uma aparência de cansaço é o supercílio baixo. Para melhorar as sobrancelhas baixas, devemos tratar o supercílio e as têmporas. Portanto, a Equação MD Codes™ para supercílios baixos contém os MD Codes™ para os supercílios e têmporas. É importante notar que as Equações MD Codes™ são apenas uma orientação, e o tratamento deve sempre ser adaptado às necessidades individuais do paciente.

FÓRMULAS MD CODES™

As Fórmulas MD Codes™ combinam todas as Equações MD Codes™ que habitualmente definem um atributo emocional específico. Existe uma Fórmula para cada atributo emocional. Cada Fórmula inclui todas as unidades faciais que devem ser avalia-

das e levadas em conta para o tratamento. Para obter uma aparência menos cansada, precisamos tratar, além dos supercílios baixos, quando apropriado, os olhos, as bochechas caídas etc. As Fórmulas MD Codes™ não são planos de tratamentos prontos. O paciente pode não precisar de todos os códigos listados na fórmula, e pode haver outras áreas do rosto que também apresentam um impacto negativo na aparência. Os planos de tratamento devem sempre ser adaptados às necessidades individuais do paciente (Quadro 2).

Algumas mulheres pedem para parecer mais delicadas, menos expressivas ou até menos masculinas. Para essas pacientes, a Fórmula MD Codes™ apresentada no Quadro 3 pode ser benéfica.

Os pacientes do sexo masculino também querem ter uma aparência menos cansada, menos flácida etc. Entre esses pacientes, há aqueles que podem pedir um olhar mais forte ou mais acentuado. Para esses pacientes, a Fórmula MD Codes™ apresentada no Quadro 4 pode ser benéfica.

Como revisamos no capítulo 2, as características étnicas são importantes para o tratamento. Embora a maioria das Fórmulas MD Codes™ possa ser aplicada universalmente aos pacientes de todas as culturas e gêneros, existem algumas Fórmulas com orientação específica para diferentes populações de pacientes. Por esse motivo, devemos considerar os principais sinais faciais de acordo com a etnia para o tratamento adequado em cada caso (Quadro 5).

As Fórmulas MD Codes™ são um guia que pode ajudar a identificar as áreas faciais mais suscetíveis de melhora em um paciente com um atributo específico e fornecer um ponto de partida ao elaborar um plano de tratamento individualizado e abrangente. Os planos de tratamento devem sempre ser adaptados e individualizados a cada paciente. As Fórmulas MD Codes™, as Equações MD Codes™ e os MD Codes™ foram especificamente desenvolvidos com os produtos Allergan. As figuras no fim deste capítulo demonstram, de maneira ilustrada, as áreas dos tratamentos faciais e as Fórmulas MD Codes™ de acordo com os atributos emocionais.

Quadro 2. As Fórmulas MD Codes™: tratando os atributos emocionais

Desejo	Principais sinais faciais	Equações MD Codes™	Fórmulas MD Codes™
Aparência menos flácida	Flacidez malar	Ck1 + Ck2 + Ck3 + Ck4	Ck1 + Ck2 + Ck3 + Ck4 NL1 + NL2 + NL3 M1 + M2 + M3 C1 + C2 + C6 Jw1 + Jw2 + Jw3 + Jw4 + Jw5 SK
	Sulcos nasolabiais profundos	NL1 + NL2 + NL3	
	"Linhas de marionete"	M1 + M2 + M3	
	Linha mandibular e mento	C1 + C2 + C6	
	Má qualidade da pele	Jw1 + Jw2 + Jw3 + Jw4 + Jw5	
Aparência menos triste na área periorbital	Sobrancelhas baixas	SK	E1 + E2 + E3 T1 + T2 Ck1 + Ck2 + Ck3 Tt1 + Tt2 + Tt3 SK
	Queda no canto do olho	E1 + E2 + E3	
	Má qualidade da pele	T1 + T2	
Aparência menos triste na área perioral	Flacidez malar	Ck1 + Ck2 + Ck3	Ck1 + Ck2 + Ck3 + Ck4 NL1 + NL2 + NL3 Lp1 + Lp 2 + Lp3 + Lp6 C1 + C2 + C6 M1 + M2 + M3 SK
	Sulcos nasolabiais profundos	Tt1 + Tt2 + Tt3	
	Falta de estrutura labial	SK	
	Queda da comissura oral	Ck1 + Ck2 + Ck3 + Ck4	
	Linhas de marionete profundas	NL1 + NL2 + NL3	
	Má qualidade da pele	Lp1 + Lp 2 + Lp3 + Lp4 + Lp5 + Lp7 + Lp8	
Aparência menos cansada	Sobrancelhas baixas	E1 + E2 + E3 T1 + T2	E1 + E2 + E3 T1 + T2 Ck1 + Ck2 + Ck3 + Ck4 SK
	Olheiras	Ck1 + Ck2 + Ck3 Tt1 + Tt2 + Tt3	
	Flacidez malar	Ck1 + Ck2 + Ck3 + Ck4	
	Má qualidade da pele	SK	

Desejo	Principais sinais faciais	Equações MD Codes™	Fórmulas MD Codes™
Aparência menos brava	Tensão nos lábios e queixo	C1 + C2 + C3 Lp1 + Lp2 + Lp3 + Lp6	C1 + C2 + C3 Lp1 + Lp2 + Lp3 + Lp6
Aparência mais magra (modificar a forma facial)	Para modificar um rosto quadrado, redondo ou pesado	Ck1 + Ck2 + C3 + Ck4 C1 + C2 + C3 + C6	Ck1 + Ck2 + C3 + Ck4 C1 + C2 + C3 + C6
Aparência mais jovem	Perda de volume na fronte	F1 + F2 + F3	F1 + F2 + F3 T1 + T2 E1 + E2 + E3 Ck1 + Ck2 + Ck3 + Ck4 + Ck5 Tt1 + Tt2 + Tt3 NL1 + NL2 + NL3 M1 + M2 + M3 Lp1 + Lp2 + Lp3 + Lp4 + Lp5 + Lp6 + Lp7 + Lp8 Jw1 + Jw2 + Jw3 + Jw4 + Jw5 C1 + C2 SK
	Perda de volume nas têmporas	T1 + T2	
	Sobrancelhas baixas	E1 + E2 + E3 T1 + T2	
	Olheiras	Ck1 + Ck2 + Ck3 Tt1 + Tt2 + Tt3	
	Flacidez malar	Ck1 + Ck2 + Ck3 + Ck4	
	Sulcos nasolabiais profundos	NL1 + NL2 + NL3	
	Bochechas emagrecidas e deflacionadas	Ck1 + Ck2 + Ck3 + Ck4 + Ck5	
	Linhas de marionete	M1 + M2 + M3	
	Lábios deflacionados e enrugados	Lp1 + Lp2 + Lp3 + Lp4 + Lp5 + Lp6 + Lp7 + Lp8	
	Contorno mandibular flácido	Jw1 + Jw2 + Jw3 + Jw4 + Jw5	
	Envelhecimento do queixo	C1 + C2 + C6	
	Má qualidade da pele	SK	

Quadro 3. Fórmulas MD Codes™: tratando os atributos emocionais: aparência mais feminina

Desejo	Principais sinais faciais	Equações MD Codes™	Fórmulas MD Codes™
Aparência mais feminina	Fronte proeminente	F1 + F2 + F3	F1 + F2 + F3 T1 + T2 E1 + E2 + E3 Ck1 + Ck2 + Ck3 + Ck4 + Ck5 Lp1 + Lp2 + Lp3 + Lp4 + Lp5 + Lp6 + Lp7 C1 + C2 SK
	Têmporas afundadas	T1 + T2	
	Para deixar as sobrancelhas mais altas	E1 + E2 + E3	
	Para criar suporte nas bochechas superiores	Ck1 + Ck2 + Ck3 + Ck4	
	Para criar definição/volume na parte superior da bochecha	Ck1 + Ck2 + Ck3	
	Para criar definição/volume na parte inferior da bochecha	Ck4 + Ck5	
	Para dar volume e definição nos lábios superiores	Lp1 + Lp2 + Lp3 + Lp4 + Lp5 + Lp6 + Lp7	
	Para criar um queixo mais triangular	C1 + C2	
	Má qualidade da pele	SK	

Quadro 4. Fórmulas MD Codes™: tratando os atributos emocionais: aparência mais masculina

Desejo	Principais sinais faciais	Equações MD Codes™	Fórmulas MD Codes™
Aparência mais masculina	Para criar um rebordo supraorbital	E1 + E2 + E3	E1 + E2 + E3 C1 + C2 + C5 Jw1 + Jw2 + Jw3 + Jw4 + Jw5 Ck1 + Ck2 + Ck4
	Para criar um queixo quadrado	C1 + C2 + C5	
	Para criar um maxilar forte	Jw1 + Jw2 + Jw3 + Jw4 + Jw5	
	Para criar bochechas fortes	Ck1 + Ck2	
	Para definir e emagrecer o rosto	Ck4	

Quadro 5. Fórmulas MD Codes™: tratando os atributos emocionais de acordo com a etnia

Desejo	Principais sinais faciais	Equações MD Codes™	Fórmulas MD Codes™
Aparência menos flácida	Considerar todos os MD Codes™, mas priorizar:		F1 + F2 + F3 T1 + T2 Ck1 + Ck2 + Ck3 + Ck4 C1 + C2 + C3 + C4 + C6 Considerar todos os outros códigos
	Fronte forte e expressiva	F1 + F2 + F3	
	Têmporas afundadas	T1 + T2	
	Para melhorar o formato dos olhos	Ck1 + Ck2 + Ck3 Tt1 + Tt2 + Tt3	
	Para afinar a face	Ck4	
	Para melhorar o queixo	C1 + C2 + C3 + C4 + C6	
Aparência menos triste na área periorbital	Considerar todos os MD Codes™, mas priorizar:		Ck1 + Ck2 + Ck3 Lp1 + Lp2 + Lp3 + Lp4 + Lp5 + Lp6 + Lp7 Considerar todos os outros códigos
	Para criar bochechas altas	Ck1 + Ck2 + Ck3	
	Para criar lábios carnudos e definidos	Lp1 + Lp2 + Lp3 + Lp4 + Lp5 + Lp6 + Lp7	
Aparência menos triste na área perioral	Considerar todos os MD Codes™, mas priorizar:		E1 + E2 + E3 Ck1 + Ck2 + Ck3 Tt1 + Tt2 + Tt3 Lp1 + Lp2 + Lp3 + Lp4 + Lp5 + Lp6 + Lp7 Considerar todos os outros códigos
	Sobrancelhas	E1 + E2 + E3	
	Olheiras escuras	Ck1 + Ck2 + Ck3 Tt1 + Tt2 + Tt3	
	Lábios mal definidos/deflacionados	Lp1 + Lp2 + Lp3 + Lp4 + Lp5 + Lp6 + Lp7	
Aparência menos cansada	Considerar todos os MD Codes™, mas priorizar:		Ck1 + Ck2 + Ck3 + Ck4 C1 + C2 + C3 + C4 + C6 Tt1 + Tt2 + Tt3 Considerar todos os outros códigos
	Para melhorar o formato do terço médio da face	Ck1 + Ck2 + Ck4	
	Para melhorar o formato dos olhos	Ck1 + Ck2 + Ck3 Tt1 + Tt2 + Tt3	
	Para melhorar o formato do queixo	C1 + C2 + C3 + C4 + C6	

PLANEJAMENTO DO TRATAMENTO MD CODES™ DE ACORDO COM OS ATRIBUTOS EMOCIONAIS

Seção 1: Avaliando a face

Na sua opinião, quais atributos físicos ou emocionais o paciente precisa melhorar?

Por favor, classifique até um máximo de três:

☐ Aparência menos cansada   ☐ Aparência menos flácida   ☐ Aparência mais magra   ☐ Aparência mais jovem

☐ Aparência menos triste   ☐ Aparência menos brava   ☐ Aparência mais feminina   ☐ Aparência mais atraente

☐ Outro _____

Seção 2: Tratando o atributo 1

Para o atributo classificado com o número 1 (mais importante), quais são os sinais faciais principais neste paciente e como você os trataria?

Atributo: _____

Quais são os TRÊS sinais faciais mais importantes que ajudaram você a diagnosticar esse atributo?	Quais são as unidades anatômicas afetadas?	Quais são as Equações MD Codes™ para o tratamento desse sinal facial nesse paciente?
1		
2		
3		

Qual é a Fórmula MD Codes™ que tratará este atributo nesse paciente? Crie a Fórmula combinando as Equações dos MD Codes™ para cada sinal facial

Fórmula MD Codes™: _____

Seção 3: Tratando o atributo 2

Para o atributo classificado com o número 2 (segundo mais importante), quais são os sinais faciais principais nesse paciente e como você os trataria?

Atributo: _____

Quais são os TRÊS sinais faciais mais importantes que ajudaram você a diagnosticar esse atributo?	Quais são as unidades anatômicas afetadas?	Quais são as Equações MD Codes™ para o tratamento desse sinal facial nesse paciente?
1		
2		
3		

Qual é a Fórmula MD Codes™ que tratará este atributo neste paciente? Crie a Fórmula combinando as Equações dos MD Codes™ para cada sinal facial

Fórmula MD Codes™: _____

Seção 4: Tratando o atributo 3

Para o atributo classificado com o número 3 (terceiro mais importante), quais são os sinais faciais principais nesse paciente e como você os trataria?

Atributo: _____

Quais são os TRÊS sinais faciais mais importantes que ajudaram você a diagnosticar esse atributo?	Quais são as unidades anatômicas afetadas?	Quais são as Equações MD Codes™ para o tratamento desse sinal facial nesse paciente?
1		
2		
3		

Qual é a Fórmula MD Codes™ que tratará esse atributo nesse paciente? Crie a Fórmula combinando as Equações dos MD Codes™ para cada sinal facial

Fórmula MD Codes™: _____

Seção 5: Combinando as Fórmulas dos MD Codes™ e priorizando os códigos

Para cada código, identifique os requisitos de produto e volume.

Priorize os MD Codes™ em uma série de Equações. Considere o produto e o volume a ser injetado por sessão

Seringa 1

MD Codes™
Volume por lado (mL)

Produto: _____ Sessão:

Seringa 2

MD Codes™
Volume por lado (mL)

Produto: _____ Sessão:

Seringa 3

MD Codes™
Volume por lado (mL)

Produto: _____ Sessão:

Seringa 4

MD Codes™
Volume por lado (mL)

Produto: _____ Sessão:

Seringa 5

MD Codes™
Volume por lado (mL)

Produto: _____ Sessão:

Seringa 6

MD Codes™
Volume por lado (mL)

Produto: _____ Sessão:

Seringa 7

MD Codes™
Volume por lado (mL)

Produto: _____ Sessão:

Seringa 8

MD Codes™
Volume por lado (mL)

Produto: _____ Sessão:

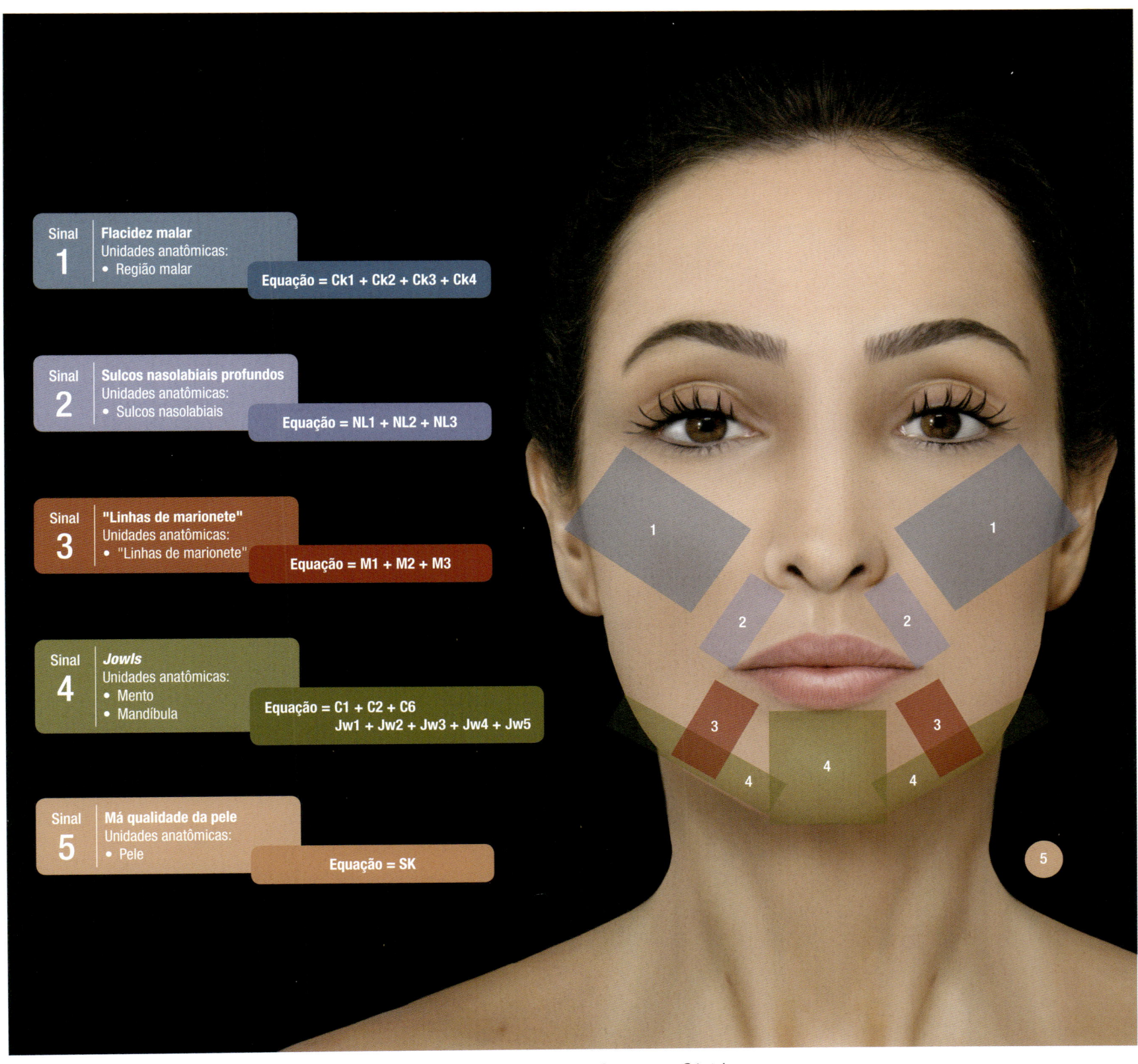

Sinal 1 — Flacidez malar
Unidades anatômicas:
• Região malar
Equação = Ck1 + Ck2 + Ck3 + Ck4

Sinal 2 — Sulcos nasolabiais profundos
Unidades anatômicas:
• Sulcos nasolabiais
Equação = NL1 + NL2 + NL3

Sinal 3 — "Linhas de marionete"
Unidades anatômicas:
• "Linhas de marionete"
Equação = M1 + M2 + M3

Sinal 4 — *Jowls*
Unidades anatômicas:
• Mento
• Mandíbula
Equação = C1 + C2 + C6
Jw1 + Jw2 + Jw3 + Jw4 + Jw5

Sinal 5 — Má qualidade da pele
Unidades anatômicas:
• Pele
Equação = SK

FIGURA 2. Equações MD Codes™ para sinais faciais comuns: aparência de menos flácido.

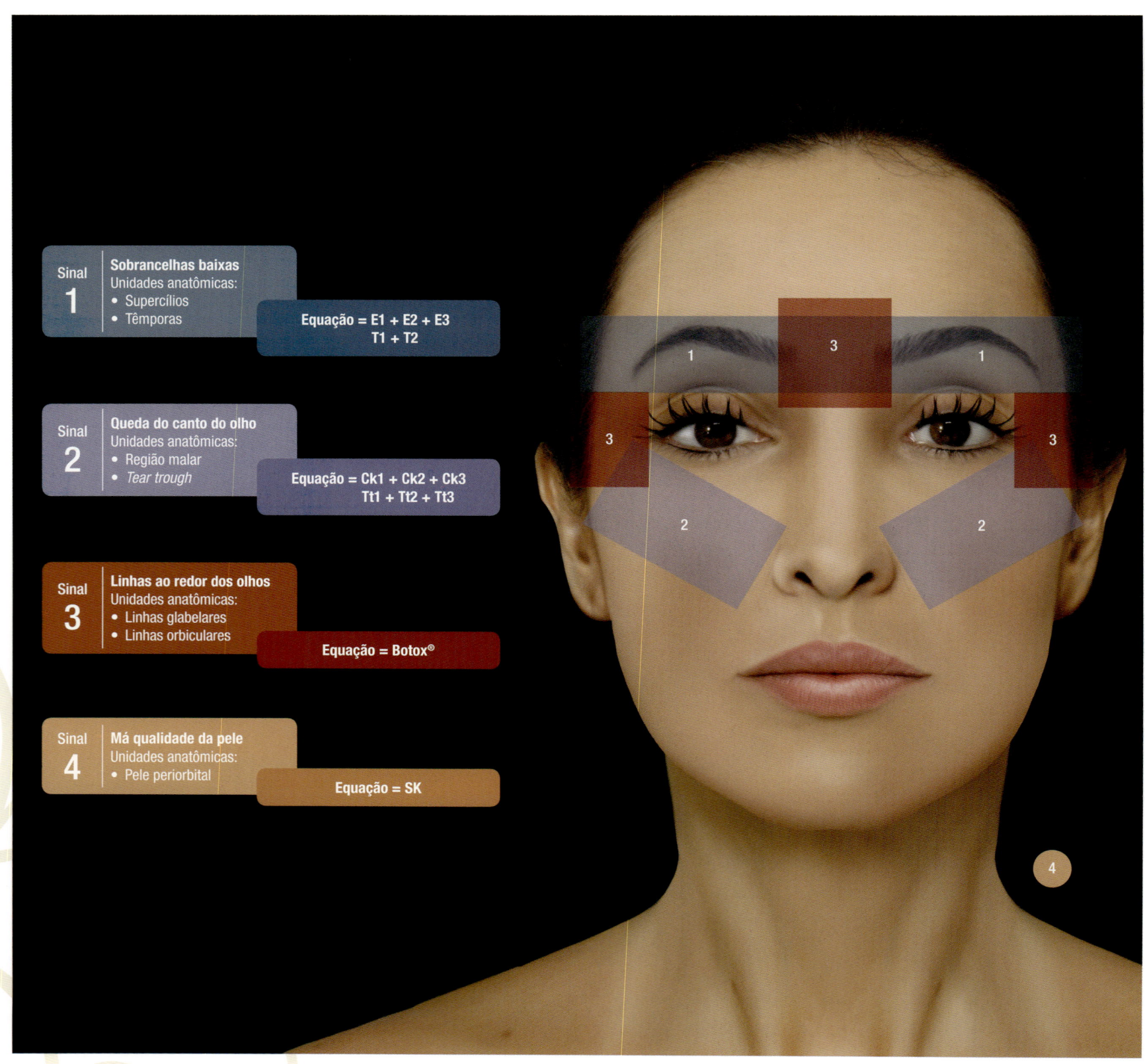

FIGURA 3. Equações MD Codes™ para sinais faciais comuns: aparência menos triste – na área periorbital.

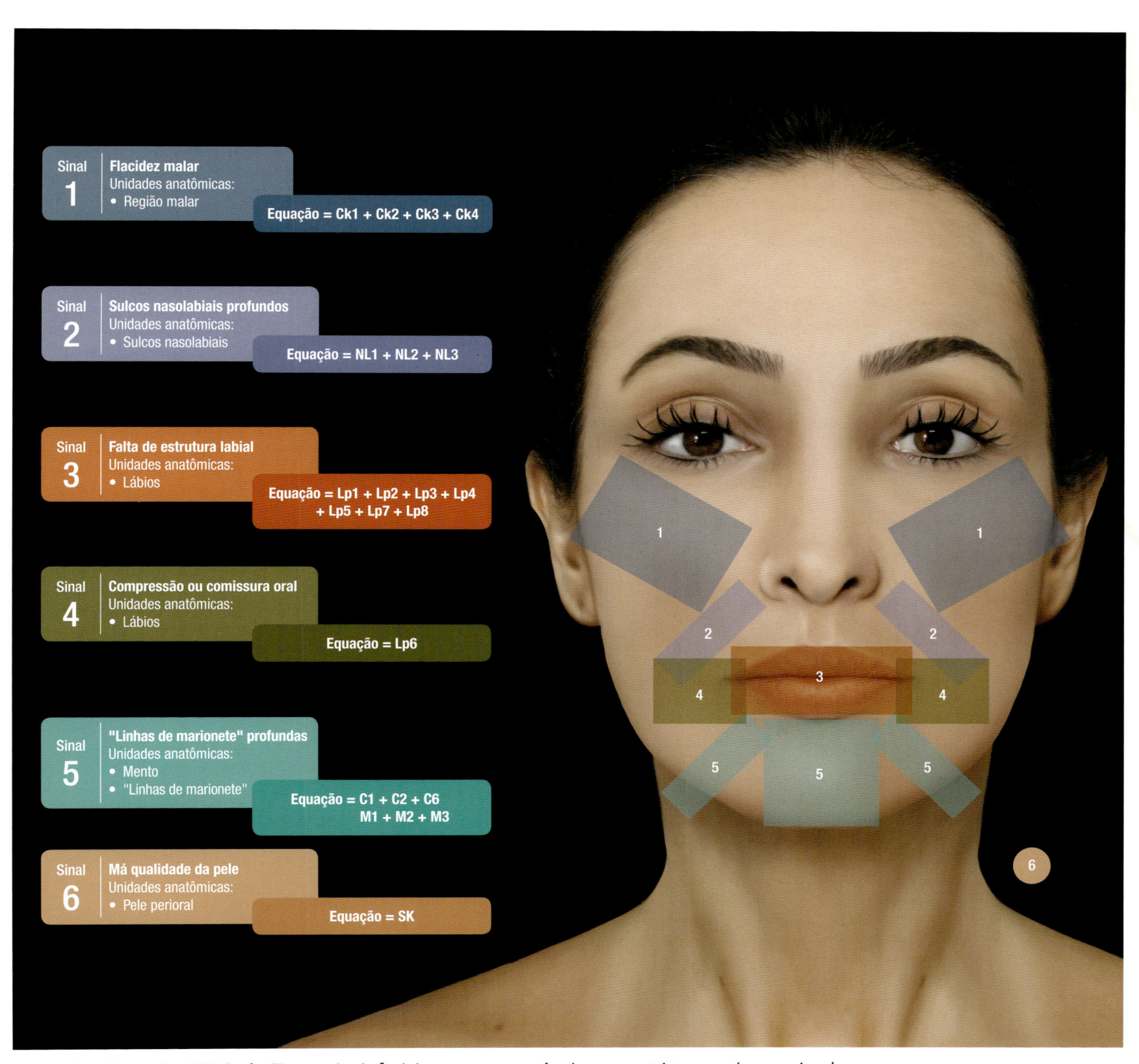

FIGURA 4. Equações MD Codes™ para sinais faciais comuns: aparência menos triste – na área perioral.

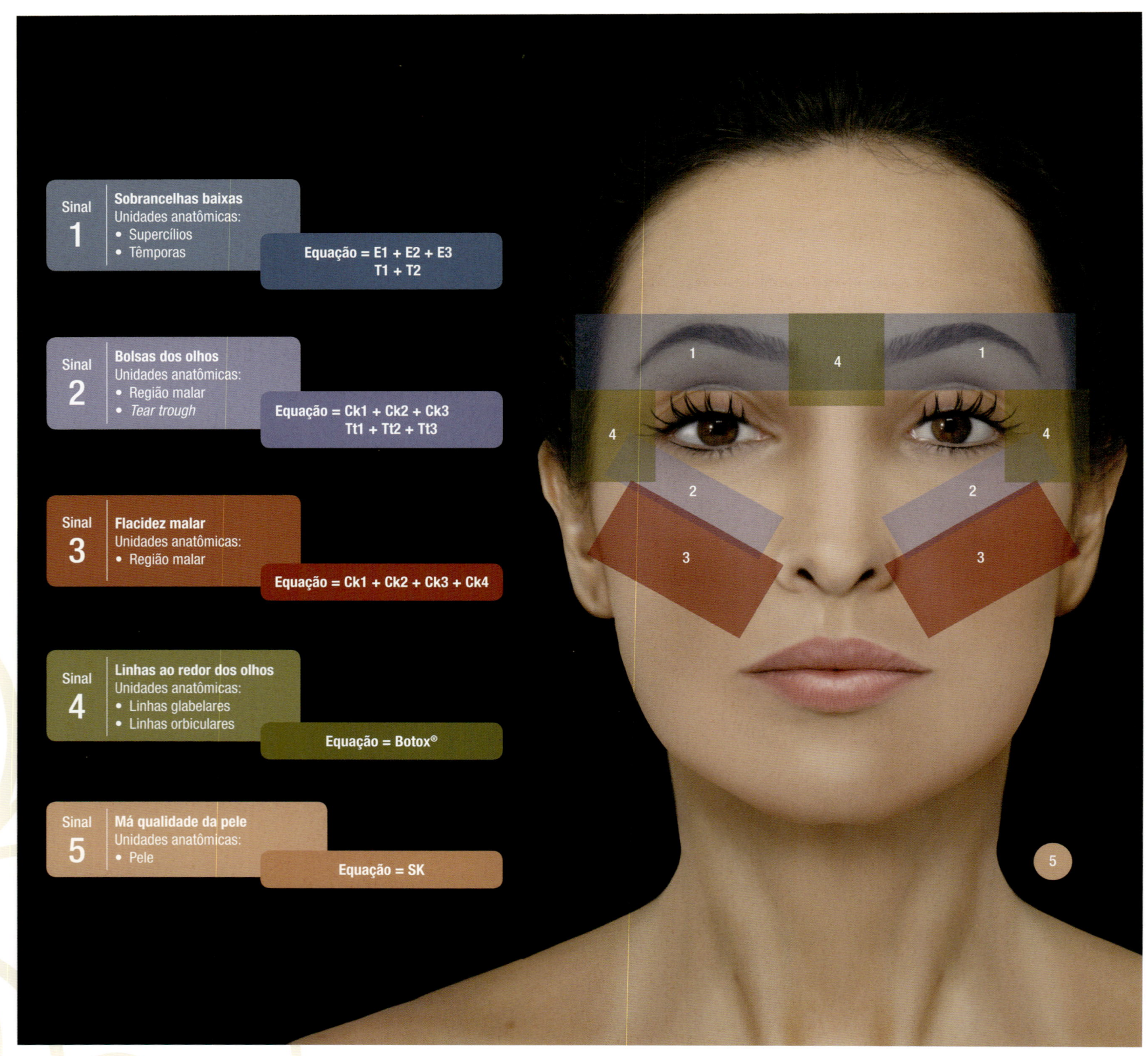

Sinal 1
Sobrancelhas baixas
Unidades anatômicas:
• Supercílios
• Têmporas

Equação = E1 + E2 + E3
T1 + T2

Sinal 2
Bolsas dos olhos
Unidades anatômicas:
• Região malar
• *Tear trough*

Equação = Ck1 + Ck2 + Ck3
Tt1 + Tt2 + Tt3

Sinal 3
Flacidez malar
Unidades anatômicas:
• Região malar

Equação = Ck1 + Ck2 + Ck3 + Ck4

Sinal 4
Linhas ao redor dos olhos
Unidades anatômicas:
• Linhas glabelares
• Linhas orbiculares

Equação = Botox®

Sinal 5
Má qualidade da pele
Unidades anatômicas:
• Pele

Equação = SK

FIGURA 5. Equações MD Codes™ para sinais faciais comuns: aparência de menos cansado.

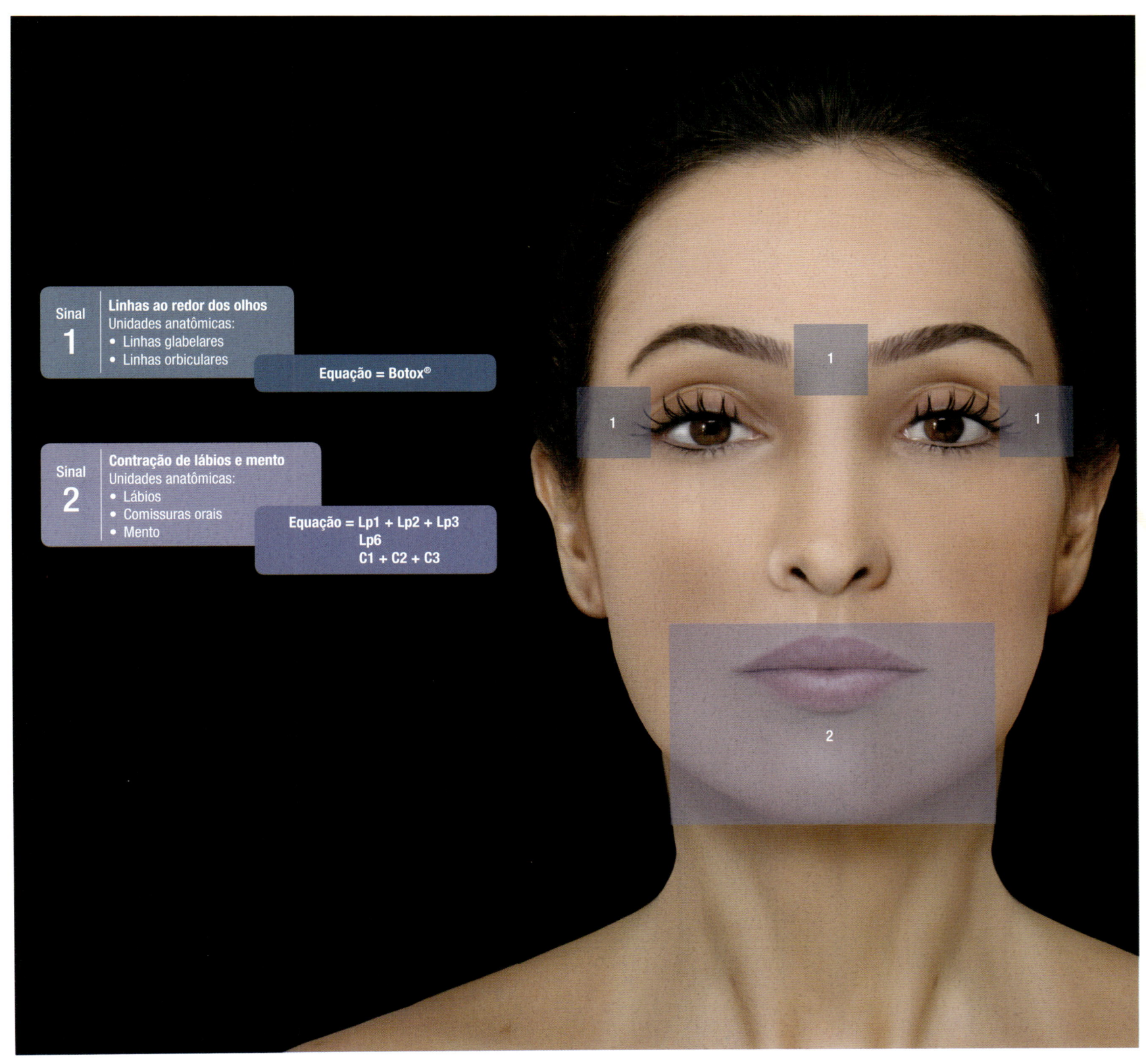

FIGURA 6. Equações MD Codes™ para sinais faciais comuns: aparência de menos bravo.

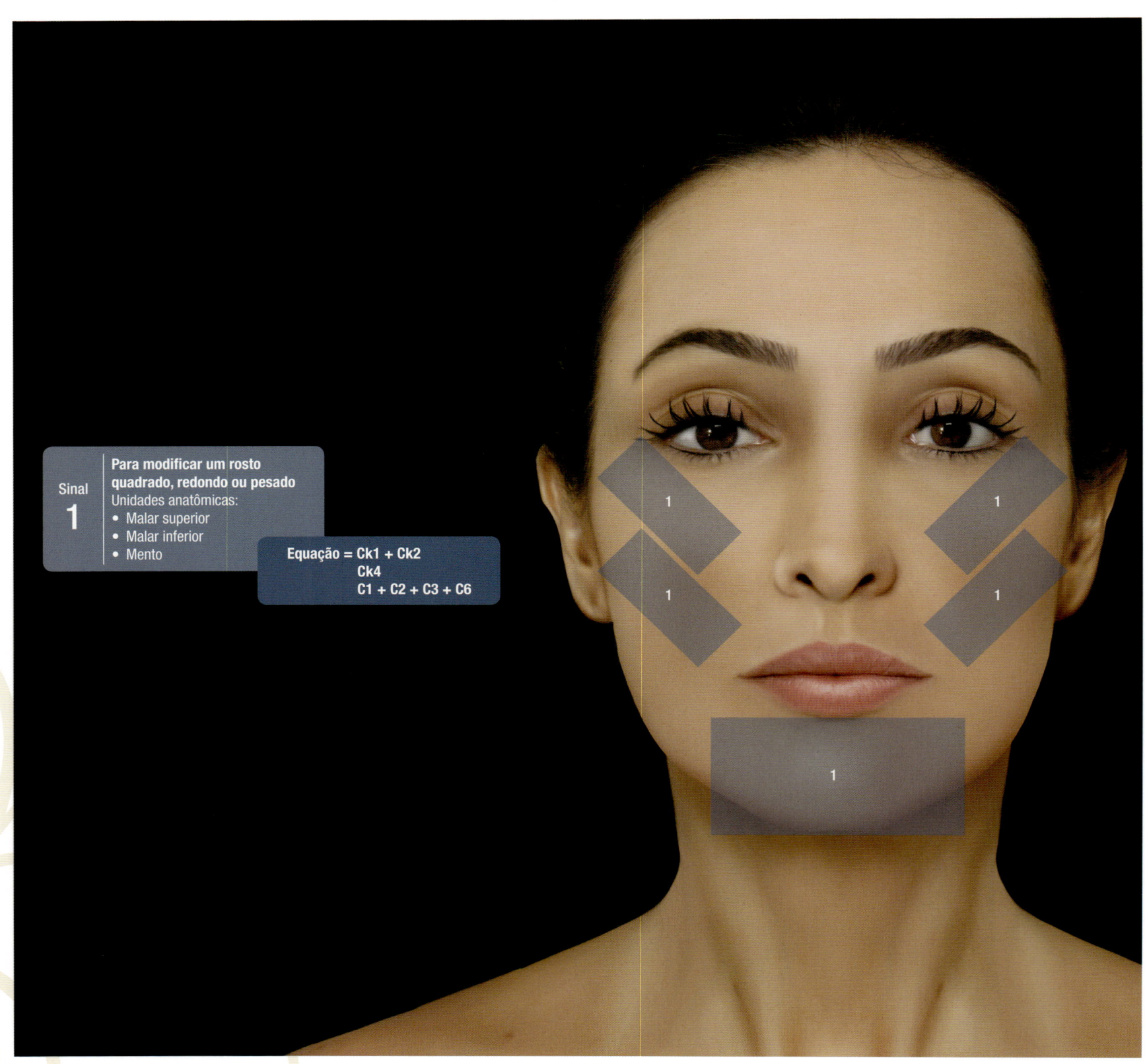

Sinal 1

Para modificar um rosto quadrado, redondo ou pesado
Unidades anatômicas:
• Malar superior
• Malar inferior
• Mento

Equação = Ck1 + Ck2
Ck4
C1 + C2 + C3 + C6

FIGURA 7. Equações MD Codes™ para sinais faciais comuns: aparência de mais magro.

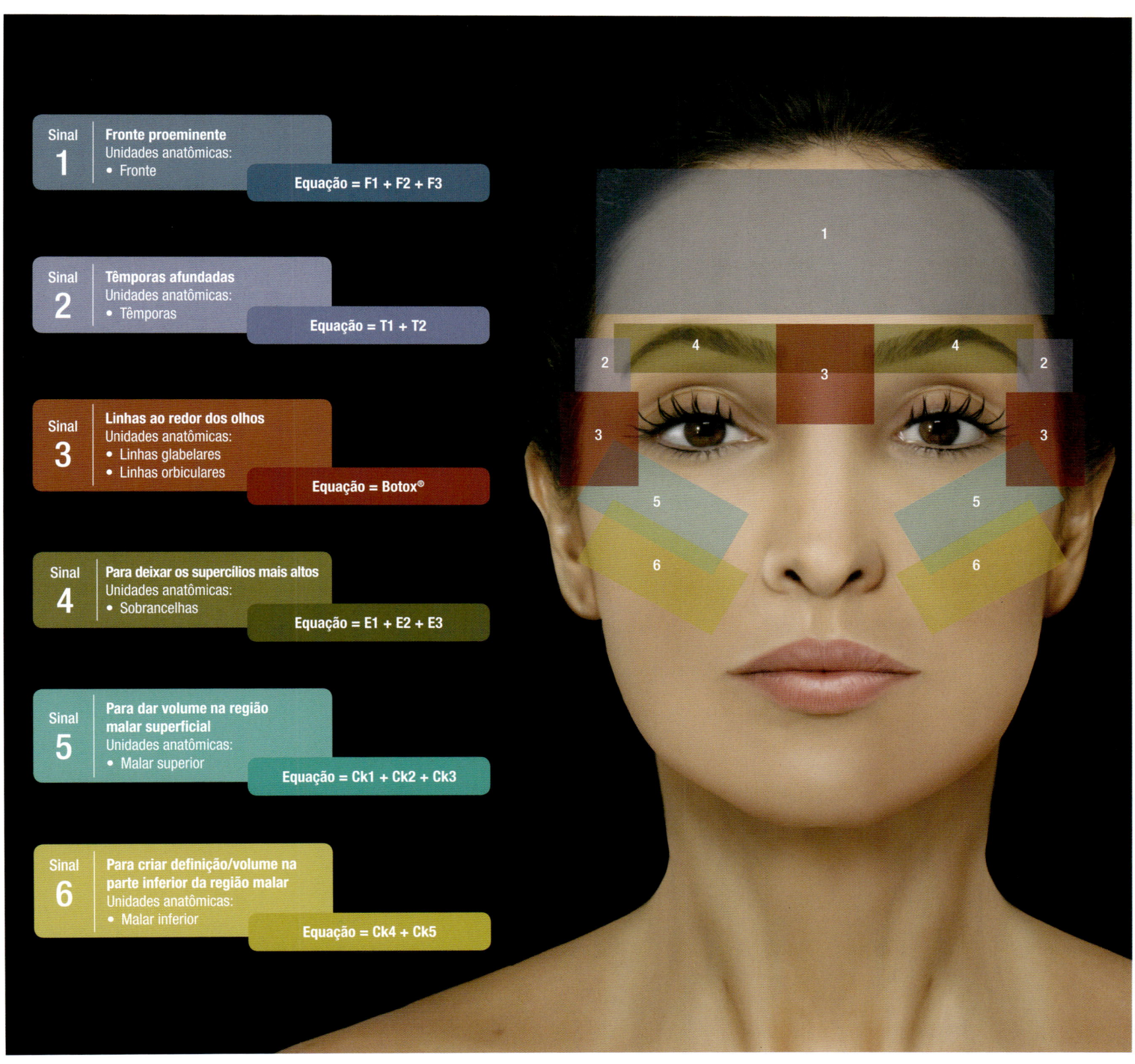

FIGURA 8. Equações MD Codes™ para sinais faciais comuns: aparência mais feminina/delicada.

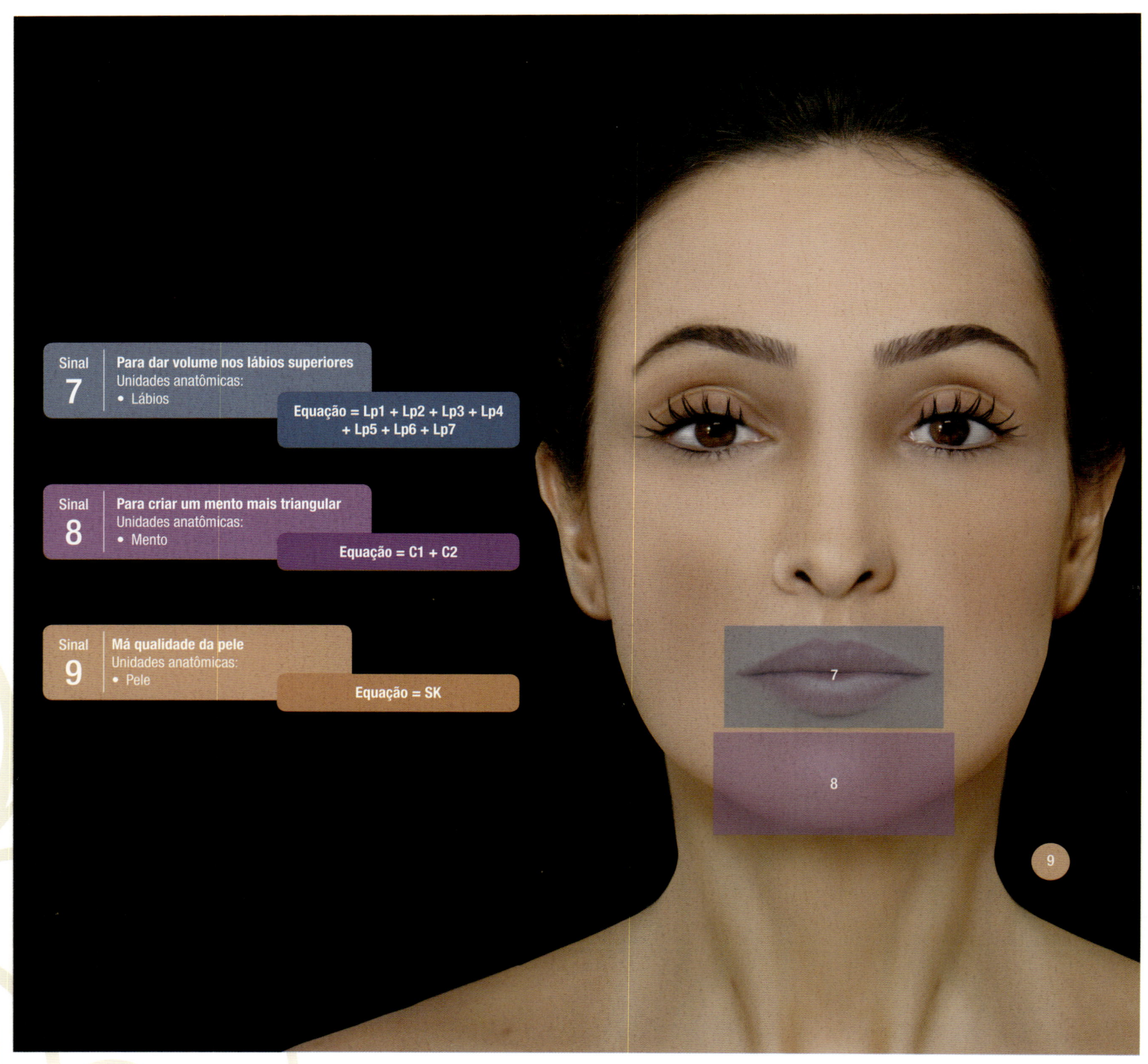

396 **FIGURA 9.** Equações MD Codes™ para sinais faciais comuns: aparência mais feminina/delicada.

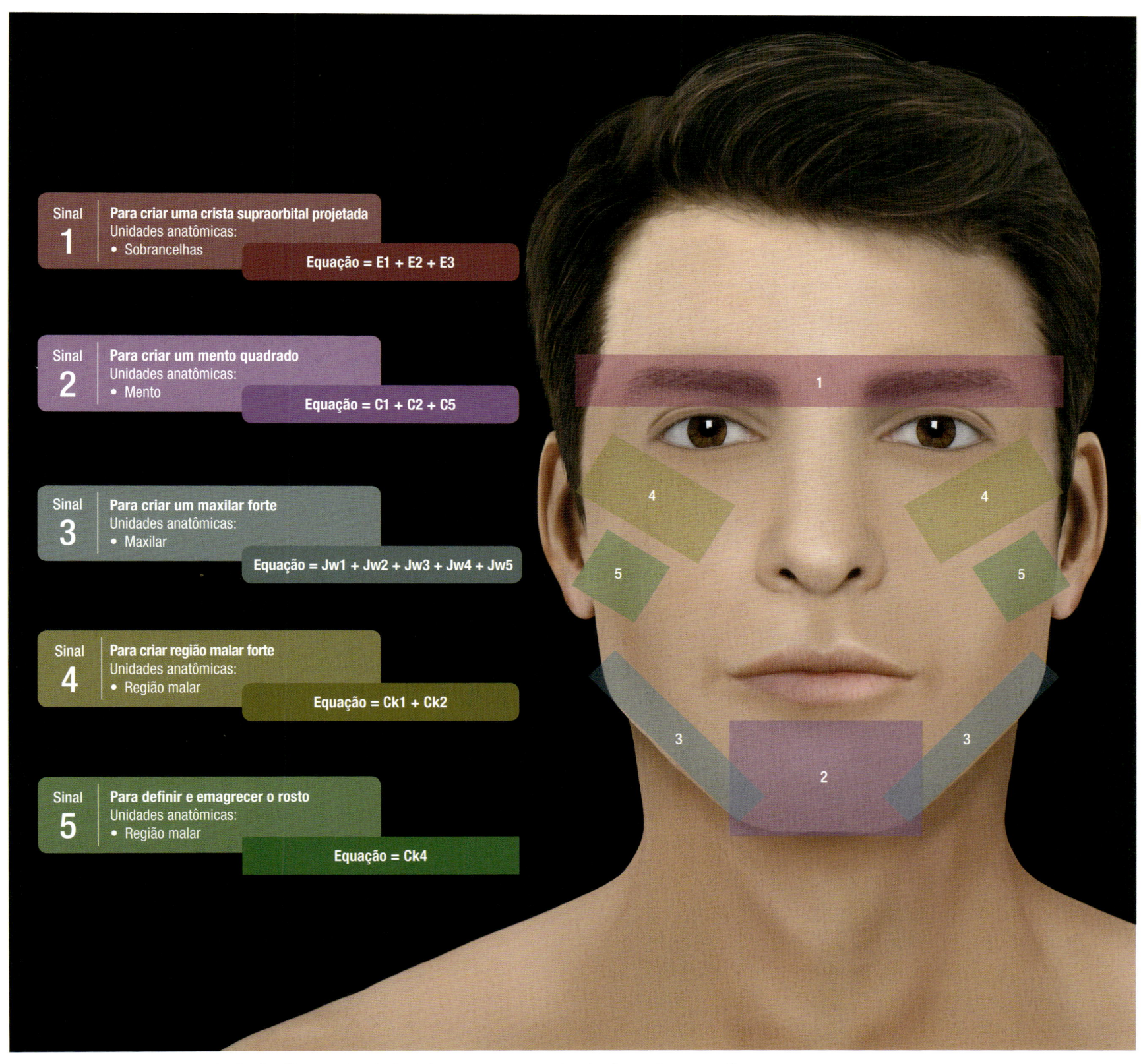

Sinal 1
Para criar uma crista supraorbital projetada
Unidades anatômicas:
• Sobrancelhas
Equação = E1 + E2 + E3

Sinal 2
Para criar um mento quadrado
Unidades anatômicas:
• Mento
Equação = C1 + C2 + C5

Sinal 3
Para criar um maxilar forte
Unidades anatômicas:
• Maxilar
Equação = Jw1 + Jw2 + Jw3 + Jw4 + Jw5

Sinal 4
Para criar região malar forte
Unidades anatômicas:
• Região malar
Equação = Ck1 + Ck2

Sinal 5
Para definir e emagrecer o rosto
Unidades anatômicas:
• Região malar
Equação = Ck4

FIGURA 10. Equações MD Codes™ para sinais faciais comuns: aparência de mais masculino.

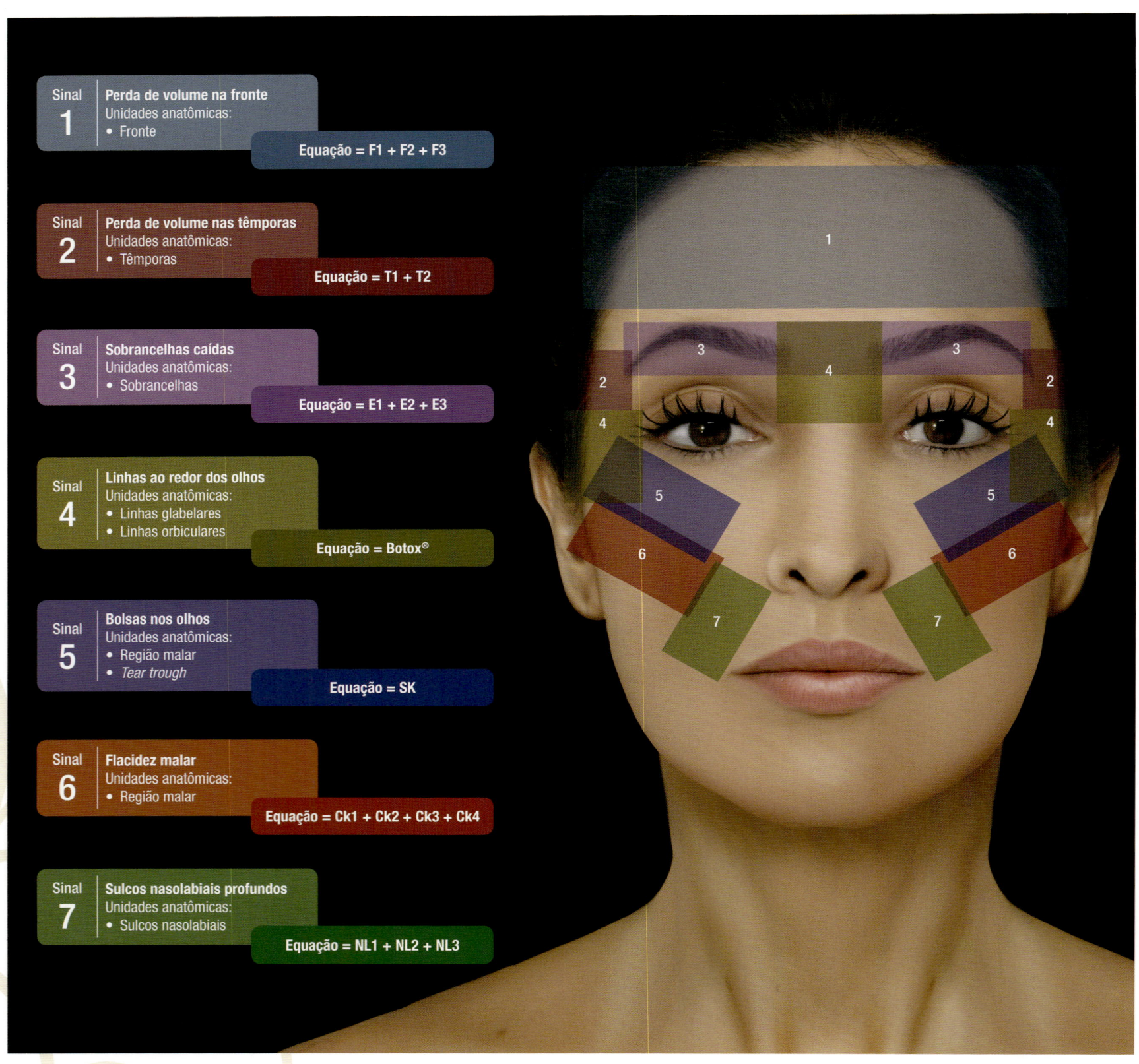

FIGURA 11. Equações MD Codes™ para sinais faciais comuns: aparência de mais atraente (superior e terço médio).

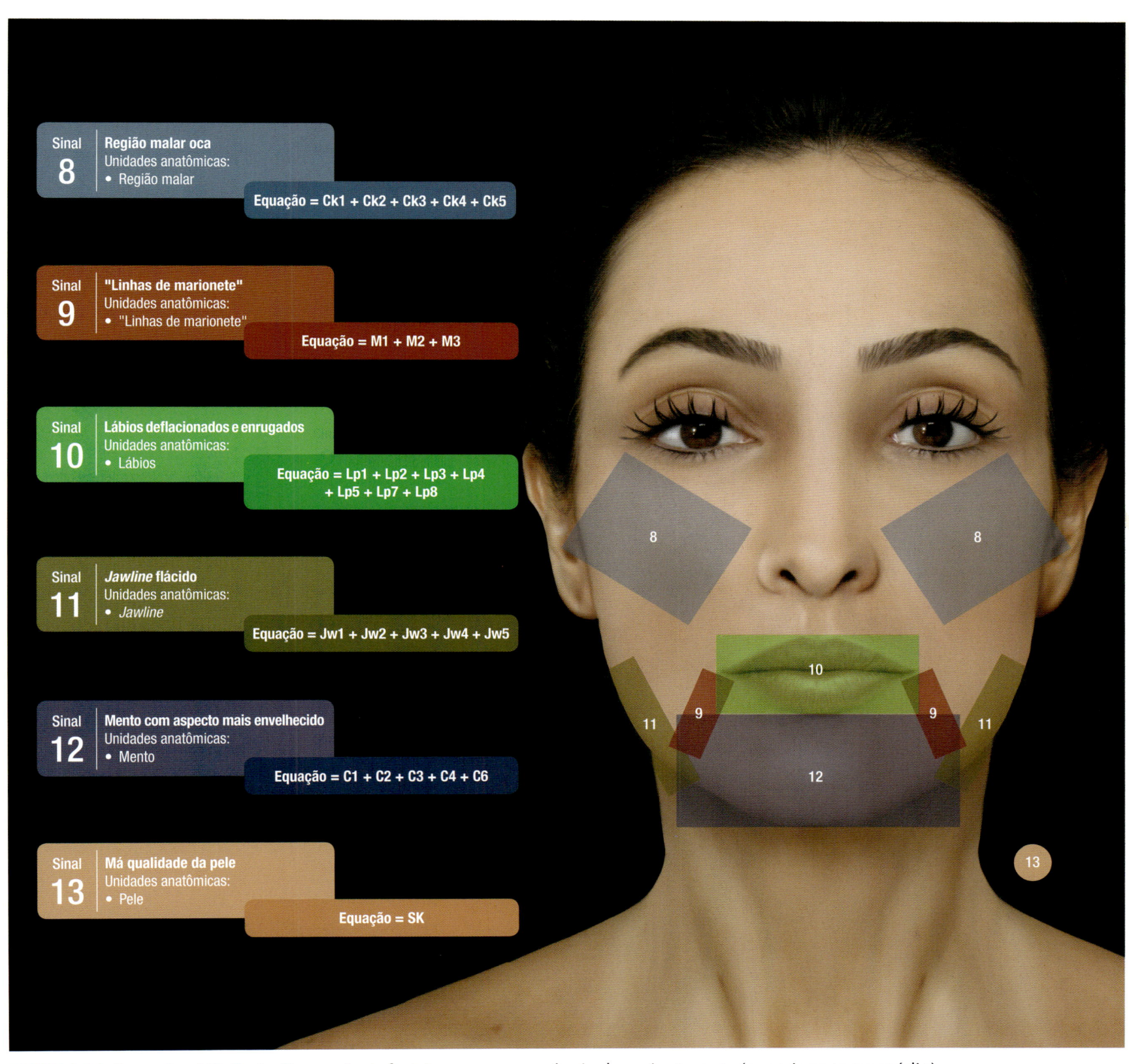

Sinal 8 — Região malar oca
Unidades anatômicas:
• Região malar
Equação = Ck1 + Ck2 + Ck3 + Ck4 + Ck5

Sinal 9 — "Linhas de marionete"
Unidades anatômicas:
• "Linhas de marionete"
Equação = M1 + M2 + M3

Sinal 10 — Lábios deflacionados e enrugados
Unidades anatômicas:
• Lábios
Equação = Lp1 + Lp2 + Lp3 + Lp4 + Lp5 + Lp7 + Lp8

Sinal 11 — *Jawline* flácido
Unidades anatômicas:
• *Jawline*
Equação = Jw1 + Jw2 + Jw3 + Jw4 + Jw5

Sinal 12 — Mento com aspecto mais envelhecido
Unidades anatômicas:
• Mento
Equação = C1 + C2 + C3 + C4 + C6

Sinal 13 — Má qualidade da pele
Unidades anatômicas:
• Pele
Equação = SK

FIGURA 12. Equações MD Codes™ para sinais faciais comuns: aparência de mais atraente (superior e terço médio).

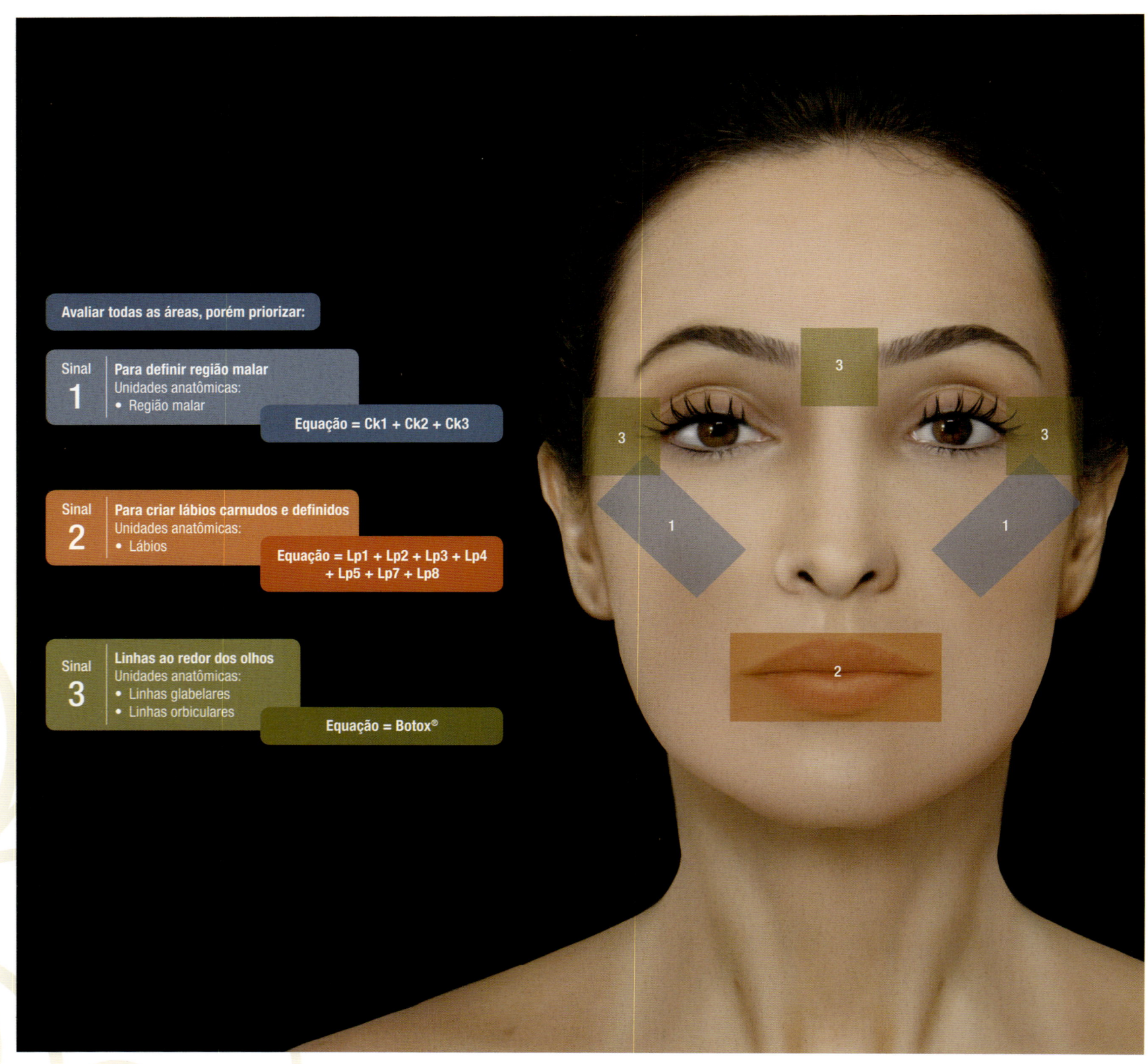

FIGURA 13. Equações MD Codes™ para sinais faciais comuns: aparência de mais atraente – para pacientes caucasianos.

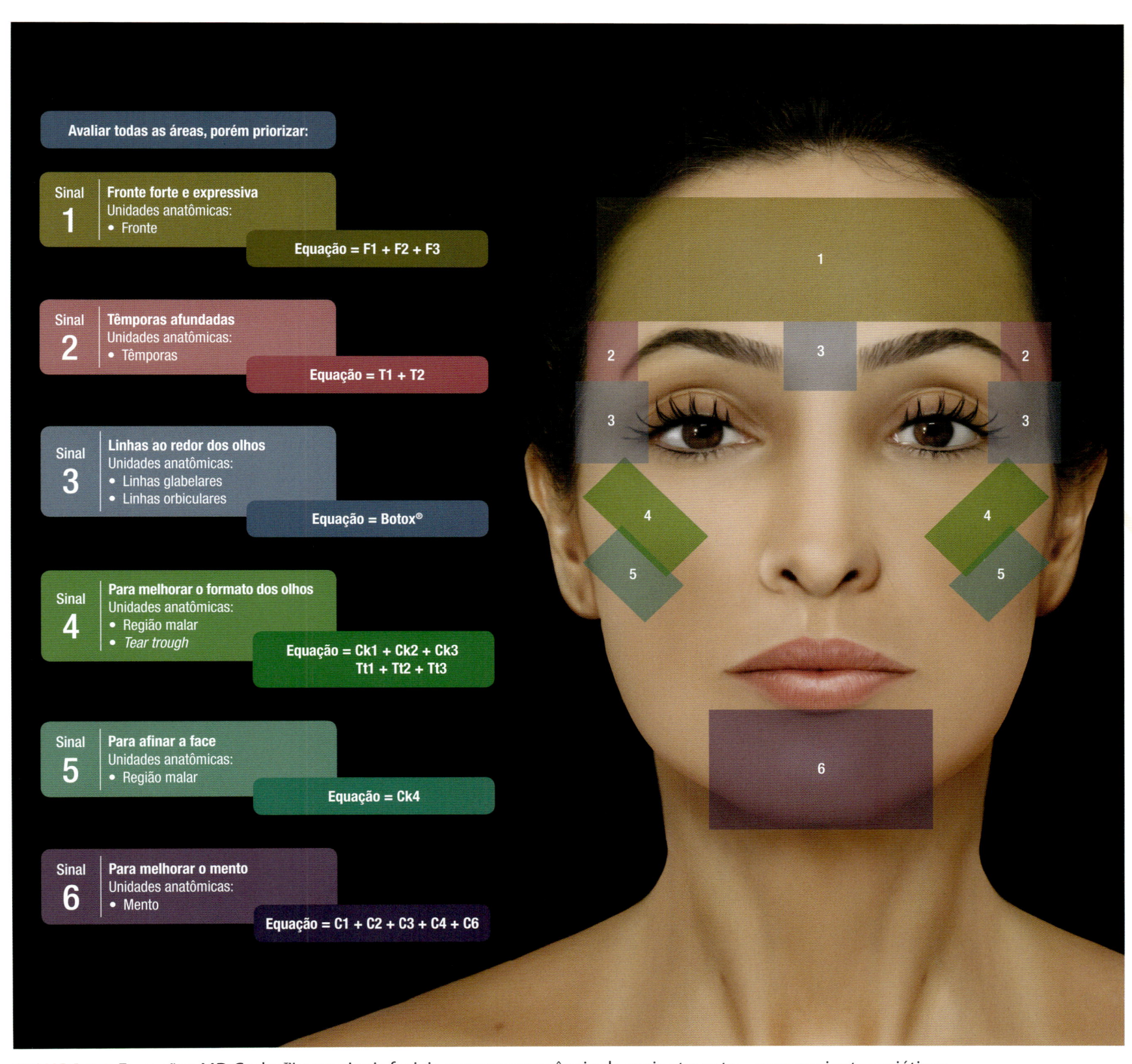

FIGURA 14. Equações MD Codes™ para sinais faciais comuns: aparência de mais atraente – para pacientes asiáticos.

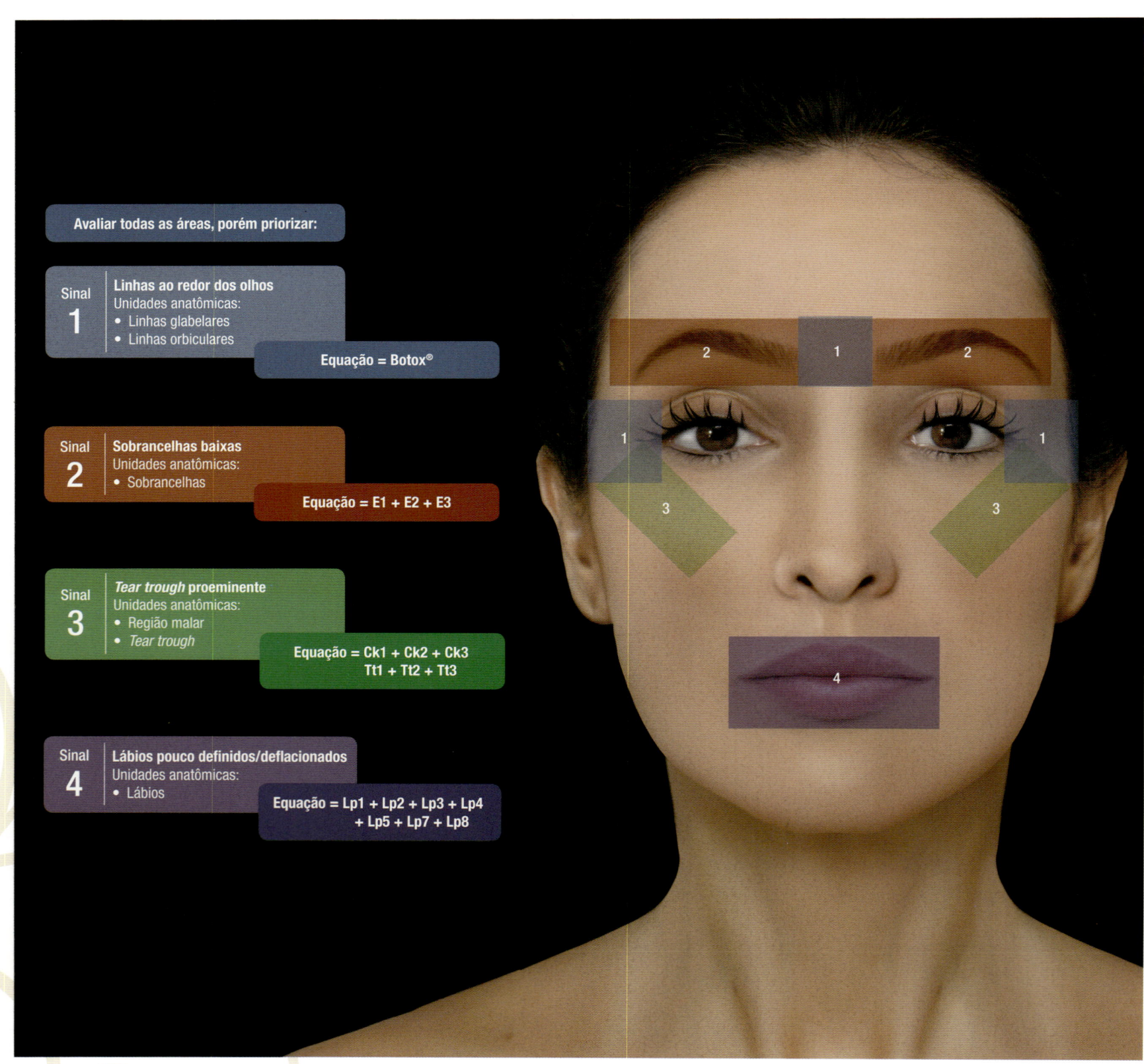

FIGURA 15. Equações MD Codes™ para sinais faciais comuns: aparência de mais atraente – para pacientes indianos e do Oriente Médio.

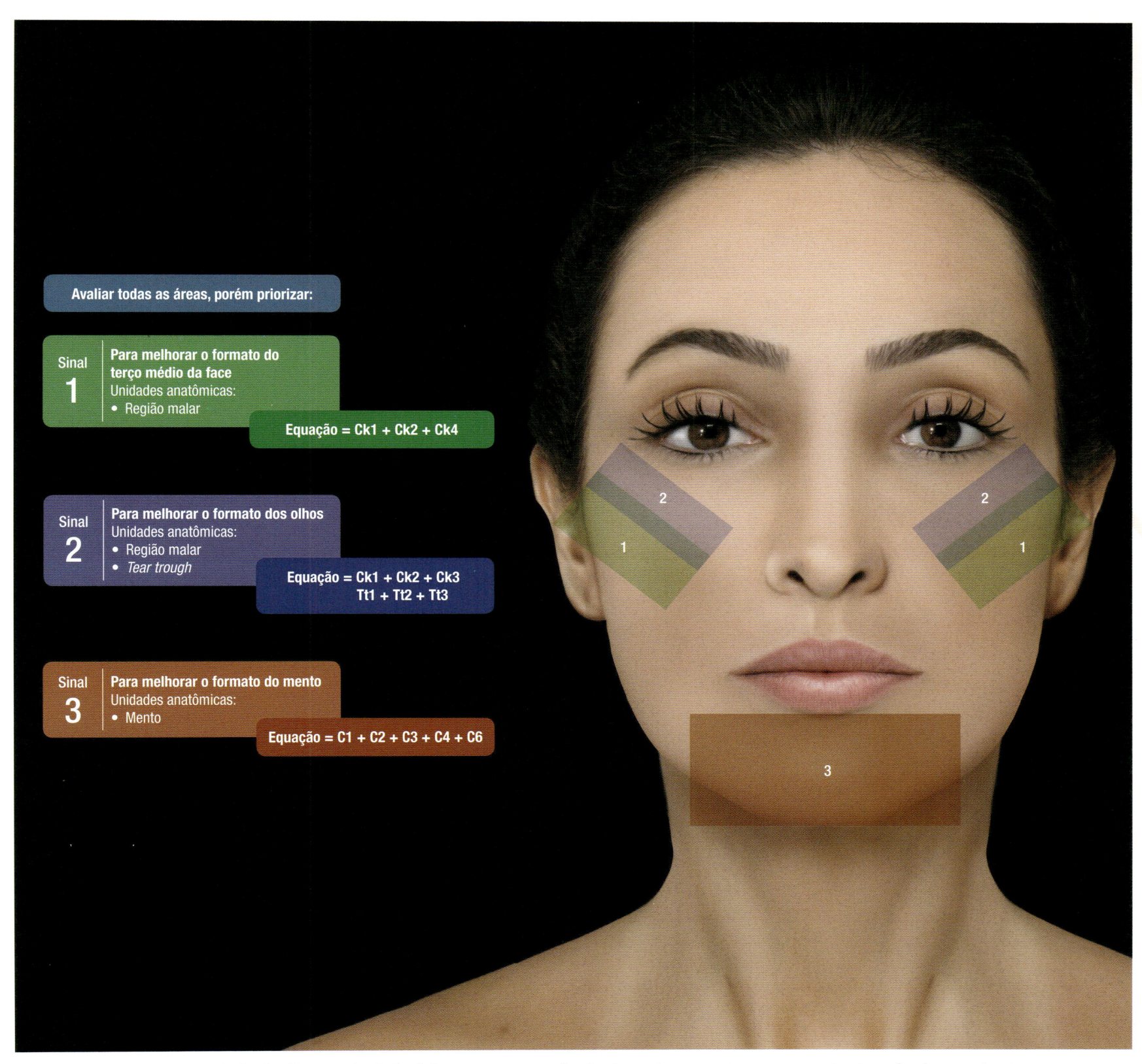

Avaliar todas as áreas, porém priorizar:

Sinal **1**
Para melhorar o formato do terço médio da face
Unidades anatômicas:
• Região malar

Equação = Ck1 + Ck2 + Ck4

Sinal **2**
Para melhorar o formato dos olhos
Unidades anatômicas:
• Região malar
• *Tear trough*

Equação = Ck1 + Ck2 + Ck3
Tt1 + Tt2 + Tt3

Sinal **3**
Para melhorar o formato do mento
Unidades anatômicas:
• Mento

Equação = C1 + C2 + C3 + C4 + C6

FIGURA 16. Equações MD Codes™ para sinais faciais comuns: aparência de mais atraente – para pacientes afrodescendentes.

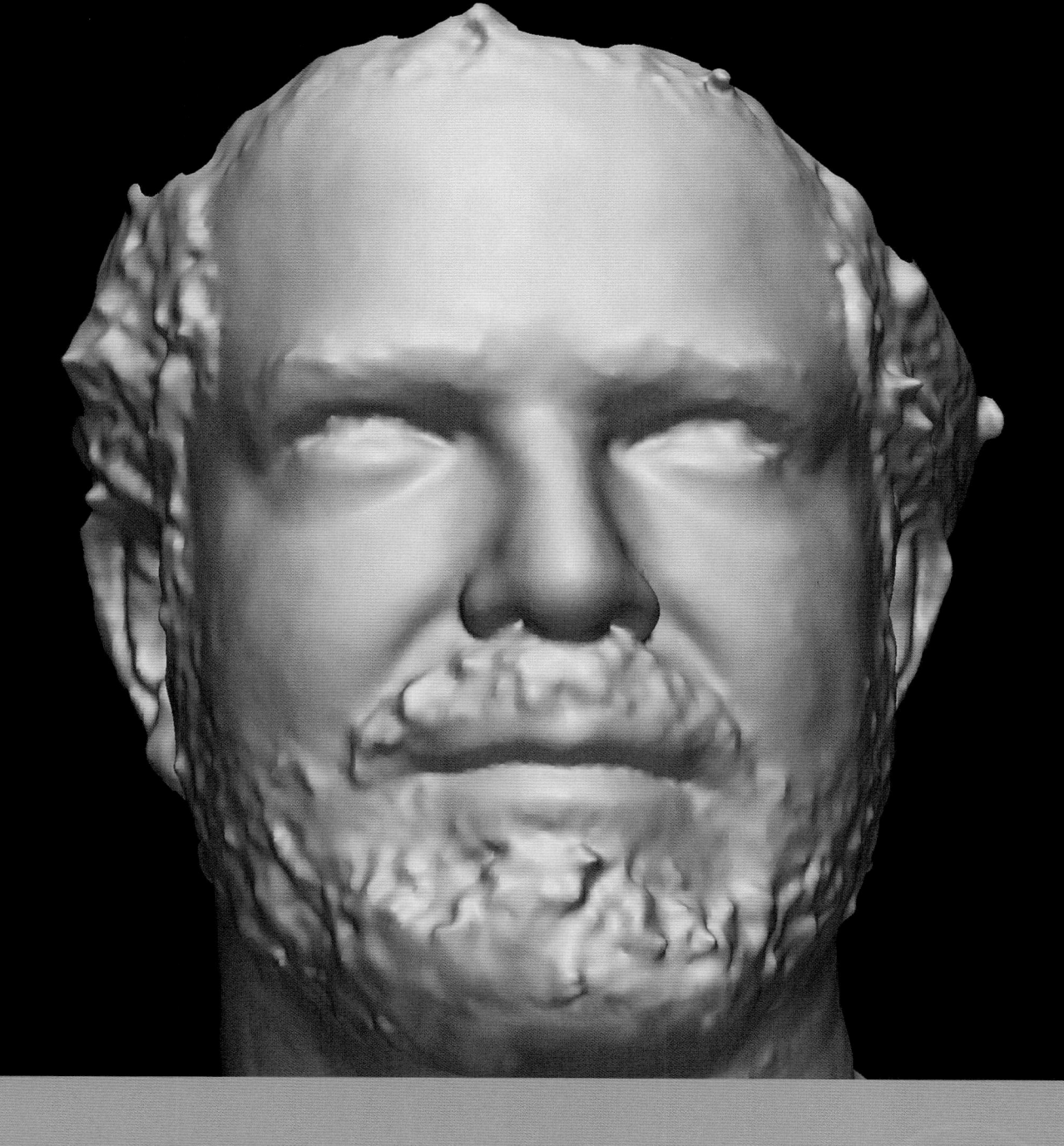

TRATAMENTO COM PREENCHEDORES FACIAIS – CASOS CLÍNICOS

TRATAMENTO COM PREENCHEDORES FACIAIS – CASOS CLÍNICOS

Envelhecer é um processo dinâmico, gradual, natural e inevitável. Portanto, é importante que o tratamento com ácido hialurônico (AH) também seja algo dinâmico, que permita modificar os resultados de acordo com a necessidade atual do paciente ou com o determinado período específico de vida.

É importante verificar as necessidades e expectativas do paciente para que o tratamento proposto seja o mais adequado possível para cada caso, levando-se em consideração a tecnologia dos produtos atuais e tendências em rejuvenescimento facial.

A segurança e a versatilidade do ácido hialurônico fazem com esta substância seja a preferida pelos médicos para sustentação, preenchimento, refinamento e hidratação profunda facial. O tratamento com AH permite a associação com a toxina botulínica, otimizando os resultados, por meio do tratamento das rugas dinâmicas e expressões faciais que não favorecem a harmonia facial.

Esses produtos proporcionam um efeito temporal e ao mesmo tempo duradouro, permitindo ao médico refinar os resultados a cada nova aplicação.

Neste capítulo, foram selecionados alguns casos comuns de pacientes que trataram áreas específicas da face utilizando-se as equações MD Codes™.

CASO **1**

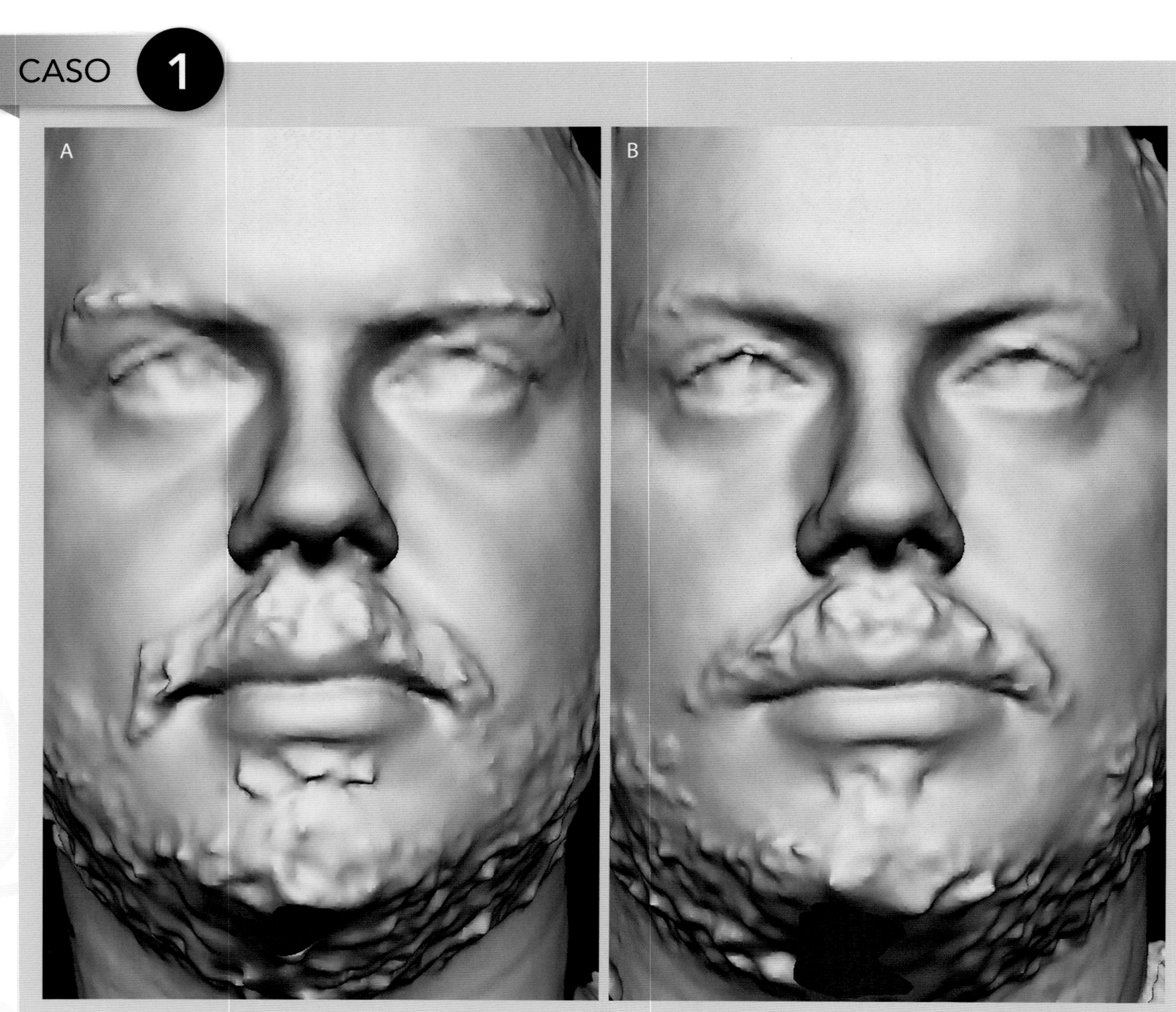

FIGURA 1. Fotografia 3D oblíqua esquerda (com textura) e frente (sem textura). Paciente do sexo masculino, 35 anos. Utilizada equação da região malar, *tear trough* para parecer mais masculino. As fotos mostram antes e após os tratamentos da região malar (Ck1 + Ck2), *tear trough* (Tt1+ Tt2 + Tt3) e nasolabial profundo (NL1). Juvéderm® Voluma (2,0 mL) + Juvéderm® Volift (1,0 mL) + Juvéderm® Volbella (1,0 mL). Total: 4,0 mL.

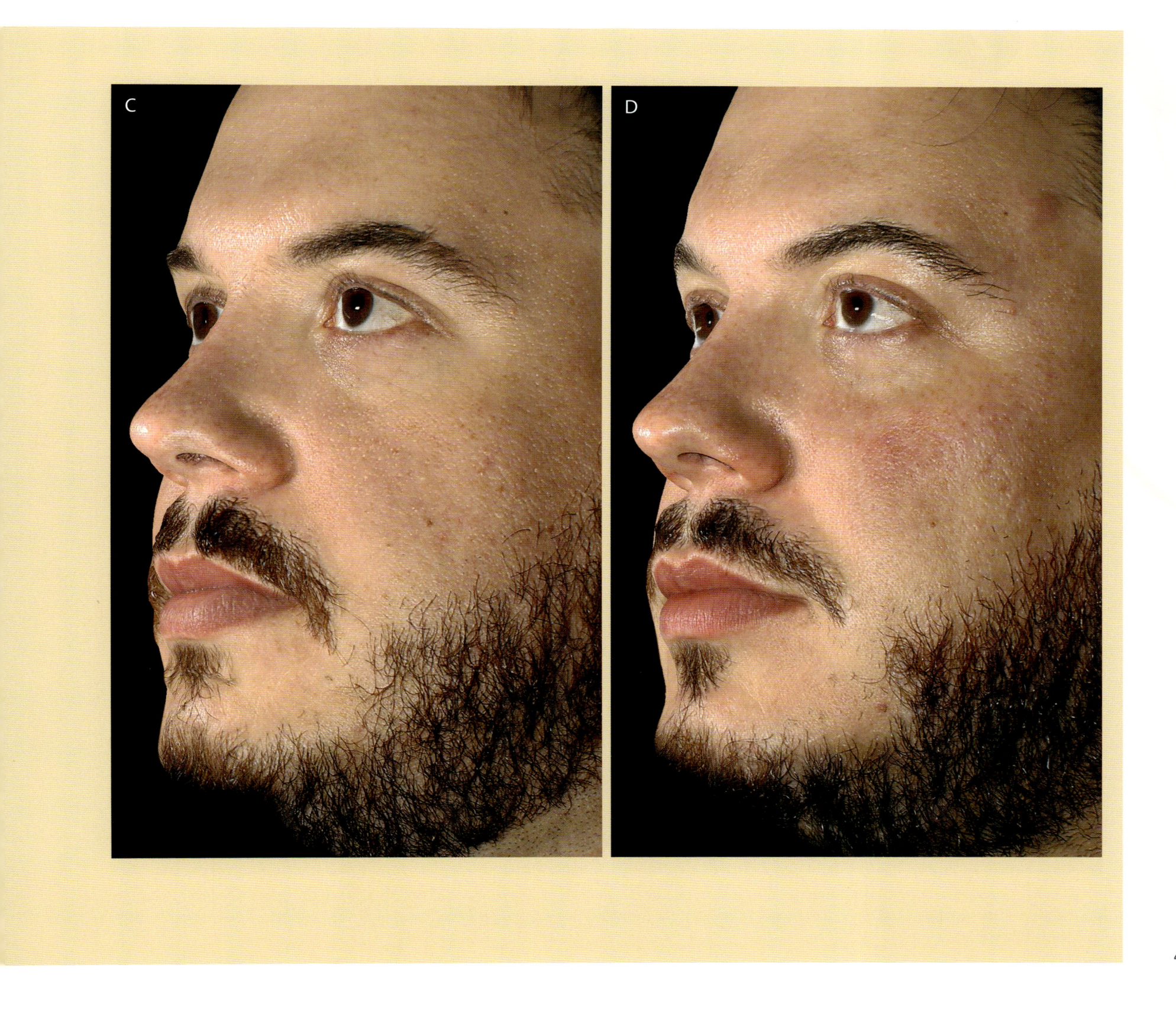

CASO **2**

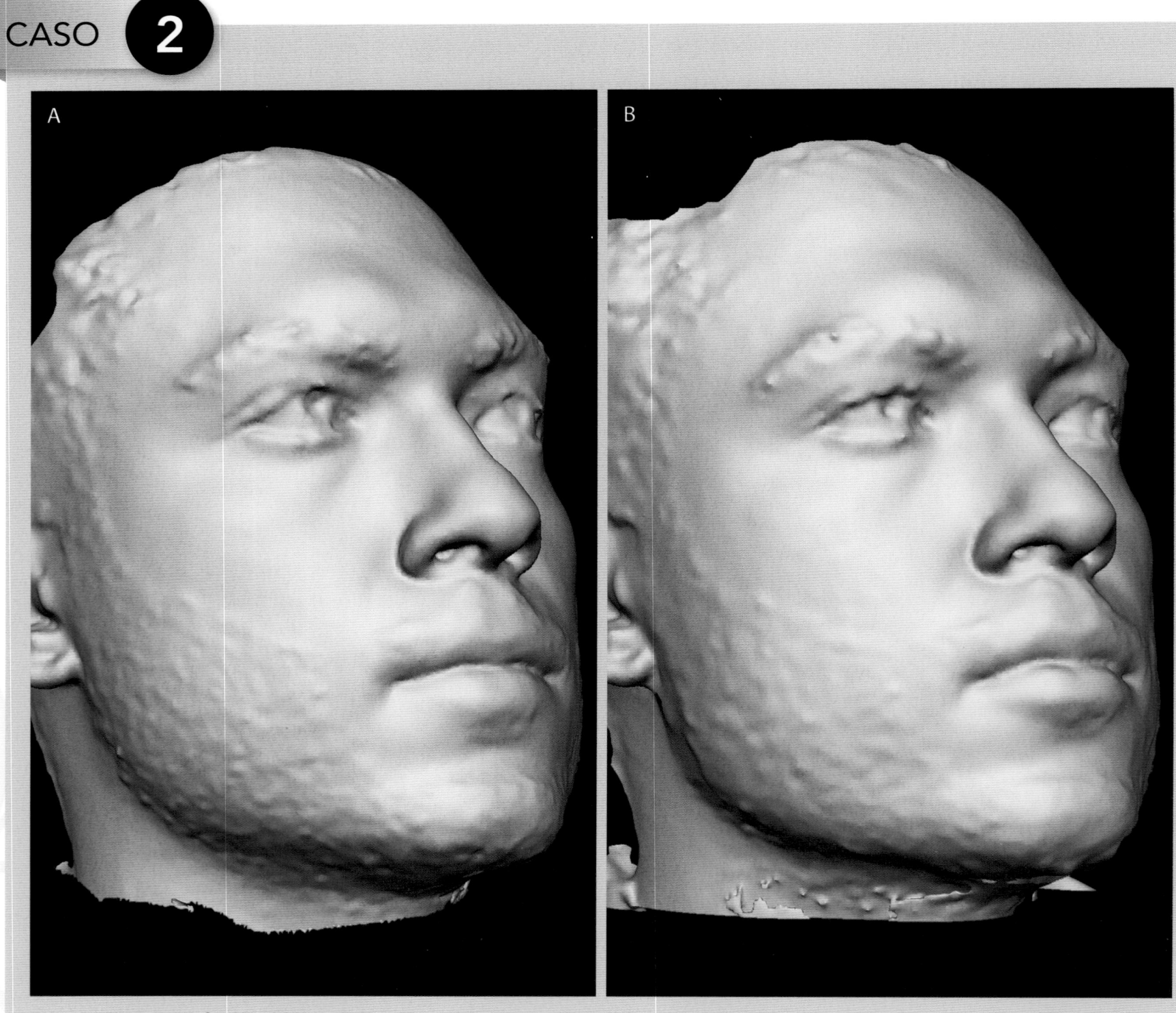

FIGURA 2. Fotografia 3D oblíqua direita (com e sem textura). Paciente do sexo masculino, 35 anos. Utilizada equação do região do terço inferior *Jawline* (Jw1 + Jw2 + Jw3 + Jw4 + Jw5) e mento (C1 + C2 + C5). Juvéderm® Voluma (6,0 mL) + Juvéderm® Volift (2,0 mL). Total: 8,0 mL.

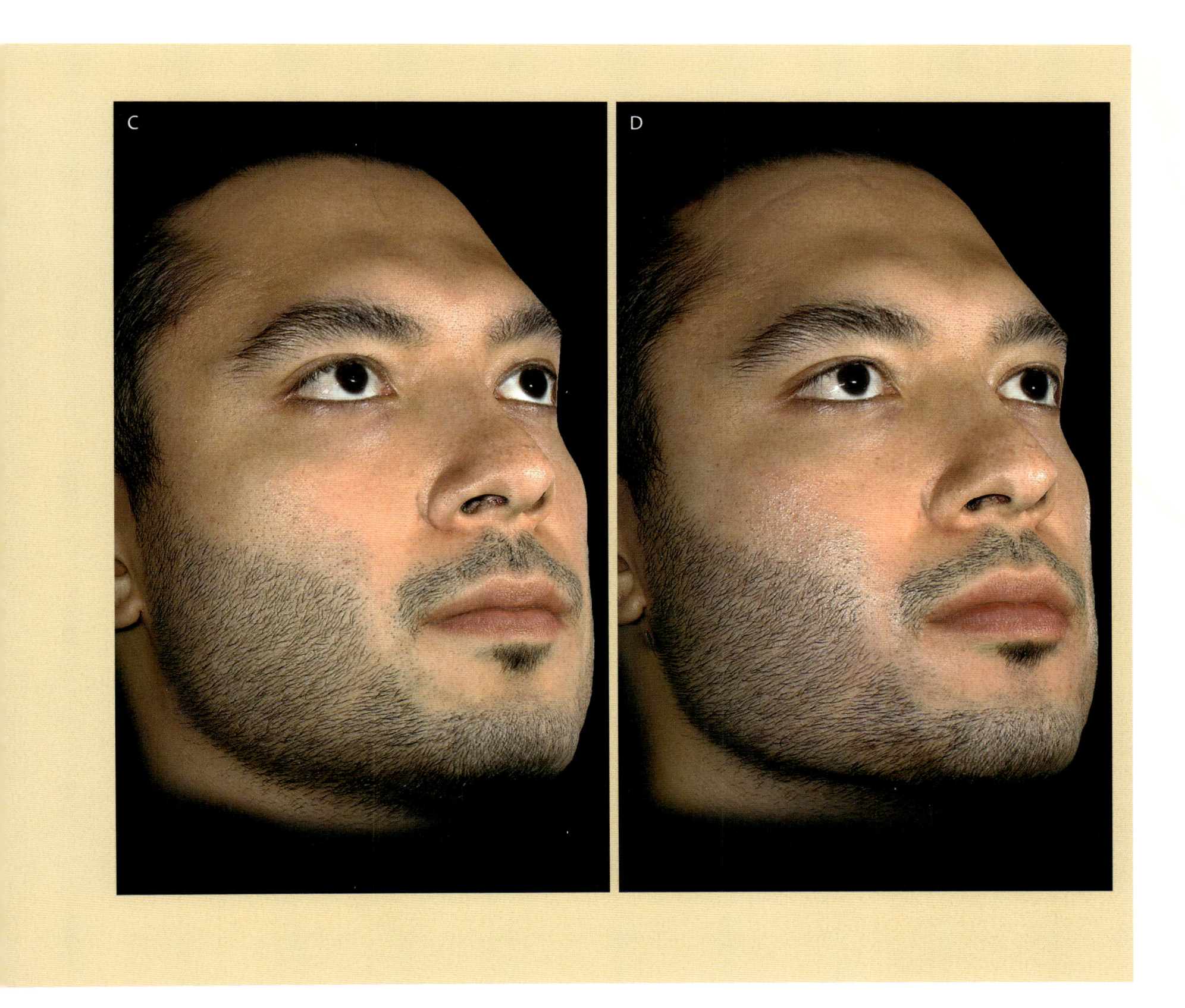

CASO 3

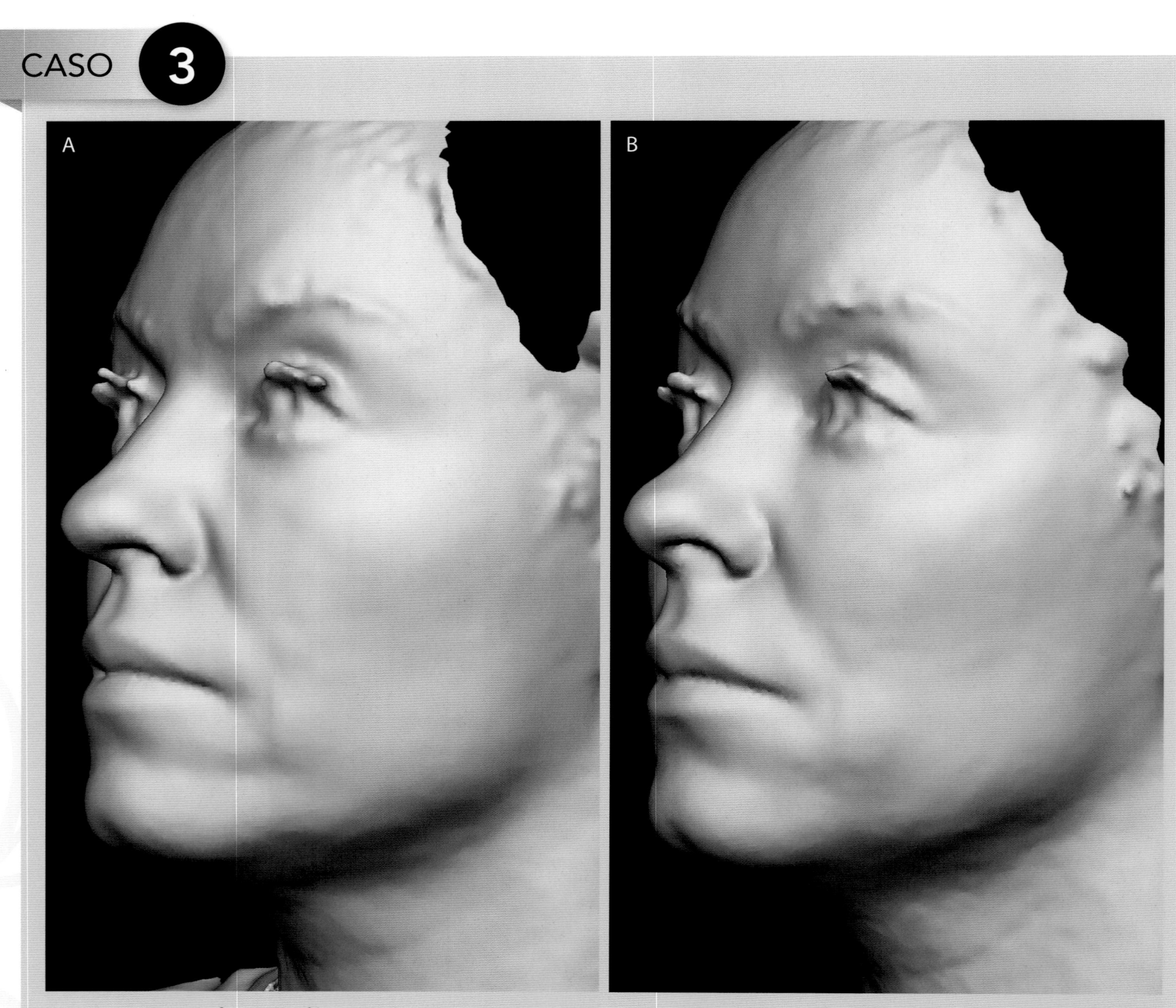

FIGURA 3. Fotografia 3D perfil esquerdo (com textura) e oblíqua esquerda (sem textura). Paciente do sexo feminino, 49 anos. Utilizada equação dos terços médio e inferior para parecer mais atraente. As fotos mostram antes e após os tratamentos da região malar (Ck1 + Ck2 + Ck3), Nariz (N1 + N2), sulcos nasolabiais profundos (NL1), (Lp1 + Lp2 + Lp3) e Mento (C1+ C2). Juvéderm® Voluma (3,0 mL) + Juvéderm® Volift (2,0 mL) + Juvéderm® Volbella (2,0 mL). Total: 7,0 mL.

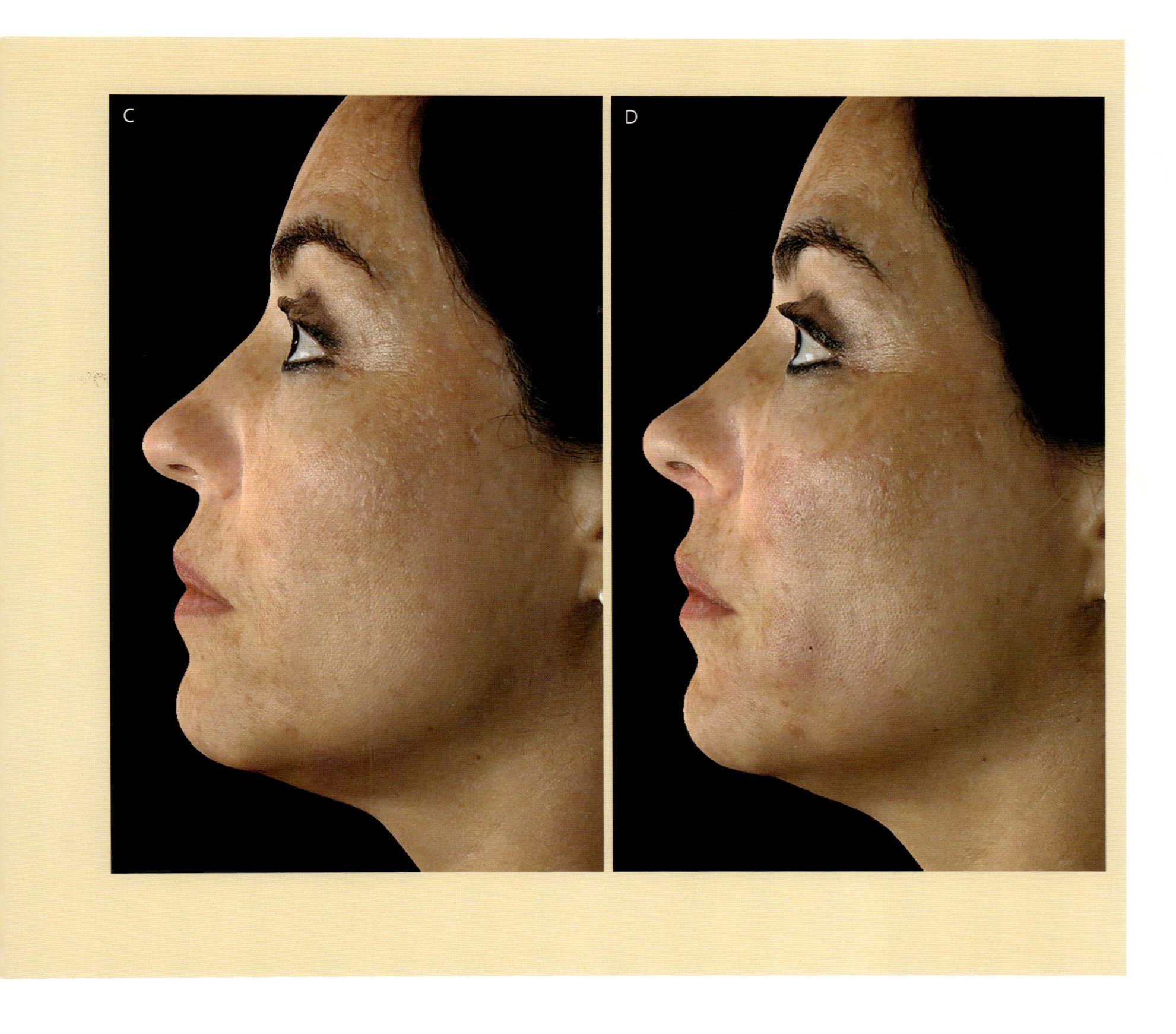

CASO 4

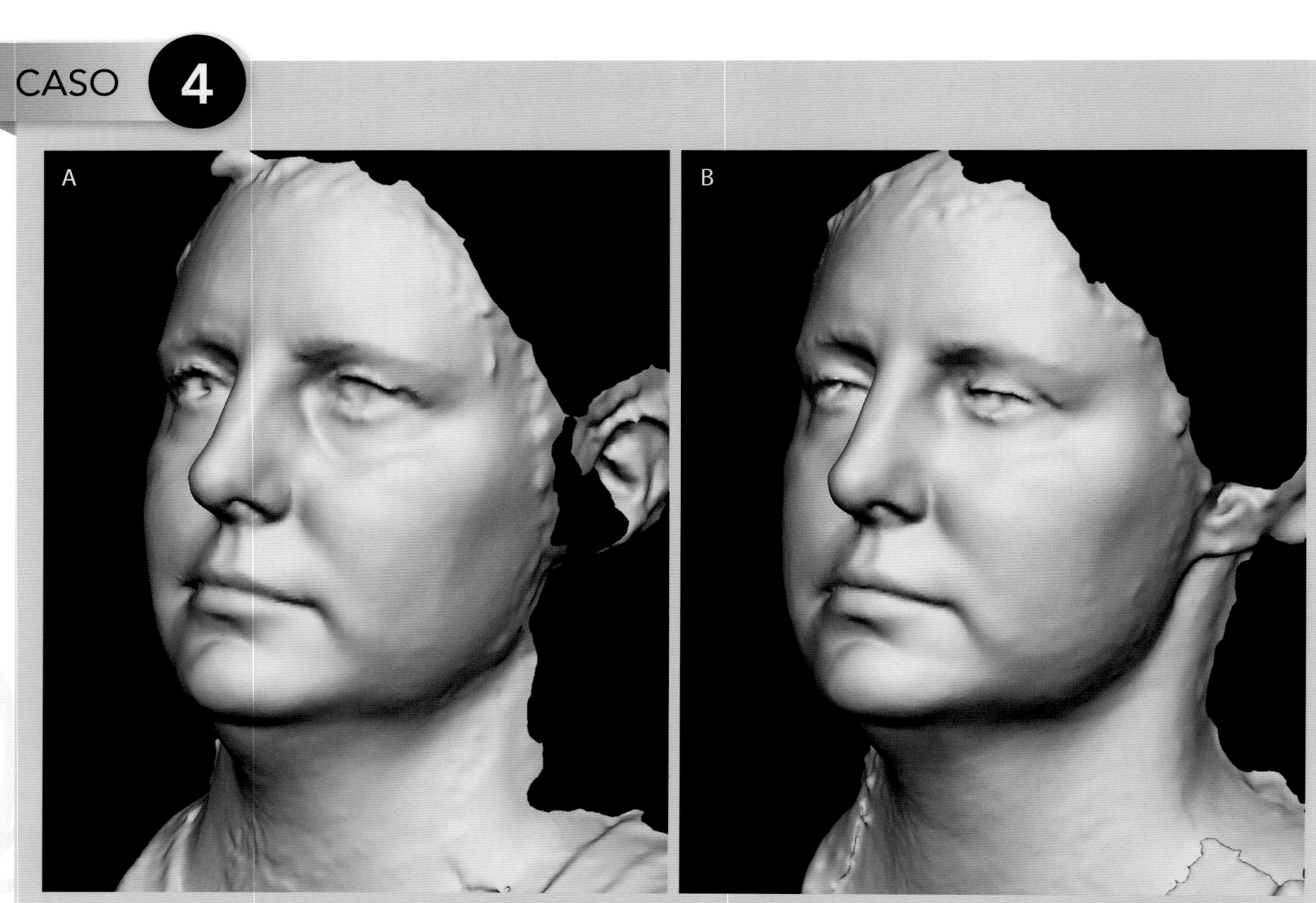

FIGURA 4. Fotografia 3D oblíqua direita (com textura) e oblíqua esquerda (sem textura). Paciente do sexo feminino, 35 anos. Utilizada equação dos terços médio para parecer menos cansada. As fotos mostram antes e após os tratamentos da região malar (Ck1 + Ck2 + Ck3) e *tear trough* (Tt1 + Tt2 + Tt3). Juvéderm® Voluma (2,0 mL) + Juvéderm® Volift (1,0 mL) + Juvéderm® Volbella (1,0 mL) + Juvéderm® Volite (1,0 mL) + Botox . Total: 5,0 mL.

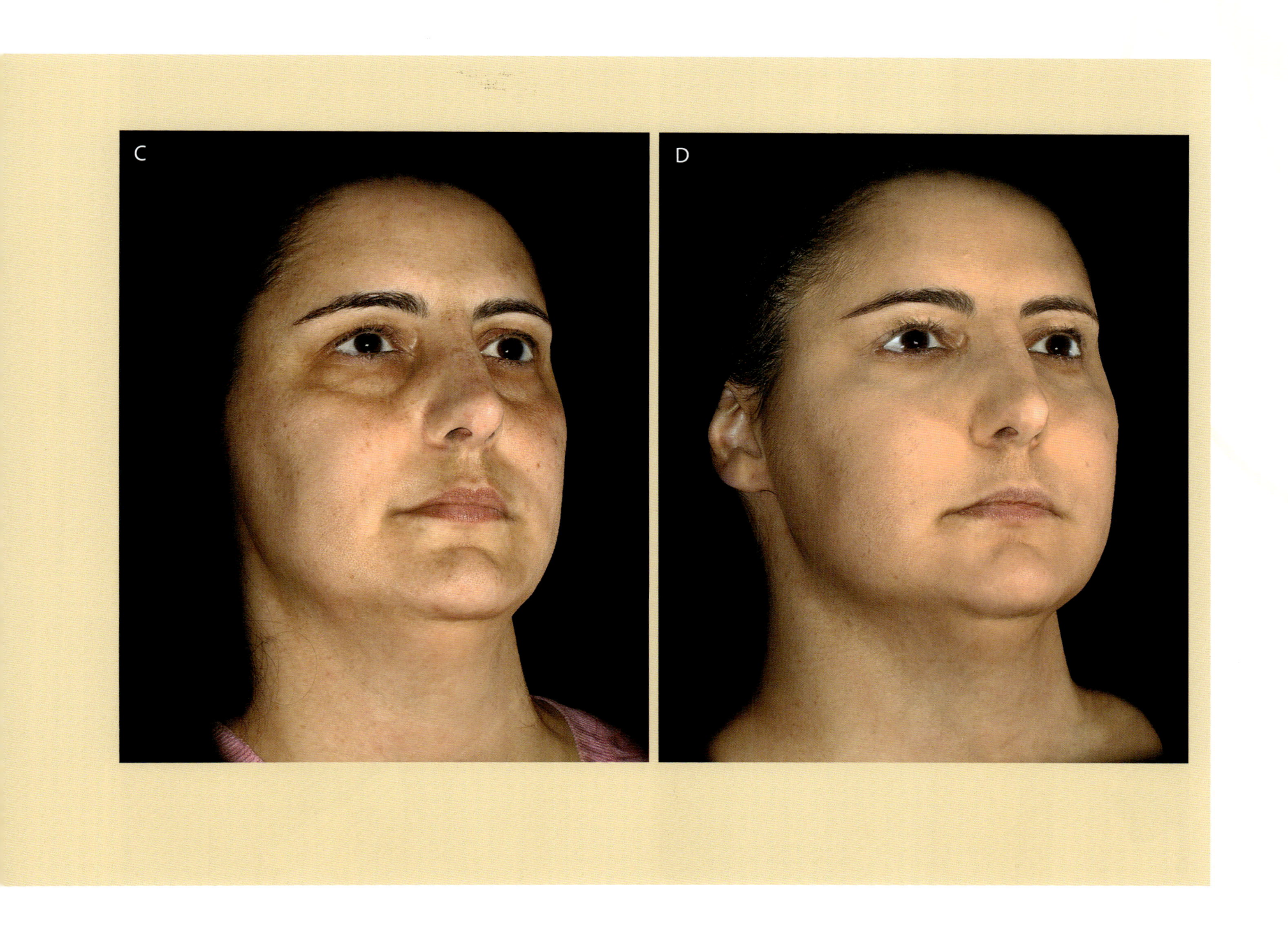

CASO **5**

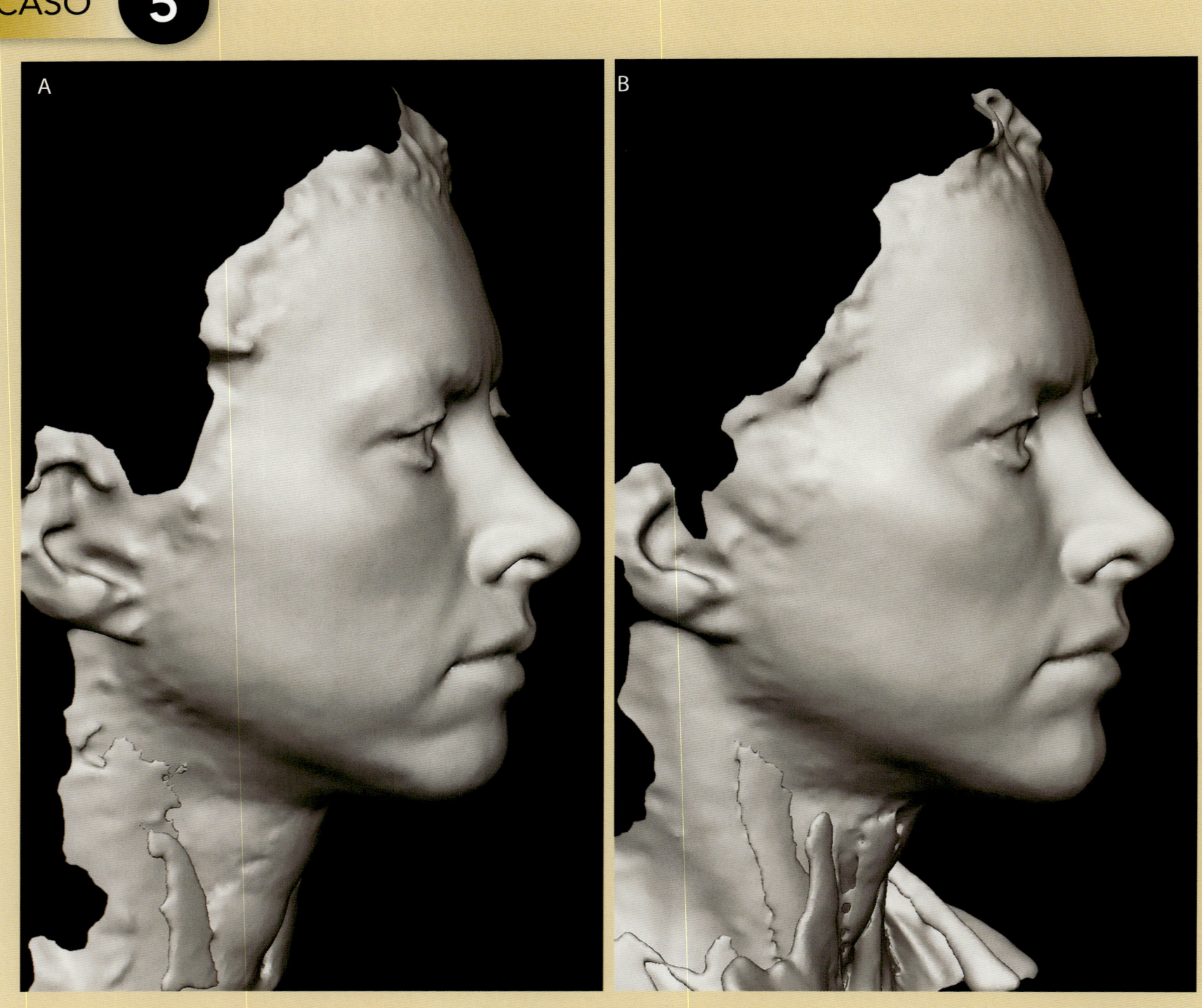

FIGURA 5. Fotografia 3D perfil esquerda (com textura) e perfil direito (sem textura) de paciente do sexo feminino, 45 anos. Utilizada equação dos terços médio e inferior para parecer mais jovem. As fotos mostram antes e após os tratamentos da região malar (Ck1 + Ck2 + Ck3) e mento (C1 + C2 + C6). Juvéderm® Voluma (4,0 mL) e Juvéderm® Volift (2 mL). Total: 6,0 mL.

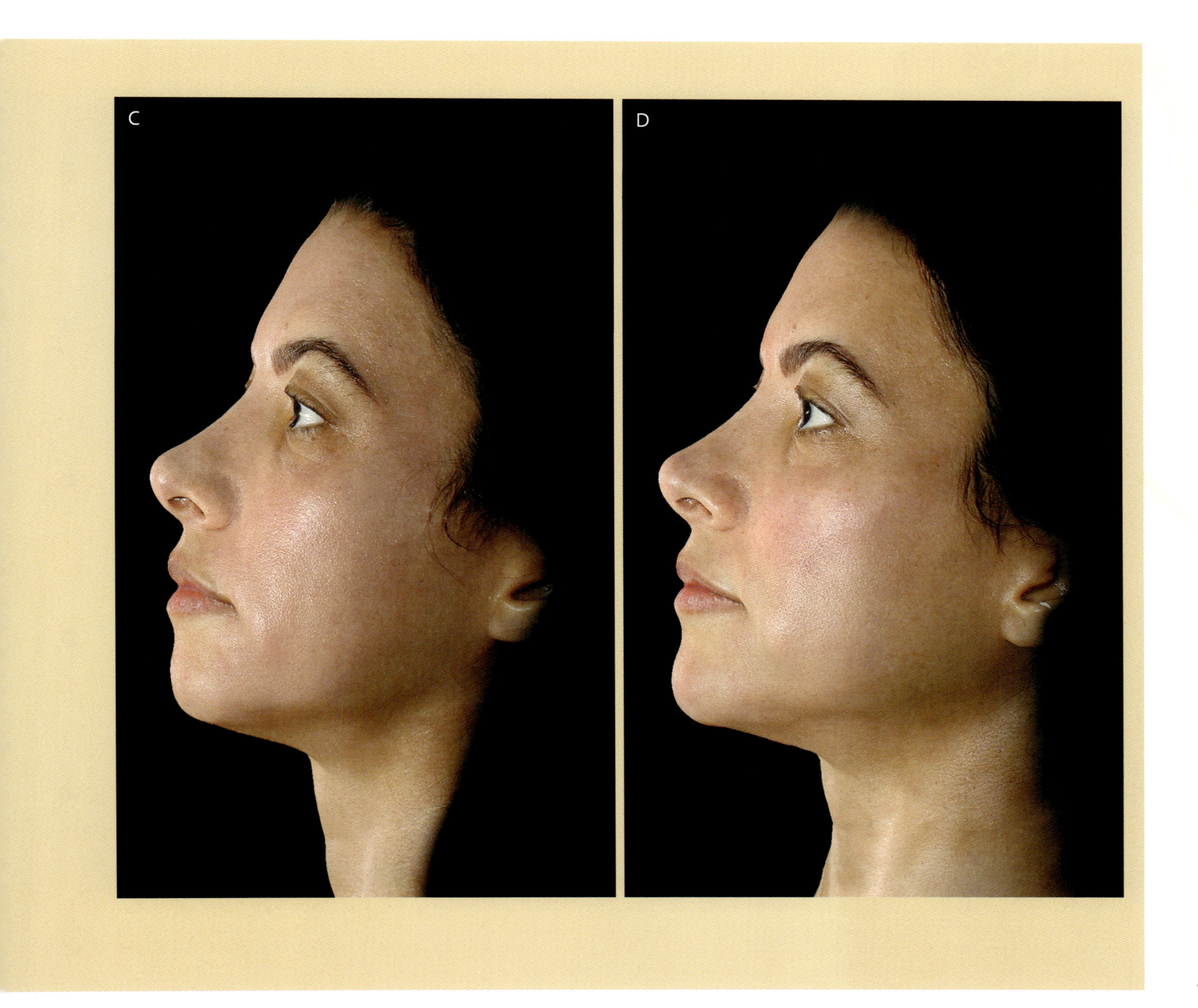

CASO 6

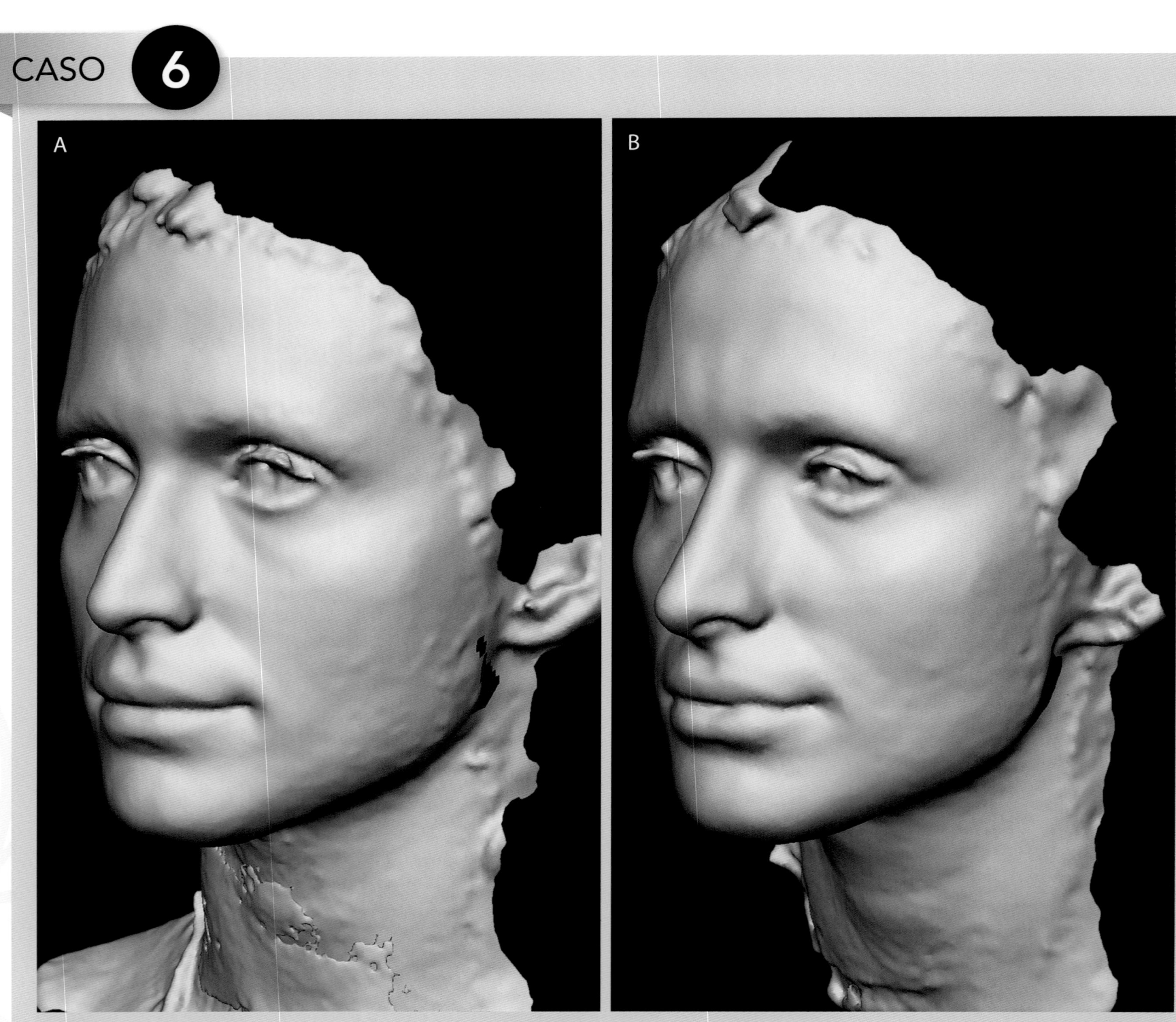

FIGURA 6. Fotografia 3D oblíqua direita (com textura) e oblíqua esquerda (sem textura) de paciente do sexo feminino, 30 anos. Utilizada equação dos terços médio e inferior para parecer mais feminina/mais delicada. As fotos mostram antes e após os tratamentos da região malar (Ck1 + Ck2 + Ck3), nariz (N1 + N2), lábios (Lp1 + Lp2 + Lp3), sulcos nasolabiais profundos (NL1 + NL2 + NL3) Juvéderm® Voluma (2,0 mL) + Juvéderm® Volift (1,0 mL) + Juvéderm® Volbella (2,0 mL). Total: 5,0 mL.

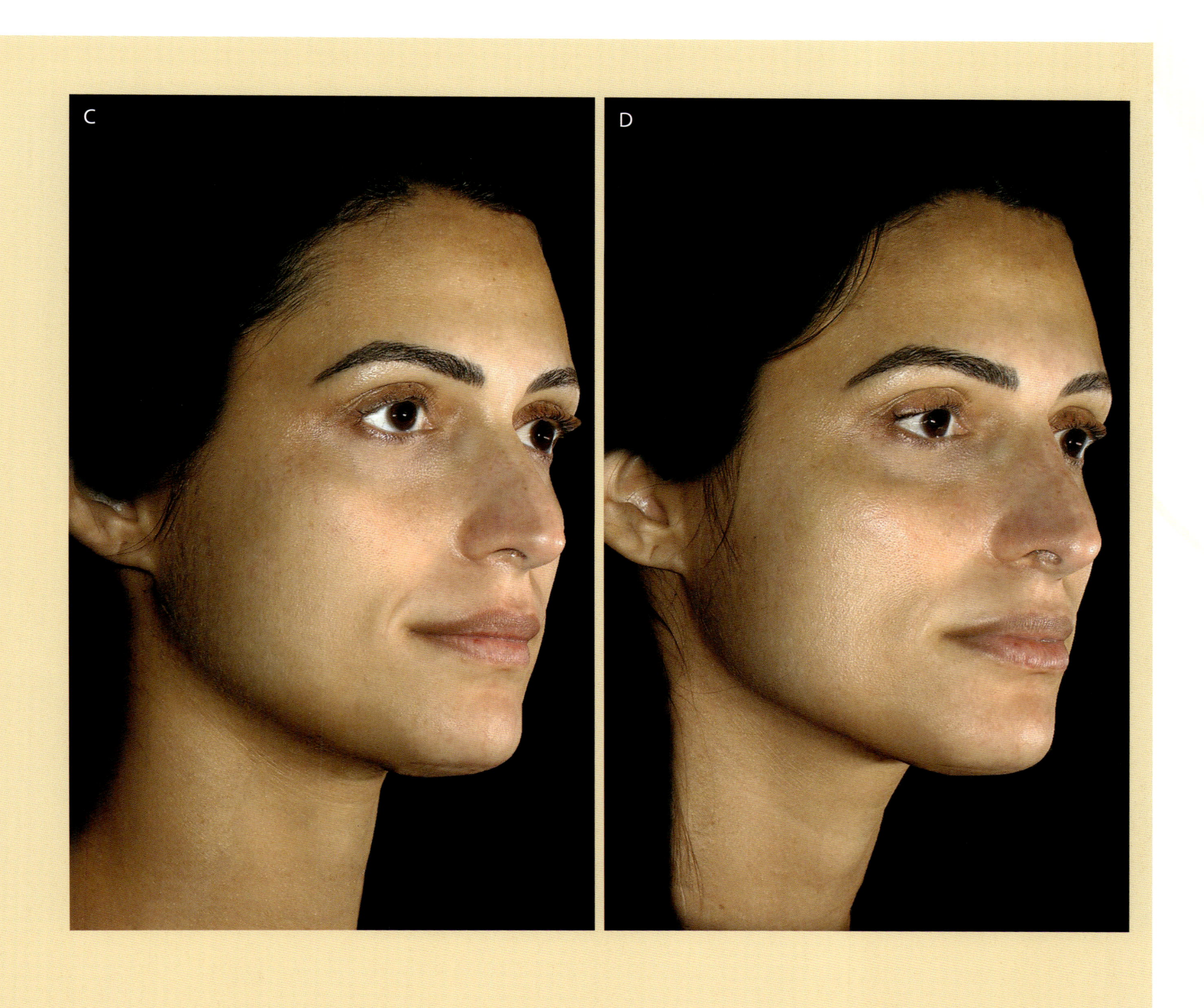

CASO **7**

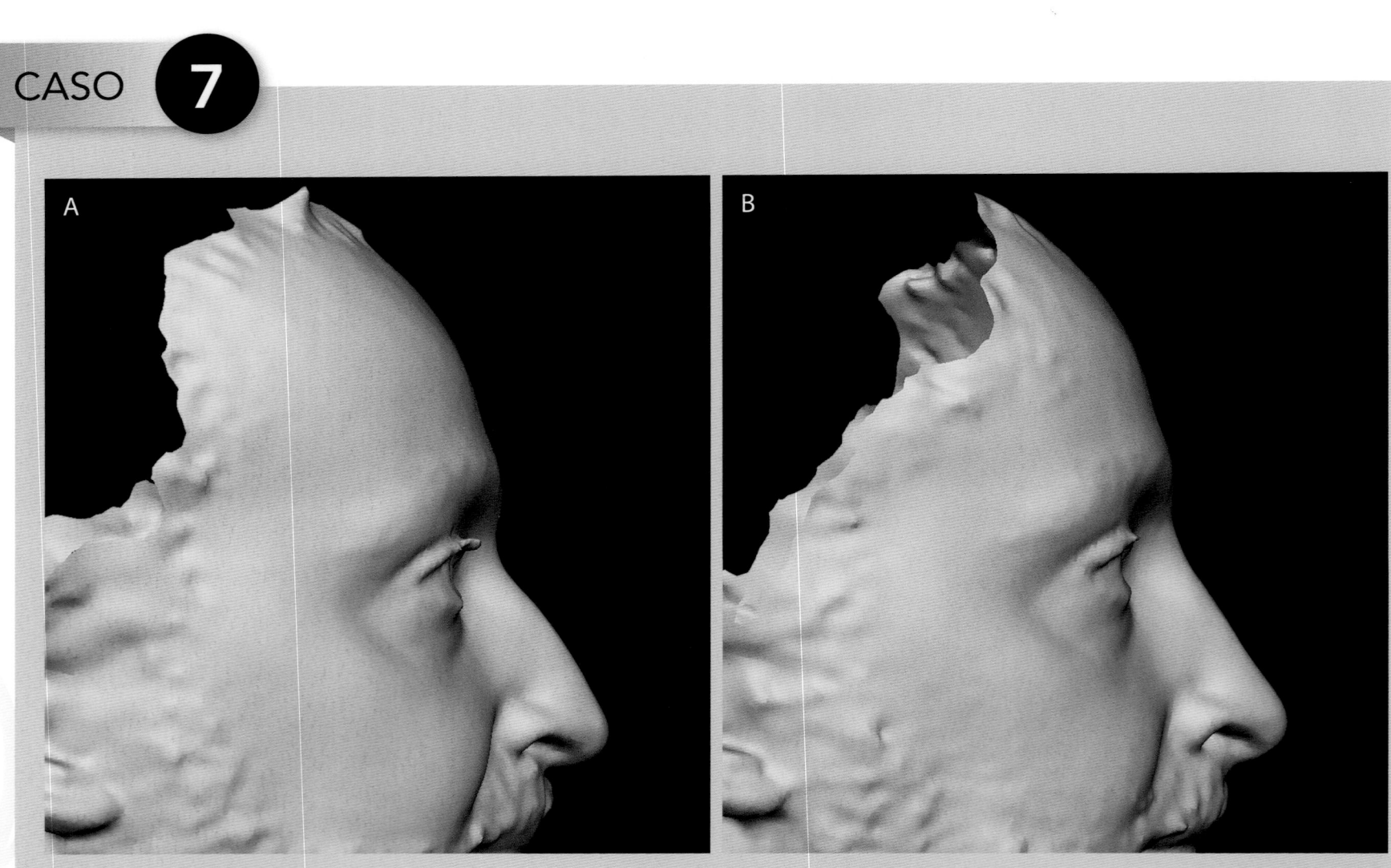

FIGURA 7. Fotografia 3D perfil esquerdo (com textura) e perfil direito (sem textura) de paciente do sexo masculino, 42 anos. Utilizada equação do terço médio para parecer mais atraente. As fotos mostram antes e após os tratamentos da região nasal (N1 + N2 + N3 + N4). Juvéderm® Voluma (1 mL).

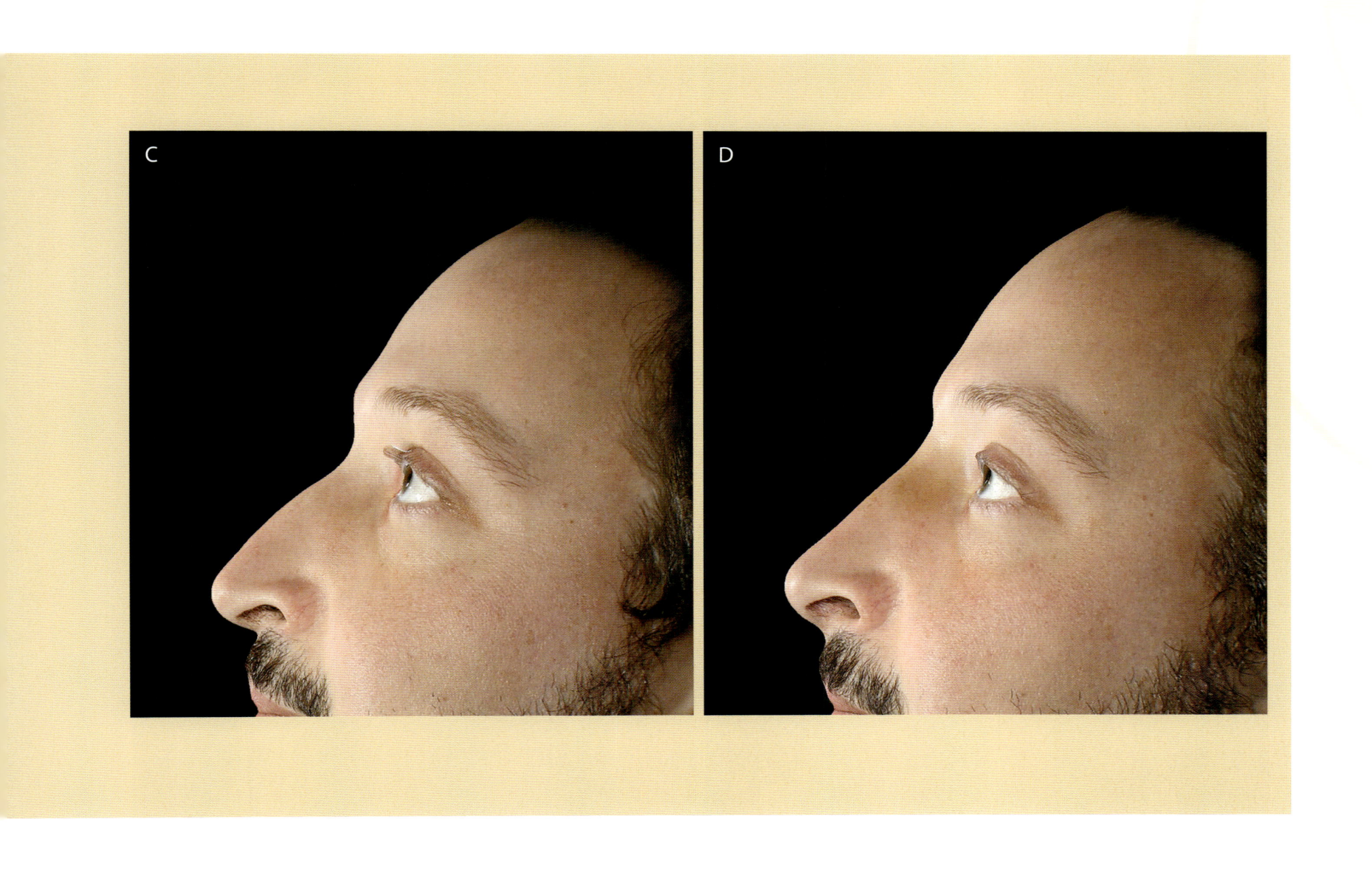

CASO **8**

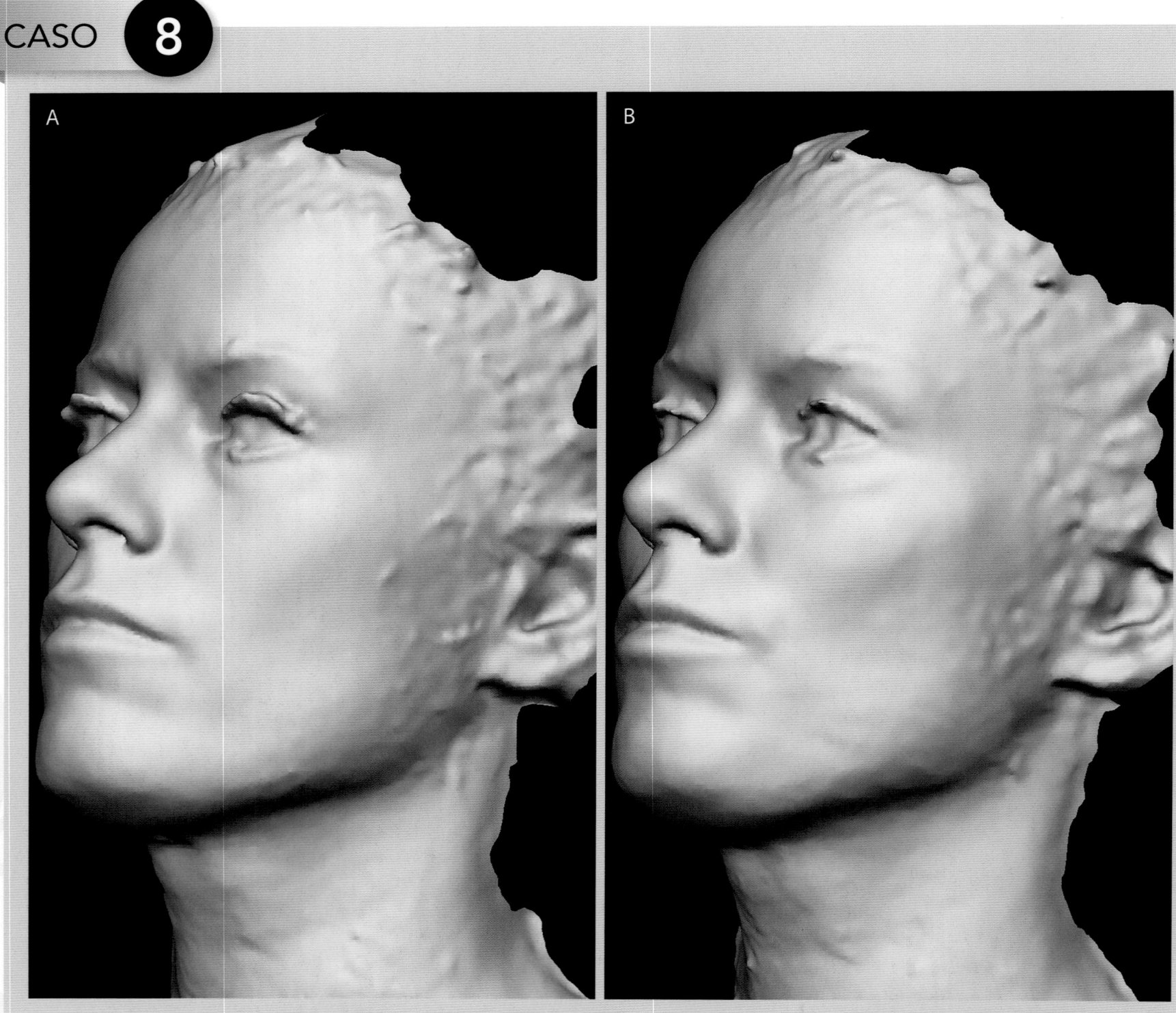

FIGURA 8. Fotografia 3D oblíqua direita (com textura) e oblíqua esquerda (sem textura). Paciente do sexo feminino, 45 anos, atleta. Utilizada equação do terço médio parecer mais feminina. As fotos mostram antes e após os tratamentos da região malar (Ck1 + Ck2 + Ck3) e efeito *top model look*. Juvéderm® Voluma (3,0 mL)+ Juvéderm® Volift (1,0 mL). Total: 4,0 mL.

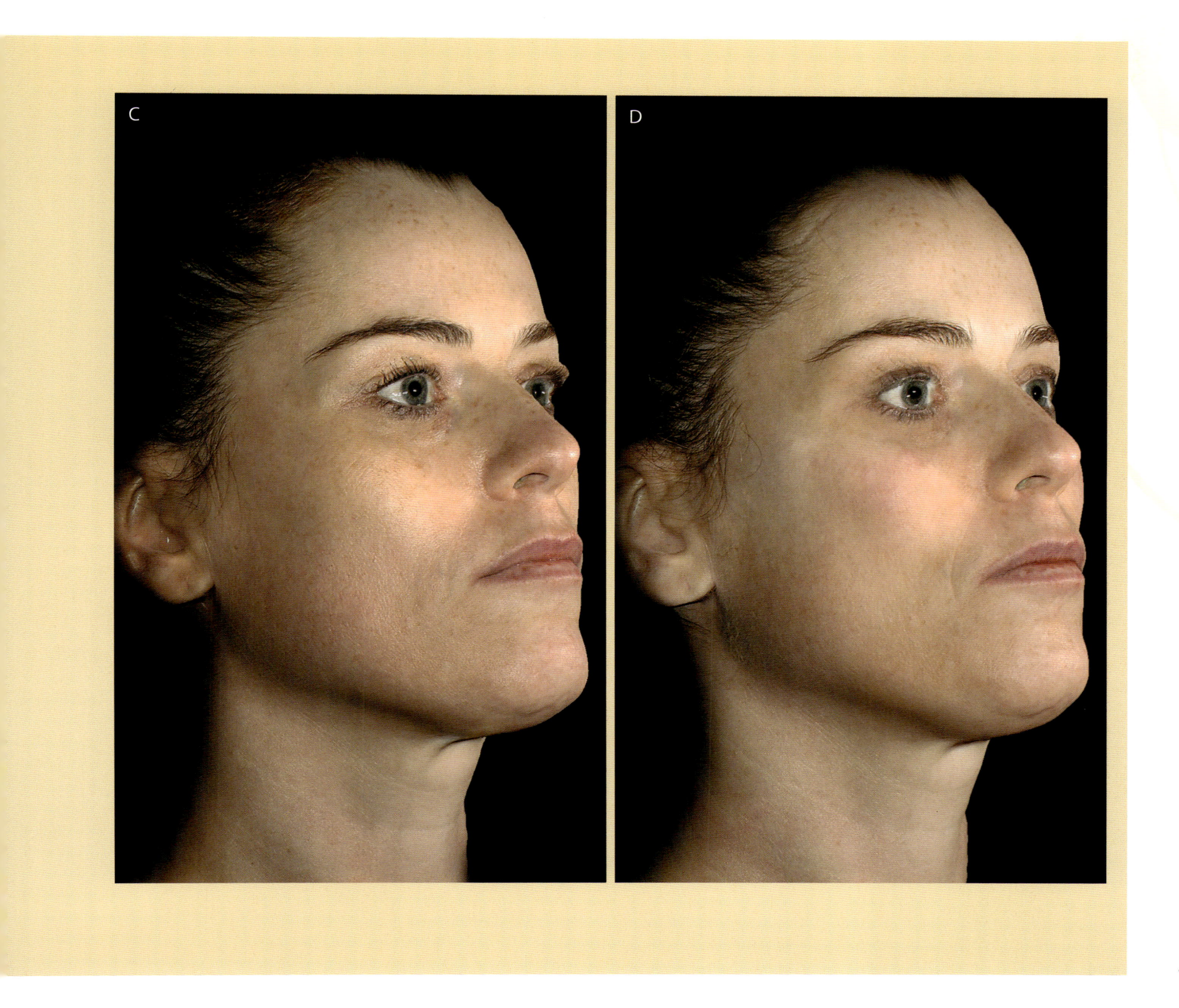

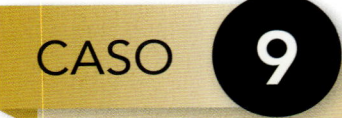

CASO 9

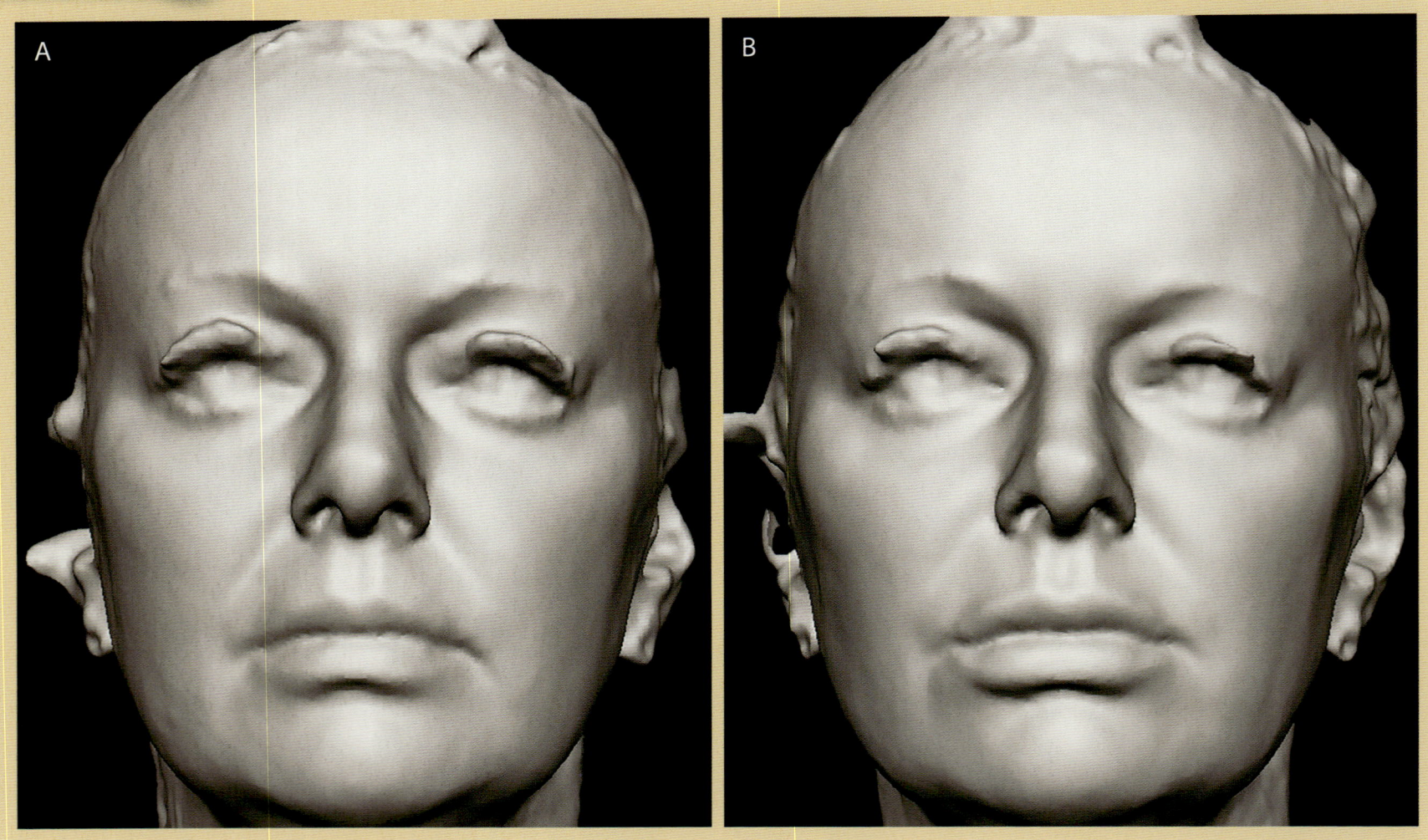

FIGURA 9. Fotografia 3D direito (com textura) e frente (sem textura). Paciente do sexo feminino, 47 anos. Utilizada equação dos terços médio e inferior para parecer mais jovem. As fotos mostram antes e após os tratamentos da região malar (Ck1 + Ck2 + Ck3), *tear trough* (Tt1 + Tt2 + Tt3), lábios (Lp1 + Lp2 + Lp3), sulcos nasolabiais profundos (NL1 + NL2 + NL3) e mento envelhecido (C1+ C2). Juvéderm® Voluma (3,0 mL) + Juvéderm® Volift (2,0 mL) + Juvéderm® Volbella (2,0 mL). Total: 7,0 mL.

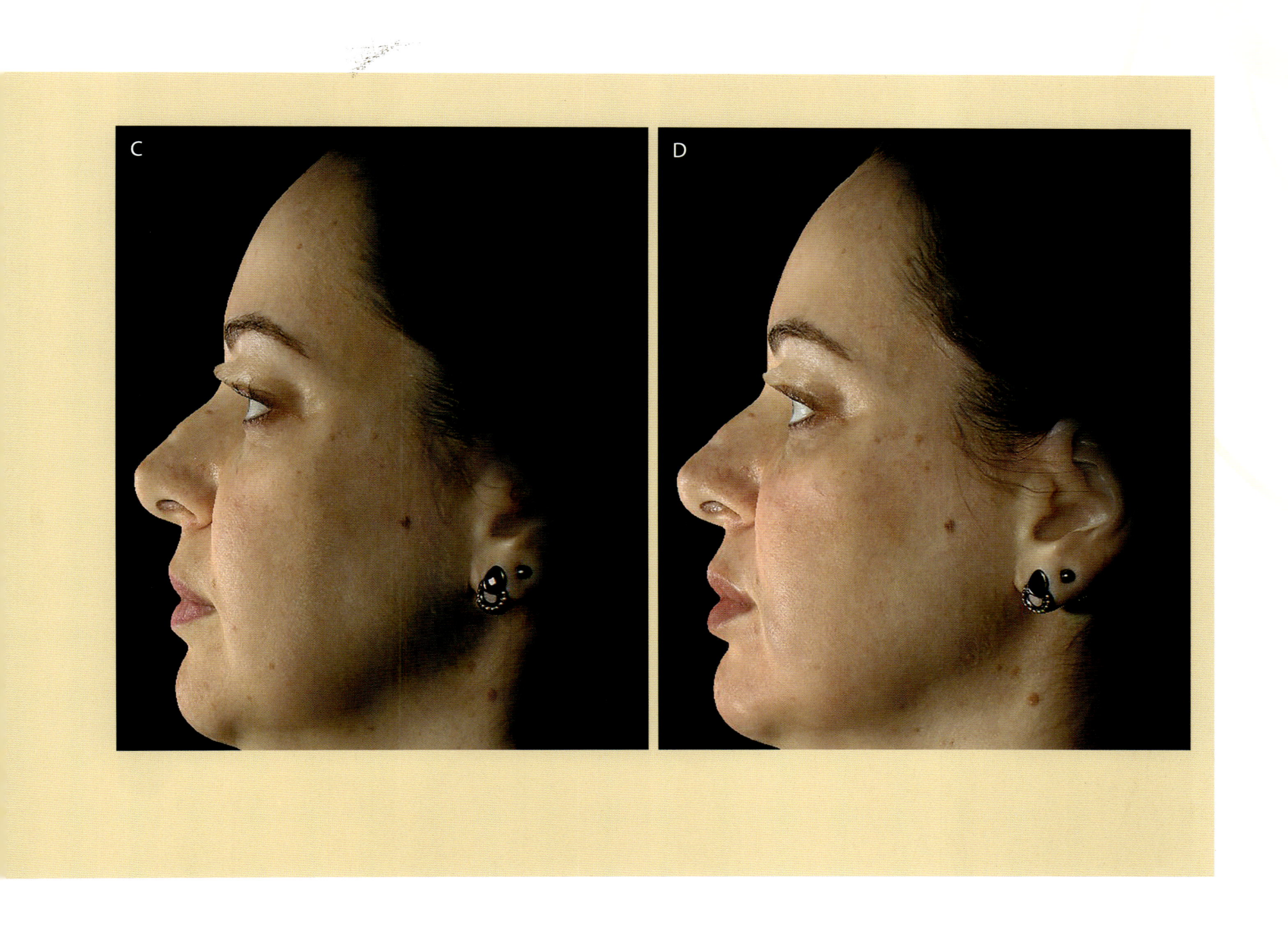

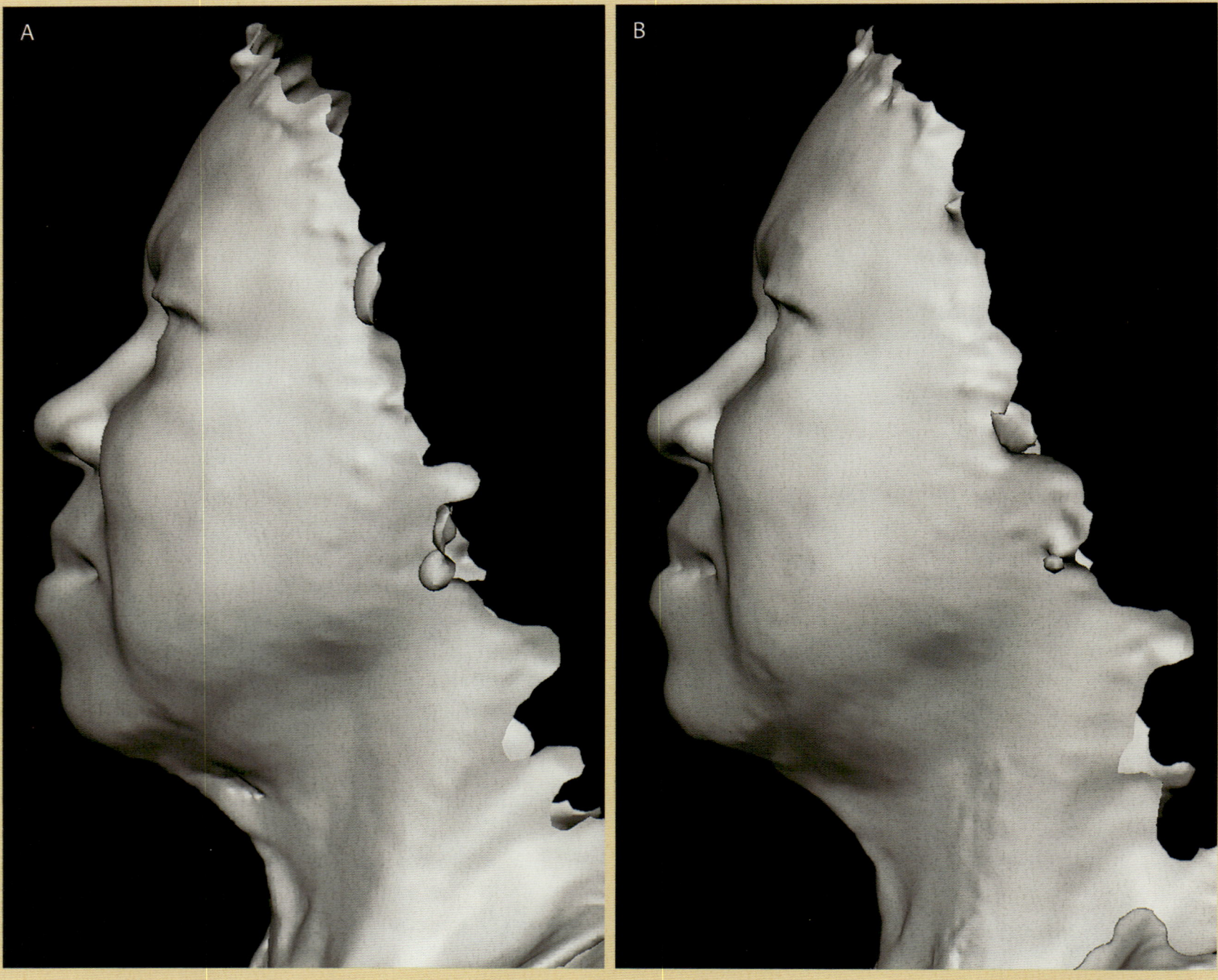

FIGURA 10. Fotografia 3D oblíquo esquerdo (com textura) e perfil esquerdo (sem textura). Paciente do sexo feminino, afrodescendente, 75 anos. Utilizada equação do terço inferior para parecer mais jovem. As fotos mostram antes e após os tratamentos da região mento (C1+ C2 + C6). Juvéderm® Voluma (3,0 mL) + Juvéderm® Volift (2,0 mL). Total: 5,0 mL.

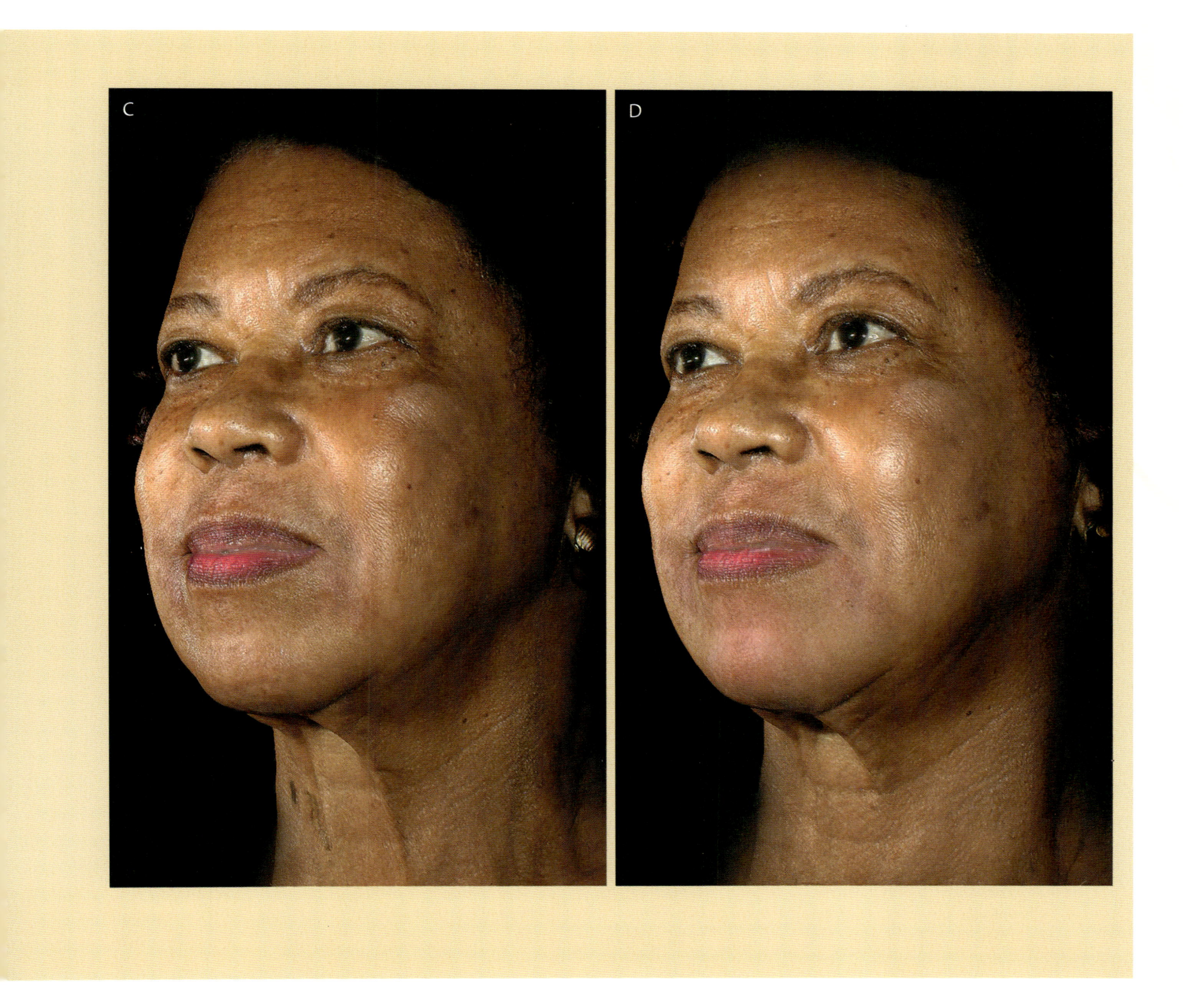

CASO **11**

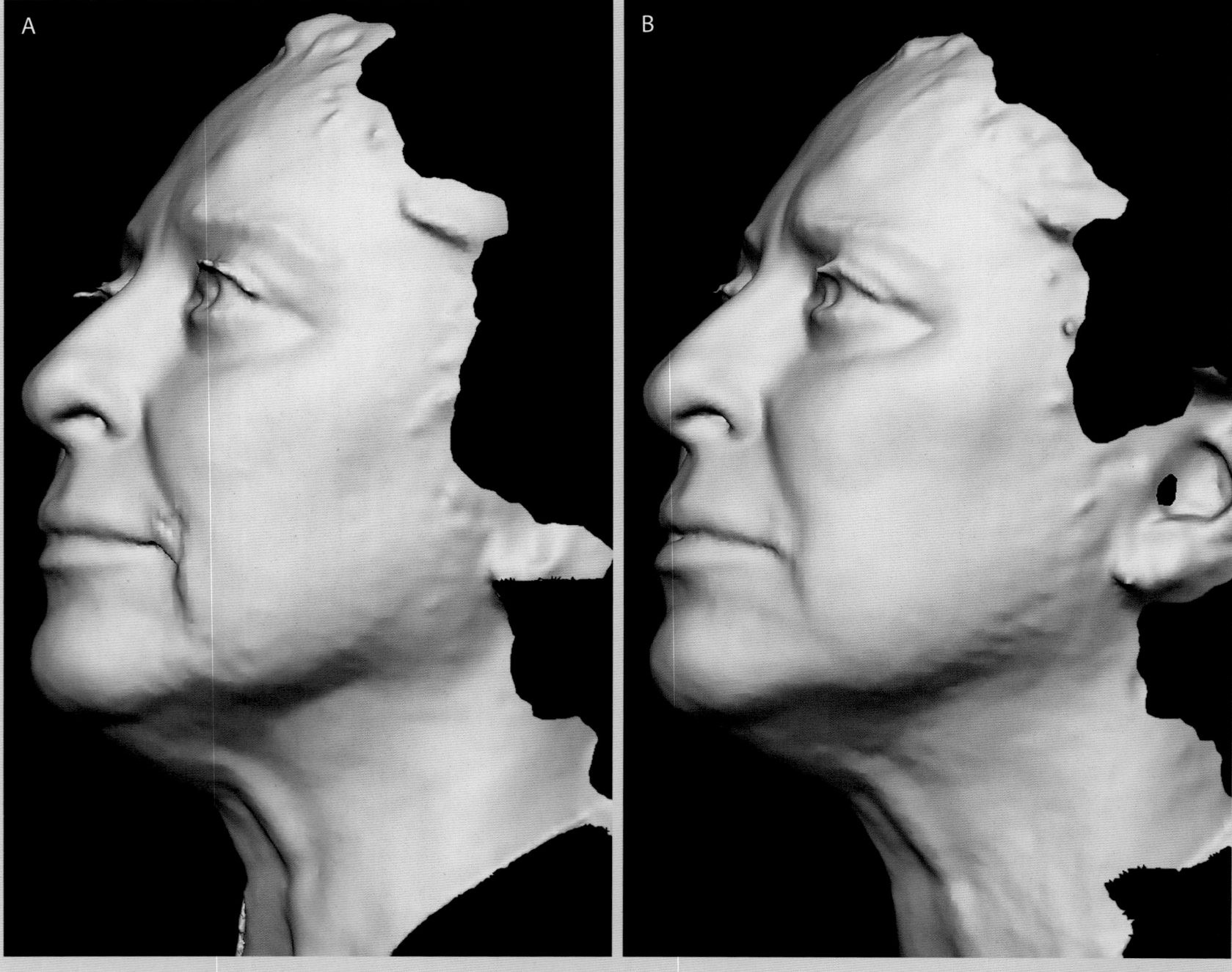

FIGURA 11. Fotografia 3D perfil esquerdo (com e sem textura). Paciente do sexo feminino, 64 anos. Utilizada equação dos terços médio e inferior para parecer mais jovem. A fotos mostram antes e após os tratamentos da região malar (Ck1 + Ck2 + Ck3), *tear trough* (Tt1 + Tt2 + Tt3), sulcos nasolabiais profundos (NL1 + NL2 + NL3), *jawline* (Jw1 + Jw3 + Jw4) e mento envelhecido (C1+ C2 + C6). Juvéderm® Voluma (5,0 mL) + Juvéderm® Volift (2,0 mL) + Juvéderm® Volbella (1,0 mL). Total: 8,0 mL.

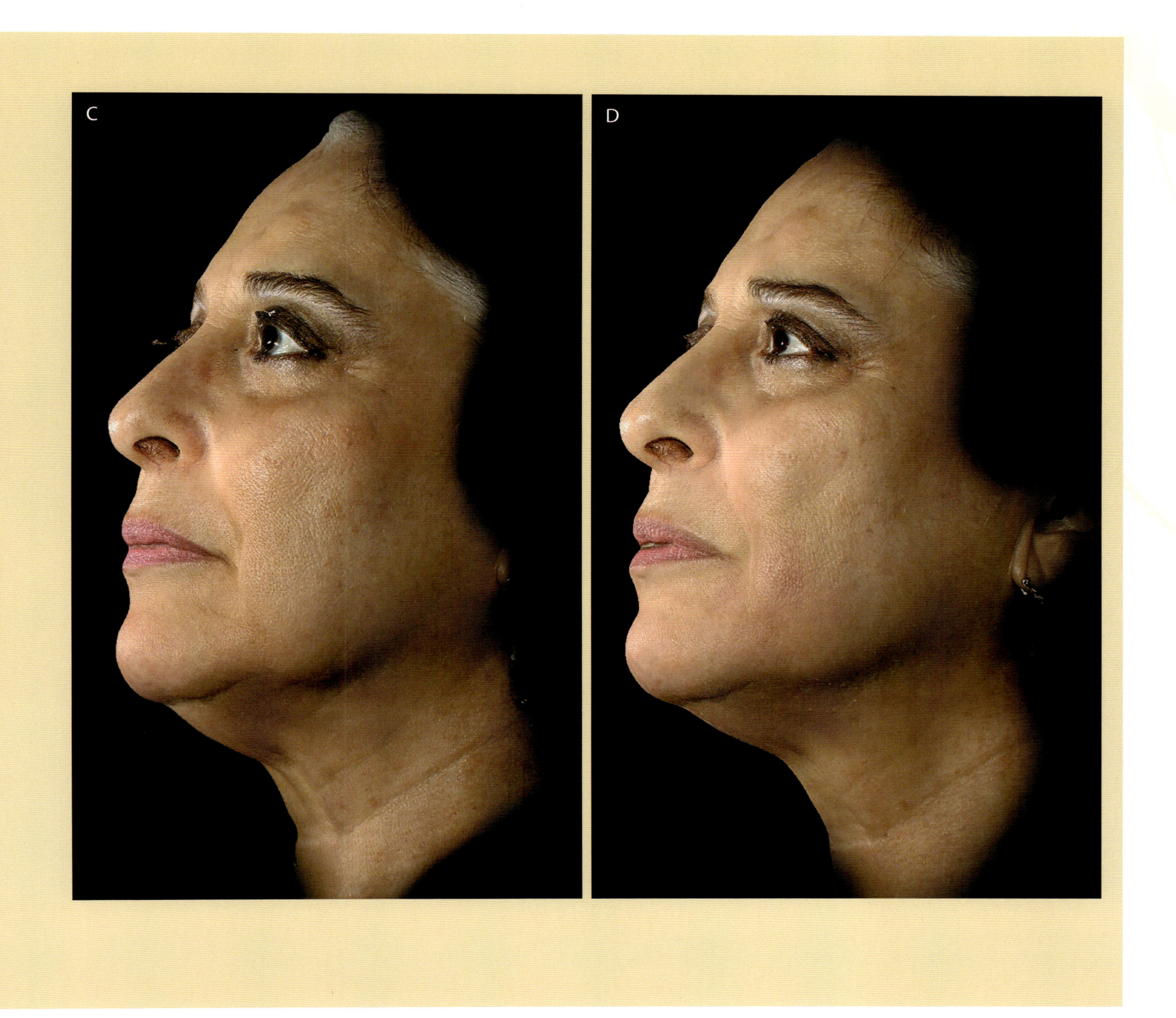

CASO 12

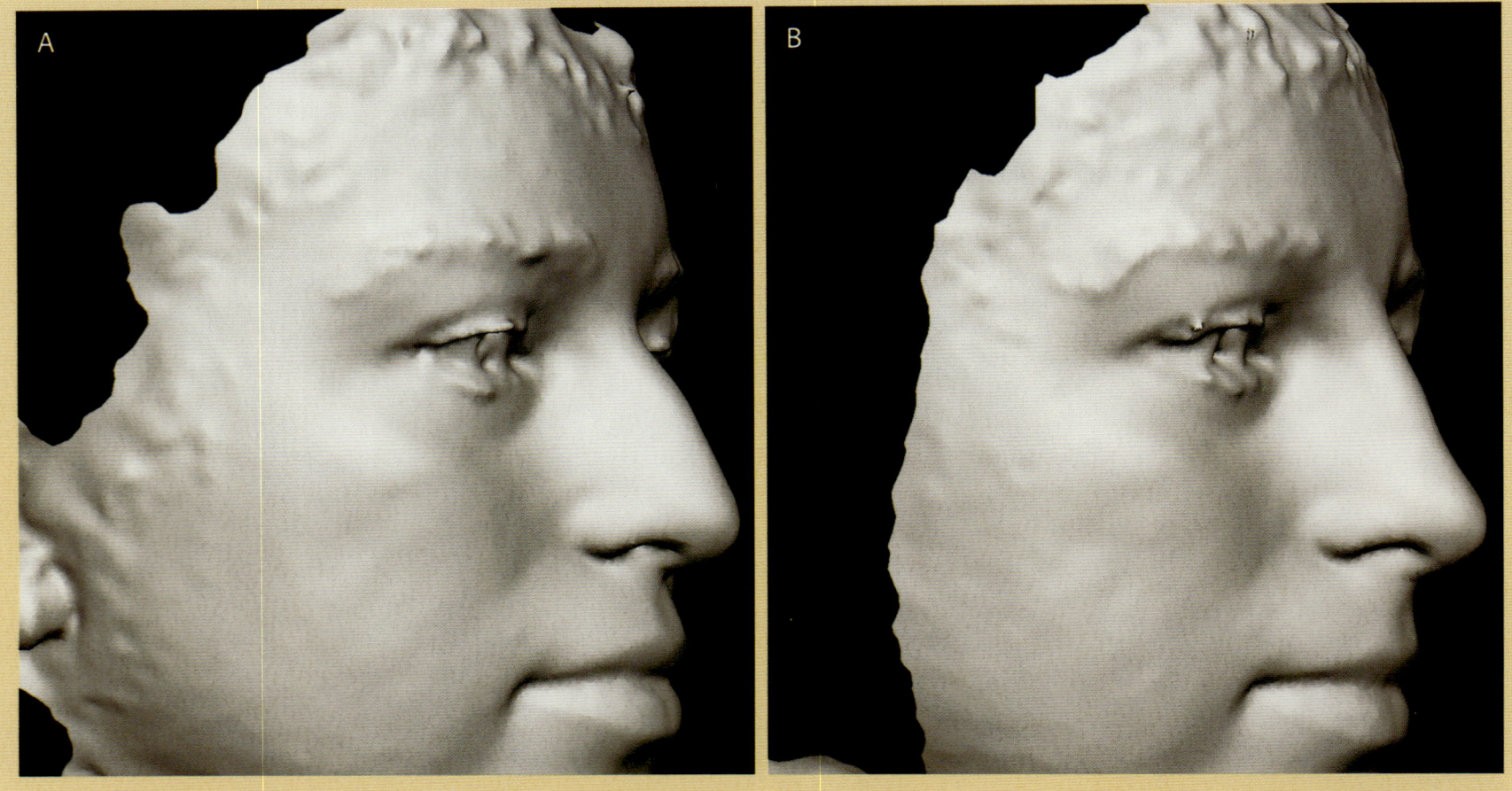

FIGURA 12. Fotografia 3D perfil esquerdo (com textura) e oblíqua direita (sem textura). Paciente do sexo feminino, 28 anos. Utilizada equação do nariz para parecer mais atraente. As fotos mostram antes e após os tratamentos do nariz (N1 + N2 + N3 + N4) Juvéderm® Voluma (1,0 mL).

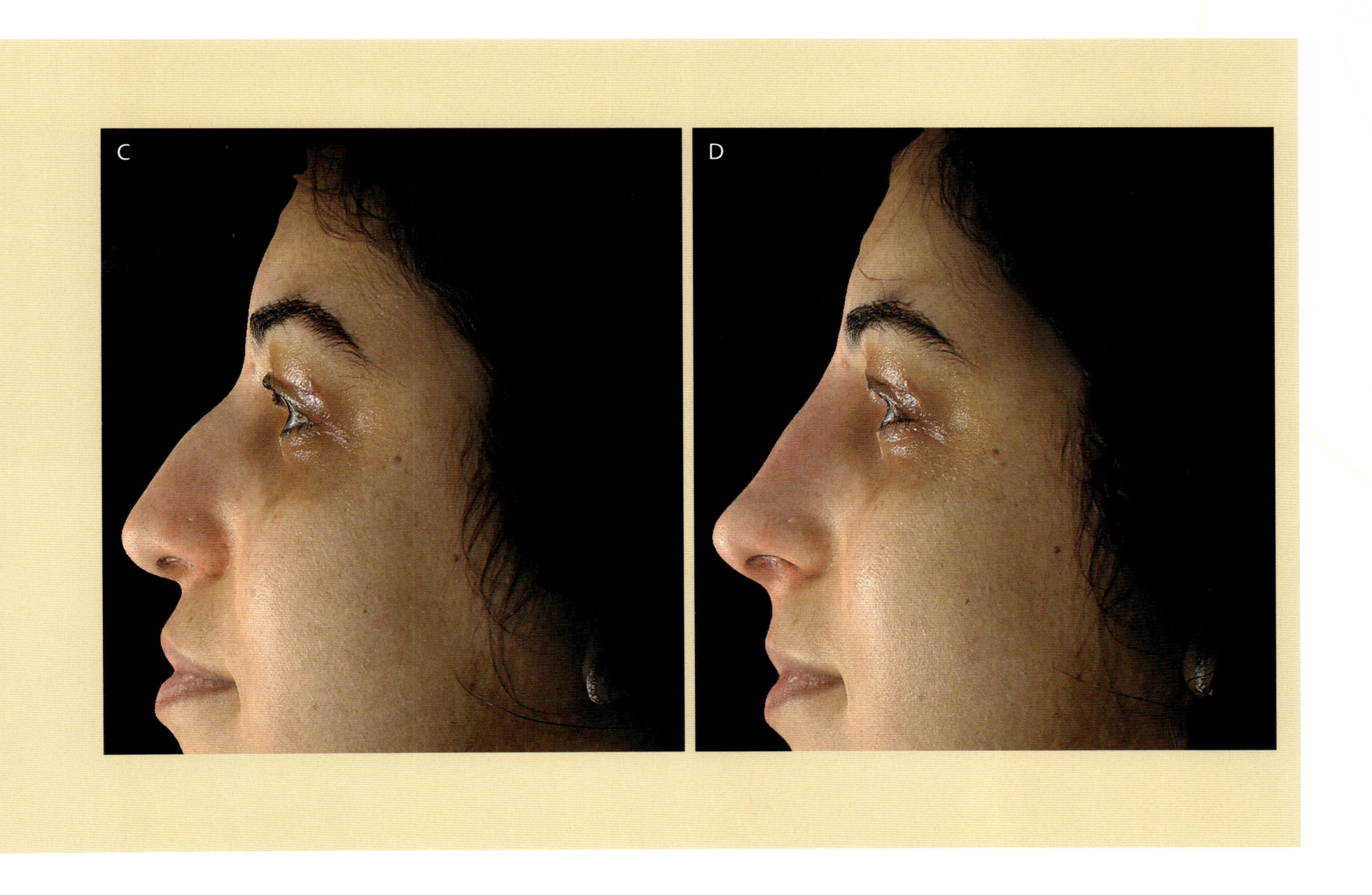

CASO 13

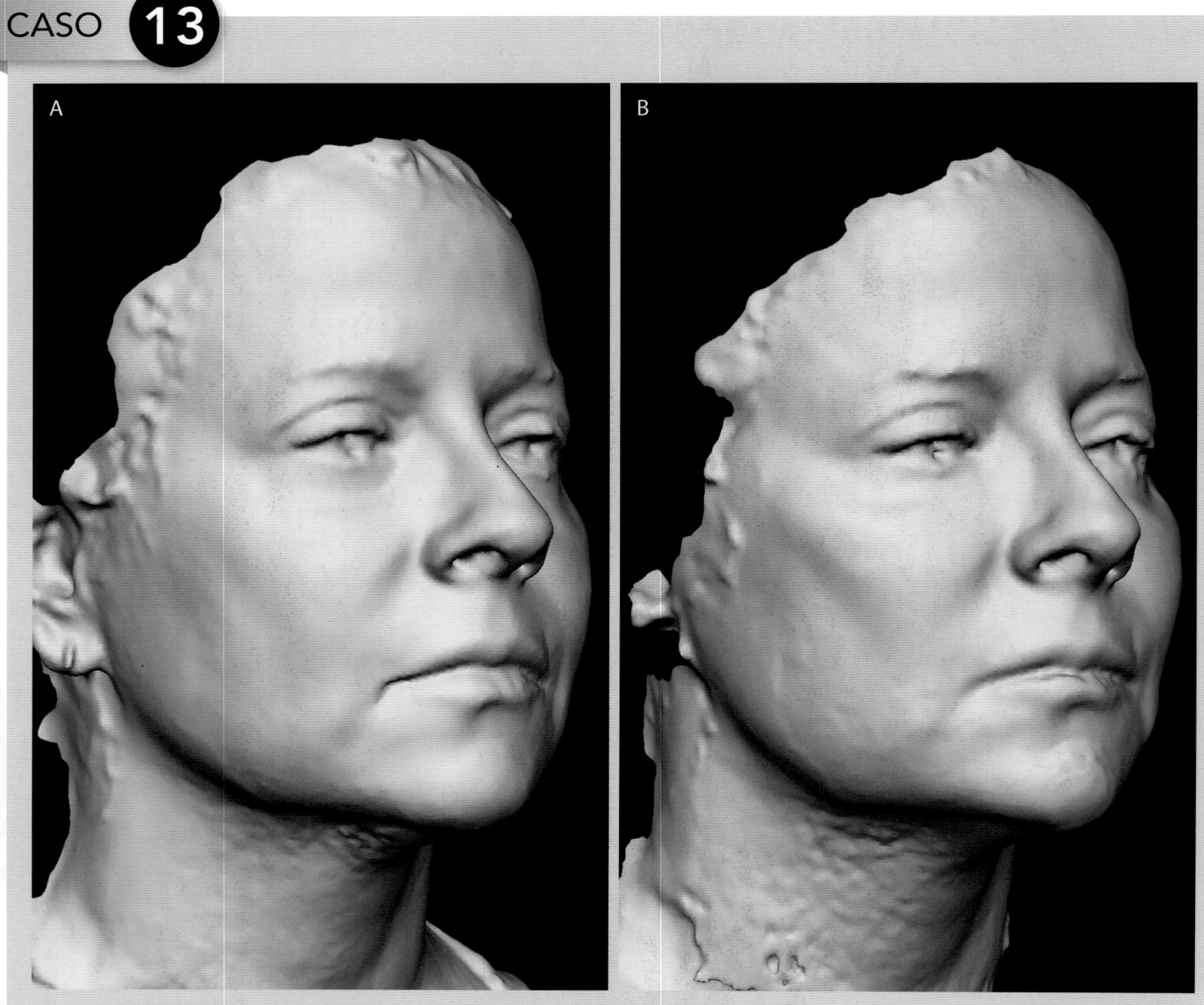

FIGURA 13. Fotografia 3D oblíqua direita e frente (sem textura). Paciente do sexo feminino, 55 anos. Utilizada equação dos terços médio e inferior para parecer mais jovem. As fotos mostram antes e após os tratamentos da região malar (Ck1 + Ck2 + Ck3), *tear trough* (Tt1 + Tt2 + Tt3), sulcos nasolabiais profundos (NL1) e mento envelhecido (C1 + C2). Juvéderm® Voluma (4,0 mL) + Juvéderm® Volift (2,0 mL) + Juvéderm® Volbella (1,0 mL). Total: 7,0 mL.

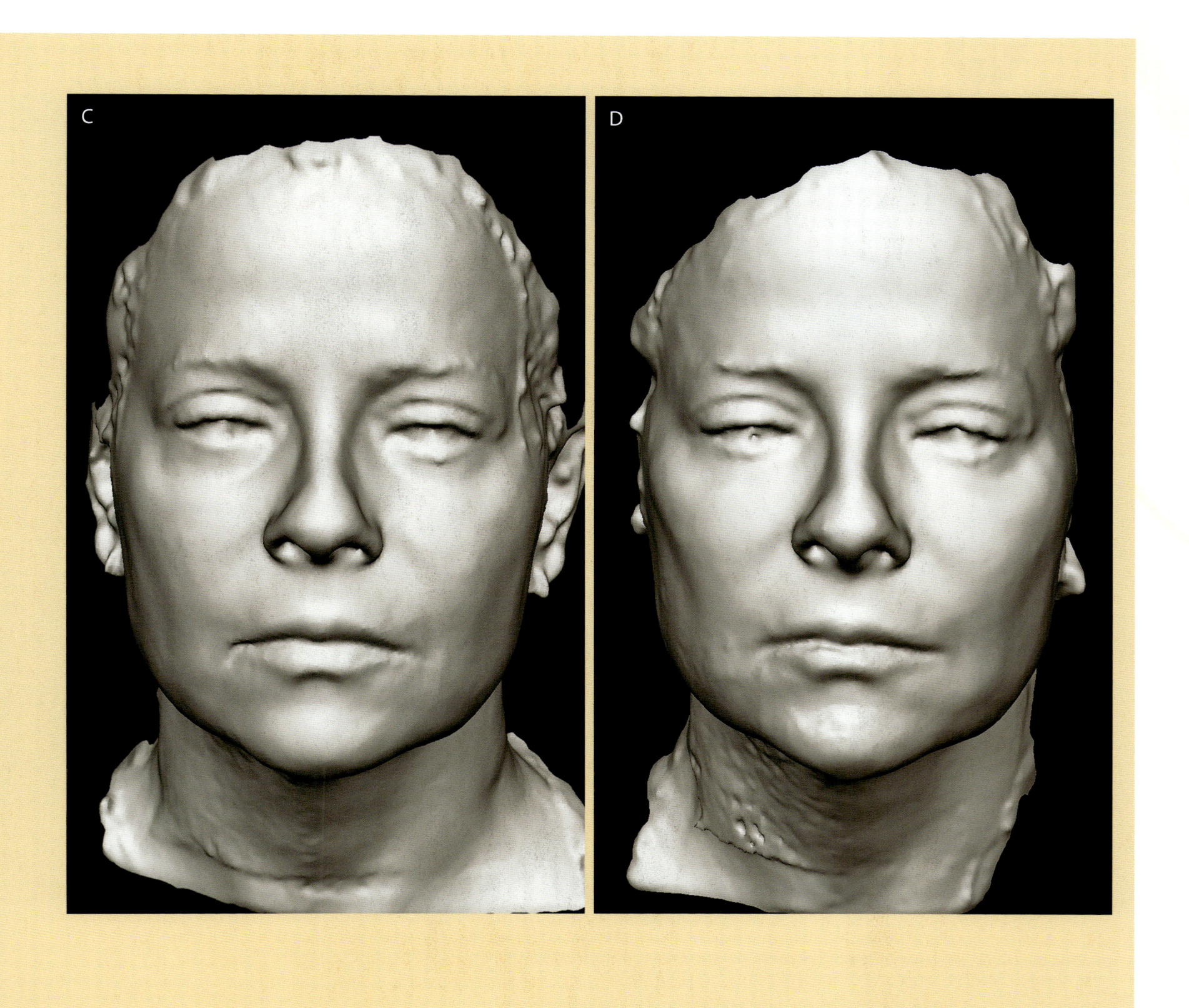

CASO 14

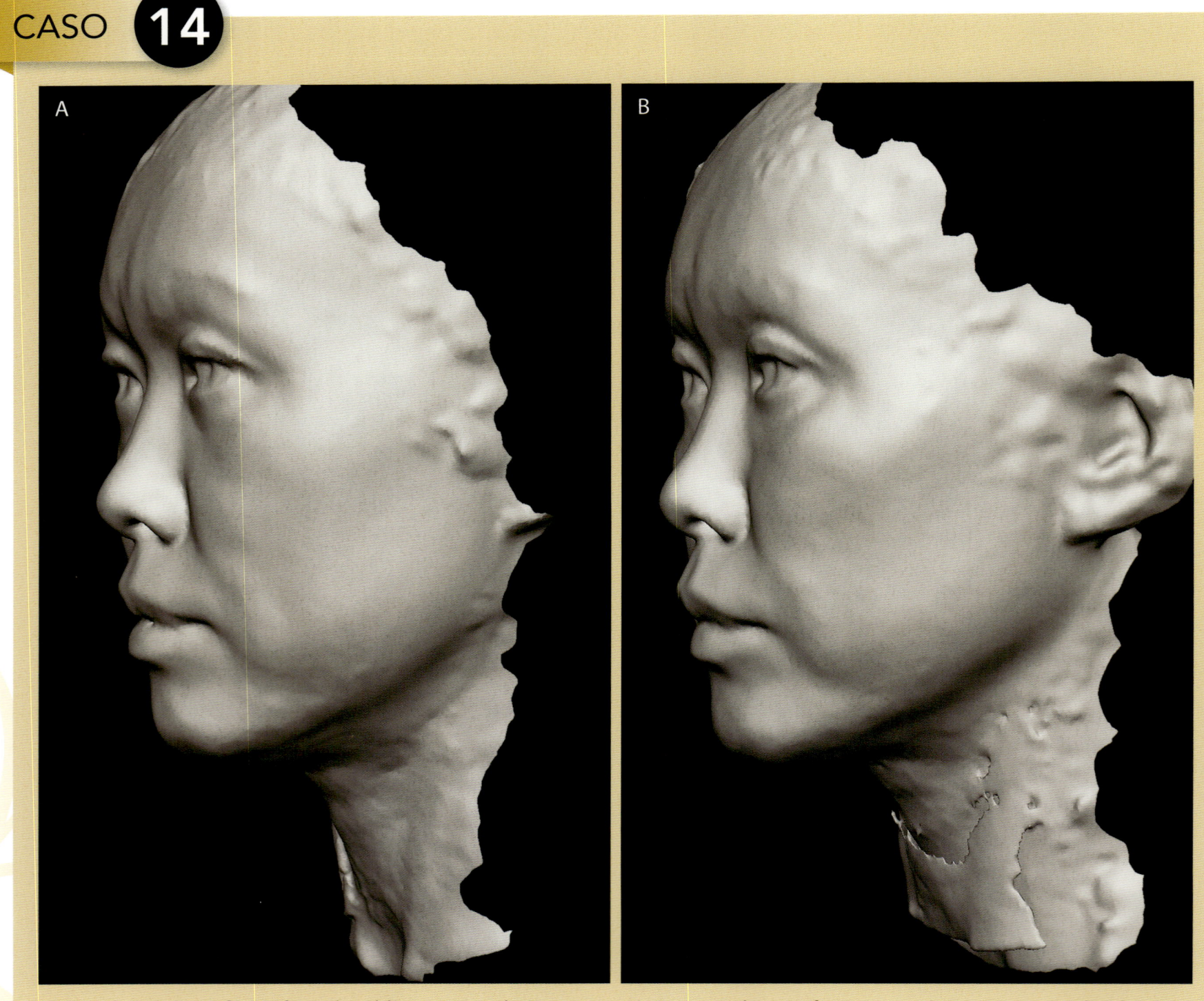

FIGURA 14. Fotografia 3D frontal e oblíqua esquerda (sem textura). Paciente do sexo feminino, asiática, 52 anos. Utilizada equação dos terços médio e inferior para parecer mais atraente. As fotos mostram antes e após os tratamentos da região malar (Ck1 + Ck2 + Ck3), *tear trough* (Tt1 + Tt2 + Tt3), sulcos nasolabiais profundos (NL1) e mento envelhecido (C1+ C2). Juvéderm® Voluma (3,0 mL) + Juvéderm® Volift (2,0 mL) + Juvéderm® Volbella (1,0 mL). Total: 6,0 mL.

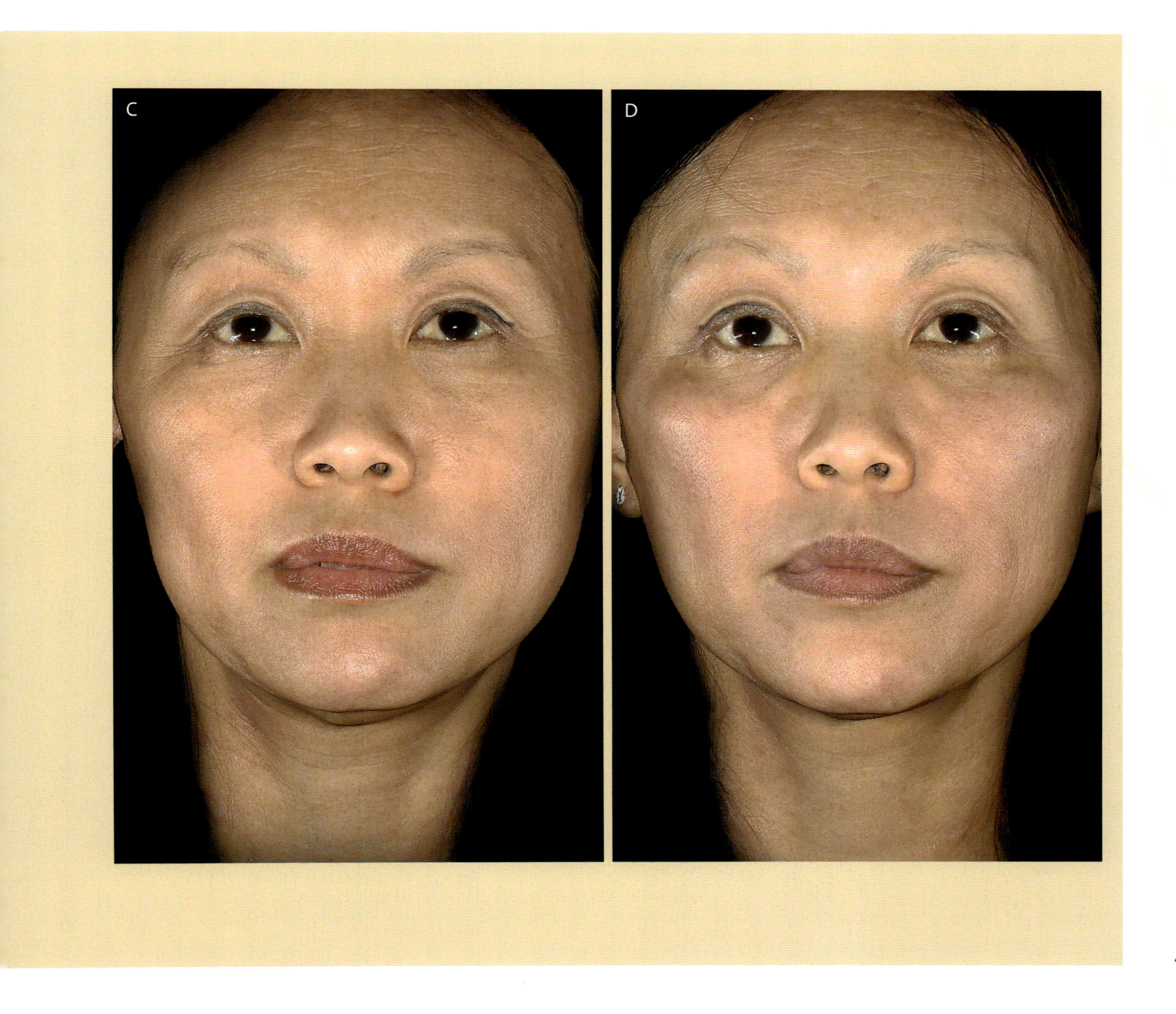

CASO 15

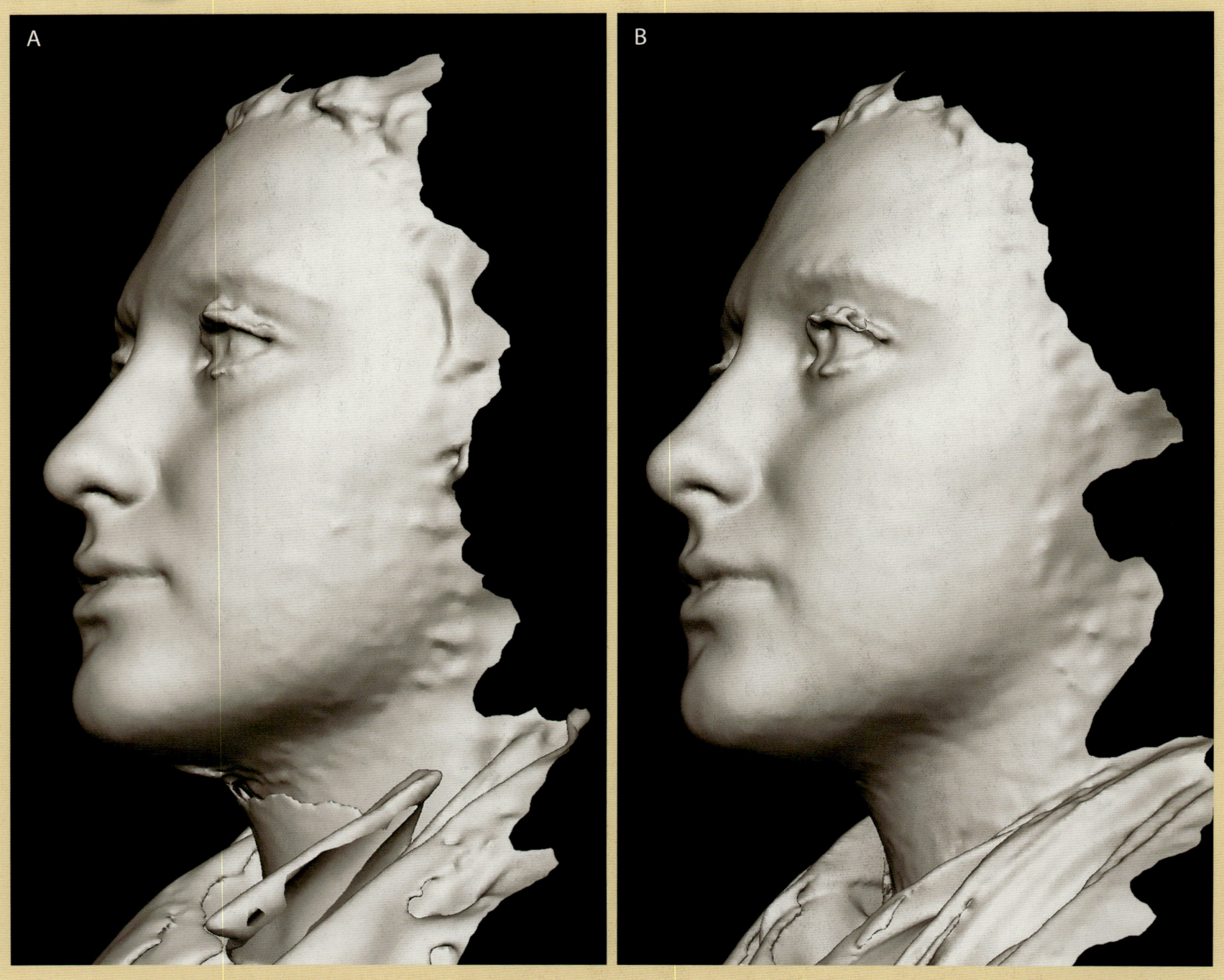

FIGURA 15. Fotografia 3D perfil direito (com textura) e oblíqua esquerda (sem textura). Paciente do sexo feminino, 18 anos. Utilizada equação do nariz para parecer mais atraente. As fotos mostram antes e após os tratamentos do nariz (N1 + N2) Juvéderm® Voluma (0,5 mL).

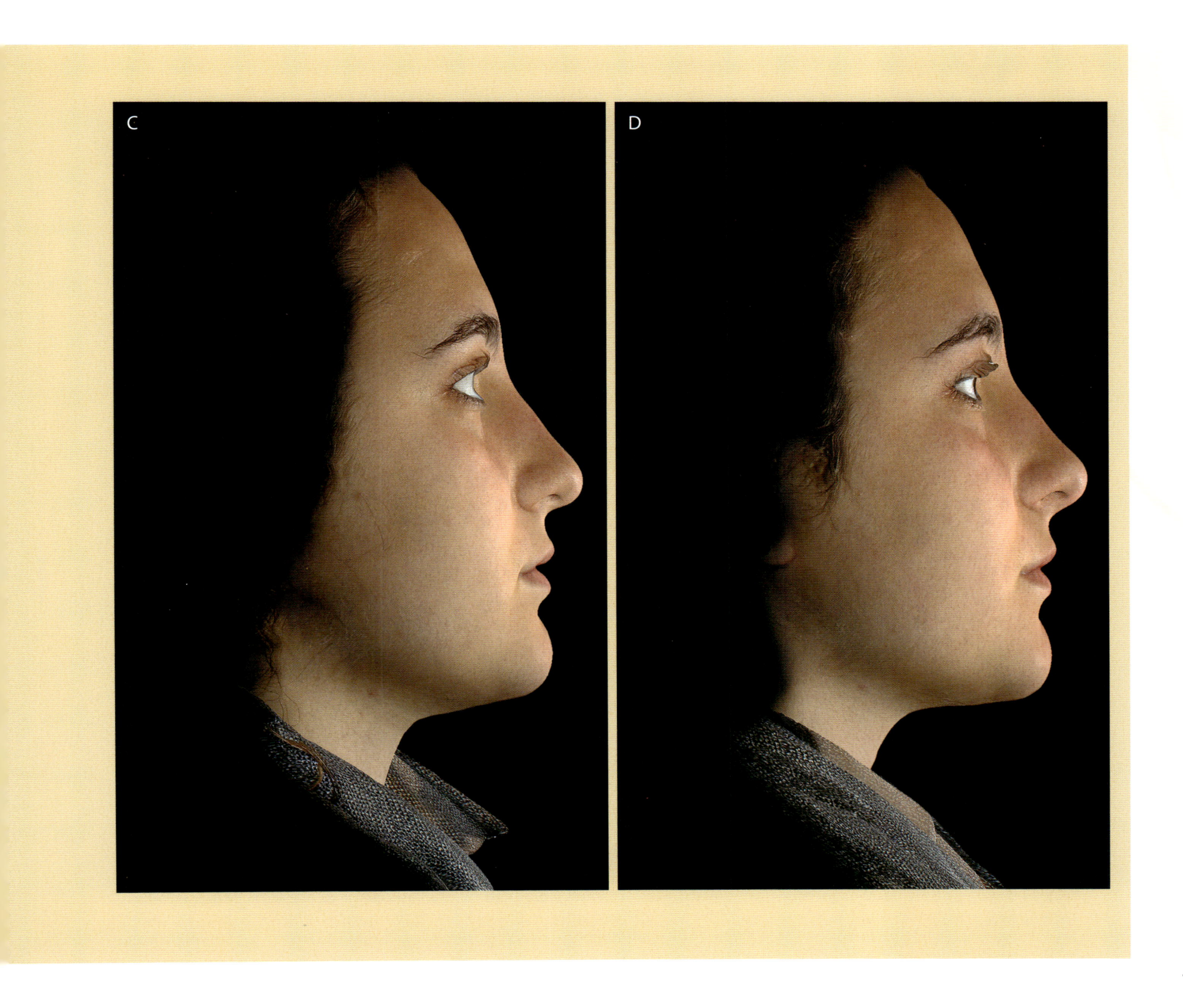

CASO 16

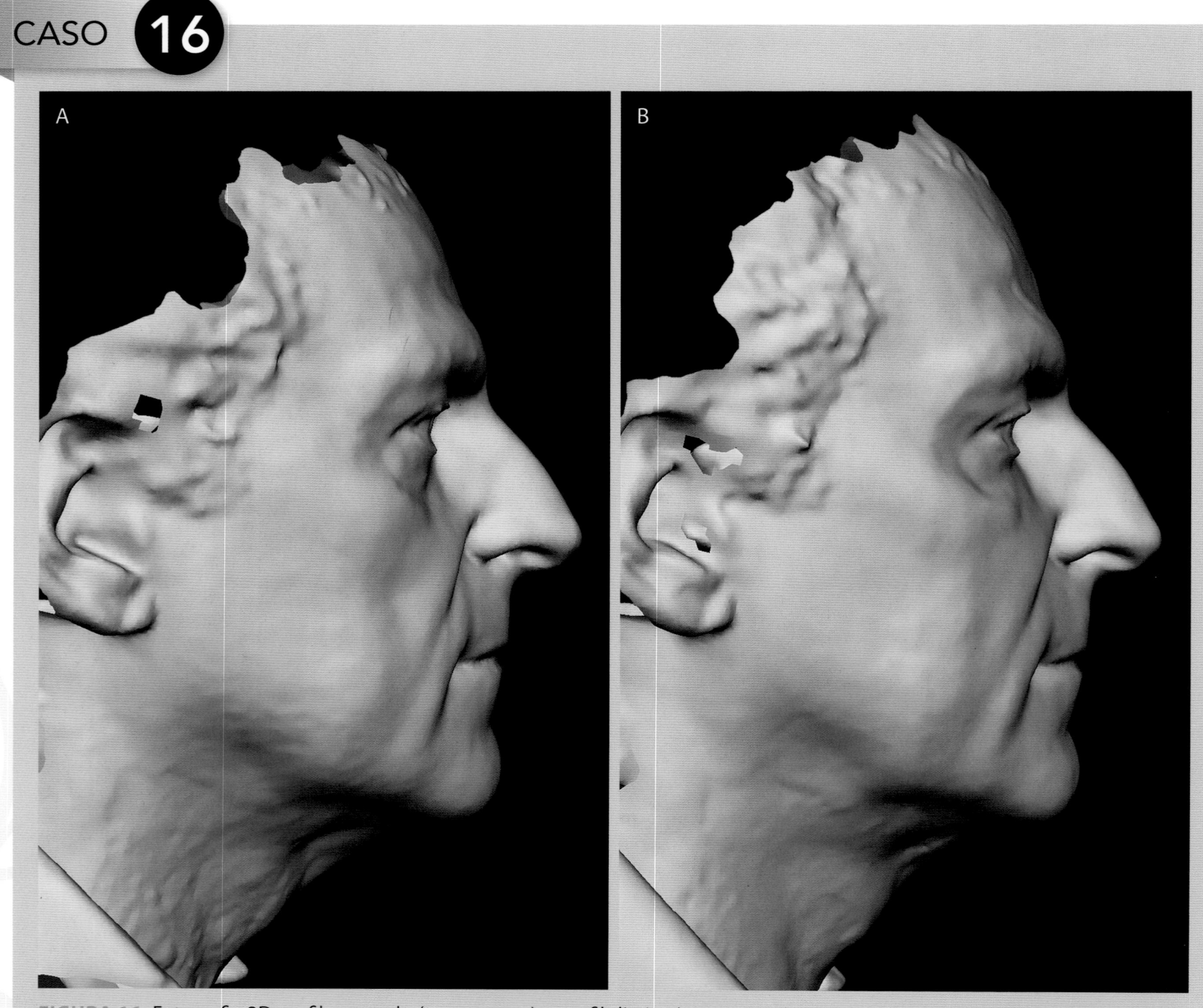

FIGURA 16. Fotografia 3D perfil esquerdo (com textura) e perfil direito (sem textura). Paciente do sexo masculino, 64 anos, atleta. Utilizada equação dos terços superior e médio para parecer menos triste e mais jovem. As fotos mostram antes e após os tratamentos da região temporal (T1), malar (Ck1 + Ck2 + Ck3 + Ck4), *tear trough* (Tt1) e sulcos nasolabiais profundos (NL1). Juvéderm® Voluma (3,0 mL) + Juvéderm® Volift (2,0 mL) + Juvéderm® Volbella (1,0 mL) + Juvéderm® Volite (1,0 mL). Total: 7,0 mL.

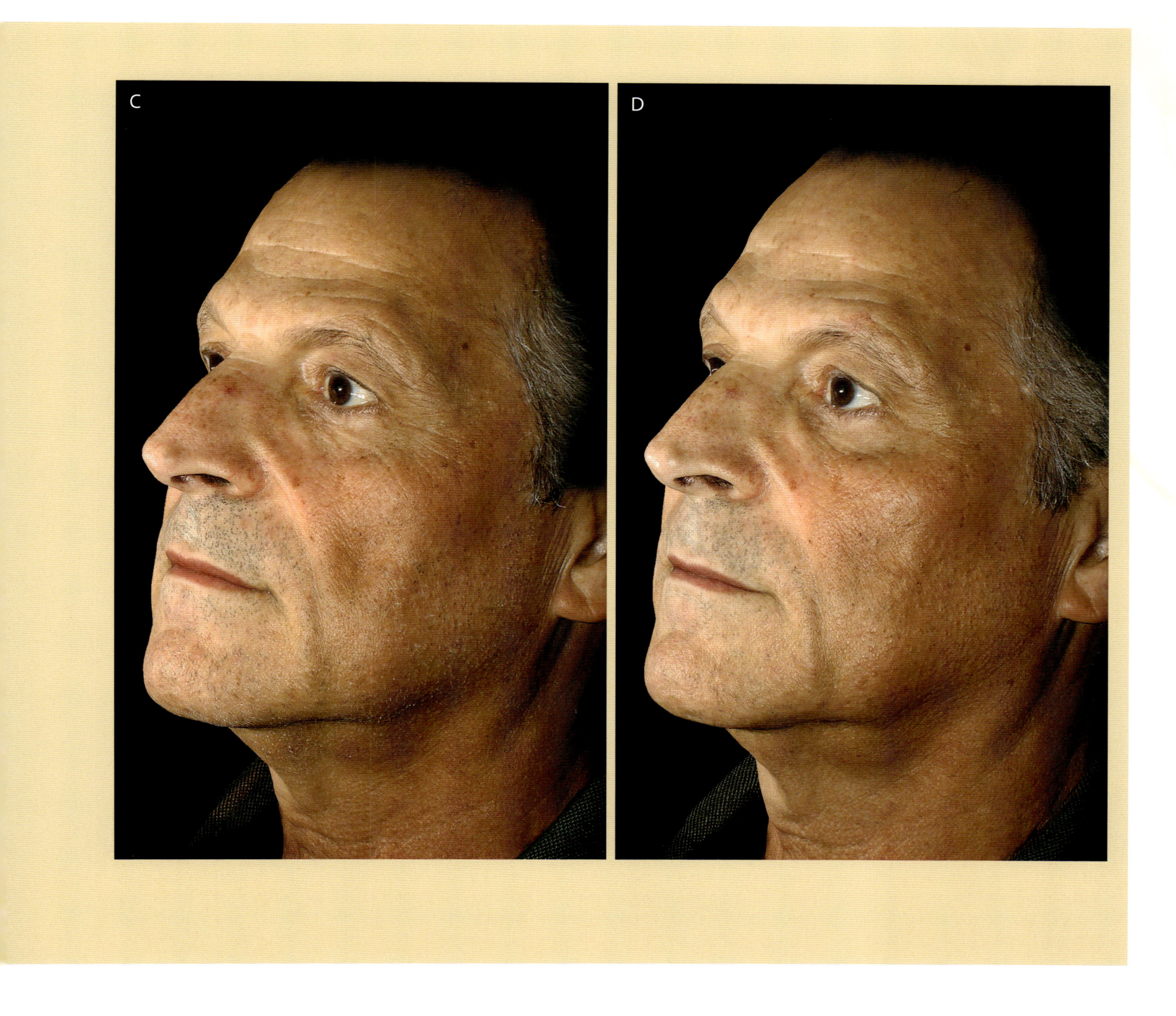

CASO **17**

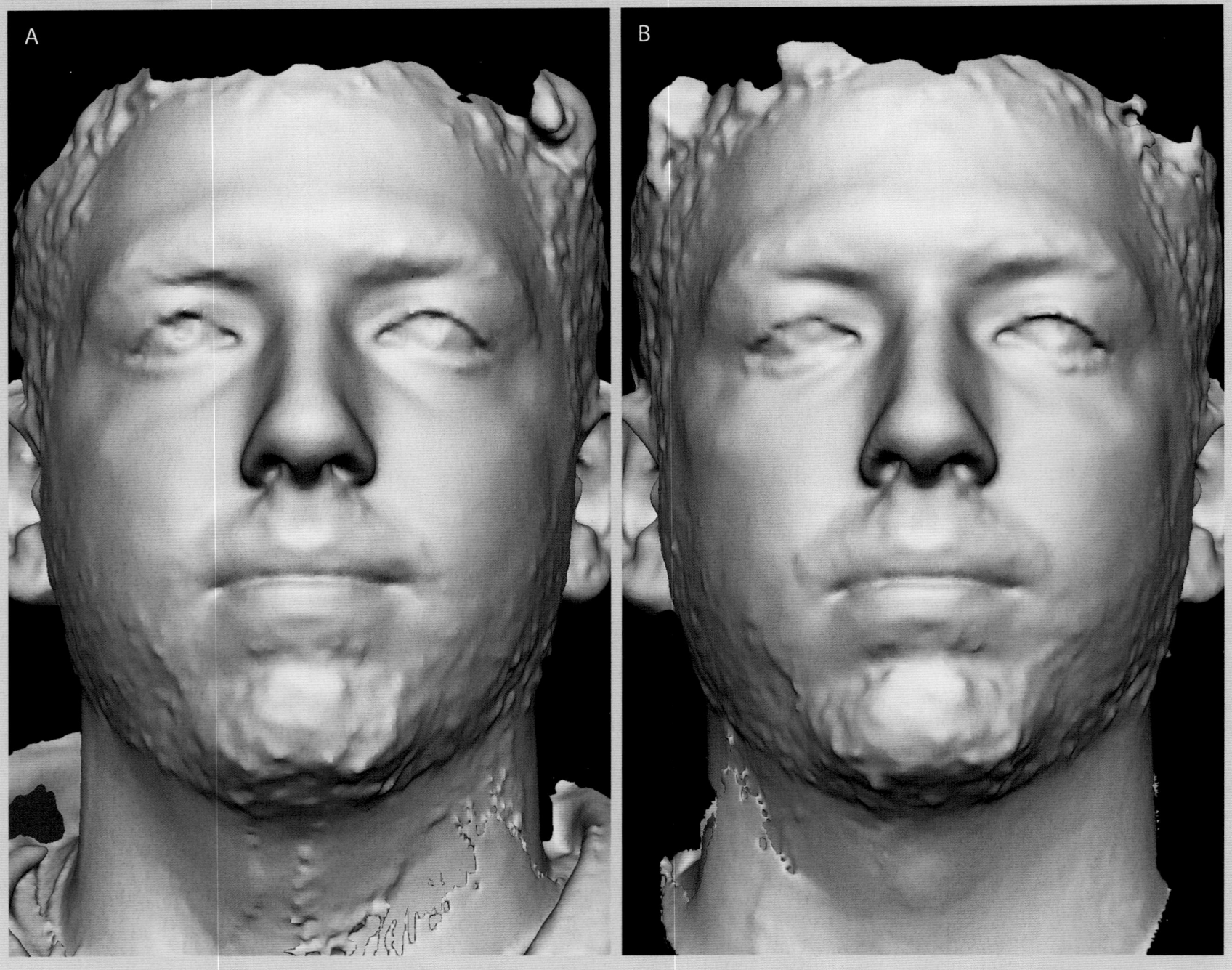

FIGURA 17. Fotografia 3D perfil direita (com textura) e frente (sem textura). Paciente do sexo masculino, 28 anos. Utilizada equação da região malar, *tear trough*, e mento para parecer mais masculino e atraente. As fotos mostram antes e após os tratamentos região malar (Ck1 + Ck2), *tear trough* (Tt1 + Tt2 + Tt3), e mento (C1 + C2 +C5). Juvéderm® Voluma (4,0 mL) + Juvéderm® Volift (1,0 mL) + Juvéderm® Volbella (1,0 mL). Total: 6,0 mL.

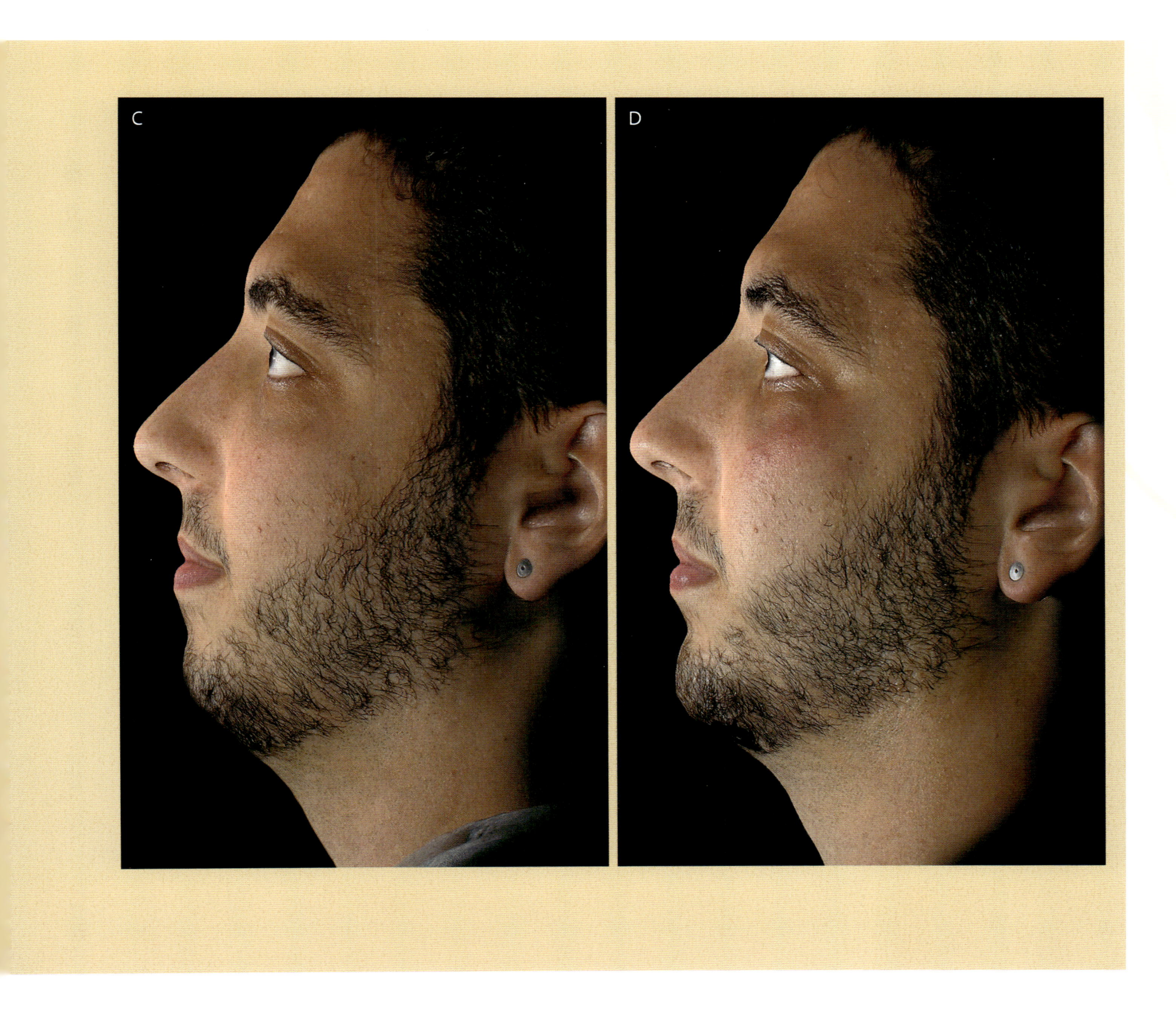

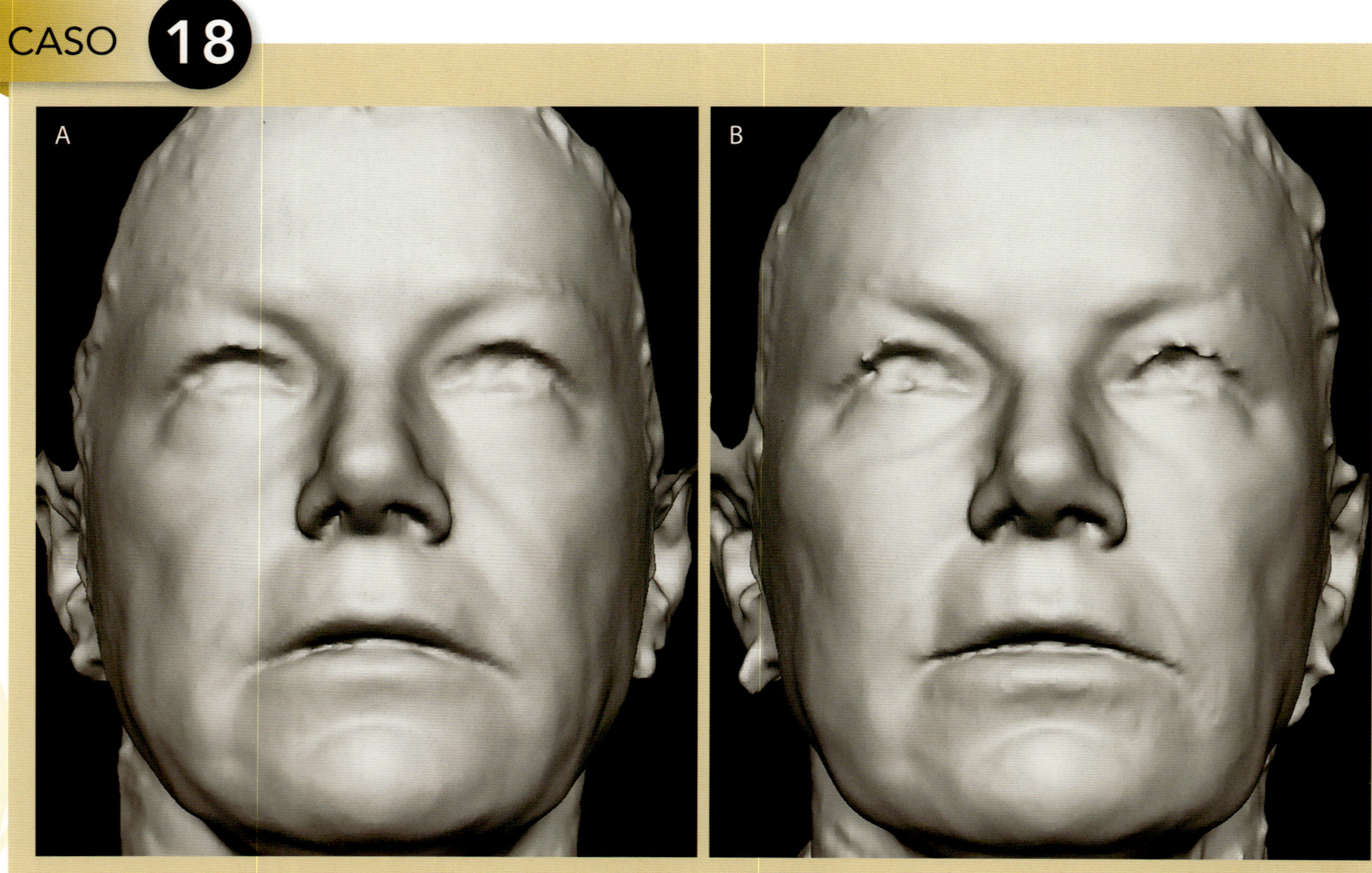

FIGURAS 18. Fotografia 3D frontal (com e sem textura). Paciente do sexo feminino, atleta, 53 anos. Utilizada equação do terço médio para parecer menos flácida e mais jovem. As fotos mostram antes e após os tratamentos da região malar (Ck1 + Ck2 + Ck3), *tear trough* (Tt1 + Tt2 + Tt3) e sulcos nasolabiais profundos (NL1). Juvéderm® Voluma (3,0 mL) + Juvéderm® Volift (2,0 mL) + Juvéderm® Volite (1,0 mL). Total: 6,0 mL.

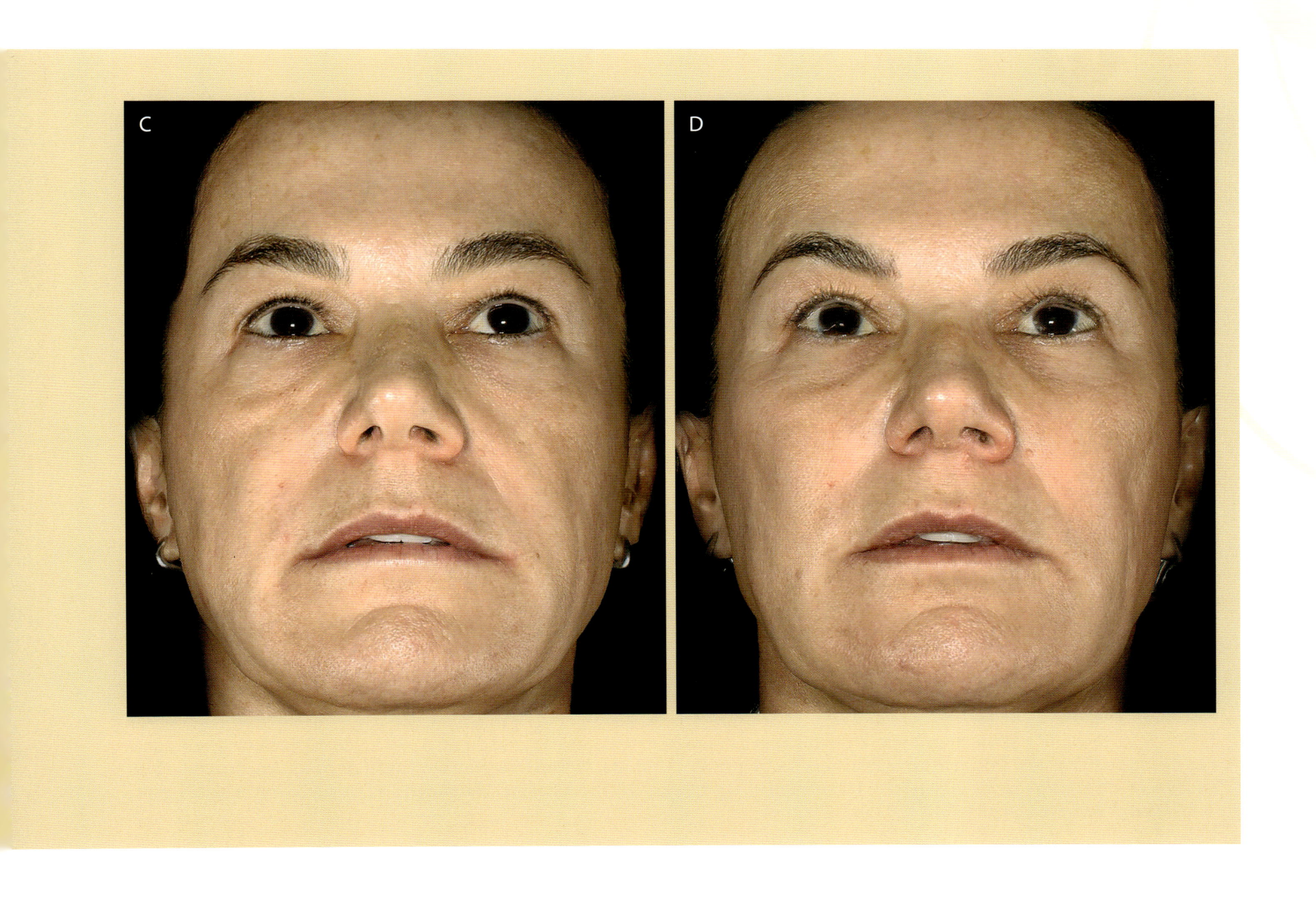

CASO 19

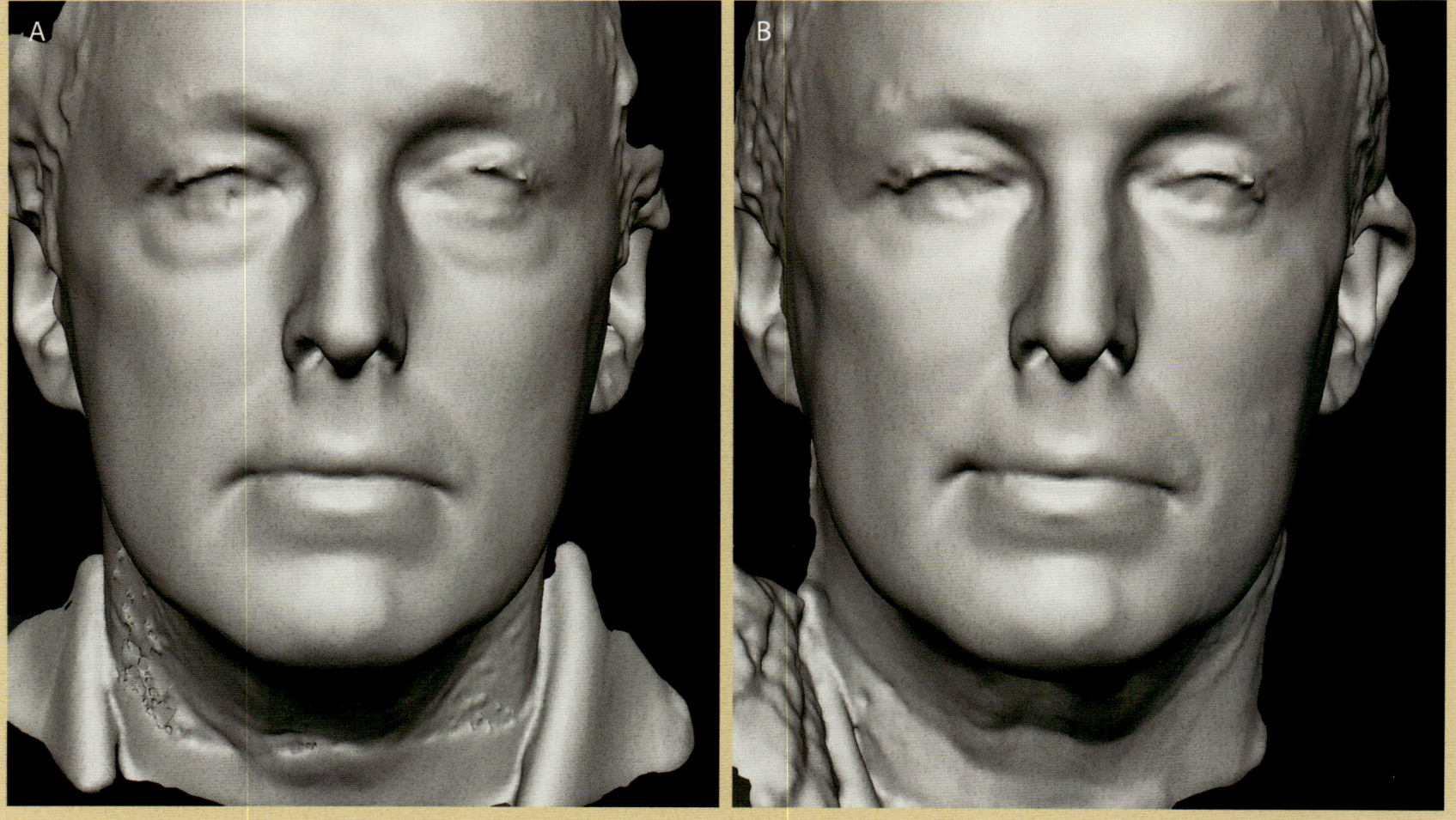

FIGURA 19. Fotografia 3D oblíqua direita (com textura) e frente (sem textura). Paciente do sexo masculino, 62 anos. Utilizada equação da região malar, *tear trough*, e nasolabial para parecer menos cansado. As fotos mostram antes e após os tratamentos da região malar (Ck1 + Ck2), *tear trough* (Tt1 + Tt2 + Tt3) e nasolabial profundo (NL1). Juvéderm® Voluma (2,0 mL) + Juvéderm® Volift (1,0 mL) + Juvéderm® Volbella (2,0 mL). Total: 5,0 mL.

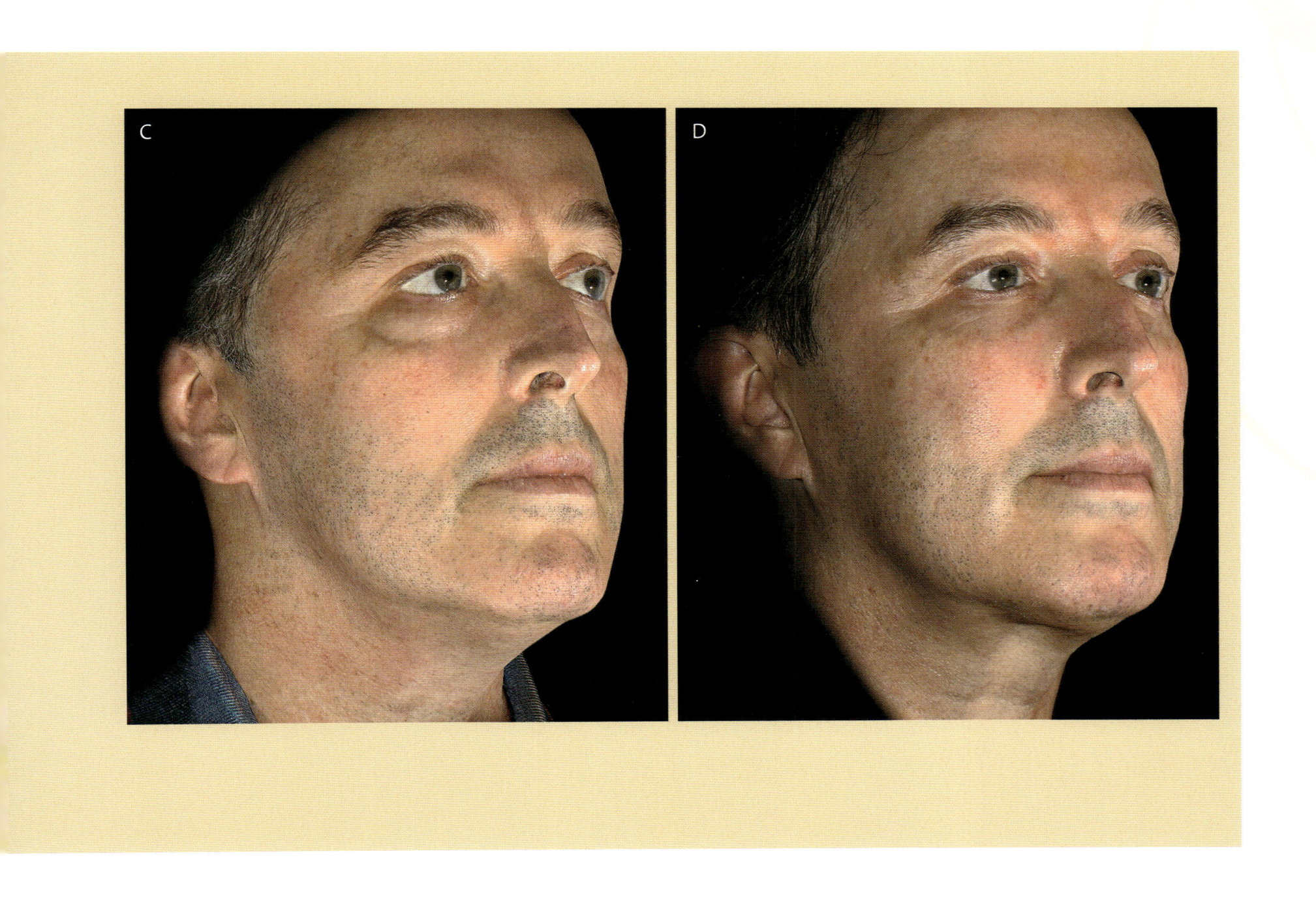

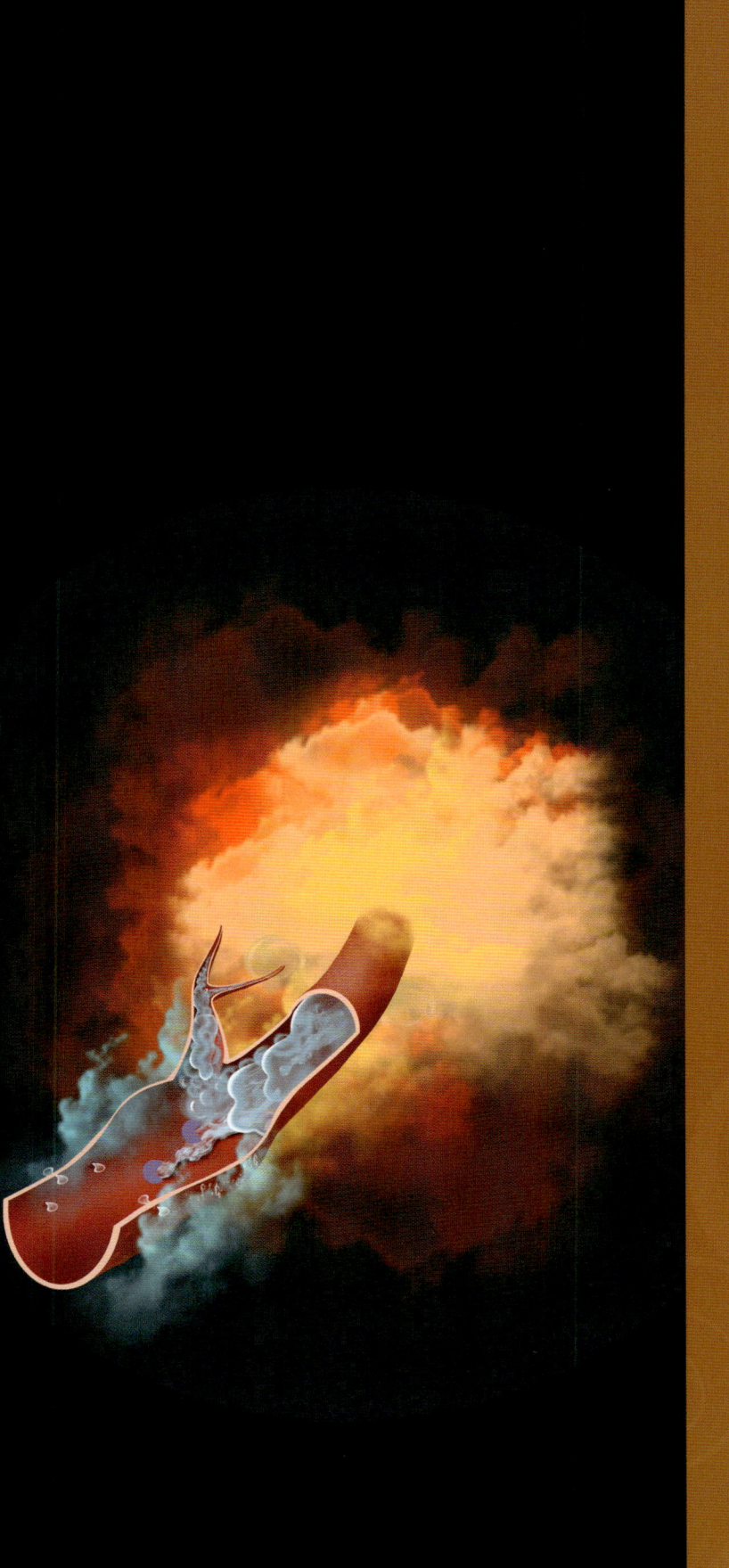

14

ÁCIDO HIALURÔNICO: REAÇÕES ADVERSAS E COMPLICAÇÕES

ÁCIDO HIALURÔNICO: REAÇÕES ADVERSAS E COMPLICAÇÕES

O preenchimento com ácido hialurônico é considerado seguro, e com baixa incidência de adversidades. Como esses eventos adversos são pouco observados na prática clínica ou têm sido possivelmente sub-relatados, é fundamental haver mais informações e orientações para diagnosticar e tratar eventos relacionados ao ácido hialurônico (AH).

A abordagem das complicações deve ser bem conhecida do especialista, pois, embora também possam ser decorrência de má técnica, acidentes na aplicação e variações anatômicas podem contribuir para seu aparecimento. A seguir, apresentamos as reações adversas e possíveis complicações.

Em 2017, Almeida *et al.* realizaram um consenso com 25 médicos multidisciplinares e especialistas da América Latina com o objetivo de compreender melhor os eventos adversos relacionados ao ácido hialurônico e propor recomendações para diagnóstico e tratamento, com base na experiência clínica. Por meio de consenso, foram desenvolvidos recomendações e algoritmos.

Dessa maneira, foram categorizados eventos adversos relacionados ao ácido hialurônico com base em três momentos de início (imediato, precoce e tardio) e foi proposto um novo termo para eventos adversos que apresentam edema tardio intermitente persistente (ETIP). Foram criados algoritmos para diagnóstico e tratamento em cada momento.

EDEMA

Edema imediato

Edema transitório no pós-procedimento imediato é normal e está relacionado à técnica, ao número de punturas realizadas e ao volume injetado.

Alguns pacientes podem desenvolver hipersensibilidade ao produto injetado por conta da reação de hipersensibilidade mediada por IgE, o que pode ocorrer após a primeira exposição ou exposições repetitivas. Nesse caso, a IgE estimula a degranulação de mastócitos, liberando proteases, heparina, histamina, citocinas, prostaglandinas e leucotrienos, resultando em edema, eritema e prurido, característicos de resposta alérgica.

O edema pode ser confinado ao local de injeção ou generalizado. O tratamento deve ser realizado com anti-histamínicos associados à prednisona. O angioedema rapidamente progressivo é tratado como emergência médica, em razão do risco de obstrução de vias respiratórias.

Edema tardio

Reação de hipersensibilidade tardia é mediada por linfócitos T e caracterizada por eritema e edema geralmente um dia após o procedimento. No entanto, pode iniciar-se até semanas depois e persistir por vários meses. O tratamento deve ser realizado com prednisona e hialuronidase.

EQUIMOSE

Os preenchimentos podem causar equimose, a qual é mais frequentemente observada após injeção no plano dérmico, quando utilizadas as técnicas em leque e em cruzamento, mas é menos frequente na técnica em *bolus* e no plano superaperiosteal. Para minimizar a chance de equimoses e/ou hematomas, deve-se evitar, uma semana antes do procedimento, medicações como ácido acetilsalicílico, anti-inflamatórios, óleo de peixe, suplementos com vitamina E, erva-de-são-joão, cápsulas de alho, *Ginkgo biloba* e *ginseng*. Equimose também pode ser evitada por meio do uso de microcânulas.

ERITEMA

Imediatamente após o procedimento, algum grau de eritema é normal, mas, caso o mesmo persista por mais de alguns dias, é provável que se trate de reação de hipersensibilidade. Nesses casos, pode-se utilizar corticoide tópico.

INFECÇÃO

Como qualquer procedimento que rompe a barreira cutânea da pele, há risco associado de infecção. As infecções são evitadas com a assepsia adequada tanto da região a ser preenchida quanto do material. A pele deve ser limpa com álcool 70%, aplicando-se, em seguida, solução de clorexidina. Também é importante usar luvas durante o procedimento e tomar cuidado para não contaminar a ponta da agulha ou da cânula.

Os organismos responsáveis geralmente são *Staphylococcus aureus* ou *Streptococcus pyogene*, mas sinais tardios de infecção, depois de duas semanas do procedimento, podem sugerir infecção atípica. Formas leves podem ser tratadas com antibiótico por via oral (VO), enquanto casos mais graves requerem antibiótico sistêmico e internação (Quadro 1). O diagnóstico diferencial inclui reação de hipersensibilidade tardia, que também causa eritema, mas cursa geralmente com prurido e sem calor local. Formação de abscesso é complicação rara e pode ocorrer de uma a várias semanas após o procedimento. Deve ser tratada

Quadro 1. Esquemas de antibioticoterapias recomendadas nas infecções por preenchimentos faciais

• Claritromicina 500 mg + moxifloxacina 400 mg por 10 dias
• Ciprofloxacina 500 mg por 14 dias
• Quinolona 500 mg por 10 dias
• Monociclina 100 mg por 30 dias

com drenagem e antibioticoterapia guiada por cultura. Pacientes com história de herpes-vírus devem realizar tratamento profilático com valaciclovir 500 mg. O diagnóstico diferencial deve ser feito com oclusão vascular.

NÓDULOS

Os nódulos podem ser classificados em não inflamatórios e inflamatórios.

Nódulos não inflamatórios

São provenientes de acúmulo de produto em determinada área, por conta da hipercorreção ou injeção muito superficial. São palpáveis e/ou visíveis logo após o procedimento e fazem diagnóstico diferencial com granuloma de corpo estranho. Geralmente, são resolvidos com massagem local.

Nódulos inflamatórios

Nódulos eritematosos, geralmente dolorosos e que surgem tardiamente, ocorrem por conta da hipersensibilidade ao produto, de infecção ou da reação de corpo estranho. Diante de nódulo ou placa endurecida, independentemente do tempo de evolução, o biofilme bacteriano, uma comunidade estruturada de bactérias que circundam uma matriz polimérica, deve ser considerado. Quando um produto é injetado na pele, ele pode ser contaminado por bactérias e formar o biofilme.

Uma estratégia para diminuir a chance de biofilme é limpar bem o rosto do paciente antes do procedimento e evitar não apenas a injeção através da mucosa oral, mas também o uso de materiais permanentes ao injetar no mesmo plano de outro preenchedor ou de tecido traumatizado.

Essas bactérias secretam uma matriz protetora que lhes permite aderir a uma superfície viva ou inerte, formando uma infecção crônica e de baixo grau, mas resistente a antibióticos. Várias espécies de bactérias formam biofilme e, quanto maior o tempo de infecção, maior a resistência antibiótica.

Quando ativado, por exemplo, por trauma de outro procedimento, o biofilme pode causar infecção local, sistêmica, resposta inflamatória ou granulomatosa. Como a cultura costuma ser negativa, anteriormente achava-se que esses nódulos correspondiam à alergia ou reação granulomatosa ao preenchedor.

A antibioticoterapia é o primeiro passo para tratar um paciente com suspeita de biofilme, mesmo com cultura negativa. Podem ser iniciados esquemas de ciprofloxacino 500 mg, 12h/12h e de claritromicina 500 mg, 12h/12h, por duas semanas. Considerar hialuronidase após o início da antibioticoterapia.

PARESTESIA

A lesão do nervo pode ser transitória e reversível ou permanente. Esse tipo de complicação é rara e ocorre por conta de trauma direto, quando o nervo é pinçado ou parcialmente lacerado pela agulha, injeção de preenchimento dentro do nervo, compressão pelo produto ou massagem vigorosa sobre um forame nervoso. Esse tipo de lesão pode resultar em déficits sensitivos ou motores, mas com melhora entre duas e três semanas.

COMPLICAÇÕES TÉCNICAS

Decorrem de volume inadequado, plano de aplicação muito superficial ou muito profundo, assimetria ou escolha do produto inapropriado. O efeito Tyndall é um erro de técnica que ocorre ao preencher muito superficialmente e deve ser corrigido (Figuras 1, 2, 3, 4 e 5).

Os quadros 2 a 6 resumem o consenso atualizado sobre sinais e sintomas, diagnósticos e eventos adversos relacionados ao ácido hialurônico.

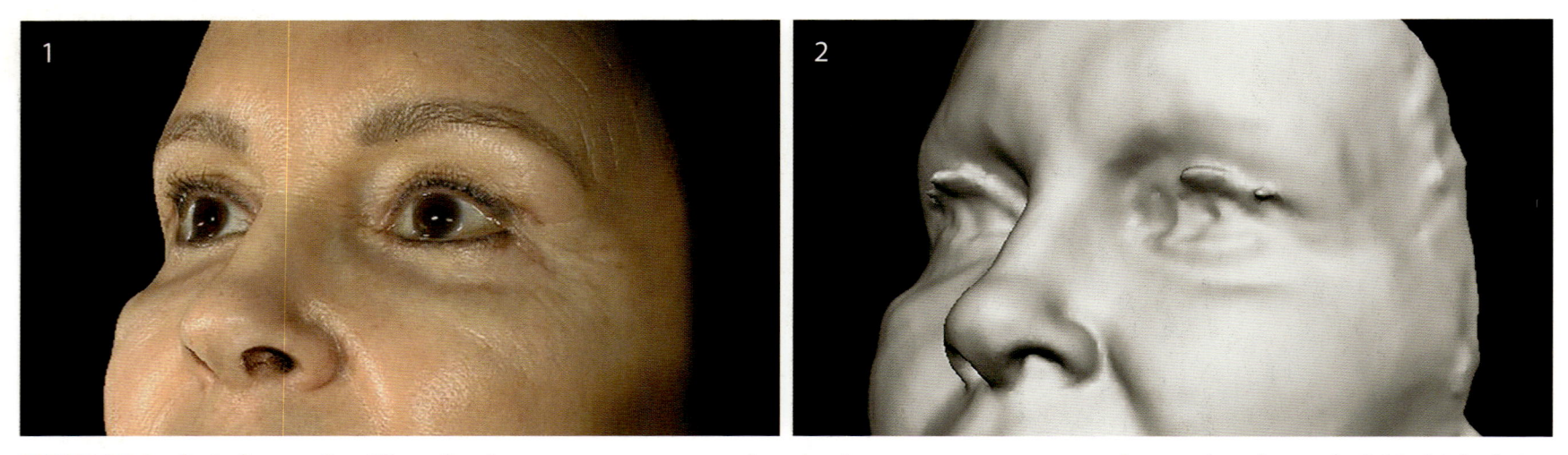

FIGURAS 1 e 2. As fotografias 3D, realizadas com e sem textura da pele, demonstram a presença de grande volume de ácido hialurônico injetado nas regiões do sulco nasojugal e malar à direita e à esquerda, com nítida observação do produto injetado, tendendo à cor azulada.

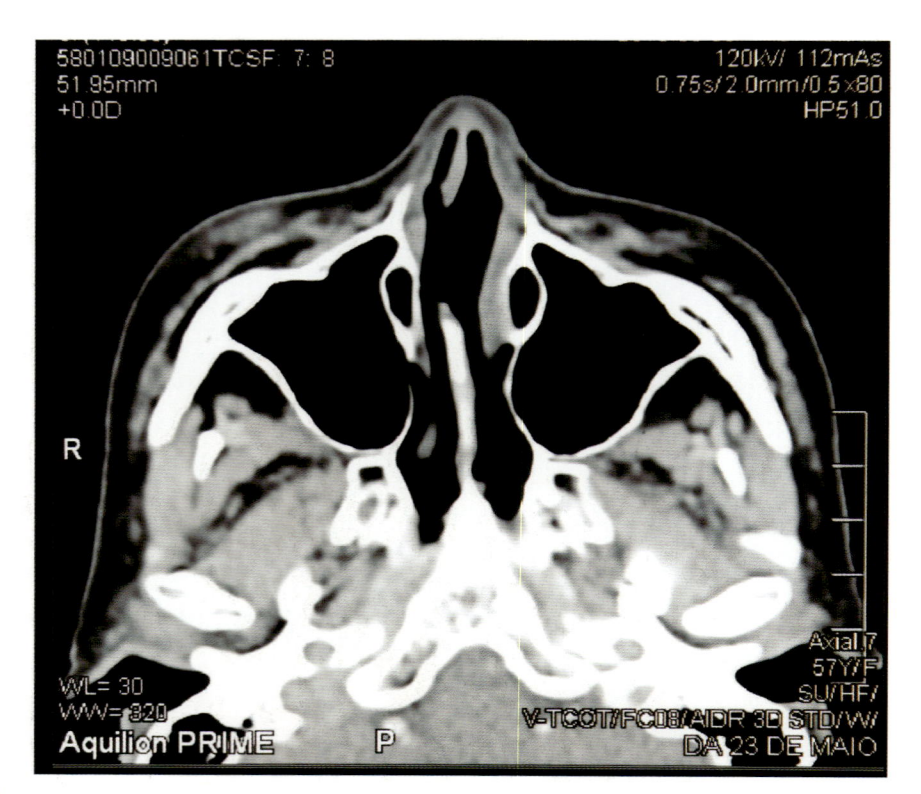

FIGURA 3. Exame de tomografia de seios da face demonstra imagem de material com densidade mole obliterando a tela subcutânea das regiões maxilares e malares, assimétrico e com maior volume à direita, possivelmente relacionado a material de preenchimento.

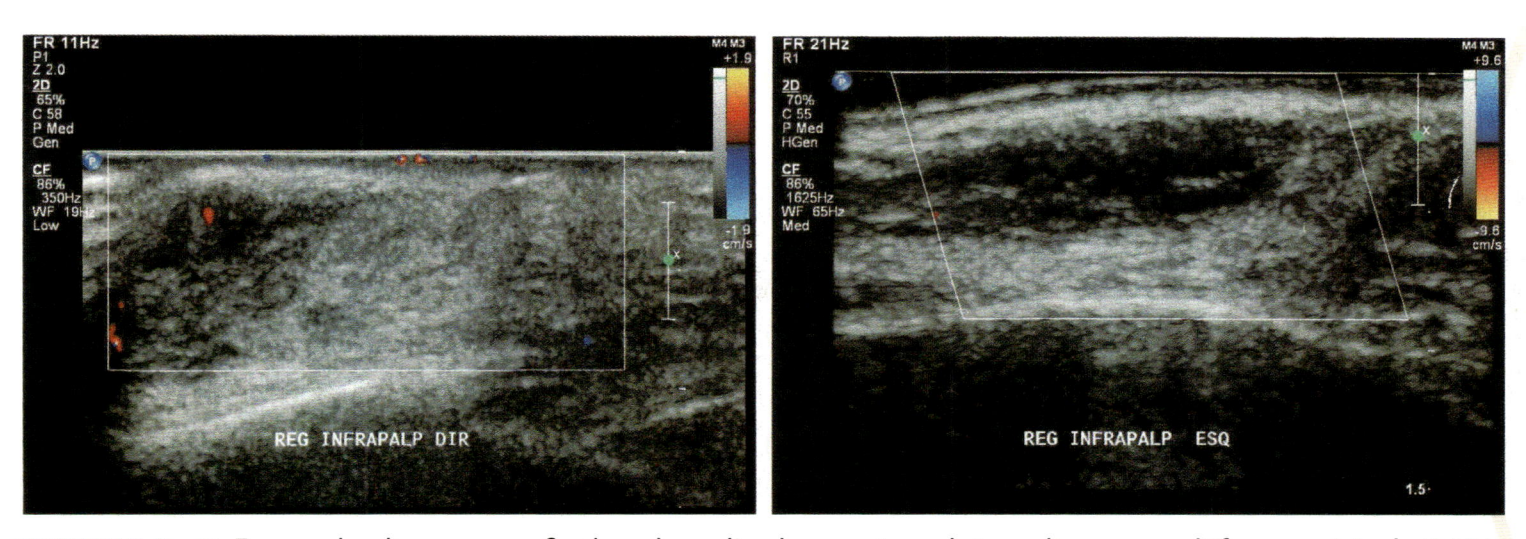

FIGURAS 4 e 5. Exame de ultrassonografia da pele realizado com transdutores lineares multifrequenciais de 5 MHz a 17 MHz e de 7 MHz a 15 MHz. O exame da mesma paciente revelou áreas hiperecogênicas de limites imprecisos, ocupando o subcutâneo, à direita de 11,5 mm x 4,7 mm e, à esquerda, de 10,5 mm x 4,9 mm, com discreta vascularização ao Doppler colorido, podendo corresponder a processo inflamatório e/ou fibrose. Nas imagens notam-se áreas com conglomerados de formações anecogênicas, ocupando o subcutâneo da região tratada, medindo 5,5 mm, à direita, e 5,0 mm, à esquerda, que podem corresponder a acúmulos focais de material de preenchimento, com imagem mais comumente associada ao ácido hialurônico.

Quadro 2. Recomendações de consenso sobre a classificação de eventos adversos relacionados ao ácido hialurônico em relação ao momento de início: possíveis sinais e sintomas

Início imediato (em até 24 horas)	Início precoce (24 horas a 30 dias)	Início tardio (depois de 30 dias)
• Alterações de cor: eritema, equimose, hematoma, cianose, branqueamento • Nódulo • Prurido[a] • Dor grave • Edema grave • Alterações visuais • Irregularidades • Alterações neurológicas	• Alterações de cor: eritema, equimose, hematoma, cianose, efeito Tyndall • Nódulo • Cicatriz • Dor grave • Edema grave • Linfadenopatia e febre • Irregularidades • Úlcera com pústula e crostas cutâneas • Telangiectasia • Alterações neurológicas	• Alterações de cor: eritema • Hipercromia • Nódulo • Edema tardio intermitente persistente • Cicatriz • Edema grave • Telangiectasia • Neovascularização

[a] = considerar reação que pode causar hipersensibilidade tipo I ou reação alérgica.

453

Quadro 3. Recomendações de consenso sobre a classificação de eventos adversos relacionados ao ácido hialurônico por momento de início: possíveis diagnósticos (Almeida *et al.*, 2017)

Início imediato (em até 24 horas)	Início precoce (24 horas a 30 dias)	Início tardio (depois de 30 dias)
• Alterações vasculares: embolização, oclusão arterial etc.[a] • Reação alérgica • Hematoma • Sobrecorreção • Equimose • Parestesia[b]	• Alterações vasculares: isquemia, necrose, telangiectasia • Alterações de cor: eritema persistente, equimose, efeito Tyndall, hiperpigmentação pós-inflamatória • Alterações sistêmicas: infecção, inflamação • Parestesia • Cicatrizes: hipertróficas, atróficas • Irregularidades: sobrecorreção, infiltração (celulite), nodulação	• Alterações vasculares: telangiectasia • Alterações de cor: hiperpigmentação pós-inflamatória, eritema persistente • Cicatriz: atrófica, queloide • Irregularidades: edema tardio intermitente persistente, nodulação, edema tardio

[a] = alterações visuais e neurológicas estão incluídas; [b] = parestesia resultante apenas do trauma periférico.

Quadro 4. Algoritmo para diagnóstico e tratamento de eventos adversos relacionados ao ácido hialurônico de início imediato (Almeida *et al.*, 2017)

Início imediato	
Alterações vasculares	• Aplicações com hialuronidase de acordo com extensão da área acometida
Reações alérgicas	• Reação grave/possível anafilaxia: injeção intramuscular de adrenalina na perna: diluir 1/1.000 e utilizar 0,3 mL. Aplicar novamente após cinco minutos. Ao mesmo tempo, aplicar difenidramina 50 mg, ranitidina 150 mg, hidrocortisona 300 mg e solução salina normal (2 L) • Transporte imediato para um serviço de emergência é necessário caso ocorra uma reação grave
Hematoma	• Aplicar compressa local
Equimose	• Não houve consenso sobre o uso de maquiagem médica corretiva; não foi fornecida recomendação
Parestesia	• Corticoesteroides orais para trauma com a agulha; se houver suspeita de compressão do agente de preenchimento, considerar o uso de hialuronidase
Sobrecorreção	• Massagem local; reavaliar depois de intervalo variável de 7 a 15 dias para verificar se a hialuronidase é necessária

Quadro 5. Algoritmo para diagnóstico e tratamento de eventos adversos relacionados ao ácido hialurônico de início precoce (Almeida *et al.*, 2017)

Alterações vasculares	Isquemia ou necrose[a]	• Aplicações com hialuronidase de acordo com extensão da área acometida • Compressas quentes e massagem local por até 48 horas • Ácido acetilsalicílico 300 mg dois comprimidos (mastigáveis ou sublinguais) durante até uma semana (ou clopidogrel)
	Telangiectasia	• Luz pulsada/laser Nd:Yag
Alterações de cor	Eritema persistente	• Luz pulsada/laser Nd:Yag/LED
	Equimose	• Luz pulsada/laser Nd:Yag
	Efeito Tyndall	• Hialuronidase
	Hiperpigmentação pós-inflamatória	• Clareadores físicos e químicos, *peeling*, laser Nd:Yag, luz pulsada • Uso de corticosteroides
Alterações sistêmicas	Infecção e inflamação	• As alterações sistêmicas foram consideradas gatilhos que podem influenciar os eventos adversos relacionados ao AH; eles serão tratados de acordo com sua etiologia
Alterações de sensibilidade	Parestesia	• Corticosteroides orais para trauma de agulha • Se a compressão do agente de preenchimento for a causa suspeita, considerar o uso de hialuronidase • Considerar eletroestimulação
Cicatriz	Cicatriz hipertrófica	• Corticosteroides orais (se necessário, injetáveis)
	Cicatriz atrófica	• Tratamento tópico com bioestimulação
Irregularidades	Sobrecorreção	• Hialuronidase: 4 UI a 20 UI por cada 0,1 mL de AH a ser removido (a dose pode variar de acordo com o AH e a hialuronidase)
	Infiltração (celulite)	• Antibioticoterapia: cefalosporina durante intervalo de sete a dez dias
	Formação de nódulos	• Consulte o algoritmo "Formação de nódulos de início precoce"

a = para o tratamento de necrose, sugere-se pentoxifilina 400 mg a cada 12 horas durante até 48 horas.

Quadro 6. Algoritmo para diagnóstico e tratamento de eventos adversos de formação de nódulos relacionados ao ácido hialurônico de início tardio (Almeida *et al.*, 2017)

Inflamatória	Infecção	Supurativa	Abcesso (biofilme deve ser considerado)	• Drenagem com biópsia e cultura tecidual • Considerar ultrassom como um guia • Antibioticoterapia com macrolídeos e quinolonas até os resultados do antibiograma • Considerar hialuronidase depois de uma semana de antibioticoterapia
		Não supurativa	Biofilme	Biópsia com cultura tecidual: • Considerar ultrassom como um guia • Antibioticoterapia com macrolídeos e quinolonas até os resultados do antibiograma • Considerar hialuronidase depois de uma semana de antibioticoterapia
	Sem infecção	Reação de corpo estranho	• Biópsia com cultura tecidual • Considerar ultrassom como um guia • Antibioticoterapia com macrolídeos e quinolonas até os resultados do antibiograma • Considerar hialuronidase depois de uma semana de antibioticoterapia	
Não inflamatória	Reação de corpo estranho	• Espera com vigilância • Massagem • Hialuronidase • Injeção local de corticosteroide • Anti-inflamatório não esteroide oral		
	Acúmulo do produto	Hialuronidase		

COMPLICAÇÕES INTRAVASCULARES

A anatomia vascular da face deve ser familiar ao médico responsável, e é fundamental ter em mente os vasos suscetíveis da área a ser tratada, antes de iniciar qualquer procedimento. Injeção intravascular é causa de isquemia tecidual e necrose. Sinais clínicos incluem branqueamento cutâneo, livedo reticular, repercussão capilar lenta, formação de vesículas e pústulas. Áreas mais vulneráveis são aquelas com pouca circulação colateral, como as regiões glabelar e nasolabial. Outros fatores que aumentam a chance de oclusão vascular são: injeção de grandes volumes em *bolus*, injeção rápida com alta pressão e plano profundo de aplicação. O ramo terminal da artéria oftálmica é a artéria central da retina. Ramos proximais incluem as artérias supratroclear, supraorbital, nasal dorsal e angular do nariz. Como essas artérias são pouco calibrosas, pequenos volumes de preenchedor podem ocluir a circulação retiniana, resultando em cegueira.

Ao se diagnosticar esse tipo de complicação, o tratamento deve ser iniciado imediatamente com injeções de hialuronidase, pois a intervenção precoce reduz a morbidade.

Hialuronidase

A hialuronidase age despolimerizando reversívelmente o ácido hialurônico existente ao redor das células do tecido conjuntivo, reduzindo, assim, temporariamente a viscosidade desse tecido e tornando-o mais permeável à difusão de líquidos.

Com base nesse mecanismo de ação, a hialuronidase passou a ser utilizada para promover a degradação do AH injetado, nos casos de complicações e/ou reações adversas, como forma de tratamento.

A hialuronidase é uma substância ativa enzimática, sendo seu pó fino, quase branco de origem bovina, liofilizada estéril. O produto apresenta como excipiente o talco farmacêutico, cuja finalidade é veicular o ativo em sua formulação, com função inerte.

O envase é realizado sob fluxo laminar, obedecendo a dose de UTR/mg. As ampolas de 5 mililitros podem ser de 2.000, 10.000 e 20.000 UTR/mg, sendo acompanhadas pela ampola do diluente injetável contendo água WFI (*water for injection*), manitol e cloreto de sódio (Figura 6).

Nos Estados Unidos, há várias marcas de hialuronidase disponíveis, mas com concentrações diferentes (Liporase®, Inno TDS®, Hydase®).

No Brasil, o produto é manipulado, fracionado e embalado sob prescrição médica e seu uso é *off label*.

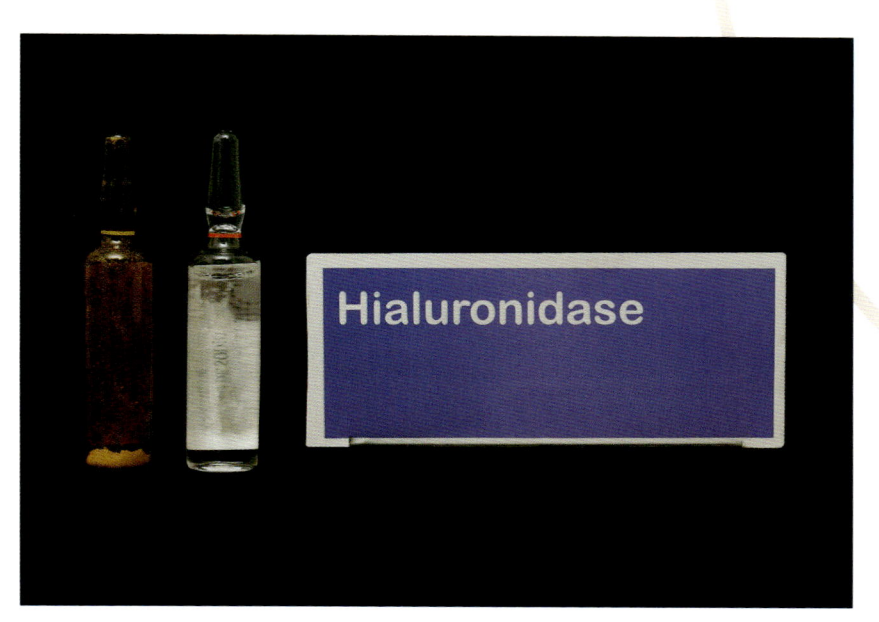

FIGURA 6. Hialuronidase disponível no Brasil e fabricada em farmácia de manipulação. Apresentações em ampolas de 5 mililitros contendo o pó liofilizado estéril e diluente injetável. Disponível nas concentrações de 2.000, 10.000 e 20.000 UTR/mg.

Hialuronidase para eventos adversos vasculares de preenchimento à base de ácido hialurônico

Recentemente, DeLorenzi publicou uma nova abordagem para o tratamento da embolia intravascular acidental aguda com preenchedores à base de ácido hialurônico. Esse novo protocolo

457

tem sido chamado de Hialuronidase (HIA) Pulsada em Alta Dose para eventos embólicos vasculares com preenchedores à base de ácido hialurônico. A nova abordagem baseia-se na experiência clínica do médico consultor com dezenas de casos nos últimos anos, utilizando o atual protocolo de alta dose, em comparação à experiência clínica em mais de 50 casos tratados de acordo com os métodos anteriores.

O protocolo envolve o diagnóstico e a administração repetida de doses relativamente altas de HIA no tecido isquêmico, de hora em hora, até a resolução do evento, o qual é detectado clinicamente por meio do tratamento proposto dos capilares, cor da pele e ausência de dor. Os benefícios desse novo protocolo incluem facilidade de uso e memorização do tratamento, por ser tecnicamente fácil. Apesar da simplicidade do tratamento, ele provou ser bem-sucedido nos últimos dois anos de uso clínico. Não houve perda parcial nem total da pele associada a esse protocolo desde sua implementação quando feito em até dois dias após o início do evento isquêmico.

A dose de HIA varia conforme a quantidade de tecido isquêmico, condizente com a nova hipótese de que vasos obstruídos devem ser "inundados" com uma concentração suficiente de HIA por tempo suficiente para dissolver a oclusão até o ponto em que os produtos da hidrólise possam passar pelos leitos capilares. Além disso, o AH reticulado torna o produto mais duradouro e resistente à HIA, portanto, é mais difícil de se dissolver com HIA.

Embora eventos embólicos vasculares sejam raros, é importante observar que a face apresenta áreas de maior e menor risco para tratamentos com preenchedores; no entanto, não há áreas de "risco nulo" em se tratando de preenchedores. Apesar de sabermos que a melhor estratégia seria evitar as complicações, também sabemos que, mesmo com um bom conhecimento anatômico e com a técnica correta, ainda há um risco não nulo de eventos embólicos vasculares, até mesmo com profissionais altamente qualificados e experientes.

Mecanismo de injeção: como o preenchedor entra na artéria?

É possível que a maior parte desses eventos seja resultado de injeção intra-arterial direta, com a abertura da agulha ou cânula diretamente dentro do lúmen do vaso. De fato, realizar aspiração antes da injeção pode ser uma boa estratégia se houver sangue vermelho intenso, mas um resultado negativo pode ser enganoso. Havia três hipóteses concorrentes (Quadro 7) sobre a fisiopatologia relacionada à isquemia.

Quadro 7. Possíveis causas de isquemia associada a preenchedores

Compressão vascular externa	• Análoga a pisar em uma mangueira de jardim, resultando em diminuição do fluxo • Não reproduzível em animais de laboratório
Espasmo vascular	• Espasmo agudo do músculo liso vascular, geralmente associado a drogas e produtos químicos nocivos, bem como após a cirurgia de reimplante
Embolia intravascular	• Fisiopatologia mais bem sustentada por evidências (claros sinais de preenchedor dentro das arteríolas na patologia) • Reproduzível em animais de laboratório

A compressão vascular está associada à ideia de que altas pressões adjacentes a uma artéria possam comprimi-la, o que é análogo a pisar em uma mangueira de jardim enquanto rega suas flores. O espasmo vascular relaciona-se ao estreitamento das camadas musculares nas paredes dos vasos sanguíneos em resposta a um estímulo químico. Geralmente, os produtos químicos ou as drogas que podem causar espasmo vascular significativo são nocivos, e o AH não é nocivo. A irritação ou estímulo mecânico de um vaso sanguíneo pode, por vezes, causar espasmo, mas essa condição normalmente é temporária. Estamos lidando com um evento embólico vascular agudo, respaldado por várias linhas de evidência. Há muitas comprovações para a embolia vascular de preenchedor e quase nenhuma de espasmo vascular ou de compressão vascular externa. Portanto, acredita-se que outros mecanismos não tenham papel significativo na patologia e que, quando há isquemia após um tratamento de preenchedor à base de HA, é necessário presumir que houve uma obstrução intra-arterial, e a restauração da circulação mediante a dissolução com HIA deve ser o objetivo imediato do tratamento. O lugar onde o preenchedor terminará dependerá de vários fatores, incluindo o volume do preenchedor, a pressão de injeção, o tipo (coesividade) de preenchedor, a pressão arterial do paciente no local e a localização anatômica exata dos vasos envolvidos (localização de vasos colaterais, padrão de fluxo sanguíneo etc.).

Presume-se que a embolia do material de AH esteja dentro do sistema arterial e que, ao banhar o vaso obstruído em uma solução de HIA de concentração adequada por tempo suficiente, o material contendo AH será hidrolisado pela HIA (Quadro 8).

Quadro 8. Pressuposições relacionadas à isquemia associada a preenchedores

- A isquemia é secundária à obstrução mecânica do fluxo sanguíneo pelo preenchedor à base de AH no interior do lúmen das artérias

- Inundar os tecidos ao redor dos vasos obstruídos com HIA resulta na hidrólise do AH, aliviando a obstrução mecânica ao fluxo sanguíneo arterial
- Os preenchedores à base de AH decompõem-se em partes cada vez menores e, por fim, esses produtos da hidrólise de AH poderão passar pelos capilares e permitir que o fluxo sanguíneo seja retomado

- A atividade da HIA é degradada por vários meios, relacionando-se com o tempo (diluição, difusão e desativação). Dessa maneira, sua eficácia diminui rapidamente após a injeção

- A hidrólise do material preenchedor depende da concentração de HIA nos tecidos circundantes e da difusão no lúmen do vaso

- A hidrólise do material preenchedor depende do tempo em que o vaso obstruído é banhado em uma solução de HIA de concentração suficiente para promover a difusão para o vaso

- Produtos diferem em sua resistência à HIA. O AH é reticulado para tornar o produto resistente à HIA, para que os benefícios do preenchimento durem mais. Em geral, preenchedores mais duradouros são mais resistentes à HIA e, portanto, mais difíceis de se dissolverem com HIA nessa situação

Diagnóstico

O diagnóstico é completamente clínico em sua natureza, sem equipamento especial ou necessidade de diagnóstico laboratorial.

Envolve o exame da pele, observando sua cor e, em particular, seu tempo de reenchimento capilar. Casos típicos de embolia vascular podem ser acompanhados de branqueamento, que é muitas vezes despercebido por ser apenas momentâneo. Uma aparência de pele mosqueada, denominada livedo reticular, é quase sempre observada. O tempo de reenchimento capilar é notadamente longo. Usar os orifícios de um instrumento, como o de uma tesoura de sutura, por exemplo, auxilia na avaliação do enchimento capilar (Figura 7).

459

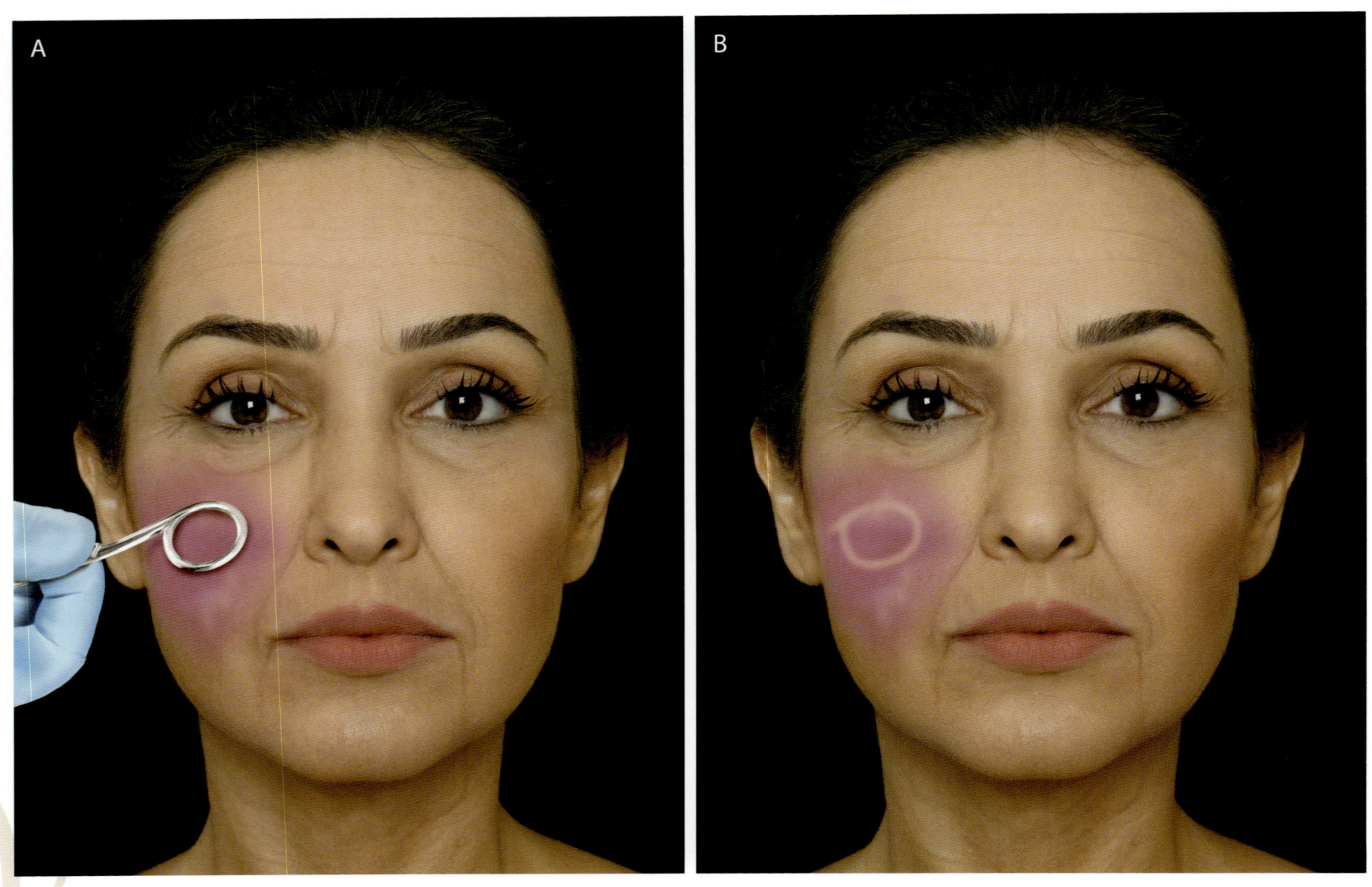

FIGURA 7. (A) Na determinação do tempo de reenchimento capilar da pele, pode ser útil usar um instrumento para comprimi-la. Padrões não típicos são mais facilmente identificáveis. (B) O objetivo deste teste clínico é comparar o tempo de reenchimento da área em questão com a pele normal, adjacente ou no lado oposto.

O seguimento natural de eventos embólicos vasculares sem tratamento vai desde o branqueamento momentâneo, que pode durar alguns segundos, passando pelo livedo reticular, com duração de até alguns dias, até a formação de vesículas ou bolhas (terceiro dia), crostas e necrose, curando-se finalmente por segunda intenção – um processo que pode levar seis semanas ou mais. Se não tratada, leva aproximadamente três dias até que bolhas surjam na pele e a necrose pode não ser evidente por muitos dias, manifestando-se normalmente após o sexto dia, embora os sinais de isquemia estejam geralmente presentes desde o início.

Pressupõe-se que a isquemia relacionada ao preenchedor ocorra por oclusão arterial no momento da aplicação. Dessa forma, a solução é "inundar" os tecidos ao redor dos vasos obstruídos com HIA em concentração e tempo suficientes para eliminar a oclusão por AH.

Em raros casos, o histórico clínico mostra que o paciente estava completamente normal ao término do tratamento e os sinais de isquemia começaram algumas horas mais tarde. Esse fenômeno de "início tardio" ocorre quando a pressão sanguínea desloca uma embolia de AH em um vaso mais adiante. À medida que o preenchedor percorre seu caminho na corrente, pode, então, bloquear os vasos colaterais e daí manifestar a isquemia.

Tratamento – doses recomendadas

De acordo com o tratamento adequado com base no novo protocolo de HIA Pulsada em Alta Dose, normalmente ocorre a reversão completa de todos os sinais de isquemia e o total retorno ao normal. Assim, em vez de seis semanas ou mais de lenta cicatrização por segunda intenção, temos a resolução completa sem indícios de problemas secundários em até três dias após o evento, com pacientes sofrendo não mais do que alguns hematomas e as chamadas "reações no local da injeção", inerentes às repetidas inserções de agulha. A maioria dos trabalhos na literatura mundial utilizam para cálculos farmacêuticos oficiais a relação de 2.000 UTR/20 mg. Para a conversão em UI calcula-se o valor de 220 UI/mg.

O protocolo é muito simples e baseia-se em uma concentração de 150 UI/mL/hora até a remissão do quadro clínico. Assim, para um evento vascular de baixo volume (por exemplo, metade do lábio superior), a dose de HIA é 3 mililitros (cerca de 450 UI). Se o nariz também estivesse envolvido, a dose seria de 6 mililitros (900 UI).

A dose-padrão seria cerca de 500 UI por área. Uma regra aproximada seria utilizar, por exemplo, cada área a ser tratada como multiplicadores de dose. Dessa maneira, para uma única região, recomendamos começar com uma dose de cerca de 500 UI a cada hora, até que a isquemia seja resolvida, ou seja, até que a cor da pele tenha retornado e o tempo de reenchimento capilar tenha voltado ao normal. Para duas áreas, 1.000 UI, e, para três áreas, 1.500 UI (Figura 8 – Sugestões Gerais de Dosagem Horária).

Essas doses altas e repetidas de HIA têm sido usadas por aproximadamente dois anos em dezenas de casos com excelentes resultados, definidos como uma resolução completa ao normal, sem formação de cicatrizes ou outras alterações secundárias de longa duração, além das reações normais no local de injeção esperadas por conta das injeções repetidas. A dose sobe drasticamente de acordo com o tamanho do tecido isquêmico, ou seja, à medida que o volume de tecido isquêmico aumenta, a dose de HIA também deve aumentar, uma vez que o objetivo é atingir uma concentração mínima eficaz de HIA por todo o bloco e tecido isquêmico.

É importante ressaltar que esses números surgiram apenas mediante a prática clínica, e não apenas por meio de testes científicos de qualquer tipo. Tais doses certamente serão alteradas em investigações futuras. A verdade é que ninguém realmente sabe a dose mínima efetiva a ser usada. No entanto, o risco do tratamento tem sido muito baixo, e o lado positivo tem sido alto, com a recuperação completa sem complicações, salvo casos com início tardio de tratamento ou quando uma dose insuficiente de HIA foi usada, conforme o antigo protocolo.

Não sabemos exatamente onde está a obstrução. Apenas podemos ver sua extensão clínica, avaliando a cor da pele e o reenchimento capilar. É necessário banhar todo o volume de tecido isquêmico com HIA, pois precisamos hidrolisar o preenchedor em todo o bloco de tecido. Se houver apenas uma pequena obstrução e a hidrólise a dissolver parcialmente e ela se mover mais à frente no vaso, ela ainda poderá ser suficiente para bloquear o fluxo sanguíneo. Portanto, é fundamental que, onde quer que a obstrução termine, ainda exista uma concentração de HIA suficientemente alta em toda a área.

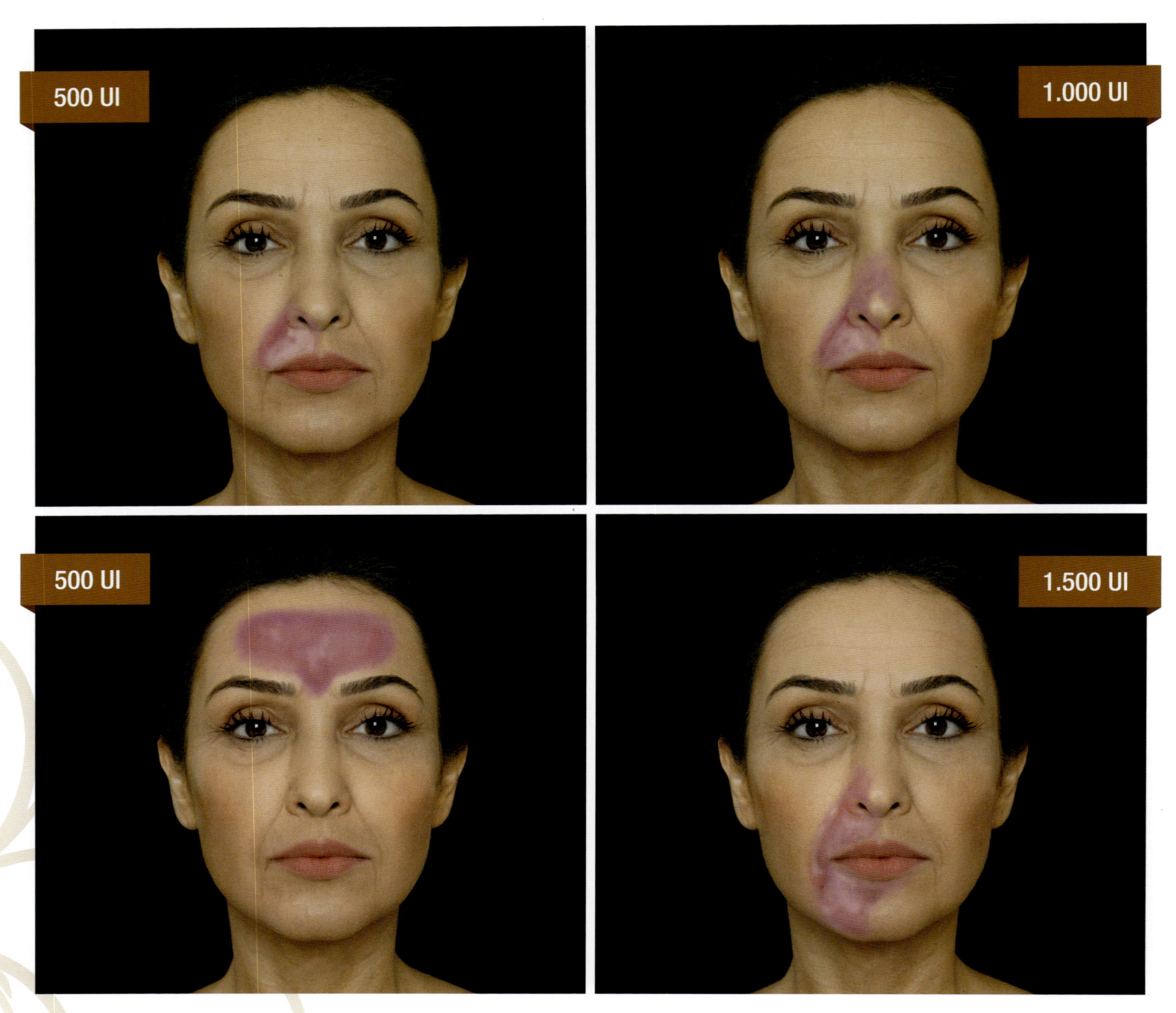

FIGURA 8. Padrões comuns de lesão e doses sugeridas para tratamento por região acometida de hora em hora (*De Lorenzi, 2017*). A HIA é injetada com a intenção de inundar os tecidos em sofrimento vascular, seguida de massagem para maximizar o tempo de contato entre os tecidos isquêmicos e a HIA.

Recomenda-se manter o paciente na clínica para observação e retratar a cada 60 a 90 minutos, até que a cor normal da pele seja reestabelecida.

A maior parte se resolve normalmente após cerca de três ou quatro sessões de tratamento, mas, em casos raros, até oito ou nove reinjeções de HIA foram necessárias. Ocasionalmente, por conta da exaustão, tanto do paciente quanto do clínico, o paciente foi liberado à noite para retornar no dia seguinte para mais tratamento. É válido notar que, embora o tratamento seja urgente, não é uma emergência, pois os tecidos moles são relativamente resistentes à isquemia. Desde que o tratamento seja concluído em cerca de 72 horas do início da isquemia, o sucesso é esperado.

O antigo protocolo envolvia um tratamento único diário de hialuronidase de 450 UI a 600 UI, bem como outras modalidades de tratamento como nitropasta, oxigênio hiperbárico etc. O novo protocolo, por sua vez, envolve a dosagem de HIA com base no volume de tecido isquêmico, com aplicações repetidas de hora em hora, a fim de manter altas concentrações de HIA em toda a área isquêmica (Quadro 9).

Não é necessário conhecimento prévio da quantidade de preenchedor intravascular, uma vez que podemos supor que todas as artérias estejam preenchidas com AH nas áreas isquêmicas. A avaliação clínica do número de regiões isquêmicas, como uma referência para o volume de tecido a ser tratado por si só, é usada para determinar a dose de HIA, já que todas essas áreas isquêmicas da face serão injetadas com HIA.

A avaliação clínica do paciente deve ser contínua e extensa. O objetivo do tratamento é a dissolução completa da oclusão por preenchedor. Para isso, deve haver concentração suficiente de HIA no local correto por tempo suficiente para resultar na hidrólise completa (Figura 9).

As altas doses devem-se ao fato de que, com o passar do tempo, a HIA é diluída com o soro que vaza dos capilares, com grande redução de sua eficácia. Além disso, a HIA difunde dos locais de alta concentração para concentrações mais baixas.

Quadro 9. Protocolo do tratamento novo *versus* do tradicional

	Novo	Tradicional
Prevenção	Sim	Sim
Momento do tratamento	Imediato	Imediato
Estratégia de dosagem de HIA	Variável, dependendo do tecido afetado	Dose fixa
Intervalo da dose	De hora em hora	Diária
Tratamentos auxiliares	Nenhum	Multifacetado, vasodilatadores, nitropasta, O_2 hiperbárico etc.
Resultados	Excelente Completa resolução	Falhas parciais ocasionais de tratamento, formação de cascas, formação de crostas, cicatrização lenta, leves alterações de textura na pele

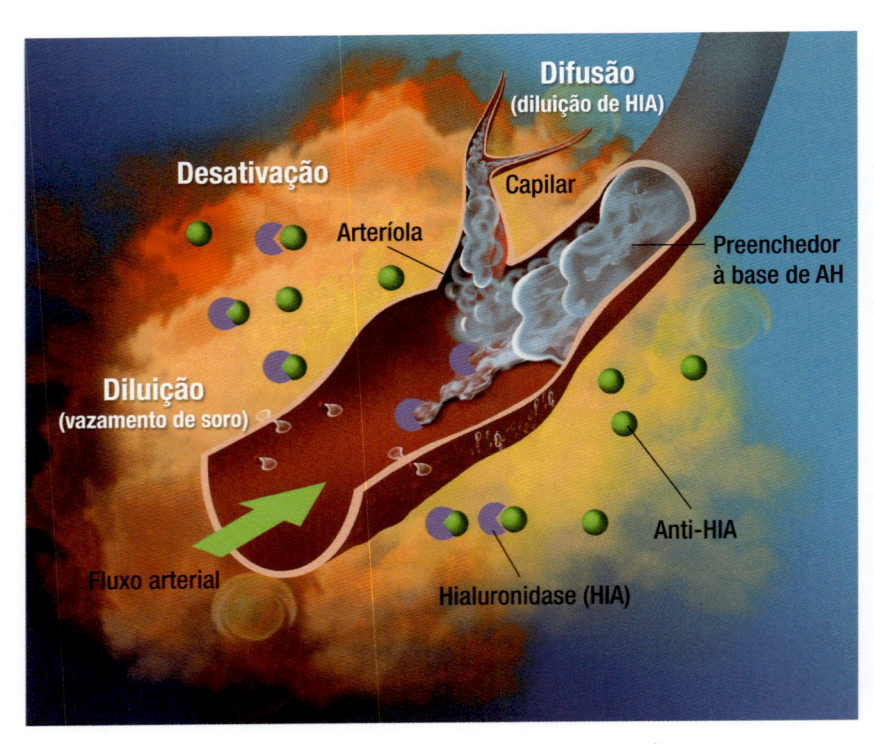

FIGURA 9. Assim que a HIA é injetada nos tecidos, sua concentração diminui através de vários processos simultâneos. Enquanto acontece o tratamento dos tecidos isquêmicos, agentes anti-hialuronidase começam a quebrar a enzima. Ao mesmo tempo, ocorre difusão da HIA, reduzindo a concentração local.

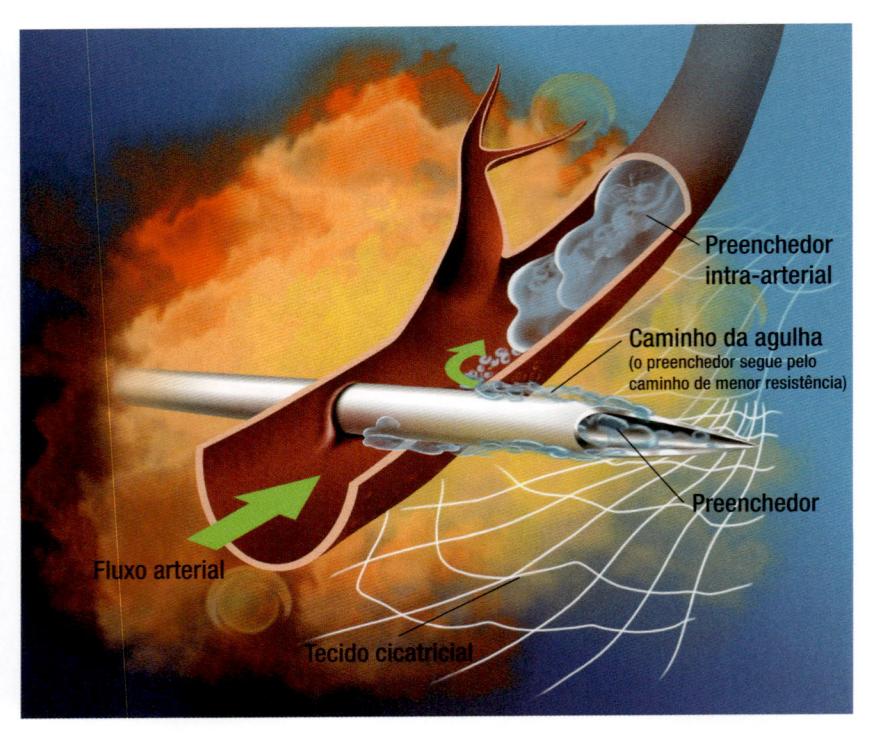

FIGURA 10. Possibilidade de embolia intravascular mesmo que a ponta da cânula ou agulha esteja além do lúmen do vaso. Presume-se que esse processo seja mais provável de ocorrer quando há tecido cicatricial presente nos tecidos moles (De Lorenzi, 2017).

Ao mesmo tempo, há naturalmente a desativação de HIA por enzimas anti-HIA que ocorrem naturalmente. Assim, por diluição, difusão e desativação, a atividade da HIA é gradualmente reduzida (Figura 10).

Embora possa parecer excessiva, essa abordagem torna-se clinicamente segura e eficaz. Recomenda-se um cronograma de dosagem de hora em hora e, no futuro, serão necessários estudos de variação de dose em um modelo validado.

As objeções presentes a esse tipo de tratamento envolvem preocupações vagas sobre a destruição de AH natural nos tecidos, com o receio declarado de que causemos uma deficiência permanente de AH, apesar de isso não ser visto em casos clínicos reais, com, talvez, duas exceções notáveis.

Hialuronidase e oclusão da artéria central da retina

Relatos recentes têm mostrado que injeção retrobulbar de HIA deve ser considerada no tratamento de oclusão acidental da artéria central da retina com preenchedores à base de AH. A discussão clínica com médicos que, de fato, experimentaram essa técnica não foi animadora e, até hoje, não há relatos publicados de recuperação bem-sucedida da visão em pacientes que chegaram sem nenhuma percepção de luz desde o princípio.

A oclusão da artéria central da retina, de maneira experimental, em macacos *Rhesus* mostrou limitações restritas de tempo de cerca de 97 minutos antes do início da lesão permanente.

Por esse motivo, provavelmente há um limite definido de tempo de cerca de uma hora e meia desde o início da perda visual até a circulação ser restaurada. E a HIA teria que ser preparada, injetada no espaço retrobulbar e, depois, difundida por todo o espaço. Até o momento, não houve demonstração de que a HIA possa se difundir através da esclera, parecendo improvável que esse tratamento seja eficaz.

Prevenção

A recomendação atual na prática médica é utilizar uma alíquota máxima de 0,1 mililitro de preenchedor por ponto em qualquer área da face e, depois, mover a ponta da agulha um pouco antes de injetar outro volume semelhante, de forma que não mais que 0,1 mililitro de preenchedor entraria no vaso. Além disso, o preenchedor deve ser injetado sob baixa pressão, uma vez que altas pressões e rápido fluxo podem deslocá-lo para áreas indesejáveis. Por fim, é prudente evitar tecidos cicatrizados e considerar todas as cicatrizes como áreas de maior risco (Figura 11).

Essa técnica provavelmente só seria eficaz se a obstrução vascular ocorresse na porção extraocular da artéria central da retina ou se a obstrução fosse de alguma outra parte do sistema, como as artérias ciliares longas e curtas, ou dos vasos que irrigam o próprio nervo óptico. Não se sabe com certeza se haveria tempo hábil para a HIA hidrolisar o preenchedor à base de AH dentro dessas estritas limitações de tempo. No momento necessário para a hidrólise do preenchedor à base de AH, devemos somar o tempo da difusão de HIA nas embolias. Essa é uma área que obviamente requer mais pesquisas.

Se o preenchedor já entrou no globo e se estabeleceu na retina, o prognóstico provavelmente será ruim. As razões pelas quais temos sucesso tão satisfatório com embolias na pele são

precisamente porque esses tecidos são bastante resistentes a eventos prolongados de isquemia, enquanto a retina tem uma duração de tempo muito limitada e, aparentemente, rigorosa em sua sobrevivência isquêmica.

A técnica de injeção retrobulbar é bem simples de ser executada. Utiliza-se uma agulha de 25 G com 3,75 centímetros de comprimento, entra-se na órbita através da pálpebra inferior lateral, com a ponta da agulha sendo direcionada ligeiramente para cima e temporalmente (lateralmente) e passada ao longo da parede lateral da órbita até cerca de 2/3 a 3/4 do comprimento da agulha terem sido inseridos. Em seguida, injeta-se cerca de 3 cc de HIA lentamente.

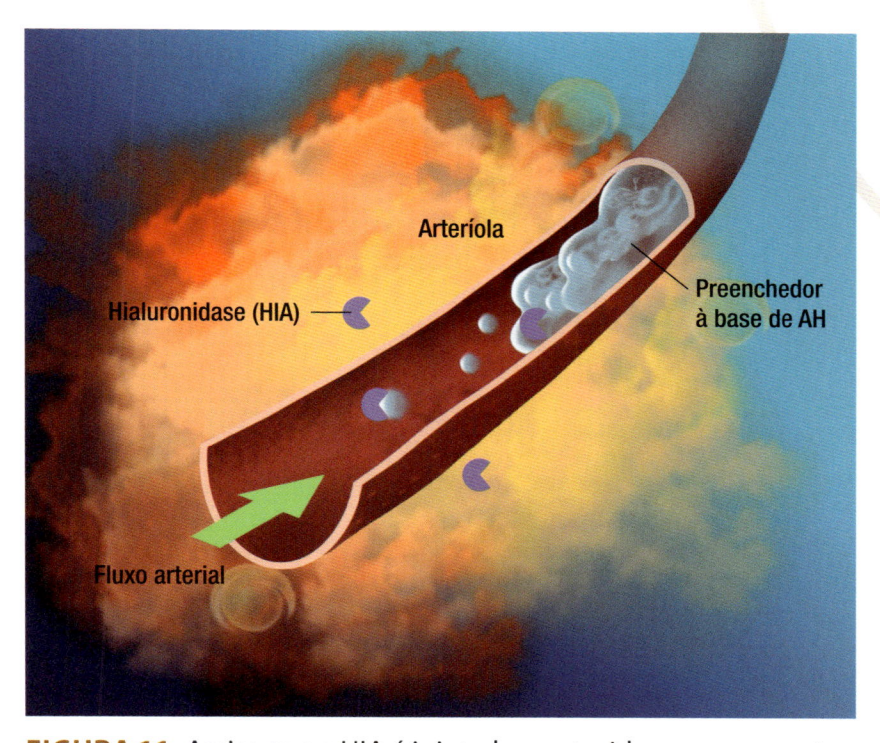

FIGURA 11. Assim que a HIA é injetada nos tecidos, sua concentração diminui através de vários processos simultâneos. O soro vaza para os tecidos isquêmicos, diluindo a HIA, à medida que agentes anti-hialuronidase começam a quebrar a enzima. Ao mesmo tempo, ocorre difusão, reduzindo a concentração local.

15

REFERÊNCIAS

Almeida AT, Banegas R, Boggio , Bravo B, Braz A, Casabona G, Coimbra D, Espinosa S, Martinez C. Diagnosis and treatment of hyaluronic acid adverse events: Latin American expert panel consensus recommendations. Surg Cosmet Dermatol. 2017;9(3):204-13.

Almeida AT, Marques E, Almeida J, Cunha T, Boraso R. Pilot study comparing the diffusion of two formulations of botulinum toxin type A in patients with forehead hyperhidrosis. Dermatol Surg. 2007;33(1 Spec No.):S37-43.

Almeida TA, Marques CMRE, Kadunc VB. Rugas glabelares: estudo piloto dos padrões de contração. Surg Cosmet Dermatol. 2010;2(1):23-8.

Andre P Azib N, Berros P Braccini F, Claude O, Dreof the SMAS revisited. Aesthetic Plast Surg. 2003;27(4):258-64.

Andre R, Azib N, Berros P Braccini E, Claude O, Dreissigacker K, Garcia P Ingallina E, Lemaire T, Masveyraud FO, Trevidic P. Anatomy and volumizing injections. Paris: E2e Medical Publishing; 2010.

Aoki K R, Ranoux D, Wissel J. Using translational medicine to understand clinical differences between botulinum toxin formulations. Eur J Neurol. 2006;13(Suppl 4):10-9.

Arantes M. Harmonização Facial. Beleza Funcional. São Paulo: Quartier Latin; 2017.

Azer SA. The place of surface anatomy in the medical literature and undergraduate anatomy textbooks. Anat Sci Educ. 2013;6(6):415-32.

Basten FE. Max factor: the man who change the faces of the world. Nova Iorque: Skyhorse Publishing; 2013.

Belmontesi M, Grover R, Verpaele A. Transdermal ne SubQ for aesthetic contouring injection of Restyla of the cheeks, chin, and mandible. Aesthet Surg. 2006;26(1S):S28-34.

Bennett C. Anatomic body painting: where visual art meets science. J Physician Assist Educ. 2014;25(4):52-4.

Boggio RF. Modelo dinâmico de anatomia facial aplicada com ênfase no ensino da aplicação da toxina botulínica A. São Paulo: Amplitude Editora; 2017.

Brashear A. Clinical Comparisons of Botulinum Neurotoxin Formulations. Neurologist. 2008;14(5) 289-98.

Braz AV, Aquino BO. Preenchimento do sulco nasojugal e da depressão infraorbital lateral com microcânula 30G. Surg Cosmet Dermatol. 2012;4(2):178-81.

Braz AV, Louvain D, Mukamal LV. Combined treatment with botulinum toxin and hyaluronic acid to correct unsightly lateral-chin depression. An Bras Dermatol. 2013;88(1):138-40.

Braz AV, Mukamal LV, Costa DLM. Manejo cosmético del tercio médio e inferior de la cara. In: Atamoros FP, Merino JE, editores. Dermatologia cosmética. Cidade do México: Elsevier; 2011.

Braz AV, Mukamal LV. Preenchimento labial com microcânula. Surg Cosmet Dermatol. 2011;3(3):257-60.

Braz AV, Sakuma HT. Estudo piloto dos padrões de contração do músculo frontal. Surg Cosmet Dermatol. 2010;2(3):191-4.

Braz AV, Sakuma TH. Midface rejuvenation: an innovative technique to restore cheek volume. Dermatol Surg. 2012;38(1):118-20.

Braz AV, Sakuma TH. Patterns of contraction of the frontalis muscle: a pilot study. Surg Cosmet Dermatol. 2010;2(31):191-4.

Braz AV. Atlas de anatomia e preenchimento global da face. Rio de Janeiro: Guanabara Koogan; 2017.

Broer PN, Buonocore S, Morillas A, Liu J, Tanna N, Walker M, Ng R, Persing JA. Nasal aesthetics: a cross-cultural analysis. Plast Reconstr Surg. 2012;130(6): 843e-50e.

Busso M, Howell DJ. Forehead recontouring using calcium hydroxylapatite. Dermatol Surg. 2010:36(3); 1910-3.

Carruthers A, Carruthers J, Cohen J. A prospective, double-blind, randomized, parallel- group, dose-ranging study of botulinum toxin type a in female subjects with horizontal forehead rhytides. Dermatol Surg. 2003;29(5):461-7.

Carruthers A, Carruthers J, Hardas B, Kaur M, Goertelmeyer R, Jones D, Rzany B, Cohen J, Kerscher M, Flynn TC, Maas C, Sattler G, Gebauer A, Pooth R, McClure K, Simone-Korbel U, Buchner L. A validated grading scale for marionette lines. Dermatol Surg. 2008:34 (Suppl 2): S167-72.

Carruthers A, Carruthers J, Hardas B, Kaur M, Goertelmeyer R, Jones D, Rzany B, Cohen J, Kerscher M, Flynn TC, Maas C, Sattler G, Gebauer A, Pooth R, McClure K, Simone-Korbel U, Buchner L. A validated lip fullness grading scale. Dermatol Surg. 2008;(34 Suppl 2):S161-6.

Carruthers A, Carruthers J, Lowe NJ, Menter A, Gibson J, Nordquist M, Mordaunt J. One-year, randomized, multicenter, two-period study of the safety and efficacy of repeated treatments with botulinum toxin type A in patients with glabellar lines. J Clin Res. 2004;7:1-20.

Carruthers A, Carruthers J, Monheit GD, Davis PG, Tardie G. Multicenter, randomized, parallel-group study of the safety and effectiveness of onabotulinumtoxinA and hyaluronic acid dermal fillers (24-mg/ml smooth, cohesive gel) alone and in combination for lower facial rejuvenation. Dermatol Surg. 2010:36(Suppl 4):2121-34.

Carruthers A, Cohen JL, Cox SE, Boulle K, Fagien S, Finn JC, Flynn T, Almeida AT. Achieving the natural, relaxin look. J Cosmet Laser Ther. 2007;9(suppl 1): 6-10.

Carruthers J, Carruthers A. Técnicas de preenchimento. 2. ed. São Paulo: Elsevier; 2008.

Carruthers J, Fagien S, Matarasso SL; Botox Consensus Group. Consensus recommendations on the use of botulinum toxin type a in facial aesthetics. Plast Reconstr Surg. 2004;114(6 Suppl):1S-22S.

Carruthers J. Carruthers A. Volumizing the glabella and forehead. Dermatol Surg. 2010:36(3):1905-9.

Carruthers JD, Carruthers A. Facial sculpting and tissue augmentation. Dermatol Surg. 2005;31:1604-12.

Carruthers JD, Fagien S, Rohrich RJ, Weinkle S, Carruthers A. Blindness caused by cosmetic filler injection: a review of cause and therapy. Plast Reconstr Surg. 2014;134(6):1197-201.

Carruthers JD, Glogau RG, Blitzer A; Facial Aesthetics Consensus Group Faculty. Advances in facial rejuvenation: botulinum toxin type a, hyaluronic acid dermal fillers, and combination therapies – consensus recommendations. Plast. Surg. 2008;121(5suppl):5S-30S.

Carruthers JD, Lowe NJ, Menter MA, Gibson J, Eadie N; Botox Glabellar Lines II Study Group. Double-blind, placebo-controlled study of the safety and efficacy of botulinum toxin type A for patients with glabellar lines. Plast Reconstr Surg. 2003;112(4):1089-98.

Cavallini M, Gazzola R, Metalla M, Vaienti L. The role of hyaluronidase e in the treatment of complications from hyalorinc dermal fillers. Aesthet Surg J. 2013;33(8):1167-74.

Cliff Sh, Judodihardjo H, Eltringham E. Different formulations of botulinum toxin type A Have different migration characteristics: a double-blind, randomized study. J Cosmet Dermatol. 2008,7:50-4.

Costin BR, Plesec TP, Sakolsatayadorn N, Rubinstein TJ, McBride JM, Perry JD. Anatomy and histology of the frontalis muscle. Ophthalmic Plast Reconstr Surg. 2015;31(1):66-72.

Cotofana S, Fratila AA, Schenck TL, Redka-Swoboda W, Zilinsky I, Pavicic T. The Anatomy of the aging face: a review. Facial Plast Surg. 2016;32(3):253-60.

Dailey RA, Philip A, Tardie G. Long-term treatment of glabellar rhytides using onabotulinumtoxina. Dermatol Surg. 2011;37(7):918-28.

de Almeida AR, da Costa Marques ER, Banegas R, Kadunc BV. Glabellar contraction patterns: a tool to optimize botulinum toxin treatment. Dermatol Surg. 2012;38(9):1506-15.

de Almeida AT, De Boulle K. Diffusion characteristics of botulinum neurotoxin products and their clinical significance in cosmetic applications. J Cosmet Laser Ther. 2007;9(Suppl 1):17-22.

DeLorenzi C Transarterial degradation of hyaluronic acid filler by hyaluronidase. Dermatol Surg. 2014;40(8) 832-41.

DeLorenzi C. Complications of injectable fillers, part 2: vascular complications. Aesthet Surg J. 2014;34(4):584-600.

DeLorenzi C. Complications of injectable fillers, part I. Aesthet Surg J. 2013;33(4):561-75.

Diepgen TL, Eysenbach G. Digital images in dermatology and the Dermatology Online Atlas on the World Wide Web. J Dermatol. 1998;25(12):782-7.

El-Domyati M, Attia S, Saleh F, Brown D, Birk DE, Gasparro F, Ahmad H, Uitto J. Intrinsic aging vs. photoaging: a comparative histopathological, immunohistochemical, and ultrastructural study of skin. Exp Dermatol. 2002;11(5):398-405.

Fa Y, Gu X, Zhou S. Histochemical study and classification of facial muscles fibers. Zhonghua Zheng Xing Wai Ke Za Zhi. 2000;16(4):233-5.

Fagien A, Raspaldo H. Facial rejuvenation with botulinum neurotoxin: An anatomical and experiential perspective. J Cosmet Laser Ther. 2007;9(suppl 1): 23-31.

Fagien S. Botulinum toxin type A for facial aesthetic enhancement: role in facial shaping. Plast Reconstr Surg. 2003;112(5 Suppl):6S-18S.

Federative Committee on Anatomical Terminology – FCAT. International anatomical terminology. Stuttgatt: Thieme; 1998.

Fenske NA, Lober CW. Structural and functional changes of normal aging skin. J Am Acad Dermatol. 1986;15(4 Pt 1):571-85.

Fenske NA, Lober CW. Structural and functional changes of normal aging skin. J Am Acad Dermatol. 1986;15(4 Pt 1):571-85.

Ferreira ABH. Novo Aurélio século XXI: dicionário da língua portuguesa. Rio de Janeiro: Nova Fronteira; 1999.

Foster KA, Bigalke H, Aoki R. Botulinum toxin – from laboratory to bedside. Neurotox Res. 2006;9(2-3):133-40.

Fulton JE Jr, Rahimi AD, Helton P Watson T, Dahlberg K. Lip rejuvenation. Dermatol Surg. 2000;26:470-4.

471

Funt D, Pavicic T. Dermal fillers in aesthetics: an overview of adverse events and treatment approaches. Clin Cosmet Investig Dermatol. 2013;6:295-316.

Furnas DW. The retaining ligaments of the cheek. Plast Reconstr Surg. 1989;83(1):11-6.

Furukawa M, Mathes DW, Anzai Y. Evaluation of the facial artery on computed tomographic angiography using 64-slice multidetector computed tomography implications for facial reconstruction in plastic surgery Plast Reconstr Surg. 2013;131(3):526-35.

Gassia V, Raspaldo H, Niforos FR, Michaud T. Global 3-dimensional approach to natural rejuvenation: recommendations for perioral, nose, and ear rejuvenation. J Cosmet Dermatol. 2013;12(2):123-36.

Ghassemi A, Prescher A, Riediger D, Axer H. Anatomy of the SMAS revisited. Aesthetic Plast Surg. 2003;27(4):258-64.

Gierloff M, Stöhring C, Buder T, Gassling V, Açil Y r- Wiltfang J. Aging changes of the midfacial fat compartments: a computed tomographic study. Plast Reconstr Surg. 2012;129(1):263-73.

Glogau RG, Knott HM. Fillers: evolution, regression, and the future. In: Carruthers J, Carruthers A, editors. Soft tissue augmentation. Atlanta: Elsevier; 2013.

Goldberg D, The cost of patient dissatisfaction. Cosmetic Dermatology. 2001;20(7 suppl. 3):36-38.

Goss CM. Gray anatomia. 29 ed. Rio de Janeiro: Guanabara Koogan; 1988.

Grammer K, Thornhill R. Human (Homo sapiens) facial attractiveness and sexual selection: the role of symmetry and averageness. J Comp Psychol. 1994;108(3):233-42.

Grunebaum LD, Bogdan Allemann I, Dayan S, Mandy S, Baumann L. The risk of alar necrosis associated with dermal filler injection. Dermatol Surg. 2009:35(2):1635-40.

Haddock NT, Saadeh PB, Boutros S, Thorne CH. The tear trough and lid/cheek junction: anatomy and implications for surgical correction. Plast Reconstr Surg. 2009;123(4):1332-40.

Harii K, Kawashima M. A double-blind, randomized, placebo-controlled, two-dose comparative study of botulinum toxin type A for treating glabellar lines in Japanese subjects. Aesthetic Plast Surg. 2008;32(5):724-30.

Hazani R, Chowdhry S, Mowlavi A, Wilhelmi BJ. Bony anatomic landmarks to avoid injury to the marginal mandibular nerve. Aesthet Surg J. 2011;31(3):286-9.

Hexsel D, Mazzuco R, Zeichmeister M, Hexsel C. Complicações e efeitos adversos: diagnóstico e tratamento In: Hexsel D, Almeida AT, editores . Uso cosmético da toxina botulínica. Porto Alegre: AGE; 2002. p. 233-239.

Hirmand H. Anatomy and nonsurgical correction of the tear trough deformity. Plast Reconstr Surg. 2010;125(2):699-708.

Hirsch RJ, Brody H, Carruthers JD. Hyaluronidase in he office: A necessity for every dermasurgeon that injects hyaluronic acid. J Cosmet Laser Ther. 2007:9:182-5.

Hoffmann K, Juvéderm Voluma Study Investigators Group. Volumizing effects of a smooth, highly cohesive, viscous 20-mg/mL hyaluronic acid volumizing filler: prospective Europeanstudy. BMC Dermatol. 2009;9:9.

Hong DK, Seo YJ, Lee JH, Im M. Sudden visual loss and multiple cerebral infarction after autologous fat injection into the glabella. Dermatol Surg. 2014,40(4) 485-7.

Humphrey CD, Arkins JP Dayan SH. Soft tissue fillers in the nose. Aesthet Surg J. 2009;29(6):477-84.

Ito Tsuchiya FM, Rosas Vargas MA, Zepeda Ortega B, Río del Navarro BE, Sienra Monge JJ. Adverse reactions to vaccines. Rev Alerg Mex. 2007;54(3):86-95.

Jefferson Y. Skeletal types: key to unraveling the mystery of facial beauty and its biologic significance. J Gen Orthod. 1996;7(2):7-25.

Jung W, Youn KH, Won SY, Park JT, Hu KS, Kim HJ Clinical implications of the middle temporal vein with regard to temporal fossa augmentation. Dermatol Surg. 2014;40(6):618-23.

Kablik J, Monheit GD, Yu L, Chang G, Gershkovich J. Comparative physical properties of hyaluronic acid dermal fillers. Dermatol Surg, 2009;35(1):302-12.

Kamin W, Staubach P, Klär-Hlawatsch B, Erdnüss F, Knuf M. Anaphylaxis after vaccination due to hypersensitivity to gelatin. Klin Pediatr. 2006;218(2):92-4.

Kane M, Sattler G. Ilustrated guido to aenthetic botulinum toxin injections: basics, localization, uses. London: Quintesssence Publishing; 2013.

Kane MA. Classification of crow's feet patterns among caucasian women: the key to individualizing treatment. Plast Reconstr Surg. 2003;112(5 Suppl):33S-39S.

Kawashima M, Harii K. An open-label, randomized, 64-week study repeating 10- and 20-U doses of botulinum toxin type A for treatment of glabellar lines in Japanese subjects. Int Dermatol. 2009;48(7):768-76.

Kim P Ahn JT. Structured nonsurgical Asian rhinoplasy. Aesthetic Plast Surg, 2012;36(3):698-703.

Klein AW. Complications, Adverse Reactions, and Insights With the Use of Botulinum Toxin. Dermatol Surg. 2003;29(5):549-56.

Klein AW. In search of the perfect lip: 2005. Dermatol Surg. 2005;31(11 Pt 2):1599-603.

Kurkjian TJ, Ahmad J, Rohrich RJ. Soft-tissue fllers in rhinoplasty. Plast Reconstr Surg. 2014;133(2):121e-6e.

Lambros V. A technique for filling the temples with highly diluted hyaluronic acid: the "dilution solution". Aesthet Surg J. 2011;31(1):89-94.

Lietzow MA, Gielow ET, Le D, Zhang J, Verhagen MF. Subunit stoichiometry of the clostridium botulinum type A neurotoxin complex determined using denaturing capillary electrophoresis. Protein J. 2008; 27(7-8):420-5.

Liphan WJ. Cosmetic and clinicas applications of botox and dermal fillers. 3. ed. Thorofare: Slack Inc.; 2015.

Lowe NJ. Overview of botulinum neurotoxins. J. Cosmetic Laser Ther. 2007;9 (suppl 1):11-6.

Macedo OR. Seleção de pacientes e indicações cosméticas In: Hexsel D, Almeida AT, editores. Uso cosmético da toxina botulínica. Porto Alegre: AGE; 2002. p. 125-130.

Mendelson B, Wong CH. Changes in the facial skeleton with aging: implications and clinical applications in facial rejuvenation. Aesthetic Plast Surg. 2012;36(4):753-60.

Naumann M, Carruthers A, Carruthers J, Aurora SK, Zafonte R, Abu-Shakra S, Boodhoo T, Miller-Messana MA, Demos G, James L, Beddingfield F, VanDenburgh A, Chapman MA, Brin MF . Meta-analysis of neutralizing antibody conversion with onabotulinumtoxinA (BOTOX®1) across multiple indications. Mov Disord. 2010;25(13):2211-8.

Niamtu J 3rd. Simple technique for lip and nasolabial fold anesthesia for injectable fillers. Dermatol Surg. 2005;31(10):1330-2.

Park DK, Songl, LeeJH, You YJ. Forehead augmentation with a methyl methacrylate onlay implant using an injectionmolding technique. Arch Plast Surg. 2013;40(5):597-602.

Park KH, Kim YK, Woo SJ, Kang SW, Lee WK, Choi KS, Kwak HW Yoon IH, Huh K, Kim JW, Korean Retina Society. Iatrogenic occlusion of the ophthalmic artery after cosmetic facial filler injections: a national survey by the Korean Retina Society. JAMA Ophthalmol. 2014;132(6):714-23.

Pessa JE, Garza JR. The malar septum: the anatomic basis of malar mounds and malar edema. Aesthet Surg J. 1997;17(1):11-7.

Pessa JE. An algorithm of facial aging: verification of Lambros's theory by three-dimensional stereolithography, with reference to the pathogenesis of midfacial aging, scleral show, and the lateral suborbital trough deformity. Plast Reconstr Surg. 2000;106(2):479-88.

Pierre S, Liew S, Bernardin A. Basics of dermal filler rheology. Dermatol Surg. 2015; (41 Suppl 1):S120-6.

473

Pilsl U, Anderhuber F, Rzany B. Anatomy of the cheek implications for soft tissue augmentation. Dermatol Surg. 2012:38(7 Pt 2):1254-62.

Radlanski RJ, Wesker KH. The face: pictorial atlas of clinical anatomy. London: Quintessence Publishing ; 2012.

Raspaldo H. Temporal rejuvenation with fillers: global faceculpture approach. Dermatol Surg. 2012:38(2):261-5.

Raspaldo H. Volumizing effect of a new hyaluronic acid subdermal facial filler: a retrospective analysis based on 102 cases. J Cosmet Laser Ther. 2008;10(3):134-42

Redaelli A, Vanzellotti I. Toxina botulínica A na medicina estética: indicações faciais e corporais. Rio de Janeiro: Dilivros; 2017.

Reece EM, Pessa JE, Rohrich RJ. The mandibular septum: anatomical observations of the jowls in aging-implications for facial rejuvenation. Plast Reconstr Surg. 2008;121(4):1414-20.

Reece EM, Rohrich RJ. The aesthetic jaw line: management of the aging jowl. Aesthet Surg J. 2008,28(6):668-74.

Reis SAB, Abrão J, Capelozza Filho L, Claro CAA. Análise facial subjetiva. R Dental Press Ortodon Ortop Facial. 2006;11(5):159-172.

Ren Z, Liu B, Ma X. Characteristic of facial muscle and efferent nerve on physiology and anatomy. Chin Med Sci J. 1997;12(1):50-2.

Roche N, Schnitzler A, Genet F ET col. Uncontrolled migration outside the targeted muscle associated with adverse effect of botulinum toxin type A distant from the injection site: a preliminary analysis. Poster of the 67th American Academy of Physical Medicine and Rehabilitation, Nov 2006, Honolulu, USA.

Rohrich RJ, Arbique GM, Wong C, Brown S, Pessa JE. The anatomy of suborbicularis fat: implications for periorbital rejuvenation. Plast Reconstr Surg. 2009;124(3):946-51.

Rohrich RJ, Liu JH. Defining the infratip lobule in rhinoplasty: anatomy, pathogenesis of abnormalities, and correction using an algorithmic approach. Plast Reconstr Surg. 2012;130(5):1148-58.

Rohrich RJ, Monheit G, Nguyen AT, Brown SA, Fagien S. Soft-tissue filler complications: the important role of biofilms. Plast Reconstr Surg. 2010;125(4):1250-6.

Rohrich RJ, Pessa JE, Ristow B. The youthful cheek and the deep medial fat compartment. Plast Reconstr Surg. 2008;121:2107-12.

Rohrich RJ, Pessa JE, Ristow B. The youthful cheek and the deep medial fat compartment. Plast Reconstr Surg. 2008;121(6):2107-12

Rohrich RJ, Pessa JE. The anatomy and clinical implications of perioral submuscular fat. Plast Reconstr Surg. 2009;124(1):266-71.

Rohrich RJ, Pessa JE. The fat compartments of the face: anatomy and clinical implications for cosmetic surgery. Plast Reconstr Surg. 2007;119(7):2219-27.

Rohrich RJ, Pessa JE. The retaining system of the face histologic evaluation of the septal boundaries of the subcutaneous fat compartments. Plast Reconstr Surg. 2008;121(5):1804-9.

Rohrich RJ, Pessa JE. The retaining system of the face: histologic evaluation of the septal boundaries of the subcutaneous fat compartments. Plast Reconstr Surg. 2008;121(5):1804-9.

Roupe G. Skin of the aging human being. Lakartidningen. 2001;98(10):1091-5.

Rouviere H. Anatomia humana. Tomo I Cabeza e cuello. 8. ed. Madri: Editoraial Bailly-Bailliere SA; 1968.

Rozzolo RJC, Madeira MC. Anatomia facial. 4. ed. São Paulo: Sarvier; 2012.

Salpeter MM. Neurobiology. The constant junction. Science. 1999;286(5439):424-5

Sandoval MHL. Preenchedores: guia prático de técnicas e produtos. 2. ed. Rio de Janeiro: Guanabara Koogan; 2018.

Sands NB, Adamson PA. Global facial beauty: approaching a unified aesthetic ideal. Facial Plast Surg. 2014;30(2):93-100.

Sarnoff DS, Saini R, Gotkin RH. Comparison of filling agents for lip augmentation. Aesthet Surg J. 2008;28:556-63.

Sattler G, Sommer B. Atlas ilustrado de rellenos estéticos. Ciudad Autónoma de Buenos Aires: Journal; 2017.

Schaverien MV, Pessa JE, Rohrich RJ. Vascularized membranes determine the anatomical boundaries of the subcutaneous fat compartments. Plast Reconstr Surg. 2009;123(2):695-700.

Shaw Jr RB, Katzel EB, Koltz PF Yaremchuk MJ, Gi-aesthetic implications and rejuvenation strategies. Plast ng of the facial skeleton: Reconstr Surg. 2011;127(1):374-83.

Shaw RB Jr, Katzel EB, Koltz PE, Yaremchuk MJ, Girotto JA, Kahn DM, Langstein HN. Aging of the facial skeleton: aesthetic implications and rejuvenation strategies. Plast Reconstr Surg. 2011;127(1):374-83.

Shaw RB Jr, Katzel EB, Koltz PF, Kahn DM, Puzas EJ, Langstein HN. Facial bone density: effects of aging and impact on facialrejuvenation. Aesthet Surg J. 2012;32(8):937-42.

Sicher H, Du Brul EL. Anatomia bucal. 6. ed. Rio de Janeiro: Guanabara Koogan; 1967.

Small R. A practical guide to botulinum toxin procedures. Philadelphia: Lippincott Willoams & Wilkins; 2012.

Solish N. The Aging Face: Global Approach With Fillers and Neuromodulators. Semin Cutan Med Surg. 2016;35(6 Suppl):S120-1.

Sposito M. Argumento do uso de altas doses In: Hexsel D, Almeida AT, editores. Uso cosmético da toxina botulínica. Porto Alegre: AGE; 2002. p. 121-122.

Sposito M. Clinical use of botulinum toxin in Spasticity: case description: severe adverse effect with the use of Chinese botulinum toxin - Prosigne". Medmondo; 2007.

Stål P, Eriksson PO, Eriksson A, Thornell LE. Enzyme-histochemical and morphological characteristics of muscle fibre types in the human buccinator and orbicularis oris. Arch Oral Biol. 1990;35(6):449-58.

Stål P, Eriksson PO, Thornell LE. Muscle-specific enzyme activity patterns of the capillary bed of human oro-facial, masticatory and limb muscles. Histochem Cell Biol. 1995;104(1):47-54.

Steiger JD, Baker SR. Nuances of profile management clinical anatomy. Quintesssence Publishing, 2012. Guanabara Koogan, 1988. the radix. Facial Plast Surg Clin North Am. 2009;17(1):15-28.

Stotland MS, Kowalski JW, Ray BB. Patient-Reported Benefit and Satisfaction with Botulinum Toxin Type A Treatment of Moderate to Severe Glabellar Rhytides: Results from a Prospective Open-Label Study. Plast Reconstr Surg. 2007;120(5):1386-94.

Sundaram H, Cassuto D. Biophysical characteristics of hyaluronic acid soft-tissues fillers and their relevance to acsthctic applications. Plast Reconstr Surg. 2013; 132(4 suppl 2):5S-21S.

Sundaram H, Signorini M, Liew S, Trindade de Almeida AR, Wu Y, Vieira Braz A, Fagien S, Goodman GJ, Monheit G, Raspaldo H; Global Aesthetics Consensus Group. Global Aesthetics Consensus: Botulinum Toxin Type A--Evidence-based review, emerging concepts, and consensus recommendations for aesthetic use, including updates on complications. Plast Reconstr Surg. 2016;137(3):518e-529e.

Swift A, Remington K. BeautiPHIcation™: a global approach to facial beauty. Clin Plast Surg. 2011;38(3):347-77.

Sykes JM, Cotofana S, Trevidic P Solish N, Carruthers J, Carruthers A, Moradi A, Swift A, Massry GG, Lamhbros V Remington BK. Upper Face: Clinical Anatomy and Regional Approaches with Injectable Fillers. Plast Reconstr Surg. 2015;136(5 Suppl):204S-218S.

Tamura B, Cucé LC, Rodrigues CJ. Allergic reaction to botulium toxin: positive intradermal test. Dermatol Surg. 2008;34(8):1117-9.

Tamura BM. Anatomia da face aplicada aos preenchedores e à toxina botulínica. Surg Cosmet Dermatol. 2010;2(4):291-303.

Tamura BM. Padronização dos pontos musculares da região frontal e glabelar; 2002.

Tamura BM. Toxina botulínica: concepção de beleza e estética atual. Editora Santos; 2007.

Tanaka Y, Matsuo K, Yuzuriha S. Westernization of the Asian nose by augmentation of the retropositioned na terior nasal spine with an injectable filler. Eplasty. 2011 ;11:e7.

475

Tessitorel A, Plelstickerr IN, Paschoal JR. Aspectos neurofisiológicos da musculatura facial visando a reabilitação na paralisia facial. Rec CEFAC. 2008;10(1):66-75.

Thomas BO. Gerodontology; the study of changes in oral tissues associated with aging. J Am Dent Assoc. 1946;33:207-13.

Tiryaki T, Sinem N, Ciloglu E. Eyebrow Asymmetry: Definition and Symmetrical Correction Using Botulinum Toxin A. Aesthetic Surg J 2007;27:513-7.

Torpy JM. The cover. Dynamism of a human body. JAMA. 2012;307(6):543.

Trindade De Almeida AR, Secco LC, Carruthers A. Handling botulinum toxins: an updated literature review. Dermatol Surg. 2011 Nov;37(11):1553-65.

Uitto J, Bernstein EF. Molecular mechanisms of cutaneous aging: connective tissue alterations in the dermis. J Investig Dermatol Symp Proc. 1998;3(1):41-4.

Uitto J. Understanding premature skin aging. N Engl J Med. 1997;337(20):1463-5.

Van Dijk J, Knight AE, Molloy JE, Chaussepied P. Characterization of three regulatory states of the striated muscle thin filament. J Mol Biol. 2002;323(3):475-89.

Wang F Garza LA, Kang S, Varani J, Orringer JS, Fisher GJ, Voorhees JJ. In vivo stimulation of de novo collagen production caused by cross-linked hyaluronic acid dered human skin. Arch Dermatol. 2007;143(2):155-63.

Wang J, Sicherer SH. Anaphylaxis following ingestion of candy fruit chews. Ann Allergy Asthma Immunol. 2005;94(5):530-3.

Watanabe I. Erhart: elementos de anatomia humana. 10 ed. São Paulo: Atheneu; 2009.

Weinkle S. Injection techniques for revolumization of the perioral region with hyaluronic acid. J Drugs Dermatol. 2010;9(4):367-71.

Whetzel TP, Mathes SJ. Arterial anatomy of the face: ananalysis of vascular territories and perforating cutaneous vessels. Plast Reconstr Surg. 1992,89(4):591-603.

Wong CH, Hsich MK, Mendelson B. The tear trough ligament: anatomical basis for the tear trough deformity. Plast Reconstr Surg. 2012;129(6):1392-402.

Yang HM, Lee JG, Hu KS, Gil YC, Choi YJ, Lee HK, Kim HJ. New anatomical insights on the course and branching patterns of the facial artery: clinical implications of injectable treatments to the nasolabial fold and nasojugal groove. Plast Reconstr Surg. 2014;133(5):1077-82.

Fontes Myriad Pro, Avenir Lt Std, Helvetica Neue Lt Std
Papel Couché fosco 115 g/m²
Impressão RR Donnelley